乳腺及肺系疾病的
中西医治疗（第2版）

论　著　谷丽艳　崔　勇
副主编　张　林　张彬彬　陈　奋　郭隽馥
　　　　　冷　雪　马天驰　郑玉臣

北方联合出版传媒（集团）股份有限公司
辽宁科学技术出版社
·沈　阳·

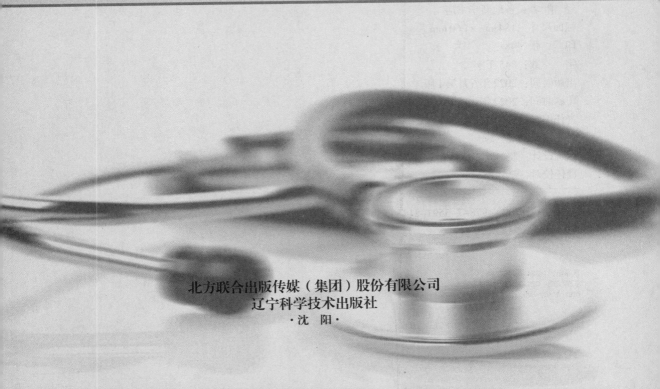

图书在版编目（CIP）数据

乳腺及肺系疾病的中西医治疗（第2版）/ 谷丽艳，崔勇论著 . —沈阳：辽宁科学技术出版社，2022.6
ISBN 978-7-5591-2145-5

Ⅰ . ①乳… Ⅱ . ①谷… ②崔… Ⅲ . ①乳房疾病—中西医结合—诊疗 ②肺疾病—中西医结合—诊疗 Ⅳ . ① R655.8 ② R563

中国版本图书馆 CIP 数据核字（2021）第 142550 号

出版发行：辽宁科学技术出版社
　　　　　（地址：沈阳市和平区十一纬路25号　邮编：110003）
印　刷　者：辽宁鼎籍数码科技有限公司
经　销　者：各地新华书店
幅面尺寸：184 mm × 260 mm
印　　张：48
字　　数：845 千字
出版时间：2022 年 6 月第 1 版
印刷时间：2022 年 6 月第 1 次印刷
责任编辑：凌　敏
封面设计：晓　娜
版式设计：晓　娜
责任校对：李　霞

书　　号：ISBN 978-7-5591-2145-5
定　　价：218.00元

联系电话：024-23284363
邮购热线：024-23284502
http://www.lnkj.com.cn

编者介绍

论　著

谷丽艳（辽宁中医药大学）　　　　　崔　勇（辽宁中医药大学）

副主编

张　林（辽宁中医药大学）　　　　　冷　雪（辽宁中医药大学）

张彬彬（陆军第 79 集团军医院）　　马天驰（辽宁中医药大学）

陈　奋（辽宁中医药大学）　　　　　郑玉臣（朝阳市结核病防治所）

郭隽馥（辽宁中医药大学）

编　委

方德宇（辽宁中医药大学）　　　　　杜树辉（辽宁中医药大学附属医院）

王　双（辽宁中医药大学）　　　　　由士勇（辽宁中医药大学）

陈丽娟（辽宁中医药大学）　　　　　张　荣（辽宁中医药大学）

曲金桥（辽宁中医药大学附属医院）

学术秘书

朱昱林（辽宁中医药大学）　　　　　郭　磊（辽宁中医药大学）

宋丹君（辽宁中医药大学）　　　　　胡明泽（辽宁中医药大学）

郭星池（辽宁中医药大学）　　　　　李志鹏（辽宁中医药大学）

梁鸣展（辽宁中医药大学）　　　　　刘丽娜（辽宁中医药大学）

苗君静（辽宁中医药大学）　　　　　郭　婧（辽宁中医药大学）

目录 CONTENTS

乳腺疾病

肺系疾病

乳腺疾病

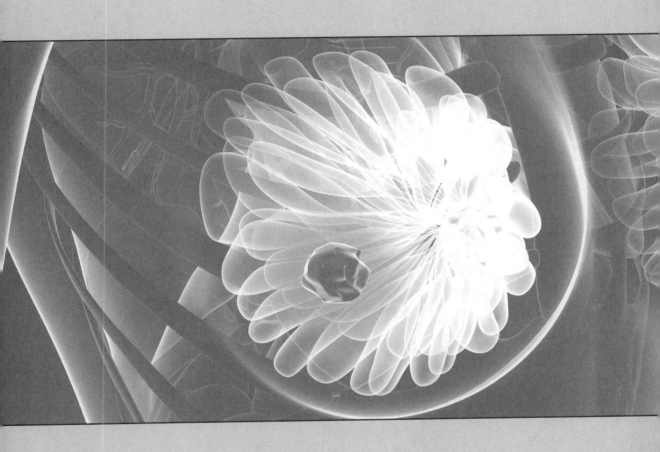

前言 PREFACES

乳房是女性的生理标志，亦是一个女人自信的来源，每一位女性都想拥有一对焕发健康光彩的美丽乳房。然而，由于乳房所处的特殊位置及其特殊的生理功能，使得乳房非常容易受到各种因素的损害，乳房疾病已成为女性最为常见的高发病种之一。因此，相关医疗卫生组织和妇科专家提醒广大女性，应该于日常生活中关注乳房健康，保持积极乐观的生活态度，注意日常的饮食习惯，适当参加运动锻炼，学会乳房的自我检查方法，能够定期地进行自我检查，从而及时发现自身病情，及早到医院就医治疗，这对于乳房疾病的防治具有十分重要的意义。

目前，针对乳腺疾病的治疗主要是中西医疗法并配以日常的调养。如若患者能够坚持治疗，并时刻注意自己生活中的细节问题，大部分乳腺疾病的痊愈率还是非常高的。患有乳腺疾病的女性要树立自己能够在短时间内战胜病魔的信心。精神疗法对于乳腺疾病有着非常重要的治疗意义。一个人，只要坚守住自己的精神世界，疾病的到来就只是一时的肉体脆弱。因此，我们呼吁患有乳腺疾病的女性应时刻对生活充满热情和希望，对生命坚守渴望，积极乐观地在医生的帮助下参加治疗与康复训练，那么病魔就会很快离开，不留痕迹，就像在你的生命中划过。

无论您患有何种乳腺疾病或是其他各类疾病，从饮食、运动、日常起居、心理等方面做好相应的保健工作是十分必要的。我们编写此书的目的是希望帮助现代女性及其家属可以更多地了解乳腺疾病的病因、发生发展、发病机制、常见中医特色疗法及日常生活中的有效调理方式等，从而帮助现代女性做到未病先防，有病即早发现、早诊断、早治疗，使得女性的生活质量能够提高，保持健康的生理与心理状态。

值得注意的是，由于每位患者的个体差异及病情程度的不同，本书中所介绍的有关日常所用特色中医疗法（包括中药、方剂、针刺、按摩等）和饮食药膳的推荐仅供患者及其家属借鉴参考，读者在阅读本书的同时，应该与自己的主治医生保持联系，遵从医生的治疗和指导。

由于编者的水平有限，本书中难免会出现遗漏和错误的地方，敬请广大读者进行批评指正。

第一篇
乳腺增生

第一章 乳腺增生的概述

一、西医的病因病机

(一)内分泌失衡

现代医学研究发现,乳腺增生的发病与女性体内内分泌功能紊乱有着密切的联系,女性乳房器官是体内性激素的靶器官,人体内性激素含量与内分泌功能密切相关,由于女性有特殊生理功能,其体内的性激素的释放会随着月经周期变化而发生周期性变化。女性体内性激素主要由卵巢释放,当卵巢随着月经周期释放过多的雌激素时,体内雌激素水平升高,这些增多的雌激素会通过血液循环作用到乳腺组织细胞,就会促使乳腺组织细胞出现增生样变化,这也是有一部分女性会在月经期出现明显乳房胀痛的原因,当月经周期过后体内雌激素水平降低,增生乳腺组织也会随之复旧,乳腺胀痛症状消失,故乳腺组织存在着生理性的增生和复旧现象。当各种原因导致女性体内内分泌功能失调,雌、孕激素分泌紊乱,出现体内雌激素含量过多,而孕激素含量相对减小,雌激素和孕激素比例失常,引起女性乳腺组织过度增生,不能及时复旧时就会发生乳腺增生症。

(二)情志原因

由于女性体内雌激素的分泌受下丘脑—垂体—卵巢轴的调节,有一部分女性多愁善感,情绪波动较大,情绪容易受到外界事物的影响,情绪的变化会直接影响到脑部的功能,进而也会影响下丘脑的功能,容易使性腺轴的功能失常,性激素分泌紊乱。患有乳腺增生的女性患者中往往以性格忧郁和偏激者为多,临床上也有一部分患者表述,每遇生气乳房就痛且有硬块出现,心情好时症状减轻,局部肿块变软。这也说明本症与精神情绪改变有关。

(三)与妊娠和哺乳的关系

(1)多数乳腺增生患者发生在未哺乳侧,或未哺乳侧症状偏重。

（2）未婚未育患者的乳腺增生（尤其是乳痛症）在怀孕、分娩、哺乳后，病症多可缓解或自愈。

二、中医病因病机

乳腺增生属于中医学乳癖的范畴。首次将乳房肿块与乳癖联系在一起的是龚居中的《外科活人定本》，在该书中为乳癖设立了独立篇章曰："乳癖此症生于正乳之上，乃厥阴，阳明之经属也……何谓之癖，若硬而不通，如顽核之类。"传统医学认为乳癖的病因可以分为以下几个方面：

（一）情志因素

情志失调为本病的主要病因。古人认为"妇人之病，多起于郁"，由于妇女容易为情志变化的心理特点而患肝郁，女子乳头属肝，乳房属胃，脾胃相表里，肝喜条达恶抑郁，肝失疏泄，则胸胁脉络气机不利，郁结乳房。乳癖为有形结块，必有痰凝，忧思伤脾，同时肝失舒畅，木不疏土，脾脏受损，则生湿聚痰，聚于乳房。痰气互结，气郁作痛，痰凝作块共发为乳癖。

（二）冲任失调

冲任下起胞宫，上连乳房，冲任之气血，上行为乳，下行为天癸，乳房生理直接受冲任二脉经气盈亏调节。宋代的《圣济总录》有"妇人以冲任为本，若失之条理，冲任不和，阳明经热，或为风邪所害，则气壅不散，结于乳间，或硬或肿，疼痛有核"。女子独特的性腺轴为气—天癸—冲任，当冲任失调时，月事失常，进而影响到乳络，发为乳癖，冲任失调也会导致气血运化失常，瘀血内停，痰湿内生，痰瘀互结，阻于乳络，发为此病。

三、临床特点

根据乳腺增生症的病理特点，该病可分为 3 期：

（1）单纯性乳腺增生症：为乳腺增生的早期，表现为乳腺小叶增生，间质不增生或轻度增生。单纯性乳腺增生症与月经周期关系密切，表现为月经周期前 1 周左右乳房胀痛、刺痛或隐痛，并随乳房活动或上肢运动而加剧，疼痛可向肩背部放射。可以是单侧乳房发病，也可双侧乳房同时受累。一般于月经来潮后缓解或消失。查体时乳房皮肤温度可略高于正常皮肤温度，乳房触痛明显，多伴有乳房肿胀，乳腺内可触及片状、颗粒状结节，质地较韧。

（2）囊性乳腺增生症：为乳腺病理性增生期，表现为乳腺小叶内末梢导管高度扩张，形成单个或多个大小不等的囊肿。囊性乳腺增生症的乳腺疼痛不如单纯性乳腺增生症强烈，但疼痛时间较长，疼痛性质不一，一般表现为胀痛、刺痛或钝痛，呈不规则性疼痛，可合并有乳头溢液，溢液为浆液性、血清样或血性液体。查体时可触及乳腺腺体局限性或弥漫性增厚，乳腺内有单个或多个大小不等的囊性肿块，有时有沙砾状颗粒或结节感，边界较清，与皮肤无粘连。弥漫性囊性乳腺增生患者乳房质地较韧，呈结节感。

（3）腺型小叶增生症：该期介于单纯性乳腺增生期和囊性乳腺增生期之间。表现为小叶内末梢导管、腺泡及纤维组织不同程度增生。查体时可触及一侧或双侧乳腺外上象限有局限性、质地较韧、呈橡皮样硬度的肿块，边界清楚，触之有疼痛感。

总之，乳腺增生具有疼痛、触痛、结节 3 大主要特征。

四、诊断要点

（1）发病年龄：多发于育龄期女性，以 25 ~ 45 岁者发病率较高，哺乳期妇女极少发生，绝经后妇女亦有发生。

（2）发病、病程：发病多为慢性，病程数月至数年，甚至十多年，数十年，但也有一次暴怒后数日内出现症状者。

（3）乳房疼痛：一侧或双侧乳房疼痛，呈隐痛、胀痛、刺痛、钝痛等，常走窜不定，变化无常，可向腋下、胁肋部、肩背部放射，轻者隐隐可耐，重者剧痛难忍。疼痛可为阵发性，也可持续多日，可呈周期性，也可为不定时，亦有不疼痛者。

（4）乳房肿块：一侧或双侧乳房中结肿块，约 70% 发生在乳房外上象限，其次为内上象限、中央区、外下象限、内下象限，也可多个象限同时发病。肿块可弥漫至整个乳房，也可呈片块状、团块状、条索状、结节状、囊肿状、瘤变状或多种混合状。肿块可单发、双发，也可多发。肿块大小不等，弥漫状、片块状、团块状者多较大，直径可为数厘米至十多厘米；条索、结节状者多小，直径可为数毫米至数厘米。肿块质地多韧、韧硬，少数结节较硬。肿块多与皮肤、胸壁无粘连，移动性较好；少数条索、结节较深，所以移动性较差。肿块局部压痛轻重不等。

（5）肿块疼痛随喜怒而增减：有一部分患者是由情志抑郁、肝气郁结所致，故乳房肿块疼痛常随情绪好坏而出现减轻或加重，其他乳房疾病很少有此特点。

（6）乳房肿块疼痛与月经周期：很大一部分乳腺增生患者乳房肿块疼痛常在月经前加重，月经后减轻，呈周期性；也有部分患者在月经后加重，或与月经周期无明显关联。

（7）乳头溢液：乳头溢液并不是乳腺增生的必有症状。约有 5% 的患者有乳头溢液，一般多为双乳头多孔溢液，呈自溢性或挤之方出；溢液呈淡黄色、清水样或棕色浆液性，也可为乳汁样，可为周期性或不定时性。

（谷丽艳）

第二章　中药疗法

第一节　治疗乳腺增生的常用中药

施学丽、邓家刚、蒋筱等在《195 首治疗乳腺增生中药专利复方的用药规律》[1]一文中指出在 195 个治疗乳腺增生的专利复方中，频数大于 20 的中药主要有如下几类：疏肝解郁类，主要为柴胡；理气类，主要为香附、青皮、橘核；养血类，主要为当归、白芍；活血化瘀类，主要为穿山甲、郁金、丹参、莪术、三棱、王不留行、延胡索、白芍、乳香、没药、红花；化痰、软坚散结类，主要为瓜蒌、牡蛎、海藻、昆布；清热类，主要为夏枯草、赤芍、蒲公英、山慈菇。用药体现了乳腺增生的治疗原则为疏肝解郁理气、活血化瘀、清热化痰、软坚散结。

下面对上述几类药物的功效与主治进行具体介绍。

一、疏肝解郁类

柴胡

药性： 辛、苦、微寒。归肝、胆、肺经。

功效： 疏散退热，疏肝解郁，升阳举陷，截疟。

用法用量： 水煎服，3～10g，解表退热宜生且用量大，疏肝解郁宜醋炙，升阳可生用或酒炙。

主要应用

1. 表证和半表半里证

（1）外感表证、感冒发热。本品芳香疏泄，性微苦、微寒，具有良好的疏散解表退热作用，为临床常用药，可用于风寒感冒、风热感冒。

（a）用于治疗风寒感冒，邪郁化热。症见恶寒发热，头痛肢楚，目痛咽干，眼眶疼痛，心烦不眠，舌苔薄黄，脉微洪者，当配葛根、黄芩、羌活、白芷、石膏等，

《伤寒六书》柴葛解肌汤。

（b）可用于外感风热和温病之证。时行瘟疫，壮热恶风，头痛，体痛，鼻塞咽干，心胸烦满，寒热往来，痰盛咳嗽，涕唾黏稠者，常配石膏、葛根、升麻、黄芩等，如《太平惠民和剂局方》柴胡石膏汤。

（2）少阳证，寒热往来。本品芳香疏泄，味苦，气微寒，归肝胆经，善于疏散少阳半表半里之邪，为治疗邪在少阳，寒热往来，胸胁苦满口苦咽干等少阳证之要药。多与黄芩等相配同用，如《伤寒论》小柴胡汤。

2. 肝胆系统疾病

（1）肝胆火旺之证所导致的胸胁胀满，烦躁易怒肝胃不和等症，常与山栀、丹皮、青皮、苏梗等清泄肝胆火热之品相配，如《症因脉治》柴胡清肝饮。

（2）治疗肝郁气滞所导致胸胁胀痛，头痛目眩，月经不调，经行腹痛等症，常与当归、白芍等同用，如《太平惠民和剂局方》逍遥散；对于胸胁疼痛，不论内伤肝郁，外伤跌仆，均可应用，常与香附、川芎、芍药等同用，如《景岳全书》柴胡疏肝散。

3. 气虚下陷，久泻脱肛

本品长于升举脾胃清阳之气，善治气虚下陷所致之神倦发热食少便溏，久泻脱肛，胃、子宫下垂等症。常与人参、黄芩、升麻等补气升提之品同用，如《脾胃论》补中益气汤。

4. 诸疟寒热

本品尚可退热截疟，为治疗疟疾寒热常用之品，与厚朴、枳壳、青皮、黄芩、草果等同用，和中化湿，祛痰截疟，如《重订通俗伤寒论》柴胡达原饮。

使用注意：柴胡其性升散，古人有"柴胡截肝阴"之说，阴虚阳亢，肝风内动，阴虚火旺及气机上逆者忌服或慎服。

二、理气类

香附

药性：辛、微苦、微甘、平。归肝、脾、三焦经。

功效：行气解郁，理气调中，调经止痛。

用法用量：煎服，6~9g，醋炙止痛力增强。

主要应用

1. 肝气郁结之胁疼、腹痛

本品入肝经气分芳香辛行，善散肝气之郁结，味苦疏泄以平肝之横逆，故为疏肝解郁，行气止痛的要药。主治肝气郁结之胸胁胀痛，多配柴胡、枳壳、川芎等同用，如《景岳全书》柴胡疏肝散；还能治疗寒凝气滞，肝气犯胃的胃脘疼痛，可配高良姜同用，如《良方集腋》良附丸。

2. 脾胃气滞腹痛

本品味辛能行而长于止痛，除善疏肝解郁外，还能入脾经，而有"宽中"（《滇南本草》）、"消食下气"（李杲）、"消饮食积聚"（《本草纲目》）作用。故王好古谓"凡气郁血滞必用之"，临床上也常用治疗脾胃气滞证。

3. 肝郁月经不调、痛经、胎动不安

本品辛行苦泄，善于疏肝理气而调经、止痛。用治肝郁月经不调，痛经，可单用，如古方四制香附为丸服用，或以醋煮，再焙研末，为丸，以米汤送服，如《妇人良方》醋附丸；或配柴胡、当归、川芎等同用，如《沈氏尊生》香附归芎汤；若治乳房胀痛，可与柴胡、青皮、瓜蒌等同用。

青皮

药性：苦、辛、温。归肝、胆、胃经。

功效：疏肝，破气，消积导滞，消癥散结。

用法与用量：煎服，3~9g。醋炙疏肝止痛力强。

主要应用

1. 肝郁气滞诸痛证

本品主入肝经，苦泄下行，辛散温通，能疏肝理气，散结止痛而治肝郁气滞之胸胁胀痛、疝气痛、乳房肿痛等。

（1）胸胁部的疼痛：若胸胁胀痛，胁下满，痛引小腹，可配柴胡、乌药、陈皮等同用，如《医醇剩义》青阳汤；若疝气疼痛，可配乌药、小茴香等同用，如《医学发明》天台乌药散。

（2）乳房疼痛类疾病：若乳房肿痛、乳痈，可配瓜蒌皮、蒲公英、金银花等同用；若乳痈初起，可配白芷、甘草同用，如《种福堂公选良方》青皮散。

2. 气滞脘腹类疼痛

本品辛行温通，入胃而行气止痛，用于治疗脘腹胀痛，可与大腹皮同用，如《症因脉治》青皮散，或配木香、枳实、橘皮等同用；若脘腹冷痛可配桂枝、陈皮等同用，如《医方类聚》三皮汤；若腹痛泻痢，里急后重，可配罂粟壳、车前子、生甘草同用，如《施圆端效方》和胃散。

3. 食积腹痛

本品辛行苦降，性温通行，且入胃经，故能消积化滞，和胃降气，行气止痛。治疗食积气滞，脘腹胀痛，可配山楂、神曲等同用，如《沈氏尊生》青皮丸；若气滞甚，可配木香、枳实、槟榔等同用。

4. 癥瘕积聚、久疟痞块等

本品气味峻烈，苦泄力大，辛散温通力强，能破气散结，用治气滞血瘀之癥瘕积聚，久疟痞块，常配三棱、莪术、丹参等同用。

橘核

药性：苦、平。归肝经。

功效：理气散结，止痛。

用法用量：煎服，3～5g。

主要应用

疝气疼痛，睾丸肿痛，乳痈乳癖。常配川楝子、延胡索、木香等同用，如《济生方》橘核丸；兼入肾经，还可治疗肾虚腰疼，如《简便单方》常用本品配伍杜仲等份炒研末服，每服2钱，盐酒下。单用本品适量研末调外敷患处治疗乳痈有效，亦取本品理气散结之效。

玫瑰花

药性：甘、微苦。归肝、脾经。

功效：行气解郁，活血止痛。

用法用量：煎服，1.5～6g。

主要应用

1. 肝郁气滞所引起胸腹、乳房胀痛

（1）肝胃气痛：本品芳香行气，味苦疏泄，故能疏肝和胃，行气止痛，治疗肝郁犯胃之胸腹胀痛，呕吐食少，可与香附、砂仁、佛手等同用。

（2）月经不调，经前乳房胀痛：本品能疏肝理气而调经，治疗肝郁气滞之月经不调，乳房胀痛，可与当归、川芎、白芍、柴胡等同用。

2. 跌打肿痛

本品味苦疏泄，性温通行，故能活血散瘀以止痛，治疗跌打损伤，瘀肿疼痛，可与当归、川芎、赤芍等同用。

三、养血类

当归

药性：甘、辛、温。归肝、心、脾经。

功效：补血活血，调经止痛，活血消肿，托毒消痈，润肠通便，安胎保产。

用法用量：煎服，5～15g。

主要应用

1. 心肝血虚

本品甘温质重，入心、肝二经，功专补血养血，乃补血之圣药。用治心肝血虚引起的面色㿠白，唇爪无华，头昏目眩，心悸怔忡等证，常与熟地、白芍、川芎等补血活血之品配伍，使补血之力更强，即《太平惠民和剂局方》四物汤；若气血两虚者，又常与黄芪同用，共奏益气补血之效，如《兰室秘藏》当归补血汤。

2. 月经不调，痛经闭经

本品味甘性温，气轻而辛，既能甘温补血养血，又能辛散活血，调经止痛，为补血活血、调经止痛之良药。凡血虚、血滞、气血不和，冲任失调之月经不调、痛经、闭经等证，皆可应用，常与熟地、白芍、川芎配伍应用，即《太平惠民和剂局方》四物汤，乃养血调经第一良方，治经期诸疾，均可以此为基础，随证化裁为治；用治瘀血闭阻之痛经、闭经，可配桃仁、红花等药同用以活血通经止痛，如《医宗金鉴》桃红四物汤。

3. 跌仆损伤

本品味辛气轻，能行能散，活血化瘀，瘀血消散，则肿去痛止，故常用于跌打损伤，瘀血肿痛及筋伤骨折等症，并常与其他活血化瘀、续筋接骨之品同用。治跌打损伤，瘀血红肿疼痛，常与苏木、没药、土鳖虫等同用，以活血祛瘀止痛，如《伤科大成》活血止痛汤；治筋骨折伤，可与乳香、没药、自然铜、骨碎补同用，有活血化瘀、续筋接骨之功，如《杂病源流犀烛》接骨丹。

4. 痈疽疮疡

本品补血活血，有托毒消肿之效，亦常用于治疗痈疽疮疡。因其性温又偏于养血扶正，故以血虚气弱之痈疽不溃或溃后不敛用之为宜。内服多与黄芪同用，以增强药力。治疮毒日久而疮重体虚者，常与黄芪、银花、甘草等同用，有补托攻毒之功，如《验方新编》神仙枣；治痈疽疮毒脓成不溃，常配黄芪、炮山甲、皂角刺以补托透脓，如《外科正宗》透脓散；治疮疡久溃不敛，常与黄芪、肉桂、人参等同用，有补托生肌敛疮之功，如《太平惠民和剂局方》十全大补方。

5. 肠燥便秘

津血同源，本品甘温，能补血益津以润肠通便，故血虚津亏之肠燥便秘经常选用。治老年肾虚血亏之肠燥便秘，常与肉苁蓉、枳壳、牛膝等同用，有补火助阳，润肠通便之功，如《景岳全书》济川煎；若治痔漏便秘，脱肛疼痛出血，又常与郁李仁、皂角仁、枳实等药配伍，以润下通便止血，如《兰室秘藏》当归郁李仁汤。

6. 胎产诸疾

本品辛甘性温,补中有动,行中有补,乃血中之气药,不但为调经之要药,亦为治妇女妊期产后诸疾之良药,且尤宜血虚血瘀有寒者。如《太平惠民和剂局方》芎归散,以之与川芎同用,治妊娠伤胎腹痛,或难产、胞衣不下;治产后诸疾,当归亦为常用良药,若治产后血虚受寒,恶露不行,小腹冷痛,常配川芎、桃仁、炮姜、甘草即《傅青主女科》生化汤。

使用注意:湿盛肿满、大便泄泻者忌服。

白芍

药性:苦、甘、酸、微寒。归肝、脾经。

功效:敛肝阴补肝血,养血调经,柔肝缓急止痛,敛阴止汗,平抑肝阳。

用法用量:煎服 5～15g;大剂量 15～30g。

主要应用

1. 肝血亏虚

本品味甘入肝,善养血滋肝,乃补血养血良药,常用治肝血亏虚,面色苍白无华或血虚萎黄、眩晕心悸、爪甲不荣等症。因其性微寒,故以血虚有热者用之尤宜。常与熟地黄、当归、川芎同用,既有补血和血之功,又无寒凉滞涩之虞,即《太平惠民和剂局方》四物汤,此乃补血之要方,治血虚诸症,无论属寒属热,皆可以此加减为治,并可随证配入制首乌、阿胶、鹿角胶等养血益精之品,则补血之力更强。

2. 月经不调、痛经、崩漏及胎产诸疾

本品甘酸微寒入肝,能养血柔肝,调经止痛,为调经要药。常与熟地黄、当归、川芎配伍应用,即《太平惠民和剂局方》四物汤;本方补中有散,散中有收,为补血调经之基础良方。若月经不调,经色紫黯有块者,可加桃仁、红花等活血化瘀之品,即《医宗金鉴》桃红四物汤。

3. 血虚肝旺、拘挛疼痛

本品甘酸入肝,补肝血,敛肝阴,而有补血柔肝,缓急止痛之效。若治血虚肝旺,气郁胁痛者,常配柴胡、当归、薄荷等药,养血柔肝,理气止痛,如《太平惠民和剂局方》逍遥散;若治肝血不足,筋脉失养,四肢拘急疼痛,或肝脾不和,脘腹挛疼不适,常配炙甘草以养血柔肝,缓急止痛,如《伤寒论》芍药甘草汤。

4. 自汗盗汗

本品甘补酸收,善养血敛阴止汗,故常用治自汗、盗汗等症。治阴虚内热,潮热盗汗,常与五味子、浮小麦、牡蛎等收敛止汗之品同用,以增强药力;若治虚劳,

自汗不止者，常配黄芪、白术、甘草等药，有益气固表敛汗之功，如《赤水玄珠》芍药黄芪汤；芍药配酸枣仁、乌梅有敛阴止汗之功，如《杂病源流犀烛》白芍汤，治肝虚自汗。

5. 阴虚阳亢，血虚风动

本品甘能养血和血，酸能敛阴柔肝，苦以泻肝抑阳，故常用治阴虚阳亢，血虚风动诸症。若治阴血亏虚，肝阳上亢所致眩晕耳鸣，面红目赤，急躁易怒等症，常配生地黄、牛膝、代赭石、生牡蛎等药，滋阴养血，平肝潜阳，如《医学衷中参西录》镇肝熄风汤；若治肝经热盛，热极动风之高热烦躁，手足抽搐，神昏痉厥者，宜与羚羊角、钩藤、菊花、生地等药配伍，有清热凉血滋阴，平肝息风止痉之效，如《重订通俗伤寒论》羚角钩藤汤。

使用注意： 阳衰虚寒之证不宜用。反藜芦。

四、活血化瘀类

穿山甲

药性： 咸、微寒。归肝、胃经。

功效： 活血消癥，通经络利关节，下乳，消乳排脓。

用法用量： 煎服，3~10g 研末吞服，每次 1~1.5g。

主要应用

1. 经闭，癥瘕

本品性善走窜，活血散瘀之力甚强，有消癥通经之效。用治血瘀经闭，少腹坠痛，可与当归、桃仁、红花、赤芍等活血通经药同用，如《经验方》化瘀汤；用治癥瘕痞块，硬痛拒按，则当配伍鳖甲、大黄、赤芍、干漆等破瘀消癥之品同用，如《妇科大全》穿山甲散。

2. 风湿痹痛，卒中瘫痪

本品能通利经络，透达关节，可用治风湿痹痛、关节不利、麻木拘挛等症，常与羌活、防风、苏木等同用，如《类证治裁》透痉解挛汤；可与当归、独活、蜈蚣、白花蛇等同用，治疗风湿顽痹、关节变形；其通利经络、关节之效，又可用治中风瘫痪，手足不举之症，如《卫生宝鉴》记载以此配大川乌、红海蛤各2两，为末，每用半两，捣葱白汁和成厚饼，随左右贴脚心，缚定，密室安坐，以贴药脚浸热汤盆中，待身麻汗出，急去药。宜谨避风，自然手足可举。

3. 乳汁不通

本品通经下乳之效甚佳，为治疗妇女产后乳汁不下的常用药物，单用研末，以酒冲服，谓之涌泉散；若为肝气郁滞而致乳汁不下，乳房胀痛，则可配当归、柴胡、川芎、枳实等同用，如《清太医院配方》下乳涌泉散。

4. 痈疽，瘰疬

本品能活血消痈，消肿排脓，对于痈疽肿毒，未成脓者可使之消散，已成脓者可使速溃，为治疗疮疡肿痛的要药。疮痈初起未成脓者常配伍清热解毒、消肿散结的金银花、白芷、天花粉、赤芍等同用，如《袖珍方》仙方活命饮；若疮疡脓成不溃，可配伍黄芪、皂角刺、当归等同用，如《外科正宗》透脓散。

使用注意：孕妇慎用。痈肿已经溃者慎服。

郁金

药性：辛、苦、寒。归肝、胆、心经。

功效：活血行气止痛，清心解郁，凉血止血，利胆退黄。

用法用量：煎服 5～12g，研末服 2～5g。

主要应用

1. 气滞瘀血诸痛证

（1）胸胁疼痛症。用于气血淤滞，胸胁疼痛，常与桂心、枳壳、陈皮等同用，如《医学心语》推气散；近年来，常用本品配瓜蒌、薤白、红花、丹参等同用，以治疗冠心病、胸闷、心绞痛有效。

（2）经行腹痛，乳房胀痛。用于肝郁不解、气血郁滞所致的经行腹痛、乳房胀痛，常与柴胡、白芍、当归、丹皮等同用，如《傅青主女科》宣郁通经汤。

2. 热病神昏，癫痫

本品辛散苦泄，能解郁开窍，且其性寒，兼有清心之功。故治疗湿温病湿浊蒙蔽心窍者，常与石菖蒲、栀子、连翘等配伍，如《温病全书》菖蒲郁金汤；治疗癫痫、癫狂属痰气闭阻心窍者，可与白矾同用，如《外科全生集·新增马氏试验秘方》白金丸；亦可与白芍、防风、猪牙皂角等药配伍，如《摄生众妙方》郁金丹。

3. 血热出血证

本品苦寒泄降，能顺气降火而凉血止血，且有止血而不留瘀之特点。故对于吐血、衄血、尿血、妇女倒经等属血热淤滞者均可施用。如治热盛吐血，可配牛膝、牡丹皮、栀子等同用，如《医学心悟》生地黄汤；治热伤血络之尿血、血淋，常配小蓟、白茅根等药，亦可与生地黄、蒲黄配伍，如《普济方》郁金散。

4. 湿热黄疸

本品性寒入肝胆经，能清湿热而利胆退黄。治湿热黄疸，常与茵陈、栀子、大黄相配伍如《伤寒论》茵陈蒿汤；另外治肝胆结石证，可与金钱草、茵陈、木香等药配伍如《中西医结合治疗急腹症》胆道排石汤。

　　使用注意：畏丁香。

丹参

药性：苦，微寒。归心、心包、肝经。

功效：活血通经，祛瘀止痛，凉血消痈，清心除烦。

用法用量：煎服，5~15g。活血化瘀宜酒炙用。

主要应用

1. 月经不调，经闭痛经，产后瘀痛

　　丹参功擅活血祛瘀，微寒性缓，乃妇科通调经水常用之品。《妇人明理论》谓"一味丹参饮，功同四物汤"。《重庆堂随笔》也称："丹参，为调经产后要药。"因其性偏寒凉，临证以血热淤滞者更为适宜。临床常用于月经不调，血滞经闭、痛经及产后淤滞腹痛。可单用本品研末酒调服，如《妇人良方》丹参散；近代用于本品配伍乳香、没药、当归、桃仁、三棱、莪术等同用治疗宫外孕，如《山西医学院第一附院经验方》宫外孕方。

2. 血瘀心痛、脘腹疼痛、癥瘕积聚、跌打损伤、痹证

　　本品善能通行血脉，祛瘀止痛，《本草正义》谓："丹参，专入血分，其功在于活血行血，内之达脏腑而化淤滞，……外之利关节而通脉络。"故临床可用治多种血瘀病证。用治血与气滞所致之心腹刺痛，胃脘疼痛，常与檀香、砂仁同用，如《时方歌括》丹参饮；治血瘀胸痹心痛，可与红花、川芎、赤芍等同用，如《新编药物学》冠心二号；也可以用来治疗心脉瘀阻所致的冠心病、心绞痛，取本品活血化瘀之力，配降香所制成复方丹参注射液；治跌打损伤，肢体瘀血作痛，常与当归、乳香、没药等同用，如《医学衷中参西录》活络效灵丹。

3. 疮疡痈肿

　　本品性寒清热，又能活血，有清热祛瘀消痈肿之功。如治乳痈初起，可与金银花、连翘、瓜蒌等同用，如《医学衷中参西录》消乳汤，亦可配伍白芷、赤芍、猪脂，熬膏外用，如《刘涓子鬼遗方》丹参膏；若瘰疬疮疡，溃久不敛者，又可与生黄芪、白芍、乳香等药同用，如《医学衷中参西录》内托生肌散。

4. 温热病，热入营血

　　本品药性寒凉，具清热凉血之功。如温热病热入营血、高热神昏，烦躁、斑疹隐隐，可用本品与生地黄、玄参、竹叶等配伍，如《温病条辨》清营汤。

　　使用注意：反藜芦，孕妇慎服。

川芎

药性：辛、温。归肝、胆、心包经。

功效：活血行气止痛，祛风湿痹，止头痛。

用法用量：煎服 3～9g。

主要应用

1. 气滞血瘀诸痛证

张元素谓川芎"上行头目，下行血海"。《本草纲目》谓之"血中气药"。故临床各科大凡由瘀血阻滞或血瘀气滞所致的各种痛证，均可用其治疗。

（1）胁肋胀痛，胸痹心痛：本品既能活血祛瘀以通脉，又能行气化滞以止痛，无论气滞、血瘀疼痛均可使用。对于肝气郁结，胁肋胀痛，常与柴胡、香附等同用，如《景岳全书》柴胡疏肝散；用于瘀血停滞，胸胁刺痛，常与桃仁、赤芍等配伍，如《医林改错》血府逐瘀汤；对于中风偏瘫，肢体麻木，常配黄芪、地龙等药，如《医林改错》补阳还五汤。

（2）经产痛症

（a）不调，经闭痛经：川芎能下行血海，为妇科活血调经之要药。对瘀血阻滞、月经不调者，可与益母草、当归、白芍等药配伍，如《医学心悟》益母胜金丹；瘀血内阻，经行腹痛，或有血块，色紫暗，或闭经者，常配桃仁、红花等药，如《医宗金鉴》桃红四物汤。

（b）产后瘀痛：本品既能活血祛瘀，又能止痛，又可用于产后恶露不行，少腹疼痛，证属血虚有寒，兼夹淤滞者，常配当归、桃仁、炮姜等，如《傅青主女科》生化汤。

（3）跌损伤痛，疮疡肿痛：川芎善能通达气血，活血定痛，为伤科跌扑损伤、外科疮疡痈肿常用之品。对跌扑损伤，常配三七、乳香、没药等同用；对疮疡脓成不溃，因正虚而不能托毒外出者，常配黄芪、当归、皂角刺等药，如《外科正宗》托里消毒散。

2. 风湿痹痛

本品能通行血脉，行气止痛，对于风寒湿痹，肢体关节疼痛之证常配独活、姜黄等药，如《医学心悟》蠲痹汤。

3. 头痛

本品辛香升散，能上行头目，祛风止痛，为治头痛要药。前人有"头痛不离川芎"之说。其治头痛，无论风寒、风热、风湿、血虚、血瘀均可随证配伍用之。若外感风寒头痛，常配白芷、防风、细辛等药，如《太平惠民和剂局方》白芷茶调散；若风热头痛，可配菊花、石膏等同用，如《卫生宝鉴》白芷散；对风湿头痛，常配之羌活、藁本等药，如《内外伤辨惑论》羌活胜湿汤；对血瘀头痛，常配桃仁、麝香同用，如《医林改错》通窍活血汤；若血虚头痛，可与当归、熟地黄、白芍等配伍应用如《太平惠民和剂局方》四物汤。

使用注意：阴虚火旺，多汗，热盛及无瘀之出血证和孕妇当慎服。

延胡索

药性：辛、苦、温。归心、肝、脾经。

功效：活血行气止痛。

用法用量：煎服 3～10g。研末吞服，每次 1～3g。

主要应用

气滞血瘀，诸种痛症。本品辛散温通，能活血行气，为止痛佳品。《本草纲目》谓其"能行血中气滞，气中血滞，故专治一身上下诸痛，用之中的，妙不可言"。故无论何种疼痛，均可配伍应用。治气滞血瘀所致之脘腹疼痛，临床常与川楝子配伍同用，如《素问病机气宜保命集》金铃子散；治妇女痛经、产后血瘀腹痛，可与当归、川芎、红花、香附等同用如《金匮要略》温经汤；还有一些常见疼痛疾病的配伍，如：治肝郁气滞，胁肋胀痛，可与柴胡、郁金等药配伍；治小儿寒疝腹痛，可配吴茱萸、小茴香等同用；治风湿痹痛，可配桂枝、当归、秦艽等同用；治胸痹心痛，可配瓜蒌、薤白，或丹参、川芎同用；治肠痈腹痛，可配金银花、连翘、败酱草等药同用；治跌打损伤，常与乳香、没药、自然铜配伍；治偏正头痛，可与白芷、白附子同用。

乳香

药性：辛、苦、温，归心、肝、脾经。

功效：活血行气止痛，消肿生肌。

用法用量：煎服 3～10g，宜炒去油用。外用适量，研末外敷。

主要应用

1. 血瘀气滞，心腹诸痛，风湿痹痛，跌打损伤

本品辛散温通既能活血化瘀，又能行气散滞，为气滞血瘀病症常用之品，尤多用于各种痛症，故临床应用范围甚广。治妇女经闭、痛经及产后腹痛，常与当归、桃仁、红花等配伍；治气滞血瘀之心腹疼痛，可与川楝子、延胡索、木香等同用；治瘀血阻滞之心腹疼痛、癥瘕积聚，常配伍丹参、当归、没药等药。如《医学衷中参西录》活络效灵丹；治风湿痹痛，肢体麻木，常与羌活、独活、秦艽等药同用，如《医学心悟》蠲痹汤。治跌扑损伤、淤滞作痛，常与没药、血竭、红花等药为末内服，如《良方集腋》七厘散；亦可与没药、土鳖虫、苏木等药配伍，如《伤科大成》活血止痛汤。

2. 疮疡、痈疽、疔毒

本品能活血消肿止痛，去腐生肌，对疮疡溃破，久不收口者，常与没药为末，外敷患处，如《外科摘要》海浮散；亦常与没药、儿茶、血竭等研末外敷，如《医宗金鉴》腐尽生肌散。本品又可活血止痛，消痈散结，对于痈疽疔毒，红肿热痛，常与金银花、白芷、穿山甲等配伍，如《校注妇人良方》仙方活命饮；可与金银花、天花粉、连翘等药同用，如《杂病源流犀烛》仙传化毒汤。

使用注意：胃弱者慎服，孕妇及无淤滞者忌服。

没药

药性：辛、苦、平。归心、肝、脾经。

功效：活血行气止痛，消肿生肌。

用法用量：煎服 3 ~ 10g。外用适量。

主要应用

1. 瘀血阻滞，心腹诸痛，跌打损伤

本品味苦性平，活血止痛之功与乳香相似，对于瘀血阻滞之心腹疼痛，癥瘕积聚，跌打损伤淤滞肿痛，二药常相须为用。治血瘀心腹痛不可忍者，可与乳香、穿山甲、木鳖子同用，如《宣明论方》没药散；治妇人血瘀经闭，可配伍干漆、肉桂、芫花等药，如《太平圣惠方》没药丸；治血瘀胃脘疼痛，可与延胡索、五灵脂等同用，如《丹溪心法》手拈散；《御院药方》治筋骨损伤，以之与乳香、米粉，酒调成膏摊贴。

2. 疮疡痈疽、疔疮肿痛、无名肿毒

本品功类乳香，外用能消肿生肌敛疮，治疗疮疡溃破，久不收口，常与乳香研末外用。本品又能活血止痛，散癖消肿，治痈疽疮毒，可与乳香为末外用，如《疡医大全》海浮散；治疗疔疮、无名肿毒，可与血竭、乳香、雄黄等配伍，如《疡医大全》活化丹。

使用注意：同乳香。

王不留行

药性：苦、平。归肝、胃经。

功效：活血通经，下乳消痈，利尿通淋，消肿止痛。

用法用量：煎服 5 ~ 10g。外用适量。

主要应用

1. 血瘀经闭、痛经、难产

本品善于通利血脉，走而不守，功能活血通经，用治经行不畅、痛经及血滞经闭，常配当归、香附、红花、白芍等同用。治妇人难产，或胎死腹中，可与酸浆草、茺蔚子、五灵脂等同用，如《普济方》胜金散。

2. 产后乳汁不下，乳痈肿痛、疔肿疮疡等

本品秉苦泄宣通之性，行而不住，能行血脉，通利乳汁。治产后乳少，常配穿山甲等同用，如《卫生宝鉴》涌泉散；若产妇产后气血亏虚，乳汁稀少，则可配黄芪、当归或当归、猪蹄等同用。本品又可活血消痈，消肿止痛，对乳痈肿痛，可配蒲公英、夏枯草、瓜蒌等同用；治疗疔肿初起，《濒湖集验方》以之配伍蟾酥为丸服；治痈肿疮疡，可与甘草、葛根、当归配伍，如《医心方》王不留行散。

3. 血淋、热淋、石淋

本品有利尿通淋作用。治血淋不止，《东轩产科方》以之配当归、川续断、白芍等配伍；治诸淋及小便不利，《外台秘要》则配以石韦、瞿麦、冬葵子等同用；治石淋尿痛，可与金钱草、海金沙、滑石等配伍，如《北京市中草药制剂选编》方。

4. 跌打损伤、瘀血肿痛

本品有活血消肿之功。治跌打损伤、瘀血肿痛，常与红花、桃仁、乳香等同用。亦可配伍赤芍、生南星、川乌等药煎汤熏洗患部，如《实用伤科中药与方剂》熏洗药。另外，本品能入血分而有止血之功。治金疮出血，可与桑白皮、干姜、黄芩等内服或外用，如《金匮要略》王不留行散；治便后下血，《圣济总录》则单用为末，水煎服。

使用注意：孕妇慎用。

红花

药性：辛、温。归心、肝经。

功效：活血通经，祛瘀止痛，化滞消斑，消痈疮。

用法用量：煎服 3～10g。外用适量。

主要应用

1. 经闭痛经，妇人难产，产后瘀痛

本品辛散温通，专入肝经血分，善能活血祛瘀，通调经脉，为妇科血瘀证常用药物。且常与当归、白芍、桃仁等相须为用。治妇人经闭，常与桃仁、当归、赤芍等同用，如《医宗金鉴》桃红四物汤；亦可与当归、莪术、肉桂等合用，如《卫生宝鉴》活血通经；治妇人痛经，可单用酒煎，如《金匮要略》红蓝花酒。

2.瘀血阻滞导致诸痛证以及外伤痛证

（1）血瘀心腹胁痛：本品善活血通脉、祛瘀止痛。若治心脉瘀阻，胸痹心痛，可配丹参、薤白、桂枝等同用。治淤滞腹痛，常与桃仁、白芍、牛膝等同用，如《医林改错》血府逐瘀汤；治疗瘀血留于胁下，胁肋刺痛，可与桃仁、柴胡、大黄等药配伍，如《医学发明》复元活血汤；对于寒凝血瘀，胃脘久痛，可与丁香、木香、五灵脂等合用，如《中国医学大辞典》胃痛散。

（2）癥瘕积聚：本品能活血消癥，祛瘀止痛。亦可用于癥瘕积聚，常与三棱、莪术、桃仁、乳香、没药等药配伍。

（3）跌打损伤，瘀血肿痛：本品善能通利血脉，能活血祛瘀，消肿止痛，对伤科跌损瘀痛，常恃为要药。常与苏木、血竭、麝香等同用，如《医宗金鉴》八厘散；治跌打损伤，瘀血肿痛，可用红花油或红花酊涂擦。

3.瘀血阻滞，斑疹色暗

本品能活血通脉，化滞消斑。若因热郁血滞而致麻疹发斑、透发不畅、疹色暗者可配紫草、牛蒡子、葛根及大青叶、连翘、黄连等透疹凉血解毒之品同用，如《麻科活人书》当归红花饮。

4.疮痈肿毒

本品有活血消肿之功，治疮痈肿毒，可与金银花、连翘、赤芍等清热解毒、消肿止痛之品同用。

使用注意：孕妇慎用。有出血倾向者慎用。

莪术

药性：辛、苦、温。归肝、脾经。

功效：破血行气，消积止痛。

用法用量：煎服 3～15g。醋炙后可加强祛瘀止痛的作用。外用适量。

主要应用

1.气滞血瘀所致癥瘕积聚、血滞经闭、产后瘀阻

（1）气滞血瘀，癥瘕积聚：本品破血祛瘀作用强烈，多用于气滞血瘀证。用治瘀阻日久而成的癥瘕痞块，常与消坚消癥之品同用。如本品配以京三棱、当归、香附等用治经闭腹痛，腹中有块如《寿世保元》莪术散；用治胁下痞块，或久疟成母，可与丹参、三棱、鳖甲、柴胡等同用。

（2）血瘀，经闭：本品辛散温通，能破血通经，行气止痛。用于妇女血瘀经闭、痛经，常配当归、红花、牡丹皮等同用。

2. 食积不化，脘腹胀痛

本品辛能行气，有消积止痛作用。对脾失健运，宿食不化，而致脘腹胀痛者，莪术较三棱作用为好，常与青皮、槟榔、牵牛子、三棱等配伍，如《证治准绳》莪术丸；若脾虚不运，而致脘腹胀痛，则可配伍党参、白术、山药等同用。

使用注意： 孕妇及月经过多者忌用。

京三棱

药性： 辛、苦、平。有小毒。归肝经。

功效： 破血行气，消积止痛。

用法用量： 煎服 3~15g。醋炙后可加强祛瘀止痛的作用。外用适量。

主要应用

1. 气滞血瘀所致癥瘕积聚、血滞经闭

（1）气滞血瘀，癥瘕积聚：本品功类莪术，能破血中之气而消散积聚。用治癥瘕积聚之证，多与其他破血逐瘀之品同用，如《太平圣惠方》以之配大黄，等分为末，醋熬成膏，每日空心生姜橘皮汤1匙，以利下为度，用治疟癖不瘥，胁下硬如石；又如《医学切问》三棱丸，用治积聚癥瘕，以之配大黄、硼砂、干漆、巴豆，等分为末，醋煮糊为丸，如绿豆大，每服 3~7 丸，量人虚实加减服，空心米汤下。

（2）血瘀经闭，产后瘀痛：本品既能破血逐瘀，又能行气止痛。用治血瘀经闭，小腹作痛。可与莪术、当归、白芍、牡丹皮等同用，如《六科准绳》三棱丸；而《太平圣孚方》三棱丸，也可以此配木香、巴豆、芫花、硇砂等为丸，用治产后瘕块。现代临床则以三棱、莪术为主，配五灵脂、肉桂、大黄，名蜕膜散，用治中期妊娠引产后蜕膜残留。

2. 食积气滞，脘腹胀满

本品能消食化积，行气止痛，用治食积腹痛，常与莪术、青皮、山楂配伍同用；若兼脾胃虚弱者，还须配伍党参、白术等健脾补气之品。

使用注意： 同莪术。

五、软坚散结类

瓜蒌

药性： 甘、微苦、寒。归肺、胃、大肠经。

功效： 清热化痰，宽胸散结，润肠通便，消散痈肿。

用法用量： 煎服，全瓜蒌 10~20g，瓜蒌皮 6~12g，瓜蒌仁 10~15g 打碎入煎。

主要应用

1. 肺热咳嗽、痰浊黄稠

本品甘寒清润，清热化痰，润肺下气。用于痰热内结，咳嗽胸闷，痰黄黏稠，常与黄芩、枳实、胆南星等同用，如《医方考》清气化痰丸；若燥热伤肺，咳嗽痰黄，咯痰不爽，咽干咽痛，多与贝母、天花粉、桔梗等配用，如《医学心悟》贝母瓜蒌散；若痰郁胸中，咯痰难出，胸膈作痛，喘满气急者，可与枳实、桔梗、竹沥等配伍，如《万病回春》瓜蒌枳实汤。

2. 胸痹结胸

本品既能涤痰导滞，又能利气宽胸。用于胸阳不振，气滞痰阻，心痛彻背胸痹证常与薤白、半夏、白酒等同用，以通阳散结，如《金匮要略》瓜蒌薤白白酒汤及瓜蒌薤白半夏汤；亦可与枳壳、半夏、桔梗配伍，如《严氏济生方》瓜蒌实丸；现用于冠心病、胸闷、心绞痛，又与香附、淫羊藿配伍，如《中国药物大全》解心痛片；用于痰热互结小结胸病，正在心下，按之则痛，则与黄连、半夏同用，以清热化痰、散结消痞，如《伤寒论》小陷胸汤。

3. 肠燥便秘

本品甘寒质润，有润肠通便之功。用于肠燥便秘，常与火麻仁、郁李仁等同用；《本草衍义》用本品取瓤，以干葛粉拌，焙干微炒研末冲服，而治大肠秘结。

4. 乳痈肺痈、肠痈肿痛

本品又具清热疗痈，消肿散结之效。用于热毒壅滞，乳痈初起，红肿热痛，常与连翘、牛蒡子、青皮等同用，如《医宗金鉴》瓜蒌牛蒡汤；与当归、乳香、没药等配用，如《集验背疽方》神效瓜蒌；用于痰火郁肺，肺痈吐脓，胸中烦闷，常与鱼腥草、桃仁、芦根等同用，亦可与甘草、乳香、没药配伍，如《仁斋直指方》四圣散。

使用注意：本品甘寒而滑，脾虚便溏者及寒痰、湿痰证忌用。反乌头。

海藻

药性：咸、寒。归肝、肾经。

功效：消痰软坚，利水消肿。

用法用量：煎服 10～15g。

主要应用

1. 瘿瘤瘰疬、睾丸肿痛

本品咸寒，功能清热消痰、软坚散结消肿，为治痰火凝聚，瘿瘤瘰疬之要药。用于瘿瘤，常与昆布、贝母、青皮等同用，如《外科正宗》海藻玉壶汤；用于瘰疬，多与夏枯草、玄参、连翘等配用，如《疡医大全》内消瘰疬丸；若痰凝气滞，睾丸肿痛，又与橘核、川楝子、延胡索等配伍，如《济生方》橘核丸。

2. 水肿尿少

本品咸寒，又具清热利水消肿之功，用于水湿停聚，下肢水肿，小便不利，常与牡蛎、泽泻、商陆等同用，如《伤寒论》牡蛎泽泻散。

使用注意： 传统认为反甘草。

昆布

药性： 咸、寒。归肝、肾经。

功效： 消痰软坚，利水消肿。

用法用量： 煎服 10～15g。

主要应用

1. 瘿瘤瘰疬

本品咸寒质滑，功能清热消痰，功同海藻而药力较强，亦为治瘿瘤瘰疬之要药。用于痰湿凝聚而致瘿瘤，常与海藻、海蛤壳、通草等同用如《广济方》昆布丸；若气滞痰凝而致瘿瘤，又与青木香、陈皮、海藻等配用，如《疡医大全》四海舒郁丸；若痰火郁滞而致瘰疬，则与夏枯草、川贝母、玄参等配伍，如《顾氏医经读本》昆布散。

2. 水肿尿少

本品咸寒，又有清热利尿消肿之效。用于水饮停蓄，水肿，小便不利，多与海藻、泽泻、槟榔等同用，以增行水之力。此外本品还能治疗膈食不下，本品寒降，又有消痰下气之功。用于痰气阻滞，饮食噎塞不下，可与舂杵头细糠、老牛涎、生百合汁同用，如《圣济总录》昆布丸。

牡蛎

药性： 咸、微寒。归肝、胆、肾经。

功效： 重镇安神，平肝潜阳，软坚散结，收敛固涩。

用法与用量： 煎服 9～30g；宜打碎先煎。外用适量。收敛固涩宜煅用，其他宜生用。

主要应用

1. 心神不安、惊悸失眠

本品质重能镇，有安神功效，临床用治心神不安、惊悸怔忡、失眠多梦等症，常与龙骨相须为用，有协同作用，如桂枝甘草龙骨牡蛎汤，也可配伍朱砂、琥珀、酸枣仁等安神之品。

2. 肝阳上亢、头目眩晕

牡蛎咸寒质重，入肝经，具有平肝潜阳、镇惊益阴作用。用治水不涵木、阴虚阳亢、头目眩晕、烦躁不安、耳鸣者，常与龙骨、龟甲、白芍等平抑肝阳药同用，如《医学衷中参西录》镇肝息风汤；亦治热病日久、灼烁真阴、虚风内动、四肢抽搐之证，常与生地黄、龟甲、鳖甲等养阴、息风止痉药配伍，如《温病条辨》大定风珠。

3. 痰核、瘰疬、瘿瘤、积聚

牡蛎味咸，有软坚散结之功，故适应于痰核、瘿瘤、癥瘕积聚等证。用治疗痰火郁结瘰疬、痰核、瘿瘤，常与浙贝母、玄参等配伍，如《医学新语》消瘰丸；近年来，用治肝脾肿大有效，常与丹参、鳖甲、泽兰等配伍应用。

4. 自汗、盗汗、遗精、滑精、遗尿、尿频、崩漏、带下等滑脱诸证

本品味涩，煅后与煅龙骨相似的收敛固涩作用。用治自汗、盗汗，常与麻黄根、浮小麦等同用，如《太平惠民和剂局方》牡蛎散，亦可用牡蛎粉扑撒汗处，有止汗作用；治肾虚精关不固所致的遗精、滑精、腰膝酸软、下肢无力，常与沙苑子、芡实、莲须等配伍，如《医方集解》金锁固精丸。此外本品煅用还能制酸止胃痛；牡蛎粉水调涂患处还有拔毒之功，用于治疗痈疽疮疡。

六、清热类

夏枯草

药性： 辛、苦、寒。归肝、胆经。

功效： 清肝明目，散结消肿。

用法用量： 煎服，9~15g。或熬膏服。

主要应用

1. 目赤肿痛、头痛眩晕

本品苦寒，功能清泄肝火，消肿止痛；又肝火得清，则阴血上荣，故兼养肝明目之效。用于肝火上炎，目赤肿痛，头痛眩晕，常与菊花、决明子等同用；亦用于肝阴不足，目珠疼痛，至夜尤甚者，常与香附、甘草配伍，如《张氏医通》夏枯草散。

2. 瘿瘤瘰疬

本品辛以散结，苦以泄热，能散痰火郁结。用于肝郁化火，痰火凝聚，而致瘰疬，可与贝母、香附等同用，如《外科正宗》夏枯草汤；若用治瘿瘤，常与昆布、玄参等配伍，如《医宗金鉴》夏枯草膏；若用于乳痈初起，《本草汇言》又与蒲公英同用。

使用注意： 脾胃虚弱者慎服。

蒲公英

药性：苦、甘、寒。归肝、胃经。

功效：清热解毒，消痈散结，利湿通淋退黄，清肝明目。

用法用量：煎服 9~15g。外用鲜品适量，捣敷或煎汤熏洗患处。

主要应用

1. 痈肿疔毒、乳痈内痈

本品苦以泄降，甘以解毒，寒能清热兼散滞气，为清热解毒、消痈散结之佳品，主治内外热毒疮痈诸证，因兼能疏郁通乳，故又为治疗乳痈之要药。用于痈肿疔毒，常与野菊花、紫花地丁、金银花等同用，如《医宗金鉴》五味消毒饮；若乳痈肿痛，可与金银花、连翘、甘草等配用，如《中国药物大全》消炎解毒丸。

2. 热淋涩痛、湿热黄疸

本品苦寒，清热利湿，利尿通淋，故对湿热所致的淋证、黄疸等也有较好效果。用于热淋小便涩痛，常与白茅根、金钱草、车前子等同用，以加强利尿通淋的效果；若用于湿热黄疸，可与柴胡、黄芩、大黄等同用配伍如《实用中医科学》清胆汤。

3. 目赤咽痛、本品苦寒

既有清热解毒之功，又有清肝明目之效。用于肝火上炎，目赤肿痛，畏光多泪，可单用本品水煎，趁热熏洗两眼，如《医学衷中参西录》蒲公英汤。

使用注意：用量过大可致缓泻。

山慈菇

药性：甘、微辛、凉。归肝、脾经。

功效：清热解毒，消痈散结。

用法用量：煎服 3~9g 外用适量。

1. 痈肿疔毒、瘰疬痰核、蛇虫咬伤

本品味辛能散，寒能清热，而有清热解毒、消痈散结之效。用于痈疽发背，疔疮恶肿，痰核瘰疬，蛇虫咬伤等症，常与雄黄、朱砂、麝香等同用，如《百一选方》紫金锭，内服外用均可。

2. 癥瘕痞块

本品有解毒散结消肿之功，近年来用于癥瘕痞块和多种肿瘤。如以本品配蜇虫、穿山甲、蟪蛄制成复方，治疗肝硬化，对软化肝脾，恢复肝功，有明显效果；配重楼、丹参、焦栀子、浙贝母、柴胡、夏枯草制成复方，治疗甲状腺肿瘤，取得了较好效果。

使用注意：正虚体弱者慎服。

赤芍

药性：苦、微寒。归肝经。

功效：清热凉血，散瘀止痛，消肿解毒。

用法用量：煎服6~12g。

1. **热入营血、斑疹吐衄**

本品苦寒，主入肝经，善走血分，能清肝火，除血分郁热而有凉血止血、散血瘀消斑之功。用于温病热入营血，斑疹吐衄，常与水牛角、生地、丹皮同用，如《千金要方》犀角地黄汤；若兼脾阳虚损，不能统血，而吐血唾血，可与白术、黄芩、阿胶等同用，如《圣济总录》赤芍药散。

2. **经闭癥瘕、跌打损伤**

本品苦降，有活血通经、散瘀消癥、行滞止痛之效。用于瘀血阻滞，经闭痛经，癥瘕积聚，常与丹皮、桃仁、桂枝等同用，如《金匮要略》桂枝茯苓丸；若瘀在膈下，癥积痞块，多与当归、桃仁、红花等配伍，如《医林改错》膈下逐瘀汤。

3. **痈肿疮毒、目赤肿痛**

本品味苦微寒，既能凉血消痈，又能清肝散瘀、消肿止痛。用于热毒壅盛，痈肿疮毒，常与金银花、白芷、皂角刺等同用，如《妇人良方》仙方活命饮；若胃火炽盛，痈疡身热，多与石膏、升麻、甘草等配伍，如《证治准绳》芍药汤。

使用注意：血寒经闭者不宜用。反藜芦。

第二节　治疗乳腺增生病的方剂

消癖饮

处方来源：山东中医杂志，1990，9（1）：48。

剂型：汤剂。

药物组成：猫爪草60g、生麦芽40g、白头翁12g、蜂房0.5g、全蝎1g。

主治：乳腺增生。

制备方法：前3味每日1剂水煎3次分2次服；蜂房0.5g、全蝎1g微火烘脆（切勿焦化），研细装入胶囊或以馒头包裹，早晚吞服。

用法用量：月经后10~15天始服，月经期停服，每个月12剂为1个疗程。对无月经者则于朔日始服，望日停服。疗程同上。

临床应用：治疗乳腺增生64例，疗效尚满意。

乳腺康

处方来源：中医药研究，2002，18（2）：10–11。

剂型：片剂。

药物组成：柴胡、瓜蒌、山慈菇、鹿角霜、丹参、贝母、全蝎等10余味。

主治：乳腺增生。

临床应用：山西医科大学第二医院梁宏莉等探讨了乳腺康胶囊治疗乳腺增生病的临床疗效。研究者将156例乳腺增生病患者随机分为2组，乳腺康治疗组90例，三苯氧胺对照组66例，1个月经周期为1个疗程，共观察2个疗程。结果：2组治疗总有效率相近，但乳腺康治疗组在治愈率及肿块消散方面明显优于三苯氧胺对照组，且复发率低、无副作用。乳腺康治疗乳腺增生病疗效确切，无副作用。

神效瓜蒌散

处方来源：集验背疽方，1196年。

剂型：汤剂。

药物组成：瓜蒌1个（去皮，焙，研为末，急用则烂研，子多者有力），当归15g（净洗，去芦，焙，研细），甘草15g（锉细，生用），通明没药0.3g（别研），乳香3g（别研）。

主治：妇人乳疽、奶劳。

用法用量：上药与无灰酒600mL同于银石器中慢火熬，取200mL，分3次空腹时服。

临床应用：乳腺增生中应用本方加减：全瓜蒌15g、制乳香10g、制没药10g、当归10g、甘草6g。水煎500mL，每日1剂，分2次服。治疗乳腺增生。研究者纳入128例年龄22～55岁的患者，这些患者均经B超探查，或电脑红外光扫描检查，活检等方法确诊。结果：乳房疼痛及肿块消失者为痊愈，共80例，占62.5%；乳房疼痛减轻、肿块缩小者为有效，共42例，占32.81%；无效6例；总有效率为95.31%。

复方乳痛灵

处方来源：贵州医药，1983，（2）：42。

剂型：片剂。

药物组成：柴胡12g、香附12g、白芍12g、当归9g、丹参12g、王不留行12g、海藻9g、皂角刺9g、白花蛇舌草15g、黄芪15g、白芥子12g、鹿角霜9g。

主治：乳腺增生。

制备方法：将白芍、当归、丹参、王不留行、白芥子、鹿角霜用清水速洗，烘干，粉碎，过 120 目筛，备用。再将柴胡、香附、海藻、皂角刺、白花蛇舌草、黄芪用清水速洗，加水浸泡 30min，然后加水过药面，煎煮 3 次（第 1 次煮沸 60min，第 2 次煮沸 45min，第 3 次煮沸 30min）过滤，弃去药渣。将 3 次滤液合并，浓缩至稠膏状，冷后加入药粉混合均匀，以 16~22 目筛制粒，在 60℃~80℃环境下干燥，压成片剂，每片 0.3g，包糖衣。

用法用量： 每次 10 片，每日服 3 次。

临床应用： 研究者治疗乳腺增生 136 例，均单纯应用上述中药治疗。结果：治愈 89 例，显效 31 例，临床治愈率为 65.4%。

鹿冰汤

处方来源： 山西中医，2002，18（2）：19。

剂型： 汤剂。

药物组成： 鹿角片 9g、冰球子 12g、穿山甲 9g、郁金 9g、柴胡 9g、绿梅花 5g、赤芍 12g、桃仁 9g、皂角刺 12g、象贝 15g、瓜蒌 12g、路路通 9g。

功效： 散结止痛、疏肝理气、活血化瘀。

主治： 乳腺增生。

用法用量： 每日 1 剂，水煎服，经净后至下一月经周期前为 1 个疗程。

临床应用： 本组患者 109 例，肝气郁结型 49 例，治愈 21 例，好转 23 例，无效 5 例，总有效率 89.8%；肾气亏虚型 60 例，治愈 25 例，好转 29 例，无效 6 例，总有效率 90%；雌二醇恢复正常水平 32 例，有所下降 59 例，无改变 18 例，总有效率 85.5%。

化癖饮

处方来源： 现代中医，1992，5（1）：26。

剂型： 汤剂。

药物组成： 柴胡 10g、郁金 10g、川芎 8g、当归 10g、香附 10g、王不留行 10g、瓜蒌仁 15g、夏枯草 10g、海浮石 10g、熟大黄 4g、甘草 6g。

主治： 乳腺增生。

用法用量： 每日 1 剂，水煎服，1 个月为 1 个疗程。

临床应用： 治疗乳腺增生 54 例，均为女性；年龄 20~44 岁；病程 2 个月~4 年。结果：痊愈 27 例，显效 22 例，无效 5 例；总有效率 90.6%。

消癖汤

处方来源： 山东中医杂志，1985，（3）38。

剂型： 汤剂。

药物组成： 瓜蒌皮 30g、赤芍 15g、蒲公英 15g、夏枯草 25g、三棱 9g、橘叶 9g、土贝母 12g、生牡蛎 30g、昆布 30g、海藻 30g、法半夏 9g、柴胡 3g。

主治： 乳腺增生。

用法用量： 每日 1 剂，水煎服，服至 15 剂后停药 1~2 日，连服 4 个月，行经停药。

临床应用： 治疗乳腺增生 32 例。其中治愈 18 例（乳房肿块，疼痛及其他伴随症状均消失），好转 12 例（肿块数目减少或肿块大小减小 2/3，疼痛明显减轻），无效 2 例，有效率为 93.75%。

乳复冲剂

处方来源： 实用中西医结合杂志，1993，6（6）：345。

剂型： 冲剂。

药物组成： 当归 120g、川芎 120g、海藻 120g、昆布 120g、乳香 60g、没药 60g、青皮 100g、陈皮 100g、柴胡 100g、半夏 100g、瓜蒌 100g、香附 100g、夏枯草 100g、郁金 100g、丹参 200g、赤芍 200g。

主治： 乳腺增生。

制备方法： 将上药物制成冲剂，分 40 份包装。

用法用量： 每次 1 包，每日口服 2 次，30 日为 1 个疗程。月经期间暂停。

临床应用： 治疗乳腺增生 60 例，年龄最小 19 岁，最大 65 岁；双侧增生 46 例，单侧增生 14 例。结果：痊愈 21 例，好转 37 例，无效 2 例。

治乳汤

处方来源： 中成药研究，1988，（10）：38。

剂型： 汤剂。

药物组成： 蒲公英 30g、当归 30g、壁虎 15g、炒穿山甲 15g、醋香附 15g、浙贝母 15g、天花粉 15g、柴胡 15g、白花蛇舌草 24g、甘草 6g。

主治： 乳腺增生。

用法用量： 每日 1 剂，水煎服。

临床应用： 治疗乳腺增生 39 例中，年龄最小 27 岁，最大 49 岁；病程最短 1 年，最长 6 年以上。结果：39 例中，痊愈 27 例，显效 11 例，无效 1 例。

消增饮

处方来源：辽宁中医杂志，1991，（7）：34。

剂型：汤剂。

药物组成：桔梗 30g、大贝母 15g、玄参 15g、桃仁 10g、红花 10g、白芍 30g、枳壳 15g、牡蛎 30g、牛膝 30g、生地黄 20g、王不留行 15g、漏芦 15g、三棱 10g、莪术 10g、乳香 10g、没药 10g、夏枯草 15g、穿山甲 10g、甘草 10g。

主治：乳腺增生。

用法用量：每日 1 剂，水煎服。

临床应用：治疗乳腺增生 32 例，均为女性；年龄最小 25 岁，最大 45 岁，平均 36 岁；单侧 21 例，双侧 11 例。肿块经穿刺涂片后，做病理检查或 X 线钼靶乳房摄片，B 超检查后确诊。经过治疗，32 例全部治愈。

海藻玉壶汤

处方来源：明·《外科正宗》。

剂型：汤剂。

药物组成：海藻 30g、昆布 15g、制半夏 10g、陈皮 10g、青皮 6g、连翘 10g、贝母 15g、当归 15g、川芎 10g、独活 3g、甘草节 3g。

功效：滋阴泻火、理气和营、软坚化痰。

主治：气滞痰凝瘿瘤，瘰疬等。主要用于治疗甲状腺肿大、甲状腺功能亢进、脂膜炎、乳腺增生、淋巴结核、结核性腹膜炎，多发性疖病等。

用法用量：每日 1 剂，水煎服。

用药禁忌：本方应长期使用，直至病愈。甘草与海藻比例应小于 1：2，这样不但无副作用，而且还可增强疗效。

临床应用：用本方加减：海藻 30g、昆布 30g、夏枯草 20g、大贝母 10g、香附 15g、半夏 10g、水蛭 3g、土鳖虫 3g、三棱 5g、莪术 5g、连翘 7.5g、白花蛇舌草 7.5g。水煎分服。治疗乳腺增生。52 例，未婚 4 例，已婚 48 例；青春期（小于 18 岁）2 例，生育期（19～45 岁）43 例，更年期（大于 46 岁）7 例。结果：治愈（乳核疼痛消失，其他伴随症状也消失者）共 32 例（61.5%）；有效（乳核数目大小减少 1/2 以上，疼痛明显减轻者）17 例（32.6%）；无效（症状、体征无明显变化者）3 例（5.8%）；有效率 94.2%。

加减：海藻 15g、昆布 15g、青皮 10g、陈皮 10g、枳壳 10g、柴胡 10g、连翘 15g、瓜蒌 30g、半夏 10g、浙贝母 10g、玄参 15g、川芎 10g、茯苓 12g。水煎服，每日 1 剂，于月经来潮前 10 日开始服药，20 剂为 1 个疗程，一般需服 2～3 个疗程。

治疗乳腺增生 36 例；年龄 35 ~ 45 岁；病程 0.5 ~ 3 年。均有两乳房胀痛或刺痛，局部触痛，乳房均有大小不等之肿块，多在 0.5 ~ 4cm 之间，边缘清楚，质较活动。结果：痊愈（服药 1 ~ 2 个疗程，乳房胀痛与肿块全部消失，随访 2 年未复发者）18 例；显效（服药 2 ~ 3 个疗程，乳房胀痛及肿块消失，以及虽有复发而临床症状减轻者）16 例；无效（服药 3 个疗程，乳房胀痛消失，但肿块无缩小或不能完全消失者）2 例；总有效率 94%。

消乳汤

处方来源：内蒙古中医药，1987，（2）：15。

剂型：汤剂。

药物组成：柴胡 10g、赤芍 9g、夏枯草 15g、龙骨 15g、牡蛎 15g、海藻 10g、昆布 10g、玄参 10g、大贝母 10g、蒲公英 12g。

加减：乳房胀痛或刺痛者加郁金、陈皮、白芍；痰凝气滞者加半夏；心火炽盛加生地黄、竹叶；气虚加黄芪、党参。

主治：乳腺增生。

用法用量：每日 1 剂，水煎服，15 剂为 1 个疗程。

临床应用：治疗乳腺增生 45 例，均为女性，年龄最大 56 岁，最小 25 岁，病程最短 1 个月，最长 5 年。疗效标准如下，痊愈为疼痛与肿块全消失者。显效为疼痛未失、肿块缩小，仅留残根者。无效为与治疗前无变化。结果为痊愈 28 例，占 62.2%；显效 13 例，占 29.8%；无效 4 例；总有效率 92%。

乳腺增生方

处方来源：河北中医，1987，（6）：6。

剂型：汤剂。

药物组成：柴胡 12g、丹参 20g、山楂 30g、王不留行 12g、白花蛇舌草 30g、海藻 12g、昆布 12g、半夏 9g、橘叶 10g、荔枝核 10g、郁金 I5g、当归 15g、元参 20g、生牡蛎 30g。

加减：素体虚弱加黄芪；乳房胀痛加元胡。

主治：乳腺增生。

用法用量：每日 1 剂，水煎服。

临床应用：治疗乳腺增生病 30 例，均为女性；年龄 21 ~ 50 岁；病程 3 个月 ~ 5 年。结果为自觉症状及体征消失，肿块完全消失者为痊愈，共 19 例；肿块明显缩小，疼痛减轻，其他症状和体征有一定改善，但情志刺激及劳累之后症状有复发者为显效，共 9 例；症状及体征均无明显改变者为无效，共 2 例。

乳腺消瘤汤

处方来源： 山西中医，1986，2（5）：29。

剂型： 汤剂。

药物组成： 蒲公英 30～60g、重楼 15g、青皮 10g、橘叶 10g、橘核 15g、穿山甲 10g、僵蚕 10g、夏枯草 15～30g、牡蛎 15～30g、炙鳖甲 15g、桃仁 10g、赤芍 10g。

加减： 患处疼痛加乳香、没药各 12g；肿块坚硬长期不消偏血瘀甚者，加三棱、莪术各 6～10g；偏痰结者去桃仁加海藻、昆布各 15g、黄药子 10～15g；乳房局部有灼热感者可在上方的基础上加金银花 30g、连翘 15g；气虚加黄芪 30g。

主治： 乳腺增生。

用法用量： 每日 1 剂，水煎服。

临床应用： 治疗乳腺增生 32 例，均为女性；年龄 21～45 岁；病程最长 6 年，最短 3 个月。疗效标准：治愈为肿块全部消失，随访 1 年未复发；好转为腺瘤缩小，随访 1 年以上不增大；无效为服药 20 剂以上，腺瘤不见消退而放弃治疗。结果：治愈 25 例（78.1%），好转 5 例（15.6%），无效 2 例（6.3%），总有效率为 93.7%。

瓜蒌薤白半夏汤

处方来源： 汉·《金匮要略》。

剂型： 汤剂。

药物组成： 瓜蒌实 12g、薤白 9g、半夏 9g、白酒 70mL。

功效： 通阳散结，祛痰宽胸。

主治： 用于治疗冠心病心绞痛、肋间神经痛、心律不齐、胆囊炎、支气管哮喘、心源性哮喘等。以及乳腺增生。

用法用量： 每日 1 剂，水煎，分 2～3 次口服。

用药禁忌： 孕妇慎用。

临床应用： 乳腺增生病：用本方加减：瓜蒌 50g、半夏 10g、浙贝母 10g、生牡蛎 15g、白芥子 10g、乳香 10g、没药 10g、丹参 15g、乌药 10g，伴纤维瘤者重用牡蛎、丹参；伴肝郁气滞者加柴胡、枳壳；伴肝郁化火者加龙胆草；月经不调，经血量少者加当归、红花；乳房痛甚加木香。以上药物煎汤，每日 1 剂，早晚空腹口服，2 周为 1 个疗程。治疗乳腺增生 38 例中，年龄 34～48 岁之间，平均 41 岁；病程最长 6 年，最短 4 个月；增生团块最大者的达 3.5cm×3.5cm，可触及增生团块最多的有 6 处。所有病例均经 2 个以上市级医院确诊。疗效标准：以肿块全部消失、疼痛全部消失为痊愈；以肿块明显缩小、疼痛减轻为好转；以肿块疼痛和治疗前一样或者有发展为无效。结果：痊愈 13 例，占 34.2%；好转 17 例，占 44.8%；无效 8 例，占 21%；总有效率为 79%。轻者 1 个疗程见效，重者 3 个疗程见效。

乳癖逍遥汤

处方来源：山西中医，2002，18（1）：28。

剂型：汤剂。

药物组成：柴胡 6g、青皮 6g、橘核 10g、玄胡 10g、鸡血藤 15g、红花 10g、当归 10g、桃仁 10g、海藻 10g、昆布 10g、夏枯草 10g、炮山甲 10g、鹿角片 10g。

加减：肿块不明显，质软者去炮山甲；胸闷加木香 10g、香附 10g；舌红，脉细数去鹿角；痛甚加郁金 10g，白芍 10g。

功效：疏理气机、活血化瘀、软坚散结、调理冲任。

主治：乳腺增生。

用法用量：每日 1 剂，水煎服，10 日为 1 个疗程，连用 2~5 个疗程。

临床应用：海门市中医院龚野儒观察了乳癖逍遥汤治疗乳腺增生的临床疗效。疗效标准：治愈：临床症状全部消失，钼靶 X 线片致密阴影消失，或红外线扫描散在或雾状灰影消失。好转：临床症状缓解或消失。无效：临床症状无明显好转。结果：本组 167 例，治愈 112 例，好转 38 例，无效 17 例，总有效率 89.8%。

消癖汤

处方来源：河南中医药学刊，2002，17（2）：53-54。

剂型：汤剂。

药物组成：**消癖汤 1 号**：柴胡 20g、白芍 20g、茯苓 20g、川楝子 12g、香附 12g、延胡索 10g、郁金 10g。

消癖汤 2 号：山药 20g、菟丝子 20g、鹿角胶 20g、鳖甲（先煎）20g、山茱萸肉 15g、当归 15g、橘核 15g、青皮 12g、桃仁 12g、昆布 12g、海藻 12g。

加减：肿块较大者加炮山甲 10g、三棱 10g、文术 10g；气虚者加生黄芪 20g；血虚者当归倍量；肾阳虚者仙茅 10g，淫羊藿 10g；肾阴虚者加生地黄 15g、首乌 15g。

主治：乳腺增生。

用法用量：每日 1 剂，水煎服，月经停止到月经后 15 日服 2 号方；月经后 15 日到月经来潮前服 1 号方；经期停用。

临床应用：驻马店市中医院郭凤仙观察了消癖汤治疗乳腺增生的临床疗效。并将药渣趁热用纱布包裹外敷患处，每日 1 次，每次 30min。疗效标准：按照国家中医药管理局《中医病证诊断疗效标准·乳癖》评定。治愈：乳房肿块及疼痛消失。好转：乳房肿块缩小，疼痛减轻或消失。无效：乳房肿块及疼痛无变化。结果：本组86 例，治愈 8 例，好转 17 例，无效 1 例，总有效率 98.8%。

解郁散结汤

处方来源： 湖北中医杂志，1988，（1）：31。

剂型： 汤剂。

药物组成： 柴胡 9g、青皮 9g、橘核 9g、当归 12g、赤芍 15g、丹参 15g、昆布 12g、海蛤粉 15g、夏枯草 30g。

加减： 气滞征象明显者加木香、香附；血瘀征象明显者加炮甲、郁金；痰凝征象明显者加贝母。

主治： 乳腺增生。

用法用量： 每日 1 剂，水煎服。

临床应用： 治疗乳腺增生 93 例，年龄 21～66 岁，病程 14 日～11 年，全部病例均经活检而确诊。结果：肿块消失为临床治愈共 41 例，占 44.1%；肿块缩小 1/2 以上为显效共 32 例，占 34.4%；肿块缩小，但不及 1/2 为好转，共 11 例，占 11.8%；无效 9 例，占 9.6%；总有效率为 90.3%。

消结汤

处方来源： 黑龙江中医药，1987（3）：41。

剂型： 汤剂

药物组成： 当归 15g、香附 20g、柴胡 10g、郁金 20g、赤芍 15g、青皮 15g、王不留行 20g、夏枯草 20g、皂角刺 15g、淫羊藿 10g、五灵脂 15g、蒲公英 15g。

加减： 乳房有灼热感加龙胆草；乳房刺痛甚加乳香、没药；两胁痛甚加川楝、玄胡；肿块明显者加三棱、莪术、橘核；如可纤癌变，应加山慈菇、半枝莲、白花蛇舌草。

主治： 乳腺增生。

用法用量： 每日 1 剂，水煎服。

临床应用： 治疗乳腺增生 150 例，男 7 例，女 143 例；年龄 17～56 岁；病程 1 个月～4 年。疗效标准：临床症状消失，肿块消失为治愈；临床症状显著减轻，肿块变软为好转；临床症状不减轻，肿块无变化为无效。结果：治愈 92 例，占 61.35%；好转 46 例，占 30.65%；无效 12 例，占 8%；总有效率为 92%。

乳痛贴

处方来源：陕西中医，1993，14（10）：438。

剂型：膏剂。

药物组成：当归 200g、白芷 80g、生川乌 100g、细辛 100g、山慈菇 160g、马钱子 60g、白芥子 180g。

主治：乳腺增生。

制备方法：上药用麻油炸枯后去渣，加入樟脑 40g，黄丹适量收膏备用。

用法用量：用温肥皂水洗净患侧局部，将药膏涂于与疼痛相应大小的普通棉织布料上或柔韧的纸面上，药膏 0.2~0.3cm 厚，贴于病变局部，每隔 3 日换药 1 次，10 日为 1 个疗程，一般 6 个疗程。

临床应用：治疗乳腺增生 214 例，皆为女性；年龄在 55 岁以下；未婚 24 例，已婚 190 例；病程 3 个月~15 年。主要症状是乳房疼痛程度不等，局部有肿块。结果：局部胀痛消失，触不到肿块为治愈，共 126 例；局部胀痛消失，但仍能触到肿块为有效，共 74 例；局部胀痛未见减轻，肿块亦未缩小为无效，共 14 例；总有效率为 96.5%。

疏肝消核方

处方来源：江苏中医杂志，1987，8（11）：1。

剂型：汤剂。

药物组成：柴胡 12g、生白芍 12g、当归 10g、郁金 12g、香附 12g、橘核 12g、延胡索 10g、白术 9g、瓜蒌皮 12g、鹿角霜 12g、炙甘草 6g。

主治：乳腺增生。

用法用量：每日 1 剂，水煎服。3 个月为 1 个疗程。

临床应用：治疗乳腺增生 627 例，均为女性；年龄最大 67 岁，最小 17 岁，以 21~40 岁居多，占 77%；病程最短 7 日，最长 20 年，以 1 年为多。结果：症状、体征消失为临床治愈，共 43 例，占 6.9%；症状消失、肿块缩小一半以上为显效，共 165 例，占 26.3%；症状明显减轻、肿块缩小变软稳定为有效，共 387 例，占 61.7%；无效 32 例，占 5.1%；总有效率为 94.9%。

散结冲剂

处方来源：江苏中医杂志 1987，8（11）：9。

剂型：冲剂。

药物组成：柴胡 3g、郁金 10g、山慈菇（或冰球子）10g、鹿角霜 5g、皂角刺

10g、漏芦 15g。

主治： 乳腺增生。

制备方法： 将上药剂量制成 3 包冲剂。

用法用量： 每日 3 次，每次 1 包。1 个月为 1 个疗程。最长停药不超过 10 日。

临床应用： 治疗乳腺增生 65 例，25 岁以下 14 例，26～45 岁 46 例，46 岁以上 5 例；病程最长 13 年，最短 2 月，其中以 2～3 年占多数。结果：痊愈（症状及体征消失；B 超、病理学检查好转）6 例；显效（症状消失、肿块缩小 1/2～3/5）14 例；好转（症状基本消失，肿块缩小 1/5，2/5）39 例；无效（治疗前后无明显变化）6 例；总有效率为 90%。

乳癖方

处方来源： 湖北中医杂志，1991，(4)：21。

剂型： 汤剂。

药物组成： 茯苓 30g、陈皮 15g、土贝母（打）20g、炮甲（打）15g、昆布 15g、海藻 15g、柴胡 12g、甘草 6g、醋玄胡（打）15g、川楝子 15g、夏枯草 20g、水蛭 5g、三棱 5g、莪术 5g。

加减： 男性患者加肉苁蓉 15g、淫羊藿 20g。

主治： 慢性乳腺增生。

用法用量： 每日 1 剂，水煎服，10 日为 1 个疗程，疗程间隔 2～3 日，女性经期不必停药。

临床应用： 治疗慢性乳腺增生病 57 例，男性 4 例，女性 53 例；年龄 18～46 岁；病程 6 个月～5 年；未婚 11 例，已婚 46 例。结果：乳房疼痛及肿块消失为治愈，共 43 例；乳房疼痛消失，肿块缩小 1/2 以上为显效，共 5 例；乳房疼痛减轻，肿块缩小 1/3 以上或变软为好转，共 4 例；乳房疼痛未减，肿块未小为无效，共 5 例。

乳腺方

处方来源： 中医杂志，1983，24 (4)：277。

剂型： 汤剂。

药物组成： 当归 15g、白芍 15g、柴胡 15g、丹参 20g、茯苓 20g、白术 15g、薄荷 15g、生姜 15g、王不留行 15g、路路通 15g、鹿角霜 25g、甘草 10g。

主治： 乳腺增生。

用法用量： 每日 1 剂，水煎服。

临床应用：治疗乳腺增生 119 例中，男 3 例，女 116 例；年龄 40 岁以下 75 例，41～50 岁 35 例，51 岁以上 9 例。疗效标准：治愈：乳房疼痛消失，肿块消失；显效：乳房疼痛减轻，肿块缩小 1/2 以上；好转：乳房疼痛减轻，肿块缩小但不及 1/2 或结节变软；无效：乳房疼痛不减，肿块不见缩小。结果：治愈 61 例，显效 42 例，好转 6 例，无效 10 例，显效以上占 86.6%。

奶脾汤

处方来源：贵阳中医学院学报，1989，（3）：32。

剂型：汤剂。

药物组成：柴胡 10g、郁金 12g、香附 15g、青皮 10g、陈皮 10g、赤芍 12g、白芍 12g、当归 12g、丹参 20g、穿山甲 10g、法半夏 15g、王不留行 30g、路路通 15g、鹿角霜 30g、蒲公英 30g、甘草 10g。

加减：肿块坚硬者加三棱 10g、莪术 10g、老鹳草 10g；气虚者加党参 115g、黄芪 30g、白术 10g；阴虚者加元参 10g、麦冬 10g、黄精 15g；肾阳虚者加肉桂 8g、肉苁蓉 12g、巴戟天 12g；痰凝气滞者加贝母 10g、白芥子 10g、全瓜蒌 15g、夏枯草 10g、海藻 10g。

主治：乳腺增生。

用法用量：每日 1 剂，水煎服，1 月服 10 剂为 1 个疗程。

临床应用：治疗乳腺增生 103 例，男 4 例，女 99 例；未婚 2 例，已婚 101 例；年龄 20～29 岁 23 例，30～39 岁 49 例，40～50 岁 28 例，50 岁以上 3 例；病史最短 6 日，最长 3 年。结果：临床治愈 56 例，显效 30 例，好转 8 例，无效 9 例；总有效率 91.2%。

消乳汤

处方来源：陕西中医，1993，14（2）：51。

剂型：汤剂。

药物组成：柴胡 15g、当归 15g、白术 15g、王不留行 15g、丹参 20g、茯苓 20g、路路通 20g、夏枯草 20g、鹿角霜 20g、天冬 30g、薄荷 10g、生姜 10g、甘草 10g。

主治：乳腺增生。

用法用量：每日 1 剂，水煎服，15 日为 1 个疗程。

临床应用：治疗乳腺增生 500 例，其中男 25 例，女 475 例；年龄 13～74 岁；病程 1～3 年。病例均依据典型体征和症状做出诊断，其中有 40% 患者经冷强光透射与液晶热图检查证实，有 20% 经红外线扫描检查证实，10% 经病理活检证实。疗效标准：症状、肿块均消失者为痊愈，共 418 例；症状、肿块均缩小 1/3 ~ 1/2 为显效，共 54 例；症状缓解，肿块变软为有效，共 15 例；症状、肿块无变化为无效，共 13 例；总有效率为 97.40%。

乳腺增生方

处方来源：中医函授通讯，1989，(5)：37。

剂型：汤剂。

药物组成：柴胡 15g、赤芍 20g、牡蛎 50g、夏枯草 15g、王不留行 25g、枳壳 15g、当归 20g、薄荷 15g、山慈菇 20g、鹿角霜 20g、蜈蚣 3 条（研面冲服）、甘草 10g。

主治：乳癖（乳腺增生）。

用法用量：每日 1 剂，水煎服。

临床应用：治疗乳腺增生 49 例，男性 2 例，女性 47 例；年龄 19 ~ 30 岁 7 例，31 ~ 64 岁者 42 例；病程在半年以上者 46 例，1 ~ 3 年者 3 例。结果：治愈（乳房疼痛消失，肿块消失）16 例；显效（乳房疼痛减轻、肿块缩小 1/2 以上）20 例；好转（乳房疼痛减轻，肿块缩小 1/2 或变软）12 例；无效（乳房疼痛不减，肿块未见缩小）1 例。

消癖汤

处方来源：江西中医药，1992，(6)：57。

剂型：汤剂。

药物组成：丹参 20g、穿山甲 20g、延胡索 20g、海蛤壳 20g、月季花 15g、青皮 15g、佛手 15g、姜黄 15g、香附 15g、露蜂房 15g、猫爪草 15g、生牡蛎 50g。

加减：肿块较硬者，加石见穿、三棱、莪术；气血亏虚者，加党参、黄芪；腰膝无力者，加山茱萸肉、杜仲、鹿角霜；心烦不宁者，加栀子、生地黄。

主治：乳腺增生。

临床应用：治疗乳腺增生病 90 例，临床症状及肿块消失，无压痛者为痊愈，共 58 例，占 64.4%；临床症状消失，肿块基本消失或明显缩小，无压痛者为显效，共 18 例，占 20%；临床症状基本消失或明显减轻，肿块明显缩小或变软，基本无压痛者为有效，共 12 例，占 13.3%；临床症状、肿块、压痛均无明显改变者为无效，共 2 例，占 2.2%。

消癖汤

处方来源：四川中医，2002，20 (3)：55。

剂型：汤剂。

药物组成：柴胡 12g、郁金 12g、黄芩 10g、青皮 10g、当归 10g、赤芍 10g、夏曲 15g、三棱 15g、莪术 15g、山慈菇 15g、浙贝母 20g、牡蛎 20g、夏枯草 20g、炮山甲 18g。

加减：疼痛较甚者加生地黄、延胡索、川芎；气虚者加黄芪、党参；血虚者加鸡血藤、阿胶；肾虚者加菟丝子、女贞子、旱莲草、熟地黄；食欲不振者加砂仁、白术、木香、茯苓；伴月经不调者加丹参、桃仁、益母草、鹿角胶（烊化冲服）。

功效：清热解毒、行气化痰、活血通络、软坚散结。

主治：乳腺增生。

用法用量：急症每日 1 剂，水煎，分 3 次服，待症状缓解后改用丸剂服用，1 个月为 1 个疗程。

临床应用：达州市中心医院钟解放观察了自拟消癖汤治疗乳腺增生病的临床疗效。诊断标准：以乳腺包块、疼痛为主症，并经红外线检查及彩色超声波检查确诊。用自拟消癖汤，服用本方期间停用西药和其他中成药。疗效标准：治愈：乳房包块完全消失，无疼痛，彩超提示双侧乳房未见异常。显效：彩超或红外线检查显示包块明显缩小或变小，疼痛明显减轻或无疼痛感觉，伴随症状明显改善。无效：乳房包块未缩小或反而增大，伴随症状仍存在。结果：本组 42 例，经 30～180 日治疗，治愈 31 例，显效 10 例，无效 1 例，总有效率 97.5%。

疏络片

处方来源：湖南中医药导报，2002，8（2）：69。

剂型：片剂。

药物组成：柴胡 10g、法半夏 10g、甘草 10g、郁金 15g、淫羊藿 15g、白芍 15g、生牡蛎 15g、浙贝母 15g、莪术 15g、菟丝子 15g。枳实 12g、延胡索 12g、山慈菇 5g。

功效：行气通络、散瘀消结、消肿止痛。

主治：乳腺增生。

用法用量：每片 0.5g，每次 6 片，每日 3 次口服。40 天为 1 个疗程，用 3 个疗程。

临床应用：梅州市人民医院朱庄松等观察了疏络片治疗乳腺增生病的临床疗效。疗效标准：按中华全国医学会外科分会乳腺病专题组制定的疗效判定标准[2]评定疗效。治愈：肿块消失，乳痛消失，停药后 3 个月未复发。显效：乳痛减轻或肿块缩小 1/2 以上。有效：乳痛减轻，肿块缩小不足 1/2。无效：肿块不缩小或反而增大变硬。结果：本组 287 例，治愈 195 例，显效 63 例，有效 20 例，无效 9 例，总有效率 96.9%。对治愈的 195 例随访 6 个月均无复发。

散结消肿汤

处方来源：浙江中医杂志，1990，（8）：372。

剂型：汤剂。

药物组成：柴胡9g、青皮9g、陈皮9g、川楝子12g、郁金12g、茯苓12g、白术12g、三棱12g、莪术12g、仙茅12g、淫羊藿12g、生甘草6g。

加减：肿块偏硬而活动差者加制黄药子9g、木馒头12g；肿痛伴双腋下淋巴结肿大者加蜈蚣3条、地龙12g；乳头有血性溢液者加仙鹤草30g、旱莲草30g，生薏苡仁30g；乳头有黄色溢液者加生薏苡仁30g，泽泻6g。

主治：乳腺增生。

用法用量：服药3个月为1个疗程。

临床应用：治疗乳腺增生症100例，21~30岁15例，31~40岁63例，41~50岁18例，50岁以上4例；其中未婚18例，已婚82例；病程1年以内者29例，1~5年48例，5年以上23例。结果：痊愈（乳房肿块及胀痛均消失）23例，显效（乳房胀痛减轻，肿块缩小1/2以上）37例，好转（胀痛减轻，肿块有缩小）33例，无效7例。

消癖饮

处方来源：辽宁中医杂志，1988，（4）：19。

剂型：汤剂。

药物组成：当归12g、白芥子12g、青皮9g、柴胡9g、赤芍9g、三棱9g、浙贝母9g、王不留行30g、丹参30g、全瓜蒌15g、广郁金15g、白术15g、牡蛎15g。

加减：有热加黄芩9g；大便秘结加大黄6g；腹泻加泽泻12g；腹胀加砂仁6g、莱菔子15g；肿块坚硬加昆布、海藻各12g。

主治：乳腺增生。

用法用量：每日1剂，水煎服，1周5剂，间隔2日再服。

临床应用：治疗乳腺增生患者年龄均在20岁以上，其中20~35岁48例，36~50岁67例，58岁1例；未婚9例，已婚107例。所有病例均经X线钼靶片确诊。疗效评定：乳腺肿块与疼痛均消失，钼靶拍片报告正常为临床治愈，共82例，占71%；肿块缩小2/3以上，疼痛基本消除或明显减轻者为显效，共14例，占12%；肿块缩小1/3以上，疼痛减轻为好转，共12例，占10%；肿块与疼痛无变化或有加重为无效，共8例，占7%；总有效率为93%。

解毒内消汤

处方来源： 辽宁中医杂志，1987，（10）：25。

剂型： 汤剂；胶囊。

药物组成： 知母 20g、大贝 15g、花粉 20g、乳香 10g、半夏 15g、白及 15g、穿山甲 15g、皂角刺 15g、蒲公英 30g、三棱 15g、莪术 15g、香附 15g。

加减： 肝郁气滞型加柴胡、川楝子各 15g；冲任不调型加鹿角霜 15～20g；伴乳头溢液者加夏枯草、半枝莲等。

主治： 乳腺增生。

用法用量： 每日 1 剂，水煎服，20 剂为 1 个疗程。胶囊每次 4～5 丸，每日服3 次。

临床应用： 治疗乳腺增生 123 例，男 3 例，女 120 例；小于 20 岁 3 例，21～30岁 43 例，31～40 岁 59 例，41～50 岁 17 例，50 岁以上 1 例；病程最短 2 日，最长12 年。结果：乳房疼痛、肿块消失为痊愈，共 71 例，占 57.7%；乳房疼痛减轻，肿块缩小 1/2 以上为显效，共 37 例，占 30%；乳房疼痛减轻，肿块缩小但不及 1/2，或结节变软为有效，共 12 例，占 9.8%；乳房疼痛不减，肿块未见缩小为无效，共 3例，占 2.4%。总有效率为 97.5%。

消癖搽剂

处方来源： 湖北中医杂志，2002，24（2）：32。

剂型： 搽剂。

药物组成： 乳香 20g、没药 20g、路路通 30g、瓜蒌皮 30g、海藻 30g、昆布 30g、生牡蛎 40g。

功效： 疏肝理气、活血通络、化瘀止痛、软坚散结。

主治： 乳腺增生。

制备方法： 上药捣碎，加 75% 酒精 1000mL 浸泡 15 日。

用法用量： 用棉签蘸药液搽于患处。

临床应用： 十堰市人民医院申艳梅等观察了消癖搽剂辅以近红外热磁振治疗乳腺增生。临床疗效。用消癖搽剂，再用近红外热磁振治疗仪治疗 20～30min，治疗磁场转数调至 1500～3000 转 /min，治疗温度为 40℃～50℃，磁场强度为 800～1000Gs。每日 1～2 次，15 日为 1 个疗程。治疗期间停用其他与本病有关的药物，嘱患者慎起居，节饮食，息忿怒，调情志。疗效标准：参照国家中医药管理局 1994 年颁布的《中医病证诊断疗效标准》。治愈：乳房肿块及乳痛消失。好转：乳房肿块缩小 1/2以上，疼痛减轻或消失。未愈：乳房肿块缩小不足 1/2 或增大，乳痛无减轻。结果：

本组 53 例，治愈 38 例，好转 11 例，未愈 4 例，总有效率 92.45%。

逍遥丸（大蜜丸）又叫逍遥散

处方来源：《中国药典》（2000 年版）。

剂型：丸剂。

药物组成：柴胡 100g、当归 100g、白芍 100g、白术（炒）100g、茯苓 100g、炙甘草 80g、薄荷 20g。

功效：疏肝健脾、养血调经。

主治：用于肝气不舒、胸胁胀痛、头晕目眩、食欲减退、月经不调。

制备方法：粉碎成细粉，过筛，混匀。每 100g 粉末加炼蜜 135～145g 制成大蜜丸，即得。

用法用量：每丸重 9g，每次 1 丸，每日 2 次，口服。

用药禁忌：凡肝肾阴虚、气滞不运所致的胁肋疼痛、胸腹胀满，咽喉干燥、舌无津液、舌红无苔、脉象沉细者慎用。孕妇忌服。

临床应用：

（1）加减：柴胡 20g、当归 15g、白芍 15g、茯苓 10g、炙甘草 10g、丹皮 15g、栀子 15g、夏枯草 30g、牡蛎 30g、穿山甲 15g、王不留行 10g。每日 1 剂，水煎服。月经来潮前 13 日开始服药，共服 10 剂。西药：甲睾酮 5mg，每日 1 次，口服，月经来潮前 10 日开始服药，共服 7 日；谷维素 20mg，每日 3 次。治疗乳腺增生 42 例，均为女性患者，未婚者 8 例，已婚者 34 例；年龄 22～42 岁；病程最长 8 年，最短 3 个月。其中双侧乳房包块者 28 例，占 66.6%，单侧乳房包块者 14 例，占 33.3%，表现为片状肿块者 29 例，占 69.4%，结节型 11 例，占 26.1%，混合型 2 例，占 4.7%。其中乳腺增生肿物最大者 3.0cm×2.0cm，最小者 0.5cm×0.5cm。结果：治愈：乳房疼痛及肿块消失，随访半年无复发者，共 28 例，占 66.7%；好转：疼痛减轻，腺瘤明显缩小变软，共 12 例，占 28.6%；无效：服药 45 剂以上腺瘤不见缩小者，共 2 例，占 4.8%。经统计表明：年龄与疗效有关，年轻患者疗效好，大于 40 岁者疗效慢、疗程长，无效 2 例，均为 40 岁以上患者。

（2）加减：当归、白芍、柴胡、茯苓、白术各 10g，炙甘草、煨生姜各 3 片，薄荷少许。每日 1 剂，水煎服。血瘀加三棱、莪术；气血虚加黄芪、党参、大枣；阳虚加肉桂、制附片；阴虚加鳖甲、龟板，去煨生姜；经前乳胀严重加制香附、郁金；痛经严重加乳香、没药；失眠加柏子仁、酸枣仁；食欲不振加神曲、麦芽。治疗乳腺增生症 68 例中，年龄最小 17 岁，最大 50 岁以上；病程短者 1 年以内，长者 3 年以上。结果：痊愈 42 例，显效（肿块缩小 1/2 以上，症状基本消失）16 例，好转

（肿块缩小，症状减轻）8 例，无效 2 例，总有效率为 97.06%。

（3）又用本方丸剂内服，每次 1 袋（9g），每日 2 次，口服，于经期过后连续服用 20 日左右为 1 个疗程，连用 2 个疗程。治疗乳腺增生症 132 例，已婚 125 例，已婚未孕 4 例，年龄 21～53 岁；病史 3 个月至 3 年。结果：显效：显效 103 例，有效 20 例，好转 6 例，无效 3 例，总有效率为 97.7%。

散结汤

处方来源： 云南中医学院学报，1992，15（3）：35。

剂型： 汤剂。

药物组成： 炒柴胡 12g、香附 12g、枳实 12g、郁金 12g、桃仁 12g、红花 12g、三棱 12g、莪术 12g、杭芍 15g、丹参 15g、青皮 10g、浙贝母 10g。

加减： 气虚加黄芪、潞党参；血虚加当归、白芍；脾虚加白术、茯苓；寒凝血瘀加姜黄、川芎、吴茱萸；血热加赤芍、丹皮、紫草。

主治： 乳腺增生。

用法用量： 每日 1 剂，水煎取汁 600mL 左右，分 3 次口服。

临床应用： 治疗乳腺增生 56 例，年龄 21～60 岁，病程 1 年以下 10 例，1～10 年 41 例，10 年以上 5 例；对照组 56 例，年龄 21～60 岁，病程 1 年以内 12 例，1～10 年 38 例，10 年以上 6 例。对照组服乳结平胶囊，每次 6 粒，每日 3 次。结果：治疗组痊愈（乳房内结节及自觉症状）34 例（60.71%）；显效（结节缩小，自觉症状消失或减轻）15 例（26.79%）；无效 1 例；总有效率为 98.21%。对照组痊愈 23 例（41.07%）；显效 18 例（32.14%）；有效 7 例（12.5%）。

乳癖消 I 号方

处方来源： 辽宁中医杂志，2002，29（1）：30–31。

剂型： 汤剂。

药物组成： 黄芪 30g、党参 20g、白术 15g、淫羊藿 12g、淡苁蓉 12g、麦冬 15g、南沙参 15g、北沙参 15g、川石斛 15g、柴胡 10g、夏枯草 20g、大腹皮 15g、车前子 30g。

功效： 益气养阴、调摄冲任、利尿消肿、镇痛。

主治： 乳腺增生。

用法用量： 每日 1 剂，水煎，饭后半小时口服。

临床应用： 上海中医药大学附属曙光医院黄美琴观察了乳癖消 I 号方治疗乳腺增生病的临床疗效，研究者将患者随机分为两组。一组用乳癖消 I 号，对照组用逍遥丸（柴胡、当归、白芍、白术、茯苓、甘草、薄荷、生姜），每次8粒，每日3次，口服。2组经期均不停药，连服1个月为1个疗程，治疗1个疗程后愈者停服，不愈者继服，最多用3个疗程。疗效标准：显效：肿块消失，乳痛消失，停药后3个月不复发。有效：肿块最大直径缩小1/2以上，乳痛减轻。好转：肿块最大直径缩小不足1/2，乳痛减轻。无效：肿块不缩小，乳痛不缓解。结果：本组120例，显效71例，有效26例，好转14例，无效9例，总有效率92.5%；对照组60例，显效12例，有效26例，好转10例，无效24例，总有效率60%。本组疗效明显优于对照组（$p < 0.05$）。

柴瓜消结汤

处方来源：新中医，2002，34（4）：63-64。

剂型：汤剂。

药物组成：柴胡10g、香附10g、郁金12g、赤芍12g、瓜蒌12g、枳壳12g、通草12g、昆布12g、橘核12g、薤白9g、半枝莲15g、丝瓜络8g。

加减：乳房肿块痛者，加延胡索10g；肿块大而硬者加三棱9g，莪术9g，猫爪草12g；乳头溢液加焦麦芽60g，川牛膝4g；大便干者瓜蒌改为瓜蒌子20g，加莱菔子15g；口干苦加黄芩9g，龙胆草12g；体虚者加何首乌15~20g。

功效：疏肝解郁、通脉化痰、消瘀散结。

主治：乳腺增生。

用法用量：每日1剂，水煎服。

临床应用：深圳市龙岗中心医院唐荣观察了柴瓜消结汤配合小功率波姆光治疗仪治疗乳腺增生的临床疗效。用自拟柴瓜消结汤，第3煎后，用药水熏洗局部并用药渣热敷乳房肿块部位20min，以不灼伤皮肤为度，每日1~2次，10日为1个疗程。经期停药。并用北京波姆公司研制和生产的BMP Ⅳ型波姆光治疗仪治疗，输出功率调至3W。患者取自由体位，医者手持治疗仪（或放置在适当位置），治疗机头的光孔距离乳房皮肤表面5cm，取穴位：乳根、乳中、神封、灵墟、胸乡、天池或天溪、阿是穴（乳房肿块部位）。每次选择3~4个穴位，照射20~30min，每日1次（病情轻者隔日1次）。6日为1个疗程，疗程间隔1周，治疗1~3个疗程。疗效标准：治愈：乳房肿块及疼痛消失，复查红外线或彩超已恢复正常。好转：乳房肿块缩小，疼痛减轻或消失，红外线或彩超检查提示肿块或散在灰影相应缩小。未愈：乳房肿块及疼痛无变化，红外线或彩超检查无变化。结果：本组48例，经3个疗程治疗，治愈28例，好转18例，未愈2例，总有效率为95.8%。柴瓜消结汤配合小功率波姆光治疗仪治疗本病，疗效满意。

大黄蟅虫丸

处方来源：《中国药典》（2000 年版）。

剂型：丸剂。

药物组成：熟大黄 300g、土鳖虫（炒）30g、水蛭（制）60g、虻虫（去翅足、炒）45g、蛴螬（炒）45g、干漆（煅）30g、桃仁 120g、苦杏仁（炒）120g、黄芩 60g、地黄 300g、白芍 120g、甘草 90g。

功效：活血破瘀、通经消癥。

主治：用于瘀血内停、腹部肿块、肌肤甲错、目眶黯黑、潮热羸弱、经闭不行。用于治疗慢性活动性肝炎、肝硬化、高血压、脑血栓、再生障碍性贫血及慢性白血病、静脉曲张并发症与后遗症，以及外科、妇科、皮肤科、神经科等疾病。

制备方法：粉碎成细粉，过筛，混匀。每 100g 粉末用炼蜜 30～45g 加适量的水泛丸，干燥，制成水蜜丸；或加炼蜜 80～100g 制成小蜜丸或大蜜丸，即得。

用法用量：大蜜丸：每丸重 3g，每次 1～2 丸，每日 1～3 次，口服；小蜜丸：每次 3～6g。

水蜜丸：每次 3g。

用药禁忌：孕妇禁用；皮肤过敏者停服。体弱有出血倾向者忌服。

不良反应：临床偶有过敏反应，患者皮肤出现潮红、发痒，停药后即消。初服时有的病例有轻泻症状，1 周后消失。有出血倾向者齿龈出血或鼻衄症状加重。

临床应用：乳腺增生：用熟大黄、黄芩、苦杏仁、桃仁、地黄、白芍、土鳖虫、虻虫、水蛭、蛴螬、干漆。如法制丸，每丸重 3.3g。每次月经来以前 10 日开始用药，每日 2 次，每次服 1 丸，10 日为 1 个疗程。治疗乳腺增生 66 例，年龄 15～52 岁；病程 10 日～12 年。结果症状消失，肿块消散为治愈，共 38 例；症状消失，肿块缩小 1/2 为显效，共 20 例；肿块变软，缩小不及 1/2，且有压痛，经前期及劳累后乳痛较前减轻为有效，共 6 例；症状无改变为无效，共 2 例；总有效率为 96.7%。

血府逐瘀汤

处方来源：清·《医林改错》。内卫药字（1983）第 158 号。

剂型：颗粒剂；丸剂；胶囊；口服液。

药物组成：桃仁 12g、红花 9g、当归 9g、赤芍 6g、生地黄 9g、川芎 5g、枳壳 6g、桔梗 5g、柴胡 3g、牛膝 9g、甘草 3g。

功效：活血祛瘀、行气止痛。

主治：瘀血停滞胸中而见胸痛、头痛，痛如针刺而有定处，或见逆干呕、烦急、心悸失眠、午后潮热，或唇舌紫暗、舌有瘀点、脉弦涩等症。用于治疗头痛、眩晕、脑损伤后遗症、冠心病、心绞痛等辨证为气滞血瘀的疾病。

用法用量： 蜜丸：每丸重 9g，成人每次 1 丸，每日 2 次，口服。颗粒剂（冲剂）：每次 1 袋，每日 3 次，口服。胶囊：每次 6 粒，每日 2 次，口服。口服液：每次 10mL，每日 3 次，口服。

用药禁忌： 孕妇忌服。

临床应用： 乳腺增生：用本方加三棱、莪术各 15g，丹参 30g。每日 1 剂，水煎服。治疗乳腺增生 104 例。结果：痊愈 68 例，好转 27 例，无效 9 例；总有效率为 91.4%。

乳核消结汤

处方来源： 中国中西医结合杂志，1993，13（6）：361。

剂型： 汤剂。

药物组成： 柴胡 10g、当归 10g、白芍 10g、穿山甲 20g、荔枝核 15g、丹皮 15g、香附 10g。

主治： 乳腺增生。

用法用量： 每日 1 剂，水煎服。

临床应用： 乳核消结汤口服组 60 例，均为女性，年龄 26～45 岁；病程 6 个月～5 年。乳核消结汤导入病灶组 120 例，其中男 1 例，女 119 例；年龄 23～48 岁；病程 5 个月～6 年。药物导入组用乳核消结汤经药剂科配制，每剂煎煮浓缩成 75mL，用 LF—2 型药物导入仪，电板面积 10～20cm^2，按肿块大小而定，电板外层包 8 层纱布，用乳核消结汤浓缩液 20～25mL 浸湿，避开乳头，置于乳腺肿物表面皮肤或乳房疼痛最剧处，用正负交替正弦波或方波，电流从 0 开始逐渐加大到 20～40mA，按患者能耐受的程度而定，导入时间为 10～15min，每日 1 次。口服及导入组皆不服辅助药物，1 个月为 1 个疗程，最长 3 个疗程总结疗效。根据疗效标准（显效：肿块缩小 1/2 以上或消失，疼痛完全消失；有效：肿块缩小达 1/2 或以上，疼痛明显改善；无效：肿块缩小不到 1/2，疼痛无明显改善）判定，结果：口服组与导入组显效分别为 26 例（43.3%）、75 例（62.5%）；有效分别为 22 例（36.7%）、40 例（33.3%）；无效分别为 12 例（20%）、5 例（4.2%）；总有效率分别为 80.0%、95.8%，两组比较差异显著（$p < 0.01$）。

乳块消片

处方来源： 《中国药典》（2000 年版）。

剂型： 片剂。

药物组成：橘叶 825g、丹参 825g、皂角刺 550g、王不留行 550g、川楝子 550g、地龙 550g。

功效：疏肝理气、活血化瘀、消散乳块。

主治：用于肝气郁结、气滞血瘀、乳腺增生、乳房胀痛。

制备方法：除地龙、王不留行外，其余橘叶等 4 味加水煎煮 2 次，每次 1 小时，合并煎液，滤过，滤液浓缩至相对密度为 1.25～1.30（85℃），放冷，备用；地龙、王不留行用 70% 乙醇回流提取 2 次，第 1 次 2 小时，第 2 次 1 小时，滤过，合并滤液，加入上述浓缩液中，调整乙醇量达 70%，搅拌均匀，静置，回收乙醇并浓缩至稠膏状，减压干燥成干浸膏，粉碎，加辅料适量，混匀，制成颗粒，干燥，压制成 1000 片，包糖衣，即得。

用法用量：每次 4～6 片，每日 3 次，口服。

不良反应：个别患者月经提前。

阳和解凝膏

处方来源：《中国药典》（2000 年版）。

剂型：膏剂。

药物组成：鲜牛蒡草 480g（或干品 120g）、鲜凤仙透骨草 40g（或干品 10g）、生川乌 20g、桂枝 20g、大黄 20g、当归 20g、生草乌 20g、生附子 20g、地龙 20g、僵蚕 20g、赤芍 20g、白芷 20g、白蔹 20g、白及 20g、川芎 10g、续断 10g、防风 10g、荆芥 10g、五灵脂 10g、木香 10g、香橼 10g、陈皮 10g、肉桂 20g、乳香 20g、没药 20g、苏合香 40g、麝香 10g。

功效：温阳化湿、消肿散结。

主治：用于阴疽、瘰疬未溃、寒湿痹痛。主要用于治疗乳腺增生、乳腺纤维瘤、软骨增生、肋软骨炎、甲状腺囊肿、甲状腺瘤及淋巴结肿大等属寒湿凝滞筋脉或气血瘀结者。

制备方法：除苏合香外，肉桂、乳香、没药粉碎成细粉，与麝香配研，过筛，混匀。其余牛蒡草等药，酌予碎断，与食用植物油 2400g 同置锅内炸枯，去渣，滤过，炼至滴水成珠；另取红丹 750～1050g，加入油内，搅匀，收膏，将膏浸泡于水中。取膏，用文火熔化后，加入苏合香及上述粉末，搅匀，分摊于纸上，即得。

用法用量：每张净重 1.5g、3g、6g、9g。外用，加温软化，贴于患处。

用药禁忌：患处红、肿、热或溃脓者忌用，贴后局部皮肤发红作痒者停用。

乳疾灵颗粒

处方来源：《中国药典》（2000 年版）。

剂型：颗粒剂。

药物组成：柴胡、香附（醋炙）、青皮、赤芍、丹参、王不留行（炒）、鸡血藤、牡蛎、海藻、昆布、淫羊藿、菟丝子。

功效：疏肝解郁、散结消肿。

主治：用于肝郁气滞、痰瘀互结引起的乳腺增生症。

制备方法：王不留行加水煎煮 2 次，第 1 次 1.5 小时，第 2 次 1 小时，合并煎液，滤过，滤滚浓缩至相对密度约为 1.10（70℃～80℃），待冷至室温，加等量的乙醇使之沉淀，滤过，滤液回收乙醇；其余牡蛎等 11 味药加水煎煮 2 次，第 1 次 2 小时，第 2 次 1.5 小时，合并煎液，滤过，滤液与上述煎液合并，浓缩成相对密度约为 1.40（50℃～60℃）的清膏，加入适量的蔗糖和糊精，制成颗粒，干燥，即得。

用法用量：每袋 14g（相当于原药材 14.6g），每次 1～2 袋，每日 3 次，口服。

用药禁忌：孕妇忌服。

参考文献

[1]施学丽，邓家刚，蒋筱，等 . 195 首治疗乳腺增生中药专利复方的用药规律分析 [J]. 世界科学技术 – 中医药现代化，2013，07：1544–1551.

[2]陈贵廷，薛赛琴主编 . 最新国内外疾病诊疗标准 [M]，北京：学苑出版社，1991：807–808.

（谷丽艳）

第三章　针刺疗法

　　针灸作为一种简便且安全、无毒副作用的中医传统特殊治疗方法之一，已经被大量的临床应用和科学研究证明，针灸治疗乳腺增生有着明确的疗效及非常高的应用价值。由于针刺具有止痛迅速、消退肿块快、疗程短、有效率高、费用低、安全、无副作用等优点，深受国内外各界人士的推崇，且已经成为人们追求绿色保健、提高生活质量最为有效的方法之一，现已在临床得到广泛的应用。

1. 根据针具的不同形制、用途、刺激方式等，针刺疗法主要有以下几种

（1）毫针疗法：用毫针（包括芒针）刺入皮内。

（2）皮肤针疗法：用多支短针浅刺人体皮肤。

（3）皮内针疗法：以特制的小型针具固定于腧穴部的皮内或皮下、进行较长时间的埋藏。

（4）火针疗法：将特制针的针尖用火烧红，迅速刺入人体的一定穴位或部位，以此治疗疾病。

（5）水针疗法：又称穴位药物注射法，用注射针刺入皮肤后，推注相应药物治病。

（6）鍉针疗法：用鍉针按压经络腧穴治病。

（7）电针疗法：以毫针刺入腧穴后，针柄通过电流以加强刺激量。

（8）刺络疗法：用三棱针刺血络以放血治病。

（9）圆利针疗法：用圆利针点刺体表或挑刺皮下组织。

2.针刺疗法的注意事项

（1）若患者处于过度饥饿、暴饮暴食、醉酒后及精神过度紧张等状态时，禁止针刺。

（2）若有严重的过敏性、感染性皮肤病的患者，及患有出血性疾病（例如血小板减少性紫癜等）的患者，禁止针刺。

（3）重要脏器所在处（如胁肋部、肾部、背部、肝区）等不宜直刺、深刺；大血管走行处及皮下静脉部位的腧穴，针刺时应避开血管，使针刺斜刺入穴位。

（4）对于儿童、破伤风、癫痫发作期、躁狂型精神分裂症发作期等，针刺时不宜留针。

（5）小儿囟门未闭时，头顶部禁止针刺。

（6）孕妇的少腹部、腰骶部、会阴部及身体其他部位具有通气行血功效，针刺后会产生强烈针感的穴位（如合谷穴、足三里、风池等）禁止针刺；月经期禁止针刺。

第一节　关于体针所用经络与穴位的选择

一、经络的选择

女子乳头属肝、乳房属胃，脾胃为气血生化之源，脾伤则营气遏，营血失化，脾虚失运，气血津液运行不畅，则易造成气滞痰凝，经络阻塞，结滞乳中，而成乳癖。祖国的传统医学认为发生乳腺增生与肝、脾、肾、冲任有着密不可分的关系，多是由于气机不通、血瘀、痰凝等，使得经络的气血瘀阻、聚结成核所致。

有研究者认为，大多数的患者是受到了反复精神因素的影响；而另一批研究者则认为本病以肝郁为主，主张的治法为"不必治胃，但治肝则肿自消"，故治疗以肝经穴位为主，纾解肝经郁滞；某些研究者则强调本病的病因在于冲任失调，故而认为乳腺增生的发病原因与反复流产、生育、哺乳、月经周期等关系密切，因此多选取冲脉和任脉上的穴位，用以调节冲任二脉的气血；亦有专家表明，本病的病因病机以肝郁痰凝为主，且以气滞血瘀较为多见，故多选取肝经和脾经的穴位，治疗原则为疏肝解郁、健脾化痰；有临床医家在分析了571例患者的治疗情况后，提出本病与肾的关系较大，则多选取肾经上的穴位，以补肾益精；有研究指出，本病的关键在于肾气亏虚，以致郁气滞，冲任失调所致，治疗方法则应结合肾经、冲脉以及任脉上的穴位，用以补益肾气、调理冲任；此外，有学者以瘀血立论；还有的学者则认为本病乃以气血两虚为本、气滞血瘀痰凝为其标，治疗应综合选穴，以活血化瘀、行气化痰。

足阳明胃经经过乳房，而足厥阴肝经行至乳下，足太阴脾经行经乳外。若情志内伤、忧思恼怒则肝脾郁结，气血逆乱，气不行津，津液凝聚成痰；复因肝木克土，致脾不能运湿，胃不能降浊，则痰浊内生；气滞痰浊阻于乳络则为肿块疼痛。八脉隶属肝肾，冲脉隶属阳明，若肝郁化火，耗损肝肾之阴，则冲任失调，《圣济总录》云："冲任二经，上为乳汁，下为月水。"所以本病多与月经周期相关。本病的基本病机为气滞痰凝，冲任失调，病在胃、肝、脾三经。

二、常见体穴归经的选择

本病系肝郁气滞、痰凝血瘀、肝肾阴虚、气血虚弱及冲任失调引起，病位多在肝、脾、肾，故临床治疗时多选用肝、胆、脾、胃、肾经上的穴位，宜采用辨证取穴和局部取穴相结合的方式。现将目前已有的有关于针刺治疗乳腺增生的临床和相关文献报道中，

1. 常见的体穴及归经总结如下

手太阴肺经穴：中府、尺泽、鱼际。

手阳明大肠经穴：合谷、上廉、下廉、手三里、曲池。

足阳明胃经穴：人迎、库房、气户、屋翳、膺窗、乳根、不容、滑肉门、天枢、梁丘、足三里、上巨虚、条口、下巨虚、丰隆。

足太阴脾经穴：三阴交、阴陵泉、血海、周荣。

手少阴心经穴：少海。

手太阳小肠经穴：少泽、后溪、天宗。

足太阳膀胱经穴：肺俞、厥阴俞、心俞、膈俞、肝俞、脾俞、肾俞。

足少阴肾经穴：太溪、水泉、照海、阴谷、神封。

手厥阴心包经穴：曲泽、内关。

手少阳三焦经穴：外关、天井。

足少阳胆经穴：肩井、渊腋、辄筋、日月、带脉、阳陵泉、足临泣、侠溪。

足厥阴肝经穴：行间、太冲、曲泉、章门、期门、蠡沟。

督脉穴：至阳、身柱、大椎、百会。

任脉穴：中极、关元、气海、下脘、中脘、中庭、膻中、玉堂、紫宫。

经外奇穴：子宫等。

此外，还有大量报道称选用了阿是穴以及于增生部位局部取穴。

2. 常用的配穴总结如下

肝郁气滞痰凝型：加太冲、阳陵泉、肝俞、乳根、膻中、行间、足三里、丰隆、脾俞、天井、中脘、子宫。

肝火上炎型：加太冲、行间、阳陵泉、太卫、侠溪。

肝肾阴虚型：加刺太溪、肝俞、肾俞、太溪、三阴交、照海、曲泉、水泉、蠡沟、关元。

肝肾阳虚型：加太溪、肾俞。

气血虚弱型：加合谷、足三里、气海、脾俞、胃脘、肾俞、血海、三阴交。

冲任失调型：加乳根、血海、关元、太溪、照海、肾俞、三阴交、合谷。

伴有月经不调者加三阴交、关元。

伴有胸闷肩背困痛者加期门、外关、膻中、曲池。

伴有脾胃虚弱者加脾俞、胃俞。

伴有带下异常者加带脉。

伴有瘀血者取膈俞。

伴有食少纳呆者加天枢。

乳痛甚者加乳根。

三、分型治疗

在乳腺增生病的辨证治疗中，因不同医家由于对该病的理解不同而规划出不同的分型，主要可归纳为肝气郁结型、冲任失调型、肝郁脾虚型、气血痰凝型。

治法上主要以理气化痰散结、调理冲任为主。选穴则以足阳明胃经和足厥阴肝经为主。

主穴：膻中、乳根、屋翳、人迎、期门、足三里。

　　乳房主要由肝胃两经所司，乳根、屋翳、人迎、足三里可疏通胃经气机，为经脉所过，主治所及；此外，胃经标在人迎，且人迎穴近乳房，故人迎穴对本病尤为有效。膻中为气之会穴，且肝经络与膻中，期门为肝之募穴，两穴均位于乳房附近，故用之既可以疏肝理气，与乳根同用，又可以直接通乳络以消散痰块。诸穴同用，使气调则津行，津行则痰化，痰化则块消。

1. 肝气郁结型

　　除主穴外，可加太冲、内关。

　　手法：乳根穴向乳房平刺进针 0.5 寸，用平补平泻法使针感传至整个乳房；内关、太冲穴直刺 1 寸，用提插法。

2. 冲任失调型

　　除主穴外，可加血海、三阴交、关元。

　　手法：针刺上穴，其中血海、关元用补法，余穴用平补平泻法。

3. 肝肾阴虚型

　　除主穴外，可加三阴交、照海。

　　手法：针刺上穴，三阴交沿胫骨后缘刺入，与皮肤成 45°斜刺，进针 1～1.5 寸，采用提插补法，使针感上传至腹部，其余平补平泻。

4. 气血痰凝型

　　除主穴外，可加太冲、血海、三阴交。

　　手法：乳根穴向乳房平刺进针 0.5 寸，用平补平泻法，太冲穴直刺 1 寸，用平补平泻法；三阴交沿胫骨后缘刺入，与皮肤成 45°斜刺，进针 1～1.5 寸，采用提插补法，使针感上传至腹部。

　　上述各型每日针刺 1 次，每次留针 30min，隔 10min 捻转 1 次，7 天为 1 个疗程。

　　此外，本病为慢性病，需坚持治疗方能获得痊愈。还应该保持心情舒畅，切忌忧思恼怒。

第二节　耳穴疗法

　　耳穴疗法即耳针疗法，是以毫针、皮内针、艾灸、激光照射等器具，通过对耳廓穴位进行刺激以防治疾病的一种方法。

一、治疗方法

◁ 方法一：用耳穴贴压法。用耳穴贴压交感、内分泌、胸等穴，同时可配合方剂柴胡疏肝散进行治疗。

◁ 方法二：用耳穴贴压法。于月经前 15 日开始贴压交感、内分泌、皮质下、垂体、卵巢、子宫、肝穴。每隔 3 日换药 1 次。

◁ 方法三：用耳穴贴压法。贴压肝、胃、乳腺，必要时可加内分泌、卵巢。3~5 日换药 1 次。

◁ 方法四：用耳穴贴压法。主穴选取乳腺、内分泌、胸、肝，配穴则选用子宫、缘中、卵巢、肾、脾、胃。左右耳交替贴压，每 3 日 1 换，10 次为 1 个疗程。

◁ 方法五：用耳穴贴压法。选取乳腺、内分泌、交感、肝、皮质下 5 个穴，同时配合方剂乳癖汤予以治疗。

◁ 方法六：耳针疗法。取穴：乳腺、神门、内分泌。针刺双侧，每日 1 次，留针 2~3 小时，10 次为 1 个疗程。

◁ 方法七：耳针疗法。取穴：神门、内分泌、卵巢、乳腺等穴。亦可用王不留行籽进行耳穴贴压法。

◁ 方法八：耳针疗法。取穴：乳腺、神门、内分泌。

◁ 方法九：耳针与体针合用。耳针取内分泌，卵巢；体针取乳根，膺窗。

二、常见反应

当对耳穴进行治疗时，由于耳穴是与人体经络、脏腑相通的，故人体常常会出现各种反应，如耳部反应、患病部位反应、循经反应，甚至全身反应等。

◁ 耳部反应：刺激耳穴时，耳穴常有胀、痛、酸、麻、热等感觉，尤以疼痛为主。刺激耳穴数分钟后，耳廓局部或全耳廓逐渐出现充血发热的现象，称为耳穴"得气"反应，一般出现上述反应均表明疗效较好。

◁ 患部反应：刺激耳穴后，有的患病部位或相应脏腑自觉有舒适的热流运动感，有的患部肌肉会出现不自主运动，如坐骨神经痛患者会感到一种热或凉的舒服感沿着坐骨神经运动等。一旦出现这些患部反应，疾患可随之缓解或改善，疗效明显提高。

◁ 循经反应：刺激耳穴时，有的患者可出现循经感传反应（如酸、麻、蚁行感、热流或凉流感等），有的患者循经感传反应可一直通达患病部位。凡出现循经感传者，疗效均较好。

◁ 全身反应：刺激耳穴时，还会出现全身反应。如耳尖穴放血后，高血压患者在血压下降的同时，全身也会感到清爽、舒适。凡有明显全身反应者，疗效较好。

◁ 闪电反应：当出现急性疼痛时，找准某一耳穴敏感点进行刺激，疼痛可能会像闪电一样即刻消失或极大减轻，从而获得又快又好的疗效。

◁ 连锁反应：用耳穴治疗某一疾病时，该病在获得缓解或痊愈的过程中，身体其他病症也会得到缓解和痊愈，此为"连锁反应"。

◁ 延缓反应：耳穴治疗停止后，刺激耳穴产生的效果并不随着治疗的停止而结束，病症仍在逐渐好转和改善，称为"延缓反应"。

◁ 疲劳反应：用耳穴治疗时开始感觉疗效良好，治疗一段时间后往往感觉疗效大不如前，这是因为耳穴"疲劳"了，这时停止耳穴治疗几日，再重新开始，疗效又感明显。所以耳穴治疗时，疗程间需要休息几日，休息期间不对耳穴进行任何刺激。

三、异常情况的处理

刺激耳穴治疗疾病时，有时会出现一些异常情况，虽然发生概率极低，但大家应该知道一旦出现这些症状该怎样处理，如何预防。

◁ 晕灸：晕灸者极少见，但也有极少数患者在艾灸耳穴时出现晕灸，即突然头昏、眼花、恶心、面色苍白、手脚冰凉、血压降低、心慌汗出，甚至晕倒等。

【原因】多因初次施灸精神紧张、恐惧或空腹、疲劳、体质虚弱、姿势不当、艾灸刺激过重、诊室空气混浊、气压低或天气闷热等引起。

【处理】

（1）轻度晕灸的处理：停止施灸，将患者扶至空气流通处，静卧片刻，也可给予温开水或热茶饮服，消除紧张心理，即可自行恢复。

（2）重度晕灸的处理：停止施灸，使患者平躺，解开衣领腰带，抬高双腿，头部放低（不用枕头）。可用艾条在百会穴（头顶、两耳尖连线的中点）做雀啄式温灸，不宜离头皮太近，以免烫伤，直至知觉恢复，症状消退；必要时可立即送医诊治。

【预防】对初次施灸的患者，施灸前要做好有关艾灸治疗的解释工作，消除患者的顾虑，放松精神；对饥饿患者，施灸前应适当进食；对过度疲劳患者应先休息，至体力基本恢复后方可施灸。

施灸过程中，要注意留心观察，一旦发现有先兆晕灸症状，应立即处理。施灸结束后，患者最好休息 5~10min 方可活动。

◁ 异常感觉：个别患者耳穴压丸后会出现异常疼痛，或有头痛、张口困难、肢体发凉、全身麻木等异常感觉。

耳穴异常疼痛其实是找对耳穴敏感点的表现。如患者尚能忍受，则无须处理，随着病症的好转疼痛也会随之减轻；如患者难以忍受，只需将丸向旁边稍加推动，使对耳穴的刺激减弱即可。刺激耳穴出现异常感觉者，一般疗效均较好，且异常感觉会自行缓解和消除。

四、注意事项

（1）治疗前，必须注意治疗工具（三棱针或一次性采血针）的消毒，以及耳廓的常规消毒。

（2）耳穴压丸时，注意防止胶布潮湿和污染，以防感染。对胶布过敏的个别患者（局部可出现痒、红或丘疹）可改用其他耳穴疗法，或加贴压风溪穴。

（3）按压时不可采用使劲搓动压丸的方法，以免引起皮肤破损造成感染。如因操作不当引起感染，只需取下压物后，局部涂以消炎软膏即可，同时暂停耳穴压丸。

（4）夏季汗多，耳穴贴压时间不宜太长，应勤更换。

（5）耳穴放血前，注意要按摩全耳廓，使其充血，否则不易出血。

（6）耳穴放血时，注意针刺深度，不宜过深；注意放血滴数，不宜过多。

（7）耳穴放血后，要注意用干棉球充分按压止血，尽量减少汗液或水湿污染创口。

（8）对于有动脉硬化、高血压的老年患者，耳穴放血后半小时内应注意观察有无因血压下降而造成机体不适应的情况出现。

第三节　电针治疗

电针疗法是在传统的针灸疗法的基础上，将脉冲电疗法与经络、神经理论相结合，使传统的针灸疗法得到了进一步的发展，显示出电针疗法的强大生命力和无比的优越性。诚如，脉冲感应电对机体的电生理效应具有特殊的治疗作用，尤其是对某些顽固性疾患（如对偏瘫、截瘫的康复等），疗效就非常明显而独特。再如，在行电针治疗的过程当中，通过对电针仪的调节，可精确选择脉冲电的波形和其刺激的强度，能在整个治疗过程中，不间断地自动维持其"针感"，可起到大大减低手法捻针操作的劳动强度，减少其工作量，并维持其连续性，这种优势在电针麻醉术中更能得到体现。并且这种较强的电刺激方式与手工捻针所产生的机械性刺激相比，更容易为患者所接受，更不易出现晕针等不良反应。在电针疗法中如若采用无创伤性皮肤电极治疗，使其电针治疗更加安全、可靠，且无须针刺疗法所该具备的专业技巧，因而能使电针疗法轻松地走进千家万户，成为普通老百姓进行自我医疗保健的一种简便的手段之一。

一、方法

◁ 方法一：采用电针方法。主穴选取屋翳、膻中、合谷。肝郁加阳陵泉、肝俞；肝火盛加太冲；肝肾阴虚加太溪、肾俞；气血不足加足三里、脾俞；月经不调加三阴交。使用 DM701-A 型电麻仪，连续波，电量以患者能耐受为度，每次通电 20～30min。有学者认为月经后的第 6～8 天、13～15 天、22～27 天为最佳治疗时间。

◁ 方法二：选取两组穴，交替使用：①屋翳、膻中、合谷；②肩井、天宗、肝俞。并随证配穴。选用电针连续波，每日 1 次。

◁ 方法三：选乳根、合谷配足临泣、阿是穴。疼痛较重加内关透外关；肝郁气滞加太冲；痰湿过盛加丰隆；气血不足加足三里。针刺得气后连接电针仪，同时加 TDP，每日 1 次，每次 30min。

◁ 方法四：选用足阳明经肘膝以下一段隐性循经感传线，在线上按折量寸测定穴位。手阳明经选曲池、手三里、上廉、下廉，足阳明经选足三里、上巨虚、条口、下巨虚、丰隆。上午针刺大肠经一侧穴位，下午针刺同侧胃经 1 穴，平补平泻，使针感达腕部、手指、踝部或脚趾处。然后连接 G-6805 型治疗仪，连续波，持续 30min，强度以患者能耐受为度。不分疗程，每次轮换穴位但不取原位，在经线上上下移动进行治疗。

◁ 方法五：取阿是穴。连接康为智能电针仪，选用按摩波，以患者耐受为度；局部配合 TDP 治疗仪。每日 1 次，每次 45min。

◁ 方法六：选用膺窗、乳根、神封、天溪，用 28 号针快速斜刺，针尖指向乳头。然后连接康为智能电针仪，选用按摩波，以患者耐受为度，时间 40min，每日 1 次，10 次为 1 个疗程。

◁ 方法七：在肿块周围进行围刺配 G6805-A 型电针治疗仪，疏密波，以患者能耐受为度，每次 20min。肝郁痰凝加行间、丰隆、脾俞，冲任不调加关元、肾俞，气血两虚加足三里、气海。

二、电针前的准备工作

（1）检查电针机是否正常：先接好电源，拨转开关，指示灯发亮时（指示灯损坏者例外）表示有电，电力输出强度可拨转螺旋以调节。倘若电针机发生故障，当即设法修理，必须谨慎从事，不可勉强使用或疏忽大意。

（2）检查毫针是否生锈或有缺损：铜制毫针易于生锈，且常屈曲，间或有时缺损。生锈应以砂纸擦净，屈曲时以手捻直，但缺损者必须废弃，并按部位不同，备好长短各种毫针。

（3）向患者耐心解释电针的安全性和作用，并说明电针治疗时的感觉——疲困、沉重、触电、颤动、烧灼、麻木、胀满、跳动或上下传导等，以免患者因恐惧而发生晕厥。

（4）按照治疗的部位，患者要仰卧、俯卧或侧卧，务要体位稳当，躺卧舒适，以免发生动摇，影响治疗。

（5）在治疗部位上，先用 2.5% 碘酒及 70% 酒精消毒，预防传染；次用消毒手指按压揉搓，以减少针刺疼痛。

（6）救急药品和器械，如呼吸兴奋药、强心剂、氧气、二氧化碳、生理盐水、舌钳、开口器、吸唾器等，应提前准备好，以供万一发生晕针或晕电针时应用，特别是治疗精神病患者，这种准备更为重要。

三、注意事项

（1）电针治疗前，应对所患疾病做出明确的诊断，并严格掌握好适应证和禁忌证，以免发生意外事故。

（2）每次治疗前，都应认真检查电针治疗仪工作是否正常。治疗后，需将输出调节旋钮等全部退至"0"的位置，随后关闭电源，撤去导线。

（3）严格执行无菌操作规程，杜绝发生继发感染，万一不慎发生感染，局部出现红、肿、热、痛等现象时，应及时进行抗感染处理，以防止炎症扩散。

（4）刺胸、背穴位时，要采用横刺或斜刺的方式，尽量不用直刺，以避免损伤胸膜而引起气胸。

（5）针刺点若发生异常疼痛时，应做少许退针处理，并降低电刺激的强度。若仍未获效者，则起针后重新选穴另刺。

（6）电针治疗感应较强，通电后会产生较强的肌肉收缩和酸、麻、重、胀、颤抖等感觉，患者治疗前应有思想准备，以便能更好地接受治疗。电针刺激强度应逐渐从小至大，不要突然加大，以免出现昏厥、弯针、折针等异常情况。

（7）在左右两侧对称的穴位上使用电针治疗，如若出现一侧感觉过强，可将左右输出电极对换。对换后，如果原感觉强的变弱，弱的变强，则这种现象是由于电针治疗仪输出电流的性能所致。如果未出现变化，就说明是由于针刺在不同的解剖部位所引起。

（8）曾作温针使用过的毫针，其针柄表面由于氧化作用而致导电不良，有的毫针针柄由铝丝烧制，并经氧化处理成金黄色状，其导电性能也很差，这类毫针最好不用，如若使用须将输出电极夹在针体。

（9）电针治疗时，其刺激强度应以患者能耐受为度，不可拘泥于某一电量。在整个治疗过程中，应密切注意患者的反应情况，以防止发生晕针。

（10）出现醉酒、饥饿、过饱、恼怒、疲劳等异常情况时，均不宜行电针疗法。

第四节　灸法

一、灸法概念

灸法古称灸焫（ruo 音若），是一种用火烧灼的治病方法，汉代许慎著的《说文解字》上说："灸，灼也，从火音'久'，灸乃治病之法，以艾燃火，按而灼也。""刺以石针曰砭，灼以艾火曰灸。"焫，烧的意思。艾火烧灼谓之灸嬶。简明扼要地说明了什么是灸法。

灸法是利用菊科植物艾叶做原料，制成艾绒，在一定的穴位上，用各种不同的方法燃烧，直接或间接地施以适当的温热刺激，通过经络的传导作用而达到治病和保健目的的一种方法。清代吴亦鼎在《神灸经纶》上说："夫灸取于火，以火性热而至速，体柔而用刚，能消阴翳，走而不守，善入脏腑。取艾之辛香作炷，能通十二经，入三阴，理气血，以治百病，效如反掌。"

二、施灸材料的制作方法

灸法的主要材料为艾绒，艾绒是由艾叶加工而成。选用野生向阳处 5 月份长成的艾叶，风干后在室内放置 1 年后使用，此称为陈年熟艾。取陈年熟艾去掉杂质粗梗，碾轧碎后过筛，去掉尖屑，取白纤丝再行碾轧成绒。也可取当年新艾叶充分晒干后，多碾轧几次，至其揉烂如棉即成艾绒。

1. 艾炷

将适量艾绒置于平底磁盘，用食、中、拇指捏成圆柱状即为艾炷。艾绒捏压越实越好，根据需要，艾炷可制成拇指大、蚕豆大、麦粒大 3 种，称为大、中、小艾炷。

2. 艾卷

将适量艾绒用双手捏压成长条状，软硬要适度，以利炭燃为宜，然后将其置于宽约 5.5cm、长约 25cm 的桑皮纸或纯棉纸上，再搓卷成圆柱形，最后用面糊糊将纸边黏合，两端纸头压实，即制成长约 20cm，直径约 1.5cm 的艾卷。

3. 间隔物

在间接灸时，需要选用不同的间隔物，如鲜姜片、蒜片、蒜泥、药瓶等。在施灸前均应事先备齐。鲜姜、蒜洗净后切成 2~3mm 厚的薄片，并在姜片、蒜片中间用毫针或细针刺成筛孔状，以利灸治时导热通气。蒜泥、葱泥、蚯蚓泥等均应将其洗净后捣烂成泥。药瓶则应选出相应药物捣碎碾轧成粉末后，用黄酒、姜汁或蜂蜜等调和后塑成薄饼状，也需在中间刺出筛孔后应用。

三、注意事项

1. 灸法与消毒

在皮肤上施灸，一般对消毒要求不太严格。不过直接灸时，应用 75% 乙醇棉球消毒，擦拭干净，面积要大些，以防灸后皮肤破溃，继发感染。至于灸的原料，只要将艾绒晒干，生姜用时洗净即可。

2. 施灸与保养

灸后要注意保持乐观、愉快的心情，精心调养，戒色欲，勿过劳，清淡素食等以助疗效。

3. 施灸的副作用

由于体质和症状不同，开始施灸可能引起发热、疲倦、口干、全身不适等反应，但一般不需要有顾虑，继续施灸即能消失，必要时可以延长间隔时间。

4. 注意掌握刺激量

一般原则是其壮数先少后多，其艾炷先小后大，逐渐增加，不可突然大剂量施灸。

5. 掌握热量，防止烫伤

尤其对局部皮肤知觉减退及昏迷患者。

6. 做好防护，以防艾火掉下烧伤皮肤或烧坏衣褥

使用温针时，可用硬纸片剪一小孔，套住针体平放在进针处，即可避免艾火直接掉落于皮肤上。施灸后艾条必须彻底熄灭，以防失火。

7. 艾炷灸容易起疱，应注意观察

如已起疱不可擦破，可任其自然吸收；如水疱过大，用 75% 乙醇消毒后用注射

器将疱内液体抽出，外涂甲紫，再用敷料保护，以防感染。妇女妊娠期间，小腹及腰骶部不宜施灸。

四、禁忌证

（1）凡实热证或阴虚发热、邪热内炽等证，如高热、高血压危象、肺结核晚期、大量咯血、呕吐、严重贫血、急性传染性疾病、皮肤痈疽疮疖并有发热者，均不宜使用艾灸疗法。

（2）器质性心脏病伴心功能不全，精神分裂症，孕妇的腹部、腰骶部，均不宜施灸。

（3）颜面部、颈部及大血管走行的体表区域、黏膜附近，均不得施灸。

（4）空腹、过饱、极度疲劳者应谨慎施灸。

1. 一穴见效

◁ 艾灸直接灸膻中穴

取穴原理：乳腺增生的病机多是由于肝气郁结。因此，在疏通局部气血的基础上，还应该注意调理肝经的血脉。膻中穴有调肝及活血理气的功效。经常艾灸膻中穴，可以治疗乳房肿痛、乳腺增生等病症。

艾灸方法：取仰卧位。取仿若半粒枣核大小的艾炷若干，置于膻中穴上施以灸法。每次约灸 3～5 壮，每周或 10 日灸 1 次。膻中穴可直接灸，不必隔于衣物之上。

2. 多穴配伍

◁ 方法一：

取穴：在肿块四周及中央选 5 个灸点，配穴为阳陵泉、足三里、太冲、肝俞。

艾灸方法：先用艾条针对 5 个灸点进行温和灸，时间为 40min，以乳根部热感产生与消散为宜。再灸余下的 4 个配穴，以热感循经传导或达病所为最佳。对于肿块小于 1cm 的乳腺增生患者，宜灸其中央。30 日为 1 个疗程，每个疗程间隔 5～7 日。

◁ 方法二：

处方取穴两组，交替灸之。

第一组：三阴交、肺俞、膈俞、肝俞、脾俞。

第二组：尺泽、中府、丰隆、期门、章门。

艾灸方法：每日 1 次，10 次为 1 个疗程，疗程间隔休息 2～3 日。诸穴均可采用温和灸或雀啄灸或隔姜灸。若患者能够接受，可以对肺俞、膈俞、肝俞、脾俞施以瘢痕灸，该种方法的疗效更加显著。

如果出现经期乳房胀痛，在月经来潮的前 10 日加灸膺窗；心烦胸闷加内关；胁胀加外关；失眠多梦加安眠穴；月经周期紊乱加肾俞和关元穴。

◁ 方法三：

雀啄灸期门、太冲。

取穴原理：期门和太冲穴有疏肝活血的功效，可有效地疏理肝气、调节气血，能够很好地缓解乳腺增生的症状。

艾灸方法：患者取仰卧位。点燃艾条后，对准期门、太冲穴，在距离皮肤1.5～3cm 处，像鸟雀啄食一样上下施灸。每次每穴应灸 5～10min。5 次为 1 个疗程，间隔 2 日可进行下一个疗程的治疗，可连续治疗 2～3 个疗程。

第五节　挑刺疗法

一、挑刺疗法概念

挑刺疗法是在一定穴位或部位，用特制针具挑断皮下白色纤维组织，以治疗某些疾病的一种方法。它由我国传统中医九刺中的"络刺"发展而来。

二、用具

（1）三棱针、圆利针、大号注射针头，亦可用牙科用的器械改制成锋利的三棱针样，长约 10cm 的挑治针，还可用眼科"角膜钩"改制成"钩状挑治针"。

（2）消毒用品、酒精棉球、碘酒和碘酒棉球、敷料、胶布等。

三、注意事项

（1）术中注意无菌操作，嘱患者注意保持局部清洁，3～5 日不用水洗，防止感染。

（2）针尖应在原口出入，不要在创口上下乱刺。

（3）挑治后注意休息，不吃刺激性食物。

（4）对孕妇、患有严重心脏病及有出血倾向的患者慎用或不用。

（5）3 天内不可洗澡，避免感染。

（6）晕血、晕针的处理方法。①手掌将大椎穴擦热；②拇指掐人中、合谷；③再按压内关、涌泉、太冲；④让患者头低脚高卧下。

用穴位挑刺的疗法治疗乳腺增生。取循经与胸胁部的肝、胆、脾、胃及任脉上的腧穴，以及胸胁部的"皮部异点"（即病理阳性反应点）做真挑部位。选穴时应以乳房为基准，从乳房的近端开始，由近而远，上、下、左、右各取1穴，每次挑3~4穴（双侧）。

若为一侧患病的乳腺增生患者，则只挑患侧，每次选挑2~3穴；若胀痛牵扯腋前下方者，可选加乳房外上方穴。进行挑刺疗法时，应先将选好的穴位做标记，再用1%~2%的普鲁卡因进行局部麻醉，然后用手术刀横切开其表皮层，约0.7cm深。取大号的缝衣针或特制的不锈钢圆利针，于切口处挑刺。分别由浅至深地挑断皮下的白色纤维。针挑时以针尖用力向外作摇摆、牵拉、震颤等手法，直至切口内皮下纤维组织全部被挑断为止。最后压平挑口处的皮肤，消毒后覆盖纱布，最后用胶布固定。通常情况下，每7天挑治1次。

第六节　刺血疗法

一、刺血疗法的概念

刺血疗法是在中医基本理论的指导下，通过放血祛除邪气而达到调和气血、平衡阴阳和恢复正气目的的一种有效治疗方法，适用于"病在血络"的各类疾病。刺血方法主要有络刺、赞刺及豹文刺法，后世又有发展。现代临床刺血，都应在常规消毒后进行，手法宜轻、浅、快、准，深度以0.33~0.66cm为宜。一般出血量以数滴至数毫升为宜，但也有多至30~60mL者。

二、方法

1. 点刺法

（1）直接点刺法。先在针刺部位揉、捏、推、按，使局部充血，然后右手持针，以拇、食二指捏住针柄，中指端紧靠针身下端，留出针尖0.33~0.66cm，对准已消毒过的部位迅速刺入。刺入后立即出针，轻轻挤压针孔周围，使出血数滴，然后以消毒棉球按压针孔即可。此法适于末梢部位。

（2）挟持点刺法。此法是将左手拇、食指捏起被针穴处的皮肤和肌肉，右手持针刺入1.74~3.33cm深。退针后捏挤局部，使之出血。常用于攒竹、上星、印堂等穴位的刺血。

（3）结扎点刺法。此法先以橡皮带1根结扎被针部位上端，局部消毒后，左手拇指压在被针刺部位的下端，右手持针对准被刺部位的脉管刺。立即退针，使其流出少量血液。待出血停止后，再将带子松开，用消毒棉球按压针孔。

2. 散刺法

此法又称"丛刺""围刺"。是用三棱针在病灶周围上下左右多点刺之，使其出血。此法较点刺法面积大且针刺多，多适用于皮肤病和软组织损伤类疾病的治疗，如顽癣、丹毒、局部瘀血等。

3. 挑刺法

此法操作时以左手按压施术部位两侧，使皮肤固定，右手持三棱针或粗圆针，将腧穴或反应点挑破出血；或深入皮内，将部分纤维组织挑出或挑断，并挤压出血，然后局部盖上消毒敷料并固定。常用于治疗目赤肿痛、丹毒、乳痈、痔疮等疾病。

4. 叩刺法

此法是在散刺基础上的进一步发展，所用针具为皮肤针（梅花针、七星针或皮肤滚刺筒均可）。操作时，以右手握住针柄后端，食指伸直压在针柄中段，利用手腕力量均匀而有节奏地弹刺，叩打一定部位。刺血所要求的刺激强度宜大，以用力叩击至皮肤上出血如珠为度。此法对某些神经性疼痛、皮肤病均有较好的疗效。

5. 割点法

此法是以小眉刀或手术刀切割穴位皮肤、黏膜或小静脉，放出适量血液，然后盖上消毒敷料即可。割点切口一般长 0.5cm 左右，小静脉则以割破 1/3 为度。

6. 针罐法

此即针刺用加拔火罐放血的一种治疗方法。多用于躯干及四肢近端能扣住火罐处。操作时，先以三棱针或皮肤针刺局部见血（或不见血），然后，再用拔火罐。一般留火罐 5～10min，待火罐内吸出一定量的血液后起之。本法适应病灶范围较大的丹毒、神经性皮炎、扭挫伤等疾病的治疗。

三、注意事项

要考虑患者体质的强弱、气血的盛衰以及疾病的虚实属性、轻重缓急等情况。

（1）刺血时，必须根据患者的体质状态、气质特点及神气盛衰等情况，确定相应的治疗法则。根据人体的高矮、肥瘦、强弱来决定刺血的深浅手法及出血量的多少。根据神气有余、不足，来确定刺血的适应范围和方法。

（2）辨明虚实：《素问·通评虚实论》说："邪气盛者实，精气夺者虚。"

（3）知其标本：刺血疗法常作为重要的治标方法，而被用于临床。强调治病之法，宜先刺血以缓解其痛苦，再根据疾病的虚实属性，取舍补泻。现代对各种原因所致的高热、昏迷、惊厥等危证，先以刺血泄热开窍以治其标，然后再针对开发病原因而治本。

（4）定其血气：《灵枢·官能》指出："用针之理，必须知形气之所在，左右上下，阴阳在里，血气多少。"因此，必须根据十二经气血的多少及运行情况，来决定是否刺血及出血量的多少。

四、禁忌证

（1）大出血的患者及容易皮下出血者。

（2）严重的心脏病患者。

（3）性病、皮肤病、皮肤溃烂者。

（4）孕妇或经期，白血病患者禁刺。

（5）在临近重要内脏部位处切忌深刺。

（6）虚证，尤其是血虚或阴液亏损患者禁用刺血法。

（7）患者暂时性劳累、饥饱、情绪失常、气血不足等情况时，应避免刺血。

（8）动脉血管和较大的静脉血管禁用刺血。

取穴：脾俞、膈俞、天宗、灵台、至阳、阿是穴。以肝郁气滞为主者加肝俞、胆俞；以痰浊凝结为主者加肺俞；肝肾阴虚明显者加肾俞、三焦俞。

方法：根据辨证选好穴位后，皮肤先进行常规的消毒，用无菌的三棱针尖刺入皮肤后，再向上挑起，针尖上翘，针柄下沉，以持针手为支点，动作幅度不宜太大，使局部出血即可，如能挑出少量皮下纤维或皮下脂肪小体则疗效更佳。

第七节 穴位埋线疗法

中医穴位埋线疗法是一种新兴的穴位刺激疗法。它在中医学的脏腑、气血、经络理论指导下，把羊肠线或生物蛋白线埋植在相应的腧穴和特定部位中，利用其对穴位的持续性刺激作用来治疗疾病，中医埋线疗法是中医埋藏疗法的发展，自古有之。它的理论基础是中医经络学说，操作方法类似针灸，因此，它也是针灸疗法的延伸。

埋线疗法虽然类似针灸的操作，但也有其特点。一是操作方法略有不同，埋线疗法借鉴了西医的无菌操作，消毒更加严格。二是埋线疗法针具较粗，故对穴位的刺激量大，加上异体蛋白的刺激，它的刺激量相当于针灸 30~60 次的刺激量，适合于一些疑难病的治疗。三是治疗时间长，具有长效针感的作用。一般半月或1个月做1次，适合一些慢性病的治疗。四是具有综合的治疗效果。埋线疗法既有针刺的效果又有异体蛋白的治疗作用。因此，它的治疗具有综合性。

中医穴位埋线疗法除对哮喘病、颈椎病、腰椎间盘突出症等疾病治疗效果明显。埋线疗法在癌症的治疗中也能发挥重要作用。埋线疗法具有操作简单、安全、省时间、费用较低等特点，适于基础医疗单位使用，值得普遍推广。

1. 辨证取穴

（1）肝郁痰凝：常见于青年妇女，多发生于一侧乳房，一般为单个发生，肿块形似核桃或鸡卵，皮色不变，质地坚韧，表面光滑，边界清楚，易于推动。常伴有心烦易怒，胸闷气短，失眠多梦等。舌红苔白，脉弦滑。

（2）冲任不调：常见于中年以上妇女，单侧或双侧乳房发生多个大小不等的肿块，质地坚韧或有囊性感，边界不清，有活动度，随喜怒而消长，或随月经期增大缩小，经前胀痛明显加剧，经后则减轻或消失。有时乳头有黄绿色、棕色或血色溢液。常伴有腰膝酸软、神疲乏力、月经紊乱，量少色淡，甚至闭经等。舌淡，脉沉细。

取穴：膻中、足三里、丰隆、患侧乳根、关元、三阴交。

2. 埋线方法

制备药线：全虫6g、蜈蚣3条、水蛭3g、壁虎2只、生草乌6g、穿山甲9g、川芎9g、三棱6g、莪术6g、夏枯草15g、通草12g。用75%酒精适量，将药物浸泡30天左右。过滤，将0-1号医用羊肠线浸入药液中备用。采用穿刺针埋线。每次选取3~5穴，每30天治疗1次，6次为1个疗程。

3. 禁忌证

埋线疗法在操作治疗上与针灸的要求基本相同，除了神阙、乳中不可以埋线外，其他的人体穴位都能进行埋线。由于埋线针具较粗，故在操作时要小心谨慎，要稳要准，把握好进针的方向与深度，一般不做提、插、捻、转手法，这也是和针灸的区别。此外，以下情况也要注意：

（1）5岁以下的儿童一般不做埋线。

（2）精神紧张、过劳、饭后30min内以及饭前30min一般不做埋线，以免发生晕针。

（3）同针灸一样，孕妇不宜在腰腹部及合谷、三阴交等穴位埋线。

（4）关节腔内不宜埋线。

（5）有出血倾向的患者不宜埋线。

（6）严重的心脏病患者不宜应用穴位埋线，如必须做时，不宜强刺激，肠线不宜过长。

（7）孕妇有习惯性流产史者应禁用。

（8）头、眼部血管丰富，易出血，不宜做埋线治疗。胸、背部是心肺所居之处，埋线应更加小心，不宜过深，严防刺伤肺脏，造成气胸。督脉部穴位埋线以不过脊髓硬膜为度，以防发生意外。

4. 注意事项

（1）埋线 1~5 天内，局部可出现红、肿、热、痛等炎症反应。如分泌物较多，局部消毒，清洁伤口；如化脓感染，应对症处理。

（2）埋线部位 7 天不能着水，以防感染；术后 20~30 天忌剧烈活动；忌食用刺激性食物等。

（3）埋线后要让患者休息 30min 后再离开，以免出现术后反应，有异常情况应及时处理。

（4）埋线后应避风寒、调情志，以清淡饮食为主，忌烟酒、海鲜及辛辣刺激性食物。

此外化疗药物有利于杀死癌细胞，但对于人体气血损伤较大，不利于之后的康复。中药的加入对于缓解化疗带来的不良影响具有一定作用，亦可配合中医穴位埋线法。

选取足三里是因为足三里是足阳明胃经之合穴，为胃经之要穴，主治呕吐、气血不足、食欲不振等症状。三阴交则是足厥阴肝、足太阴脾、足少阴肾三经交汇之穴，主治与肝脾肾相关的疾病如呕吐、腹泻等。通过对这些穴位的埋线方法结合化疗药物可以减轻患者用药后的呕吐反应，利于患者的治疗。

穴位埋线法对于乳腺癌患者因上肢淋巴回流受阻而致的水肿也可起到缓解作用。

穴位埋线法还针对乳腺癌所引起的骨量减少配合化学治疗能起到减缓作用。

5. 临床资料

（1）应用穴位埋线治疗乳腺增生 50 例，患者经过 1 个疗程治疗后，痊愈 35 例，占比 70%；显效 12 例，占比 24%；有效 3 例，占比 6%。总有效率为 100%。所有患者经钼靶 X 线片或红外线乳腺扫描检查，痊愈患者肿块完全消失，其余患者均有明显改变，随访 2 年，有 2 例复发，均为病程在 3 年以上者，对复发患者用本治疗方法仍有效。

（2）应用穴位埋线治疗肝郁痰凝型乳腺增生病 150 例，患者经治疗后痊愈 54 例，占比 36.0%；显效 63 例，占比 42.0%；有效 31 例，占比 20.7%；无效 2 例，占比 1.3%；总有效率为 98.7%。

（3）应用穴位埋线治疗乳腺增生病肝郁气滞证，治疗组 30 例，总有效率 96.7%，对照组 30 例，总有效率 90%，两组总有效率比较，差异无统计学意义（$p > 0.05$）。

第八节 冷针或火针疗法

一、冷针

1. 冷针疗法

运用现代的冷冻技术使穴位致冷，通过穴位、经络对机体产生滋阴降火、协调脏腑阴阳作用的一种治病方法，这是现代冷冻技术在针灸医学中的具体运用，因而具有冷冻疗法与针灸疗法的综合作用。

2. 取穴

膻中，乳根，增生部中央。冷针的针柄温度在 $10℃ \sim 20℃$，留针 $15 \sim 20$min。

3. 注意事项

（1）首先要根据患者体质及所选穴位，选好针的长短，将穴位常规消毒后刺入穴位致冷，冷针仪灸柄应紧贴皮肤。

（2）严格掌握致冷温度与时间，根据滋阴与降火的作用不同，控制不同的温度，降火时要低于 $0℃$，滋阴宜 $0℃ \sim 15℃$，滋阴时间宜长（$20 \sim 30$min），降火时间宜短（$10 \sim 15$min）。

（3）凡属阴盛阳虚之阴寒证患者均不宜用本法治疗。

二、火针

1. 概念

火针就是烧针、煨针，具有温经通络的作用。火针疗法，古称"焠刺""烧针"等，是将针在火上烧红后，快速刺入人体，以治疗疾病的方法。

2. 操作方法

取病灶局部，定准需要刺激的部位，局部皮肤先进行常规的消毒，用左右固定病灶的应刺点，右手持火针在酒精灯上烧灼至发白发亮，对准应刺点快针疾出 $2 \sim 3$ 针，深度一般为 $1.75 \sim 3.33$cm。然后在应刺点处拔火罐。

3. 配穴

乳根、库房、膻中、期门。气滞痰凝型加丰隆、手三里；气滞血瘀型加膈俞。隔日 1 次。

4. 禁忌证

（1）火针刺激强烈，孕妇及年老体弱者禁用。

（2）火热证候和局部红肿者不宜用。

（3）高血压、心脏病、恶性肿瘤等禁用。

5. 注意事项

（1）面部应用火针要慎重。《针灸大成·火针》说："人身诸处，皆可行火针，惟面上忌之。"因火针刺后，有可能遗留有小瘢痕，因此除治疗面部小块白癜风、痣和扁平疣，一般面部不用火针。

（2）血管和主要神经分布部位亦不宜施用火针。

（3）在针刺后，局部呈现红晕或红肿未能完全消失时，则应避免洗浴，以防发生感染。

（4）发热的病症，不宜用火针。

（5）针后局部发痒，不能用手搔抓，以防感染。

（6）针孔处理：如果针刺 0.33～1cm 深，可不做特殊处理。若针刺 1.33～1.66cm 深，针刺后用消毒纱布贴敷，用胶布固定 1～2 天，以防发生感染。

除冷针、火针外，常见的还有温针。

温针为针法的一种。是在毫针针刺留针过程中，以艾绒裹于针尾，点燃加热以治疗疾病的方法。其名首见于《伤寒论》，指出太阳病、阳明病、少阳病等不宜用温针，其具体操作不详。《针灸大成·卷四》载："王节斋曰：近有为温针者，乃楚人之法。其法，针穴上，以香白芷作圆饼，套针上，以艾灸之，多以取效。……此法行于山野贫贱之人，经络受风寒致病者，或有效；只是温针通气而已……"这种方法综合了针刺与艾灸的效能，故又称"温针灸""针柄灸"。其作用是以针刺为主，并借助热力，通过针体传入腧穴，以温通经脉，宣行气血，用来治疗寒滞经络、气血痹阻等疾病。

温针是在毫针针刺的基础上进行的。操作时，须先按疾病的不同性质施以必要的手法后，将针留在适当的深度，于针柄处捏土如枣核大的一团艾绒，或把剪成 2cm 长的艾条插在针柄上，点火使燃，待燃尽。除去艾绒灰，续装续灸。待规定壮数灸毕，即可出针。在温针时，针体应外露 2～3cm，并准备 5cm^2 大的纸片 1 张，剪开一缝套在针体上，以覆盖腧穴处的皮肤。将艾绒捏紧，并嘱患者不要移动体位，以防艾火落下，烫伤皮肤，烧毁衣物，甚至引起弯针或折针等事故的发生。凭借温针宣行气血的作用，对于乳腺癌所致上肢淋巴回流受阻导致的水肿起着有效缓解的作用，还利于患者改善睡眠质量。

第九节　一些有代表性名家针刺治疗乳腺增生的疗法

◁ 郭诚杰　针刺治疗乳腺增生

根据中医辨证，可分为肝郁、肝火、肝肾阴虚、气血双虚 4 个型，以肝郁型居多。本病病机主要是肝气不舒，胃经经气不畅，或肝肾阴虚，气血不足所致，故在治疗上以疏肝理气、畅胃经之气和补肝肾之阴、益气养血为主，并据证加减而补泻之。

1. 主穴

①胸组：屋翳（双），膻中（双）；②背组：天宗、肩颈、肝俞，均双侧。

2. 加减用穴

肝火去合谷，加太冲、侠溪，肝肾阴虚去肝俞加太溪；气血两虚去肝俞、合谷，加脾俞、足三里；月经不调去合谷，加三阴交；胸闷去合谷，加外关。

3. 方法

两组穴位交替使用，每日 1 次，虚补实泻，留针 30min，期间行针 4 次。

4. 疗程

10 次为 1 个疗程，每 1 个疗程结束后休息 3~4 天，一般在 3~4 个疗程后获愈。

治疗效果：500 例乳腺增生患者中，住院患者 150 例，治愈 101 例，占 67.33%；显效 33 例占 22%；有效 8 例，占 5.33%；无效 8 例，占 5.33%；总有效率为 94.67%。门诊病历 350 例，治愈 129，占 36.86%；显效 104 例，占 29.71%；有效率 100 例，占 28.57%；无效 17 例，占 4.86%；总有效率为 95.14%（均为近期疗效）。

◁ 郭英民，电针治疗乳腺增生

治疗方法：①胸组穴：屋翳、膻中、合谷；②背组穴：肩井、天宗、肝俞。气血两虚加足三里、脾俞；月经不调加三阴交；乳痛甚者加乳根。屋翳穴针体呈 25° 向外斜刺 5cm，膻中穴向下平刺 5cm，天宗穴向下平刺 5cm，肩井穴从后向前刺 5cm，其他穴均按照常规针刺方法进行，针刺得气后接 G6805 型治疗仪，选用连续波，强度以患者能耐受为度，胸、背组穴交替使用，每日 1 次，10 次为 1 个疗程，休息 3 天后再进行第 2 疗程，月经期停止治疗。

治疗效果：520 例中痊愈 325 例，占 62.5%；显效 102 例，占 19.6%；有效 70 例，占 13.5%；无效 23 例，占 4.4%；总有效率为 95.6%。大多数患者一般 1~3 个疗程达显效或近愈，治疗 3~5 次后疼痛明显减轻。本疗法止痛快、疗程短、无副作用，而且经济简便，目前优于其他疗法。

◁ 袁硕等，针刺治疗乳腺增生

辨证分型：①气滞痰凝型：乳房肿块以胀痛为主，拒按，或伴有痛经，或经色紫黑量少，血块多，舌质暗或有瘀点，苔少，脉弦或弦涩。②肝郁化热（火）型：乳房有肿块，胸胁胀痛，心烦易怒，口苦目眩，舌苔薄黄，质红暗或稍红，脉弦或弦数。

治疗方法：①穴位选择：乳根或鹰窗、膻中、期门，均用泻法。留针20~30min。留针期间用同一手法行针1~2次。②穴位加减：气滞痰凝型加丰隆、足三里，平补平泻法；气滞血瘀型加膈俞，泻法；肝郁化热型加太冲，泻法。每日或隔日1次。14次为1个疗程，经期停止。

治疗效果：本组110例经2~5个疗程治疗，肿块、疼痛均消失，列为痊愈者34例，占30.9%；肿块消失，疼痛减轻，或肿块缩小1/2以上，疼痛减轻或消失，列为有效者41例，占37.3%；肿块缩小1/2以下，疼痛减轻或消失，列为有效者24例，占21.8%；肿块与疼痛如旧，无明显变化，列为无效者11例，占10%。为观察针刺疗程与疗效关系，在针刺2个疗程后，有69例继续针刺治疗1~3个疗程。观察结果表明治疗2个疗程痊愈的患者，继续针刺可巩固其疗效；治疗2个疗程显著或有效患者，继续针刺可以提高疗效；而针刺治疗2个疗程无效的患者，继续延长疗程效果不显。因此，我们认为针刺2个疗程无效患者应考虑改用其他方法为好。

◁ 刘丽军等，电针治疗乳腺增生

治疗方法：①选穴：主穴为屋翳、膻中、合谷、足三里。②加减用穴：肝郁加阳陵泉、肝俞；肝火盛加太冲；肝肾阴虚及月经期前加三阴交。③操作：采用毫针刺法，针刺得气后，接DM701-IIA型电麻仪，连续波，电量以患者能耐受为度，每次通电20~30min。④针刺时间：月经周期正常者用择日电针法，于经后第6~8天、13~15天、22~27天为最佳治疗时间；月经周期异常者用常规电针法，每日1次，10次为1个疗程，疗程间休息3天。

结果：（针刺治疗前后对乳痛的情况观察）临床治愈41例（58.57%），显效16例（22.86%），有效10例（14.29%），无效3例（4.29%）。

◁ 嵇怀珠等，针刺治疗乳腺增生

治疗方法：主穴取合谷、内关、太冲、膻中、天宗、屋翳。配穴取肩井、风池。局部围刺（每个肿块直刺、斜刺或横刺2~4针）。肝火盛加太冲、肝俞、期门、后溪。肾虚加太溪、肾俞、京门。脾虚或气血两虚加足三里、中脘、脾俞、章门、三阴交。月经紊乱加血海、三阴交、关元、中极、肝俞。每次取主穴2~3个，配穴1~2个，必要时围刺肿块。10次为1个疗程，疗程间休息3天。膻中穴向下平刺5cm，天宗穴向外下斜刺3.33cm，屋翳呈15°向外斜刺5cm，得气后留针20~30min。

体会：乳腺增生中医学称为"乳癖"。"气为百病之长"，该病多因思虑过度，恼怒伤肝，内伤肝脾，气滞血瘀，痰瘀互结成癖。又认为"通则不痛，痛则不通"。治宜活血化瘀、疏肝理气、涤痰软坚、调和气血、疏通经络。膻中穴属任脉，八会之一，气会与此，功能宽中理气、宁心化痰、通乳理肺。合谷属手阳明大肠经，足三里为足阳明胃经合穴，两穴互为表里，是调理肠胃功能的主穴，可清泻阳明经气，疏风镇痛，痛经开窍。太冲是肝经原穴，肝俞为肝脏本俞，两穴疏肝理气、清泻肝胆。屋翳穴属足阳明胃经，可宣利肺气、安神定志、活络通乳。天宗舒筋利节。三阴交、血海、关元、气海、中极等补益肝、脾、肾，滋阴调经。上述诸穴配伍轮番应用，共奏活血化瘀、清热散结、疏肝健脾理气、安神化痰、通络镇痛之功。

◁ 王玉慧等，针刺背俞穴治疗乳腺囊性增生

治疗方法：①选穴：肺俞、厥阴俞、心俞。双乳病变者，取双侧；病单侧者，取病变侧。②操作：患者端坐，暴露后背，去两侧或单侧肺俞、厥阴俞、心俞。用28号6.66cm长不锈钢针，像脊柱斜刺3.33～5cm深，作强刺激，间隔5min捻针1次，留针15min，每日针刺1次，5次为1个疗程。

治疗结果：显效10例，好转3例，治疗3个疗程者20例，治疗5个疗程者16例，此结果为5个疗程内统计。选取3个背俞穴是考虑到脊神经胸第2～5外侧皮支分布于胸部外侧的皮肤，并分出乳房外侧支至乳房，成为乳房内侧支，3个背俞穴是脊神经胸3、4、5后支及伴行的动静脉分布区。此法是中医"前病后治"法的具体表现，针刺三穴可起到调脏腑、祛瘀散结的作用。

◁ 汪慧珠等，针刺治疗乳腺增生病

治疗方法：①取穴：内关（双侧），太冲（双侧）。②手法：强刺激泻法，或平补平泻，留针30～60min，每隔5～10min行针1次，重点行内关穴。治疗10天为1个疗程。经期不治疗，每个月可连续治疗2个疗程。

结果：45例中显效25例，人均治疗20次以上；有效13例，人均治疗5～20次；好转5例，人均治疗5～10次；无效2例。总有效率95.6%。

◁ 郭英民等，皮内针治疗乳腺增生

治疗方法：选取患侧屋翳穴，常规消毒穴位皮肤后，用平头镊子夹住已消毒的环形皮内针针柄，在该穴由内向外平刺入皮下，再用长方形胶布顺着针身进入的方向将针柄贴紧，然后让患者两臂活动，不觉胸部疼痛及不适既可。热天一般埋针3天，冷天6天，留针期间可每日用手按压埋针处2～3次，以便加强刺激。

结果：痊愈20例，占50%；显效9例，占22.5%；有效8例，占20%；无效3例，占7.5%；总有效率为92.5%例。

体会：①皮内埋针乃浅刺留久的一种刺法。《灵枢·九针论》中说："令尖如蚊

虻喙，静以徐往，微以久留，正气因之，真邪俱往，出针而养此也。"我们根据这一论述，用现代极细而小的皮内针埋入屋翳穴皮下，给以弱而长的刺激，沟通了皮部与经络的功能，畅通了阳明经气，调和了气血，起到了止痛消结的作用。②本方止痛持续时间长，既经济又简便，不影响患者的工作，且无痛或微痛，免除了惧怕针刺的心理负担，尤其对体虚患者适宜，所以符合目前医疗向无痛或微痛的发展途径。③患者一般治疗 2～4 次多能获得显著效果，病程短者效果尤为明显，所以患本病者应及早治疗。④埋针后患者无任何痛苦及不良反应，可照常工作与休息，患者乐意接受。

◁ 郭兆起，温排针治疗乳腺癌

一位乳腺癌患者，她原来体重 113kg。得病后，她的自然疗法医师建议她采用禁食疗法。在很长一段时间内她完全不吃东西，每日只喝水和果汁。8 个月之后她的体重降到了 54kg。从体重下降开始，她的肿瘤完全停止了生长。但是伴之而生的是咽干喉痒、五心烦热和出虚汗等肾阴虚的症状。她第一次到我诊所就医的目的就是为此。当时我给了她 1 瓶六味地黄丸。服用这瓶六味地黄丸之后，她的肿瘤就像用了催化剂一样迅速地无控制地膨胀起来。这个案例使我认识到乳腺癌是一种阴寒证，应该用阳治的办法。我把针直接刺进肿瘤，然后用点燃的艾条对针加热。肿瘤终于得到控制，但是这种办法很难让多数患者接受。多数患者以及他们的家属怀疑这会引起肿瘤转移。同时我自己也害怕引起麻烦和纠纷。于是我改进方法。我把针刺入乳腺组织和胸壁之间的结缔组织间隙中同样取得了良好的效果。近年来，许多专家发现乳腺癌的发病常常是多源性的。这就是说肿瘤同时侵袭多个病灶。这需要增大加热面积。后来我干脆在肿瘤的邻近两个面同时插上两排针。经过多次改进后形成了现在的这个方法。

治疗方法：我们假设一患者左侧乳房在乳头下（6 点处）有一肿块。先在乳房下部边缘下 1mm 外向上沿着身体纵轴水平插上一排针。针距 8mm。每根针均通过乳腺组织和胸壁间隙。针的长度要事先测量好。进针后针尖能超过肿瘤上界 3cm。用几根针取决于肿瘤的大小。最外边两根针要超过肿块左右边界 3cm。然后再从左乳腺右边同时横向插入一排针。针距也是 8mm。针也是进入乳腺组织和胸壁之间的间隙。其他要求也是跟第一排针要求相同。两排针垂直十字交叉如同网格。唯一不同的是横向进针时要特别小心。千万不能伤及心脏。治疗过程中可以适当更换方向，但两排针始终保持十字垂直交叉。保证各方向均有受热机会。在进针完毕之后，在针柄之下铺一张铝铂。然后点燃艾条对针柄进行加热。或者把针柄连到温针仪上进行加热。

优点：这种方法的优点是对各种乳腺癌（包括低度恶性和高度恶性肿瘤）、良性结节增生均有良好效果。其中良性结节起效最快；其次是低度恶性乳腺癌；高度恶性乳腺癌疗程最长。温排针是在肿瘤底部加热进行治疗。如果能说服患者同时或者交替进行温排针和温围针治疗，我们将获得既快又好的效果。温围针是围着肿瘤一圈斜插上一排针再用艾条加热的办法。温围针是在肿瘤侧面加热。这个办法是一个非常有效的局部治疗方法。在使用时还应配合调理全身的穴位。

此疗法由本人独创。抄袭剽窃者将受到法律追究。

发布时间：2019/10/2　来源：《航空军医》2019 年 10 期　作者：郭兆起。

第十节　病例摘录

◁ 例一：刘××，女，40 岁，教师。

右乳房胀痛 2 日，发现痛处有一肿块，压痛不明显，月经 50 日未至，平时上腹胀满，无其他不适。疑似乳腺癌就诊。

检查：体胖神情佳，有恐惧表情，舌质红，苔淡白。双乳对称，乳头、乳晕及皮色无异常，乳头无溢液。平脉，右乳房外上象限扪及 2cm×1cm 条索状包块，压痛。肝脾肋下未触及。

辨证：为肝气郁结，疏泄无权，故月经未按时而至，肝气横逆克伐脾土而腹部胀满，气结而痰湿流注于乳络故成块，证属肝胃不和型乳癖。

辨病：乳腺增生。

治则：疏肝理气和胃。

选穴：天宗、行间、合谷，均右侧。

刺法：平补平泻，留针 15min，留针期间行针 2 次。

自述昨天针刺后未到家中经来，患者心情喜悦，继针上穴。

第 3 日诊，右乳腺包块明显变软缩小，胀痛减轻。腹胀数月服中药 20 余剂无效，针刺 2 次却使腹胀显著减轻，继针上穴。

6 月 22 日诊，自述右乳疼痛消失，但腹胀未愈，扪及右乳包块缩小如黄豆样大，患者心情愉快，脉舌正常，上穴加中脘、足三里均双侧，以和中健胃消胀。先后经 6 次针治，右乳房无任何自觉症状，扪及右乳包块消失，无压痛，只感腹部微胀，别无不适，脉舌无异常。针刺合谷、足三里均双侧，以消腹部胀满，因近期治愈停针。

20 日后随访，停针 1 周后，乳头有黄色溢液，患者情绪恐惧，即去西安某医院涂片镜检，无任何发现，排除癌变，情绪安定，确认治愈。随访 3 年未复发。

按：本例病程很短，兼之体健，经 6 次针刺包块消失，疗效确为理想。月经 50 日未至，虽然不能排除巧合，但也不能说与合谷治闭经无关。由于月经来潮，从而加速了乳腺包块的消失。数 10 日腹胀经服 20 余剂中药无效，针 2 次获救，由于症状迅速消失，使患者精神愉快，心情舒畅，使肝木条达，气机通畅故包块很快消失。

精神因素与疾病关机极为密切，中医把许多病归之于肝是有道理的。

◁例二：胡××，女，31 岁，医生。

双侧乳房肿块 4 年余，逐渐增大 2 个月余。4 年前无意中发现双侧乳房外上象限各有 2cm×2cm 之包块，无痛感，与周围皮肤无粘连，活动可，无压痛，与月经周期无明显关系，该地区医院诊断为乳腺增生，未做任何治疗，肿块逐渐增大。周身及局部无不适感，近 2 个月来，在月经前 1 周左右感乳房胀痛加剧，月经过后胀痛略减，肿块较经前略小，但下次月经来潮前症状重复，故前来就诊。

一般情况可，面色略黄而润，神情佳，双乳对称，乳头、乳晕及皮色无异常，乳头无溢液。双乳外上象限与内上象限各触及 6cm×6cm×3cm 大小包块，边界尚清，质中度，活动可，与周围组织无粘连，肝脾未触及腋下。

辨证：肝气郁结、郁久气血阻滞，致使痰湿凝滞成核，结与双乳，证属肝郁型乳癖。

辨病：乳腺小叶增生。

治则：疏肝理气。

取穴：①肩井、天宗、肝俞、均双侧。②膻中、屋翳（双）、足三里（双）。

刺法：上两组穴交替使用，8 次为 1 个疗程，每日 1 次，平补平泻。值得注意的是每次针刺肩部或上肢穴位时，感传沿经脉上至肩，下传至手指。留针 20min，连针 8 次后，双乳外上象限肿块明显变软，分成许多不规则的小包块，但双侧乳房内上象限包块缩小不明显。4 个疗程后，左乳包块变软，右乳包块无压痛，双乳疼痛消失，包块明显速效，在治疗过程中包块由变软至分离成小块，逐渐消失，且无压痛。停止治疗后，一般患者的包块可逐渐自行消失。

◁例三：张××，女，40 岁

主诉：双乳疼痛 3 年，起因不明，多在生气、劳累后加重，以针刺样痛为主，并向腋下放散，与月经周期无关。并伴心烦易怒、失眠、全身痛无定处。曾去先某医院就诊，初服乳康片有效，继服无效，后在本院按乳腺增生来治疗。

检查：体胖，表情忧郁，面色黄润，舌红苔薄白。双乳呈袋形对称，乳头、乳晕皮色无异常。脉弦，双乳各象限扪及多个不规则散在颗粒，压痛明显。

辨证：素性温和，自患该病后，常感心烦易怒，胸胁满闷。其因肝气不舒则胸胁满闷，郁久肝火旺盛则易怒，由于相火引动君火则心烦，兼之体胖多痰湿，肝胃气机不畅，湿痰随经结于乳络成块则痛，其证为肝郁型乳癖。

辨病：乳腺增生。

治则：疏肝理气散结。

选穴：屋翳、乳根、合谷、肩井、天宗、肝俞、均双侧。

刺法：两组穴交替使用，每日 1 次，针 3 次后，双乳痛减，继针 10 次，休息 4 日，因生气双乳复痛，但较针治前为轻，继针 12 次，双乳疼痛肿块消失，双乳无压痛。

*附录：针刺治疗乳腺增生常用穴位一览表

手太阴肺经穴

中府：【定位】在胸部，横平第 1 肋间隙，锁骨下窝外侧，前正中线旁开 20cm。

【解剖】浅层布有锁骨上中间神经，第 1 肋间神经外侧皮支，头静脉等。在深层有胸肩峰动、静脉，胸内、外侧神经。

【操作】向外斜刺或平刺 0.5～0.8 寸，不可向内深刺。可灸。

尺泽：【定位】在肘区，在肘横纹上，肱二头肌腱桡侧凹陷中。

【解剖】浅层布有前臂外侧皮神经，头静脉等。深层有桡神经，桡侧副动、静脉前支，桡侧返动、静脉等。

【操作】直刺 0.8～1.2 寸；或点刺出血。可灸。

鱼际：【定位】在手外侧，第 1 掌骨桡侧中点赤白肉际处。

【解剖】浅层有正中神经掌皮支，桡神经浅支。深层有正中神经肌支，尺神经肌支等。

【操作】直刺 0.5～0.8 寸。可灸。

手阳明大肠经穴

合谷：【定位】在手背，第 1/2 掌骨间，第 2 掌骨桡侧的中点处。

【简便取穴法】以一手的拇指指骨关节横纹，放在另一手拇指、食指之间的指蹼缘上，当拇指尖下是穴，又名虎口。

【解剖】浅层布有桡神经浅支，手背静脉网桡侧部，第 1 掌背动、静脉的分支或属支。深层布有尺神经深支的分支等。

【操作】直刺 0.5～1 寸，针刺时手呈半握拳状。可灸，孕妇不宜针。

上廉：【定位】在前臂，肘横纹下 3 寸，阳溪与曲池连线上。

【解剖】浅层布有前臂外侧皮神经，前臂后神经、浅静脉。深层有桡神经置穿旋后肌。

【操作】直刺 0.5～1 寸。可灸。

下廉：【定位】在前臂，肘横纹下 4 寸，阳溪与曲池连线上。

【解剖】浅层布有前臂外侧皮神经，前臂后皮神经。深层有桡神经分支的分支。

【操作】直刺 0.5~1 寸。可灸。

手三里：【定位】在前臂，肘横纹下 2 寸，阳溪与曲池连线上。

【解剖】浅层布有前臂外侧神经，前臂后皮神经。深层有桡侧返动、静脉的分支或属支，桡神经深支。

【操作】直刺 0.8~1.2 寸。可灸。

曲池：【定位】在肘区，肘区成直角，在肘横纹外侧端与肱骨外上髁连线中点处。

【解剖】浅层布有头静脉的属支，前臂后皮神经。深层有桡神经，桡侧返动、静脉和桡侧副动、静脉间的吻合支。

【操作】直刺 1~1.5 寸。可灸。

足阳明胃经穴：

人迎：【定位】在颈部，横平喉结，胸锁乳突肌前缘，颈总动脉搏动处。

【解剖】浅层布有颈横神经，面神经颈支。深层有甲状腺上动、静脉的分支或属支，舌下神经的分支等。

【操作】避开颈总动脉，直刺 0.3~0.8 寸。不宜灸。

库房：【定位】在胸部，第 1 肋间隙，前正中线旁开 4 寸。

【解剖】浅层布有锁骨上神经，肋间神经的皮支。胸肩峰动脉、静脉的分支和属支，胸内、外侧神经的分支。

【操作】斜刺或平刺 0.5~0.8 寸。可灸。

气户：【定位】在胸部，锁骨下缘，前正中线旁开 4 寸。

【解剖】浅层布有锁骨上中间神经。深层有腋动脉及其分支胸肩峰动脉。

【操作】斜刺或平刺 0.5~0.8 寸。可灸。

屋翳：【定位】在胸部，第 2 肋间隙，前正中线旁开 4 寸。

【解剖】浅层布有第 2 肋间神经外侧皮支。深层有胸肩峰动脉、静脉的分支或属支，胸内、外侧神经的分支。

【操作】斜刺或平刺 0.5~0.8 寸。可灸。

膺窗：【定位】在胸部，第 3 肋间隙，前正中线旁开 4 寸。

【解剖】浅层布有肋间神经的外侧皮支，胸腹壁静脉的属支。深层有胸内、外侧神经，胸肩峰动脉、静脉的分支或属支，第 3 肋间神经，第 3 肋间后动、静脉。

【操作】斜刺或平刺 0.5~0.8 寸。可灸。

乳根：【定位】在胸部，第 5 肋间隙，前正中线旁开 4 寸。

【解剖】浅层有第 5 肋间神经外侧皮支，胸腹壁静脉的属支。深层有胸外

　　　　　　侧动、静脉的分支或属支，胸内、外侧神经的分支，第 5 肋间神
　　　　　　经，第 5 肋间后动、静脉。

　　　　【操作】斜刺或平刺 0.5 ~ 0.8 寸。可灸。

不容：【定位】在上腹部，脐中上 6 寸，前正中线旁开 2 寸。

　　　　【解剖】浅层布有第 6、7、8 胸神经前肢的外侧皮支和前皮支，腹壁浅静
　　　　　　脉。深层有腹壁上动、静脉的分支或属支，第 6、7 胸神经前肢
　　　　　　的肌支。

　　　　【操作】直刺 0.5 ~ 0.8 寸，过饱者禁针，肝大者慎针或禁针，不宜做大幅
　　　　　　度提插。可灸。

滑肉门：【定位】在上腹部，脐中上 1 寸，前正中线旁开 2 寸。

　　　　【解剖】浅层布有第 8、9、10 胸神经前支的外侧皮支和前皮质，脐周静
　　　　　　脉网。深层有腹壁上动、静脉的分支或属支，第 8、9、10 胸神
　　　　　　经前支的肌支。

　　　　【操作】直刺 0.8 ~ 1.2 寸。可灸。

天枢：【定位】在腹部，横平脐中，前正中线旁开 2 寸。

　　　　【解剖】浅层布有第 9、10、11 胸神经前支的外侧皮支和前皮质，脐周静
　　　　　　脉网。深层有腹壁上、下动静脉的吻合支，第 9、10、11 胸神经
　　　　　　前支的肌支。

　　　　【操作】直刺 1 ~ 1.5 寸。可灸。《千金方》：孕妇不可灸。

梁丘：【定位】在股前区，髌底上 2 寸，股外侧肌与股直肌肌腱之间。

　　　　【解剖】浅层布有股神经的前皮支，股外侧皮神经。深层有旋股外侧动
　　　　　　脉、静脉的降支，股神经的肌支。

　　　　【操作】直刺 1 ~ 1.2 寸，可灸。

足三里：【定位】在小腿外侧，犊鼻下 3 寸，胫骨前嵴外 1 横指处，犊鼻与解溪
　　　　　　的连线上。

　　　　【解剖】浅层布有腓肠外侧皮神经。深层有胫前动脉、静脉的分支或
　　　　　　属支。

　　　　【操作】直刺 1 ~ 2 寸。可灸。强壮保健多用灸法。

上巨虚：【定位】在小腿外侧，犊鼻下 6 寸，犊鼻与解溪的连线上。

　　　　【解剖】浅层布有腓肠外侧皮神经。深层有胫前动脉、静脉腓深神经。如
　　　　　　深刺可能刺中胫动、静脉和胫神经。

　　　　【操作】直刺 1 ~ 2 寸，可灸。

条口：【定位】在小腿外侧，犊鼻下 8 寸，犊鼻与解溪连线上。

【解剖】浅层布有腓肠外侧皮神经。深层有胫前动脉、静脉，腓深神经。如深刺可能刺中腓动、静脉。

【操作】直刺 1~1.5 寸。可灸。

下巨虚：【定位】在小腿外侧，犊鼻下 9 寸，犊鼻与解溪的连线上。

【解剖】浅层布有腓肠外侧皮神经。深层有胫前动脉、静脉，腓深神经。

【操作】直刺 1~1.5 寸。可灸。

丰隆：【定位】小腿外侧，外踝尖上 8 寸，胫骨前肌外缘，条口旁开 1 寸。

【解剖】浅层布有腓肠外侧皮神经。深层有胫前动、静脉的分支或属支，腓深神经的分支。

【操作】直刺 1~1.5 寸。可灸。

足太阴脾经穴

三阴交：【定位】在小腿内侧，内踝尖上 3 寸，胫骨内侧缘后际。

【解剖】浅层布有隐神经的小腿内侧皮支，大隐静脉的属支。深层有胫神经，胫后动、静脉。

【操作】直刺 1~1.5 寸，孕妇禁针，可灸。

阴陵泉：【定位】在小腿内侧，胫骨内侧髁下缘与胫骨内侧缘之间的凹陷处。

【解剖】浅层布有隐神经的小腿内侧皮支，大隐静脉，膝降动脉分支。深层有膝下内侧动、静脉。

【操作】直刺 1~2 寸，可灸。

血海：【定位】在股前区，髌底内侧端上 2 寸，股内侧肌隆起处。

【简便取穴法】患者屈膝，医者以左手掌心按于患者右膝髌骨上缘，2~5 指向上伸直，拇指约呈 45°斜置，拇指尖下是穴。对侧取法仿此。

【解剖】浅层布有股神经前皮支，大隐静脉的属支。深层有股动、静脉的肌支，股神经的肌支。

【操作】直刺 1~1.5 寸，可灸。

周荣：【定位】在胸部，第 2 肋间隙，前正中线旁开 6 寸。

【解剖】浅层布有第 2 肋间隙神经外侧皮支和浅静脉。深层有胸内、外侧神经，胸尖峰动脉、静脉的胸肌支。

【操作】斜刺或向外平刺 0.5~0.8 寸。可灸。

手少阴心经穴

少海：【定位】肘曲成直角，肘横纹内侧端与肱骨内上髁连线的中点处。

【解剖】浅层布有前臂内侧神经、贵要静脉。深层有正中神经，尺侧返动、静脉和尺侧下副、静脉的吻合支。

【操作】直刺 0.5 ~ 1 寸。可灸。

手太阳小肠经穴

少泽：【定位】在手小指末节尺侧，指甲根角侧上方 0.1 寸。

【解剖】分布有尺神经指掌侧固有神经的指背支，小指尺掌侧动、静脉指背支形成的动、静脉网。

【操作】浅刺 0.1 ~ 0.2 寸；或点刺出血。可灸。

后溪：【定位】在手第 5 掌指关节尺侧近端赤白肉际凹陷处。

【解剖】浅层分布有尺神经手背支，尺神经掌支，皮下浅静脉等。深层有小指尺掌侧固有动、静脉，指掌侧固有神经。

【操作】直刺 0.3 ~ 0.5 寸。可灸。

天宗：【定位】在肩胛区，肩胛冈中点与肩胛骨下角连线上 1/3 与下 2/3 交点凹陷处。

【解剖】浅层有第 4 胸神经后的皮支及伴行的动、静脉。深层布有肩胛上神经的分支，旋肩胛动、静脉的分支或属支。

【操作】直刺或斜刺 0.5 ~ 1 寸。

足太阳膀胱经穴

肺俞：【定位】在脊柱区，第 3 胸椎棘突下，后正中线旁开 1.5 寸。

【解剖】浅层布有第 3、4 胸神经后置的内侧皮支，和伴行的肋间后动、静脉背侧支的内侧皮支。深层有第 3、4 胸神经后肢的肌支，和相应的肋间后动、静脉背侧支的分支等。

【操作】斜刺 0.5 ~ 0.8 寸；不宜直刺、深刺。可灸。

厥阴俞：【定位】在脊柱区，第 4 胸椎棘突下，后正中线旁开 1.5 寸。

【解剖】浅层布有第 4、5 胸神经后肢的内侧皮支，和伴行的肋间后动、静脉背侧支。深层有第 4、5 胸神经后的肌支，和相应的肋间后动、静脉背侧支的分支或属支。

【操作】斜刺 0.5 ~ 0.8 寸；不宜直刺、深刺。可灸。

心俞：【定位】在脊柱区，第 5 胸椎棘突下，后正中线旁开 1.5 寸。

【解剖】浅层布有第 5、6 胸神经后支的内侧皮支及伴行的动、静脉。深层有第 5、6 胸神经后置的肌支，和相应的肋间后动、静脉背侧支的分支或属支。

【操作】斜刺 0.5 ~ 0.8 寸；不宜直刺、深刺。可灸。

膈俞：【定位】在脊柱区，第 7 胸椎棘突下，后正中线旁开 1.5 寸。

【解剖】浅层布有第 7、8 胸神经后支的内侧皮支及伴行的动、静脉。深层有第 7、8 胸神经后支的肌支和相应的肋间后动、静脉背侧支的分支或属支。

　　　　【操作】斜刺 0.5~0.8 寸，不宜直刺、深刺。可灸。

肝俞：【定位】在脊柱区，第 9 胸椎棘突下，后正中线旁开 1.5 寸。

　　　　【解剖】浅层布有第 9、10 胸神经后支的皮支及伴行的动、静脉。深层有第 9、10 胸神经后支的肌支，和相应的肋间后动、静脉背侧支的分支或属支。

　　　　【操作】斜刺 0.5~0.8 寸。可灸。

脾俞：【定位】在脊柱区，第 11 胸椎棘突下，后正中线旁开 1.5 寸。

　　　　【解剖】浅层布有第 11、12 胸神经后支的皮支及伴行的动、静脉。深层有第 11、12 胸神经后支的肌支和相应的肋间及肋下动、静脉的分支或属支。

　　　　【操作】斜刺 0.5~0.8 寸。可灸。

肾俞：【定位】在脊柱区，第 2 腰椎棘突下，后正中线旁开 1.5 寸。

　　　　【解剖】浅层布有第 2、3 腰神经后支的皮支及伴行行动、静脉。深层有第 2、3 腰神经后支的肌支和相应的腰动、静脉背侧支的分支或属支。

　　　　【操作】直刺 0.5~1 寸。可灸。

足少阴肾经穴

太溪：【定位】在踝区，内踝尖与跟腱之间的凹陷处。

　　　　【解剖】浅层布有隐神经的小腿内侧皮支，大隐静脉的属支。深层有胫神经，胫后动、静脉。

　　　　【操作】直刺 0.5~1 寸。可灸。

水泉：【定位】在跟区，太溪直下 1 寸，跟骨结节内侧凹陷处。

　　　　【解剖】浅层布有隐神经的小腿内侧皮支，大隐静脉的属支，深层有胫后动、静脉，足底内、外侧神经和跟内侧支（均是胫神经的分支）。

　　　　【操作】直刺 0.3~0.5 寸，可灸。

照海：【定位】在踝区，内踝尖下 1 寸，内踝下边缘际凹陷中。

　　　　【解剖】浅层布有隐神经的小腿内侧皮支，大隐静脉的属支。深层有跗内侧动、静脉的分支或属支。

　　　　【操作】直刺 0.5~0.8 寸。可灸。

阴谷：【定位】在膝后区，腘横纹上，半腱肌肌腱外侧缘。

　　　　【解剖】浅层布有股后皮神经，皮下静脉。深层有膝上内侧动、静脉的分支或属支。

【操作】直刺 1 ~ 1.5 寸。

神封：【定位】在胸部，第 4 肋间隙，前正中线旁开 2 寸。

【解剖】浅层布有第 4 肋间神经的前皮支，胸廓内动、静脉的穿支。深层有胸内、外侧神经的分支。

【操作】斜刺或平刺 0.5 ~ 0.8 寸。可灸。

手厥阴心包经穴

曲泽：【定位】在肘前区，肘横纹上，肱二头肌腱的尺侧缘凹陷处。

【解剖】浅层有肘正中静脉，前臂内侧皮神经等。深层有肱动、静脉，尺侧返动、静脉的掌侧支与尺侧下副动、静脉前支构成的动、静脉网，正中神经的本干。

【操作】直刺 1 ~ 1.5 寸。可灸。

内关：【定位】在前臂前区，腕掌侧远端横纹上 2 寸，掌长肌腱与桡侧腕屈肌腱之间。

【解剖】浅层布有前臂内侧神经，前臂外侧皮神经的分支，前臂正中静脉。深层布有正中神经及其伴行的动、静脉，骨间前动、静脉，骨间前神经。

【操作】直刺 0.5 ~ 1 寸，可灸。

手少阳三焦经穴

外关：【定位】在前臂后区，腕背侧远端横纹上 2 寸，尺骨与桡骨间隙中点。

【解剖】浅层布有前臂后皮神经，头静脉和贵要静脉的属支。深层有骨间后动、静脉和骨间后神经。

【操作】直刺 0.5 ~ 1 寸。可灸。

天井：【定位】在肘后区，肘尖上 1 寸凹陷处。

【解剖】浅层有臂后皮神经等。深层有肘关节动、静脉网，桡神经肌支。

【操作】直刺 0.5 ~ 1 寸。可灸。

足少阳胆经穴：

肩井：【定位】在肩胛区，第 7 颈椎棘突与尖峰最外侧点连线的中点。

【解剖】浅层布有锁骨上神经，颈浅动、静脉的分支或属支。深层有颈横动、静脉的分支或属支，肩胛背神经的分支。

【操作】直刺 0.5 ~ 0.8 寸；内有肺尖，不可深刺。孕妇禁针。可灸。

渊腋：【定位】在胸外侧区，第 4 肋间隙中，在腋中线上。

【解剖】浅层布有第 3、4、5 肋间神经外侧皮支，胸长神经，胸外侧动、静脉。深层有第 4 肋间神经，第 4 肋间后动、静脉。

【操作】斜刺或平刺 0.5 ~ 0.8 寸；不可深刺，以免伤及脏器。

辄筋：【定位】在胸外侧区，第 4 肋间隙中，腋中线前 1 寸。

　　　　【解剖】浅层布有第 3、4、5 肋间神经外侧皮支，胸长神经，胸外侧动、静脉。深层有第 4 肋间神经，第 4 肋间后动、静脉。

　　　　【操作】斜刺或平刺 0.5 ~ 0.8 寸不可深刺，以免伤及脏器。可灸。

日月：【定位】在胸部，第 7 肋间隙中，前正中线旁开 4 寸。

　　　　【解剖】浅层布有第 7、8、9 肋间神经外侧皮支及伴行的动、静脉。深层有第 7 肋间神经，第 7 肋间后动、静脉。

　　　　【操作】斜刺或平刺 0.5 ~ 0.8 寸；不可深刺，以免伤及脏器。可灸。

带脉：【定位】在侧腹部，第 11 肋骨有游离端垂线与脐水平线的交点上。

　　　　【解剖】浅层布有第 9、10、11 胸神经前支的外侧皮支及伴行的动、静脉。深层有第 9、10、11 胸神经前支的肌支和相应的动、静脉。

　　　　【操作】直刺 1 ~ 1.5 寸。可灸。

阳陵泉：【定位】在小腿外侧，腓骨头前下方凹陷处。

　　　　　【解剖】浅层布有腓肠外侧皮神经。深层有胫前返动、静脉，膝下外侧动、静脉的分支或属支，腓总神经分支。

　　　　　【操作】直刺 1 ~ 1.5 寸。可灸。

足临泣：【定位】在足背，第 4、5 跖骨底结合部的前方，第 5 趾长伸肌腱外侧凹陷处。

　　　　　【解剖】布有足背静脉网，足背中间皮神经，第 4 趾背动、静脉，足底外侧神经的分支。

　　　　　【操作】直刺 0.5 ~ 0.8 寸。可灸。

侠溪：【定位】在足背，当第 4、5 趾间，趾蹼缘后方赤白肉际处。

　　　　【解剖】布有足背中间皮神经的趾背神经，趾背动、静脉。

　　　　【操作】直刺 0.3 ~ 0.5 寸。可灸。

足厥阴肝经穴

行间：【定位】在足背，第 1、2 趾间，趾蹼缘后方赤白肉际处。

　　　　【解剖】布有腓深神经的趾背神经，趾背动、静脉。

　　　　【操作】直刺 0.5 ~ 0.8 寸。可灸。

太冲：【定位】在足背，第 1、2 跖骨间，跖骨底结合部前方凹陷中，或触及动脉搏动。

　　　　【解剖】浅层布有足背静脉网，足背内侧皮神经等；深层有腓深神经，第

1 趾背动、静脉。

【操作】直刺 0.5~0.8 寸。

曲泉：【定位】在膝部，胫骨内侧髁的下方，阴陵泉后 1 寸。

【解剖】浅层布有隐神经的小腿内侧皮支，大隐静脉的属支。深层有腘动、静脉，胫神经等。

【操作】直刺 1~1.5 寸。可灸。

章门：【定位】在侧腹部，在第 11 肋游离端的下际。

【解剖】浅层布有第 10、11 胸神经前支的外侧皮支，胸腹壁浅静脉的属支。深层有第 10、11 胸神经，肋间后动、静脉的分支或属支。

【操作】直刺 0.8~1 寸。可灸。

期门：【定位】在胸部，第 6 肋间隙，前正中线旁开 4 寸。

【解剖】浅层布有第 6 肋间神经的外侧皮支，胸腹壁静脉的属支。深层有第 6 肋间神经，第 6 肋间后动、静脉的分支或属支。

【操作】斜刺或平刺 0.5~0.8 寸。不可深刺，以免伤及内脏。可灸。

蠡沟：【定位】在小腿内侧，内踝尖上 5 寸，胫骨内侧面的中央。

【解剖】浅层布有隐神经的小腿内侧支，大隐静脉。

【操作】平刺 0.5~0.8 寸。可灸。

督脉穴

至阳：【定位】在脊柱区，第 7 胸椎棘突下凹陷处，后正中线上。

【解剖】浅层主要布有第 7 胸神经后支的内侧皮支及伴行的动、静脉。深层有棘突间的椎外静脉丛，第 7 胸神经后支的分支，第 7 肋间后、静脉背侧支的分支或属支。

【操作】向上斜刺 0.5~1 寸。可灸。

身柱：【定位】在脊柱区，第 3 胸椎棘突下凹陷处，后正中线上。

【解剖】浅层主要布有第 3 胸神经后支的内侧皮支及伴行的动、静脉。深层有棘突间的椎外静脉丛，第 3 胸神经后支的分支，第 3 肋间后动、静脉背侧支的分支或属支。

【操作】向上斜刺 0.5~1 寸。可灸。

大椎：【定位】在脊柱区，第 7 颈椎棘突下凹陷处，后正中线上。

【解剖】浅层主要布有第 8 颈神经后支的内侧支，棘突间的皮下静脉丛。深层有棘突间的椎外后静脉丛，第 8 颈神经后支的分支。

【操作】向上斜刺 0.5~1 寸。可灸。

百会：【定位】在头部，前发际正中直上 5 寸。

【解剖】布有枕大神经、额神经的分支，左、右颞浅动脉、静脉和枕动脉、静脉的吻合网。

【操作】平刺 0.5~0.8 寸。可灸。升阳举陷用灸法。

任脉穴

中极：【定位】在下腹部，脐中下 4 寸，前正中线上。

【解剖】浅层主要布有髂腹下神经的前皮支，腹壁浅、动静脉的分支或属支。深层有髂腹神经的分支。

【操作】直刺 1~1.5 寸；本穴深部为膀胱，应在排尿后针刺。可灸。孕妇慎用。

关元：【定位】在下腹部，脐中下 3 寸，前正中线上。

【解剖】浅层主要有第 12 胸神经前支的前皮支，腹壁浅动、静脉的分支或属支。深层主要有第 12 胸神经前支的分支。

【操作】直刺 1~1.5 寸，可灸，孕妇慎用。

气海：【定位】在下腹部，浅层主要布有第 11 胸神经前支的前皮支、脐周静脉网。

【解剖】深层主要有第 11 胸神经前支的分支。

【操作】直刺 1~1.5 寸。可灸。孕妇慎用。

下脘：【定位】在上腹部，脐中上 2 寸，前正中线上。

【解剖】浅层主要布有第 9 胸神经前支的前皮支，腹壁浅静脉的属支。深层有第 9 胸神经前支的分支。

【操作】直刺 1~1.5 寸。可灸。

中脘：【定位】在上腹部，脐中上 4 寸，前正中线上。

【解剖】浅层主要布有第 8 胸神经前支的前皮支，腹壁浅静脉的属支。深层有第 8 胸神经前支的分支。

【操作】直刺 1~1.5 寸。可灸。

中庭：【定位】在胸部，剑胸结合中点处，前正中线上。

【解剖】布有第 6 肋间隙神经前皮支，胸廓内动、静脉的穿支。

【操作】直刺 0.3~0.5 寸。可灸。

膻中：【定位】在胸部，横平第 4 肋间隙，前正中线上。

【解剖】主要布有第 4 肋间神经前皮支，胸廓内动、静脉的穿支。

【操作】直刺 0.3~0.5 寸，或平刺。可灸。

玉堂：【定位】在胸部，横平第 3 肋间隙，前正中线上。

【解剖】主要布有第 3 肋间神经前皮支，胸廓内动、静脉的穿支。

【操作】直刺 0.3 ~ 0.5 寸。可灸。

紫宫：【定位】在胸部，横平第 2 肋间隙，前正中线上。

【解剖】主要布有第 2 肋间神经前皮支，胸廓内动、静脉的穿支。

【操作】直刺 0.3 ~ 0.5 寸。可灸。

经外奇穴

子宫：【定位】在下腹部，脐中下 4 寸，前正中线旁开 3 寸。

【解剖】浅层主要布有髂腹下神经的外侧皮支，腹壁浅静脉。深层主要有
髂腹下神经的分支，腹壁下动、静脉的分支或属支。

【操作】直刺 0.8 ~ 1.2 寸。可灸。

参考文献

[1]谢锡亮，裴毓，杨占荣 . 灸法的要诀与技巧 [J]. 上海针灸杂志，2010，08.

[2]范利青，吕灵艳，万冬桂 . 穴位埋线治疗乳腺癌相关上肢淋巴水肿 1 例 [J].

[3]王志光，向培，范先基，等 . 穴位埋线在 GT 方案治疗转移性乳腺癌中的应用 [J].

[4]王斌，王蓓，吕晓皑 . 穴位埋线改善乳腺癌患者 AIs 引起骨量减少临床观察 [J]. 上海针灸杂志，
2016.12.

[5]刘婧 . 穴位埋线治疗乳腺增生病 50 例 [J]. 上海针灸杂志，2011，30（2）：122.

[6]刘颖，阮利元，杨琴 . 穴位埋线治疗肝郁痰凝型乳腺增生病 150 例 [J]. 上海针灸杂志，2010，29
（1）：52.

[7]杨慧芬，楼丽华 . 穴位埋线治疗乳腺增生病肝郁气滞证疗效观察 . 浙江中西医结合杂志 [J]. 2010，
20（4）：235-236.

[8]刘娅宁 . 温针治疗乳腺癌术后上肢淋巴水肿临床观察 [J].

[9]袁硕，张二华，康希圣 . 针刺治疗乳腺增生病 110 例疗效分析 [J]. 中国针灸，1983，（8）.

[10]刘丽军，康尔竹 . 电针治疗乳腺增生病 70 例临床观察 [J]. 中医研究，1996，（6）.

[11]嵇怀珠，王溪军，董丽华，等 . 针刺治疗乳腺增生 50 例 [J]. 针灸临床杂志，1997，13（9）.

[12]王玉慧，王已和 . 针刺背俞穴治疗乳腺囊性增生病 36 例 [J]. 中国针灸，1996，12，（9）.

[13]汪慧珠，徐力 . 针刺治疗乳腺增生病 45 例 [J]. 河南中医药学刊，1996，11（3）.

[14]郭英民，郭诚杰 . 皮内针治疗乳腺增生 40 例临床观察 [J]. 针灸临床杂志，1993（3）.

（谷丽艳）

第四章　按摩疗法

近年来，回归自然的热潮席卷了全球，按摩疗法作为非药物疗法的典型代表而再次被社会各界所推崇，深受国内外各界人士的喜爱，且已经成为人们追求绿色保健、提高生活质量最为有效的方法之一。

按摩又称推拿，是祖国医学宝库中最具特色的医疗保健方法之一。按摩是以中医的脏腑、经络学说为理论基础，并结合西医的解剖和病理诊断，施术者用双手或自身肢体的其他部位，在受术者的体表一定部位或穴位上施以各种操作手法，以达到防病治病、强身健体、益寿延年等目的的一种物理疗法。按摩以其简单易学、便于操作、疗效显著、费用低廉及无毒副反应等特点而备受人们所喜爱。早于秦汉时期，我国的第一部医学专著《黄帝内经》中就有关于按摩疗法的论述，且在这一时期，我国的第一部按摩专著《黄帝岐伯按摩十卷》也问世了。按摩疗法作为祖国医学传承千年，验之有效的保健、治疗方法，可以帮助寻求按摩疗法的人群增强自身体质，且方便实用，效果明显。按摩主要是通过疏通经络，流畅气血，从而调和营卫，平衡阴阳，以达到预防及治疗疾病的目的。

中医学认为，乳腺增生多是因情志抑郁、精神刺激、易躁易怒或饮食失宜久而致脾胃虚弱，脾虚则化生气血无力，蕴湿成痰，气滞痰凝而导致的。由于肝气郁滞，冲任失调，气滞血瘀，《医宗金鉴》谓"乳中结核由肝脾二经气郁结滞而成"，治疗乳病当以肝为本。"木郁不达，乳房结癖""其核随喜怒而消长"，所以根据本病的病机，防治乳腺增生的按摩疗法当以疏肝解郁、调理冲任、活血散瘀、消肿散结为主。

第一节　自我按摩疗法

一、什么是自我按摩疗法

在人们保持健康、积极治疗疾病的过程中，西医和中医都有着重要的作用。其中，对于一些特殊疾病，如很多人都知道的那样，中医的推拿按摩有着不可替代的神奇疗效，特别是针对诸如急性腰扭伤、颈椎病等骨伤类疾病，中医的推拿按摩疗法起到了不可或缺的辅助治疗作用。其实，不只是那些众所周知的骨科疾病，中医的推拿按摩疗法对于某些内科疾病也有着意想不到的优秀效果，既能防病，又能治病。

健康的身体是我们每一个人能够更好地生活、工作和学习的基础，是做任何事情的首要条件。健康需要具备乐观开朗的生活态度，同时健康源于我们每一天良好的生活惯。保持健康也是我们最为基本的"目标"和"任务"。因此，对于一些疾病的预防和治疗来说，除了临床医生的医治外，我们也可以自己动手，将大病化小，小病化了。自己做好医治和预防工作。自我按摩疗法不仅在治疗关节疼痛、消化不良、痛症等疾病方面疗效突出，而且在强身健体、缓解自身的身心疲劳、改善情绪等方面都有实在的功效。

二、乳腺增生的自我按摩疗法

乳腺增生是乳腺组织导管和乳小叶在结构上的退行性病变及进行性的结缔组织生长。其发病原因主要是由于内分泌系统的功能紊乱，激素失衡所致。它即非炎症，又非肿瘤，是乳腺主质与间质不同程度的增生与复旧不全所致的乳腺结构在数量和形态上的异常。乳腺增生是女性最为常见的乳房疾病之一，其发病率占据乳房疾病的首位，且有一定的癌变风险。乳腺增生有许多种病理类型，如单纯性小叶增生（占乳腺增生症的大部分），只要注意调整心态，缓解压力，就可以逐渐缓解。若乳腺小叶增生伴导管上皮增生，且呈现重度异形，则为癌前期病变（占少部分），则需要定期检查、积极治疗，防患于未然。

◁ 按摩部位及取穴：患部等。

◁ 按摩手法：推、抚、揉、捏、振荡法等。

乳房增生的主要症状是以乳房的周期性疼痛为特征。疾病初起为弥漫性胀痛，触痛以乳房的外上侧及中上部最为明显，且随着每月月经前疼痛会加剧，而行经时疼痛会减轻或消失。严重者，经前经后均呈现持续性的疼痛。有时疼痛会向腋部、肩背部及上肢等处放射。

乳腺增生患者自述时往往会提及自身乳房内有肿块出现，而临床检查时却仅能触及增厚的乳腺腺体。有极少数的青春期单纯小叶增生可于 2 年左右自行痊愈，大多数的乳腺增生患者还是需要进行治疗的。

乳腺增生患者大多缺乏对此病的重视，迟迟不到医院就诊或只求缓解疼痛症状即可。然而事实上，乳腺增生具有一定的潜在危险——少部分的乳腺增生长期迁延不愈或反复发作，就会发生、发展成乳腺良性肿瘤或发生恶性病变。

由于乳腺增生主要是由于激素失衡造成的，因此治疗也应该从调理内分泌入手。中医学认为，情志不畅、肝气郁积不得正常疏泄而导致气滞血瘀痰凝，冲任不调者，常有乳癖、月经紊乱、面部色斑等症状出现。现代医学研究证明，心理状态、情绪波动、婚育情况、日常膳食、遗传因素以及所处的社会环境均是乳腺增生发病的主要原因。

对于乳腺增生的症状不明显者，平常即可采用自我按摩疗法；若症状较为严重者或是经自我按摩疗法治疗后效果不明显者，可在医生的建议和指导下采用其他的治疗方法。下面介绍几个治疗乳腺增生的自我按摩手法。

1. 推抚法

患者取坐位或者侧卧位，同时充分暴露胸部。先于患者的患侧乳房上撒些滑石粉或涂上少许的液体石蜡。然后用双手的整个手掌部分由乳房的四周开始沿着乳腺管轻轻地向乳头方向推抚 50～100 次。

2. 揉压法

以手掌上的小鱼际处或大鱼际处作为着力点压于患部，在乳房的红、肿、胀、痛处施以较为轻柔的手法，对于有硬块的地方反复揉压数次，直到肿块变柔软为止。

3. 揉、捏、拿法

以右手的五指着力，抓起患侧的乳房部，施以轻柔的揉捏手法，有节奏地一抓一松，反复施术 10～15 次。左手轻轻地将患侧乳头揪动数次，以扩张乳头部的输乳管。

4. 振荡法

按摩右侧乳房时，以左手小鱼际部着力，从乳房肿结处，沿乳根向乳头方向作高速震荡推赶，反复 3～5 遍。局部出现微热感时效果更佳。按摩时全身要处于放松状态，不能用力过猛。

5. 侧推法

按摩右侧乳房时要抬起右手，可用指尖向后捂住右耳，此时前臂向前与身体呈垂直状态。用左手掌根和掌面自胸正中部着力，横向推按右侧乳房至腋下，返回时，用五指指肚将乳房组织带回，反复 20～50 次。

6. 直推法

先用右手手掌面在左侧乳房上部，即锁骨下方施力，均匀柔和地向下直推至乳房根部，再向上沿原路线推回，做 20～50 次后，换左手。

7. 点压法

用拇指、食指或是中指，也可以用大小鱼际在胸廓各部及脖颈根部、肩部，做旋转按摩，然后点压有关穴位，如气户穴、房库穴、膻中穴等。点压时先旋转后点压，在穴位处点压 10s 左右，如此反复 2～3 次，最后再以揉捏的方法按摩 1 遍。

三、乳房按摩的注意事项

（1）注意按摩的穴位，长期做胸部按摩可以促进乳房的血液循环，是预防乳腺增生的有效手段。只是进行胸部按摩时，还应该注意按摩的穴位，这直接影响到按摩的最终效果。

（2）注意不能很用力地挤压乳体部。乳体部当中有很多很细小的乳腺，这个部位是不可以用手指用力地挤压，过于强烈的话会引发乳腺炎、乳房肿块等疾病。

（3）注意不要用力压迫乳房外侧。乳房外侧是残留奶水比较多，炎症等乳房疾病的多发地带，如果用手掌实际地压迫，极易加重组织的损伤。乳房其实是很脆弱的部位，按摩时一定要非常谨慎。

（4）按摩中发现乳房出现红、肿、热、痛等炎症反应时，应停止按摩，及时寻求医生的帮助。

第二节　常用按摩疗法

一、方法一

（1）施术者 5 指分开，屈曲做爪状，扫散受术者的头侧部，以率谷穴为中心，可逐渐用力并进行快速操作。以受术者头侧部局部出现酸、胀及疼痛感为最佳。

（2）施术者双手拇指与其余的 4 指分开，放置于受术者乳房的下方，双手的拇指指腹沿着肋间隙分别向两侧分开抹，其余四指则朝向外侧以助力，从膻中穴开始至乳根穴为止，反复操作 3 次。

（3）施术者 4 指并拢按揉被按摩者的乳房，从外上侧开始，顺时针按揉 1 周。如遇包块处则应增加按揉的时间，力度应由轻至重，一点点加力，以受术者能耐受的力道为度，按揉的时间应以包块经按揉后开始变得柔软为最佳。

二、方法二

（1）按摩选穴：风池、桥弓、合谷、乳根、膻中、章门、期门、大包、肝俞、胆俞、太冲、太溪、涌泉。

（2）按摩手法：按法、揉法、拿法、捏法、推法、擦法。

（3）按摩步骤：按揉乳根、膻中、章门、期门、大包、肝俞、胆俞，每个穴位各50次左右；以一手掌轻按其中一个乳房的一侧，另一手的食指、中指、无名指、小指4指并拢推抹乳房（由中间开始，推抹至外周），每一个操作部位推抹30~50次；四指并拢后，用指腹螺纹面按揉乳房四周3~5圈；拿捏风池、合谷穴，每个穴位10次左右；推抹桥弓，左右各10遍；按揉太冲穴和太溪穴，每个穴位30~50次；擦热腰骶部及脚底的涌泉穴。

三、方法三

王友仁老中医的调心行气按摩法

1. 具体按摩步骤

（1）掌根按揉背部上的膀胱经，3~5遍，并重点点按厥阴俞和心俞穴。

（2）拇指拨揉第4和第5胸椎旁的竖脊肌，如此反复操作10~15遍，以局部出现微热感为宜。

（3）拇指或肘尖反复交替点按双侧的乳腺点（乳腺点：是指平第4和第5胸椎旁竖脊肌隆起内缘处，可触及条索状阳性反应物，按之压痛明显），每次约点按5min左右，以局部有酸胀感并出现沿着肋弓向前胸的放射感为最佳。

（4）掌揉肩胛下窝，点按肩贞穴及肩胛骨外缘的压痛点，反复操作3~5遍。

（5）患者取仰卧位，提拿其胸大肌，3~5遍，并按揉极泉穴和天池穴各2min。

（6）4指从乳根穴开始，沿着乳房外缘按揉至中府穴，反复操作3~5遍。

（7）再施以掌推法，从乳房的外缘推至腋窝处，3~5遍。

（8）双手拇指同时点按锁骨下缘，由内向外，3~5遍，并点按中府穴和气户穴。

（9）用掌推前臂的手三阴经，3~5遍。

（10）按揉内关和臂中穴各1min。

该种按摩疗法，一般每周治疗3次，1个月为1个疗程。

2. 按摩手法的理论基础

现代女性要承受来自各界所给予的压力，工作和家庭都要兼顾得宜。因此，对于现代女性来说极易劳心伤神，日久则可能会导致心气耗伤，甚则心血瘀阻。心属上焦之脏，乳房位于身体的上焦之位，加之心经与心包经均起始于乳房的外侧，与乳络交织，之间的联系极为密切。在治疗中，该按摩疗法有别于传统的疏肝行气的治疗思路及原则，而是着重选取了心经和心包经的穴位，此外还特殊地加入了膀胱经的厥阴俞、心俞进行按摩调理，以通过调畅心气，来达到疏通乳络、散结止痛的作用。因此，在取穴方面，重点地选用了极泉、天池、中府和气户穴，正所谓"经脉所过，主治所及"。

在按摩手法方面，重点地突出了乳腺点的特殊功效。乳腺点位于第4和第5椎旁竖脊肌隆起内缘处，可触及条索状阳性反应物，且按之压痛明显。如若对此点反复按压，则不仅有局部酸胀感及温热感，并可向前胸透散。

现代研究证实，部分的乳腺增生发病原因与支配乳房的脊神经根受到刺激有关。由于胸椎小关节紊乱卡压或胸部软组织炎症刺激支配乳房的脊神经，影响了乳房的气血运行，使乳房部位气血淤滞，从而导致乳腺增生。因此，按摩对应的胸椎，减轻或消除胸椎小关节对脊神经的刺激，消除软组织炎症，促进乳房的气血运行，就能对乳腺增生起到控制作用。此外，调心行气按摩法还能够改善乳房局部血液循环，消炎止痛，避免乳腺小叶及末梢导管进一步增生。

四、方法四

足底按摩法

（1）相关经穴：阳陵泉、足三里、丰隆、三阴交、太冲、行间、涌泉等。

（2）基本按摩手法：按揉阳陵泉、足三里、丰隆、三阴交、太冲、行间、涌泉等穴位各50次，以胀痛为宜。

（3）注意事项：足底按摩每天1次，经前1周每天2次，1个月为1个疗程，至少坚持3个疗程。

五、方法五

（1）患者平卧，褪去上衣，在乳房周围做一指禅推法，手指点穴双侧屋翳、天池、乳根、中府等局部穴位，操作时间8min。

（2）沿胸骨自下而上做掌揉法5~7次，按揉腹部，施以其他推拿，手指点穴膻中、关元、气海，操作7min。

（3）掌揉法施术于患者双上肢、双下肢内侧面，手指点穴双侧曲池、内关、血海、三阴交，操作时间3min。

（4）患者俯卧位，按揉患者的背部，以膀胱经和督脉为主，手指点穴膈俞、肝俞、肾俞，操作时间3min。

（5）手法操作结束后，施以中药塌渍，患者平卧，以纱布贴于双侧乳房及双腋下部位，将陈皮 30g、丁香 20g、吴茱萸 20g、白芷 20g、丹参 20g、香附 15g、紫苏叶 15g、檀香 30g 调和成糊状，敷于纱布上，以保鲜膜覆盖，双头 TDP 灯烤电 30min，待结束后取下纱布即可。

注意事项

（1）有皮肤损伤者避免进行手法操作。

（2）妊娠 3 个月以上的妇女禁用手法操作。

（3）严重的心、肺、肝、肾衰竭的患者或身体过于虚弱的患者，由于不能承受刺激，因此一般不宜接受推拿治疗。

六、方法六

患者取仰卧位，施术者站于头前。

（1）施术者用手掌由乳根向乳头部轻轻推揉，依次为外上、外下、内上、内下约 10min，对侧相同。

（2）双手点按缺盆、膻中、云门各穴位 30s。

（3）施术者站其一侧，分推胸部至两肋，医者双手虎口张开，拇指与 4 指抱定患者胸廓，以两手大鱼际自正中线两侧分推至双侧腋中线，以局部有温热感为止。

（4）轻拿乳房硬块：施术者用一手拇指和 4 指对抗，拿乳房肿块用拇指或大鱼际轻轻揉捏硬块外侧 2min。

（5）按压上肢内侧：施术者一手托起患者腕部，另一手掌根由云门穴按至内关穴、太渊穴，反复 3~5 遍。

（6）点压反射区：患者俯卧位，施术者站与一侧，用双手掌着力，由大椎穴按揉至肝俞穴 3~5min。同时交替按揉肩胛内缘和膀胱经两条线 3min。

（7）点压魄户穴、膏肓穴、神堂穴，轻者局部有痉挛，重者局部有硬结，需重弹拨。按压后患者有轻松感，不适症状明显改变。

疗程最短为 20 天，最长为 45 天。

判定标准：当乳痛症消失，局部组织柔软，韧实无压痛，乳腺渔网征、云雾征消失或改变明显。

七、方法七

（1）让患者褪去内衣取俯卧位，用双手手掌自第 1~9 胸椎两侧做 3~5 次掌揉法。

（2）揉、点天宗、肝俞、肾俞各 1min，取仰卧位，一指禅推法或鱼际揉法作用于双乳，以乳房根部向乳头方向做推揉法 3min，双手掌在乳房周围做抹法 5~7 遍。

（3）揉、点膻中与中府 1min，揉、点屋翳、天池、乳根各 1min。

（4）食指、中指、无名指 3 指并拢沿胸骨自下而上做推法 5~7 次，双手掌自膻中向两边乳房做分推法 5~7 次，双拇指沿肋弓推揉上腹部，揉、点中脘、天枢各 1min。

（5）患者取坐位，按旋搓摩两肋部，同时点按期门穴 1min。每次推拿时间为 30min，隔天 1 次，以 1 个月经周期为 1 个疗程。

第三节　胸部按摩操

有的人在精神受到刺激之后，会突然自觉右侧胁肋部剧痛难忍，并且在咳嗽、打喷嚏、深吸气和身体活动时加重，到了晚上更是睡不着觉。其实，这是由于平时不注意胸部的保养所致。

胸肋上乘颈项、下连腰腹，效及咽喉，功涉胃肠，因此胸部以疏达通运为益。女性的乳房就是处在这个位置。而按摩不失为胸部保健的好方法。早在先秦时期，《管子·霸形》中就有"刎胸"（即自我按摩胸部）的记述，说明那个时候用按摩手法来减轻胸部病痛就已经较为普遍了，而我们在按摩时，不但起到调畅气血的作用，还可以帮助改善机体的心肺功能。

下面笔者介绍一套胸部的自我按摩保健操，这套养生操可防治胸痛胸闷、憋气咳喘胸胁胀满、肝胃不和、心脏病、气管炎、慢性肝炎等病证，由于其理气宽胸、疏肝健脾、调畅气血等作用，因此该套养生操同样适用于乳腺增生等乳腺疾病。具体的操作手法如下：

1. 推擦缺盆

将拇指放于天突穴部位，中指、食指相对用力，以中指的指腹作为主要着力点往返推擦缺盆穴处。两手分别交替换位推擦即可，以能够产生酸胀感为度。

2. 按穴通络

用各个手指按揉云门、气户、膺窗、胸乡、膻中、鸠尾、期门、章门等穴位。尤其是膻中穴，可治疗乳腺增生等乳腺疾病以及胸闷、咳喘、心悸等症。

3. 三向擦浴

按摩时，单手或双手呈自然屈曲状，以指腹用力，从喉部向胸腹部，由上而下地做纵向直线推擦；再做左右横向的直线推擦；之后沿着胸肋间隙，以手掌的大鱼际处，由内向外地沿着肋间隙做斜向推擦。每个推擦手法做 6 次后，换手。操作时，要时刻注意调整自己的呼吸，亦可适当地配合指、掌或拳叩击胸肋部，但用力要轻柔缓慢，以免用力过度，造成不必要的内伤。

4. 扩胸展臂

经常做扩胸展臂的运动，例如随臂外展、上举等，配合适宜的呼吸节奏，可以防止腰背酸痛。提高心肺功能，帮助促进胸部的血液流通。

值得注意的是，饭后或饱食时不适宜做此操。此外，在平时的工作中还要注意自己的坐姿，避免过于劳累。注重自己情绪的调节，保持舒畅的心情。平时要记得穿好衣服，不要贪凉，以免受到寒邪的侵袭。

第四节　预防乳腺增生的日常胸部保健按摩

一、方法一

(1) 保健穴位：乳根、膻中、章门、期门、太冲、太溪、涌泉。

(2) 保健手法：按法、揉法、拿法、推法、擦法。

(3) 保健按摩步骤：①按揉乳根、膻中、章门、期门、大包、肝俞、胆俞，每个穴位各 50 次左右；②以一手掌轻按其中一个乳房的一侧，另一手的食指、中指、无名指、小指 4 指并拢推抹乳房（由中间开始，推抹至外周），每一个操作部位推抹 30～50 次；③4 指并拢后，用指腹螺纹面按揉乳房四周 3～5 圈；④按揉太冲穴和太溪穴，每个穴位 30～50 次；⑤擦热腰骶部及脚底的涌泉穴。

二、方法二

保健按摩的步骤

(1) 左前臂外展，使之与身体呈一线展开，用右手来回大力捏揉左乳外侧上部，方向不论，持续 5min 左右。因为这个部位行经胃经以及冲脉，而胃经上的"屋翳""膺窗"等穴位乃是治疗乳腺增生的要穴。

(2) 左手指尖向后捂住左耳，将左前臂向前伸直，与身体呈垂直状态，再用右手来回捏揉左肋背阔肌边缘上侧突起的肌肉，方向不论，力度如前，捏揉大约 5min。

(3) 左手仍然是指尖向后捂左耳，将左前臂斜向展开，与身体呈大致 135°角，用右手来回捏揉腋下的突起部分，方向不论，力度如前。捏揉大约 5min。

(4) 左侧做完后，按照上述步骤换作右侧做 1 遍。整套保健操做下来，大约耗时半个小时。

三、方法三

（1）双掌平贴于乳房上方，以中间 3 指向外侧拉开 30 下。

（2）由内向外（避开乳晕）画大圈按摩乳房，左右各 100 圈。

（3）中指与无名指 2 指由外向内（避开乳晕）在乳晕周围画小圈，按摩乳房，左右各 100 圈。

（4）双手托胸，涂按摩霜（避开乳晕），往上轻挤乳房 50 下。

（5）双掌轮流，避开乳晕向上，推拍单侧乳房，每边各 30 下。

（6）掌心向上，避开乳晕，双手轮流抓提单侧乳房，左右各 100 下。

（7）两手同时将双乳向上抓起 50 下。

四、方法四

刮痧

乳腺增生与乳腺的经络瘀阻有直接关系。所以疏通与乳腺相关的经络可以预防乳腺增生。乳房的内侧与肾经有关，乳头及乳晕与胃经和肝经有关，乳房外侧与肝经、脾经、心包经有关。一般肾经是不可以疏泄的，要以补为主，其他 4 条经络都可以按摩及刮痧。肾经将先天之精气和集聚五脏六腑之后的精气灌养乳房，脾胃受水谷精微化生之血濡养乳房。肝通过经络对乳房施行起藏血和疏泄的作用，这样才能共同维持乳房的正常生理功能。当乳房的经络不通发生了淤堵，乳房就会有疼痛及肿块。所以，及时疏通与乳房相通的经络是预防和治疗乳腺疾病的关键。

（1）疏通胃经：疏通胃经的最好办法是按摩脚背胃经通过的区域，那里还是脚部乳腺反射区的部位。可以在洗脚的时候，用刮痧板或梳子的背部往上推 100 下，两只脚都要推。经常保持这个部位的通畅，把淤堵、硬结推散开，可以大幅度减少乳腺增生的发生概率。

（2）疏通肝经、脾经及腋下的胆经：沿腋下至腰部，再沿着乳房外侧去按摩、刮痧，能有效地疏通肝经、胆经和脾经。最好在夏季，将此处重挂出痧，疏通效果好，每天或隔天两侧各刮 50 次，冬季 1 周做 1～2 次。用作保健梳理，就不用重刮，可以用刮痧板或梳子的背部沿着身体侧面向下轻轻梳理。梳理腋下不但能及时疏通经络，预防乳腺淤堵，同时还可以疏肝理气、宽胸，对肝、胆、心和肺都有好处。

（3）刮背后肩胛处和乳腺对应的部位。当发现乳腺有增生的时候，可以重刮手臂内侧包经中线的区域，一般只要乳腺有疾病的妇女，在这个部位都可以刮出很多黑痧

（可以用走罐的方法将此处的痧出透）。乳腺增生较轻的患者，一次将此处痧出透后再去摸乳腺，就会发现肿块明显变软、变小，同时佐以食补，1个月后再刮此处1次，基本上病症就可以消失。肿块较大的患者病程较长，不是几次就能全部消失的，同样是先重刮一次后将痧全部透出，然后注重食疗补血、补肾，1个月后再刮出，这样反复几次，肿块会明显变小。如果只是刮痧，而没有及时补血，身体会亏虚，同时肿块缩小的也不明显，只有正气足、血液足，再配合刮痧，才能彻底消除乳腺的肿块。可以用背部撞墙，每天20～30min，经常去撞击肩胛处，梳理、疏通该处的经络，不但可以治疗，还可以预防乳腺的肿块。

（4）疏通心包经：心包经在手臂的内侧中线。经常按摩、拍打手臂的内侧和外侧，就可以有效预防和治疗全身各个脏器的经络瘀阻。1天1次，1次上下轻搓100下。

对于女性来说，乳房的呵护非常重要。特别是现代的白领女性，生活和工作压力特别大，容易造成心情的不畅，而不良情绪是乳腺增生发病最为主要的一项因素。

自我检查对乳腺疾病的发现起着决定性的作用，女性了解一些乳房自我检查的知识尤为重要。自我检查的时间应在月经之后的1～2周进行，乳腺增生的自我检查方法如下。

（1）镜前检查。首先双手下垂或双手叉腰，仔细观察双侧乳腺是否大小对称，皮肤及乳头是否有凹陷或湿疹，有无红肿，有无不正常凸起等。然后将手臂举过头顶，转动身体，察看乳房的形态是否有变化。最后将手撑在臀部，并使劲向下压，同时转动身体，注意观察乳房的形态。

（2）立位或坐位检查：将左手举起放在脑后，用右手检查左乳，从乳房正上方开始，指腹沿顺时针方向紧贴皮肤，触摸是否有硬块，由乳头开始做环状顺时针方向检查，每检查完一圈回到乳房正上方，下移2cm做第二圈、第三圈检查，要检查整个乳房直至乳头，触摸时手掌要平伸，3指并拢，用食指、中指、无名指的末端指腹按顺序轻轻扪在乳房的外上、外下、内上、内下区域，最后是乳房中间的乳头及乳晕区域。检查时不可以用手指抓捏乳腺组织，否则会把抓捏到的乳腺组织误认为是肿块。也不可以脱离皮肤，用力要均匀，掌握力度为以手指能压到肋骨为宜。检查完左侧再以相同的方法检查右侧乳房。检查完整个乳房之后，用食指、中指和拇指轻轻提起乳头并挤压一下，仔细察看有没有分泌物。如果发现乳腺内肿物或者出现乳头溢液（少数患者可能出现乳头溢液，为自发溢液，多为淡黄色或者乳白色，也有少者经挤压可见溢液，如果出现血性或咖啡色溢液时需要谨慎）等情况，应该及时就医，避免耽误病情。

（3）卧位检查。身体平躺在床上，肩下垫个小枕头或折叠后的毛巾，使乳房平坦于胸壁上，以便于检查乳房内有无异常肿块。由于站位或者立位时乳房下垂，特别是体型较胖的女性，容易漏检位于乳房下半部的肿块，所以卧位检查是很重要的。检查的方法同坐位或立位检查相同。同时还要注意触诊腋窝里是否有肿块或淋巴结肿大，这有时候也是乳房病变的一个象征。

在检查时应该注意保持手掌的干净，可以在乳房上面抹一些润滑油，易于滑动检查。一般女性在每月月经来的第 7～10 天做检查较好，而停经妇女及怀孕妇女每月也应在固定日子持续进行自我检查。

如果发现自己的乳房有肿块怎么办？不要惊慌，大部分肿块都不是恶性的，而是常见的良性肿瘤。乳腺增生易患又易治疗。如一些女性在一段时间内，受到诸如精神过于紧张、情绪过于激动等不良精神因素的影响，便极易导致乳腺增生的发生。就连一些饮食方面的不合理，如脂肪摄入过多，也可能会影响卵巢的内分泌，强化雌激素对乳腺上皮细胞的刺激，从而导致乳腺增生。因此，女性在生活习惯等方面应引起足够的注意，以减少乳腺增生的发生。

所以在日常防治乳腺增生应该注意以下几点。

（1）保持舒畅的心情、乐观的情绪。心理上的治疗非常重要，乳腺增生对人体的危害莫过于心理的损害，因缺乏对此疾病的认识，不良的心理因素（如过度紧张、刺激、忧虑、悲伤）造成神经衰弱，会加重内分泌失调，促使增生证加重，所以应解除各种不良的心理因素，心理承受能力差的人更应该注意，少生气，保持情绪稳定，活泼开朗的心情有利于增生证的早日康复。

（2）改变饮食，防止肥胖，少吃油炸食品、动物脂肪、甜食及过多进食补品，要多吃蔬菜和水果类，多吃粗粮，黑黄豆最好，多吃核桃、黑芝麻、蘑菇。

（3）生活要有规律，劳逸结合，保持性生活和谐，可调节内分泌失调，保持大便通畅会减轻乳腺胀痛，可以对乳腺增生的预防起到一定作用。

（4）选择佩戴合适的胸罩。乳腺增生的护理要注意不能戴不适合的胸罩或者干脆不戴胸罩。选择合适的胸罩是保护双乳的必要措施，切不可以掉以轻心。乳腺增生患者如果长期不配戴胸罩，不仅容易出现乳房下垂，而且容易受到外部的损伤。

（5）多运动，防止肥胖，提高免疫力。

（6）自我检查和定期复查。

参考文献

[1]曲怡调心行气按摩法治疗乳腺增生临床疗效观察 [J]. 辽宁中医药大学学报，2013，15（11）.

（谷丽艳）

第五章　饮食疗法

乳腺增生主要是由于机体内激素失调所致，因此，在用饮食疗法调理患者身体的时候应当从调节内分泌入手。饮食不当或是饮食不规律常常会造成机体内部内分泌系统的失调，因而乳腺增生患者在选择日常饮食的时候要注意选择适合并对改善自身状况有帮助的食材。单纯的饮食疗法在日常也可帮助乳腺增生患者缓解一些症状。本章节所介绍的食物，虽然均适合乳腺增生患者经常食用，但是一定要掌控好每天的使用量，多则无益。适当的营养治疗既可改善患者的营养状况，使患者的免疫能力、抗癌能力增强，提高生活质量，又能提高肿瘤患者对手术治疗的耐受性，减少或避免手术后的感染，使术后伤口能够如期愈合，提高肿瘤患者对放疗或化疗的耐受能力，减轻其毒副反应。乳腺增生患者在选取每日食材时应结合自己的身体状况来决定，注重食物营养的合理搭配，保持营养均衡才是健康饮食的关键要素。

第一节　宜忌

宜：对于乳腺增生的患者来说，由于乳腺增生与体内的激素代谢紊乱密切相关，因而在食材的选择方面应以利于乳腺组织康复的蛋白质以及富含 B 族维生素（复合 B 族维生素有利于雌激素在肝脏内进行分解）的食物为主，且每日应保证摄入能够维持机体激素代谢平衡的足量食物。例如，可适当多摄入大米、豆类、乳制品、海藻类、新鲜水果和蔬菜，并保证每日的饮水量。上述食物均含有丰富的维生素，对于乳腺组织的康复有着积极的促进作用。此外，还适宜多摄入一些含有丰富纤维素的食材以及有润肠作用的食材，如蜂蜜、茭白、竹笋等。并要合理安排饮食，平衡膳食才能保持良好的体魄，并要多喝温开水以及吃新鲜的蔬菜水果。含硒食品可以帮助女性远离乳腺癌，硒这种微量元素可以在巴西豆、肝和肾等食材中找到，它与一种酶相结合对抗乳腺癌。

忌：乳腺增生患者饮食禁忌的第一条就是要限制每日的动物脂肪摄入量。这是由于当体内脂肪过多的堆积，即可刺激机体的内分泌系统，引发雌激素和催乳素的含量升高，从而加重乳腺增生的病情，还有促使癌细胞生成的危险，少吃动物脂肪，适当代之以植物油，对防治乳腺病和冠心病都有好处。饮食禁忌的第二条是避免食用辛辣刺激性的食物（包括葱、蒜、椒、桂皮等）以及油炸类的食物，油炸食品、巧克力、冰激凌等高热量的美食不但可以让人发胖，还会伤害乳房，导致乳房脂肪瘤，甚至诱发乳腺癌等，发病年龄以 30～50 岁居多。烟酒更是忌中之忌，长期饮酒会影响多种 B 族维生素的摄入、吸收及在体内的代谢过程。有资料显示，吸烟史超过 10 年的女性患乳腺癌的概率是其他女性的 3 倍以上；每日饮酒 1 杯或 1 杯以上者，患乳腺癌的危险性比很少饮酒者增加 145% 以上。此外，要忌饱餐；忌发物（包括猪头肉、公鸡、鹅等）；忌咖啡、可可；忌肥腻的食物；忌腌制品；忌霉变的食物等。除了上述禁忌外，还要减少糖、甜食的摄入，少吃动物的内脏、蛋黄、奶油以及含有这些成分的高热量食物。在服用保健品及滋补品的同时，应注意防范含有性激素的保健品的摄入。

不同年龄时期的饮食宜忌亦有稍许的不同。

青春期：作为乳房发育的最佳时期，适当的增加动物蛋白质以及动物脂肪的摄入是十分必要的，如奶制品、鱼、肉、蛋、花生等，以保证机体所需的重组营养。在此期间，不提倡盲目地减肥。乳房中的脂肪组织多少是决定乳房发育的主要因素，若营养不够充足，瘦弱的机体是不可能发育出健美的乳房。但这并不代表对脂肪和动物蛋白质的摄入可以毫无节制，如若机体内的脂肪过于积聚，可能会造成机体的内分泌系统紊乱，使得月经初期提前。因此，在保证摄入足够的动物蛋白质及脂肪的同时，要注意搭配适当的植物蛋白、微量元素以及维生素，如核桃、花生等坚果以及蔬菜、水果、豆制品等。研究发现，在青春期大量摄入水果的人在中年时患乳腺癌的风险降低了约 25%。特别是在青春期摄入更多的苹果、香蕉和葡萄，以及在成年早期摄入更多甜橙和甘蓝的人，患乳腺癌的风险明显降低。

哺乳期：产妇在哺乳期间应适当地多食一些汤类食物，如鸡汤、鸽子汤、鲫鱼汤、排骨汤、肉汤等，但不要过多地食入一些过分油腻的食物，以免造成乳汁的淤积。在回乳期间，应减少富含水分食物的摄入，并在此期间配合饮食服用少许有助于回乳的中药（如生山楂、生麦芽等）。

绝经期：处于该阶段的妇女应于每日多摄入一些新鲜的水果和蔬菜，减少高脂肪食物的摄入，以减少体内堆积的过剩脂肪。

第二节　蔬菜篇

1. 胡萝卜

预防和抵抗女性乳腺增生及癌症的重要方法之一就是补充维生素 A。胡萝卜中所富含的胡萝卜素，是一种脂溶性物质。可以起到抑制癌细胞增长的作用，降低肿瘤的发生率，它能维持人体上皮组织的正常结构和功能，使致癌物质难以侵犯，又能刺激机体的免疫系统，调动机体的抗癌能力，同时又可影响致癌物质的代谢，尤其适宜乳腺癌的防治，可以长期服用。《食物与营养百科全书》中提道：1mg 的胡萝卜素可在任何人体内转化为 556～1667 个国际单位的维生素 A。因而，胡萝卜当为乳腺增生患者于日常膳食中获取充足维生素 A 的首选食材，胡萝卜味平，甘，入肝、肺、脾、胃经，李时珍认为其具有"下气补中，利胸膈肠胃，安五脏，令人健食"的食疗作用。针对这种可转化为维生素 A 的胡萝卜素，首选的烹调方法是以油烹制，非常有利于人体的吸收。胡萝卜中还含有一种淀粉酶，能分解食物中存在有致癌作用的亚硝胺，这样就减少了其对人体的致癌作用。胡萝卜中有较多提高巨细胞吞噬能力的木质素，因此提升了巨细胞吞噬癌细胞的活力。还可将胡萝卜与牛肉放在一起炖制，该种烹调方式不仅营养价值颇高，而且味道鲜美。值得注意的是，在烹调胡萝卜的过程中，不可以加醋，这是因为醋能够破坏胡萝卜内富含的胡萝卜素。此外，生吃胡萝卜时仅有不足 15% 的胡萝卜素被机体吸收，因此不提倡生食胡萝卜。

2. 白萝卜

萝卜的品种很多，皆具有消积导滞下气、和中解毒、化痰热的功效。白萝卜味辛、甘、凉，入肺、胃、大肠经。萝卜内含有丰富的蛋白质、糖分、维生素 C、氨基酸、粗纤维、阿魏酸、咖啡酸等营养物质，最重要的是萝卜中含有一种名为"吲哚"的抗癌物质。萝卜含有木质素，能提高巨噬细胞的活力，吞噬癌细胞。此外，萝卜所含的多种酶，能分解致癌的亚硝酸胺，具有防癌作用。萝卜中含有的丰富的维生素 A、维生素 C 等各种维生素有抗氧化的作用，可以有效抑制癌症，也可以预防老化及动脉硬化等。从上述各种物质的含量来看，抗癌、防癌当以白萝卜为首选。由于白萝卜内具有含量较为丰富的金属元素锌（Zn），因此对于防治乳腺增生及防止乳腺增生发生癌变具有非常好的作用。此外萝卜中含有的大量植物蛋白、维生素 C 和叶酸，食入人体后可洁净血液和皮肤，同时还能降低胆固醇，有利于维持血管弹性。

3. 茭白

茭白性甘、微寒，入脾、肺经。茭白营养丰富，不仅含糖类、有机氮、水分、脂肪、蛋白质、纤维素、灰分，还含有赖氨酸等 17 种氨基酸。嫩茭白内的有机氮素是以氨基酸的状态存在的，且能够提供硫元素，营养价值极高，且味道鲜美、口感颇佳，容易被人体所吸收。茭白中还含有较多的碳水化合物、植物脂肪、蛋白质等，能充分补充人体所需的营养物质，具有强身壮体的作用。茭白中还含有大量的豆醇，这种物质能够帮助人体有效地清除体内的活性氧，同时还能够抑制酪氨酸酶的活性，从而可阻止黑色素生成。但由于茭白内含有较多的草酸，其钙质不易于被人体所吸收，因而不宜多食。

4. 芦笋

芦笋是百合科植物石刁柏的嫩茎，里面富含丰富的黄酮类化合物，性甘、苦、凉，入脾经。芦笋武结晶富含组织蛋白，能有效地控制癌细胞增长。此外还富有胡萝卜素、天门冬素、维生素 C、粗蛋白以及叶酸等物质，芦笋具有人体所必需的各种氨基酸。芦笋含硒量高于一般蔬菜，与含硒丰富的蘑菇接近，甚至可与海鱼、海虾等的含硒量相媲美。芦笋作为抗癌食品广泛用于癌症患者的食疗和家庭药膳，是女性预防乳腺增生及乳腺癌的营养佳品。

5. 芥菜

芥菜性温、味辛，入肺、胃、大肠经。芥菜内富含大量的维生素 C，该物质是一种活性很强的还原物质，参与机体内重要的氧化还原过程。且能增加大脑中的含氧量，激发大脑对氧的利用，因而具有提神醒脑、解除疲劳的作用。此外，还具有解毒消肿之功，能够抗感染和预防疾病的发生，抑制细菌毒素的毒性，帮助伤口愈合，可以用来辅助治疗一些感染性疾病。芥菜还能明目利膈、宽肠通便，是因芥菜组织较粗硬、含有胡萝卜素和大量食用纤维素，故有明目与宽肠通便的作用。

6. 海带

海带不但是一种常见的家常食材，还具有颇高的医疗价值。海带性咸、寒，具有软坚化痰、利水泄热、抗癌等功效。国外相关专家学者调查研究发现，海带可以辅助治疗乳腺增生，是女性人群应长年食用的重要食材。研究表明，海带之所以具有帮助患者缓解乳腺增生的作用，是由于其内部所富含的大量的碘，碘元素可促使卵巢内滤泡黄体化，帮助调节机体的内分泌失调，从而降低女性患乳腺增生症风险。海带含有灰分、粗纤维、氮、蛋白质、脂肪、戊聚糖、大叶藻素、鞣质、维生素 B_2 等。用于患乳房包块、淋巴结核、乳腺肿瘤及其他癌症患者的食疗。而且海带中含有的糖类物质，可以预防动脉粥样硬化的发生。此外，海带还具有美容、美发、瘦身等保健作用。

7. 辣椒

辣椒有"消宿食、解结气、开胃口、辟邪恶"的食疗功效，性辛、热，入心、脾经。其主要成分含有辛辣成分的辣椒碱、胡萝卜素及龙葵碱等。美国的俄亥俄州立大学的一份研究报告指出：一个红辣椒中的维生素 C 的含量可达到 300mg，此外维生素 B_1 和维生素 B_2、胡萝卜素、碳水化合物以及多种矿物质的含量也颇为可观。同时，辣椒碱具有活血祛风的功效，能够帮助机体改善血液循环，促进新陈代谢。辣椒碱是一种能够中和体内多种有害氧化物质的抗氧化物。它可阻止有关细胞的新陈代谢，从而终止细胞组织的癌变过程，降低癌症的发生率。在正常细胞向肿瘤细胞转化的过程中，有一种名为"DMN"的化学物质作为强致癌物，能够促使正常细胞发生突变。而辣椒碱能够在"DMN"被引入时，有效而完全地解除"DMN"使组织癌变的能力。辣椒素还能够促进脂肪的新陈代谢，防止体内脂肪积存，有利于降脂、减肥、防病。其还具有抗炎及抗氧化作用，有助于降低心脏病、某些肿瘤及其他一些随年龄增长而出现的慢性病的风险。

8. 苦瓜

苦瓜是葫芦科植物，其果实可食，营养价值极高，具有预防和治疗脚气病，维持心脏正常功能，促进乳汁分泌和增进食欲等作用。苦瓜中含有苦瓜碱、谷氨酸、脯氨酸、丙氨酸等氨基酸以及果胶等物质。苦瓜性苦、寒，心、脾、胃经，具有解毒抗癌、清暑涤热、明目的功效。苦瓜所含的维生素 C 是菜瓜、丝瓜的 10～20 倍，具有预防维生素 C 缺乏病、保护细胞膜、解毒、防止动脉粥样硬化、抗癌、提高机体应激能力、预防感冒、保护心脏等作用。此外，苦瓜中亦含有 α、β 苦瓜素以及蛋白质类。据 1985 年第 5 期的《科学世界》中的文章报道：美国堪萨斯州立大学的相关科学家们研究发现，苦瓜中含有一种类奎宁的蛋白质，该种蛋白质能够刺激机体内的免疫细胞，而被刺激的免疫细胞能够把外来的以及自身不正常的细胞吞噬掉。此外苦瓜泡水代茶还用于治疗中暑等证。苦瓜具有扶正抗癌的功用，作为普通家庭膳食和肿瘤患者的药膳均可。

9. 圆白菜

圆白菜性甘、平，入脾、胃二经。圆白菜营养元素很丰富，如优质蛋白、纤维素、矿物质、维生素等，其所含的植化素可以作为重要的抗氧化剂和预防与抗炎相关的慢性疾病。圆白菜的抗衰老和抗氧化效果与芦笋及菜花同样处于较高的水平。作为甘蓝类蔬菜的一个优点，圆白菜内富含大量叶酸，是女性的重要美容佳品。叶酸能够提高人体的免疫力、预防感冒，是保护癌症患者的一项生活指标。在能够抗癌的蔬菜中，圆白菜排在第 5 位。且新鲜的圆白菜具有杀菌、消炎的作用。

10. 茄子

茄子的营养丰富，含有蛋白质、脂肪、碳水化合物、维生素以及钙、磷、铁等多种营养成分。性甘、凉，入脾、胃、大肠经，具有清热、活血、止痛、消肿的功效。茄子内含有丰富的抗癌物质——龙葵碱。在所有的茄子种系中，紫茄子的龙葵碱含量最高，对于女性乳腺增生和乳腺癌有着非常好的预防作用。《饮膳正要》（元代）中，"茄子馒头"由于含有其他抗癌药物，如陈皮、大蒜等，就更加增强了其抗癌疗效。此外还可降低胆固醇、防治动脉粥样硬化、高血压、肝大等。

11. 青菜

青菜富含胡萝卜素、维生素 B_2，营养价值很高，为含维生素和矿物质最丰富的蔬菜之一，为保证身体的生理需求提供物质条件，有助于增强机体免疫力。一个成年人，如果能够保证每天吃 500g 的青菜，就可以满足人体所需的维生素、钙、铁及胡萝卜素等，为维持身体的正常生理需求提供充足的物质条件，有益于提升机体的免疫能力。青菜中所富含的维生素 C，能够在体内形成一种"透明质酸抑制物"，该物质具有非常好的抗癌作用，能够使癌细胞丧失活力。此外，青菜中含有的粗纤维可促进大肠蠕动，增加大肠内毒素的排出，达到防癌、抗癌的目的。

12. 生菜

生菜的营养价值很高，含有维生素 C、维生素 B_1、维生素 B_2 及大量钙、磷、铁等矿物质，茎叶含有莴苣素，味苦，具有催眠、镇痛的作用。与白菜相比，生菜中所含有的膳食纤维及维生素 C 更为丰富，有消除体内多余脂肪的作用。生菜中含有甘露醇等有效成分，该成分具有利尿和促进机体血液循环的作用。生菜中还含有一种"干扰素诱生剂"，能够刺激人体的正常细胞产生干扰素，从而产生出一种"抗病毒蛋白"来抑制机体内的病毒。生菜亦可防癌、抗癌。

13. 大蒜

大蒜性味辛、温，入脾、胃、肺经，具有抗癌解毒、杀虫的功效。唐朝名医陈藏奇的《本草拾遗》中记载："惜日有患疬癣者……后有人教取（大蒜）数片，合皮截却两头，吞之，名曰内灸，果获大效也。"大蒜中所含的主要成分为大蒜辣素——"硫化丙烯"。该辣素的杀菌能力可达到青霉素的 1/10，对于病原菌及寄生虫都具有良好的杀灭作用。美国的《科学》杂志早于 1957 年就已经通过有关实验明确指出大蒜辣素对小鼠具有绝对性的肿瘤免疫功能。大蒜含有丰富的大蒜素和微量元素硒。最好弄碎生吃，每周几次就可以起到预防乳腺癌的效果。食用熟的大蒜，效果会降低。大蒜中还富含超氧化物歧化酶，其在抗氧化方面也有着不可低估的作用。此外，大蒜是含有机锗最丰富的植物。研究证明，有机锗化合物和一些抗癌药物合用，无论在抑制肿瘤局部生长方面，还是防止肿瘤转移方面，均有协同作用。

14. 金针菇

金针菇性甘、凉，归脾、大肠经。金针菇中含有一种名为"朴菇素"的物质，该物质能够增强机体对于癌细胞的抗御能力。金针菇中含有金针菇素，该物质是一种特殊的碱性蛋白质，能增强机体免疫系统的防御功能，对癌细胞有明显的抑制作用。金针菇多糖可以通过恢复和提高免疫力来达到抑制肿瘤的目的。金针菇还能够有效地辅助增强机体的生物活性，促进新陈代谢，有利于促进机体对食物中所富含的各种营养素的吸收和利用。食用金针菇具有抗疲劳、抗肿瘤、清除重金属盐类物质以及抗菌、消炎等作用。金针菇还能降低胆固醇，有预防高血压和心肌梗死、治疗肝病及消化道溃疡的功效。此外，金针菇对成人也有增强记忆力和抗衰老的作用。

15. 香菇

香菇性甘、平，人肝、胃经，具有益胃气、解毒功效。干香菇含水分、脂肪、碳水化合物、粗纤维、灰分、钙、磷、铁、维生素 B_1、维生素 B_2、烟酸等，能够加强机体的抗癌作用，具有防止癌细胞转移的作用。香菇多糖能有效预防化学性或病毒性肿瘤的发生，作为免疫辅助药物，香菇多糖主要用来抑制肿瘤的发生、发展和转移，提高肿瘤对化疗药物的敏感性，改善患者的身体状况，延长其寿命。此外还有降血脂的作用。用于癌症术后放疗、化疗中的饮食。

16. 银耳

银耳性味甘、淡，入肺、胃经，具有滋阴润肺、养胃生津、抗癌的功效。银耳营养丰富，含有蛋白质、碳水化合物、无机盐、脂肪、粗纤维、灰分等以及 B 族维生素、维生素 C，生物碱和银耳多糖类。灰分中含硫、磷、铁、镁、钙、钾及钠等。银耳多糖是一种抗癌的有效成分，能提高人体免疫力，增强吞噬细胞对癌变细胞的吞噬能力，间接抑制癌细胞的发生。将 15g 银耳洗净切碎，与 100g 粳米同放锅中，加水适量，然后加少许白糖，用文火煮成稀粥，每日早餐温热食服，能增强癌症患者的抗癌能力。用于乳腺癌、肺癌、甲状腺癌、淋巴瘤放疗中的患者。

17. 番茄

番茄性甘、酸、微寒，入肝、肺、胃经。番茄是被国内外公认的一种抗癌食物，其抗癌成分主要是番茄红素，它是类胡萝卜素的一种，为一种强有力的抗氧化剂，能保护人体细胞免受自由基侵害，阻止 DNA 的氧化，同时能帮助修复体内受损细胞，激发围歼肿瘤细胞的抗体，使癌细胞失去活性，逐渐死亡。人体不能制造番茄红素，可从食物中摄取，85% 来自番茄，少量来自西瓜、柚子、葡萄等。而且西红柿含有丰富的维生素 C，是防癌抗癌的首选果蔬。新鲜番茄加少许油脂加热烹调后可以释放 5 倍以上的番茄红素，熟食比生食的番茄红素的吸收率更高。

18. 花椰菜

花椰菜含有异硫氰酸盐化合物和微量元素，具有抗氧化功效，长期食用花椰菜可降低直肠癌、乳腺癌及胃癌等癌症的发病率。花椰菜内还有多种吲哚衍生物活性物质，该物质能降低雌激素水平，减少乳腺癌的发病率。花椰菜中还含有萝卜子素，萝卜子素能提高致癌物解毒酶的活性，预防癌症的发生。花椰菜还含有类黄酮化合物，具有保护心血管系统的功效。类黄酮化合物可以防止感染，是最好的血管清理剂，能够阻止胆固醇氧化，防止血小板凝结成块，能够降低血栓形成，从而可以减少心脏病与卒中的发生危险，降低冠心病的死亡率。而花椰菜是含有类黄酮最多的蔬菜之一。另外花椰菜中还含有二硫酚硫酮，二硫酚硫酮能美白肌肤，其降低形成黑色素的酶及阻止皮肤色素斑的形成，经常食用还可滑润开胃。

随着生活水平的不断提高，时下很多人，都成了"无肉不欢"一族，肉食类的摄入量远远大于蔬菜。这样错误的饮食习惯，长期沿袭下来，势必就会引起很多慢性疾病的发生，如肥胖、三高、糖尿病、心脏病、痛风、心脑血管疾病等。多吃蔬菜对患有乳腺疾病的患者好处多多，可以增强体魄，还可以缓解症状，对于疾病的治疗起到很好的辅助作用。健康人在日常生活中多吃蔬菜也是百利而无一害，可以强身健体、保持血管弹性、润泽皮肤、延缓衰老和防癌、抗癌等。

19. 洋葱

因为洋葱中富含类黄酮，类黄酮具有防癌、抗癌的作用。相关研究认为，洋葱中的类黄酮具有抗氧化活性，在抗癌方面有一定的重要作用。在抑制肿瘤的发生和发展方面，洋葱油具有良好效果。健康人适当食用洋葱可降低患乳腺癌的危险性。洋葱还富含微量元素硒和肽，硒和肽能促进机体产生大量降低癌症发生率的谷胱甘肽，硒还能抑制癌细胞的生长和降低致癌物的毒性。

第三节　谷物篇

1. 薏苡仁

薏苡仁是一味中医常用的重要药材之一，性甘、淡，微寒。归脾、胃、肺经。中医认为，薏苡仁具有健脾、利湿、清热、补肺的功效。近年来，有研究发现，薏苡仁对于由病毒感染所引起的赘疣以及癌肿有一定的治疗价值。薏苡仁中的薏米酯是一种抗癌物质，对癌细胞有抑制作用。正常健康人常食薏苡仁食品，既可化湿利尿，又可使身体轻捷，还可减少患癌症的概率。薏苡仁能显著促进健康人末梢血单核细胞产生抗体，促进淋巴细胞转化，增强体液免疫。故患者食用薏苡仁后不仅可以疗病，且可增强体质。而且薏苡仁富含膳食纤维，有预防高血脂、高血压、卒中及心血管疾病的功效。著名抗癌中药康莱特的主要成分就是薏苡仁的提取物。

2. 玉米

一直以来，玉米处于低档食物的地位，这其实是一种非常错误的认知。玉米性平、甘、淡，入脾、胃二经。玉米中的维生素含量非常高，是稻米、小麦的 5～10 倍，在所有主食中，玉米的营养价值和保健作用是最高的。玉米中含有的维生素 B_2 等高营养物质，对人体是十分有益的。玉米中含有大量的卵磷脂、亚油酸、谷物醇、维生素 E，对预防高血压和动脉硬化有益。玉米不仅可以防治高血压动脉硬化，而且具有非常显著的抗癌作用。玉米中所富含的谷胱甘肽，在硒的作用下可以生成谷胱甘肽氧化酶，能够催化有机过氧化物的还原过程，使得化学反应的致癌物质失去其活性。植物纤维素能加速致癌物质及其他毒物的排出，多吃玉米还能抑制抗癌药物对人体的副作用。此外，玉米中还富含赖氨酸、镁、硒、胡萝卜素等，上述物质对于乳腺增生患者都具有非常好的食疗作用。

3. 麦麸

麦麸即为麦子加工时所脱下的麸皮，通常被人们视为不值钱的贱物。性甘、寒，入脾、胃二经。现代研究证明，麸皮不仅能够治疗糖尿病、血脂及血胆固醇过高、肥胖症、便秘、龋齿等疾病，而且具有非常显著的抗癌作用。麦麸中含有丰富的纤维素，纤维素是一种不易于被人体消化的物质，在消化道内可堆积成很大的体积，从而能够稀释寄生于肠道内的多种致癌物质，同时还可促进排便，因此减少了致癌物与肠道接触的时间。此外，麦麸中含有的大量纤维素可促进脂肪与氮的排泄，对临床常见的纤维缺乏性疾病的防治作用意义重大。

4. 山芋

山芋性、甘平，入脾、胃二经。山芋内含有十分丰富的胡萝卜素，每 100g 山芋中含有约 13.1mg 的胡萝卜素，该比例远远超过其他谷类和豆类食物，即使与富含胡萝卜素的绿色蔬菜相比也丝毫不逊色。胡萝卜素乃是维生素 A 的前身，在人体内能够转化成维生素 A，而维生素 A 可以维持乳腺、子宫、前列腺、气管、支气管、胆管、胰管、肾、胃肠、膀胱、睾丸及皮肤等组织的正常分化，防治这些组织发生癌变。此外，山芋中亦含有十分丰富的纤维素，山芋所含纤维的量相当于米面的 10 倍，其质地细腻，不伤肠胃，能加快消化道蠕动，有助于排便，清理消化道，现有研究证实，纤维素有显著的抗癌功效。此外，山芋中含有丰富的黏液蛋白，能保持消化道、呼吸道、关节腔、膜腔的润滑和血管的弹性，可以防止肝及肾脏等器官结缔组织的萎缩，以减缓人体器官的老化，提高机体免疫力。

5. 亚麻籽

亚麻籽性甘、平，归肝、胃、大肠经。亚麻籽有很强烈的坚果味道，其内部含有两种物质——木酚素和 OMEGA-3 脂肪酸，可以帮助机体防治乳腺癌。一项由 3000 多名女性参加的研究显示，经常食用含有大量木酚素食品的女性比其他女性罹患乳腺癌的概率低 33%。在日常生活中，只需在你的早餐谷物里或是午餐饭盒中加入 1 茶匙左右的亚麻籽油，亦可用亚麻籽油做沙拉的调味剂使用，都可以帮助机体增加木酚素的摄入，从而降低乳腺增生癌变的风险。亚麻籽不仅能预防癌症，还能调节脂质代谢、降低血糖、降低血脂水平、改善心脑血管疾病。另外亚麻籽也是一种极好的赖氨酸、组氨酸的来源，对提高人体的免疫功能具有一定的作用。亚麻籽油还含有维生素 E，维生素 E 是一种强有效的自由基清除剂，有延缓衰老和抗氧化的作用。目前，亚麻籽的营养功效得到世界各地人的广泛重视。

6. 大豆

大豆性甘、平，归脾、大肠经。大豆营养全面，含量丰富，其中的蛋白质不仅含量高，而且质量好。大豆中富含的油酸及亚油酸，具有降低胆固醇的作用，对于防止血管硬化、高血压和冠心病大有益处。大豆还含有丰富的磷脂、胆碱等对神经系统有保健作用的物质以及维生素 E 等抗衰老物质，对防治老年性痴呆和记忆力减退有特殊功效。中医认为，黄豆有健脾开胃、润燥消水、排脓解毒、消肿止痛等功效。近年来的研究认为，大豆中富含异黄酮，异黄酮为植物生物活性素，它与雌激素的分子结构非常相似，能够与女性体内的雌激素受体结合，对雌激素起到双向调节作用。对于低激素水平者可起到雌激素样功能；对于高激素水平者可产生抗激素功能，对乳腺增生起到辅助治疗作用。大豆中还含有微量元素硒，它能与细胞内的活性物质一起防止细胞膜受损，能使某些致癌物质的代谢活性下降。

人们对于吃饭的观念应随着科学的发展而更新，日常生活中不一定只吃精白米或是面食，应该有意识地选用上述粮食调剂，从而保持有利于身体健康的饮食习惯。

第四节　水果篇

1. 西瓜

西瓜作为传统中药中具有清热解暑、除烦止渴功效的治疗要药，其汁水中富含瓜氨酸、谷氨酸、丙氨酸、精氨酸、维生素 B、维生素 C、β-胡萝卜素、苹果酸、腺嘌呤以及葡萄糖等多种营养成分。西瓜中含有十分丰富的维生素 A，平均每 100g

的西瓜中约含有 590 个国际单位维生素 A，远高于其他水果。美国癌症学会建议，每日应多食蔬菜和水果，推荐的防癌剂量为 500 个国际单位。换句话说，若每日能够吃 1kg 的西瓜就能够远远超过这个防癌剂量。因此，多食入西瓜，可以帮助乳腺增生患者和健康人多多摄入天然的维生素 A 以防癌。

2. 猕猴桃

中华猕猴桃，又名藤梨。其果实中约含有脂肪 0.3%、蛋白质 1.6% 及糖 11%。每 100g 的食用部分中维生素 C 的含量更是高达 300mg，该含量是柑橘的 5～8 倍、苹果的 20～30 倍。猕猴桃的果实中还含有人体所必需的抗癌物质及多种氨基酸，具有增强体质和保护心脏的功能。此外，果实中富含的有机碱能够中和人体内多余的有机酸，帮助维持机体内部的酸碱平衡，可以减轻疲劳、恢复体力，因而猕猴桃已被用作恶性病患者和航天、井下以及高原等特种作业人员的特需营养品。因为维生素 C 具有抗癌作用，日本研究学者曾于 1985 年 7 月份的《汉方研究》中发文指出：猕猴桃的果实中富含半胱氨酸蛋白酶，这种酶可以完全分解食入的动物蛋白，使之变为易于人体消化吸收的形式，减轻机体消化负担的同时能够增强细胞活性，使癌症不易发生。

3. 柚子

柚子中的主要成分为柚皮苷、新橙皮苷、枳属苷、维生素 C、维生素 B_1、维生素 B_2、胡萝卜素以及钙、铁、磷等无机盐。柚子属开胃食材，具有芳香健胃、消食化痰以及行气解酒的功能，最为特别的是其具有抗癌的功效。由于柚子自身的低热量优势，使之成为最适宜肥胖型乳腺增生及乳腺癌患者的饮食佳品。日本研究学者早于 1982 年第 2 期的《生药学杂志》中这样报道：中草药的成分中，能够在抗致癌要菌及其毒素方面作用最强的是陇牛儿醇，而该物质恰恰是柚子皮中的主要成分。因此，现在的日常食材中多推荐以柚子皮作为原料制成的佐制餐，该餐不仅能够抑制食物中的致癌物质，且具有非常好的"消食快膈，散愤懑之气"的功效。

4. 柠檬

柠檬不仅能为人体提供必需的氨基酸、蛋白质、维生素、矿物元素等营养物质，而且含有丰富的生物活性物质，具有消炎、杀菌、降血压、降血脂、抗氧化和抗癌等功效。据现有的文献报道，柠檬的抗癌功效离不开其中的类黄酮、柠檬苦素类物、单萜类、香豆类等多种生物活性物质。黄烷酮是柠檬中含量最多的类黄酮，约占类黄酮总量的 80%，其中橙皮苷、柚皮苷和圣草次苷在柠檬黄烷酮中占较大比重。组织培养、癌症细胞体外培养实验和动物研究的证据表明：橘皮苷可以预防癌症，主要起作用的是橘皮苷经口服后分解生成的橘皮素。此外在柠檬中具有抗癌作用的黄酮主要是地奥司明，它可以抑制化学诱导癌变。有研究还发现川皮苷和橘皮素可以抑制多种癌细胞的生长，包括脑肿瘤、胃癌、乳腺癌、结肠癌等细胞。因此，用洗干净的带皮柠檬为菜肴调味、用来煮汤、烤制食物、拌入酸奶或热茶中，都是不错的吃法。

5. 山楂

山楂别名棠棣、红果、北山楂、绿梨，起源中国，共有一千多个品种。山楂的叶子、果实、核及根都含有丰富的药用作用。山楂性酸、甘、味温，归脾、胃、肝经。《本草纲目》载："山楂有健胃、补脾、消食积、行结气、活血、散瘀、助消化之功能。"现代研究证实，山楂中不仅含有山楂酸、黄酮、解脂酶等，具有调脂、降压、抗动脉粥样硬化的作用。还有报道称山楂具有抗艾滋、抗菌等功效。目前医学界对山楂抗癌的研究报道也逐渐增多，指出山楂成分中的山楂酸具有抗癌作用。山楂中的鞣质、维生素 C、黄酮、花色素和三萜类物质等具有抗癌作用。又因山楂中含有大量有机酸，所以胃酸过多、胃溃疡的人最好就不要食用山楂，其他人群也尽量不要空腹食用山楂。另外，建议食用山楂每天不要超过 50g。

6. 龙眼

龙眼在我国栽培历史悠久，主要分布于福建、广东、广西、四川和台湾等省，是我国南方的特色水果。龙眼中含有丰富的糖类、脂类、皂苷类、多肽类、多酚类、挥发性成分、氨基酸及微量元素等，具有较好的生物活性。《本草纲目》中记载"食品以荔枝为贵，而资益以龙眼为良"，认为龙眼肉具有开胃健脾、补虚益智的功效。可用于治疗心血不足、脾虚泄泻、自汗盗汗、失眠健忘等症状。近年来，经对其生物活性物质的研究发现，龙眼肉水提物具有提高细胞免疫功能的作用，龙眼多糖能显著抑制肿瘤生长。

7. 番木瓜

番木瓜，又称为番果、万寿果、木瓜，生命周期相对较短，番木瓜中含有丰富的营养物质，如糖类、蛋白质、维生素、木瓜酶、有机酸、高纤维以及钾、钙、镁、铁和硒等矿物元素。据报道，番木瓜中富含 17 种以上人体必需氨基酸，维生素 C 含量高达 50mg/100g，有显著的预防心血管疾病和抗肿瘤的功效。番木瓜籽中的 BITC 对癌症的抑制大多体现在其对蛋白质的影响，还有文献指出 BITC 可通过多种信号传导途径参与抑制肿瘤细胞生长的过程。总之，番木瓜籽中的 BITC 具有杀死癌细胞的作用，而且可以在不破坏体内正常细胞的同时使癌细胞凋亡，对常见的致死率极高的宫颈癌、肺癌、乳腺癌、消化道癌症、肝癌及胰腺癌等都有一定的抑制作用。但番木瓜籽不可生用，现多加工制成饮品等。

第五节 药膳篇

1. 日常药膳篇

（1）取山楂 30g，切片晒干，用以煎水代茶。此外，尚可加少许荷叶一同煎水代茶饮用。或取山楂 15g、金银花 15g 以及菊花 15g，煎水代茶饮。以上 3 种煎水饮品均具有降脂的功效。适用于乳腺增生症中乳房肿胀的患者。

（2）山慈菇 30g。可用水煎；或切片晒干，于盐水中浸泡后生食。适用于乳房肿块伴腺纤维瘤的患者。

（3）白果。每日于早、中、晚各服用 1 粒。白果的选择，宜选用中秋节前后产出的新鲜白果，半青带黄，摘下后不用水洗，亦不可去其柄，随即浸入豆油或者菜油之中，浸泡时间以 3 个月为宜，3 个月后即可食用。白果有小毒，若食之必须依照上述方法进行炮制，且服用量不能随意增加。适用于乳腺增生患者伴咳嗽痰多者。

（4）取肉苁蓉 30g、羊肉 100g，洗净后切片，加于大米中适量，煮粥食用。可适当放少许食盐及味精调味后食用。适用于乳腺增生患者伴有腰酸带多者。

（5）取杜仲 60g，黄鳝 3 条去内脏洗净后备用，加入适量清水以煲汤，佐以少许油、食盐以及黄酒调味。饮汤而食黄鳝。适用于乳腺增生患者伴有腰酸、头晕者。

（6）取红萝卜 100g，洗净切片备用。另准备红枣 10 枚。加入 3 碗左右的清水煮至 1 碗半，于 1 日内分 2～3 次饮用。适用于乳腺增生患者伴咳嗽痰多者。

（7）取冬瓜 200g、薏苡仁 30g。煎汤代茶。每日或隔日饮用 1 次。此外，冬瓜和薏苡仁亦可加少许糖或食盐调味后食用。适用于乳腺增生患者伴有水肿者。

（8）取菟丝子 30g、淫羊藿 30g、去毛洗净后的猪尾 1 条。将上述食材放入砂锅内，加水后用文火煮熟，佐以少许食盐调味后食用。适用于乳腺增生患者伴腰酸、月经紊乱者。

（9）取海带 30g、大头菜 15g。洗净后，均切成丝，经油炒制后食用。对乳腺增生患者的结块具有软坚散结的功效。适用于乳腺增生患者乳腺结块质韧不消者。

（10）取海带丝 100g 放入锅内煮之，煮至水沸腾后捞出备用。拌以佐料用于凉食。尤适用于乳腺增生气滞痰凝型患者服用。

（11）取百合 30g、生山楂 30g、生麦芽 30g。加水煮以饮汤。适用于乳腺增生患者伴乳房胀痛者。

（12）取仙鹤草 30g。佐以白糖适量。泡茶，频频饮服。适用于乳腺增生患者乳痛较甚者。

（13）取山楂 75g、青皮 10g。佐以白糖适量。前两味中药煎水后去渣滓，加入白糖后调匀饮用。尤适用于乳腺增生肝郁气滞型患者。

（14）取益母草 50g、佛手 15g、鲜芹菜 250g。煎水代茶饮，频频服之。尤适用于乳腺增生肝郁化火型患者。

（15）取完整的核桃仁 1 个、八角茴香 1 枚。于每日 3 餐前嚼烂后吞下。或取百合 30g、山楂 30g，共加入水中煎汤代茶饮服。适用于乳腺增生患者伴有乳房胀痛明显者。

（16）取白玫瑰花 175g，白酒 500mL。将玫瑰花浸泡于白酒中，然后密封。1 个月后即可开启饮用。每次约饮 15～20mL，每日 1 次。适用于女性预防乳腺增生者。

（17）海带鳖甲猪肉汤。海带 65g（用清水洗去杂质，泡胀切成块）、鳖甲 65g（打碎）、瘦猪肉 65g。一起煮成汤，最后加入少许的盐和麻油调味即可。每日分 2 次温服，并吃海带。适用于各类型的乳腺增生患者。

（18）肉苁蓉归芍蜜饮。当归 10g、芍药 10g、柴胡 5g、金橘叶 10g、半夏 10g，分别除去杂质、洗净后晾干或切碎，然后一同放入砂锅之中，加入适量的水，浸泡片刻，煎煮 30min 左右，用洁净的纱布进行过滤，取汁放入容器中，待其温热后，加入 30mL 蜂蜜，搅拌均匀即可。分上、下午 2 次服用。适用于各类型的乳腺增生患者。

（19）香附路路通蜜饮。香附 30g、路路通 30g、郁金 10g、金橘叶 15g。将上述中药材洗净后入锅，加入适量的水，煎煮 3min 后，去渣取汁，待药汁转温后，加入 30mL 蜂蜜，搅拌均匀即可。分上、下午 2 次服用。适用于各类型的乳腺增生患者。

（20）枸橘李粉方。将 100g 的枸橘李晒干或烘干，研成细粉，装瓶备用。每日 2 次。每次取枸橘李干粉 5g，用适量的黄酒兑入温开水，调匀后送服。适用于各类型的乳腺增生患者。

2. 软坚散结类药膳食谱篇

◁ 夏枯草卤牛肉

【食材】夏枯草（50g）、牛肉（800g）、山楂（40g），清水、黄酒、生姜、蒜、葱、食盐适量。

【烹调方法】夏枯草洗净切段备用；将牛肉洗净后，去除多余的脂肪和筋膜，切成大方块备用；将山楂洗净后切片备用。将备好的夏枯草段、牛肉块、山楂片共同放入砂锅中，加入清水、黄酒、葱、生姜、蒜以及食盐。先用大火煮开，保持煮开状态 5min 后，转为小火继续煮，煮至汤水收干、牛肉烂熟即停，方可食用。

【功效】软坚散结、清肝化瘀。夏枯草性味属辛、苦、寒，入肝、胆经；具有软坚散结、清肝火、化瘀毒的功效；临床上常将其用作治疗肝郁化火、头痛目眩、热毒感染之良药；现已作为清热解毒、软坚散结的代表型中药广泛应用于各类癌症、肿瘤以及白血病的临床治疗中（近来研究表明，夏枯草中的熊果酸和齐墩果酸为主要抗癌活性成分。并认为抗增殖和诱导肿瘤细胞凋亡是夏枯草的抗肿瘤作用之一）。山楂可活血化瘀、健胃消食，具有降压降脂、杀菌抗癌的功效，在此药膳中发挥促使牛肉烂熟的作用。本药膳营养丰富，且制作过程简单易懂，老少皆宜，其软坚散结和抗癌防癌的作用明显，可帮助乳腺增生患者消散肿块并降低癌变的风险。

◁ 海带扇贝蒸肉卷

【食材】 海带（100g）、鲜扇贝肉（50g）、猪肉末（50g）、胡萝卜（50g）、卷心菜（50g），黄酒、生姜、葱、食盐适量。

【烹调方法】 将海带洗净后，切成长方形备用；将鲜扇贝肉洗净其内部的泥沙后备用；胡萝卜去皮后剁碎备用；卷心菜洗净后剁碎备用。将备用的扇贝肉、猪肉末、胡萝卜及卷心菜共同放入碗中，加入适量的黄酒、生姜、葱、食盐后，混合搅拌至均匀，作为肉馅备用。取适量的肉馅放入长方形的海带中间，将海带从一端卷起，包裹肉馅，再将卷好的海带卷的两端折起，用牙签穿过两端，防止肉馅漏出即可。将制好的海带卷摆放入蒸屉上，先用大火煮沸，后转为小火蒸至肉馅熟透即可食用。

【功效】 养胃消食，软坚散结。扇贝性味甘、咸，具有滋阴补肾、软坚散结、消食养胃之功效。药理学研究证明，扇贝的生殖腺中含有抗癌物质，且已经通过小鼠移植肿瘤的实验治疗获得明显的效果。本药膳营养丰富，口味鲜美且制作过程简单易懂，老少皆宜。可以发挥其软坚散结、抑癌抗癌的功效，此外还能滋补身体、扶正固本。

◁ 荸荠香菇烧海参

【食材】 荸荠（100g）、香菇（50g）、鲜芦笋（50g）、胡萝卜（50g）、水发海参（150g），清水、鸡汤、植物油、生姜、葱、白糖、醋、食盐适量。

【烹调方法】 将荸荠洗净后去皮，切成小方块备用；将鲜芦笋和胡萝卜洗净去皮后，切成小方块备用；香菇经温水浸泡过后，洗净切成小方块备用；海参洗净肠腔后，切成小块备用。铁锅放油，再放入生姜、葱煸香，待油热后放入备好的海参、荸荠、芦笋、胡萝卜及香菇，一同爆炒；炒至半熟后，放入鸡汤，改用小火炖之，至汤汁收尽，海参、荸荠、香菇等食材熟透即可。

【功效】 软坚散结，养胃消食。海参营养非常丰富，口感颇佳，具有软坚散结的功效，其具有很强的细胞毒性及鱼毒，能抑制癌细胞，有提高人体免疫力和抗癌杀菌的作用，抗腐能力强。其中所含的硒，能抑制癌细胞及血管的生长，具有明显的抗癌作用，是乳腺增生及肿瘤患者的适宜药饮食材；荸荠清热化痰、止渴生津；芦笋则清香爽口，属名贵蔬菜；胡萝卜富含丰富的胡萝卜素，与香菇同属于营养非常丰富的蔬菜。本药膳可以作为日常的饮食菜肴，供乳腺增生及各类肿瘤患者服用。既开胃养人，又能够软坚散结、防癌抗癌。

◁ 牡蛎灵芝煲

【食材】牡蛎肉（30g）、灵芝（50g）、鲜虾仁（30g）、香菇（30g）、薏苡仁（30g）、玉兰片（30g）、莲藕（50g）、胡萝卜（50g）。鸡汤、清水、生姜、葱、蒜、食盐适量。

【烹调方法】牡蛎肉洗净内里泥沙备用；灵芝、香菇用温水泡开后，洗净切成条状备用；鲜虾仁去皮洗净备用；玉兰片洗净切条备用；薏苡仁淘洗干净备用。首先，将灵芝、香菇、薏苡仁、莲藕、胡萝卜放入砂锅中，再加入鸡汤、清水、生姜、葱、蒜。先用大火将之烧开后，改为小火慢煲；等到薏苡仁、莲藕等食材将熟之时，再放入牡蛎肉、虾仁、玉兰片，继续用小火慢煲至汤汁收尽即可食用。

【功效】软坚散结，滋阴养胃、健脾利湿。本药膳营养价值颇高，且色、香、味俱全，不燥不腻，具有软坚化痰、滋阴生津、利湿消肿、养胃健脾、防癌抗癌的功效。牡蛎肉浸出物之所以对癌症有抑制作用，研究认为是因为它含有谷氨酸、半胱氨酸和牛磺酸等氨基酸成分，它们系谷胱甘肽的前体，能在生物体内促进谷胱甘肽和谷胱甘肽–S–转氨酶的生物合成。而谷胱甘肽能快速清除致癌的重要因子——活性氧，即自由基过氧物，故有预防癌症发生的作用。此外牡蛎肉浸出物还能解除抗癌药阿霉素对心脏所产生的毒性作用。

◁ 杏仁半夏猪肉煲

【食材】鲜猪肺（500g）、南杏仁（12g）、清半夏（15g）、薏苡仁（30g）、胡萝卜（30g）、白萝卜（50g）。黄酒、生姜、葱、蒜、香油、清水、食盐、胡椒粉、醋适量。

【烹调方法】将鲜猪肺洗净后，放到沸水中烫煮5min左右，切成细条状，放入砂锅中备用；将南杏仁、清半夏、薏苡仁洗净，放入纱布袋中封口后备用；胡萝卜、白萝卜洗净后去皮，切成细丝备用。将包好的药袋、胡萝卜、白萝卜、生姜、葱、蒜、黄酒、香油、精盐、清水放入砂锅中，先用大火烧开，保持烧开的状态5min左右，再改用小火慢煲至猪肺烂熟、汤汁收尽即可。食用时，可加入胡椒粉和醋调味。

【功效】散结抗癌，滋阴润肺，补虚平喘。南杏仁无毒，性味甘、平，具有润肺补虚、滋阴平喘的功效，可用于治疗虚劳烦热。本药膳即是取南杏仁之滋阴润肺的功效。南杏仁、清半夏配以薏苡仁用以化痰消疲、散结抗癌、降火除烦、润肺生津。胡萝卜与白萝卜更是营养丰富、和胃理气的抗癌蔬菜，与猪肺同煲既可以提升猪肺的益气补虚、润肺化痰功效，又能够增强食欲与药膳的滋味。尤适用于乳腺增生患者伴有咳嗽痰多者。

◁ 鲨鱼翅灵芝汤

【食材】干鲨鱼翅（50g）、灵芝（30g）、冬菇（30g）、火腿肉（50g）、黄瓜（50g）、

胡萝卜（50g）。生姜、葱、食盐、胡椒粉、味精适量。

【烹调方法】将干鲨鱼翅预先用水发好，洗净备用（注意不要去除鱼翅中的骨刺）；灵芝、冬菇温水浸泡后，洗净切成条丝备用；火腿肉切片备用；黄瓜、胡萝卜洗净后，切薄片用。将鱼翅、灵芝、冬菇一同放入砂锅中，之后加入清水、生姜、葱、食盐，用大火煮开，后改用小火慢炖 2 小时，再将火腿、胡萝卜、黄瓜放入，继续慢炖 20min 即可。食用时，可加入胡椒粉和味精调味。

【功效】软坚散结，补益五脏，抗癌防癌。鲨鱼翅是八珍美食之一，营养非常丰富。因此，以鲨鱼翅作为主食材的药膳不但能抗癌防癌，而且还能够补虚扶弱，有着重要的康复保健价值。本药膳以软坚散结、补益五脏、化痰消肿的鲨鱼翅为主，配之以具有防癌抗癌作用的灵芝、冬菇、胡萝卜和黄瓜，使其食疗的作用效果得到增强。

◁ 牡蛎海带汤

【食材】牡蛎肉（50g）、海带（100g）、香菇（30g）、胡萝卜（60g）。生姜、葱、蒜、食盐、清水、味精、胡椒粉、香油适量。

【烹调方法】将牡蛎肉洗净泥沙后备用；海带洗净后，切成细丝备用；香菇用温水浸泡后，洗净切成长条备用；胡萝卜洗净后，切成细丝备用。将海带与香菇、胡萝卜一同放入砂锅中，加入清水、生姜、葱、蒜、香油、食盐，用大火煮沸后，改用小火继续慢炖，待海带煮至将熟后，再放入牡蛎肉，煮至海带烂熟即可。饮汤食牡蛎、海带，亦可依据个人口味加入适量的味精或胡椒粉调味。

【功效】软坚散结，清热解毒。本药膳在食用时，由于海带咸寒，不易于消化，乳腺增生患者应每餐少食，且在炖煮的过程中要保证海带已经煮烂。若患者有胃肠虚寒、腹泻便稀的症状应当慎用本药膳。海带烹制时，要注意多洗多泡，不要太咸。

◁ 白芥子甲鱼汤

【食材】甲鱼（350g）、白芥子（12g）、紫苏子（12g）、莱菔子（15g）、海带（50g）。清水、鸡汤、黄酒、生姜、葱、蒜、胡椒、食盐适量。

【烹调方法】将甲鱼宰杀后放血，去除内脏、爪甲，并将背壳、腹板剔除，留下裙边，将甲鱼肉切成小块备用；将白芥子、紫苏子、莱菔子装入纱布袋中扎口，制成药袋备用；海带洗净后，切成小方块备用。将甲鱼块和海带放入砂锅内，再放入药袋，加入鸡汤、清水、黄酒、生姜、葱、蒜、胡椒、食盐适量。先用大火煮沸，保持沸腾状态 5min 后，改用小火慢煲，至甲鱼和海带烂熟即可食肉喝汤。

【功效】软坚散结，定喘润肠。白芥子、紫苏子和莱菔子三子配伍共用，是中医药常用的传统经典方剂——三子养亲汤，该方主治气逆痰咳、喘肿脓毒、胸痛痞块等症。白芥子性味辛温，入肺经，能够通经络利气机，散寒痰消肿痛，可治阴疽散毒结。紫苏子可定喘化痰，润肠下气。莱菔子能够消食除胀、理气化痰、下气宽肠。海带能够软坚散结、抗癌防癌。甲鱼可滋阴益肾、消痞散结，降虚火热毒，增强机体免疫功能，有抑癌抗癌的作用。本药膳能够补益身体，软坚散结。但白芥子辛散燥烈，易伤阴破气，所以性寒下滑。而紫苏子、莱菔子亦是下气破气之物，因此若患者伴有脾胃虚寒、大便溏稀、久病体虚等应慎用。

◁ 海蛤肉拌鸡蛋羹

【食材】鲜海蛤肉（50g）、猪肉末（50g）、鸡蛋（120g）。生姜、葱、胡椒粉、食盐适量。

【烹调方法】取鲜海蛤肉洗净内部泥沙备用（将鲜海蛤放入水盆中吐泥沙，待泥沙吐净后，去外壳取肉，洗净腔肠内的食物和泥沙，剁成碎粒）；鸡蛋打入碗中，放入海蛤肉碎粒、猪肉末、生姜、葱、胡椒粉、食盐后，搅拌均匀，放入蒸锅中，蒸至蛋熟即可。佐餐食用。

【功效】软坚散结，生津润脏。海蛤性滋润而助津液，可润五脏而止消渴。不但含有人体所需的诸多营养物质，还含有抑制癌细胞生长的特殊物质——"蛤素"。因此，味道鲜美的蛤蜊肉已经被用来防癌抗癌了。本药膳清淡鲜美，制作过程简单方便，又易于人体消化吸收，软嫩滑口，老少皆宜。

◁ 海参紫菜粥

【食材】水发海参（100g）、紫菜（30g）、糯米（150g）、胡萝卜（50g）、白萝卜（50g）。生姜、葱、蒜、清水、白胡椒、食盐适量。

【烹调方法】将发好后的海参洗净内部泥沙后，切成小碎粒备用；紫菜温水泡洗干净备用；糯米淘洗干净备用；胡萝卜、白萝卜去皮洗净后，切成小碎粒备用。先将糯米、海参、胡萝卜、白萝卜放入砂锅中，放入清水、生姜、葱、蒜、食盐，用大火煮开，改为小火继续煮，粥熟时放入紫菜，稍煮片刻即可。

【功效】软坚抗癌，化痰利水。近年来，多项研究发现海参能够提高机体的免疫能力，抑制肿瘤细胞的发生发展，目前海参已被列入防癌抗癌食品家族。紫菜性味甘、寒、咸，具有软坚散结、利水消肿、化痰解热的功效。紫菜和海参合用，可以加强软坚散结、抗癌防癌的功效，丰富药膳的口味和营养。不过，软坚散结的海洋食品多为寒咸之品，故脾胃虚寒、身体虚弱、大便溏稀者不宜多食。此外，紫菜汤可加入适量的醋，以提味开胃、缓解咸寒之性。

◁ 海参灵芝鸡粥

【食材】水发海参（50g）、灵芝（25g）、冬菇（25g）、粳米（150g）、卷心菜（50g）。鸡汤、生姜、葱、蒜、食盐、香菜、胡椒粉适量。

【烹调方法】将水发海参洗净后，切成小碎粒备用；灵芝、冬菇用温水泡开，洗净后切成小碎粒备用；卷心菜洗净后，切成小碎粒备用。粳米放入锅中，加入鸡汤和等量清水，大火煮沸后，再加入海参、灵芝、冬菇，改为小火慢炖，再加入生姜、葱、食盐；待粥将熟之时，将卷心菜放入，亦可加入香菜和胡椒粉调味，继续煮至烂熟。

【功效】软坚抗癌，化痰利水。海参、灵芝、冬菇可软坚防癌抗癌，而且长期食用效果更佳。粳米、鸡汤滋润五脏、养生保健。卷心菜营养丰富，有报道称卷心菜中含有多达 15 种不同的抗癌物质，是理想的抗癌防癌蔬菜。此药膳营养丰富、味道鲜美、易于人体消化吸收，适用于乳腺增生患者长期服用，以防止增生组织癌变。

◁ 甘蓝紫菜鱼片粥

【食材】甘蓝（120g）、鲨鱼肉（100g）、紫菜（30g）、糯米（150g）。鸡汤、清水、生姜末、葱、蒜、醋、食盐、酱油、味精、香菜适量。

【烹调方法】将甘蓝洗净，切成碎粒备用；鲨鱼肉洗净，去除骨刺，切成薄片备用；紫菜用温水泡洗；糯米淘洗干净后备用。将糯米放入砂锅之中，加入等比例的鸡汤与清水。先用大火煮 10min 左右后，改用小火慢煮；煮至米粥 8 成熟时放入鱼片、甘蓝、紫菜，继续用小火慢煮至米粥烂熟。之后可依据个人口味放入胡椒粉、生姜末、葱、蒜、醋、酱油、味精、香菜、食盐等。

【功效】软坚抗癌，化痰利水。甘蓝不但是营养十分丰富的药食，俱优的蔬菜，还能够防癌抗癌。紫菜和鲨鱼肉亦是如此。既是美味的海鲜，又可软坚散结，同属抗癌佳品。糯米可和胃生津、益气补虚，用清水和鸡汤调味去腥、补益五脏。本药膳营养丰富，易于人体消化吸收，味道鲜美，口感醇厚，老少皆宜。适合经常食用。

◁ 海参橘皮扁豆粥

【食材】海参（50g）、扁豆（50g）、橘皮（20g）、薏苡仁（50g）、粳米（150g）。猪骨汤、清水、生姜、葱、食盐适量。

【烹调方法】将海参用水发好后，洗净泥沙，切成小碎粒备用；橘皮、扁豆洗净后，切成小碎粒备用；粳米和薏苡仁淘洗后备用。将粳米和薏苡仁放入砂锅内，再加入猪骨汤、清水、生姜、葱、食盐，用大火煮开后，放入海参、橘皮、扁豆，改用小火熬煮至烂熟，即可食用。

【功效】理气化痰，利湿消肿，防癌抗癌。橘皮可理气健脾、化痰散结。薏苡仁能够利水消肿，防癌抗癌。扁豆性味甘、平，入脾、胃二经，具有消暑止渴、解毒和中、利湿消肿的功效。扁豆煮粥乃是养胃健脾的传统药膳。近年来，药理学研究发现，扁豆还具备抗癌的作用。这是由于扁豆中含有的植物血细胞凝集素能够促进淋巴细胞转化为免疫杀伤细胞，可提高机体的免疫能力及防御肿瘤的能力，亦可使肿瘤细胞的表面结构发生变化，引发凝集反应，破坏肿瘤细胞。本药膳的营养丰富，芳香开胃，易于消化。

◁ 刀豆杏仁薏苡粥

【食材】刀豆（30g）、南杏仁（15g）、薏苡仁（50g）、糯米（150g）。白糖、清水适量。

【烹调方法】将刀豆、薏苡仁、糯米洗干净后，放入砂锅之中，加入清水熬煮成粥。先用大火煮至沸腾，保持该状态5min，改用中火熬煮至半熟，再加入南杏仁继续煮，至米粥烂熟即可。食用时，可加入白糖。

【功效】温中降逆，化痰散结。刀豆性味甘、平，可温中下气、降逆止呕、化痰平喘。药理学研究证明，刀豆内除了富含淀粉、蛋白质和脂肪等营养物质以外，还含有血细胞凝集素、刀豆氨酸、尿素酶等多种特殊成分，而且血细胞凝集素具有抗癌的功效。刀豆的血细胞凝集素可以凝集癌变的细胞，并对正常细胞无影响。南杏仁消肿、糯米和胃、白糖调味。本药膳能够降逆止呕、散结下气、利湿清热。

◁ 炒猴头菇花椰菜

【食材】鲜猴头菇（100g）、鲜椰菜花（150g）、大葱花（15g）、大蒜苗（15g）。植物油、酱油、味精、食盐适量。

【烹调方法】将鲜猴头菇用水浸泡过后，洗净切片备用；鲜椰菜花洗净后切片备用。将鲜猴头菇、鲜椰菜花放入锅中与植物油、食盐一起煸炒片刻，再放入清水煮至烂熟，最后放入大葱花、大蒜苗、酱油、味精调味。椰菜花煮的时间不宜过久。每日1次。7天为1个疗程。

【功效】解毒健脾，行滞消积。

◁ 猴头菇炖豆腐

【食材】鲜猴头菇（100g）、豆腐泥（200g）、木耳（20g）、香菇（20g）、菠菜（20g）、鸡蛋（50g）。生姜、葱、味精、食盐、干淀粉、植物油适量。

【烹调方法】将鲜猴头菇洗净切片，用食盐和味精腌渍，挂糊后油炸，捞出。葱、生姜用热油爆锅，放入猴头菇片，翻炒后勾芡，熟后上盘。干淀粉、香菇、木耳、菠菜剁碎后加入食盐、味精制成素馅，外用豆腐泥包好，入油锅炸至微微变黄，用小火加汤炖制，5min后捞出，周围摆放猴头菇即可。佐餐食用。

【功效】益胃助食，化痰理气。猴头菇味鲜美，兼有药食两用的功效。具有保肝、健脾、阳痿和助消化等多种功效。猴头菇除传统功效外，其抗肿瘤、抗溃疡、抗辐射和抗衰老等功效也成为近些年研究的热点。

◁ 酱香茄子

【食材】茄子（400g）、肉丝（100g）、植物油（75mL）。豆瓣酱、黄酒、清汤、生姜末、葱花、蒜泥、香醋、白糖、味精、水淀粉适量。

【烹调方法】将茄子去皮后，切成1.5cm左右的长条备用。炒锅放油烧至7成热，将茄条放入炸至金黄色后捞出；放入肉丝，过油后盛出备用；锅内留油，放入葱花、生姜末、蒜泥和豆瓣酱煸出红色；再放入肉丝和茄条，加黄酒、清汤、白糖翻炒；最后放入味精，用水淀粉勾芡即可。佐餐食用。

【功效】消肿止痛，清热活血。国内外研究结果表明，茄子是抗癌能手，其体内所含的抗癌物质——龙葵碱是其他蔬菜的好几倍。茄子的抗癌作用不仅表现在龙葵碱的生理生化作用上，还表现在用于癌症的辅助治疗上，如癌症患者经常出现的发烧。将茄子煮熟后凉拌，供癌症患者食用，可退热。

◁ 斑蝥蒸蛋

【食材】斑蝥 1 只，鸡蛋（45g）。

【烹调方法】将生鸡蛋的一端敲出 1 个小洞，取连头足的斑蝥从洞口放入；将鸡蛋置于碗内隔水蒸熟即可。将鸡蛋与斑蝥同时服下，每日 1 次，14 天为 1 个疗程。

【功效】软坚散结，消肿止痛。值得注意的是，肾功能不全者慎用。斑蝥作为药用昆虫具有软坚散结之功效，因药力竣猛而具有良好的抗肿瘤效果。斑蝥抗肿瘤作用的活性成分为斑蝥素，其对于乳腺癌、卵巢癌、宫颈癌细胞、恶性黑色素、肝癌、骨肉瘤都有显著的抗肿瘤作用。

◁ 菝葜肉汤

【食材】菝葜（60g）、猪瘦肉（100g）。

【烹调方法】将菝葜放适量水后浸泡 15min；再放入猪瘦肉煮 60min。食用时可依据个人口味调味即可。

【功效】软坚活血，清热解毒。菝葜具有活血软坚、清热解毒的功效。菝葜对多种癌细胞均有一定的杀伤力和抗转移作用。通过 KIT-8 试剂盒与划痕实验等生物技术发现菝葜提取物可以有效抑制乳腺癌细胞 MDA-MB-231 的转移。此外，现代药理研究发现菝葜还有一定的抗炎、抗氧化、降脂作用。

◁ 海藻昆布汤

【食材】海藻（40g）、昆布（40g）、黄药子（15g）。

【烹调方法】将海藻、昆布、黄药子洗净后，放入适量的水，煎煮 30min，依照个人口味放入调味品饮服。

【功效】软坚散结。昆布即便有软坚散结、消肿利水、润下消痰等保健功效。其中的昆布多糖具有调节免疫、抗肿瘤、调节血脂及血糖、抗氧化、抗辐射等多种生物活性功效。

◁ 韭菜牛奶羹

【食材】韭菜（250g）、生姜（25g）、牛奶（250mL）。

【烹调方法】将韭菜、生姜洗净后，切碎捣烂，用纱布绞取出汁液，放入锅中。再加入牛奶、水煮沸即可。趁热饮服。

【功效】温中散寒，滋阴补肾。便溏或饮食积滞者慎用，阴虚内热者忌服。

◁ 牡蛎香菇粥

【食材】牡蛎肉（30g）、香菇（30g）、火腿（30g）、粳米（150g）、紫菜（15g）。生姜末、葱、香菜、味精、食盐、酱油、胡椒粉适量。

【烹调方法】将牡蛎肉洗净剁碎后备用；香菇、紫菜分别用温水泡开洗净后备用（香菇剁碎）；粳米淘洗后放入锅中，加水后用大火煮开，再改为小火慢煮。将牡蛎肉、香菇碎末共同放入锅内，煮至将熟时，再放入紫菜与火腿肉，继续煮至米烂熟即可。可依据个人口味的不同，放入胡椒粉、生姜末、食盐、味精、葱、香菜、酱油。

【功效】软坚散结，防癌抗癌。本药膳营养价值丰富，味道鲜美，口感香醇，老少皆宜，适宜每天服用。

◁ 海蛤肉苡仁粥

【食材】鲜海蛤肉（50g）、薏苡仁（50g）、粳米（150g）。生姜、葱、香菜、胡椒粉、食盐适量。

【烹调方法】将海蛤肉洗净泥沙备用。薏苡仁、粳米洗净后，放入砂锅内，并加入清水适量，先用大火煮 5min，改用小火慢熬，待粥熬成 8 分熟时，放入洗净的海蛤肉，再继续用小火慢煮，待粥烂熟时，放入生姜、葱、香菜、胡椒粉即可。最后可依据个人口味放入少许酱油或食盐。

【功效】益气养阴，健体强身，防癌抗癌。本药膳制作工艺简单，口味鲜美，老少皆宜，适宜经常食用。

◁ 薏米粥

【食材】薏苡仁（50g）。白糖适量。

【烹调方法】将薏苡仁洗净后，加水煮烂成粥，加入少许白糖调味即可。每日 1 次，连服 30 天。

【功效】软坚散结，利湿清热。薏苡仁营养丰富，对于久病体虚、病后恢复期患者、老人、产妇、儿童都是比较好的药用食品，可经常服用。不论用于滋补还是用于治病，作用都较为缓和，微寒而不伤胃，益脾而不滋腻。

◁ 猪肝百合粥

【食材】猪肝（50g）、野百合（50g）。白糖适量。

【烹调方法】将猪肝烤干后，与野百合共同研磨成粉，放入少许白糖即可。每日 1 次，每次 4g。

【功效】保肝健脾，活血化瘀。

◁ 百合猪肚

【食材】猪肚 1 副、鲜百合（50g）、葱、姜、胡椒粉、食盐、味精适量。

【**烹调方法**】首先将猪肚切条放入盛有开水的砂锅里，加入葱、姜，盖盖子用大火煮开，煮开后换小火煮 30min，30min 后再把鲜百合放进去再煮 30min，煮好后开始调味，可加入胡椒粉、食盐、味精，搅拌均匀之后就可以出锅了。

【**功效**】滋阴安神，扶正养阴。百合集清和润于一体，既可以扶正又可以养阴，比如可以很好缓解放化疗期间患者心烦失眠的症状。猪肚体现中医食疗的以脏补脏，有很多帮助人体消化吸收的物质，因此猪肚和百合搭配可以缓解放化疗期间患者的消化道症状，同时可以加速营养物质的吸收，提高药膳的疗效。要注意百合偏寒偏凉，因此在有风寒感冒的时候不宜多吃，脾胃虚寒的患者要慎重，以免出现腹痛、腹泻的症状。

◁ 黄药子酒

【**食材**】黄药子（300g）、白酒（1500mL）。

【**烹调方法**】黄药子研磨成粉后，放入白酒中。将混合的药、酒装入小口罐内，再用石膏封其口。用火加热 10 个小时后，再放入冷水中浸泡 7 天 7 夜，启封后过滤即可。成人以每次服用 60mL 为宜，勤饮少饮，以不醉为度。

【**功效**】润肠健脾，活血化瘀。

第六节　关于乳腺增生患者日常饮食的一点合理化建议

1. 每日 1~2 份奶制品

目前，很多女性同胞和乳腺增生患者会担心奶制品可能会增加患乳腺癌的风险，然而实际上两者之间并没有什么联系。健康研究人员建议：女性每日应至少食用 1 份低脂奶制品，这样可以使更年期前患乳腺癌的概率降低 1/3。每日摄入 2 份奶制品（如脱脂牛奶和脱脂酸奶）是非常好的选择。

2. 每日 4~6 份高纤维食物

高纤维膳食意味着帮助患者减轻体重，从而起到降低乳腺增生转化乳腺癌的风险。研究发现，若每日食用大于 27g 的高纤维食物，那么该患者的雌激素要远远低于其他患者，而这些雌激素已被证实与乳腺癌密切相关。因此，专家建议食用全麦谷物作为早餐，全麦面包或者全麦苗条作为晚餐。而另外一个获取纤维的方法则是选用蔬菜豆子汤作为午餐，新鲜蔬菜蘸豆泥作为下午茶。

3. 每日 9 份以上的蔬菜和水果

研究显示，蔬菜和水果内富含植物化学物质，这些物质能够帮助抵御包括乳腺增生、乳腺癌等在内的各种疾病。俄勒冈健康科学大学癌症研究所的研究发现，每日食用 5 份以上蔬菜水果的女性比仅仅食用 1～2 份蔬菜水果的女性罹患乳腺癌的危险低 50%，这说明多食用蔬菜和水果可以大大降低乳腺增生转化为乳腺癌的风险。在任何可能的情况下获取蔬菜和水果，如在早餐麦片粥内放 1 把葡萄干，或者在下午茶时吃一点杏干。大多数的水果和蔬菜中仅含有低于 0.42kJ 的热量，因而不必担心摄入过量的问题。但是对于水果干却要特殊注意，5 枚西梅干中就含有 0.42kJ 里的热量，而 5 片杨桃干中就含有 0.65kJ 的热量。

4. 每周 2～3 杯的绿茶

虽然大部分人不喜欢绿茶的味道，但是若每周饮用 3 次以上的绿茶则非常有益处。绿茶能够减缓癌细胞的生长速度。南加州大学的一项研究发现，每周饮用 3～4 杯绿茶的女性比不饮用绿茶的女性患乳腺癌的风险低 40%。因此，对于乳腺增生患者来说，每周 2～3 杯的绿茶能够大大降低增生组织癌变的概率。

5. 每周 3～4 次的鱼类

建议食用的鱼类多为冷水鱼，包括三文鱼、金枪鱼、鳗鱼、沙丁鱼、大比目鱼、青鱼、鳕鱼。这些鱼类中富含大量的 OMEGA-3 脂肪酸，可以通过杀死早期的乳腺癌细胞来预防乳腺癌。研究发现，每日食用此类鱼类 50g 的女性比极少或者根本不食用此类鱼类的女性罹患乳腺癌的风险低 26%。该类鱼类一般比较昂贵，如若患者担心花费过高、无法承受，可以简单地于午餐的沙拉中加入 1 份三文鱼或者沙丁鱼罐头。每周不要食入多于 1.5kg 汞含量较多的鱼类，尤其是怀孕或哺乳期的女性，因为这会损害胎儿的神经系统。

6. 远离糖类

饮料和垃圾食品中的精制糖会打乱机体中的胰岛素水平。研究显示，身体中胰岛素水平过高的女性更容易引发癌症。偶尔食用并无大危害，如每周食用 1～2 次，或者吃巧克力，抑或是喝一些低脂的巧克力奶。

7. 拒绝酒精

酒精能够加重乳腺增生的病情进展以及增加罹患乳腺癌的风险，每日饮用 1～3 杯酒的女性患乳腺癌的概率比其他人高出 10%。营养学家建议，每人每周的饮酒量不宜超过 1～2 杯，如遇特殊情况不得不饮用更多的酒时，别忘记补充多种维生素及叶酸。这些矿物质能够将中等饮酒量（每日 1～3 杯）的女性患乳腺癌的危险降低 27%。

8. 关注有益于健康的脂肪

日前，在芥菜、橄榄油以及坚果中发现的单一不饱和脂肪已经被证实可以用来预防疾病。研究显示，经常摄取单一不饱和脂肪能够使罹患乳腺癌的风险降至 45%，非常适宜乳腺增生患者食用。另一方面，于海鲜、玉米、大豆、红花以及葵花籽油中发现的多不饱和脂肪能够使患乳腺癌的风险增至 69%。怎样选择食材才是最好的呢？保证每日摄取的热量中 20% 来自脂肪，而其中的大多数最好是单一不饱和脂肪。红肉中所含的动物脂肪和全脂乳制品同样能够增加罹患乳腺癌的风险，对于乳腺增生患者来说，最好的方法是放弃红肉。如若你确实喜欢食用红肉，可以每周摄入 1 次。常食富含单不饱和脂肪的橄榄油可降低发生乳腺癌的危险，其抗癌成分为橄榄油中所含的鲨烯。中老年妇女最好每天能用 2 茶匙清香的橄榄油浇入生菜或凉拌菜中食之，不仅有调脂、降压及美容的作用，还有预防乳腺癌的功效。地中海地区的妇女平素以食用橄榄油为主，其乳腺癌的发生率非常低。

9. 保持健康的体重

在成人阶段，体重超标高于 15kg 的女性在绝经期患乳腺癌的危险比其他女性高出 1 倍。女性怀孕期间同样需要控制体重，如果体重增加多于 10kg，而生育之后又没能成功瘦下来，那么这样的女性在绝经后患乳腺癌的风险要比其他女性高出 40%。如若每周能够坚持锻炼至少 1 个小时以上、出一点汗的女性，即使仅仅是散步，仍然比完全没有运动或室外活动的女性出现早期乳腺癌的危险低 35%。因此建议乳腺增生患者能够适当加强室外运动，保持健康的体重。

10. 改变饮食习惯

应少食油炸类食品、动物脂肪、甜食以及避免过多地进补以防止肥胖。要多吃蔬菜和水果类，多摄入粗粮。豆类中以黑豆和黄豆为最佳。此外，要多食核桃、黑芝麻、黑木耳以及蘑菇。维生素 A、维生素 B、维生素 E、维生素 D，矿物质硒、钙、碘、锌、钼和食物纤维可以起到抵消、中和、减少致癌物质的致癌作用，达到防癌、抗癌的目的。含维生素 C 丰富的食物：各种新鲜蔬菜和水果，如芥菜、香菜、青蒜、荠菜、菜花、柿椒、柑橘等。含维生素 A 丰富的食物：鸡肝、牛肝、鸭肝、猪肝、带鱼、蛋、胡萝卜、红薯等。含大蒜素丰富的食物有明显的抗癌作用，主要有大蒜、葱等。但抗癌食物的摄取并非多多益善，要适量应用，合理饮食是个重要的防癌措施。

（谷丽艳）

第六章　运动疗法

运动疗法是指患者根据疾病特点和患者自身状况，选择合适的功能活动和运动方法进行训练，以防治疾病、促进身心功能恢复为目的的一种治疗方法。运动的治疗方法是通过各种的运动锻炼和机体功能的练习来实施全身或局部的运动，以改善机体的生理功能并缓解疾病的某些症状，从而达到治疗疾病的同时强身健体的目的。诸多试验和研究表明，运动疗法能促进整体健康，增加心肺功能，改善抑郁，降低死亡率，提高生活质量。运动干预能对乳腺癌患者的生活质量产生有益的影响。在现已推行的各种自然疗法中，以运动疗法最能够锻炼患者的精神和意志，且调动患者的自身能动性，帮助患者树立积极乐观的心态与病魔做斗争，而疾病通常会在不经意的运动生活中悄然遁形。乳腺增生患者投身于运动锻炼中是一种积极的防治措施。长期坚持运动，形成良好的运动习惯，能够增强锻炼者的体质及机体免疫力，从而使人们精力充沛、精神焕发、远离疾患。运动疗法是乳腺增生患者的治疗方式中不可缺失的环节，可以帮助乳腺增生患者振奋精神，远离不良情绪。同时，我们坚信运动亦能够帮助乳房焕发健康光彩。

第一节　乳腺增生患者的运动常识

生命在于运动。运动总是跟高水平的健康生活联系在一起的，保持运动的良好习惯对各个年龄阶段人类的身体健康都有非常多的好处，特别是未患有或已经患有乳腺疾病的朋友。运动疗法有很多优点，疗效非常显著，是辅助患者增强体质、提高抗病能力、战胜病魔的强有力手段。运动疗法可以改善和维持运动器官的功能，促进新陈代谢功能的形成和发展，增加心肺功能，提高神经系统的调节能力，增加内分泌系统的代谢能力，着重进行躯干、四肢的运动、感觉、平衡等功能的训练，同时，运动疗法还有助于改善和增强呼吸循环系统、内分泌及神经系统功能，尤其是改善呼吸和循环系统的功能，使心功能指数上升，肺活量增加，减少心血管并发症的发生。运动能够充分调动乳腺增生患者的自身主观能动性，发挥其内心的积极情绪，通过机体局部乃至全身的运动，达到缓解甚至是消除现有的病理状态，帮助恢复或促进正常的生理功能。

1. 运动对乳腺增生患者的影响

运动之所以能够防治乳腺增生，是因为运动可以帮助防止锻炼者身体过于肥胖，运动能够调节神经与内分泌。正常人能保持比较稳定的体重的原因是：在神经系统和内分泌系统的调节下，合成与分解代谢相对平衡。而肥胖者的这种调节功能不健全，发生了代谢紊乱，合成代谢远远多于分解代谢，剩下的糖类、脂肪以脂肪的形式储存起来。而通过运动，神经系统和内分泌系统可以得到改善，有利于调节新陈代谢。运动增加脂肪和糖的消耗。人体从食物中摄入脂肪后，脂肪会在人体内分解为游离脂肪酸和甘油三酯，这两者接着进入到血液中，留存在脂肪细胞中。人体摄入的脂肪含量越多，脂肪组织就会越多。然而，当人体的运动量增加时，体内游离的脂肪酸和葡萄糖就会被消耗，给运动的肌肉组织提供热量，脂肪细胞不但不能储存还很可能被消耗掉一部分。运动还能减脂，从运动减肥机制来看，任何形式的运动都有可能消耗机体的能量，减少体内能量储存的主要物质——脂肪。虽然高强度运动消耗的能量物质主要是肌糖原，但糖和脂肪在体内是可以互相转变的，当糖原减少时，机体会动员脂肪成分转变为糖原，或者减少糖类物质转变为脂肪，最后总的结果仍然是脂肪的减少。运动能够降低患者的雌激素水平，而雌激素能够刺激乳房细胞的增长，增加乳腺增生的患病率及已增生的组织癌变的风险。有研究表明，女性于 30 岁之后，如若能够每天锻炼 1 个小时以上，其患乳腺增生等乳腺疾病的风险可降低至一半。

适当地参加体育锻炼是帮助乳腺增生患者康复的重要手段之一。经常进行体育运动能够激发机体自身的免疫机制，增强人体的自然抗病能力，有效地防止乳腺疾病的发生、发展及复发。此外，运动也促进体内多余脂肪的燃烧，可有效地减少高血压、糖尿病、冠心病等病的发病率。对于患有以上疾病的患者，可以有效地将血糖、血压控制在正常范围之内；还能增强机体内肌肉的含量，强壮的肌肉可以维持更多的水分，避免体内的水分丢失，可有效提高机体抗疲劳的能力。运动是机体加快代谢、发泄不良情绪的一种办法。经常运动可以使肌肉骨骼更加强壮，关节更加灵活，抗打击能力较强，较少发生骨折、拉伤、扭伤等疾病。此外，参加体育锻炼还能够帮助患者改善心情，提高患者的生活质量，使其能够保证每日充沛的精力及饱满的精神状态。因此，只要选择正确的、适合自己的锻炼方式及强度，就会为乳腺增生的患者带来意想不到的益处。

2. 乳腺增生患者应该遵循的运动原则

运动疗法有着自身的规律及特点，乳腺增生患者需根据自身的健康状况，使运动与健康能够有效地结合于一体。运动疗法应遵循以下几个原则。

（1）正确对待自身疾病，树立战胜病魔的信心：有些患者由于自身医学卫生知识的匮乏，对待病情常常抱着不正确的理解，因而对治疗产生了悲观失望甚至惊恐不安的心理，以致丧失了战胜病魔的信心。在这种情况下选用运动疗法，无法调动患者自发的积极心态，不能收到理想的治疗效果。

（2）要正确对待药物的作用：一部分患者完全不信任药物的治疗作用，相信运动疗法能解决一切问题；还有一部分患者则是迷信药物的疗效，不相信简单的运动疗法等自然疗法能够帮助自身提高抗病能力，从而战胜病魔。上述两种绝对的治疗态度都是十分不正确的。

（3）因人而异：运动疗法同样是因人而异的。每个人的年龄、性别、职业、体型的胖瘦、身高的高矮及病情都是不相同的。因此，每位选择运动疗法的患者都应当根据自身的实际情况来选择适宜自己的运动方式。

（4）运动要适度：适度的运动才有益于人体的身心健康，如若超过了这个度，则过犹不及。在实际的运动生活中，可通过控制运动的时间及运动的强度来掌控这个度。一般情况下，运动的时间可以限定在 30 ~ 60min 之间，或根据每个锻炼者的自身实际情况来决定；运动的强度则能够通过下述两种方法来自行测定：①谈话试验法：如若运动时出现了上气不接下气的现象，则说明运动的强度过大。在运动过程中，应以必须感觉到"有点疲累"的同时，又能跟周边的运动伙伴讲几句话为最适宜的运动强度。②自觉用力评分法：凡是运动，随着运动强度的加大，锻炼者的感觉会从"很轻松"和"比较轻松"到"有点累"和"比较累"，从而达到"很累"的阶段。运动过程中，如若能够达到"有点累"的程度，则说明你已经达到了有氧运动强度的要求，不需要再增加强度。

（5）因时而异：大多数的运动方式只要是条件方便都可以随时进行，但运动的时间长短不同，对锻炼者的身体所产生的影响也往往不尽相同。一个健康的成年人，其每分钟呼吸 16 ~ 20 次，1 天约吸入十多立方米的空气。而运动时，由于自身的代谢需求，吸入的空气通常为正常状态下的 2 ~ 3 倍之多。因此，锻炼时对于环境与时间的选择就显得尤为重要。为使运动锻炼能够达到最佳的效果，有必要研究一下适合自己的最佳运动时间，尤其是户外的运动。居住在城市中的人们通常会认为早晨的空气在经过一夜的沉淀后变得清新而洁净，这个时间段参加室外运动对人的身体最好。其实这种认知是不正确的。一般情况下，空气污染每天内有两个高峰期，一个为日出前，另一个则是傍晚。特别是冬季，在冷空气的影响下污染变得更为严重，有害气体要高出正常情况下的 2 ~ 3 倍。因此，每天的最佳运动时间是上午的 8 ~ 12 点以及下午的 2 ~ 5 点。此外，还应该根据每个人的具体病情来选择运动的具体时间，如伴有消化系统疾病的患者应避开饭前时间，而伴有失眠的患者应避免在黄昏前的时间进行运动等。运动锻炼并非一朝一夕的事情，需要每个人坚持不懈，保持住那颗参加运动的恒心。

（6）循序渐进：如果将超负荷原则理解为不断增加运动强度和运动量的话，那么，循序渐进原则就是科学地、逐步地增加运动强度和运动时间。循序渐进原则强调要根据自己对运动的适应程度，逐渐增加运动负荷，以便使身体机能稳步提高。人体在从事体育锻炼的过程中，身体机能的提高需要有一定的过程，因此，运动健身不要急于求成，而是要逐步提高，要确保运动中身体消耗的能量得到恢复，身体的疲劳得到消除，身体机能完全恢复并达到超量恢复水平。循序渐进原则就是要求体育锻炼者在运动后经过足够恢复时间，使身体对运动负荷完全适应，在超量恢复阶段增加运动负荷，取得最佳锻炼效果。如果超负荷原则控制得不好，没有掌握循序渐进原则，运动负荷增加过快，则会引起身体对运动的不适应，使疲劳不断积累，结果造成过度疲劳，不仅不能取得预期效果，而且可能出现伤害事故。

（7）全面发展：是指在运动锻炼中，要使身体各部位、各器官系统的机能水平都得到提高。身体机能的全面发展既体现在改善心肺功能和免疫能力上，又表现在提高有氧运动能力、肌肉力量、柔韧等身体素质上。要取得全面发展效果，就应当选择全身主要肌群参与的运动项目，如跑步、游泳、球类运动等。运动方式要多样化，体育锻炼时，不仅要选择健身走、跑步等有氧运动方式，同时也要选择力量练习、柔韧性练习，在发展心血管、呼吸功能的同时，也要使肌肉力量、柔韧和反应能力得到提高。运动方式多样化可以表现在每周运动健身方案中安排不同的运动内容，如每周一、三、五进行有氧运动，周二、周四进行球类运动，也可在每次体育活动中，安排不同练习内容，如进行以有氧运动为主的体育锻炼时，在准备活动中安排一些牵拉性练习，以提高柔韧性；在有氧运动后，安排力量练习，提高肌肉力量。要注意安排不同部位身体机能的协调发展。经常进行以下肢肌肉活动为主的跑步运动时，也要安排足够的上肢肌肉活动，如打篮球、羽毛球等。在进行以单侧活动为主的运动时，如网球、乒乓球、羽毛球等，要注意加强对侧肢体的活动，以确保身体全面发展。

（8）安全第一：安全性原则是指在体育活动过程中要确保体育锻炼者不出现或尽量避免出现运动伤害事故，这是运动健身的首要原则。不同年龄、不同性别和不同身体机能状况的人，在参与体育活动的全过程，都应当遵循安全性原则。应定期检查身体机能，以了解身体机能的变化，科学地调整运动健身方案。应保持稳定的运动负荷。科学的体育锻炼可以提高身体机能和运动能力，当身体机能和运动能力达到相对稳定水平时，运动健身方案也应当保持相对稳定，不能无限制地增加运动负荷。严格控制运动强度，规避运动风险。上班族人群平时工作繁忙，工作压力大，在体育锻炼时要量力而行。特别是一些平时没有锻炼习惯的人群，切忌一旦有时间就过量运动，这种突击性的体育锻炼容易导致运动伤害。生性活泼好动的患者，喜欢参加各种体育活动，特别是喜欢参加一些对抗性运动，这符合身心特点，对促进健康生活、养成良好的运动习惯非常有利。但是，一定要注意体育锻炼中预防运动损伤，在运动前要做好充分的准备活动，进行激烈的对抗性运动时要注意动作要领，做好自我保护，在整个过程中不要打闹或嬉笑。

3.乳腺增生患者应当如何运动

乳腺增生患者应该制定一个自己最能够适应的，同时对自身的生理、心理以及代谢等各方面均有益处的统一的运动计划。运动计划的制定主要针对下面两项内容。

（1）运动量的大小：目前，针对所推荐的运动强度、频率及时限要满足达到代谢和生理上的需求改善。一般情况下，乳腺增生患者可以参加中等强度的运动锻炼，但是若患者的年龄在 50 岁以上或有冠心病的临床症状或伴有冠心病的危险因素，则仅适宜参加轻度、中度偏轻度的体能锻炼。运动的强度等级可参照下列的公式进行评估：运动后，运动者的心率达到最大心率的 50% 为轻度，50% ~ 70% 为中度，高于 70% 则为剧烈运动。在计算脉率时，要特别注意运动者是否服用了能够影响心率的药物。在运动的过程中，运动量应该循序渐进、由小渐大，以运动者的耐受度为宜。运动的频度应以每日 1 次为宜，每次 30min 为最佳。每次运动时均应该注意：运动前要保证 3min 的"热身运动"，以确保你的身体已经舒展开并为接下来的运动做足了充分准备；之后加速使你的运动量达到自己设定的预期要求，时间保持在 30min 为宜；最后进入恢复期，运动后应准备 3min 的松弛运动来放松在运动时造成紧绷的肌肉，调试紊乱的呼吸。上述方法仅适用于体质条件尚佳的乳腺增生患者，以每日 1 次的中等量运动为佳。无条件者，亦可每周运动 3 ~ 5 次。

（2）运动种类的选择：乳腺增生患者在选择运动种类时，首先要考虑的是自身的年龄、健康状况、日常的体力活动习惯及最初的适应强度，亦可以根据自身的喜好和以前所从事过的运动项目来选择运动种类。例如，散步、做操、跳绳、跳舞、游泳等均适合乳腺增生患者进行运动锻炼。其他的运动方式还包括练太极拳、骑自行车、打羽毛球、跑步及打乒乓球等。

4. 乳腺增生患者运动时应当注意的几个问题

运动对于调节乳腺增生患者的内分泌系统有着非常大的帮助，可以使机体内的雌激素维持在正常水平。因此，坚持体育运动锻炼对于乳腺增生患者是非常有意义的。虽然如此，乳腺增生患者在选择运动疗法时，还应注意下述几个问题。

（1）运动疗法的注意事项：健康者、较轻的乳腺增生患者均可以参加一般的体育锻炼。做过乳腺疾病手术的患者或过度肥胖的患者，应在医生的指导和建议下，进行适量的体育运动。

（2）运动锻炼与体力劳动：体力劳动无法代替运动锻炼。因为体力劳动属于一种局部性的肌肉运动，长时间的体力劳动可能会造成患者的气血不畅；而体育锻炼乃是一种调动全身肌肉均参与的运动方式，具有促进机体血液循环、调节脏腑功能的作用。此外，体力劳动可能会让劳动者有劳累感，而运动则会使锻炼者身心愉悦，其保健、强身、改善心态的效果更为理想。

（3）运动疗法是一个过程：乳腺增生患者不可以盲目地加大运动量，以防止适得其反。饭前及饭后的 30min 内均不适宜进行任何的体育锻炼。运动疗法必须要保证足够的运动量并需要患者持之以恒。

运动方式则是要强度呼吸运动。例如，轻快的散步、骑自行车、游泳、慢跑、打网球等。这些运动方式会对锻炼者的心肺系统产生一定程度的压力，从而帮助改善心肺的健康状况。如：每日按照每小时 64Km 的速度轻快散步 1 小时能够消耗 1.67Kj

的热量。总之，持之以恒、有规则的锻炼计划对于乳腺增生患者是十分重要的。

由于年龄、性别及病情的不同，每位乳腺增生患者所适合的运动方式及运动强度也是不同的，在进行运动疗法之前，一定要先做体检及相关的适应性练习，以保障安全，同时避免引发不必要的伤害。

第二节　具体的运动疗法

不仅仅是乳腺增生患者，无论是早、中期的其他乳腺疾病患者，还是手术后康复中的乳腺疾病患者，都可以在医生的指导下，进行适当的体育锻炼。相关资料证明，若每天抽出 5 个小时以上的时间来活动筋骨，其罹患乳腺癌的风险就会降低 31% ~ 41%。

乳腺增生良性结节者，通常不用治疗，只需注意日常的保养及自身的内分泌调理，即可在数月内或是 1 ~ 2 年间自行痊愈。但是，大多数的乳腺疾病患者用药时间都较长，药物虽然有效，但其毒副作用亦不少。因此，非药物疗法如本节所推荐的运动疗法就尤为重要。乳腺增生患者在进行锻炼前，应进行全面的体格检查，以此确定自身的运动量，即使是处于运动疗法期间，也应保证定期地到医院进行检查（至少每半年 1 次），并随时与自己的主治医师沟通自己的病情进展，以做到了解自身的身体状况和疾病现状，保证心中有数，康复有期。

运动方式可以根据自身的情况和周围环境来决定，可以选择轻快的散步、快步走、有氧慢跑、爬楼梯、游泳、打太极拳、做五禽戏、做八段锦、跳舞、体操、骑自行车、瑜伽或是选择去健身房使用健身器材进行锻炼等。只要患者能够保证持之以恒，保证每日或者每周一定强度的运动，一定能够达到预防和治疗乳腺增生及其他乳腺疾病的目的。

一、步行疗法

水、空气、阳光和运动是保证健康生命的 4 大基石。从人类的生理与解剖结构来看，最适宜步行。

步行可按照每分钟 70 ~ 90 步开始，每小时步行 3 ~ 4km 的速度，持续 10min，该运动方式主要适用于以前无运动习惯的患者，可以作为一种适应性锻炼的过程，可在患者适应后逐渐加快步速或改为在坡地上行走。若想步行能够达到防治疾病的目的，还需要掌握以"坚持、适度、有序"为原则的科学要领。

1. 步行的原则

（1）坚持：步行运动贵在坚持，步行是最为简单且非常方便的一种运动方式，不需要特殊的场地，且一年四季都可以进行。将自己融入生活与大自然之中，以轻松、欢快的心态进行运动锻炼。例如，下班后可选择步行回家，或是告别电梯改为步行上楼，于假期参加郊游活动亦是非常不错的选择。只有坚持，才能看得见好的效果。

（2）适度：患者应保证每天至少步行 3Km，时间控制在 30min 最佳。根据每个人的自身实际情况，每日的运动量可以分为 3 次完成，每次保证 10min。每周应保证至少运动 5 天。

（3）有序：要注意循序渐进。开始时要避免走得太快，可逐渐增加步行的时间、加快步行的速度。如平时很少参加室外活动或者伴有心脏病、肾病等或年龄已超过 40 岁的患者，开始的时候可以选择只比平时稍快的速度。当身体逐渐适应后，再延长运动的时间，并逐渐加快步行的速度。

2. 步行方法

不同乳腺疾病的患者使用的步行疗法不同，最好先以比较中等的速度在较为平坦的道路上进行长时间的步行，然后短时间以较快的速度走一段有小上坡的坡路，如此交替进行，使身体逐步适应这种强度的运动负荷，提高耐受力。

锻炼耐受力应循序渐进地增加运动负荷，首先就是要提升步行的速度。例如，开始步行运动的第 1 天，走 100m 的距离用时 80～100s，那么第 2 天可缩短至 70～80s，若患者自我感觉非常适应该种强度负荷，则第 3 天可缩短至 60～70s。锻炼耐受力时，应于步行的过程中逐渐增加上下坡的次数。

上坡时，由于该阶段为主要体力的负荷段，可让自己的速度维持在慢速，可 80～90s 走 100m，而下坡时，是体力的负荷放松段，速度应比较快，可 60s 走 100m，在平坦、无坡道的路面上的步速选择，可根据自身的实际情况和自我感觉身体状况来增减。

3. 注意事项

步行是对患者本身承受力的负荷能力测试。在步行时，只要保证自我感觉良好就可以了，呼吸同步行的节奏应保持一致。如若出现胸闷或是气短的现象，应立即休息或放慢自己的步行速度。步行运动后，脉搏每分钟增加 15～20 次是正常的反应变化。一般在运动结束后的 15～20min，脉搏即可恢复到原来的状态。最好在幽静、植被葱郁的地方步行，这样不仅环境优美舒适，空气中的氧气也更加充足、负离子含量也更高，可消除大脑疲劳和促进心肺器官的功能，长期坚持，还可以延缓衰老。视野最好明亮，道路最好平坦宽敞。这能够消除视觉疲劳，使人心情舒畅，精神愉悦。应在空气清新、无异味的场所步行，可使人心旷神怡。若在尾气严重、雾霾肆虐、拥挤狭窄之处锻炼，对人的身体损害较大，甚至百害而无一利。

二、爬山运动疗法

经常到户外参加登山活动，不但可以使登山者拥有一个豁达平和的心境，且能够调节生活情趣、陶冶情操、振奋精神。

由于一定高度的高山（约海拔 1000m 左右）顶端，其大气中的氢离子（还包括对人体健康非常有益的负离子）含量极多，氧分压低，可以使人体的血氧饱和度降低，并引发多种生理功能产生一系列的改变，对于疾病能够起到辅助治疗的作用。即使在一些并不是很高的山上进行攀登训练，也能够使患者的肺活量及肺通气量增加。

登高活动能够大大地增强机体适应多变气候的能力，增强患者的体质，提升机体的免疫能力，使患者保持健康。但是登高运动应保证量力而行、循序渐进，不宜过度疲劳。应少穿些衣物，以免流汗过多，且汗后不可立即脱去衣物，以免冷风侵入而致感冒。如果将攀登的山比较高或者平时较少参加攀登运动，那么，建议在登山之前做一些热身运动。可利用 10 ~ 20min 做一些肌肉伸展运动，尽量放松全身肌肉，这样攀登时会觉得轻松许多。向上攀登时，在每一步中都有意增添一些弹跳动作，不仅省力，还会使人显得精神，充满活力。登山时不要总往高处看，往上看往往使人产生一种疲惫感。一般来说，向上攀登时，目光保留在自己前方 3 ~ 5m 处最为适宜。如果山路比较陡峭，则做"Z"字形攀登，这样较为省力。下山要控制住自己的脚步，切忌冲得太快，这样很容易受伤。同时，适当放松膝盖部位的肌肉，肌肉过于紧张会对腿部关节产生较大的压力，使肌肉疲劳。

值得强调的是，乳腺增生患者伴有月经前胸部肿块疼痛剧烈者，不适宜进行此项运动。

三、慢跑疗法

慢跑的运动方式是一种慢速度、长时间、远距离的有氧健身方法，可以帮助患者增强心肺功能、促进机体大量地吸收氧气，有益于人体的健康。

1. 慢跑方法

（1）慢速放松跑：该运动程度应根据患者的个人体质而决定，老年人和体弱者一般选择比走步稍快一点的速度，呼吸以不大喘气为佳。跑步时，步伐要尽量轻快，保持全身肌肉放松的方式，双臂随肢体自然摆动。每天以慢跑 20 ~ 30min 为宜。

（2）变速跑：变速跑即速度一阵快一阵慢，而通常将慢跑本身作为两次快跑之间的恢复阶段。在平时进行变速跑的锻炼时，快跑段落的距离及其次数应加以规定，同时必须以同样的速度跑完所有的快跑路段。例如，在加速快跑 400m 之后，以一定距离或时间的慢跑作为休息缓冲阶段，然后再以之前加速的速度快跑 400m，接着再次进入慢跑缓冲阶段。如此快慢交替、周而复始。

（3）反复跑：反复跑是以一定的距离作为阶段，在该阶段进行反复多次的跑步。该距离可长可短，短者一般为 100～400m、长者为 1000～2000m，应视个人实际情况而定。初练反复跑的锻炼者，可选用较短距离，跑的次数也不宜太多，一般以 10 次 ×100m 或者 5 次 ×200m 为宜，在两个跑段之间可以选择慢走几步作为调整。

（4）原地跑：原地跑是一种不受场地、设备、气候等各项条件限制的原地跑步运动方式。初学者先以慢跑的姿势进行该项运动比较好，开始时可以只跑 50～100 复步。当原地跑锻炼 4～6 个月之后，应结合自身的身体情况以及锻炼的效果，改为每次 560～800 复步。在原地跑的过程中，可以用加大动作难度的方式来控制运动量，如采用高抬腿跑等都可使运动的强度加大。

（5）定时跑：定时跑有两种方式，一种是不限制速度和距离，只要求跑一定的时间；而另一种则是有距离和时间的限制，如跑完 800m 的距离要在 6min 之内完成，以后随着运动水平的提升可缩短时间限制，从而加快跑步时的速度。这种跑步方式对于提高年老体弱患者的体力和耐力都大有益处。

（6）走跑交替运动：走跑交替运动具有疏通经络的功效。既适合作为乳腺增生患者日常的运动疗法，也适用于乳腺癌患者的术后康复运动疗法。走跑交替运动是一种由步行到跑步交替的适应性运动方法，非常适宜刚刚开始参加跑步运动的乳腺增生或其他乳腺疾病的患者。走跑交替运动能够帮助患者消耗体内较多的能量，促进机体的新陈代谢并提高脂肪的分解利用；走跑交替运动不会让患者产生力不从心的感觉，能够帮助患者更好地发挥自身潜能，同时能够使机体慢慢地适应较高强度的免疫力提升训练。

步行时，要保持抬头挺胸、步履轻快、双臂随着脚步自然摆动；跑步时，要保持抬头、挺胸、收腹、双眼目视前方、上身略微前倾，身心自然放松；脚步着地时，应按照先脚尖到脚掌最后脚跟的顺序，身体的重心也要随之移动至后脚跟，接着脚后跟发力，迈出下一步；跑步时，双手应握拳且拳眼向上，并随着脚步有节律地前后交替摆动。

注意：要掌控好步行和跑步的时间。当跑步开始感觉到吃力时，应立即减速并逐渐恢复到步行时的状态；走跑交替运动练习时，应"始于走而止于走"。刚开始时，步行的时间应稍长一些，随后慢慢地增加跑步的时间。运动时间应以每日 1 次，每次 20～40min 为最佳。

2. 注意事项

凡是选择慢跑方式进行运动疗法的患者，都应注意持之以恒和循序渐进，尤其要注意的是控制好慢跑的运动量。而在其他情况下，则应注意克服自身的"惰性"，坚持锻炼。对于选择慢跑运动的老年人，应特别注意强度热身运动和缓和运动的重要性。肌力的训练可依照个人的喜好安排于有氧运动之前或之后。每次跑步运动开始前，应该先做静态式的伸展操，用以改善身体的柔软度及关节的活动范围，从而降低运动过程中可能会受到伤害的概率。跑步时，还要注意掌握最大运动量，最好是根据跑步时的最高脉搏数（即最高心率）来掌控最大运动量。值得强调的是，急性乳腺炎的患者如若月经前肿块疼痛或是腹痛剧烈，则不适宜做此项运动。

四、跳绳疗法

跳绳运动仅仅需要一条合适的绳子以及一块足够平坦的地面即可，简单易行。跳绳是一种快速连续的跳跃性运动方式，其运动强度比较大，既可以帮助锻炼速度和耐力，又能够辅助锻炼全身的协调能力及平衡能力等。

跳绳的动作多种多样，近年来已发展出跳绳与体操、舞蹈、武术等相结合，即持绳可以左右甩打，亦可作为绳操、绳技、绳舞。这不仅大大增加了跳绳的强度与难度，同时也丰富了跳绳的趣味性。

对于中老年患者来说，更宜采用缓慢的左右脚轮跳的跳绳运动来代替健身和慢跑。

1. 锻炼方法

（1）应先掌握一般的跳绳法。即双手握紧绳的两端，向前甩绳，然后双脚同时跳起，使甩出的绳在落下时能够从脚下经过。可双脚同时跳，亦可左右脚轮换单跳。每次连跳 20 下。

（2）每次连跳后可休息 1min 左右，再继续进行下一次的连跳。

（3）每时间段的运动可控制在 30～60min，使得心率能够保持在每分钟 160～200 次。

（4）制订适合自己的运动计划，并循序渐进。

2. 注意事项

（1）跳绳长度的选择，以脚踩于绳的中间，绳的两端与肩手平齐为宜。

（2）锻炼时，应选择地面平坦、有新鲜空气的场所为最佳。避开雾天，若遇阴雨和冰雪时期，亦可选择合适的室内场所。

（3）跳绳的过程中，要求绳不能触及身体，并要做到甩绳有弧度，跳绳有弹性。

（4）跳绳的速度可根据每个跳绳者的体力和身体状况来自行调节。

（5）严重的高脂血症伴有心肺功能不全者，不宜进行跳绳运动。

（6）跳绳时，建议穿鞋底比较软，鞋帮较高的运动鞋。这样的鞋子在跳绳的时候，能够很好地保护脚部，尽量避免脚部扭伤。若鞋底较硬，在跳绳的时候，感觉不轻便，且脚部会有不舒服的感觉。

（7）最好不要在饭前跳绳，饭前跳绳，身上的血液都流到骨骼肌上了，对于消化不利。也不应在饭后立即跳绳，饱餐后进行剧烈运动，对肠道的功能会造成影响。建议可以在饭前 1 个小时以前和饭后 1 个小时以后再进行运动。

五、甩手疗法

甩手是一种十分简易的锻炼方法，特别适用于体弱者。该种锻炼方式非常有利于帮助活跃人体的生理功能，还能够行气活血、疏通经络，从而增强患者体质，提高机体的免疫抗病能力。甩手运动多以腰部的力量带动手、手臂以及肩部的动作，能够很好地帮助调理脏腑功能，改善体内的气血运行，具有促进血液循环、减低雌激素分泌的功效。

步行是与人体的生理和解剖结构最为匹配的一种运动。甩手步行法是及时将甩手运动与步行运动结合起来的一种运动方式。

1. 甩手方法

甩手时，锻炼者双腿站直，使全身肌肉尽量地放松，双脚打开与肩同宽，双肩自然下沉放松，两臂自然地下垂，掌心向内，双眼目视前方。摆臂动作：按上述姿势站好，全身放松 1 ~ 2min，双臂开始来回地摆动。甩手时的手势大致可分为 3 点：一是双手向前摆，高度大致为前臂与躯体呈 45°角左右时收回，收回时不能超过躯体的轴线；二是摆回时又要向后方甩去，高度同样是以前臂与躯体大致呈 45°角时收回；三是两手的手心都朝向前方，向前甩。甩手时，双手同时向前甩，又同时收回。连续甩动，就像钟摆那样，其速度大约可为每个来回 2s，即每分钟约甩手 30 次。

2. 注意事项

甩手要根据锻炼者自身的体力，掌握适宜的次数和速度，由少至多、循序渐进，使身体适应，才能达到锻炼的目的。甩手时要保持全身放松，特别是手部、手臂、肩关节部位的放松，以利于气血的通畅。要以腰腿的力量带动甩手这一动作，而不是单纯地试试前后甩动双臂，动腰才能够增强内脏器官的功能。甩手时，要保持自然呼吸，选用腹式呼吸最佳，唾液多时要咽下。若有烦躁、生气等不良情绪或是在饥饿、饱食的情况下，应避免锻炼。甩手后，保持站立姿势 1 ~ 2min，然后做一些轻松的活动即可。甩手时，以空腹为宜，也可饭后 2 ~ 3 小时之后做，此时做可减少对肠胃的刺激。头放平正，眼向前望。甩手的数量可多可少，视个人的体力而定，不需要勉强而为。

甩手时，要保持身体直立、脚伸直、腿稍弯、肛门上提，脚趾用力地抓住地下，两脚的距离应等同于肩宽，两臂应保持同方向前后摇甩，向后用点力气，向前时不用力，借随力自行摆回，两臂保持伸直不宜打弯，眼睛正视前方，保持心神静宁。心中默数摇摆次数，最开始可由 200～300 次起，逐渐可加至每次 1000～2000 次。很多不易痊愈的疾病都是按此方法一甩而愈，效果喜人。甩手疗法简单易学，效果快，对大多数的慢性疾病均有效，其关键在于多加练习。

而乳腺增生患者或乳腺癌患者如若出现胸部肿块疼痛的现象，应减少运动量，避免因摇甩动作牵扯乳房而加重疼痛。

六、扩胸运动疗法

扩胸运动的动作简单，重点在于锻炼胸部，提高乳房的支撑力，进而促进胸部血液循环。做扩胸运动的次数、强度和频率，应根据自己的身体状况而定。

1. 扩胸运动

伸直背部肌肉并抬头挺胸，双手合十于胸前，这时彻底撑开肘部，双肩不要摆动，要平心静气；始终保持让胸部用力的状态，同时在手心上用力，相互推压般缓慢地向左右移动。当手到达中心位置时，吸气。左右交互动作 10～20 次。同时动作重点是胸部用力而不是肩膀。全身挺直，只有两只小臂相抵成直线左右动作，舒缓地吸气、吐气。

2. 集中并抬高运动

双手平举在肩膀两侧，双手手心向下；双臂向胸前位置交叉合掌；手臂伸直，向上抬高到头顶上方，双臂贴耳侧；再缓慢向下放回到胸前位置。缓慢进行 10 次左右。

3. 集中胸部运动

伸直背脊，抬头挺胸，也可以在胸前用双手夹住书本等物品，切记，撑开肘部是关键点，此时要轮番吸气后吐气，同时将手臂向前伸直，如同要使劲按压双手手心一样。胸部用力，缓慢进行 10 次左右。

4. 抬高胸部运动

双手向内屈肘，下手臂重叠，在胸前成"口"字形；由上臂带动，缓慢地向上提高到额头前面，然后再向下放回到原本的预备位置。上下来回进行 10～20 次。需要注意，做扩胸运动后可能出现背疼。轻微疼痛，可能是运动较为剧烈或者运动姿势不正确导致的肌肉拉伤，停止运动修养几天即可，或者找到疼痛的地方，粘贴止痛的膏药来缓解疼痛。疼痛较重，或者疼痛的时间较长，可能是腰背筋膜炎等疾病，建议可以口服药物消炎止痛，同时在医生的监督下搭配背部热敷、电烤或者针灸等缓解疼痛，注意如果疼痛加重，应及时前往医院就诊。

做扩胸运动可能存在胸口疼，但是不存在胸闷、气短等症状，原因可能是肋间神经痛，多半是由于夜间休息不好和平时运动量较小，突然运动量过大而引起的症状，因而需要好好休息，作息规律，不要熬夜，同时平时多加锻炼，多食用水果蔬菜等，少吃辛辣食物。如果一段时间症状并未得到缓解，应该及时前往医院就医，做心电图检查确定具体原因。若胸口疼痛症状较重，这可能是肺部已经感染，应前往医院就诊。如果疼痛的症状波及腹部周围，此时需要考虑消化道溃疡和胰腺疾病的可能性，还需要通过 B 超检查一下肝脏是否存在问题，再严重者需要考虑是否为心肌缺血，这些症状都需要在医院检查确诊，应该引起重视。

七、跳舞疗法

跳舞是带有文娱性质的锻炼形式，在悠扬的音乐旋律中翩翩起舞时，可使人精神愉快，心旷神怡。轻松优美、潇洒大方的舞姿能消除身心紧张与疲劳，富有节奏的运动，可以加速血液循环，增进新陈代谢，提高消化与吸收的能力，有利于人的形体美，延缓心理的衰老，又使全身的肌肉、关节都得到锻炼。

跳舞特别适合于乳腺增生患者的肝郁气滞型患者的肿块非疼痛期以及乳腺纤维腺瘤患者。跳舞应根据舞者的个人喜好等选择合适的舞蹈内容。应以患者喜欢、易学、易行且适合病情以及个人的体质状况等为原则，不必追求舞蹈的艺术性，仅以促使心情愉悦、治愈疾病为目的。通常情况下，每日可进行 1~3 次，每次 1 小时左右。以 1 个月为 1 个疗程，可视病情需要进行 1~3 个疗程。

八、哑铃运动操疗法

大多数的乳腺增生患者均是由于心情不畅，从而导致体内内分泌失调。运动恰好能够改善机体的雌激素水平，从而改善乳房部位的血液循环。哑铃操的动作非常简单且实用，但有一定的强度。乳腺疾病的患者在选择此项运动疗法时，要注意量力而行。

1. 哑铃运动操

（1）拎铃屈肘：站立，两脚打开与肩同宽，手持哑铃，置于大腿前侧，拳眼朝外。保持上体正直、两肩不动，两臂交替屈肘 20～60 次。练习过程中，腰部不能前后闪动，上臂应微贴于胸部两侧。

（2）体侧环绕：站立，两脚打开略宽与肩，手持哑铃，置于胸外侧，手心微向上，且略微屈肘。两臂同时或者交替由外向内或由内向外环绕 20～60 次，注意练习时上体应保持静直，不得随之转动。

（3）颈后弯举：站立，两脚打开与肩同宽，手持哑铃正向上举，拳眼朝后。两臂交替向颈后屈肘 20～60 次。向颈后屈肘时，腹部不能向前挺出，要保持收腹的状态。

（4）体前后屈：站立，两脚分开略宽于肩，手持哑铃，置于颈后，两肘微向前。连续做体前、体后屈 20～60 次，练习时保持两腿伸直，做体后屈时，应做挺胸并微展腹状。

（5）体侧屈：站立，两脚打开略宽于肩，手持哑铃，置于大腿外侧，拳眼向前。连续交替做左、右侧屈体 40～70 次。向左侧屈体时，右臂向上举并屈肘，左臂尽量向左小腿部分伸展。练习时，保证两腿伸直，腰部不得向前弯曲。

（6）提履：双脚并拢，站立，手持哑铃，置于大腿外侧，拳眼超前。连续做提脚跟动作 25～75 次。练习时，动作应该伸展，提起瞬间脚跟离地面要高，动作节奏要平稳，中速进行为最佳。

（7）深蹲：站立，两脚张开，略宽于肩，手持哑铃，置于肩上。连续做蹲起的动作 30～70 次。下蹲时，两脚跟不能离地，臀部应尽可能靠近脚跟呈全蹲姿势。

（8）体环绕：站立，两脚打开略宽于肩，手持哑铃，置于大腿外侧，拳眼相对。连续做由左至右体环绕 10～15 次，再向相反方向做相同次数的环绕。练习时，两腿伸直，伸直手臂，动作幅度逐渐加大。

（9）仰卧扩胸：屈膝仰卧，手持哑铃，置于胸前，拳眼朝后。连续做直臂（也可以微微屈肘）扩胸运动 30～70 次。练习时，以头的枕部、肩背部和臀部作为支点。

（10）俯卧展体：俯卧。找 1 名同伴压住小腿（若是单人练习时，亦可将小腿固定于某物上或者用某物压住），手持哑铃，置于颈后。连续做上体后展再前俯的动作 10～15 次。练习时，可先从徒手开始，适应后再负重，数量应由少到多。上体后展时，应抬头挺胸，同时两肘略向外展，使胸部尽量伸展开。

（11）仰卧起坐：仰卧。找 1 名同伴压住小腿（若是单人练习时，亦可将小腿固定于某物上或者用某物压住），手持哑铃，置于锁骨部位前。连续做仰卧起坐 15～30 次。每当上体坐起时，应尽量向前俯身，后仰时肩背一定要碰到垫子。

（12）仰卧举腿：仰卧。双腿并拢。将哑铃置于踝关节部位。连续做仰卧举腿动作 20～60 次。也可脚夹重物进行练习。

2. 注意事项

练习哑铃操之前，应当做好充分的准备活动，使肌肉的温度升高、血流加快，待呼吸加深后再进行练习，以免在做哑铃操的过程中受伤。练习的间歇，应适当做一些放松动作，如深呼吸、转转腰、抖抖手臂、原地放松跳跳。练习这套哑铃操，需要患者持之以恒，循序渐进地增加负荷，才能收到良好的效果。在锻炼时，动作一定要标准。不标准的动作很容易造成关节的伤害，在用哑铃练习的过程中，关节受到的压力很大，动作稍有偏差，便会造成关节的扭伤、小肌肉群的肌纤维的拉伤等情况。重量一定要合适，切忌超重，超重的哑铃容易拉伤肌肉，太轻的哑铃又根本达不到锻炼效果。力量的增加不能心急，要循序渐进。呼吸一定要合理，在力量训练中要配合呼吸节奏，保证体内氧气供应充足，保证动作的完成质量，特殊的动作呼吸方式应该随之调整：如仰卧起坐，坐起来时呼气，躺下时吸气。每个人都要根据自身的情况找到适合自己的呼吸方法。进行哑铃锻炼时，应选择通风比较好的环境，尽量避免在空气混浊、气温寒冷或酷热的环境下练习。

运动一定要适量，盲目的追求运动量，容易出现运动过量的现象，应该注意调整和休息，另外，还有一些医生明确提示因为身体不适，暂时不能进行重量训练的人，不应该进行训练。心情一定要愉快，训练中保持良好的心情，往往能事半功倍。积极的情绪、充沛的精神，会给人带来意想不到的效果。

九、俯卧撑运动疗法

穿上能够支撑胸部力量的运动上衣。双膝并拢跪在地板上，双脚向后抬起，俯身向前，以双手着地，双手分开与肩同宽。保持背部的挺直并收紧臀部，慢慢屈臂至胸部接触地面即停，再慢慢以手肘的力量将身体向上推起，回至原位。

为了使胸部肌肉维持在一种紧张状态，在身体移动至最高点时不完全挺直肘关节，重复上述动作 10 次。注意保证腹部处于收紧的状态，感觉胸部在用力，腰也不要贴到地面上。

俯卧撑运动不仅能够帮助胸部变得丰满紧实，还可以令腹部平坦结实。其实，做俯卧撑并不能使胸部的脂肪增多，但可以通过锻炼使下胸肌增大，胸肌的增大和紧实使得胸部整体突出，而且弹性也得以显著地增加。

十、瑜伽疗法

瑜伽是一套柔和体格技巧、静坐运气、自悟冥想、健康饮食和个人卫生于一体的完整的体系。瑜伽是最安全也是最有效率的运动形式，瑜伽可以消除心中的忧虑，帮助调节机体的内分泌系统，并促进排泄。乳腺增生等乳腺疾病的发生、发展与个人的情绪波动密切相关，而大多数的患者在患病前就是由于受到不良情绪的影响。瑜伽是一种能够调节身心的运动。瑜伽轻柔缓慢的舒展动作、放松功、冥想功都可以帮助从精神上缓解压力及那些烦躁、紧张、焦虑的不良情绪，从身体上缓解患者的疲劳。因此，乳腺增生的患者非常适合练习瑜伽。

练习瑜伽时，血液流动会更加地畅快，使得胸部的供血更加充足，平衡乳腺的分泌，预防乳房组织病变的同时还能够达到丰胸的效果。乳房的所有疾病，几乎都是激素平衡的失衡，血行不良、自主神经失调所引起的，所以不宜使用胸罩长期地困住乳房，并且应保持胸后面的姿势正确，使得肋下的淋巴结活性化，从而达到防治乳腺增生等乳腺疾病的目的。

1. 练习方法

（1）牛头坐：两腿交叉盘坐，左腿在上、右腿在下，试着让两个膝盖重叠，两脚盘于臀部的两侧，这个坐姿看起来就像牛头一样，因而称之为"牛头坐"。吸气，展开双臂，右臂在上、左臂在下，呼气，双手于背后相扣，保持这种姿势做深而长的呼吸。然后交换两腿及两个手臂，重复做1次。

作用：可以帮助扩张胸腔，增加肺活量，纠正脊骨弯曲及驼背，伸展腋下的淋巴结，防治乳腺疾病。

（2）山式：盘坐。双手十指交叉。吸气时，双手向上伸展，翻转掌心，使掌心向上，伸直两臂；呼气后，下巴抵住胸骨做悬息，无法悬息时，抬起头，吸气，呼气时两臂缓缓落下。

作用：伸展脊骨、手臂及腋下淋巴结，扩张胸腔。

（3）弓式：俯卧。弯曲两腿靠近臀部，双手抓住两脚，吸气时，将两腿两手尽量向上提升，悬息，或保持轻柔的呼吸，维持该状态一会儿后，呼气，将身体缓缓放下。

作用：伸展身体的前面。强壮呼吸系统、消化系统。伸展手臂及腋下淋巴结。刺激肾脏。伸展两腿并提升臀部。治疗及预防乳腺疾病。

2. 注意事项

（1）练习时应保持空腹状态。建议饭后的3～4小时再进行练习。

（2）练习时以赤脚为最佳。采用站立的姿势时，地面不可过于光滑，以免滑脚。若是采用坐、跪、卧的姿势时可于地毯或是瑜伽垫子上做。最理想的练习环境则是在空气流通、舒爽且有足够的空间以伸展肢体的地方。

（3）练习时的穿着应以轻松舒适为宜，以便于身体能够自由伸展不受拘束。

（4）用心去体会练习时每个动作所带来的身体感受。

（5）如果在维持某姿势时感到体力不支、身体颤抖，应及时收功还原。只要勤加练习，假以时日，身体就会变得强健有力，维持姿势的耐久性也会随之增加。

（6）练习时，应量力而为，知道适可而止，不能够过度逞强，只需在个人极限范围内，温和地伸展自己的身体即可。要尽个人之所能，才是正确的练习方法。初期练习，很多动作不熟悉，可能跟不上老师的进度，这个时候也不要着急，先跟着练习，记一些简单的动作。复杂的可以在课后请教老师，让老师拆分动作后再做练习。

（7）宜在安静、通风良好的房间内练习。室内空气要新鲜，可以自由吸入氧气。也可以在室外练习，但环境要让人愉悦，如果选择花园，不要在大风、寒冷或不洁、有烟味的空气中练习。不要在靠近家具、火炉或妨碍练习的任何场所练习，以免发生意外，尤其在做头手倒立时，不要在电风扇下练习。

（8）选择专业的瑜伽垫：瑜伽垫应选择软硬适中，符合安全生产标准的，因为垫子过厚会导致有些动作不能起到应有的支撑，而垫子过薄则会伤到身体的受力部位，所以，选择合格的瑜伽垫也是非常重要的。

（9）傍晚或是其他时间也可练习，但要保证空腹或完全消化以后进行练习。大体上是饭后 3～4 小时，喝入流质食物或饮料可在半个小时后练习。事实上更为具体的练习时间规定，早晨在太阳出来以前要进行练习，中午在太阳到头顶时进行练习，晚上在日落以后练习，凌晨在入夜 12 点时练习。不同时间要练习不同的内容，例如早晨多练习体位法，中午多练习庞达瑜伽，晚上多练习冥想等。

（10）坚持练习。很多人练瑜伽都是心血来潮，只练了几天而已，甚至后面就不了了之了。瑜伽的很多动作都不是在短时间内就能完成了，必须每日不断练习才会有效果。因此应该根据自己的时间合理分配，刚开始尽量每天都练习半个小时左右，养成定期练习的好习惯，后期可以 1 周练习不少于 3 次，但是一定要坚持。

（11）补充水分。建议在瑜伽练习结束后喝水，补充水分可促进肠道蠕动，促进排毒，尤其练习高温瑜伽会因出汗导致电解质流失。瑜伽动作可对腹部内脏起到按摩效果，可起到预防便秘、腹胀，并能促进消化功能。

十一、骑车疗法

骑车健身运动能够帮助预防大脑老化，并提高神经系统的敏感性，使神经受到刺激兴奋起来，亦可以帮助发泄不良情绪、改善患者的郁闷心情。现代运动医学研究结果表明，骑自行车这项运动属于异侧支配运动。两腿交替蹬踏自行车的脚踏板，可以使左右两侧的大脑功能同时得以开发，以防其早衰或偏废。骑车运动能够提高心肺功能，锻炼下肢肌力并增强全身的耐力。骑车运动对内脏器官的耐力锻炼效果可与游泳、跑步相媲美。

乳腺疾病患者可以选择在艳阳高照的公园里，进行骑车锻炼，还可以选择健身房内的骑车型健身运动器材进行日常锻炼。该项运动不仅能够使下肢的髋、膝、踝 3 对关节及附着的 26 块肌肉进行调节和锻炼，还能够使颈、肩、背、手臂、腰腹、腹股沟及臀部等处的肌肉得到最佳锻炼。骑车时，关节及韧带也能够得到相应的锻炼。骑自行车的时候，由于周期性的有氧运动，使得锻炼者消耗过多的热量，能够收到显著的调节内分泌的效果。骑车运动还可以使锻炼者延年益寿。根据国际相关委员会的调查统计，在世界上各种不同职业的人员中，以邮递员的寿命为最长，其中的原因之一就是他们在日常传递信件的过程中常骑车的缘故。

骑车运动，不仅可以在室外进行，还能够在室内开展。在室内开展时，一般是借助固定自行车或功率自行车等专门的骑车类健身运动器材方可进行。有条件的家庭可以将车购回，放置于封闭的阳台等处进行这一类的健身活动。也可以利用有双支架的、能够保持自行车后轮悬空的旧自行车，经过部分固定后方可骑用。在室内开展此项运动，可以减少在户外时因交通拥堵或是路面不平整而带来的骑车损伤。

乳腺增生等乳腺疾病的患者，在骑车时一定要将腰部挺直，不能含胸，注意姿势一定要保证协调，这样不仅可以健身，还能够使乳房得到运动时的保健功效。

十二、太极拳疗法

太极拳之所以于近百年来在国内外逐渐得到推广，就是由于它具有防病治病的功效，对乳腺疾病、神经衰弱、气管炎等多种慢性病都具有一定的预防和治疗作用。病情严重的患者，需要在医护人员的指导下进行锻炼。

1. 太极拳与女性

通常来讲，由于生理的原因，女性的气血易于处在亏损的状态，进而导致内分泌紊乱、贫血、肾虚等症状的出现。太极拳适用于常见的乳腺疾病的各个阶段，但要注意对于动作幅度的控制，结合自身的实际情况进行锻炼。以不增加患者的痛苦为前提。

基础弱的患者，可先进行单式练习。如起势；待到每个招式都练熟之后再开始练习整套太极拳。太极拳的动作规律是："起吸收肛""落呼松肛"，动作轻缓，意守患处。认真地坚持并有针对性地锻炼，早晚各 1 次，每次 10min。不会太极拳的患者，可按照要求采用马步前推掌的招式，再向左右分掌或推掌。持之以恒，亦能奏效。

起势的练习方法：

（1）身体自然直立，两脚保持开立，与肩同宽，保持脚尖向前，两臂自然下垂，两手自然放于大腿外侧，眼神平视前方。

要点：头颈正直，下颌微向后收，不要故意挺胸或收腹。注意力要集中，起势由立正直立的姿势开始，然后左脚向左分开，成开立步。

（2）两臂缓缓向前平举，两手抬高至与肩相平，分开程度应与肩同宽，手心向下。

（3）上体保持正直，两腿屈膝向下蹲，同时两掌相对；眼神直视前方。

要点：两肩下沉，两肘松垂，手指自然微屈。屈膝松腰，臀部不可凸出，身体的重心要落于两腿之间。两臂下落和身体下蹲的动作要协调一致。

打太极拳时，要求心态放静自然平和，这样可以使大脑皮层的一部分进入保护性的抑制状态，从而使大脑得到放松和休息。同时，打拳可以活跃情绪，对大脑能够起到调节的作用。而且打得越是熟练，越要"先在心，后在身"，专心于引导的动作。这样长期坚持下去，会使大脑的功能得到恢复和改善，消除由神经系统紊乱所引起的各种慢性病。

2. 注意事项

（1）要思想入静：心静才能放松。体松也才便于心静。练拳时，一定要做好各项准备，从预备式开始，就要摒弃掉心中的一切杂念。

（2）要顺应阴阳、顺应自然规律，使得阴阳相和：一切的动作都应该是自身本能的"天然自动"，而非故意做作。

（3）要动作轻灵：轻起轻落、慢起慢落、点起点落。真正做到迈步如猫行，远劲如抽丝。

（4）要用意识引导一切行动：行拳中一切的动作都应由意念支配，以意领先、以意行气。

（5）要慢中求功：演练时，一定要以缓慢的速度进行，不急不躁，量力而行，因人制宜，把握好运动量。

（6）衣着以太极服和宽松的衣服为宜。应穿太极鞋或运动鞋练习，练习后及时换便鞋。不要赤脚练习，否则容易扭伤踝关节或被地面坚硬物擦伤。

（7）练太极拳后，常常需要大量补充水分，最好少量多次饮水。尤其刚练完时，求一时痛快而暴饮，常常会增加心脏和肾脏的负担；在练习间歇中更不宜过多饮水，以免过多出汗而加剧血液中盐分的流失，导致抽筋或体内失调。

（8）练习太极拳后，不要马上去冲洗凉水，最好用温热水擦洗。有坚持冷水浴的人，可休息一会儿，待汗退和体热稍降后，再进行冷水浴。

（9）练太极拳应选择公园、广场、树林、花园等环境安静而优美、空气清新而旷达的场所。练习时还要根据个人体质，循序渐进。开始练时可先分段练，渐渐打完整套拳路，当身体不适时，应酌情暂停。饱食及醉酒之后，也不可立即练习。

（10）太极拳对人体各部位姿势，有如下要求：头要保持"虚领顶劲"，有上悬意念，不可歪斜摇摆，眼要自然平视，嘴要轻闭，舌抵上颚；颈要自然竖直，转动灵活，不可紧张；肩要平正松沉，不可上耸、前扣或后张；肘要自然弯曲沉坠，防止僵直或上扬；腕要下沉"塌腕"，劲力贯注，不可松软；胸要舒松微含，不可外挺或故意内缩；背要舒展伸拔，不可弓驼；腰要向下松沉，旋转灵活，不可前弓或后挺；脊要中正竖直，保持身型端正自然；臀要向内微敛，不可外突；胯要松正含缩，使劲力贯注下肢，不可歪扭、前挺；腿要稳健扎实，弯曲合度，转旋轻灵，移动平稳，膝部松活自然，脚掌虚实分清。

练习太极拳时，不一定要按照其次序每天都做 1 遍，亦可根据自身的状况选择最适宜自己的招式进行演练。此外，要谨遵太极拳松、静、自然这 3 大要素，以意念、呼吸、动作这 3 者的有机结合，方可收到事半功倍之效。

十三、其他运动疗法

1. 书本小练习

准备两本相同厚度（不宜过厚）的书，双手各拿 1 本。在保持胳膊肘弯曲的条件下，将双臂向身体两侧张开，张开的同时吸气。吐气时，胸部用力，将胳膊肘回收至胸前。使两个胳膊肘在胸前相碰，两个小臂呈"V"形即可，并且胳膊肘要尽量远离身体。

2. 椅子小练习

用椅子练习的方法同样非常简便。在办公室午休的时候就可以进行练习。准备两个高度相同的椅子，让这两把椅子的后背分别朝向身体的左右两侧。踮起脚后跟，用手抓住两个椅子的后背，同时弯曲膝盖向下压，此时要保证胳膊肘向上竖起。手臂用力拉动身体，恢复到最初的姿势。至少重复 5 次。

上述 2 个小练习对于收紧胸部的肌肉、塑造优美匀称的胸部线条十分有效。当然，持之以恒才是关键。

3. 胸部下垂狙击式

（1）跪坐于地面上，使臀部和大腿压于小腿之上，双手自然放松，放置于大腿上。

（2）将手缓慢抬至身后，使双臂向后伸直，尽量到达脚后跟处，用手掌触碰后脚跟。

（3）双手交叉相握，使得双臂在身后方抬起，并尽量举过头顶，令上身向地面俯压下去，使胸部碰触膝盖。

这个小动作能够提升胸部的组织，使得胸部逐渐地紧绷并恢复挺立。

4. 小动作练习

第一个动作是旋转运动，向前旋转 4 个 8 拍后，还要继续向后再次旋转 4 个 8 拍，动作的要领即是避免动作太过于剧烈。

第二个动作时保持单腿独立。别看这个动作看似简单，但是要保持很长的时间，且时间愈长愈好。该动作的要点即是要保证抬头挺胸，尽量维持平衡。

5. "旋转"运动

人体就像一部组装后的机器，需要常常运动，否则就非常容易患上诸如颈椎、腰椎、膝关节等的骨质增生以及乳腺疾病等。在此提醒那些从事脑力劳动或轻体力工作的人，在工作期间要注意挤出空闲时间常常旋转有关部位，这样可以收到意想不到的健身效果。

转颈：自然站立或保持坐姿，双目微闭，先按照顺时针方向大幅度地缓慢旋转头颈部 10 次，再按照逆时针方向大幅度地缓慢旋转头颈部 10 次。此方法能够调理气息，使人体的气血通畅，心境平和。

耸肩：自然站立或保持坐姿。身体坐正，腰背挺直，双目微闭。在吸气的同时，双肩胛向上抬起，再分别向前、向下、向后做 10 次旋转运动，接着再按照相反方向旋转 10 次。此方法可以帮助释放颈肩部的压力。

扭腰：取站姿。双脚分开与肩同宽，双手交叉并放于颈后方，先按照顺时针方向大幅度地缓慢转动腰部 10 圈。接着再按照逆时针方向大幅度缓慢转动腰部 10 圈。此方法可以帮助缓解由于精神压力所引发的心情不畅。

随着工作压力的日益加大、生活节奏的逐步加快，使得我们每天可用于运动上的时间变得越来越少，也因此导致身体的抵抗力日渐下降，越来越多的人开始进入亚健康状态。其中，越来越多的女性在不知不觉间就患上了乳腺增生等乳腺疾病。而运动疗法不但能够使原本所患的疾病得以迅速复原，还可以保证我们每天精力充沛、充满活力。同样，运动健身亦能够使乳房焕发健康光彩。可供选择的运动方式有很多，本节仅是介绍了一小部分，只要女性患者能够坚持锻炼，掌握好适合自己锻炼的最适宜时间，相信不仅仅是乳房的疾病离你远去，还会帮助你塑造出更加流畅饱满的胸部线条，使你的胸部焕发迷人的健康光彩。

（杜树辉）

第七章 日常的护理与保健

乳腺增生是一种乳腺组织的良性增生性病变，及时且正确的治疗可以达到临床治愈的结果，一般预后良好。如若治疗不当，或有反复发作、缠绵日久的情况出现，部分的乳腺囊性增生病可能会因为导管上皮由典型增生转化为非典型增生，继而发生癌变。这在当代的病理形态学上已取得非常充分有力的证据。因此，对于乳腺囊性增生会出现癌变的风险应引起现代女性的足够重视。由于乳腺增生易复发，故应定期到医院进行复查，追踪治疗，以防止癌变。

第一节 乳房的自我检查方法

乳房位于人体的体表，对于乳房的检查相对来说比较方便，许多的乳房疾病多是由患者通过对乳房的自我检查时发现的。乳腺疾病由于位置表浅，大多可以用手查出，乳腺的自检自查简单易学，可在家中进行，无须任何条件，掌握正确的方法对于早期发现、早期诊断乳腺疾病有重要意义，据研究报道，90% 的乳腺癌是通过自查发现的。目前乳腺自查是行之有效的乳腺癌二级预防的措施之一，得到了绝大部分学者的推崇。

乳房的自我检查应保证每个月 1 次。最佳的检查时间即为月经来潮后的第 7 ~ 10 天内。因为，这段时间内机体的内分泌激素对乳房组织的影响达到最低，这时的乳房比较松软，容易发现病变。对于已经绝经的妇女，可以将每月中任选一天作为自我检查的固定日期。乳房的自我检查分为下列几个步骤。

一、看

直立或端坐于镜子前面，解开上衣，暴露胸部（条件允许的情况下最好能够充分暴露上半身）。

1. 观察

（1）双侧乳房的大小是否有所改变，乳房表面是否有凸起从而造成乳房外形的变化。

（2）乳房的皮肤是否有发红、凹陷的表现，或者水肿、破溃的迹象，浅静脉是否扩张等。

（3）双侧的乳头是否处在同一水平线，是否存在乳头内缩、破碎以及出现分泌物的表现。如若新近出现乳头的高低不平，则要引起注意。

（4）乳晕部的皮肤是否有潮红、糜烂、结痂、发硬以及增厚等现象。

2. 改变体位

即将双手高举过头顶，然后双手自然下垂，再双手叉腰以使胸大肌处于紧张状态，最后双手叉腰并同时向前弯腰。在上述整个过程中，观察乳房、乳晕、乳头是否有观察中描述的几点变化。

二、摸

取坐位，两臂自然下垂置于膝关节之上，亦可选取仰卧位，平躺于床上并在肩部下垫一个枕头，使乳房的外观较为平坦，这样更便于自我检查。

（1）将左手手臂举高并高于头顶，右手的 4 指并拢，用指端掌面轻柔地平贴于乳房的表面，而不是用指尖按压乳房表面。按摩时，要注意切忌用手指抓捏乳房，以免将正常的乳腺组织误认为是乳房肿块。按摩的顺序应该是由乳房的外上区域开始沿顺时针方向按照外下、内下、内上、中央各区依次检查或是逆时针方向进行检查。一般检查 2~3 圈。在检查的过程中，要注意是否有肿块或者明显的压痛、增厚。然后用手轻轻挤压乳头，观察是否有溢液出现。注意，不要遗漏对于乳房外上方近腋窝处及腋窝部的检查。之后抬起右手臂，用上述方法检查右侧乳房。

（2）要将双侧的乳房全部摸遍，不要有遗漏。如若在检查的过程中，发现乳房有异常，一定要及时请专科医生进行全面正规的乳房检查，以保证明确诊断。只要按照要求，每个月进行 1 次的自我检查，发现问题做到早诊断、早治疗，即有良好的预后。

第二节　乳房的保健

一、如何正确地使用胸罩

当女性到了青春发育期，女性的第二性征——乳房就开始发生明显的变化。外观上可观察到乳房增大隆起，这是一种正常的生理现象，也是女性自然体态美的一种表现。但有的女性，尤其是处于青春发育期的少女们，当发现自己的乳房开始隆起于胸部，会觉得非常不"雅观"，羞于见人，就选择用"束胸""紧身"的方法，如选择特别小而紧的内衣或选用不符合自身胸围的紧小胸罩，将自己的乳房紧紧地束缚起来，这是极不符合生理卫生要求、对乳房发育危害极大的做法。

胸罩能够起到保护乳房的作用。因为，在戴用胸罩的时候可以减轻外力对乳房的擦伤和冲击，减少甚至是避免引发乳房的炎症性病变以及肿瘤发生的机会；亦可减轻在劳动或运动过程中乳房由于受到震动而产生的不适感；还可以防止乳房松弛下垂，不致因乳房的松弛下垂而影响局部血液循环以及乳房的发育。因此，胸罩应该于一年四季佩戴，持之以恒才符合生理卫生的要求。但胸罩的戴用，也不宜在青春期一开始就立即使用，一般应该于乳房发育开始的第 5 年左右（即 17～18 岁时）起开始戴用更为合适。过早地戴用胸罩，亦会对乳房的正常发育造成影响。用软尺测量乳房时，应从乳房的上缘开始经过乳头到乳房与胸壁皮肤的褶皱处下缘的距离大于 16cm 时，可以戴用胸罩。体型较胖、乳房较大、从事体育活动或者体力劳动者宜早戴胸罩。少女的乳房过小，尚未完全发育好，最好避免戴用尺寸过小的胸罩。

妊娠期的妇女因为乳房变大，要适当增加乳罩的尺寸，选择的时候要注意不要选择过紧的胸罩，以防生产后产出的乳汁减少。哺乳期的妇女为了防止乳房的松弛下垂，平时不哺乳期间应及时佩戴胸罩，应以较为宽松舒适为宜，但又不能过于宽松，否则起不到托附的作用。产后选用的胸罩最好是前纽扣，方便给婴儿哺乳。在乳罩内可以垫一块小毛巾或纱布，但要注意及时更换以保持乳头和乳晕的干燥与清洁。在哺乳期戴用胸罩，能够更有利地托起乳房，保护乳头，从而防止感染并减少致病菌的入侵，有利于预防乳腺增生、急性乳腺炎等病的发生。

至于胸罩的制作面料和选择，最理想的选择应该是质地柔软，具有透气性、吸汗性强的天然织品为最佳，尼龙、化纤等材料皆不宜使用。胸罩的大小要合身，不要过紧，横带部分最好使用一节有调节作用的"松紧带"；而背带部分亦不能太窄，以免压入皮肤而影响局部的血液循环。选择胸罩时，不要贪大求挺，不宜佩戴那种带支架（钢丝、塑料等）的胸罩。

选择胸罩的时候，必须要选择大小合适的。同时根据年龄、乳房的发育情况以及体型的变化及时更换。对于乳房较小的女性，应佩戴内衬里有海绵垫的胸罩，可以选择无带的；对于乳房较大并伴有下垂现象的女性，应该选择佩戴无海绵垫、下缘有钢丝托的胸罩，胸罩的背带宜选用可调节长短的，便于托起乳房；对于老年妇女应选用质地柔软、有弹性的胸罩，以防止外伤及憋气感。对于乳腺癌术后患者，宜选用患侧与健侧大致相等重量的填充物，否则一侧的肩部容易偏斜。

胸罩过紧或过松对乳房都不利。胸罩过松起不到托起的作用，在活动时容易造成损伤，并随着年龄的增长可能造成乳房的下垂现象；若胸罩过紧则可能会对乳房的发育造成不良影响，并引发乳头凹陷的现象以及胸闷、憋气等不适感。此外，过紧过小的胸罩长期勒于乳房的下部，会造成局部的缺血及乳腺的纤维化，并伴随疼痛的出现。

二、注意乳房的日常清洁

对于乳房部位的皮肤清洁非常重要，除了平时就应该注意外，从妊娠期开始就应该注意经常用温的肥皂水清洗乳头以及乳晕部的皮肤，从而保持乳房的清洁。如此这样，既可以增强乳头和乳晕部的皮肤韧性，为哺乳期喂养婴儿做好准备，又可以减少甚至可以预防哺乳期间因乳头破损而引发的感染。如果原来就有乳头内缩的现象，还要在清洗乳头的同时，每日用手指轻柔地按揉乳头，并配合向外牵拉乳头。只要坚持从妊娠的第3个月开始做起，乳头内缩一般是可以纠正的。乳房要定期清洗预防感染。清洗时要特别注意乳头、乳晕部，这里是污垢容易隐藏的地方，这一点对于那些先天性乳头凹陷者来讲尤为重要。有些妇女喜欢用肥皂擦洗乳房，认为这样更能清洗干净，其实这不仅对乳房保健毫无益处，相反会损坏乳头皮肤表面的油脂保护层，使乳房局部防御能力下降，乳头皲裂，招致病菌的感染。因此最好的选择还是温开水清洗，清洁的同时还可以进行按摩。

除此之外，每天还应该做的是要挺胸收腹，保持优美的体态，使女性的风采充分展示；另外要选择适合的胸罩，维持你美丽的胸形；还要心情愉快，精神饱满，睡眠充足。

三、哺乳期要定时喂奶，以防止乳汁积滞

乳汁的积滞是引发哺乳期急性乳腺炎的主要原因之一，因此必须养成按时喂奶

的良好习惯。因为，定时的有规律的喂奶非常有利于乳汁的分泌。若每逢孩子一哭就喂，抑或是喂奶的时间过长（如有奶无奶，均让孩子一直吸吮乳头）、次数过于频繁，这样长此以往就会容易造成乳头被吮破而引发感染，从而影响婴儿的喂养。

较为合理的喂奶方法：一般为每隔 3～4 小时喂 1 次，每日控制在 5～6 次即可。每次喂奶的时间应保持在 15～20min。每次喂奶结束后，要用软毛巾擦净乳头上的奶汁。晚上应减少喂奶次数。要养成良好的习惯，更不要让婴儿吮着乳头入睡。

女性在哺乳期间，为了促进乳汁分泌、防止乳汁的积滞不畅，应该保证自身有充足的睡眠休息时间以及足够安静舒适的睡眠环境。还要注重保持心情的舒畅，要避免精神上的刺激和情绪上的大波动，这些都是十分重要的。

如果一旦发现有乳汁积滞的现象，应及时用吸乳器将积滞的乳汁吸出，使乳络保持通畅。必要时，请及时就医。

四、警惕和重视乳房内出现的肿块

乳腺癌是一种浅表的肿瘤。绝大多数的患者可在早期触及乳房内的肿块。虽然乳房内出现肿块并不一定是癌肿，但必须要引起女性的重视与警惕。特别是于乳房内发现那种质硬而无痛的肿块（早期的乳腺癌肿块多无疼痛；触之质硬不平、边缘不整齐；推之无明显的活动度）。皮肤可见"酒窝征"（指用手指捏起粘连处的皮肤时可见"橘皮样"），这是癌肿浅表部位较早出现的与表皮粘连的现象，同时也是乳腺癌晚期所特有的症状之一。当用手掌托起乳房时，若见乳房呈现不完整的弧形轮廓，这也是提示乳腺癌的现象之一。尤其是乳腺增生患者或其他乳房良性肿块的妇女，或者是其家族内曾出现过患有乳腺癌的患者，抑或是本人曾有过功能性的子宫出血病史等，年龄又在 40 岁以上的，更要定期、最好是每月去医院请医生检查 1 次，以免耽误治疗的最佳时机。

五、不同生理时期针对乳房的保健

现代各医学组织均提倡要注重未病早预防，这一点恰恰与我国传承千年的中医学理论"治未病"的观点不谋而合，有病早治疗才能防之生变。乳房部位的疾病乃是妇女最为常见的多发病，其中乳腺增生以占据乳房疾病 75% 的高发率夺得女性乳房疾病榜首，而 30 岁以上的女性该病的发病率居然达到 90% 以上。乳腺增生作为最常见的乳房疾病，有着非常高的癌变风险，近年来随着乳腺癌发病率的逐渐攀升，已经列居女性恶性肿瘤的第一位。因此，越来越多的女性同胞开始关注乳腺健康、强调乳房部位的保健、开展关于乳房疾病的普查、宣传乳腺疾病的相关卫生常识，这对于帮助降低乳房疾病的发病率、减低乳腺癌的发病风险以及提升现代女性的健康水平和生活质量具有非常重要的意义。

中医经络学认为，女性乳房乃肝、胃二经所主。肝藏血，主疏泄，喜调达而恶抑郁。肝脏功能是否处于正常状态，对于乳房的生理、病理都起着关键作用。而处于不同时期的女性，其乳房的生长发育以及生理功能都各具特点，因而在不同生理时期对乳房的保健方法应该有着不同的侧重点。但乳房保健的最关键所在即是要保证心情的舒畅以及乐观、积极、开朗、向上的生活态度和精神状态。

1. 婴幼儿期

出生数日内的新生儿可能会出现乳房的轻度发红及肿胀现象，还可能有分泌少许稀薄乳汁的现象出现，请新生儿的父母不要过于慌张，这是由于新生儿在母体时受到来自母体和胎盘的雌激素和催乳素的影响所致。通常于 2~3 周后，肿胀会随着体内激素水平的下降而自行消退，不需要做任何处理和治疗，只需保持新生儿乳房局部的清洁及干燥即可。切忌用手挤压患处，以免造成感染。

婴幼儿的乳房出现肿胀现象时，能够于一侧或双侧的乳晕下触及"圆盘状"、界限清楚的扁块，亦可能与乳晕或者乳头产生粘连，但与胸肌之间无粘连现象的发生，亦可感觉到轻微的疼痛，而大多数并不会出现全身内分泌系统的变化。通常可自行消退，若有疼痛较重者，可给予适当的对症治疗。婴幼儿早熟性乳房肥大症的患者，除了乳房肿胀的表现外，常常会伴有其他的表现，应给予对症治疗。在婴幼儿时期，乳房肿瘤甚为少见，因此对女性的婴幼儿进行乳房的活检要非常慎重。

当代社会以独生子女占据绝大多数，这种社会状态导致家长对于孩子的营养问题非常重视。市场上现已出售多种保健食品、滋补药品，花样种类繁多。但是，现有一些儿童保健食品和补品中均含有一定量的激素，这对于孩子的正常生长发育会造成很多的不良影响。事实上，对于保证孩子健康成长所需营养的关键点，即是要塑造孩子良好的饮食习惯及每日的合理膳食。

2. 青春期

青春期是机体各个系统，特别是内分泌系统功能旺盛、充分发育的全盛时期，女性的第二性征——乳房也是在这段时期迅速发育。处于青春期的乳房，其正常结构有着与发育成熟后不一致的倾向表现：乳腺导管过度扩张，或一群乳腺小叶的发育。因此，对于青春期的乳房进行触诊检查时，能够触及"结节状"的结构。该结构会随着进一步的发育过程而消失，不要误认为这是乳腺增生或者纤维腺瘤一类的疾病，从而增添一些不必要的心理负担，更不要轻易采用手术的方法切除。下面介绍一些青春期的乳房保健知识。

（1）注意营养：为了保证青春期的身体能够适应生长发育的需求，应当适当地增加动物蛋白质和脂肪的摄入，纠正偏食及素食等不良饮食习惯，以免影响乳房的正常发育。当然，对于动物蛋白质和脂肪的摄入也是要有一定节制的。若体内的脂肪过量，就会造成积聚，这可能会导致月经初潮的年龄提前。有研究学者认为，绝经期时发病的乳腺癌可能与月经初潮早有着一定关系。

（2）加强锻炼：经常参加体育锻炼，特别是做健美操或是跳健美舞，能够加强对于机体上肢以及胸大肌的锻炼。这种锻炼既能使乳房良好的发育，也能帮助肢体发育匀称，避免体内的脂肪堆积。此外，还要注意平时的书写姿势，保持上身挺直，避免脊柱弯曲，以免造成驼背。

（3）乳房按摩：对于发育不良的乳房，应该每天早晚都坚持 1 次自我乳房按摩。按摩能够刺激乳头的平滑肌发育，且帮助促进乳房部位的血液循环，非常有利于乳房的正常发育并防止乳头内陷的现象出现。

（4）不要束胸：束胸是指用布带子将乳房和整个胸部缠束起来，或者用过紧的胸罩或者内衣将乳房紧紧箍起来，使乳房紧压于胸壁上，而这种做法会使乳房受到长期地压迫，从而造成乳房部位的血液循环不畅、乳房发育迟缓、乳头内陷。不仅会影响将来的哺乳，且容易导致乳腺导管的炎症。同时，束胸对胸部的呼吸运动也会造成影响，不利于胸廓发育。束胸作为旧时社会遗留下来的坏习惯，可能还存在于较为落后的偏远农村或山区，应该加强胸部卫生知识的宣传普及。

（5）选择合适的胸罩：佩戴合适的胸罩能够保护乳房，起到托附及稳定的作用，防止乳房在日常活动中的过分摆动及下垂现象的发生。特别是在剧烈运动或者劳动活动中，乳房组织可能会受到不均匀的牵拉，从而导致乳房部分出现血肿、脂肪坏死等现象。日常佩戴胸罩能够帮助减轻疼痛，防止乳房受到损伤。但是日常佩戴胸罩时要注意佩戴时间、松紧度以及胸罩面料等方面的问题。大部分情况下，一般在 16 岁之后，乳房发育处于基本成熟阶段，这时开始佩戴胸罩更为合适。若处于 16 岁之前，乳房尚未发育成熟，可以用软尺测量胸围。测量时从乳房的上缘开始，经过乳头到乳房与胸壁皮肤褶皱处下缘，这之间的距离若是大于 16cm，则可以开始佩戴胸罩，若小于 16cm 时则不适宜佩戴。若体型偏胖、乳房偏大、经常参加体育活动或是进行频繁体力劳动者应该早点佩戴胸罩。而少女的乳房通常偏小，胸廓又未完全发育良好，此时最好不要佩戴胸罩，特别是尺寸过小以及面料通气性差的胸罩。过于宽松的胸罩无法起到托附的作用，可能会因此造成乳房的发育不良及乳头内陷。而过于紧绷的胸罩由于长期勒在乳房的下部，可能会造成局部缺血或是乳腺纤维化，出现横行条索状的纤维性增厚并可能会伴随疼痛。相关报道称，女性如若过早或是过紧地佩戴胸罩，可能会使乳房呈现不同程度的发育不良、哺乳期乳汁分泌过少、易患乳腺疾病等。因此，选择胸罩的时候要注意选择大小合适的，并随着年龄、体型及乳房发育情况的变化而随时更换。胸罩的材料一般以质地柔软舒适、透气性良好、吸汗性强的棉布类织品为最佳。不宜选用的材料有尼龙、塑料、橡胶、化纤等。胸罩的背带应该选择较宽的款式，以能调节长短的为最佳。

（6）避免电离辐射：罹患乳腺癌的风险会在暴露于大量的放射线之后成倍增加。近年来，大量的研究证明，不同年龄阶段对于电离辐射的敏感性不同。而在 10～19 岁接触过射线的女性罹患乳腺癌的风险显著升高。特别是处于月经初潮前期及初潮期间的女性，若是接触了电离辐射，患乳腺癌的风险最大。该结果显示，处于这一时期的乳腺组织对射线最为敏感。因此，处于青春期的少女们应该尽可能地避免暴露于不必要的 X 线下或是其他的电离辐射中。

青春期防癌很有必要，需注意：①要控制脂肪和动物蛋白的摄入，加强体育锻炼，使性发育过程符合生理规律。②建立良好的生活方式，不过量饮酒。③保持心态平和，避免焦虑、抑郁，不断调整自己适应目前的生活节奏。④避免不必要的胸部 X 线受量。⑤及时治疗乳腺良性疾病，如乳腺囊性增生病、纤维瘤等。⑥学会自我检查，定期体检。从 20 岁开始，每月做 1 次乳房自我检查。检查时，先脱去上衣，用眼睛看两侧乳房是否有异常；然后平躺，用手摸对侧乳房看有无肿块；最后用手指挤压乳头看有无异常液体流出。一旦发现异常尽早到医院诊查。

3. 性成熟期

性成熟期是女性一生之中持续时间最长的一段时间，持续 30 年左右。而且，女性在该时期之内生理和心理的负担最重，也是波动最大的时期。在性成熟期间，乳房的保健应注意下述几个方面。

（1）注重情绪调节：在性成熟期，女性会经历结婚、生育、抚养下一代等一系列的人生大事件，与此同时还要肩负工作和家庭的双重责任。这些都会对女性的身心产生巨大影响，会经常引发情绪上的波动。乳腺组织作为内分泌系统的靶器官，其功能受到下丘脑－垂体－卵巢轴的综合调控，情绪的波动变化常常会对神经－内分泌系统产生影响，使其正常的调节功能紊乱，导致乳腺组织疾病的发生。中医学认为，精神抑郁、情志内伤乃是乳腺增生最为主要的致病因素之一。长期的精神刺激抑或是突然受到强烈的精神创伤，超过了人体的生理所能承受的范围，则可能会导致机体气血、脏腑、经络的功能失调而致病，且多为肝胆经循行经过的部位，乳房即是其中之一。肝藏血，主疏泄，喜条达而恶抑郁。若情志内伤，则会引发肝郁气滞。且由于女性的生理构造，会经历经、孕、产、乳，数伤于血，导致肝失所养、肝气横逆，气血运行不畅，从而易诱发多种乳房疾病的产生。临床上，可常见乳房疾病的患者，其病情随着情志的变化而变化，且大部分患者发病前经常有较为明显的情绪波动作为诱因。因此，日常应多注意对精神的调养，每日保持积极乐观的生活态度和愉悦稳定的精神状态，对于日常的乳房保健尤为重要。

（2）合理安排婚育：女性，到了一定年龄后，对于结婚、生育与否以及其时间上的安排，除了考虑工作和经济等问题，还要顾及对于机体内分泌系统，特别是乳房组织的影响。现代医学研究表明，独身主义者、晚婚女性以及婚姻维持时间较短的女性，乳腺增生及乳腺癌的发病率更高。年老独身的女性乳腺癌发病率明显高于已婚的妇女。初次生产的年龄过大也可能会增加日后发生乳腺增生或者乳腺癌的风险。而初次生产的年龄 ≥ 35 岁的女性患乳腺癌的概率高于无生育史的女性。

（3）避免服用口服类的避孕药：口服类避孕药虽然其所含有的性激素非常低，如若长期口服，仍有可能造成服用者患乳腺癌的风险升高，特别是对于已经患有乳腺增生症或其他良性乳腺疾病的患者、具有乳腺癌家族史的女性以及初次生产前有口服避孕药习惯的女性，其罹患乳腺癌的危险性能够增加 4 倍以上。因此，应该尽量避免服用口服类避孕药，而是选择其他的方式达到避孕的目的。

（4）及早防病治病：由于在性成熟期间，女性的生理、心理变化极大，因而容易得病，除了对于情绪方面的调节以及避免外界带来的化学、物理、生物等方面的损伤，还要注意加强自身对于乳房的检查，这样有利于早发现疾病，从而能够积极地到医院就诊，早确诊所患疾病，并配合医生进行治疗，以便于疾病能够早日康复或病情得到进一步有效控制。

4. 妊娠期

妊娠期间，乳房的变化非常大，乳头、乳腺会充分发育，妊娠后期腺泡即开始分泌活动。因此，在早孕期间，孕妇会感觉到乳房疼痛或有发胀感；而妊娠后期挤压乳房时，可见稀薄的黄色液体滴出。以上均属于妊娠期间正常的生理现象，请孕妇及其家属不必惊慌。

在小宝宝降生之时，要注意保持良好的心情，稳定情绪，保证充足的睡眠及有规律的日常生活，不要过度紧张或劳累，否则会减少乳汁的分泌量。每日要保证合理的饮食，科学地摄入足够的维生素、蛋白质及微量元素。不要因为担心产后的身材而一味地减少饮食或是担心乳汁分泌量不足而过分摄入大量的高脂肪、高蛋白的食物。每日的餐食应注意荤素搭配，在 3 餐之间还应配以 2 ~ 3 次的点心、水果等加餐。对于妊娠期间的乳房保健有下述几点建议。

（1）保护乳房：妊娠期间，乳房逐渐变大，重量也随之增加，需要佩戴合适的胸罩以托附乳房，并要注意防止乳房受到挤压及外伤。乳头处的皮肤娇嫩、薄弱、易破损。因此，妊娠后期应注意每日用肥皂及温水擦洗乳头，或选用 75% 的酒精擦洗，保持乳头处皮肤的清洁，帮助促使乳头的皮肤角化，从而防止哺乳时出现乳头皲裂的现象。

（2）纠正乳头畸形：对于乳头内陷的女性，应该在妊娠早期就开始进行矫正。方法是：每天用手指将乳头轻轻地向外牵拉，同时按摩乳头及乳晕部。该方法能够促进乳头平滑肌的发育，以免于新生儿哺乳期间出现吸吮困难的现象，亦可减少乳腺炎的发生。

（3）定期检查乳房：由于妊娠时期人体内的激素变化非常大，乳腺组织增生加快，如若在乳房的触诊检查时不细心留意，常常会忽视或遗漏妊娠期间乳房肿块的存在。因此，妊娠时期一定要注意定期对乳房进行仔细的检查，当发现乳房组织中出现肿块或其他异常的变化，要与炎症相鉴别。在不能明确其性质时，建议考虑活检，以免延误对于疾病的诊断与治疗的最佳时机。

妊娠期女性预防乳腺癌需要注意的因素有：妊娠及哺乳期由于体内激素水平的改变、乳腺组织增生、充血、免疫功能降低，使肿瘤发展较快，不易早期发现，因而其预后亦较差。①应提倡和鼓励母乳喂养，这不仅有利于婴儿的生长发育，也有利于降低母亲患乳腺癌的危险性。②要定期检查乳房，发现肿块或其他异常变化，应及时处理。③早期妊娠时发现乳腺癌，宜先终止妊娠；若为妊娠中期时，应根据肿瘤情况决定治疗方案；若妊娠后期发现，应及时处理肿瘤，待其自然分娩；哺乳期乳腺癌应先中止哺乳。许多报道妊娠后期乳腺癌者，如果先处理妊娠，常可因此而延误治疗，使生存率降低。

5. 哺乳期

如果说，妊娠时期的乳房发育程度是能够决定生产后乳汁分泌多少的基础，那么哺乳期间对于乳房的保健措施就是保证乳汁可以正常分泌、防止乳腺疾病发生的关键所在。

（1）保证乳汁正常分泌及充足的乳汁：若想做到这一点，乳母必须要保持精神的愉悦、稳定的情绪、充足的睡眠及科学地摄入营养膳食。乳汁的分泌主要由催乳素决定，而催乳素的分泌则由下丘脑的神经介质直接调控。因此，诸如悲伤、忧虑、恼怒、惊恐、过度疲劳、精神过分紧张等都会造成乳汁分泌量的减少，甚至枯竭。同时，科学地补充足够的维生素、蛋白质以及微量元素也是合成乳汁的必要物质条件之一。生产后，应该尽早地给婴儿喂奶，并养成定时喂奶的良好习惯。这是由于婴儿的吮吸能够反射性地刺激垂体分泌泌乳素，能够有效地帮助维持正常的乳汁分泌。母乳喂养的时间和正确姿势：

出生后 24 小时内每 1~3 小时喂哺 1 次；下奶后，通常每 24 小时喂 8~12 次。一般根据生理需要哺乳，即：婴儿饥饿时或母亲奶涨时都可哺乳。哺乳持续时间取决于婴儿，应尽量让婴儿吸空一侧乳房后，在吸吮另一侧乳房。

哺乳时可取侧卧、仰卧或坐位。无论哪种姿势，都要使母亲舒适放松；要让婴儿的嘴和下颌紧贴乳房，并正确含接乳头和大部分乳晕，且身体紧贴母亲；乳母的拇指和 4 指分别放于乳房上下方，托起整个乳房哺喂。

（2）注意卫生，防止炎症：产后的第 1～3 天就应该开始哺乳，并制定定时的时间表，养成定时喂奶的良好习惯。哺乳前，应先洗净双手，并用温开水擦洗乳头及乳晕。哺乳时要注意左右乳轮换，并尽量吸空。吸不完的乳汁要挤干净，避免乳汁的积滞。同时，避免养成婴儿含乳入睡的不良习惯。如若乳头、乳晕部出现破损或感染病灶，或是婴儿口腔或口唇周围有感染时，均应该及时地进行治疗。以免细菌侵入乳腺导管而引发乳腺炎症，或是通过进入婴儿的胃肠道引发胃肠道感染。哺乳时需注意：①哺乳前，先用温开水洗净乳头，然后挤出少量乳汁，再喂哺婴儿，以防污染的乳汁引起婴儿腹泻；②哺乳时，应让婴儿吸吮住乳头及大部分乳晕；③哺乳后，挤出少许乳汁涂在乳头、乳晕上，短暂暴露干燥，预防乳头皲裂；④若哺乳结束后，婴儿仍紧含乳头，可用 4 指轻轻按压其下颌，中断其吸吮，使乳头自然抽出，切忌强行牵拉乳头；⑤每次哺乳，应两侧乳房交替哺喂，吸空一侧后再吸吮另一侧，乳汁未排空时，应将剩余乳汁用奶泵吸出；⑥哺乳期产妇用药需慎重，以防药物通过乳汁对婴儿产生毒性；⑦注意婴儿口腔卫生；⑧母亲应佩带棉质乳罩。⑨乳汁分泌达到 2000mL 以上，称为乳汁分泌过多。该类乳汁质量不高，易造成母婴营养不良，故常通过限制乳母水分摄入量，提高饮食质量或哺乳后冷敷乳房来缓解症状；必要时可去医院就诊。

（3）提倡母乳喂养：母乳不仅是最为天然的，能够为婴儿提供全面而丰富营养、富含婴儿所需的抗体成分、容易吸收又清洁卫生的营养品，还有利于婴儿的健康成长并帮助婴儿提高免疫抵抗力。母乳喂养有利于帮助产妇复原身体，而且有益于产妇产后的子宫收缩复旧，对乳房亦有非常好的保护作用。现代医学研究表明，进行哺乳喂养的女性罹患乳腺癌的风险远远低于不哺乳的妇女。而哺乳喂养的时间愈长，患乳腺癌的风险越低。哺乳期的妇女要注意远离汞、铅、苯及有机磷等有害的化学物质和 X 线等，慎用或者不用如四环素、链霉素、庆大霉素、氯霉素、安眠药及激素类的药物，以免对婴儿造成损伤。有传染病的乳母不应哺乳喂养，而患有急性感染性疾病的乳母应暂停哺乳，乳汁可用吸乳器吸出。

（4）适时断奶：虽然母乳喂养有着诸多优点，这并不代表哺乳的时间越长越好。一般认为，母乳喂养的最佳时间以 6～12 个月。如若时间过长，不但母乳所能提供的营养成分不足以满足婴儿的生长需求，而且会造成母亲生殖器官的萎缩。断奶的方法最好选用自然断奶法，即逐渐地减少喂奶的次数并缩短每次的哺乳时间，同时乳母应减少进食有助于下奶的汤品或食物。使乳汁自然减少而断奶。若因婴儿夭折或者产妇有病，则需要用药物的方法帮助断奶。中药法可用生麦芽30g、生山楂30g、生枇杷叶30g、川牛膝15g，用水煎服；或采用外敷法，即将皮硝250g研碎，用布包敷于乳房上，持续7天以上；或用西药法，即肌肉注射苯甲酸雌二醇2mg/天，连续3～5天。

哺乳期女性预防乳腺癌需要注意的因素有：内分泌紊乱及免疫力低下可能是哺乳期乳腺癌发生的主要因素。所以，乳母需注意：①保持心态平和。②补充营养，提高机体免疫力。③定期检查，发现异常立即就诊。④适当延长哺乳6个月左右，可降低患乳腺癌风险。

6. 绝经期

绝经后，乳腺组织会出现明显的萎缩，乳房体积开始缩小且功能完全丧失。因此，此时若乳房发生某些变化，容易造成老年妇女的忽视。事实上，老年妇女的乳房保健是老年妇女保健的重要内容，其主要预防的乳房疾病是乳腺癌。下面介绍有关于绝经期乳房保健的几点建议。

（1）积极参加体育锻炼：老年妇女应该适当地增加一些体育活动，日常要控制总热量的摄入，减少体内堆积的过剩脂肪，使雄激素在脂肪内芳香化合成雌激素的可能性降至最低程度。这是目前针对乳腺癌一级预防最可能奏效的措施。

（2）避免使用雄激素替代剂：老年妇女要尽量避免使用雄激素，即使是治疗需要也应保证在最小剂量和最短疗程的前提下使用。现代医学研究表明，随着雄激素的使用剂量增多、使用时间的延长，老年妇女使用者的乳腺癌患病率会增高。

（3）开展乳房的自查和普查：应该在老年妇女中开展乳房保健知识宣传以及乳房的自查和普查工作，该宣传有利于帮助老年妇女及早发现乳腺癌，早期积极治疗能够降低乳腺癌的致死率。对于老年妇女来说，每年一次的乳房局部检查和X线片是十分必要的。由于现代乳房的X线片的放射剂量要低于1rad，因此不必担心每年1次的乳房X线片会增加罹患乳腺癌的风险。若老年妇女的乳腺组织中发现肿块，首先应考虑乳腺癌，不应轻易诊断为乳腺增生症或其他乳腺良性疾病，避免错过早期确诊乳腺癌的机会。

更年期女性预防乳腺癌需要注意的因素：在生活中，更年期女性注意以下几点，对防范乳腺癌有益处：①要坚持科学的饮食习惯和生活方式。多吃富含维生素和微量元素的新鲜蔬菜和水果；不吸烟，限制酒精的摄入，少吃高脂肪食品和烧烤食品。②坚持体育锻炼，增强机体免疫力。可以根据自己的年龄和身体状况，选择适合自身特点的体育运动项目，持之以恒，必有成效。③慎用含有雌激素的美容化妆品和药品。④尽量避免电磁辐射和放射线接触。例如看电视时要距电视机2m以上，烹调食物时要远离微波炉等。⑤保持积极向上的人生态度和豁达乐观的情绪。

六、延缓乳房衰老有秘诀吗

乳房是女性的第二性器官，也是女性一生中变化最大的部位，随着女性各时期的变化，其外形也会发生变化，如乳房皮肤粗糙、松弛、弹性减退、妊娠带形成、乳房下垂、变形、塌陷等。要防止乳房衰老，必须参加各种强身健体的活动，加强胸部肌肉训练，如健身操、游泳、划船、扩胸等保健锻炼，锻炼胸肌，增强韧带的拉力，维持乳房挺立，防止乳房下垂。做到定期按摩乳房，具体的按摩方法是：分别从乳房的左、右和下面，用手轻轻向乳房中央推挤，一直推到乳晕部，不要触及乳头，每面推15~20次，早、晚各1次，以防止乳房松弛，弹性减退。按摩动作要轻柔，要避免粗野、猛烈的外力作用，避免挤压和外伤，这些都可能造成乳房疲滞性病灶和瘤样病变的形成；还可以洗冷水浴，因为低温刺激对改善乳腺组织营养，提高张力，促进其正常生理过程都是十分有益的。中医中药在防止乳房衰老上也有其独特的疗效。

第三节　生活调理

最有利于预防和恢复乳腺增生的方法是保证豁达、乐观的生活态度。适当的体育锻炼，能够提高内分泌系统的调节能力，从而保持内环境的平衡，同样有利于预防和恢复乳腺增生症。此外，如若乳腺增生症患者伴有其他妇科疾病应及时进行治疗，亦有助于该病的好转。

一、生活调理注意事项

（1）重视乳房疾病的普查及自我检查。普查常能够帮助及早地发现乳房疾病并及时进行治疗。而定期的自我检查亦能帮助及时地发现乳腺组织内出现的可疑肿块、乳头溢液等。

（2）在最适宜的时间结婚生育，保证母乳喂养，且哺乳的时间最好维持1年的时间。并在此期间保证乳头的清洁，避免外伤。

（3）积极预防、治疗相关的妇科疾病（如子宫肌瘤、月经紊乱等）和内分泌系统疾病（如糖尿病等）。

（4）避免生闷气及过于紧绷的精神、过于着急或暴躁，时刻保持开朗的心情。努力营造和谐、舒适、欢快的家庭氛围，保证夫妻双方和睦相处，提倡经前进行和谐愉快的性生活。

（5）慎用或避免使用内含雌激素高的美容护肤养颜之品。

（6）保证有规律的日常起居，日常要注意劳逸结合，经常参加体育活动以锻炼身体，并注意保证每日的大便通畅。

二、乳房保养有什么禁忌

乳房保养要讲究科学的方法，否则会带来一些麻烦。

（1）忌过度节食：为身材苗条而节食的同时，也断了乳房发育所需的营养，到头来身材虽然苗条了，但乳房却干扁了。

（2）忌缺乏锻炼：营养充足的条件下，如果缺乏锻炼，体态会臃肿，乳房虽然不小，但缺乏挺拔，应记住，健康的美才是真正的美。

（3）忌受强力挤压，要注意两点：①睡姿要正确，侧卧和仰卧才为最佳；②性爱时避免男方用力挤压乳房，否则会造成"内伤"。

（4）忌佩戴不合适乳罩：乳罩是乳房的保护伞，不要成为乳房的紧箍咒。

（5）忌不清洁：清洁十分重要，长时期不洁净会引起炎症或皮肤皲裂。

（6）忌乱用丰乳药物或丰乳膏：常用的丰乳膏一般都含有较多雌性激素的物质，长期使用会带来许多不良后果，如月经不调、色素沉着、皮肤萎缩变薄、增加乳腺癌发病率等并发症。

（7）慎用或避免使用内含雌激素高的美容护肤养颜之品。

（8）保证有规律的日常起居，日常要注意劳逸结合，经常参加体育活动以锻炼身体，并注意保证每日的大便通畅。

三、怎样做到乳腺癌的早发现、早诊断

有研究表明，早期发现虽然不能控制乳腺癌的发生，但可阻止它向中期、晚期发展，若及时给以治疗，可提高乳腺癌生存率、降低病死率。所以早发现、早诊断也是乳腺癌治疗的重点。①在门诊，医生先要询问患者病史、月经婚育史、乳腺癌家族史，特别是患者的母亲或姐妹是否患过乳腺癌，对侧乳房是否发生过癌，乳头是否有溢液等。②体格检查触诊时，要轻轻挤压乳头和乳晕区，看有无细小结节、有无分泌物，如有溢液则需进行涂片细胞学检查，尤其是血性溢液更应重视；如果对侧乳腺已切除，则要了解手术情况、肿瘤大小、病理类型、淋巴结情况等。③提倡自我检查或定期体格检查。④此外，常用的检查方法如乳腺 B 超检查、钼靶 X 线片、红外线

热图等，应作为常用的辅助诊断方法，帮助早期发现和诊断乳腺癌。

四、肥胖患者如何预防乳腺癌

研究表明，超重与肥胖的妇女患乳腺癌的危险性明显增高。因为脂肪堆积过多，雌激素的生成便增加，多余的雌激素被脂化后贮存于脂肪组织内，并不断地释放进入血液，对乳腺组织产生刺激，久而久之，易引起乳腺癌。

五、几种饮食习惯与乳腺癌的关系

医学观点认为，癌症发生大多与生活方式、饮食习惯有关。不过，对于发病率位居女性恶性肿瘤首位的乳腺癌，哪些饮品与乳腺癌的发病有关呢？最终还得靠数据来说话。

1. 酒与乳腺癌的关系

"常饮红酒可预防乳腺癌"的提法几乎到处可见，理由是小酌可以舒筋活络，增加血气运行，而且红葡萄皮和葡萄籽里含有天然抗癌物质，可避免雌激素水平过高；葡萄内含的抗氧化物质，还能让女性容光焕发，延缓衰老。但"抗氧化"物质如何形成、如何作用，尚不可知。2012年意大利米兰大学发表的《酒精和乳腺癌相关性病因学》统计，只要每天喝1杯酒（≤12.5g），女性患乳腺癌的风险增加4%，每天3杯或以上（≥40g）的女性风险将高达40%~50%。因此，不要以为量少、酒精少就没事。全球许多研究文章均指出，无论烈酒（白酒）、红酒、啤酒，甚至所有含酒精的饮品，都会增加患乳腺癌风险。只要每天摄入少量酒精，女性患乳腺癌的风险就会增加，对于高危人群，酒精甚至可能成为患乳腺癌的主要因素。

2. 咖啡与乳腺癌的关系

生活中不少女性有喝咖啡的习惯。有观点认为，咖啡因可能是现代都市女性罹患乳腺癌的因素之一，理由是黄嘌呤可促使乳腺增生，而乳腺增生又与乳腺癌的发生有关。但咖啡因究竟对乳腺癌有没有影响，目前医学上并没有定论。2008年哈佛大学22年随访研究发现，虽然未证实绝经前女性乳腺癌与咖啡因有关联，但绝经后的女性，每天喝含咖啡因饮料超过4杯，比不喝者会增加6%的风险。而有乳腺癌家族基因史的绝经女性，每天喝6杯以上，风险更是剧增69%。研究者分析，大量饮用咖啡会增加CYP1A2基因表达，而它的基因突变正是乳腺癌发生的一个重要原因。因此，饮用咖啡以及含咖啡因的饮料（红茶、可乐或其他提神的功能性饮料）要把握适量原则，不可超过每天4杯，而绝经后的女士更是少饮为妙。

3. 海带与乳腺癌的关系

日本妇女比美国妇女的乳腺癌发病率低得多，可能与日本人喜食海带、紫菜等海藻类食物有关。而在中医学中，中医医师也常常建议乳腺增生患者多吃海带。

2010 年英国《营养学》杂志发表了一篇研究文章，研究人员把 362 例 30 ~ 65 岁的乳腺癌患者分为 2 组，一组在饮食中加入海带，另外一组没有海带。2 年后的结果得出，每天摄入 36g 新鲜海带或 2g 干海带的那组比不吃海带的那组降低乳腺癌的复发风险高达 52%。其原因与海带具有缓解乳腺增生的作用有关。

4. 豆浆

"女性长期喝豆浆会导致乳腺癌"的说法吓住了很多豆浆爱好者。现研究认为："喝豆浆不仅可以降低乳腺癌的发病风险，还可以降低乳腺癌患者的复发风险。"2008 年 6 月发表于国际著名医学期刊《营养学杂志》的一项研究表明，亚洲妇女通过喝豆浆可以降低乳腺癌 1/3 的发病率。2011 年发表在《乳腺癌研究与治疗》杂志上的一项研究表明，亚洲人群摄入豆浆可以显著降低患乳腺癌风险。

5. 维生素

2011 年《乳腺癌成因》杂志载文表示，23 万人群统计证明，维生素 D 跟乳腺癌并没有直接联系，反而维生素 A 能明显降低患乳腺癌风险，成年人每日摄入 3000 ~ 10000 国际单位（IU）的维生素 A，能将乳腺癌发生率降低 18%；包括维生素 E 在内的其他维生素也没有证据证明与乳腺癌的防治有关系。医生建议女性多吃花椰菜、芥蓝、胡萝卜、番茄、菠菜等富含维生素 A 的食物，可以帮助降低患乳腺癌的风险。

肥胖者从以下几方面注意：①调整膳食结构：避免高热量饮食，减少脂肪摄入，多摄入富含纤维素、维生素的食物，多吃蔬菜水果，少饮酒，莫饱食。②控制体重：经常锻炼身体，控制体重在正常值的 10% 左右。③保护乳房，定期检查。

第四节　精神调理

心理和社会因素对于乳腺增生的发生、发展及预后有着至关重要的影响力，不良情绪已经成为该病最为主要的致病因素。因此，一方面患者要注意提升自我素养，保持豁达开朗的良好精神状态，避免受到不良情绪（如忧郁、恼怒、紧张、惊恐、悲伤等）的刺激。帮助乳腺增生患者消除恐惧癌变的心理，树立抗击疾病的必胜信心。另一方面，医者应该耐心地宽慰患者，帮助其缓解或是消除不良情绪的刺激，这样才能有利于疾病的康复。

乳腺作为内分泌系统的靶器官，其功能受到下丘脑 - 垂体 - 卵巢轴的综合调控。

情绪的变化往往会造成神经－内分泌系统正常调节功能的变化，从而导致乳房疾病的发生。临床上，乳腺增生患者大多是由于受到较为明显的精神因素影响而发病，且病情会随着情志的变化而消长。即乳房的肿块及胀痛的表现在情绪出现波动时变得尤为明显，并通常伴有精神不振、虚烦不寐及胸闷嗳气等症状。

现代医学模式认为，癌症是生物—心理—社会环境体系中诸多因素共同作用的结果。包括负面生活事件及社会支持在内的社会心理因素与癌症的关系已被人们所关注。在一项调查中发现，81.2% 的癌症患者在患病前曾遭受过负面生活事件的打击。如配偶死亡、夫妻不和、生活规律重大改变、工作学习压力大、子女管教困难、夫妻两地分居等。更多有关乳腺癌与负面生活事件及社会支持的研究也获得了相似的结果。通常情况下，乳腺癌患者遭遇的负面生活事件高，而社会支持利用度则较低。不愉快的生活事件能增加患乳腺癌的危险，而能够获得较多社会支持的群体，其乳腺癌发生和死亡的比率均较低，研究表明负面生活事件和社会支持利用度在乳腺癌的发病中起着不可忽略的影响。

一般认为，不良生活事件使机体产生应激，出现抑郁、忧虑、悲伤、紧张、愤怒或焦虑等负面情绪。过度或持久的应激虽不能直接致癌，但它却往往以一种慢性的持续性的刺激来影响和降低机体的免疫力，增加癌症的发生率。这些刺激主要是通过神经生理、神经内分泌和免疫 3 个系统的相互联系起作用的，最后使肾上腺素皮质酮等内分泌增加，进入血液循环，从而损害人体免疫功能，导致正常细胞癌变。

在人际交往中，社会群体中为了保持个体间的平衡，避免发生相互干扰及矛盾冲突，就要协调人际关系，既有助于减轻心理应激，又能缓解生活事件的负面影响。社会流行病学研究表明，良好的社会支持能使人们舒缓压力，保持情绪稳定，对预防乳腺癌的发生具有十分重要的意义。

可以这样说，心情糟糕、情绪紧张、抑郁、悲观的人是癌魔的青睐者，癌症喜欢缠绕这些人。为了预防癌症的发生，我们不仅要防止各种致癌因素，还应当保持一种良好的心态和稳定的情绪，保证身心健康。

乳腺增生的患者必须积极地配合医生的治疗，要充分认识到乳腺增生并不是传闻中的癌前期病变，乳腺增生中仅有小部分会出现不典型增生或上皮高度增生，有癌变的危险。如若一个人长期处于对癌变的恐惧情绪中，该情绪波动对乳房组织的影响是可想而知的。

乳腺增生的发生及乳房疾病的轻重，一般和精神因素密切相关。随着现代医学模式的改变，心理社会因素对疾病的发生、发展及预后有着十分重要的影响力。不良情绪已被确认为本病排名第一的致病因素。因此，首先应帮助患者树立对于乳腺增生的正确认知，再逐步消除患者对于乳腺增生癌变的紧张及恐惧心理，从而使患者保持积极的良好心态，并建立战胜疾病的信心。乳腺癌术后的患者往往认为自己的美丽不复存在，甚至还是不是女人都有所怀疑，心理异常脆弱，甚至没有活下去的勇气。其实这是不对的，乳房不是婚姻或美满性生活的全部，也不是一个魅力女人的全部。这时深爱自己太太的男性应该站出来，给予妻子足够的关怀和爱，真正的婚姻、真正的爱从来就一直是新鲜的，是能不断地加注新的内容与活力的。

（冷　雪）

第二篇
乳腺炎症性疾病

第一章 乳腺炎症性疾病概述

乳腺是女性性征的重要标志，其腺体类似汗腺，乳腺自胚胎期发生至老年期退缩，历经胚胎期、幼儿期、青春期、妊娠期、哺乳期和老年期的变化，各时期有乳腺改变均受内分泌的影响，即随着卵巢的周期变化而发生的相应的变化。内分泌紊乱是引起乳腺病的主要原因，常因雌激素分泌不协调感染、创伤，及个体因素而致乳房病变，形成乳腺炎症性疾病。

第一节 乳腺的生理病理变化

一、乳房的简要构造和泌乳功能

1.乳房的简要构造

乳房主要是由腺体、导管、脂肪组织等构成。乳腺位于胸廓前皮下浅筋膜的浅层与深层之间。乳腺深层为浅筋膜的深层，与胸大肌筋膜有疏松组织相连，称乳房后间隙，它可使乳房既相对固定又能在胸壁上有一定的移动度。乳房前方为浅筋膜浅层，与皮肤相连。浅筋膜不仅形成乳腺的包囊而且还伸向乳腺组织内形成小叶间隔，对乳腺组织和脂肪组织起支持作用，保持一定的弹性和硬度。每一乳房内的腺体由15～20个乳腺腺叶组成，每一腺叶又分若干小叶，后者又由许多腺泡组成，这些腺泡紧密地排列在小乳管周围，腺泡的开口与小乳管相连。叶间、小叶间和腺泡间有结缔组织间隔。多个小乳管汇集成小叶间乳管，多个小叶间乳管再进一步汇集成腺叶内乳管，叫输乳管，共15～20根。它们以乳头为中心呈放射状排列，这些结构犹如一颗横长着的小树。输乳管汇集于乳晕下，开口于乳头，称输乳孔。末端输乳管口径狭窄，继之膨大成壶腹形，叫作输乳窦，有储存乳汁的作用。乳房内的脂肪组织包于乳腺周围，形成一个半球形的囊状整体，叫作脂肪囊。除此外，乳房还分布着丰富的血管，对乳腺起到营养和新陈代谢的作用。

乳房的动脉供应有：乳房外侧部的血液供应，主要来自腋动脉的分支；乳房内侧的血液供应主要来自胸廓内动脉的分支；降主动脉的肋间血管分支穿过肋间肌和胸肌亦分布到乳腺。乳房的静脉回流分深、浅两组：浅静脉分布于乳房皮下，多汇集于乳内静脉和颈前静脉，浅静脉在皮下形成浅静脉网，在乳晕部围绕乳头处组成乳晕静脉环。乳房外侧常见浅表性静脉炎，皮下可扪及条索状物，是硬化性静脉炎，可能与感染与外伤有关。乳房的深静脉分别注入乳内静脉、腋静脉分支及肋间静脉，然后注入腋静脉、锁骨下静脉、无名静脉和奇静脉。

乳房的淋巴也甚为丰富，主要包括乳房内部淋巴网和乳房向外引流的淋巴管。乳房内部淋巴管起源于腺泡周围毛细淋巴管间隙，由腺泡沿各级乳管达乳晕下，组成乳晕下淋巴管丛，以后向乳腺外引流。乳腺的淋巴引流有4条：①乳房大部分淋巴液经胸大肌外缘淋巴管至腋窝淋巴结，再流向锁骨下淋巴结。第3肋间沿胸廓内动、静脉分布，继而流向锁骨上淋巴结；②乳房内下方的淋巴液可以与腹直肌鞘和肝廉状韧带的淋巴管相通流向肝脏；③一侧乳房的淋巴液可以通过皮肤淋巴管流到对侧淋巴结，也可通过胸大肌后面的深部淋巴管到达对侧乳腺；④乳房的神经由肋间神经的皮肤侧支及颈丛3、4支支配。除感觉神经外，还有交感神经纤维随血管走行分布于乳头、乳晕和乳腺组织。乳晕、乳头处的神经末梢丰富，感觉敏锐，乳头发生皲裂时，疼痛剧烈。

2. 乳房的泌乳功能

出生后3~4天，乳腺有增生并有分泌功能，乳房略胀大，有时有液体自乳头泌出，因母体雌激素和泌乳素在分娩以前已进入婴儿的循环系统所致。出生后5~7天，乳腺的分泌活动渐弱，乳腺在出生后的4~8个月进入幼儿期的静止状态，因其体内的母体激素已逐渐耗竭所致。

女性在青春期开始后，乳腺组织增生成盘状，继而乳房体积增大，乳晕扩大，乳头及乳晕的皮肤色泽加深。这些变化是受脑垂体前叶和卵巢所分泌的激素的影响，尤其是卵巢分泌的雌激素。如长期接受雌激素治疗的人，其乳腺则表现有上皮增生和囊性改变。因雌激素可通过黏膜和皮肤吸收，一些长期在皮肤上使用性刺激药的女性，也常有乳腺上皮的刺激变化。所以雌激素是刺激乳腺上皮的主要内分泌激素。

乳腺发育中，卵巢分泌的雌激素和孕激素又在脑垂体的控制下对乳腺起刺激作用。卵巢与垂体处于功能平衡的反馈状态，卵巢功能低下时，垂体前叶功能亢进，而卵巢功能亢进或长期应用大剂量雌激素时，又可抑制垂体前叶的功能此外，肾上腺皮质激素亦会导致乳腺导管的增生，甲状腺素对乳腺功能也有一定影响。乳腺的主要生理功能是哺乳。乳汁分泌的生理调节开始于妊娠早期，受雌二醇、黄体酮，可能还有胰岛素、催乳素的影响，使乳腺的管—叶—泡系统迅速增生，直到妊娠中期。从妊娠第 4 个月末，腺泡上皮细胞内已含有大量分泌物。但要使乳腺达到哺乳水平，还需催乳素的作用，催乳素的血浆浓度在孕期逐渐增加，到分娩时达到最高水平。但在胎盘娩出，类固醇水平下降前，乳房对催乳素无反应，类固醇通过对乳腺腺泡细胞直接作用来抑制乳汁分泌。分娩后催乳素仍维持在较高水平，以维持哺乳，胎儿吸吮乳头可诱发催乳素的突发分泌。催乳素只有在乳房适当发育后，并经雌激素等的刺激后才能起作用。也就是说，产乳的多少取决于乳房发育的程度，乳管和腺泡不发育及退化萎缩的乳腺（老年乳腺），催乳素是根本不起作用的。

二、乳腺的发育

乳房的发育形成，特别是女性乳房是独具特点的，与其他器官的形成不同，它受许多因素的影响。胚胎发育的过程，内分泌平衡，脂肪的代谢、分布，皮肤质量，长时间重力效应等。从女性乳房的发育形成和发展的全过程看，可以分如下几个阶段：胚胎期、幼儿期、青春期、月经期、妊娠期、哺乳期、成年期和老年期。在这些人为划分的阶段中，乳房的形态有着不同的变化，但这种变化是延续的，有规律的，主要是受机体内部内分泌激素的调节影响。

1. 胚胎期

胚胎发育是乳房形成的第一步，乳房是外胚层的衍生物。胚胎第 6 周，外胚层上出现乳腺发生线，简称乳线。乳线位于胚胎躯干前壁两侧，由多处外胚叶细胞局部增殖变厚形成畸状的乳房始基，乳房始基由 4～5 层移行上皮细胞构成，其深层即为富有脓管的间胚叶细胞。在胚胎的第 9 周，乳线的上 1/3 和下 1/4 乳房始基开始退化，仅保留位于胸部的 1 对继续发育，它的外胚叶细胞层向其深层的间胚叶细胞中下陷形成凹状结构，表皮的基底细胞也随着增生而同时下降，形成乳芽。乳芽参与两侧乳房发育。在胚胎第 3 个月，乳芽邻近部分形成小叶芽，即乳腺腺泡的原始结构，乳芽远端部分发育成乳管，其远端发育成乳头。这种结构一直维持至出生后，在青春期前这种结构基本没有大的变化。如果在胚胎期乳腺的上、下 1/3 未完全退化，额外的乳头甚至乳房可沿乳线出现，称为副乳，副乳可以有 1 个或者是多个。如果胚胎期乳线全部退化或者一侧全部退化，则表现为先天性乳房缺失或单侧乳房缺失。

2. 幼儿期

胎儿在子宫内受母体的性腺和胎盘所产生的性激素影响，乳房有一定程度的发育和生理性活动。所以婴儿在出生时，无论男女，乳房可略隆起，并可触到 1～2cm 大的肿块，并可由乳头挤出乳汁样分泌物。这些现象一般在出生后 2～3 天内出现，1～3 周后逐渐消失，4～8 个月后乳腺进入幼儿期的停止状态。约 10 岁左右的女孩，丘脑下部和脑垂体的激素分泌量逐渐增加，刺激卵泡进一步发育并分泌少量性激素，为青春期的发育做好准备。

3. 青春期

青春期乳腺是人一生中乳腺发育最重要的时期，女性的丘脑下部和脑垂体的促性腺激素的分泌量增加，作用加强，卵巢增大。卵泡细胞对促性腺激素的敏感性提高，卵泡进一步发育并产生雌激素。在雌激素的作用下，内外生殖器官明显发育增大，其他女性征象出现，腋毛和阴毛出现，脂肪分布于肩、胸、臀部而形成女性体态；乳房丰隆，乳头乳晕也相继增大，并且色泽开始加深。进入青春期约1年后，整个乳房呈盘状，一般青春期3～5年，在青春期末，也就是月经开始时，乳房的发育才趋于完善，形状大多应呈半球形。此时的乳房皮下纤维、脂肪组织大量增加；乳管周围纤维组织增生，血管增多；乳管延长，扩张，有分枝，但腺小叶尚未形成。此期男女乳房发育有明显区别。男性的青春期晚于女性，发育程度也不规则。

4. 月经期

月经期乳腺又称为性成熟期乳腺，指的是成年未孕女性而言。由于脑垂体、肾上腺和卵巢的正常生理活动，在雌激素和孕激素的作用下，乳房发育与子宫内膜样，呈现周期性变化，并因此而分为经前增生期与经后复原期。

（1）经前增生期：为停经数日后到下次月经来潮前的这段时期。此期乳腺的乳管扩张，上皮细胞肥大增多，以乳管末端为明显，乳管周围有淋巴细胞浸润，新合成的纤维增加，基质水肿。整个乳房的变化为体积较前增大，尤其至经前时，乳房变硬，有发胀感，有的可触及乳房内的小结节，并有疼痛和压痛，为乳腺增生较重的表现。月经后症状消失或减轻，逐渐恢复至复原期。

（2）经后复原期：为月经开始到经后7～8天的时期。此期乳腺的乳管末端和腺小叶的复原缩小最为显著。乳管收缩，上皮细胞萎缩，管周围纤维减少，淋巴细胞消失。无论乳腺增生程度如何，经前增生期出现的乳房症状在此期内一般均消失。乳腺组织随月经周期变化而有增生或缩小，为本期乳房的最大特点。

5. 妊娠期

妊娠5～6周后，乳房开始逐渐增大，充血明显，孕妇自觉乳房发胀或刺痛，乳房表面的浅静脉明显可见。妊娠前半期乳房增大最为明显。乳管末端小叶融合成大叶，管腔扩张成腺泡，上皮细胞呈立方形，胞内出现脂肪小滴；以后大叶扩展，腺泡逐渐扩大，其内分泌物增多，乳管周围纤维因受压而大部分消失，代之以较多毛细血管，乳管内亦有分泌物充填。腺抱增生致乳房、乳头增大着色，易勃起。乳晕着色，乳晕上的皮脂康肥大形成散在的小隆起，称为蒙氏结节。如果妊娠期乳腺中的乳管末端未充分发展成乳腺小叶，在哺乳期将会出现乳汁不足的表现。

6. 哺乳期

乳腺分泌乳汁是在分娩后的 2~3 天开始，此时的乳腺腺叶高度增生肥大，腺泡上皮排列成单行，其内充满乳汁，乳管周围纤维组织几乎消失，代之以毛细血管，腺泡和乳管扩张，内储乳汁和细胞脱落物。腺小叶的增生发育，因人和乳房的不同部位而有所不同，这也就是说，每个人和每人不同时期乳汁的分泌量是不同的。哺乳期后期，随断乳的情况不同乳腺改变各不相同。如产后不哺乳，乳管内压力渐高，乳管扩张，压迫管壁和乳腺小叶，数日后上述乳腺结构迅速发生退化性改变，这种变化迅速而广泛，以至于乳房复原后，其体积小于妊娠前的水平。若产后萌乳，则乳汁持续分泌，其分泌期长短不一，一般在分娩后 8 个月左右乳汁分泌开始逐渐减少，乳腺开始退化，此时断乳很快就停止泌乳，对复原后乳腺体积影响不大，但也有人较妊娠前乳房体积增大，原因是妊娠前一些静止的腺小叶在哺乳期得以无法发育的缘故。若泌乳减少后仍坚持哺乳则对乳腺组织消耗较大，特别是不哺乳的妇女，乳房松弛下垂，原因是乳腺基质中的纤维组织再生来不及补充其消耗。一般而言，断乳后数月乳房的形态即可完全复原。

7. 成年期

女性乳房进入成年期后，其腺体内脂肪渐增多，而乳腺小叶和乳管等腺结构逐渐减少或萎缩，管周围的纤维组织亦增加且比较致密，这种变化的程度与分娩的次数多少有关，分娩次数少或未分娩者程度轻而且变化发生晚。由于脂肪的沉积，加上乳房表面皮肤的松弛，乳房逐渐下垂，这种现象，随着年龄的增加而越发明显。

8. 老年期

女性绝经后，由于机体内分泌的变化，乳腺结构也相应发生变化，乳管周围的纤维增多，有的还出现钙化，小乳管和血管逐渐硬化而闭塞，乳房内仅仅充满了纤维和脂肪组织。肥胖者以脂肪居多，瘦者以纤维组织居多，乳房瘦小而干瘪。

三、乳房的病理变化

皮肤是人体的一面镜子，很多疾病都会引起皮肤的变化，乳房病也是如此。乳房的很多疾病均可出现皮肤改变，皮肤的变化多种多样，对此，我们应该仔细检查、分析。下面就一些常见的皮肤变化做一总结。

1. 皮肤红肿

正如人们所知道的，红肿说明有炎症的存在，炎症最常见的原因是感染造成的，其次还有创伤性炎症、化学性炎症等。另外乳腺癌，尤其是炎性乳腺癌也常表现有乳房皮肤红肿的改变。

（1）感染性炎症：主要指急性乳腺炎，是乳腺的急性化脓性炎症，临床多见，多发生于哺乳期，常在产后 3～4 周发生，这是乳房皮肤出现红肿的常见原因。

（2）创伤性炎症：有乳房的外伤史，往往有皮肤青紫改变。

（3）化学性炎症：主要是指浆细胞性乳腺炎，这是一种由于乳腺导管阻塞，造成乳管扩张，管内脂性分泌物积聚外溢，刺激周围组织引起的无菌性炎症。多发生于生育期或妊娠后的妇女，患者常有哺乳困难。本病可表现为急性、亚急性和慢性，如处于急性状态即可表现为局部红、肿、热、痛等症状。

（4）乳腺癌：乳腺癌也可以引起皮肤红肿，特别是炎性乳腺癌，因其皮下淋巴管中充满了癌栓，发生癌性淋巴管炎而使皮肤具有炎性的表现，出现红肿。特点是开始比较局限，但发展比较迅速，在短期内可侵及整个乳房，临床上乳房明显增大，皮肤充血、红肿及皮温升高。另外，乳腺癌直接侵犯皮肤时，也可表现为乳腺皮肤发红发亮或呈暗红色，一般无压痛或轻微压痛，有明显包块，与皮肤粘连，很快可发生破溃。酒窝征、膏皮样改变、卫星结节这 3 种现象都是乳腺癌特有的体征。如果近期不明原因出现乳房皮肤凹陷，应引起高度注意，这往往是乳腺癌的一种典型的表现，医学上称之为"酒窝征"。这是由于癌肿侵及连接皮肤与腺体的乳腺悬韧带，使该韧带收缩牵拉相应的皮肤，导致癌肿表面的皮肤凹陷所造成的。托起乳房或让患者双手交叉于颈后再向前弯腰时，酒窝征会更明显。触诊时可触及其深面有包块，边界不清，质硬，表面不光滑，在乳房内不易被推动，一般无压痛。当然并不就是说只要有皮肤凹陷就一定是乳腺癌，少数情况下乳房脂肪坏死或浆细胞性乳腺炎亚急性期时，也可能见到这种现象。不管怎么说，只要发现乳房皮肤有凹陷者，就应尽早到医院诊治。

2. 慢性炎症

多发生在靠近乳晕区域，破溃后经局部换药处理后愈合，但不久原病变处再出现硬结，并出现红、肿、痛，又再一次破溃。这种现象反复发生，最后久治不愈乳房结核也可引起经久不愈的溃疡；急性化脓性乳腺炎未得到及时正确的治疗，也可以形成脓肿进而破溃。

3. 乳房湿疹及湿疹样乳腺癌

均可表现为乳头、乳晕皮肤的脱屑、肿胀、糜烂、渗液、破溃。

第二节　乳房的中医生理

中医乳房疾病学是中医外科学的重要组成部分。乳房疾病是临床上的常见病和多发病，中医药治疗乳房病具有明显的优势和特色。中医对本类疾病的认识较早，历代中医文献对乳房的生理病理、病因病机、诊断治疗、预防及护理等均有非常丰富的记载。中医乳房疾病学有着悠久的历史，几千年来，其经历了起源、形成发展和成熟的不同阶段，尤其是新中国成立以来，许多医家将现代科学技术运用于乳房疾病的临床与实验研究之中，更充实了中医乳房疾病的学术理论，使之不断发展和完善，取得了巨大的成就和发展。

由于近年来乳房疾病的发病率上升，乳房疾病对人类健康的危害越来越引起人们的注意，对中医乳房疾病学的研究亦越来越引起众多医家所重视。虽然，中医外科专家对各种乳房疾病都有相当的研究深度和广度，但是，目前在中医乳房疾病学研究中具有优势和特色的主要是乳腺增生、急性乳腺炎、浆细胞性乳腺炎等乳房良性疾病的研究。当然中医药在提高乳腺癌术后患者的生存质量方面也有较为突出的特色和优势。中医学认为乳房的生长、发育和分泌功能都和脏腑、经络、气血津液等的生理功能密切相关，秉承先天之气，受五脏六腑十二经气血津液所养。在女子随精气的盛衰而出现不同时期的盈亏变化，其生理功能又与月经、胎孕、产育之间相互联系。因此乳房虽属局部器官，但通过十二经脉和奇经八脉的纵横联系与内在脏腑形成一个有机的整体，乳房要完成其正常的生理功能，离不开脏腑、经络、气血津液的协同作用，同时也是脏腑、经络、气血津液功能的具体体现。这种整体观念和现代医学的认识是相符合的，也是论述乳腺疾病病因病机的理论基础。

（冷　雪）

第二章　急性乳腺炎

第一节　概述

急性乳腺炎是乳腺的急性化脓性感染，是乳腺管内和周围结缔组织炎症，多发生于产后哺乳期的妇女，尤其是初产妇更为多见。有文献报道，急性乳腺炎初产妇患病占50%，初产妇与经产妇之比为2.4∶1。哺乳期的任何时间均可发生，但以产后3～4周最为常见，故又称产褥期乳腺炎。

急性乳腺炎开始时，感觉乳房肿胀、疼痛，哺乳时加剧，乳汁排出不畅。患处可出现界限不清之肿块，触痛明显，表面皮肤红、热。全身症状可不明显或有全身不适、乏力、食欲下降等。炎症继续发展，患侧乳房局部肿块逐渐增大、变硬，上述症状加重，疼痛呈持续性，程度加剧，多数患者常因疼痛严重而影响休息，坐卧不宁，甚至难以入眠。此时，可伴有头痛、发热、寒战、脉率加快、大便干燥等。数日后，炎性肿块开始软化，中央变软，按之有波动感，也可出现搏动性头痛，此时提示已化脓。表浅脓肿容易发现，若为深部脓肿，可出现全乳房肿胀、疼痛、发热，但局部皮肤红肿及波动感不明显，须经穿刺才能确定。乳腺脓肿是单房的，也可是多房的；同一乳房也可先后不同时期形成几个脓肿。表浅脓肿可自行向外破溃，或穿破乳管自乳头流出脓液。破溃出脓后，脓肿引流通杨，可消肿减痛，也可形成乳瘘；深部脓肿可向外破溃，也可向深部穿破胸大肌筋膜前的疏松结缔组织形成乳房后脓肿。急性乳腺炎常伴有同侧腋窝淋巴结肿大，有触痛，白细胞总数和中性粒细胞数增加，严重者可形成脓毒败血症。

一、急性乳腺炎的病因

1. 全身因素
产妇产后身体虚弱，为细菌的入侵创造了条件。

2. 局部因素
（1）乳头损伤：初产妇乳房皮肤娇嫩，哺乳时间太长或次数过多，乳房皮肤破裂，或哺乳时哺乳方法不当，婴儿含乳而睡，乳头被咬伤。

（2）乳汁淤积：这是引起急性乳腺炎的重要发病原因。乳汁是细菌快速繁殖生长的温床和培养基地。另外，积乳可以压迫血管和淋巴管，影响正常循环，为发病创造条件。乳汁淤积的原因常见于：乳头畸形（乳头凹陷），婴儿难以吮乳；或因乳腺管发育不良，排乳不畅；或乳汁分泌过多。乳汁的排泄与情志因素密切相关，外界不良刺激均可引起大脑皮层功能失调、自主神经功能紊乱，致使乳管周围神经失调，乳管不通而积乳。

（3）细菌入侵：主要来源于皮肤上的细菌，如果乳头皮肤有损伤或乳头皲裂、糜烂、溃破等，或婴儿患口腔炎而吮乳，不注意乳房卫生，细菌从伤口侵入，经乳腺导管或皮下淋巴管进入乳腺小叶，引起乳腺的急性化脓性炎症。其致病原因主要是金黄色葡萄球菌，其次为链球菌、其他葡萄球菌、大肠埃希菌等。

二、急性乳腺炎的形成条件

1. 致病菌
主要是金黄色葡萄球菌，其侵入途径有两种：①通过乳头皮肤的破损处入侵。初产妇在婴儿吮吸乳头时，常有不同程度的皲裂、糜烂或细小溃疡。给细菌入侵制造方便之门。细菌可经此入口沿淋巴管扩散道乳腺实质，形成感染病灶。②通过乳腺导管开口，上行到乳腺小叶，在扩散到乳房间质。

2. 乳汁淤积

乳头的内陷、导管的先天性不通畅、产妇授乳经验不足，常不能使乳汁得以充分排空，以致乳汁淤积，为细菌的繁殖创造条件。

3. 机体免疫力下降

产后机体全身及局部免疫力下降也为感染创造了条件，乳头部潮湿与温度的升高，更易造成细菌的感染，免疫力良好者，病变可以停留在轻度炎症或蜂窝织炎期，可以自行吸收。免疫力差者，易致感染扩散，形成脓肿，甚至脓毒血症。

三、急性乳腺炎的发展过程

1. 乳滞期

此期"肝郁气滞"，部分输乳管不畅，起初患者除感乳房轻度胀痛，可无其他任何不适。继之乳房胀痛加重、胁痛，甚至完全排不出。患者可有畏寒，轻度发烧，全身不适。乳房内形成的包块一般界限不清，皮肤颜色正常或微红。有的乳房表面肿胀，就像下肢静脉曲张一样粗糙不平。这是因为乳汁积于静脉、淋巴回流不畅所致。此期，若及时进行处理，淤积之乳汁可很快排（吸）出，肿块消散，而不致发展成炎症期及脓肿期。

2. 炎症期

乳房肿胀、疼痛及压痛显著，局部皮肤潮红，表浅静脉扩张，同侧腋下淋巴结肿大，体温升高，全身不适，食欲不振。白细胞总数及中性粒细胞均升高，炎症期与乳汁积滞期，常常相继发生、发展即炎症期和乳汁积滞期症状同时存在，并互为影响，互相促进，使病势发展加剧。

3. 脓肿期

炎症进一步发展，逐渐局部形成脓肿。脓肿可以是一个或数个相继形成。这时，脓肿期症状及炎症期症状，常常同时存在，互为影响。这种情况，病程往往延绵较长。由于哺乳期，产妇乳房较丰满肥大。脓肿的部位及深浅也常不同，但乳房上部较多见。脓肿位置有以下几种：皮下脓肿，脓肿位于皮下而未侵犯乳腺组，则轧脓腔一般较小较易穿破皮肤；乳房内脓肿，脓肿多侵犯乳房内较深部乳腺组织，脓肿常较大，积脓较多。乳房后脓肿，脓肿位于乳腺组织与胸壁（胸大肌前）之间。皮下脓肿和乳晕下脓肿较多见，乳房后脓肿较少见。脓肿容易穿破皮肤而自行溃破甚至形成溃疡；也可穿入输乳管，从乳头（输乳孔）流出脓波及乳小深部脓肿较易局限；脓腔常较大。少数病例脓肿与输乳管相通，再穿破皮肤，形成长期不愈的脓缕或乳摆。

四、急性乳腺炎的临床表现

（1）初期：乳腺肿胀热痛，皮肤微红或不红，肿块或有或排乳不畅。

（2）炎症继续发展：乳房出现肿块、疼痛、红热加重，全身症状明显，如头痛发热、寒战、乏力等。查体见肿块压痛明显，局部皮肤水肿，触之有波动感，同侧腋窝淋巴结肿大。

（3）脓肿形成后：可自行破溃或切开引流后全身症状逐渐消失。白细胞及中性粒细胞升高。

五、辅助检查

1. 自我检查

从坐位开始。任何乳头内翻、皮肤凹陷、结构形状异样都是乳房深处癌的线索。如果患者双手在头上拍掌来收缩胸肌就会出现上述迹象。妇女处于坐位时，便于检查锁骨上、下和腋下淋巴结，最后还需坐着进行触诊，要用并拢的手指触摸乳头下的区域。

取仰卧位做更广泛区域的触诊，同侧乳房下垫一枕头，同侧的手举过头部，使乳房均匀地摊在胸壁上使手指易触到深部的乳腺癌，应用食指、中指、无名指的掌面而不是指尖进行触诊。触诊的方式应取转圆圈的方式，从乳头向外横向转动，检查伸到腋下的乳腺尤其重要。

乳房检查首先应观察乳腺的发育情况，两侧乳房是否对称，大小是否相似，两侧乳头是否在同一水平上，乳头是否有回缩凹陷；乳头、乳晕有无糜烂，乳房皮肤色泽如何，有无水肿和橘皮样变，是否有红肿等炎性表现，乳腺区浅表静脉是否怒张等。

2. 血常规

白细胞总数及中性粒细胞数增加。并发脓毒血症时，白细胞总数常在 1.5×10^{10}/L，中性粒细胞常达 0.8×10^{10}/L 以上。

3. 细菌学检查

（1）脓液涂片：抽取脓液行涂片检查，一般可见革兰阳性球菌，亦可行抗酸染色查抗酸杆菌，以助于确定致病菌种类。

（2）脓液培养及药敏试验：指导临床选用抗生素。

（3）血液细菌培养：急性乳腺炎并发脓毒败血症时，一般应隔天 1 次，抽血做细菌培养，直到阴性为止。抽血时间最好选择在预计发生寒战、高热前，可提高阳性率。对临床表现极似菌血症而血液培养多次阴性者，应考虑厌氧菌感染的可能，可抽血做厌氧菌培养。

（4）局部穿刺抽脓：对乳房深部脓肿，炎症明显而未见波动者，可行穿刺抽脓术，有助于确定乳房深部脓肿位置。

（5）X 线钼靶摄片：乳房皮肤肿胀增厚，间质阴影增生扭曲，血管阴影明显增加，应用抗生素后炎症变化明显改变。

4. B 超检查

无损伤检查的首选。声像特点：①炎症肿块，边界不甚清楚，内部回声增厚增强，光点不均匀。②乳汁潴留，为无回声的小暗区。③脓肿形成，声像显示内部不均匀的液体暗区，边缘模糊，肿块局部有增厚，有时有分层现象，脓肿后方回声增强。

六、诊断依据

哺乳期急性乳腺炎的诊断不难，只是应早期进行诊治，使炎症得到控制。检查时患者取坐位或仰卧位，最好是在自然光下，患者端坐，面对光线，上衣脱至腰部以充分暴露两侧乳房，两臂下垂，置于膝上。一般先视诊，然后触诊。

视诊：坐位或前俯位，观察乳房是否对称，乳房各处有无异样表现，有急性炎症时，局部皮肤发红、肿胀，有的皮肤表面发亮、有压痛，炎症明显时压痛剧烈，常见于一侧乳房的某一部位。如果皮肤大片红肿，伴有乳房弥漫性增大并很快波及对侧时，要注意是否患有炎性乳腺癌，并予以鉴别，观察乳头的位置、大小、有无凹陷、裂口、破溃等。

触诊：触诊乳房时。被检查者取坐位，两臂自然下垂。

七、急性乳腺炎的鉴别诊断

根据病史和临床表现，诊断急性乳腺炎并不困难，应与以下乳房疾病相鉴别。

（1）炎性乳腺癌：一般多发生于妊娠期或哺乳期。患乳呈迅速广泛浸润的韧性肿胀，表面发热、紫红或暗红，毛孔深陷，有"橘皮样变"，同侧腋窝淋巴结常早有转移性肿大，无明显全身和局部炎症反应。

（2）浆细胞性乳腺炎：多发生于非哺乳期。患侧乳头内陷，有粉刺样或油脂样分泌物。肿块位于乳晕部，表面呈结节样。继发感染时，同红肿热痛或破溃流脓，创口久不愈合或反复发作，形成乳晕部创口通向乳头孔的瘘管。

（3）乳房结核：多发于中青年已婚妇女。患乳有进展缓慢微痛的结节、有肿块，肿块可时大时小，无急性炎症表现。以后肿块液化溃破，排出稀脓液，形成不易愈合的溃疡。

八、急性乳腺炎的治疗

患了急性乳腺炎不仅母亲受痛苦，也会影响婴儿的健康发育，因此，一旦发生应积极进行治疗，使炎症在早期得到控制。

1. 局部治疗

局部治疗的方法很多，主要介绍以下几种：

（1）疏通乳汁：炎症早期应尽早采取措施让乳汁排出，如用吸奶器、磁疗振荡器、按摩挤压等方法，使淤积的乳汁能排出。若感染不重，勿须断奶，婴儿的吸吮有利于乳汁的排空。

（2）局部热敷：毛巾折叠成6层，在50℃热水中浸泡渗透后，拧干，在其上洒少许食醋，以不涌出为度，趁热敷于肿块上，上面加一水袋保温，每次30min，每日2～3次，有消肿止痛通乳的作用，适用于乳腺炎初期患者；用30%硫酸镁溶液加温浸透纱布或毛巾外敷，每日2～3次，每次30min，有消肿止痛作用，适用于乳腺炎早期未化脓者。

（3）抗生素局部封闭：炎症早期（48小时内）可在炎性肿块的周围或乳腺基底部注射含青霉素1N万单位的等渗盐水20mL，亦可加入0.25%的普鲁卡因，以减轻疼痛有利于炎症消散（过敏史者不能使用此法）。

2. 全身治疗

在做局部治疗的同时，应注意全身抗菌消炎治疗。抗生素治疗中青霉素为首选药，其次是头孢类抗生素。这些抗生素不良反应小，对母婴安全系数高。要避免运用喹诺酮类药物及其他一些反应严重的抗生素，以免对婴儿造成不必要的损害。如患者体温高，应选用剂量大、抗菌谱广的抗生素静脉注射。

九、急性乳腺炎形成脓肿后的处理

像其他体表感染一样，急性乳腺炎如果治疗不及时或治疗不得当，很容易形成乳腺脓肿，脓肿形成后，主要治疗措施是及时引流，除脓肿，可通过反复穿刺抽脓，脓腔内注射抗生素外，均应进行切开引流。表浅的脓肿，可在皮肤最薄、波动感最明显的地方切开，深部脓肿应在压痛部位最明显处引流。切开前均应先行穿刺，抽出脓液以后可切开。如乳腺内脓肿一般采用乳头外的放射状切口，浅表的乳晕下脓肿可做乳晕弧形切口，以免损伤乳管。对深部或乳房后脓肿可根据情况做乳房基底下绿弧形切口，经乳房后间隙引流。脓肿切开后应用手探入脓腔分离多房脓肿的房间隔膜以利引流，对形状不规则的脓肿（如脓腔为哑铃状），为使引流通畅必要时可另开一口做对口引流。脓肿切开引流时，一般需要断奶，以防切口喝奶，影响伤口愈合。

十、急性乳腺炎的预防

急性乳腺炎多发生于产后，往往是妊娠期没有做好乳房保健或产后喂奶方法不当所致。急性乳腺炎要重在预防，一旦发生急性乳腺炎，不仅产妇受痛苦，还影响乳汁的分泌，使婴儿得不到足够的营养和照料。因此，对急性乳腺炎应重在预防，以避免其发生或病情加重。

（1）停止哺乳：患侧乳房肿痛明显，应停止哺乳，可用吸乳器吸出乳汁，用乳罩或三角巾托起乳房，以减少其活动而减轻疼痛。

（2）回乳：局部症状严重，如能断乳时，应考虑回乳。用炒麦芽、生山楂各几克，水煎当茶饮；或己烯雌酚 1~2mg，每日 3 次。

（3）乳头的保护：妊娠期后期，乳腺内已有少量乳汁分泌，易淤积感染引起乳腺炎。因此要保持乳头清洁，经常用肥皂水或 40% 的乙醇擦洗乳头，使乳头清洁，并使其皮肤比较坚韧，可防止妊娠期急性乳腺炎的发生和产后哺乳发生乳头破裂；产妇应勤换内衣和乳罩，每次喂奶前后均应用温水清洗乳头，以减少附着于乳头皮肤上的细菌，乳罩内应垫柔软、吸水性强的细布，以免乳头擦伤。

（4）矫正乳头畸形：乳头内陷者，可以先用温水洗净后，用手指挤、捏、提、拉，或用小酒盅扣在乳头部位，外加布带捆紧以矫正；乳头内翻者，可将 5mL 注射器外管扣在乳头上，其远端用一橡皮管连接在另一注射器上，用负压吸引矫正。否则产后既不能哺乳，又易患乳腺炎。

（5）产后饮食调理：保持心情开朗、乐观、畅达，有利于体内内分泌平衡，保持乳汁通畅，避免乳汁淤积。另外，嘱患者多饮水，忌食辛辣油腻的食品，宜清淡富于营养的饮食。总之，要保持充足的睡眠和足够的营养，以增强身体的抗病能力。

（6）合理哺乳、断乳：定时哺乳，一般每日 6~7 次，哺乳时每次无用一侧乳房喂奶，喂完后再换另一侧。乳汁要尽量一次吸尽，不能吸尽时用吸奶器吸出，以防乳汁淤积。不要养成让婴儿含着乳头睡觉的坏习惯，以防咬伤乳头。断奶时应先逐渐减少哺乳次数，待乳汁分泌减少后再断奶，防止突然断奶造成乳汁积滞而发炎。

（7）坚持佩带乳罩：哺乳期坚持佩带乳罩，改善乳房的血液循环，对预防外伤和感染很有帮助。

（8）对患有乳头炎、乳头皲裂或身体其他部位化脓性感染者应及时治疗。

（9）保持婴儿口腔清洁：及时治疗鹅口疮。

第二节　中医治疗急性乳腺炎

众多的实验报道，急性乳腺炎的致病菌多为金黄色葡萄球菌，但是由于抗生素的滥用，其致病菌对抗生素均有不同程度的耐受性，所以单纯使用抗生素有时难以控制。所以，本病在临床上常常采取中西医结合治疗，具有疗程短、见效快的优点。

中医学将乳腺炎称为"乳痈"，认为其内因为肝郁气滞，嗜食厚味，胃腑积热；外因为产后哺乳、乳头破损、火毒内侵，或婴儿口气热毒吸乳时熏蒸于乳。

一、中医四诊

（1）望诊：①望神色形态：可有面色发红、面色苍白、面色少华等。②望乳房局部：初起常先有乳头皲裂，乳房局部肿胀，皮色微红或不红等；成脓时乳房结块逐渐增大，皮肤掀红灼热，可有脓液流出，溃后脓出通畅，多肿消病减，疮口愈合。③望舌象：初起舌淡红或红，苔薄黄微腻；成脓期舌红苔黄厚或舌质红绛，溃后舌质淡，苔薄黄或薄白。

（2）闻诊：①闻声音：疼痛剧烈时，患者常呻吟或气粗喘息。②闻气味：乳腺脓肿溃破，渗流脓液，可伴有腥臭味。

（3）问诊：①问病情：包括发病时间、初起症状和病情演变过程、治疗经过、各项检查等。②问其他情况：年龄、月经史、带下、婚产变、哺乳史、个人史以及既往史、家族史等。

（4）切诊：①乳房触诊：初起乳房局部肿胀疼痛，或有结块；成脓结块增大，局部疼痛拒按，伴同侧腋窝淋巴结肿大压痛。至第 10 天左右，结块变软，按之应指，若病位深在，需穿刺确诊。形成慢性迁延期炎症，表现为局部肿块韧硬不消，边界不清，形成"僵块"。②脉诊：初期脉弦或浮数，成脓期脉弦滑数。

二、中医治疗

（一）中医内治

中医中药治疗急性乳腺炎具有一定的优势和特色。既有科学性，又有先进性，其疗效目前也处于领先水平，为一线治疗方法。中医治疗本病的特点是辨证施治，内外兼顾。在此基础上，配合中医传统疗法如按摩、外治、针灸等，系统综合治疗是中医中药治疗急性乳腺炎的一大特色。根据辨证论治原则，郁滞期以疏肝解郁、消肿通乳为治；成脓期以清热解毒、托里排脓为治；溃后期以益气健脾、和营托毒为治；并发脓毒败血症时，以清热降火、凉血解毒为治。

1. 肝郁气滞（郁滞期）

主症：乳汁分泌不畅，乳房肿胀疼痛，结块或有或无，皮包不红或微红，皮温不高或微高，或有形寒身热，口苦咽干，胸闷不舒，烦躁易怒，食纳不佳。舌质淡红或红，苔薄白或薄黄，脉弦。此期辨证属肝郁气滞。

治法：疏肝解郁，消肿通乳。

方药：瓜蒌牛蒡汤加减。

全瓜蒌 15g、柴胡 9g、牛蒡子 12g、蒲公英 15g、橘叶 12g、青皮 9g、丝瓜络 12g、鹿角霜 10g、赤芍 12g，每日 1 剂，水煎服。

方解：方中全瓜蒌、柴胡、牛蒡子为主药，取其疏肝解郁，清热通乳散结之效；青皮、橘叶与柴胡相伍，疏肝理气，气行则乳行，散结消肿；蒲公英、丝瓜络清热通络止痛，现代药理研究表明，蒲公英对金黄色葡萄球菌有良好抑制作用，为治疗急性乳腺炎之良药，鹿角霜其性偏温，配蒲公英以防寒凉过重使肿块难消，配全瓜蒌利气散结、温经通乳；赤芍和营消肿。共奏疏肝理气，通乳散结止痛之效。

2. 胃热壅盛（成脓期）

主症：患乳肿块增大，皮肤灼热，疼痛剧烈，拒按，肿块中央渐软，按之应指。兼见全身壮热憎寒，口干喜饮，烦躁不安，身痛骨楚，溲赤便秘。舌质红或红绛，脉滑数或洪。肿块穿刺有脓。此期辨证属胃热壅盛。

治法：清热解毒，托里排脓。

方药：瓜蒌牛蒡场合透脓散加减。

全瓜蒌 20g、穿山甲 12g（先煎）、皂角刺 30g、赤芍 15g、当归 9g、黄芪 15g、牛蒡子 12g、连翘 12g、蒲公英 15g、丝瓜络 12g、柴胡 9g、甘草 6g，每日 1 剂，水煎服。

方解：方中全瓜蒌功能清胃热通络，散结消痈肿，兼能通便导腑、疏通三焦，一药数用为主药；穿山甲、皂角刺可直达病所，攻结聚之邪，溃坚破结，通络透脓；黄芪补气益卫，托毒排脓；当归、赤芍合用，养血和营，使气血充足，可鼓营卫外发，透脓外泄，牛蒡子、连翘、蒲公英清热解毒消痈；丝瓜络通络消肿，柴胡疏肝为引经药，且现代药理研究证明，柴胡，皂角刺有刺激肾上腺、促进肾上腺皮质功能，而有显著的抗炎作用；甘草清热解毒，消痈愈疮，并能调和诸药。共奏清热解毒，托毒排脓之功。

3. 正虚毒恋（溃后期）

主症：溃后或切开排脓后，一般寒热渐退，肿消痛减，疮口逐渐愈合。若溃后脓出不畅，肿块不消，疼痛不减，身热不退，则已出现袋脓现象，若脓液侵及其他腺叶，则成传囊乳痈；有时可见乳汁从疮口溢出，形成乳漏，收口缓慢。此期辨证属气血两虚，余毒未清。

治法：益气养血，和营托毒。

方药：托里消毒散加减。

黄芪 30g、党参 12g、白术 12g、茯苓 15g、当归 9g、川芎 9g、穿山甲 10g（先煎）、皂角刺 30g、蒲公英 15g、白芷 9g、甘草 6g。每日 1 或 2 剂，水煎服。

方解：方中黄芪、党参、白术、茯苓、当归、川芎益气健脾，养血活血，透脓托毒；穿山甲、皂角刺、白芷合用起溃坚破结，消肿透脓之功，蒲公英清热解毒，甘草调和诸药。全方合用，共奏益气和营托毒之功。

（二）其他治疗乳腺炎的中医方剂

1. 复方翻白草煎剂

[药物组成] 翻白草、蒲公英、马齿苋、老鹤草、车前子、萹蓄各 30g，瞿麦、白芷、柴胡、牛膝各 12g，香附、香蒲、板蓝根各 9g。

[治疗方法] 水煎服，每日 1 剂。并局部外敷黄柏泥：将黄柏研为细末，加适量水调成泥状外敷于病变局部，敷药的面积应大于炎症区域 3cm。每日换药 3 次。

[功效主治] 清热解毒，消肿通乳。

[临床运用] 36 例患者均为青年妇女，病程小于 4 小时者 16 例，12~15h 者 17 例，大于 24 小时者 3 例。全部病例均有乳房局部疼痛、充血、肿块、触痛，部分患者全身发冷发热。

[经验心得] 翻白草煎剂中有具清热解毒功效的板蓝根、马齿苋、蒲公英、柴胡、白芷；具解热祛暑作用的瞿麦、香蒲、香附、翻白草；具消肿逐水作用的车前子、萹蓄；可去风湿活血的牛膝、白芷、老鹤草。局部外敷黄柏泥可清热解毒消炎。两者协同，可清热解毒、消肿通乳、逐水去风湿活血，消除炎症，避免化脓。本法疗

程短，疗效可靠，经济易得，值得临床推广应用。

[**方剂出处**] 徐佩等翻白草及黄柏治疗乳腺炎 36 例中国民间疗法，2003；211 (4)：39.

2. 自拟乳痈内消汤

[**药物组成**] 金银花、蒲公英各 30～50g，紫花地丁、天葵子各 30g，菊花、赤芍、穿山甲珠各 15g，漏芦、路路通、王不留行各 20g，桔梗 12g、木通 6g、乳香 6g。

[**治疗方法**] 水煎，每日 1 剂，分 3 次服。配以适量仙人掌捣泥外敷，每日 1～2 次，则效果更佳。服药期间禁饮酒，禁食腥糟。

[**功效主治**] 清热解毒，活络凉血。

[**临床运用**] 张某，女，24 岁，已婚。因恶寒发热，左乳疼痛难忍、乳汁不通，全身酸痛前来就诊。患者痛苦呻吟，左乳红肿、质硬、张力高，局部灼热，乳汁不下，用吸乳器仅吸出少量乳汁。诊断：急性乳腺炎化脓前期。治以清热解毒、活络通乳。予内消汤 3 剂，复诊时已不感恶寒发热，左乳红肿灼热均明显减轻，精神好转。原方甲珠改为冲服以增强通乳之功。3 诊时，乳汁已通，左乳房恢复正常，全身症状消失，诸症痊愈。

[**经验心得**] 临床宜将急性乳腺炎分为化脓前期与化脓期进行辨治，治疗宜早、及时。化脓前期以乳痈内消汤治疗，清热解毒，理气活血，通络宣痹，且前期用药量一定要大，待病情减轻后药量再随之减少，否则病重药轻不能阻止化脓，达不到内消的效果。尽量配合乳房按摩、吸乳等措施，使乳腺管保持通畅，减少因乳汁淤滞腐化而促成化脓的条件。针对乳痈的病机，乳头破损，邪毒入络，阴阳蕴热，以五味消毒饮清热解毒为君，辅以路路通、木通、桔梗、穿山甲珠、漏芦、通草等活络凉血、通乳定痛为臣，综合为方，共奏其效。

[**方剂出处**] 项玉华自拟乳痈内消汤治疗急性乳腺炎的体会四川中医，2001；19 (5)：55.

3. 阳和汤

[**药物组成**] 鹿角片 10g、炙麻黄 6g、皂角刺 10g、地黄 25g、炮姜 6g、白芥子 10g、生甘草 5g。

[**随症加减**] 气郁加香附；气虚加黄芪；通乳加炙穿山甲片、王不留行；回乳加焦山楂、焦麦芽。

[**治疗方法**] 每日 1 剂，水煎，每日 2 次口服。

[**功效主治**] 清热解毒，凉血止血。

[**临床运用**] 56 例患者，经治疗，显效 37 例，切开排脓 2 例。

[**经验心得**] 乳痈多发于产后哺乳期妇女。大凡治乳痈多用清法，于洪绪《外科

证治争生集》所云："世人侗知一概清火而解毒，殊不知毒即是寒，寒即是毒，解寒而毒自化，清火而毒自凝。"乳痈急性期过用寒凉药及抗生素后，热毒虽减，然余毒未清，气血凝滞形成乳痈硬块，临床屡见不鲜。乳痈后期僵化成块，局部血液循环差，抗生素与寒凉药很难发挥作用，处于难消难溃之势，此非辛温行散之品难以尽消，谓："乳痈好后，内结一核，如桃如李，累月不消：宜用和乳汤加附块七分，煎服四六剂即消。"

[**方剂出处**] 毛水乔阳和汤治疗乳痈 56 例医结合外科杂志，1998；4（6）：387.

4. 仙方活命饮

[**药物组成**] 金银花、连翘、蒲公英、瓜蒌各 15g，牛蒡子 15g，乳香、没药各 10g，穿山甲、王不留行、漏芦、青皮、防风、赤芍、天花粉、黄芩、当归、栀子各 l0g，甘草 5g。

[**治疗方法**] 鲜仙人掌去刺捣烂外敷。每日 1 剂，水煎服。

[**功效主治**] 疏肝清热，通乳消肿。

[**临床运用**] 初期乳痈 116 例中，中药治疗 60 例，全部内消而愈。内消率达 100%。中期乳痈 100 例中，中医药治疗 50 例，内消者 48 例，占 96%；化脓自溃者 2 例，占 4%。

[**经验心得**] 中医治疗：初期内治法为疏肝清热，通乳消肿，用仙方活命饮加减，外治法清热解毒，散瘀消肿，鲜仙人掌掘烂外敷；中期内治法为清热解毒，托里透脓，脓熟则切开引流。上方金银花、蒲公英、连翘、天花粉、瓜蒌、黄芩清热解毒；王不留行、漏芦和营通乳；柴胡、青皮疏肝解郁，牛蒡子疏风清热，同时根据兼证不同灵活加减化裁。如肿块明显加当归、赤芍；红肿灼热加生石膏、黄芩。中期成脓者加炙穿山甲、皂角刺托毒透脓。西医治疗：乳痈成脓之前以广谱抗生素为主，同时要促进乳汁通畅排出。形成脓肿后，主要治疗措施是切开排脓，引流。

[**方剂出处**] 谢红秋中西医药治疗乳痈 216 例疗效分析．现代医药卫生，2005；3（18）：386.

5. 清热通乳方

[**药物组成**] 金银花、连翘、漏芦、皂角刺、路路通、蒲公英、牡丹皮、赤芍。

[**随症加减**] 初起肿块不消者加鹿角霜。

[**治疗方法**] 水煎，每日 1 剂，分 2 次口服。3 天为 1 个疗程。

[**功效主治**] 通乳散结，清热解毒。

[**临床运用**] 患者，女，26 岁。主诉左侧乳房肿痛伴乳汁稀少 3 天，患者为产后 28 天产妇，3 天前无明显原因出现乳房肿胀疼痛，乳汁排出不畅，伴畏寒发热。查：左侧乳房皮肤静脉明显，稍红，压痛，较硬，但无明显肿块，按之无明显波动

感，乳房局部温度较高，食欲减退，眠不宁，大便尚可，舌红，苔黄腻，脉弦。测体温 37.4℃，血常规示：WBC 9.4×10^9/L，确诊为外吹乳痈（初起），辨证为热毒炽盛，治以通乳散结、清热解毒。方以金银花、连翘、漏芦、皂角刺、路路通、蒲公英、牡丹皮、赤芍加荆芥、防风、夜交藤，外用湿热敷加按摩。3 天后复诊，诸症基本消失，唯余夜寐不安，原方去漏芦，加磁石调理而愈。

［**经验心得**］金银花清热解毒、消痈散结；连翘号为"疮家圣药"，与金银花合用，有协同作用；漏芦清热解毒、消痈下乳；皂角刺辛温，既可托毒排脓，又可活血消痈；蒲公英清热解毒、利湿；牡丹皮清热凉血活血；赤芍清热解毒；路路通可和营消肿。现代药理研究证实，金银花对金黄色葡萄球菌、溶血性链球菌均有抑制作用，可抗炎解热，提高免疫力，金银花煎剂可增加白细胞、巨噬细胞的吞噬能力；连翘对革兰阳性菌有抑制作用，同时有抗炎解热作用，漏芦可提高免疫功能，显著增强小鼠腹腔巨噬细胞的吞噬功能；皂角刺可抗菌，抑制革兰阴性菌，增强免疫力；赤芍可解热镇痛，对痢疾杆菌、伤寒杆菌、大肠埃希菌、葡萄球菌、溶血性链球菌及某些病毒有抑制作用，同时有轻微的抗炎作用；牡丹皮可镇痛、降温、抑制葡萄球菌，又可抗炎，提高免疫功能；蒲公英对金黄色葡萄球菌耐药菌株、溶血性链球菌有很强的杀灭作用，并且可显著提高人外周血淋巴细胞转化率。

［**方剂出处**］李荣娟许芝银治疗乳痈经验.山东中医杂志，2002；21（10）：625-626.

6. 硝黄二敷散

［**药物组成**］芒硝 50g、生大黄粉 50g，大蒜、米醋适量，药物用量可据肿块大小而定。

［**治疗方法**］将芒硝和大蒜共捣成泥状，外敷于肿块处，外敷 45～60min，此为一敷；一敷去药后，再用生大黄粉和米醋调成泥状敷局部，此为二敷，敷后 12 小时去药，1 天 1 次，3 天为 1 个疗程。注意事项：一敷药后 20min 左右局部灼痛明显，此时不可去药，若小于 45min 去药，治疗时间短则达不到治疗效果，若大于 1 小时去药，局部被灼伤，起水疱则外敷功效尽弃。一敷后嘱患者勤哺乳或用吸乳器吸出乳汁，以疏通乳络、促使乳汁排出，二敷面积应大于一敷敷药范围，以防灼伤皮肤。

［**功效主治**］消肿止痛，疏经通络。

［**临床运用**］54 例患者，经治疗，乳内 1 个肿块的患者中，1 个疗程内 46 例完全治愈，肿块、疼痛均消失，乳汁通畅；6 例 2 个疗程内完全治愈；2 例配合内服清热通络、活血化瘀之品而愈。2 个及 2 个以上肿块的 26 例中，16 例 1 个疗程内完全治愈，6 例 2 个疗程内完全治愈，4 例配合中药而愈。

［**经验心得**］"乳痈"属于现代医学的急性乳腺炎范畴。中医认为是由于乳汁淤

积、肝气不舒所致，乳络不通、乳汁不畅、邪热蕴结而成。针对乳痈之病因病机，自制硝磺二敷散清热软坚、活血化瘀，以达疏络通乳、标本同治之效。二敷散中芒硝性寒，味苦咸，寒能清热，咸能软坚；大蒜辛辣，清热解毒、杀菌消肿，大黄苦寒沉降，消痈破血、解毒化瘀，米醋"消痈肿、散水气、系邪毒"，呈弱酸性，亦保护皮肤。诸药合用，破积血、疏经络，从而改善痈处之微循环，调动机体的抗病能力，芒硝、大蒜散肿化结，扶正祛毒；大黄、米醋破血收敛，还原润肤，一散一收，具有活血、消肿止痛、疏经通络、祛瘀除积之效。

[**方剂出处**] 王娜硝磺二敷散治疗乳痈80例中医外治杂志，2001；10（2）；22-23.

7. 消痈散

[**药物组成**] 蒲公英45g，赤芍30g，柴胡、芦荟子各15g，全瓜蒌、夏枯草各20g。

[**随症加减**] 肝郁气滞，乳汁淤积者可加青皮、制香附、王不留行、穿山甲。阳明胃热腑气不通，气血壅塞可加石膏、知母、大黄、芒硝。乳头破损，风毒内侵可加黄连、大青叶、板蓝根、白芷。局部硬结难消可用化痰软坚，活血散络之法，选择天花粉、牡蛎、贝母、皂角刺、三棱、莪术。患处红肿有波动感可给予托毒排脓内消法，选择冬瓜仁、红枣、败酱草。气血两虚，可用黄芪、党参、熟地黄、当归、枸杞子。痛甚者用炒川楝子、制乳香、没药、延胡索、青木香、三七，活络定痛。

[**治疗方法**] 水煎服，每日1剂，早晚分服。病重者每日可服2剂。

[**功效主治**] 疏肝清热，通乳消肿。

[**临床运用**] 52例患者中，服5～8剂，乳房红肿热痛消除者32例；服9～14剂16例，服15～20剂3例，经服9剂效果不明显而放弃治疗1例。其临床治愈率90%，无效率为10%。

[**经验心得**] 乳痈的治疗过程中，护理工作起到非常重要的作用；通过对乳痈患者的辨证施护，提高了疗效，促进痊愈。作者以疏肝清热，通乳消肿为护理原则，实施以下几方面的护理。

（1）卧床休息，保持室内空气新鲜，患侧停止哺乳，必要时用吸乳器吸出乳汁，用乳罩或三角巾托起乳房，以减少其活动和疼痛。

（2）乳房按摩，使淤滞的乳汁得以疏通，先在患例乳房上涂少许润滑油，用五指由乳房四周向乳头方向按摩，不宜用力或旋转按压，拉乳络走行方向施以正压，将淤积的乳汁逐步推出，按摩时轻揪乳头数次，以扩张乳头部的乳络。

（3）仙人掌去刺捣烂外敷。

（4）饮食护理：饮食宜清淡，忌食辛辣、鱼腥、油腻之品。高热出汗者可选用清凉瓜果饮品,如西瓜汁等。

(5) 情志护理:关心体贴患者,多与患者沟通,建立良好的护患关系,给患者表达疑虑,抑郁,愤怒的机会。

8. 消痈通络汤

[**药物组成**] 红藤 40g、忍冬藤 30g、连翘 30g、蒲公英 30g、穿山甲 10g、王不留行 8g、漏芦 15g、皂角刺 12g、乳香 9g、没药 9g、瓜蒌 15g、青皮 12g、鹿角霜 12g。

[**随症加减**] 如发热甚加生石膏 30g;便秘加生大黄 10g。

[**治疗方法**] 每天 1 剂,水煎分 2 次口服,药渣再煎,取汁热敷患乳,并沿乳络方向反复按摩患乳,使淤滞的乳汁尽量排出,治疗时间以 7 天为限。

[**功效主治**] 疏通乳络,通调气血。

[**临床运用**] 64 例未成脓之乳痈患者,均为哺乳期妇女;年龄 23～35 岁;病程 1～7 天。患侧乳房红肿热痛,多伴有发热、恶寒、头痛、恶心、周身不适等症。12 例患者曾用抗生素治疗效果不佳。64 例患者均在开始治疗的第 7 天评价疗效。结果:痊愈 59 例,好转 3 例,无效 2 例。总有效率为 96.88%。59 例痊愈患者平均 3.5 天治愈。

[**经验心得**] 乳痈病的发生,不外有几个方面:或由于乳头皲裂、畸形、凹陷致哺乳疼痛或不能充分哺乳,或乳多饮少,或小儿断乳等原因以致乳汁壅滞,乳络不畅,败乳淤积,化热成痈;或由于情志抑郁恼怒,肝失条达,气血凝结;或由于饮食不节,胃中积热,气血郁滞;或由于产后血虚,感受风寒热邪郁滞而成。而乳络不畅、气血郁滞是以上病机共同的关键所在,以行气活血、通络通乳为主,辅以清热解毒。若纯用或过用寒凉则可使气血凝结、乳络不畅则疗效反而差。治疗早期乳痈的有效方消痈通络汤,方中红藤、忍冬藤、连翘除清热解毒外均有较强的通络散结作用;穿山甲、王不留行、漏芦通乳活血,消痈散结;瓜蒌、青皮行气化痰,散结消肿;乳香、没药是"宣通脏腑、流通经络之要药"(《医学衷中参西录》),善治疮疡肿痛;鹿角霜经临床验证确为治疗乳痈结块之良药。全方以疏通乳络、流通气血为主,辅以清热解毒、消肿止痛,内外合治。故能使乳痈很快痊愈。

9. 消乳散

[**药物组成**] 柴胡 15g、蒲公英 30g、橘核 30g、青皮 15g、陈皮 15g、丝瓜络 15g、瓜蒌 20g。

[**随症加减**] 化脓者加金银花 30g、红藤 30g、大黄 10g;乳汁不通者加通草 10g;发热、恶寒者加金银花 30g、连翘 15g、板蓝根 30g,大便秘结者加大黄 10g。

[**治疗方法**] 每天 1 剂,水煎,分 2 次口服。

[**功效主治**] 清热消肿,散结通气。

　　[**临床运用**] 患者均为女性，共 49 例。25 岁以下 9 例，26~20 岁 25 例，31 岁以上 6 例，年龄最大 36 岁，最小 22 岁。产后 1 个月内发病者 20 例，产后 1~3 个月发病者 10 例，记载不详者 5 例，成脓者 5 例，乳汁不通者 8 例，伴发热恶寒者 15 例，经治疗后，35 例中，痊愈 2 例，占 82.86%，好转 4 例，占 11.43%，无效 2 例占 5.71%，总有效率 94.29%。服药最少 3 剂，最多 18 剂，平均 7.2 剂。

　　[**经验心得**] 肝经气滞，胃经湿热，相互郁结，使经络阻塞、营气不从而化腐生痈。清肝胃之火为治乳痈之本。用柴胡条达肝气、解热镇痛；与橘核、青皮为伍加强其疏肝解郁，散结化滞之功。蒲公英清肝胃之热毒，为治乳痈之要药。全瓜蒌清胃热，化痰散结，丝瓜络活血通络，利湿消肿。二药助蒲公英清肝胃之火，消痈散结作用。诸药齐奏清热、消肿、散结、通气之功，使火毒随清而解、痈肿随通而消。

　　10. 消导化积方

　　[**药物组成**] 山楂 30g、生麦芽 20g，法半夏、陈皮、莱菔子、神曲、连翘、蒲公英各 15g，穿山甲 10g。

　　[**随症加减**] 乳房红肿痛甚加夏枯草 20g，路路通 10g，气血亏虚去莱菔子、路路通，加黄芪、当归各 15g，产后恶露不净加益母草 15g，炮姜 6g，发热恶寒加金银花 15g。

　　[**治疗方法**] 每日 1 剂，水煎 2 次，取煎液 500mL 服，5 天为 1 个疗程。

　　[**功效主治**] 疏通气机，导滞消痞、清热散结。

　　[**临床运用**] 150 例患者，其中初产妇 132 例，经产妇 18 例；产后 1 个月以内发病 95 例，2 个月以内发病 39 例，3 个月以内发病 14 例，半年以内发病 2 例。经治疗，痊愈（肿块消散，全身症状消失，白细胞总数及中性粒细胞数均正常）140 例，好转（全身症状消失，局部肿痛明显减轻，白细胞总数及中性粒细胞数基本正常）10 例。其中服药最少 1 个疗程，最多 3 个疗程。

　　[**经验心得**] 在治疗本病时，针对病因，要及时疏理气机，畅通乳络，化积解热。消导化积汤中，以二陈汤行气化积，疏通乳络，山楂、神曲、麦芽经药理研究证明，具有明显抑制乳汁分泌的作用，短暂阻止乳汁过多分泌而减少淤积来源；穿山甲能消痞散结；蒲公英、夏枯草、连翘清热解毒除郁热。诸药配伍，具有疏通气机、导滞消痞、清热散结的功效，故能收到预期的效果。

　　11. 芍药泽苓贝母汤

　　[**药物组成**] 白芍 60g，泽泻、茯苓、川贝各 12g。

　　[**随症加减**] 乳汁淤积严重，乳房肿胀，包块坚硬，触痛明显者，加鳖甲、三棱、莪术各 10g，乳头破裂或有感染者酌加抗生素。

　　[**治疗方法**] 水煎，每天 1~2 剂，分早、晚 2 次服。

［**功效主治**］清热解毒，消肿散结。

［**临床运用**］90 例患者，年龄在 24～28 岁之间，病程 5～6 天，其中乳头内陷者 63 例。乳头无内陷者 27 例。经治疗，82 例治愈，治愈率 90%。服药 5 剂后无明显效果，即判为无效，有 8 例无效。

［**经验心得**］乳痈多见于年轻初育妇女。中医认为乳房属足阳明胃经，乳头属足厥阴肝经，发病除乳房损伤不洁外，情志郁怒或饮食厚味而致脾胃受损，湿热浊气郁结于乳房，郁怒伤肝，肝气郁结致乳窍不通，乳汁不得送出而发病。本组病例均为年轻女性，主症是乳房胀痛、乳汁淤积不出、脉弦等一派征象，故从肝论治，以白芍之酸收敛肝气，川贝母消痰散结，三棱、莪术活血祛瘀，泽泻、茯苓等健脾肾利水，祛湿热、诸药配伍，共奏消肿散结之功。

12. 疏肝通乳汤

［**药物组成**］青皮 6g、姜半夏 10g、天花粉 10g、贝母 10g、鹿角片 10g、漏芦 10g、王不留行 10g、金银花 20g、连翘 10g、蒲公英 20g、甘草 6g。

［**治疗方法**］每天 1 剂，水煎，早晚分服。

［**功效主治**］疏肝理气，通乳散结。

［**临床运用**］86 例患者，年龄 25～30 岁者 61 例，31～35 岁者 25 例，病程最长为 4 天，最短为 5 小时，平均为 3.1 天。用药 3 天，临床痊愈 53 例，好转 30 例，无效 3 例。

［**经验心得**］祖国医学认为乳痈的病因病机主要是肝郁胃热，乳汁淤积所致，因乳头属足厥阴肝经，乳房属足阳明胃经，肝气失疏、使乳汁郁滞而结块，所以要疏肝理气为治，而已淤积的乳汁结块急需通之散之，则以通乳散结治之。方中青皮疏肝理气，姜半夏、天花粉、象贝母消肿散结，鹿角片、王不留行、漏芦通乳消肿。金银花、连翘、蒲公英清热解毒、以阻止或清解胃中之热，甘草调和诸药，方中姜半夏、鹿角片、王不留行为辛温之药，通乳散结之力更著，使清热药中有温散之意，全方有疏肝理气，通乳散结之功，本方亦适用因过用寒凉药或抗生素治疗后，出现身热已退，而乳房肿块硬结不消，有微痛的患者，如患者出现全身高热不退，肿块增大燃红、跳痛剧烈症状，是乳痈成脓之象，不宜使用本方。

13. 通乳解毒汤

［**药物组成**］金银花、皂角刺、全瓜蒌、赤芍各 15g，蒲公英 24g，柴胡、当归各 12g，炮穿山甲片、王不留行各 10g。

［**随症加减**］兼恶寒发热者加防风、羌活；皮色不变，局部脓肿疼痛者加香附、陈皮；皮色潮红、高热不退、疼痛较重者加生石膏、知母或黄芩、黄连；病程迁延 10 天以上、不溃脓、不消散、结块不化者加贝母。

[治疗方法] 每天 1 剂，水煎服，每天 3 次，同时嘱患者将患侧淤积之乳汁吸出。

[功效主治] 清热解毒，活血通乳，消肿散结。

[临床运用] 66 例患者，年龄 21～34 岁，平均 24.78 岁；其中初产妇 61 例，经产妇 5 例；产后已满月者 14 例，尚未满月者 52 例；来诊时发病时间 1～5 天。全部病例均为单侧发病，其中左乳 30 例，右乳 36 例，乳痈的部位以在内下、外下象限者居多。起病后用过抗生素者 30 例。经治疗，痊愈（全身症状消退，局部红肿热痛消失者）62 例；无效（已化脓，无论自馈或切开诽脓者）4 例。痊愈者一般服本方 3～5 剂，服药时间最长的达 12 天，最短的仅 1 天。

[经验心得] 祖国医学认为，乳痈的病机为肝气郁结、胃热壅盛、乳络凝滞而致的邪热壅滞、腐肉成脓。自拟通乳解毒汤方中，金银花、蒲公英、皂角刺消热解毒、清痈散结，为治乳痈要药；柴胡、当归、赤芍疏肝理气、活血化瘀，消除气聚血凝；全瓜蒌清热化痰、利气散结；炮穿山甲与王不留行具走窜之性，可贯通经络、透达关窍、下乳汁、行气血，使邪热无所盘踞，更利清解。诸药合用，共奏清热解毒、活血通乳、消肿散结之效。乳痈早期治疗，作者认为既要突出一个"通"字，使乳络通畅，毒热易清易行，又要把握好一个"清字"，热象不显时，寒凉药不可过用，以免寒性收引，气血凝滞，使病程迁延。热毒壅盛时，苦寒泄热之品又不可擅用，宜重则重，以免腐肉成脓过程加快加剧，终致自溃或切排。

14. 苇茎汤

[药物组成] 苇茎 30g、薏苡仁 30g、冬瓜子 30g、桃仁 10g、生黄芪 30g、当归 10g。

[治疗方法] 每日 1 剂，水煎，早晚分服。

[功效主治] 益气养血，扶正托毒。

[临床运用] 李某，女，38 岁。诉右乳肿痛，乳头溢脓 3 年，伴乏力、纳差。经中西医多方治疗，效果不佳。查：神疲，右乳头内缩，多导管口溢脓，色黄两稠，味腥臭，乳晕暗红，水肿，乳晕下可扪及便结，触痛（2 个加号），舌淡，苔黄腻，脉滑。证后湿热内蕴，气血亏虚。治以清热渗湿排脓为主，佐以益气养血，扶正托毒。处方：苇茎 30g、薏苡仁 30g、冬瓜子 30g、生黄芪 30g、当归 10g。服药 5 剂后，觉乳头溢脓增多变稀，乳晕肿痛稍减，硬结变软。续服 5 剂后，右乳头间断可见少许淡黄色液体溢出，乳晕下硬结变小。效不更方，守上方加穿山甲 30g，再服 10 剂后，精神好转，纳食正常，右乳头无内陷，无溢液，乳晕皮色如常，乳晕下硬结消失，舌淡苔薄白，脉滑。予参苓白术散合四物汤加减，10 余剂，诸症悉除，随访 2 年来，未复发。

[经验心得] 粉刺性乳痈多为本虚标实之症。患者气血亏虚，不能化湿行血，致

水湿内停，瘀血留滞，湿郁化热，湿热交阻，腐化气血为脓，故见乳房硬结、导管，流脓等症，气血不足见神疲、乏力、纳差、舌淡、脉细等。苇茎汤清热利湿、祛瘀排脓以治标，加生黄芪、当归补益气血以治本。湿热去，气血复，故诸症悉除。以参苓白术散合四物汤养血和营、健脾化湿以善后，正所谓："正气存内，邪不可干。"

15. 乳痈速消汤

[**药物组成**] 柴胡、赤芍、青皮、牛蒡子、天花粉、皂角刺、生甘草各 10g，黄芩、连翘各 15g，蒲公英、瓜蒌各 30g。

[**随症加减**] 肿痛甚加制乳香、制没药；肿块坚硬加三棱、莪术；成脓未溃者重用皂角刺，加穿山甲；恶露未尽加益母草；血虚加当归；气虚加黄芪。

[**治疗方法**] 每日 1 剂，水煎，早晚分照。

[**功效主治**] 疏破通络，活血散结，清热解毒。

[**临床运用**] 68 例女性患者，全部为初产妇女；年龄 22～29 岁；病程最短 2 天，最长 14 天。经治疗，68 例患者全部治愈。3 剂痊愈 11 例、4 剂痊愈 42 例，6 剂痊愈 9 例，7 剂痊愈 6 例。

[**经验心得**] 急性乳腺炎属中医学乳痈病范畴，临床一般分内吹、外吹，以外吹最常见。病机多因肝气郁结，乳汁空滞；或乳头破损，毒邪内侵，结块成痈。主要病机是"痰、毒"，治则为疏痰解毒。方拟乳痈速消汤化裁，用柴胡、青皮、赤芍疏肝理气；赤芍、青皮、连翘、蒲公英活血散结，黄芩、蒲公英、连翘、瓜蒌、牛蒡子、天花粉、皂角刺、生甘草清热解毒，通乳消痈，药证合拍、功专效宏。乳房属肝胃两经（主要是肝经），乳居上焦，腺络丰满，极易淤滞。临床体会乳痈的治疗，用青霉素者易留便结，中药治疗，疏瘀通络，活血散结，清热解毒、每收捷效。

16. 乳痈消汤

[**药物组成**] 柴胡 10g、赤芍 10g、青皮 10g、黄芩 15g、蒲公英 30g、连翘 15g、瓜蒌 30g、牛蒡子 10g、天花粉 10g、皂角刺 10g、生甘草 10g。

[**随症加减**] 肿痛者加制乳香、制没药；肿块坚硬加三棱、莪术；成脓未溃者重用皂角刺，加穿山甲；恶露未尽加益母草；血虚加当归；气虚加黄芪。

[**治疗方法**] 每天 1 剂，水煎，早晚分服。

[**功效主治**] 清热解毒，通乳消痈。

[**临床运用**] 68 例女性患者，年龄 22～29 岁，全部为初产妇女。病程最短 2 天，最长 14 天。经治疗，本组病例全部治愈。3 剂痊愈 11 例，4 剂痊愈 42 例，6 剂痊愈 9 例，7～12 剂痊愈 6 例。患者，女，28 岁。左侧乳房肿痛 3 天，伴头痛、发冷、发热，体温 39℃。发病前 3～4 天心情不悦并不慎挤压乳房，继则胀痛、红肿且日见加重。曾用青霉素 800 万单位静脉点滴 2 天，发热减轻，乳房红肿痛未觉改善，乃

求诊。刻诊：左侧乳房外侧出现红肿热痛，可扪及肿块 5cm×8cm，质较硬，压痛明显。体温 37.9℃，舌苔白薄，脉浮数而弦。血常规示白细胞计数 14.2×10⁹/L，中性粒细胞 0.84，淋巴细胞 0.15，单核细胞 0.01。建议停用青霉素，继服上方加三棱、莪术各 6g，制乳香、制没药各 6g，服 2 剂热降，乳房肿痛大减。再进 2 剂局部及全身症状均消失。半个月后，右侧乳房发病，进原方 3 剂而愈。随访 3 个月，左、右乳房无肿块、哺乳正常。

[**经验心得**] 急性乳腺炎属中医学乳痈病范畴，临床一般分内吹、外吹，以外吹常见。病机多因肝气郁结，乳汁壅滞；或乳头破损，毒邪内侵，结块成痈。主要病机是"瘀、毒"，治则疏瘀解毒。方拟乳痈消汤化裁，用柴胡、青皮、赤芍疏肝理气；赤芍、青皮、连翘、蒲公英活血散结，黄芩、蒲公英、连翘、瓜蒌、牛蒡子、天花粉、皂角刺、生甘草清热解毒、通乳消痈。

（三）中医外治

中医外治疗法在治疗疮疡方面有其独特的疗效，急性乳腺炎的常用外治法如下：

（1）大青膏：外敷患处。用于乳腺炎早期红肿热痛明显者。

（2）如意金黄膏：热而微红者。

（3）仙人掌 90g，加白矾 10g，捣成糊状，外盖纱布，用胶布固定，待干燥后再涂，连涂 2 次。于乳腺炎未化脓者。皮肤过敏者勿用。涂敷患处 3 天。

（4）10%芫花根浸出液，浸棉球塞于鼻腔，每次 15min，每天 1 次。适用于乳腺炎早期成块者。

（四）针灸疗法

乳腺炎即乳腺的急性化脓性感染，以乳房红肿疼痛为主要特征。好发于产后 3～4 周内的初产妇。属于中医学"乳痈"的范畴（发于妊娠期的称为"内吹乳痈"；发于哺乳期的称为"外吹乳痈"）。中医学认为，本病与足阳明胃经和足厥阴肝经关系密切，因为足阳明胃经直接经过乳房，足厥阴肝经至乳下胃经贯乳房。凡忧思恼怒、肝郁化火，恣食辛辣厚味、湿热蕴结于胃络，乳房不洁、火热邪毒内侵，均可导致乳络闭阻，郁而化热，积脓成痈。

[**临床表现**] 以乳房红肿热痛为主要症状，同时伴有恶寒、发热、口渴、便秘等。患侧乳房可触及硬块、压痛，患侧腋下淋巴结肿大。实验室检查可见白细胞计数明显增高。

（1）气滞热壅（初期）患侧乳汁淤积，乳房局部皮肤微红，肿胀热痛，触之有肿块，伴有发热、口渴、食欲减退，苔黄，脉数。

（2）热毒炽盛（成脓期）乳房内肿块逐渐增大，皮肤灼热焮红，触痛明显，持续性、波动性疼痛加剧，伴高热、口渴、小便短赤、大便秘结，舌红、苔黄腻，脉洪数。

（3）正虚邪恋（溃脓期）约经 10 天，脓肿形成，触之有波动感，经切开或自行破溃出脓后寒热渐退，肿消痛减，疮口渐愈合；如脓肿破溃后形成瘘管，或脓流不畅、肿势和疼痛不减，病灶可能波及其他经络，形成"传囊乳痈"。伴有全身乏力、面色少华、食欲减退。舌淡、苔薄，脉弱无力。

[**治疗方法**]

1. **基本治疗**

治则：初期清热散结、通乳消肿，成脓期泻热解毒、通乳透脓，均以针刺为主，泻法；溃脓期补益气血、调和营卫，针灸并用，补法或平补平泻。

处方：膻中、乳根、期门、肩井。

方义：膻中、乳根均位于乳房局部，膻中为气之会穴，乳根属于胃经，刺之可宽胸理气，消除患部气血之阻遏；期门邻近乳房，又为肝之募穴，善疏肝理气、化滞消肿；肩井清泻肝胆之火，为治疗乳房肿痛的经验效穴。

加减：气滞热壅加合谷、太冲、曲池以疏肝解郁、宽胸理气、清泻阳明之热毒；热毒炽盛加内庭、大椎清泻阳明之火毒壅滞：正虚邪恋加胃俞、足三里、三阴交补益脾胃之气血、扶正祛邪；乳房胀痛甚者，加少泽、足临泣以通乳止痛；恶寒、发热加合谷、外关、曲池疏风清热；烦躁、口苦加行间、内关清心除烦。

操作：膻中向患侧乳房横刺；乳根向上刺入乳房底部，不可直刺、深刺，以免伤及内脏；期门沿肋间隙向外斜刺或刺向乳房，不能直刺、深刺，以免伤及内脏；肩井不可向下深刺，以免伤及肺尖，针尖应向前或后下方刺入；其他腧穴常规针刺。病情较重者每天针刺 2 次。

2. **其他疗法**

（1）挑治：在肩胛骨下部或脊柱两旁找压之不褪色的瘀血点，用三棱针挑破，使之出血少许。若背部瘀血点不明显，可在患侧膏肓穴上 2 横指处挑治。

（2）刺络拔罐：初期取大椎、第 4 胸椎夹脊、乳根（患侧）。在所取穴处用三棱针点刺出血，后加拔火罐。每天 1 次。

（3）耳针：取乳腺、内分泌、肾上腺、胸椎。毫针浅刺，捻转数分钟，留针 20～30min。每天 1 次。

（4）穴位注射：用维生素 B_1 注射液 4mL 加维生素 B_6 注射液 2mL，每次选 3～5 个穴，每穴注入 1mL。

（五）按摩疗法

下面就为女性介绍治疗产后乳腺炎的四大按摩手法。

1. 推抚法

患者取坐位或侧卧位，充分暴露胸部。先在患侧乳房上撒些滑石粉或涂上少许液体石蜡，然后双手全掌由乳房四周沿乳腺管轻轻向乳头方向推抚 50～100 次。

2. 揉压法

以手掌上的小鱼际或大鱼际着力于患部，在红肿胀痛处施以轻揉手法，有硬块的地方反复揉压数次，直至肿块柔软为止。

3. 揉、捏、拿法

以右手 5 指着力，抓起患侧乳房部，施以揉捏手法，一抓一松，反复施术 10～15 次。左手轻轻将乳头揪动数次，以扩张乳头部的输乳管。

4. 振荡法

以右手小鱼际部着力，从乳房肿结处，沿乳根向乳头方向做高速振荡推赶，反复 3～5 遍。局部出现有微热感时，效果更佳。

（六）饮食调整

【产褥期乳腺炎食疗方】

（1）马兰头适量，盐、醋各少许，共同捣烂敷患处，每天换 2 次。同时饮服马兰头鲜汁，或以马兰头汁，加水及甜酒煮沸温服，每天 2 次。

（2）鲜黄花菜、醋各适量，共同捣烂外敷患处，每天换 2 次。

（3）鲜葱，洗净捣烂，加入少量冷开水取汁，用纱布吸取葱汁，包敷乳房。外加热毛巾敷，经常更换。

（4）鹿角片 30g，粳米 150g。制法：将鹿角片用纱布包好，入粳米加水适量，文火煎煮成粥。用法：取出鹿角片包，放糖调味，食粥。以上为 1 天量，2～3 次食完，连服 1 周。

（5）猪蹄 1 只，黄花菜 50g。制法：将猪蹄去杂毛洗净，和黄花菜一同加水文火炖煮，至猪蹄熟后，放少许盐调味。用法：饮汤食蹄及黄花菜，分顿随意食用，不拘次数。1 周为 1 个疗程。

（6）白木耳与黑木耳各 20g，青皮 10g、鲜马齿苋 30g、通草 3g。先把中药煎取药汁。白木耳与黑木耳先用水泡发，然后与药汁一起入锅，武火烧沸，移至文火炖熬 2～3 小时（若药液少，可适量加水），至双耳熟烂、汁稠为度，加少量红糖调匀食用。

（7）甲鱼 1 只（约 500g 左右）、炒山甲 15g、炒皂角刺 10g、蒲公英 15g，连翘

10g。将甲鱼去除内脏、爪尾、头颈，切块放入大汤碗内。把以上 4 味药碾碎入纱布袋，码在甲鱼周围，再加入葱、姜、黄酒、盐等调味品，兑入清汤没过碗内诸物为度，上笼蒸 2 小时。待甲鱼烂熟，拣去药袋，分顿食用。适于乳腺炎脓肿期者食用。

（8）猪蹄 1 只、金银花 30g、白芷、桔梗、漏芦、赤芍各 10g，茅根 15g。将药物入纱布袋与猪蹄同煮汤，食时加食盐调味。亦适于脓肿期。

（9）鲫鱼 1 条，生黄芪 15g，党参 10g，白芍 10g，陈皮 5g。将鱼去除鳞及内脏，药物塞在腹中，用线缝好以水炖煮。

（10）丝瓜络（干品）20g，白酒 40mL。将干丝瓜络放入碗中，用麻秆火烧成炭粉末，加入 40mL 白酒，搅匀即可。每天 1 次，连用 3 次。本品具有通经活络、清热化痰、散瘀行滞之功效，适用于乳腺炎早期者食用。

（11）取蒲公英 90g（干品 50g），粳米 100g。先将蒲公英去杂洗净切碎，放入砂锅加适量清水煎煮 30min 去渣留汁待用。将粳米淘洗干净放入砂锅，与药液一起煮至成粥，加点白糖调味即可。每日 1 剂，早、晚各服 1 次，连用 5 天。本品具有清热解毒、消肿之功效，适于乳腺炎脓肿形成期者食用产褥期乳腺炎。

【最好不要吃什么食物】

（1）乳腺炎患者应适当减少脂肪的摄入量，如少食肥肉、乳酪、奶油等。

（2）乳腺炎患者切记不要吃辛辣之品，如辣椒、胡椒、大蒜、蒜薹、大葱、洋葱、芥末、韭菜，及老南瓜、醇酒厚味等，以免助火生痰。

【产褥期乳腺炎吃什么好】

蒲公英粥

原料：蒲公英 60g、金银花 30g、粳米 100g。

制法：先将蒲公英、金银花煎汁，去渣后再加入粳米，小火煮 30min、成粥即可。早晚分次食用。

功效：清热解毒。适用于乳腺炎、扁桃体炎、胆囊炎、眼结膜炎等症。

豉粥

原料：豆豉 15g、葱白 30g、薄荷、生姜片各 6g、羊髓 100g、粳米 100g、食盐适量。

制法：先将葱、姜、豆豉煎煮，再放入薄荷，稍煎后去渣取汁；放入粳米再煮；待粥即将熟时，放入羊髓、食盐，搅匀即成。空腹服用，每天 2 次。

功效：清热解毒，健脾祛风。适用于乳腺炎初起，局部红、肿、热、痛，而脓尚未成者。

梅花粥

原料：白梅花 5g、粳米 100g。

制法：先将粳米煮为粥；待粥将熟时，放入白梅花，再煮沸即可。每天2次，空腹温热食用。

功效：疏肝理气，健脾开胃，清热解毒。适用于肝胃气痛，梅核气，神经官能症，以及乳腺炎、疮毒等症。

油菜粳米粥

原料：鲜油菜200g，粳米50g。

制法：将鲜油菜叶洗净切细；放入锅中，加清水500mL，加粳米，大火煮开3min，改小火煮30min，成粥即可。趁热食用。

功效：清热解毒，托里透脓。适用于急性乳腺炎患者属于热毒酿脓型，肿块灼热，触痛者。

金银连翘瘦肉粥

原料：猪瘦肉150g，全银花、紫花地丁各20g，柴胡、赤芍各10g，连翘、益母草各15g，蒲公英、薏苡仁各30g，木通4g。

制法：将金银花、紫花地丁、柴胡、赤芍、连翘、益母草及蒲公英洗净放入锅内，加水适量，先用大火煮滚后去渣取汁，再加入猪瘦肉和薏苡仁，改用小火煲1小时，成粥即可。趁热食用。

功效：清热解毒。适用于急性乳腺炎。

石膏银花粥

原料：生石膏10g，金银花、瓜蒌各30g，橘皮15g、粳米100g。

制法：将4种药物洗净，放入砂锅内加水适量，大火煮沸。改小火煎煮30min，取汁后再加水煎煮，共取汁2次；合并煎之，放入粳米煮粥，米烂粥成即可，早晚餐分食用，每天1剂，连食5剂。

功效：清热消炎，适用于乳腺炎早期，乳房红肿，胀痛等症；乳腺炎已破溃者忌服。

竹叶沙参粥

原料：竹叶10g、沙参30g、粳米100g。

制法：将上药洗净，水煎去渣；放入粳米煮粥。每天1次，可经常服用。

功效：清热解毒，益气养阴。运用于乳腺炎破溃者。

煮母猪蹄

原料：重1500g母猪蹄1对，通草30g。

制法：将猪蹄洗净去毛；加水与通草用小火同煮，猪蹄熟烂即可。食肉喝汤。

功效：通乳活血，清热利湿，适用于无乳及乳痈发背初起等症。

红菇炖猪蹄

原料：鲜红菇 150g，重 750g 猪蹄 1 只，黄酒、食盐、味精、酱油、葱段、姜片各适量。

制法：将猪蹄洗净去毛，下沸水锅焯片刻，洗净血污；鲜红菇去杂洗净撕片；锅内放入猪蹄，适量水，大火烧沸；加入黄酒、食盐、味精、酱油、葱段、姜片，改为小火炖至猪蹄熟；加入红菇烧至猪蹄熟烂，出锅即成。

功效：补血通乳，清热托疮，适用于妇女产后贫血、乳少，以及痈疽、疮毒等症。

金针猪蹄汤

原料：鲜金针菜根 30g（或干菜 15g），重 750g 猪蹄 1 只。

制法：将鲜金针菜根或泡发好的干金针菜根洗净，与猪蹄同放入锅。

功效：清热消炎，适用于乳腺炎早期，乳房红肿，胀痛等症；乳腺炎已破溃者忌服。

鸡爪黄花蛋汤

原料：鸡爪 50g、黄花菜 20g、鸡蛋 100g。

制法：将鸡爪洗净：黄花菜洗净、切碎；鸡蛋打散；鸡爪放入锅中煮熟；加入黄花菜煮熟；再放入鸡蛋，调味后食用。

功效：补益气血，适用于急性乳腺炎溃后属虚证者，疮口脓稀，肉芽不鲜，全身乏力者。

北黄芪炖乳鸽

原料：北黄芪、枸杞子各 30g，重 500g 乳鸽 1 只。

制法：将乳鸽宰好去内脏，去毛洗净：与北黄芪、枸杞子同放入碗内，加水适量，隔水炖熟，喝汤食鸽肉，3 天炖食 1 次，连服 4 次。

功效：补肝明目，补益精气、适用于乳腺炎已破溃者

乳鸽炖绿豆

原料：重 500g 乳鸽 1 只，绿豆 50g。

制法：将乳鸽宰好去内脏，去毛洗净；与绿豆放炖盅内，加水适量隔水炖熟即可。食肉喝汤，2 天炖食 1 次，连服 5 次。

功效：补气益血，兼清余毒。适用于乳腺炎脓成已溃或切开引流后，体质差者，溃疡久不收口，流出清稀脓水等症。

墨鱼山药汤

原料：墨鱼 500g、山药 30g，黄酒、葱、姜、食盐各适量。

制法：将墨鱼活杀，去腮鳞及内脏，切成段片；山药洗净，切成片；同放入锅

中，加清水 500mL，加黄酒、葱、姜、食盐；大火煮开 3min，去浮沫；改小火煮 20min 即可吃鱼喝汤。

功效：补气益血，适用于急性乳腺炎溃后属虚证者，脓稀，缠绵而不愈，气短少言者。

岗梅根炖鸭蛋

原料：岗梅根 30g、青皮鸭蛋 50g。

制法：将岗梅根洗净，放入锅内，加水适量，用小火煮鸭蛋至熟即可。吃蛋喝汤，连服 5 剂。

功效：清热解毒，活血消痈。适用于乳痈等症。

芫花煮鸡蛋

原料：芫花 15g，鸡蛋 100g。

制法：将芫花、鸡蛋同放入锅内，加水适量；蛋熟后去壳，刺数个小洞再煮；至蛋变黑为度，吃蛋喝汤。每天 1 次，每次 1 个蛋；服后恶心，头昏者，可只吃蛋，不喝汤；如反应重者，以石菖蒲 15～20g 煎汤解毒。

功效：消痰散结，适用于深部脓肿，以及急性乳腺炎等症。

凉拌马齿苋

原料：鲜马齿苋 500g、仙人掌 60g，白糖、香醋、麻油各适量。

制法：将马齿苋洗净切成段；仙人掌去刺皮切成丝；将马齿苋、仙人掌同放入沸水中焯过，加入白糖、香醋、麻油拌匀即可。佐餐食用；单用马齿苋凉拌疗效亦可。

功效：清热解毒，消肿止痛，适用于疔疮、丹毒、痔疮，以及乳腺炎患者。

炒黄花菜

原料：黄花菜 500g，食盐、香油适量。

制法：将黄花菜洗净，如家常菜炒法，放入食盐、香油炒熟即可，佐餐食用。

功效：清热解毒，消肿散结。适用于急性乳腺炎乳汁淤积型。

马兰头拌豆腐

原料：马兰头 50g、鲜嫩豆腐 200g。

制法：将马兰头洗净，切细末；用开水浸泡 2min，捞起挤干；与豆腐同拌匀，调味后即可。

功效：清热解毒，散结透脓，运用于急性乳腺炎热毒酿脓型，乳房肿痛，发热，大便不畅者。

赤豆葱白汤

原料：赤小豆 250g，葱白、陈皮各 50g。

制法：将赤小豆煮至熟，放入葱白、陈皮、食盐；烧开 15min 即可佐餐食豆喝汤。

功效：消热解毒，理气散结，适用于乳腺炎初起者。

大飞扬草豆腐汤

原料：大飞扬草 15g（鲜者 30g）、豆腐 150g、食盐适量。

制法：将豆腐切块与大飞扬草同放锅内，加水 2 碗半煎至 1 碗，加少许食盐调味。饮汤食豆腐。

功效：清热，解毒，通乳。适用于产妇排乳不畅、乳房胀痛、早期急性化脓性乳腺炎。

木耳银耳汤

原料：木耳、银耳各 30g，白糖适量。

制法：将木耳、银耳分别洗净，撕碎放入锅中，加清水 500mL，水煮 20min，加白糖即可。

功效：滋阴补气。适用于急性乳腺炎溃后属虚证者，溃脓稀淡，气短乏力者。

蜂房地丁汤

原料：蜂房 10g、蒲公英 50g、紫花地丁 20g、白糖适量。

制法：将上药洗净，放入锅内，加水适量，煎汁服用。每天 1 次，连服 5 天。

功效：清热解毒，消炎止痛。适用于急件乳腺炎早期，乳房肿胀，发红等症。

薏苡赤小豆汤

原料：薏苡仁 30g、赤小豆 35g。

制法：将薏苡仁、赤小豆分别洗净，同放入锅内，加清水 500mL，大火煮 5min，改小火煮 30min 即可，分次食用。

功效：利湿清热，通乳养阴。适用于急性乳腺炎乳汁淤积型、乳汁排而不畅者。

公英神曲汤

原料：蒲公英 6g、神曲 50g。

制法：将上 2 味药放锅内，加水 1500mL，熬成 500mL。在临床医生和营养师的指导下，温热服用。

功效：回乳散结，消肿解毒。适用于妇女断乳引起乳房胀硬红痛，乳汁又未回者使用。忌食辛热煎炸，助火生痰食物，或过于肥甘厚腻食物。授乳期不宜用。

炒麦芽饮

原料：炒麦芽 60g。

制法：将炒麦芽洗净，放入锅内，加水适量，煎汁服用，每天 1 次，连服 4 天。也可同时用芒硝 60g、调蜂蜜敷于乳房上，每天 1 次，连用 5 次。

功效：退乳消肿，行气消食，健脾开胃。适用于乳腺炎初期。

萝卜公英地丁汤

原料：白萝卜 500g、蒲公英 50g、紫花地丁 50g、白糖适量。

制法：将以上 3 味药洗净，分别捣烂取汁，兑和再调入冰糖即可。每天 2～3 次，以愈为止，另用药渣外敷乳房。

功效：消痈止痛，适用于乳痈初起，乳房红肿胀痛等症。

萝卜水红花汁

原料：白萝卜 500g、水红花 100g、白糖适量。

制法：将前 2 味药洗净，捣烂取汁，加入白糖即可。每天 3 次，至愈停药。另用药渣外敷。

功效：消痈止痛。适用于乳痈初起、乳房红肿灼痛者。

玫瑰花茶

原料：玫瑰花 10g。

制法：将玫瑰花洗净，用沸水冲泡即可。代茶饮用。

功效：理气解郁，疏肝健脾。适用于肝郁气滞之月经先期。对乳痈肿毒，月经不调，赤白带下者皆宜。

葱白汁

原料：葱白 450g，鲜蒲公英 500g。

制法：将以上 2 味药洗净，切碎；放入榨汁机中榨汁或捣烂取汁用黄酒或白酒分次冲服，每天 3 次，可连续服用。

功效：通乳和营，清热解毒。适用于乳房红肿热痛者。

（七）日常起居调整

产后准妈妈们最易得乳腺炎，轻微的不影响哺乳，但如果严重的话就要终止哺乳了。那么，产后女性得了乳腺炎又该如何保养呢？

1. 注意清洁

早期注意休息，暂停患侧乳房哺乳，清洁乳头、乳晕，促使乳汁排出（用吸乳器或吸吮），凡需切开引流者应终止哺乳。

2. 使用回乳药

停止患侧哺乳，以吸乳器吸出乳汁。可适当使用回乳药，口服己烯雌酚 1 次 1mg，每天 3 次，或溴隐亭 1 次 2.5mg，每天 3 次。

3. 抗生素

全身应用抗生素。为防治严重感染及败血症，根据细菌培养及药敏选用抗生素，必要时静脉滴注抗生素。

4. 中药治疗

清热解毒剂。早期乳腺炎的治疗，初起阶段主要表现为乳汁淤积，热毒内盛，其治疗原则为解毒清热、通乳消肿。

内服药：可服瓜蒌牛蒡汤（瓜蒌、牛蒡子、天花粉、黄芩、陈皮、栀子、金银花、柴胡、连翘、穿山甲、漏芦、气郁加橘叶、川子）。肿胀痛者加乳香、没药、赤芍。

5. 热敷

局部热敷，或用鲜蒲公英、银花叶各 60g 洗净加醋或酒少许，捣烂外敷。用宽布带或乳罩托起乳房。

6. 封闭

0.25% 普鲁卡因 60～80mL 乳腺封闭，可减轻炎症。选用广谱抗生素口服或静滴。并可用青霉素 100 万单位溶于 20mL 生理盐水中，注射于炎症肿块周围。

7. 排脓

已形成脓肿，应切开排脓。切口应与乳头成放射方向，避开乳晕。乳腺后脓肿或乳房下侧深部脓肿，可在乳房下胸乳折处做弧形切口。

（八）保健

1. 早期按摩和吸乳是关键

患者可用手指顺乳头方向轻轻按摩，加压揉推，使乳汁流向开口，并用吸乳器吸乳，以畅通阻塞的乳腺管口。吸通后应尽量排空乳汁，勿使淤积。

2. 中药外敷。

取芒硝 100g，研细，加入面粉调成糊剂。贴敷于患侧乳房局部。

（九）疗效评价

1. 评价标准

综合疗效评定：参考《中医病证诊断疗效标准》（国家中医药管理局，南京大学出版社，1994 年）。

（1）治愈：全身症状消失，肿块消散，疮口愈合。

（2）好转：全身症状消失，局部肿痛减轻，或疮口尚未愈合。

（3）无效：反复"传囊"或形成乳漏。

积分疗效判定：

（1）治愈：疗效指数 ≥ 90%。

（2）显效：疗效指数 70% ~ 89%。

（3）有效：疗效指数 30% ~ 69%。

（4）无效疗效指数＜ 30%。

2. 评价方法

参考《中医病证诊断疗效标准》（国家中医药管理局，南京大学出版社，1994年）。

计算治疗前后积分改善率：

疗效指数（n）=（治疗前总积分 – 治疗后总积分）/ 治疗前总积分 ×100%

（冷 雪）

第三篇
乳腺良性肿瘤疾病

第一章　乳腺良性肿瘤疾病分类

第一节　乳腺纤维瘤

乳腺纤维瘤，亦称为乳腺纤维腺瘤或乳腺腺纤维瘤。此种疾病在临床上较为常见，其发病率在乳腺良性肿瘤中居首位，大约为乳腺良性肿瘤的 75%。乳腺纤维瘤疾病在普通人群里的发病率目前暂未有准确的研究报告。

该疾病的发生年龄范围为 9～68 岁，最常见的是 20 岁左右的年轻女性。3/5 以上的病患年龄均不超过 30 岁。根据李云英等统计的天津市肿瘤医院共计 10316 个病例资料显示，病患平均年龄是 28 岁。绝经后的妇女患该疾病的发病率极低。

乳腺纤维瘤的发病原因尚不明确。考虑到该疾病很少发生在女性月经初潮之前或绝经之后，此外雌激素能够加快妊娠期妇女的乳腺纤维瘤增大，动物实验中也得到雌激素可诱导动物发生乳腺纤维瘤的实验结果，进一步检测乳腺纤维瘤内雌二醇等指标的含量确有显著升高，以上几点都揭示了体内雌激素水平过高或者乳腺局部组织对雌激素作用太过敏感有可能与乳腺纤维瘤的发生发展紧密相关。而据 Baildam 等报道，患者在肾移植手术后长期服用免疫抑制剂环孢素 A 会导致其中 44.8% 的患者产生乳腺纤维瘤，并且大多数患者具有双侧发病和多发性特征。表明该疾病应存在其他的发病机制。

乳腺纤维瘤极罕见病例会发生恶性癌变，此时其纤维化成分会转化成肉瘤，腺上皮组织会转化成癌变。根据天津市肿瘤医院李云英等报道，该院共计 10316 例乳腺纤维瘤，都采用手术切除并通过病理分析确证，其中仅有 4 例属于乳腺纤维瘤恶性癌变，约占总体病例的 0.038%。无特殊临床表现，病理分析皆为导管内癌变。

一、病理改变

乳腺纤维瘤是由乳腺纤维组织和腺管两种成分病变增生而共同形成的一种良性

肿瘤。因为纤维组织增生病变是该疾病最本质的病理性改变及镜下分型的最重要根据，所以称其为腺纤维瘤更妥当。该疾病发生与乳腺局部组织对雌激素的作用过于敏感有关。该疾病是临床最为常见的乳腺良性肿瘤疾病，好发于30岁之前的女性，特别是20岁左右最为常见，妇女绝经后则相对少见该疾病发生。主要临床表现为边界清晰的结节肿块，外表光滑，易于活动，偶尔伴有阵发性的疼痛。极罕见会发生癌变的病例。

（一）整体观察

肿瘤整体呈现圆形或椭圆形，直径通常为1~3cm。外表光滑、呈结节肿块状，质地坚韧有弹性，界限清晰，具有完整的包覆膜。横切面均匀，呈浅粉色或灰白色，略向外凸。如上皮组织成分过多则整体呈现棕红色。管内型及分叶型乳腺纤维瘤的横切面通常有黏液状光泽，且含有大小不一的裂隙。围管型乳腺纤维瘤的横切面多呈现颗粒状。病症期漫长的乳腺纤维瘤其间质多表现为编织状且致密，偶见部分组织钙化或骨化区域。囊性增生型乳腺纤维瘤的横切面多呈现小囊肿样病变。

（二）镜下观察

根据乳腺纤维瘤中的纤维组织和腺管结构的相互关系，可分为5种类型。

1. 管内型乳腺纤维瘤

主要表现为腺管组织的皮下结缔组织增生而形成的肿瘤，腺管皮下平滑肌组织通常也参与肿瘤的形成，但一般不存在弹性纤维成分。该病变形成初期，腺管皮下结缔组织表现为灶性增生，细胞形状多为梭形或星形，且有不同程度黏性病变。增生后的纤维组织从腺管壁呈单点或多点指向腔面，进而慢慢填充压迫管腔，从而变成不规则裂隙状。包覆腺管及突入的纤维组织表面的腺管上皮因受压迫通常呈现为扁平状。横切面上纤维组织常看似长在腺管内，故称之为管内型乳腺纤维瘤。上皮细胞和纤维细胞均无异型。处于病变期的肿瘤，纤维组织多为致密且呈透明变性，偶见片状钙化，上皮可见萎缩甚至消失。

2. 管周型乳腺纤维瘤

病变多为腺管周围弹性纤维组织层外部结缔组织增生，弹性纤维多参与肿瘤发生，但一般无平滑肌组织参与，也不表现出黏液样病变。乳腺小叶状结构退化，腺管组织扩散增生。弥散的纤维结缔组织缠绕并且压迫腺管，使其呈现出微小管状结构。纤维结缔组织愈发致密，多呈胶原化变性以及玻璃样变性，进一步则发展为组织钙化或骨化。乳腺上皮组织表观正常或有轻微增生反应，偶有突起形成。乳腺上皮细胞及纤维细胞皆无异型表现。

3. 混合型乳腺纤维瘤

即为同一个肿瘤中皆有管内型和管周型两种乳腺纤维瘤病变患者，此种病情极为罕见。

4. 囊性增生型乳腺纤维瘤

多为乳腺内部单一肿块，其与外围乳腺组织的界限分明，一般表面带有包覆膜。该肿瘤由乳腺管上皮组织及皮下或弹性纤维层外部结缔组织增生变性而组成。乳腺上皮变性主要有囊肿病变、乳腺导管上皮组织程度不等的增生病变、乳头状瘤病变、腺管病变型腺病以及大汗腺变态化增生等。乳腺上皮组织和纤维组织细胞均无异型表现。该肿瘤疾病与囊性增生性病变的最大区别在于，后者的病变范围广泛，且与周围乳腺组织的界限并不清晰，通常还会波及两侧乳腺，镜下观察依然能看到小叶状结构。

5. 巨大分叶型乳腺纤维瘤

该肿瘤常发于青春期的女孩以及年龄在 40 岁以上的妇女，瘤体发展速度快，一般具有很大体积，其直径普遍在 5cm 以上，上限可至 20cm，极少数也可具有较小直径，其整体结构与管内型乳腺纤维瘤较为相似。由于其皮下结缔组织多从四周突入极度扩张的管腔内，而又不会全部填充管腔，因此在镜下观察中均可呈现出明显的分叶型特征。通常纤维组织细胞及乳腺上皮细胞普遍增生较为活跃，但皆无异型表现。该肿瘤和管内型乳腺纤维瘤的最大区别在于，该肿瘤体积巨大，且伴有显著的分叶特征。与囊性增生型乳腺纤维瘤的区别在于，该肿瘤具有完整的包覆膜，且间质细胞无异型特征，也无核分裂迹象。

偶尔在乳腺组织内可观察到少量腺管的皮下结缔组织呈现出灶性或者比较明显的小幅增生现象，继而可发展为界限不清的形似管内型乳腺纤维瘤的病变区域，称之为乳腺纤维瘤趋向或者乳腺纤维瘤样增生，疑似为乳腺纤维瘤的肿瘤前改变。

6. 乳腺纤维瘤恶性癌变

乳腺纤维瘤属于良性肿瘤，然而其中极罕见者也可能会发生恶性癌变。乳腺肿瘤的上皮组织恶性癌变可形成乳腺小叶癌或者乳腺导管癌，普遍属于原位癌，也可能是浸润性癌，整体癌变概率为 0.038% ~ 0.12%。该肿瘤的间质组织恶性癌变则发展成分叶型囊性肉瘤，该类型恶性癌变比较多见，也是分叶型囊性肉瘤的发展路径之一。该肿瘤的上皮组织和间质成分若都发生恶性癌变则可形成癌肉瘤，此恶性癌变方式较为少见。乳腺纤维瘤恶性癌变好发于 40 岁以上的妇女患者，目前临床研究及整体样本筛查皆无法准确认定乳腺纤维瘤是否发生恶性癌变。因此，为了避免发生漏诊误诊，经手术切除掉的乳腺纤维瘤样本都必须经过病理切片进行检查并最终确诊其是否癌变，切不可空凭临床经验和宏观肉眼观察做出盲目诊断。

二、临床观察

该疾病好发于年轻女性。常在不经意时发现乳腺肿块，大多无疼痛感、无压痛感以及乳头分泌异常。该乳腺肿块常呈现圆形、椭圆形或者扁状。界限清晰，外表光滑，质地坚韧，易于活动，多数与外表皮或内胸肌无粘连现象。该肿瘤直径范围在0.3~24cm之间，其中66%的直径均小于3cm。该肿瘤多位于乳腺外上象限，乳腺其余各部位也可能产生。多数具备单发性特征，只10%~25%的患者在单侧或双侧乳腺多发。既可以同时多发，亦可以不同时多发。该肿瘤增长速率较慢，甚至数年或十数年均无变化。女性月经周期对该肿瘤的生长大多无显著性影响，个别病例会在月经期内出现微弱胀痛感，妊娠期和哺乳期妇女该肿瘤大多会略有增大。其中极少数会急剧长大，临床称之为巨大乳腺纤维瘤。通常情况下患者腋下淋巴结无肿大现象。一旦病患停滞数年后肿瘤骤然增长，且表现出疼痛和腋下淋巴结肿大的迹象，此时需考虑其可能发生了恶性癌变。偶见病例发生于女性月经初潮之前的青春期乳腺纤维瘤，该肿瘤可在女性初潮之后几个月至1~2年间急速增长，大多直径在5cm以上，最大可至20cm，此时可侵占全部乳房，乳腺表明皮肤紧致、红、亮，可见静脉曲张现象，形似恶性肿瘤。但该肿瘤并未与乳房表皮组织粘连，无疼痛感，瘤体可被推动，患者腋下淋巴结无肿大现象。

三、诊断

临床诊断治疗中存在以上几种典型的症状特征的乳腺纤维瘤可依据各自特征进行诊断治疗。个别病患若出现诊断障碍时，可采用以下方法进行辅助检测，以最终确诊病症：

1. 乳腺钼靶标 X 射线照相法

病患乳腺内脂肪含量较多者，乳腺纤维瘤可表现出表面光滑现象，形状似尖锐的圆形或者椭圆形，致密均匀，偶见肿瘤周围一薄层透明光晕。并无血管增生迹象。致密均匀型乳腺中，因该肿瘤和乳腺组织密度极为相近，故在 X 线片中界限较为模糊不清。个别病患该肿瘤会发生部分钙化反应，形成片状或外观不规则的大颗粒钙化反应病灶，其大小在 1~25mm 范围内，此现象与乳腺癌的细颗粒样钙化反应有本质区别。

2. B 超检查法

此方法可显示出乳腺各部分软组织结构以及肿瘤的形状、规模和致密程度。乳腺纤维瘤的肿瘤形状大多呈现圆形或类圆形阴影区域，且其界限清晰齐整。乳腺内部回声呈均匀分布，可见弱光点。乳腺后壁线整齐，且有侧方回声。乳腺纤维瘤后方回声可有增强表现，若出现钙化反应，钙化部位后方会有明显声影行为。近年来，有专家学者采用彩色 DOPPLER 超声法检查，通过检查乳腺纤维瘤的血流行为来判断该肿瘤属于良性或恶性，此法对疾病确诊有很大帮助。

3. 红外线透射检查法

乳腺纤维瘤与四周乳腺组织的透光率大体相同，或呈现边缘相对尖锐的暗灰色阴影区域，四周血管无暗影改变。

4. 穿刺吸取细胞检查法

穿刺针感介于脆和韧中间，针刺吸取细胞数量普遍较多。乳腺导管上皮细胞的分布多表现为片状或团状，细胞排列较整齐、未有重叠，似地板状，双极性裸核细胞较多见。此法诊断乳腺纤维瘤准备率在 90% 左右。极少数病例中，存在细胞核较大，异型性明显，核内染色质较粗糙，胞体大小极不均一，以上可被误诊为恶性癌变，从而导致假阳性现象，临床诊断中应尤其注意。

5. 诊断此类疾病时，应特别注意与乳腺增生疾病、乳腺癌等疾病相区别

（1）乳腺囊性增生疾病：多发于 30~50 岁的妇女。临床表现为单侧或双侧乳腺腺体增生变厚，表面呈结节状，质地坚韧，偶见呈条状或圆片状者。伴有不同程度的压迫性疼痛感。单侧或双侧乳腺皆有痛感，常表现为胀痛、隐痛，偶有针刺样剧烈疼痛，同时疼痛可向肩部、腋下或者后背部发散，病症重者甚至于走路震颤时双乳即产生疼痛感。该疼痛反应常与女性月经周期相关联，经期前一周疼痛可加剧，经期过后疼痛即可有所缓和。存在以上这些典型症状特征的患者，与乳腺纤维瘤不难区分鉴别。但乳腺囊性增生型纤维瘤与局限性乳腺囊性增生疾病的临床特征较为相似，仍需通过病理检查法最终确诊。此外偶见乳腺囊性增生疾病可能和多发性乳腺纤维瘤同时存在，此种情况同样需要通过病理检查法予以确诊。

（2）乳腺癌：个别乳腺癌病例初期以扩张性增生为主，当瘤体直径小于 0.5~1.0cm 时，临床表现与乳腺纤维瘤极为相似，若该疾病患者较为年轻，则更容易被误诊。此时应仔细对肿瘤进行核查，若能发现该瘤体与上表皮或底部软组织有部分粘连，则应着重怀疑乳腺癌的可能性。B 超或者彩超、红外线照射扫描、钼靶点 X 射线扫描以及穿刺吸取细胞法均有助于疾病的鉴别诊断。

（3）乳腺大导管内乳头状瘤：绝大部分肿瘤体积较小，多位于乳头下大导管内，临床表现只有乳头溢血，摸不到肿块，故与乳腺纤维瘤易于区分。偶见较大肿块存在，且位于乳晕深部，摸检结果与乳腺纤维瘤较为相似。极个别乳腺纤维瘤扩张进入大导管内，同时伴有乳头溢血，此种情况会与大导管内乳头状瘤难以区分。通过乳腺大导管造影、B 超、钼靶点 X 射线扫描以及穿刺吸取细胞法均有助于疾病的鉴别诊断。

四、治疗

乳腺纤维瘤虽然属于一种良性肿瘤疾病，但是其中极个别病例也可能发生恶性癌变，并且该肿瘤恶性癌变的发生率呈现积累性升高。根据 LEVI 等 1400 多例乳腺纤维瘤持续十多年的跟踪观察，5 年后发生浸润性癌变的概率约为 0.7%，12 年后的概率升至 2.2%。因此大多数临床专家学者认为，该疾病若被确诊，应及时采取手术方式切除，以防止发生癌变。临床应用的多种抑制肿瘤癌变的药物治疗效果均不十分理想。妇女在妊娠期、哺乳期中乳腺分泌状态骤然改变时，部分病例会出现乳腺纤维瘤急剧增大，因此该疾病患者最好在结婚之前或者至少在妊娠之前将此肿瘤经手术切除。若在怀孕后才发现该肿瘤，也可在妊娠期初始 3～4 个月时切除该肿瘤，过早的进行手术可能导致术前术后用药造成胎儿发育障碍，而妊娠期 5 个月后乳房会发生生理性胀大，此时手术会给操作带来不必要的困难。

绝大部分该疾病患者通过乳腺局部切除手术即可痊愈。考虑到该疾病时常不完全存在显著的包膜特征，因此不推荐采用肿瘤切除手术方式，而应将包含肿瘤以及周围至少 0.5cm 正常组织在内通过局部手术方式进行区段切除。个别术后复发患者，或者异时异位多发型患者，可依照上述手段进行再次切除手术，临床效果大多良好。李云英等通过区段切除手术治疗首次术后复发的病患 433 例，术后经跟踪观察 1～10 年，均未有再复发病例。

该手术多采用放射状切口方式，以此减轻对乳腺导管的手术损伤。若肿瘤处于乳晕附近，可采用乳晕外缘弧状切口方式。若肿瘤较大、体积略厚或者多发性肿瘤，可采用乳腺下部弧状切口方式，经过乳腺底部间隙将肿瘤切除。在设计手术切口时应充分考虑到根治疾病的需要。

临床研究中，经常出现起初诊断为"乳腺纤维瘤"，而后病理结果显示为恶性癌变的病例；也存在手术医生盲目自信，自认为乳腺纤维瘤经肉眼观察诊断确凿，不必送去做病理检查，导致术后在原切口处严重复发，极大地影响了病患的术后治愈过程，也使患者以及该手术医生追悔莫及。综上所述，凡是初步诊断为乳腺纤维瘤的手术切除后所得样本，都要依照常规操作全部送去病理检验科室进行组织病理学检查，以最终确诊其病理归属。

乳腺纤维瘤若按照上述手术方式进行完全切除，大多即可痊愈。但由于作为致病因的内分泌系统微环境仍然存在，故而有 10%～25% 的病患存在同时异位多发性，或者异时异位多发性，这种复杂的多发性情况一般来讲不应被视作疾病复发。

第二节　乳腺大导管内乳头状瘤

乳腺从乳腺导管开口至乳腺壶腹以下约 1cm 长的一段导管临床称之为乳腺大导管，乳腺大导管内乳头状瘤临床上又称之为大导管内乳头状瘤、孤立型大导管内乳头状瘤、囊内乳头状瘤等等，该疾病是一种好发于乳腺乳晕区域大导管内的良性肿瘤。多发于 40 ~ 50 岁（平均 45 岁）的经产妇女。临床上归属于非常见病类型。

目前研究结果尚未探明该疾病的主要病因。大多数专家学者认为该疾病主要是由于女性雌激素水平过高，导致乳腺大导管内上皮组织呈局部性乳头状增生。该疾病的病程大多比较漫长，极罕见病例会发生恶性癌变。

一、病理改变

（一）整体形态

乳腺大导管内乳头状瘤好发于乳腺乳晕区域的大导管内部。病变部位乳腺大导管多呈现显著膨大扩张，且大导管内富含有浅黄色或者深棕褐色的液体。大导管内壁上可见乳头状物体向腔内突出。乳头状物体大多具有单发性特征，个别也存在多发性。一般情况下乳腺大导管内乳头状瘤体直径约数毫米，少数病例会有大于 1cm 者，极罕见病例存在 2.5cm 直径的情况。该疾病肿瘤大多有蒂结，其可呈细长形，也可呈现粗短状。大多粗短状的导管内纤维质成分较多，颜色为灰白色，其质地较为坚韧，不易被折断。少数的纤维成分少的乳头状瘤顶端呈现颗粒形，较细，钝圆，颜色多呈草莓样亮红色，质地较脆，容易被折断导致出血，此种乳腺大导管内乳头状瘤可能会有恶性癌变的倾向。偶见乳腺大导管内乳头状瘤所在的大导管两端堵塞，从而导致较为显著的肿大，此种类型多被称为乳腺大导管内乳头状囊腺瘤或乳腺大导管内囊性乳头状瘤。在做病理切片取材时，要包含乳头基底部位以及与大导管壁衔接处，从而有利于观测该肿瘤细胞有无浸润性生长现象，以此来判断其是否发生恶性癌变。

（二）镜下观察

乳腺大导管内乳头状瘤的临床常见病变是乳腺大导管上皮组织及间质细胞异常性增生，逐渐形成具有纤维性脉管结构中轴的乳头状结构瘤。乳头状瘤及其内腔壁表面包被着双层细胞结构。其表层为柱状上皮细胞，下层为类圆形或不规则形状细胞，排列较为齐整，无异型现象存在，该双层上皮细胞下即为基底膜层。上皮细胞与基底膜层中间可观察到肌上皮细胞。纤维性脉管结构可为纤细疏松状，也可为致密厚粗壮。有的乳头状瘤结构反复交叉分支，互相融合，呈现腺性结构特征。此外，还常见有局部病灶性上皮细胞异常增生、乳头变性融合形成实体细胞团状结构以及大汗腺样病变化生等变化。乳头根底部因其不存在弹性纤维结构，容易反复损伤、导致出血，并逐渐纤维化，进而使腺管交错混杂在间质组织中，受外力压迫发生形变导致排列混乱不齐整，从而形成假性浸润样图形，由此容易造成误诊为乳腺导管内乳头状癌。若其表层包被上皮组织增生多达 4~5 层，其相互排列致密，细胞极性混乱，细胞间质较少，细胞变大或者大小极不均一，细胞核深染、容易观察到细胞分裂现象，此时需要慎重考虑其可能发生了恶性癌变。若病变已经突破基底膜层，向大导管内浸润性增生，此时基本可以确定发生了恶性癌变。

之前大多专家学者认为乳腺大导管内乳头状瘤皆为单发性并且极罕见病例会发生恶性癌变，李树玲等对 50 例乳腺大导管内乳头状瘤进行了乳腺区段式切除手术，并将其病理标本做连续切片研究后发现，该 50 例乳腺大导管内乳头状瘤中有约 19 例病变中并发有乳腺中小导管内多发性乳头状瘤，而其中有 1 例发生了恶性癌变，由此可见乳腺大导管内乳头状瘤并非全都是单发性孤立病变，也存在并发恶性癌变的可能性。临床治疗中应予以高度重视。

二、临床观察

该疾病最主要的临床表现为自发性的间歇性乳头溢出血液。70%~90% 的患者存在以上症状。可表现为新鲜血液、陈旧血液或者混杂组织间液性血液。单次出血量较少，一般在更换内衣时常发现有些许黄棕色血迹。大多无显著不适感。偶有当乳头状瘤堵塞大导管时，会出现乳头附近或者乳晕区域明显胀痛且伴有乳晕下方或者乳头附近微小肿块，积液以及积血一经排放，该微小肿块会随之变小或者消失，疼痛感也相应得到缓解。此种疾病现象大多会反复出现。

在体检时，大约有 66% 的患者摸不到肿块，只是在压迫乳晕区域附近时，可见浆液或者混合血液从乳头某一个腺管中溢出。大约有 33% 的患者可摸及乳晕区有微小肿块，大小大多为 1~2cm，类圆形、质地坚韧、圆滑易于活动，压迫该微小肿块可有上述液体溢出，随之该肿块会消失或者变小。腋下淋巴结无肿大现象。

三、鉴别与诊断

若有上述几项典型的临床表现时，则诊断疾病不难。而临床表现并不典型的病例还需采取以下辅助检查手段用来协助诊断。

1. 乳腺大导管 X 射线碘油造影

该辅助手段是诊断乳头溢出血液较为常用的、且安全可靠的检查方法。尤其是对临床治疗中摸不到肿块的患者，该方法有助于检出肿瘤的位置、形状及其大小。经造影的钼靶 X 射线上，可显现出扩张的大导管以及树状分支结构影像。在大导管位置可见米粒状或者更大的充盈缺失，该肿块多为单发性，偶见多发性肿块。相关报道称该诊断方法的阳性符合比例高达 93.7%。最近还有报道称乳腺大导管 X 射线造影结合 B 超和彩超等检查方法可进一步提高该疾病的检出比例。

2. 钼靶标 X 线平片

一般来讲，较小的乳腺大导管内肿瘤影像难以显示。而对于体积较大的肿瘤，采用该方法可显示出形状规则、类圆形的肿瘤影像，肿瘤边界较为齐整。同样，钼靶标 X 线平片结合乳腺大导管造影可进一步提高该疾病的确诊概率。

3. 红外线透射照相

大小在 1cm 以上的较大肿瘤或者积血性囊肿，经红外线照射后，可显现出清晰的红色、红棕色或者暗红色病灶部位，衬托以正常组织的黄色或者红色背景，完全透光和暗色阴影之间存在明显的、且有规则形状的边界。但是通常情况下，乳腺导管内乳头状瘤体积较小，红外线透射照相难以辨识。

4. 乳头溢出液的细胞学检查

取乳头溢出液进行涂片，在显微镜下观察，除去红细胞之外，一般可见良性上皮组织细胞，偶见乳头状结构，但该方法的确诊率偏低。

5. 细针吸取溢液细胞学检查

对临床治疗中摸不到肿块的病患该方法并不适用。而对于可以摸及肿块的病例，细针吸取肿瘤细胞或者囊内溢液可有助于诊断疾病类型。

6. 应加以鉴别的类似疾病主要包括

（1）乳腺中小导管内乳头状瘤疾病：对该疾病的临床诊断标准目前尚不统一。有专家学者把此类疾病与乳腺大导管内乳头状瘤看作是同一类型的疾病。然而，更具有临床实用性和代表性的王德延诊断方案中，将乳腺导管内乳头状瘤疾病视作为乳腺囊性增生性疾病的 5 种基本病变中的 3 种最主要病变之一，有 5%～30% 的恶性癌变发生率。天津市肿瘤医院采集的 73 例乳腺导管内乳头状瘤疾病的恶性癌变率约为

23%。医学界目前已经公认该疾病属于恶性癌变潜在病变之一。作为乳腺囊性增生性疾病的一种类型，该疾病患者大多存在跟月经周期密切关联的乳腺间歇性疼痛，以及乳腺质地内增厚且出现肿块等病理变化，偶见乳头溢出性液体，但该溢出液体大多为无色透明或者浅黄色，极罕见存在血液性溢出病例。以上诸多临床表现与乳腺大导管内乳头状瘤的常见血液性溢出液，大多无肿块出现等现象并不难于区分鉴别。

（2）乳腺管内乳头状癌疾病：多发生于乳腺大中小导管内，伴有乳头血液性溢出液，病情初期与乳腺大导管内乳头状瘤难于区分。但是乳头状癌的瘤体普遍比较大，大多超过 1cm，瘤体表面不光滑，多与外表皮粘连，腋下淋巴结可摸及肿大现象。乳腺导管造影可观察到导管中断，导管壁明显被损坏，还可见致密的肿块阴影，形状大多为放射状或者毛刺状，与乳腺导管内乳头状瘤大不相同。但是也有一些乳头状瘤病例因为反复受损导致出血、纤维化，使得大量的纤维结缔组织异常增生，从而将乳头状结构和腺管包埋其中，上皮组织受压迫严重变形，形状类似于上皮组织浸润间质，由此可被误诊为乳腺导管内乳头状癌。临床鉴别要点为，乳腺导管内乳头状瘤的细胞多呈双层排列，并且大多无异型，可见肌纤维上皮细胞和大汗腺化生，被结缔组织所包埋的上皮和腺管多呈受压迫状态，其长轴多与纤维组织的走向一致。

（3）乳腺导管扩张疾病：该疾病的主要病变行为是乳腺导管滞留性扩张。大多是由于乳腺导管亚急性炎症发作，导致乳晕下方导管腔阻滞引发远端导管异常扩张，并且逐渐充满上皮碎屑以及酯性物质。乳腺导管周围有较多浆液细胞浸润，因此也被称之为浆液细胞性乳腺炎。多个乳腺导管开口有溢出液，多以透明或者淡黄色溢出液存在。乳晕区域内可摸及一个或多个肿块，一般常与乳腺导管的走向一致，多与皮肤粘连，存在压痛现象。腋下淋巴结多可摸及肿大，质地较软，存在压痛现象。乳腺导管造影可见导管扩张、增厚变粗，导管壁光滑，导管腔内无占位性病变，以上诸多现象与乳腺大导管内乳头状瘤并不难于区分鉴别。

四、治疗

乳腺大导管内乳头状瘤临床上属于一种良性肿瘤疾病，但大多与乳头状癌难于区分鉴别，所以专家学者多主张在疾病早期就进行手术切除。而手术切除的难点在于病灶位置的精确定位。

1. 确定病灶位置的方法

以下几种方法均有助于找寻发生病变的乳腺段或者乳腺导管系统。

（1）进行手术者必须要在手术之前亲自观察并确定溢液乳腺导管口的精确位置，并且用龙胆紫或者亚甲蓝进行标记。若患者住院之后未再发生溢出现象，则手术应适当延期进行。

（2）从溢出液乳腺导管口放置入 4 号平头针，缓慢注入亚甲蓝溶液 0.5 ~ 1cm，则该病变乳腺段将被全部蓝染。

（3）将滞留在病变乳腺导管内的平台针作为引导物，用以确定该乳腺段的具体位置。

2. 手术方式

（1）局部切除手术方式：在手术前难于准备定位的情况之下，局部病灶的切除就有了很大的盲目性，相关报道称该方法的复发率可达 38%，因此大多不推荐采用局部切除手术方法治疗该疾病。

（2）腺段切除手术方式：临床上又称之为乳腺区段切除手术，首先，从有溢出液的乳腺导管口注入适量亚甲蓝溶液进行定位后，实施病变乳腺导管系统切除手术或者乳腺楔形切除手术。手术范围包括含有乳头状瘤的所有腺段组织。而对于良性病变，该手术方式较为彻底，罕有复发病例，且对乳腺整体外观影响不大。目前已成为该疾病最为常用的一种手术方法。

该疾病治疗中需特别注意，切不可将乳腺导管内乳头状瘤误诊为乳头状癌而实施根治术，当冷冻病理切片不能确诊时，可先进行腺段切除手术，一旦石蜡病理切片最终证实为恶性癌变后，再考虑采取适当的根治术进行治疗。

若治疗方法准确，则该疾病罕有复发病例，治愈后良好。然而，由于致病内环境依然存在，故有少量病患治愈后会在其他乳腺大导管内新生乳腺导管内乳头状瘤，此时应考虑是多发性特征而非原疾病肿瘤复发。

第三节　乳腺其他良性肿瘤

一、乳腺乳头管腺瘤

乳腺乳头管腺瘤又称之为乳头管腺瘤、糜烂性乳腺瘤病、乳头状腺瘤、乳晕下导管内乳头状瘤等等，该疾病是发生于乳头部位导管上皮组织的一种良性肿瘤。临床发病率低，约占乳腺良性肿瘤疾病的 1%。有恶性癌变的相关报道。

（一）病理改变

（1）**整体形态**：少量乳头表面可见糜烂、结痂，继而乳头变粗。在乳头或者乳晕下有质地较硬的肿块，不存在包膜，外围边界可清晰也可不清晰。直径 0.5 ~ 2cm。横切面多为灰白色或者灰黄色。少量肿瘤可见微小囊体或者扩张性导管。

（2）**镜下观察**：乳头部位导管上皮细胞有增生现象，部分呈现微小乳头状或者出芽状并向四周间质内生长，继而形成边界不清晰的复杂乳腺管样结构。有些由于组织间质纤维化显著，导致挤压乳腺管和上皮细胞，构成假浸润性图形，可被误诊为腺癌。包埋于乳腺管和增生性乳头的乳腺上皮细胞大多为柱状，细胞质为粉染，细胞核大小均匀。核内染色质较少，致使细胞核呈现泡沫状。乳腺上皮外或者实性细胞巢周围可有较为完整的肌上皮细胞环绕。乳头导管柱状上皮细胞可发生鳞片状上皮化生，继而形成角质化微囊。少见大汗腺样化生。

（二）临床表现

病患多为中年妇女，常以 40 ~ 50 岁居多。普遍病程较长。伴有乳头胀大或者朝向发生变化，少量可见乳头溢出液，乳头发生糜烂或者结痂。乳头处可摸到质地较硬的结块。部分病患的乳头外观无明显变化。临床治疗中常被误诊为乳头Paget 病。

（三）诊断及鉴别

中年妇女若出现上述几种典型的临床表现时，可考虑为该疾病发生。该疾病大多应注意与乳头 Paget 病相区别，两者皆有乳头糜烂或者结痂等行为，因而临床上易被误诊。但是有报道称乳头导管腺瘤有一定的家族遗传因素，具有极高的诊断鉴别意义。Paget 疾病的患者乳头处多存在米粒状、椭圆形的微小丘疹。显微镜下观察可见表皮内有类圆形或者椭圆形、富含细胞浆液且透亮、细胞核大且易深染的 Paget 细胞，乳头下可见导管内恶性癌变。而乳头导管腺瘤为乳头部位导管上皮组织乳头状增生，大多有肌纤维上皮组织包埋，且无 Paget 细胞和癌细胞。因此，从组织学角度分析，两者是完全不一样的。

（四）治疗

该疾病属于乳头的良性肿瘤疾病，采取手术方式切除包括肿瘤在内的部分乳头组织，即可以达到治愈疾病的目的。然而，首先必须跟 Paget 疾病进行鉴别，通常需要先进行病理分析诊断，待最终确诊后才能施行相应手术治疗方法。

二、乳腺腺瘤

临床上，乳腺腺瘤较为少见，占乳腺良性肿瘤疾病的 1.7% ~ 5%。大多发生于青年女性人群中，尤其是妊娠哺乳期的妇女。在幼女或者老年妇女中较为罕见。极少出现恶性癌变的病例。

（一）病理特征

（1）整体形态：该肿瘤表面多呈现结节状态，颜色呈灰白色，硬度适中，具有完整的包覆膜。肿瘤直径一般可达到 1~3cm。横切面边缘可稍微外翻，呈现浅粉色。

（2）镜下观察：依照肿瘤组织结构的区别，大致可以分为两种类型。

（a）管状乳腺腺瘤：该肿瘤是由增生的乳腺末梢导管组成，不存在小叶状结构。乳腺小管是由乳腺上皮组织和肌纤维上皮组织两层细胞组成，四周纤维结缔组织较为稀少。

（b）泌乳型乳腺腺瘤：该肿瘤是由处于分泌状态的乳腺泡组成，不存在小叶状结构。乳腺腺泡较大，可呈现织网状、细胞质空泡状，细胞核大多不存在异型。腺泡之间罕有纤维结缔组织存在。

（二）临床表现

乳腺腺瘤大多发生于 20~40 岁的妇女，多为偶然发现，常呈现为单个发作，极个别病例为多发性的，且发生在一侧的病例较为多见。肿瘤直径一般为 1~2.5cm，肿瘤生长迅速。月经前会有乳腺隐痛发作或者乳房胀痛感，并不存在乳头溢出液。肿瘤形状多为类球形，呈现为扩张性增生、质地较硬，可以移动。腋下淋巴结无肿大现象。

（三）诊断与鉴别诊断

临床治疗中，该疾病与乳腺纤维瘤比较难以区分鉴别，多需要依靠病理学结果进行分析诊断。乳腺纤维瘤大多存在显著的纤维组织异常增生。在组织学改变方面，泌乳型乳腺腺瘤和哺乳期的乳腺表现较为相似，不同之处在于，后者具有哺乳史，显微镜下观察乳腺腺体排列整齐有规则，可构成乳腺小叶状结构，而前者为乳腺内部一个孤立的肿块，界限清晰且有包覆膜结构，乳腺腺体排列紊乱不规则，且存在乳腺小叶状结构。

（四）治疗

乳腺腺瘤属于一种乳腺良性肿瘤疾病，应当及时采取手术切除治疗。选择肿瘤切除手术方法或者腺段切除手术方法皆可治愈该疾病。当然，经手术切除所得标本应当及时送去病理检查以最终明确诊断无误。

三、乳腺错构瘤

乳腺错构瘤，又称为乳腺错构脂肪瘤，是一种临床较为少见的乳腺良性肿瘤疾病。该肿瘤致病因主要是胚芽异位或者迷走，抑或者胚胎期部分乳腺发育较为异常，最终导致乳腺正常组织结构成分比例失衡。

（一）病理特征

（1）整体形态：该肿瘤为实心体性，形状似圆形或者椭圆形，少量为分叶形状，大多具有纤薄且完整的包覆膜。依据肿瘤内部纤维组织、腺体以及脂肪组织的不同比例，横切面颜色分别呈现出灰白色、暗红色或者浅黄色。

（2）镜下观察：该肿瘤是由混乱无序的乳腺导管、乳腺小叶、已成熟的脂肪组织以及纤维组织等构成。有完整的包覆膜。依照其中脂肪组织、纤维组织和乳腺小叶结构等含量的不同，可以按照其中占较大比例的组成成分分别称之为乳腺脂肪错构瘤、乳腺纤维性错构瘤以及乳腺腺体错构瘤。

（二）临床表现

乳腺错构瘤大多发生于中青年女性之中，该肿瘤生长较为缓慢，常常无明显症状出现，偶有隐痛感，大多与月经周期无直接关联。该肿瘤常具有单发性特征，直径1~8cm不等，极罕见病例有报道称直径可达17cm之多。外围边界清晰，质地较为柔软，常有囊性感觉，易于活动。该肿瘤与表皮以及肌肉大多无粘连，无触痛反射，透光性实验呈阳性，但经穿刺后无液体流出。X射线照射后表现较为特殊，结果显示乳腺内部存在类圆形或者椭圆形的肿块阴影，其边缘光滑圆润，中间密度不均一，四周存在一圈透亮的狭窄条带。

（三）诊断与鉴别

进行手术前，该疾病的临床诊断较为困难，故需要经过病理结果进行确诊。显微镜下观察必须要结合整体标本的宏观肉眼观察。制病理切片时，若没有取到肿瘤包覆膜，则显微镜下诊断往往也很困难。时常会与乳腺纤维瘤混淆难以分辨，但本疾病大多可见正常的乳腺小叶结构，且存在数量若干的脂肪组织，不存在乳腺纤维瘤的间质成分。该疾病与乳腺导管扩张症的主要区别在于，病变边界较为清晰，且有完整的包覆膜。

（四）治疗

该肿瘤经手术切除后大多可以痊愈，预后恢复良好。

四、乳腺脂肪瘤

乳腺脂肪瘤是一种来源于乳腺脂肪组织中的良性肿瘤，其可以发生在任何年龄，多见于中年以上的女性，该肿瘤与身体其他部位的脂肪瘤并无特别之处，极罕见会发生恶性癌变的病例。

（一）病理变化

（1）整体形态：该肿瘤多呈现圆形或者椭圆形，质地较软，肿瘤表面呈分叶形状，其含有完整纤薄的纤维性包覆膜结构。肿瘤组织横切面与正常乳腺中的脂肪组织极为相似，但其颜色与正常乳腺脂肪组织相比略显黄色。

（2）镜下观察：该肿瘤是由已经分化成熟的乳腺脂肪细胞所构成，并且被乳腺纤维组织阻隔为小叶形状，外部覆有薄层的纤维组织包膜。肿瘤细胞略大，类圆形，细胞质内充盈着大量的脂质油滴，部分细胞核被挤压推往细胞膜附近。肿瘤细胞间可观察到微小血管以及些许乳腺纤维组织存在。偶有乳腺纤维细胞及脂肪组织会产生黏液样病变。

（二）临床观察

乳腺脂肪瘤多发于 40~60 岁的中老年妇女，且脂肪组织丰富的较大乳腺中，常位于该乳腺皮下部位，偶有见于乳腺深部位病例，一般为单发性病变，极罕见多发。该肿瘤形状为圆形或者类圆形，摸检为质地柔软且有分叶感觉。可被移动，该肿瘤与周围组织多无粘连现象存在。肿瘤普遍大小在 3~5cm 之间，病程较长的患者，肿瘤可逐渐长大至 10cm 左右。常无特殊不适感或疼痛感。

（三）肿瘤诊断与鉴别

该肿瘤临床表现普遍较为典型，故易于手术前即做出准确诊断，偶尔须与分叶状乳腺纤维瘤进行区分鉴别，两者相似之处在于皆有分叶特征，但后者质地较为坚硬，肿瘤生长很快，普遍肿瘤体积更大。偶尔还须与乳腺错构瘤进行鉴别，两者的临床表现较为相似，只在镜下观察时可见后者存在乳腺导管组织以及小叶状组织。

（四）肿瘤治疗

乳腺脂肪瘤属于一种乳腺良性肿瘤疾病，其中生长较为缓慢的微小肿瘤组织其危险较小，此时可进行实时跟踪观察。若其生长极为迅速，体积略大，且对周围乳房组织产生压迫，此时需考虑进行手术治疗，手术采用乳腺脂肪瘤单一切除术即可治愈。所得病理标本应进行常规病理检查以明确诊断结果无误。该肿瘤切除后预后良好，一般不会出现复发情况，也极罕见出现恶性癌变病例。

五、乳腺平滑肌瘤

乳腺平滑肌瘤是一种极为罕见的乳腺良性肿瘤疾病。其病原可出自乳头部位或者乳晕部位的乳腺平滑肌组织以及乳腺内部大量存在的血管平滑肌组织。可依据该肿瘤的生长部位、肿瘤细胞来源和肿瘤结构的差异区分其命名，一般发生在乳头部位的肿瘤称其为乳头平滑肌瘤；而发生在乳晕部位皮肤平滑肌组织的肿瘤称其为浅表平滑肌瘤；发生在乳腺内部血管平滑肌组织的肿瘤称其为血管平滑肌瘤；而发生在乳腺内部血管平滑肌和乳腺上皮组织共有组成的肿瘤称其为腺样平滑肌瘤。以上几种乳腺平滑肌瘤均为良性肿瘤，极罕见会发生恶性癌变的病例。

（一）病理改变

（1）整体形态：乳腺平滑肌瘤大多形状为圆形或者类圆形，肿瘤边界较为清晰且外部存在包覆膜，其直径范围大致在 0.5~3cm，肿瘤内部为实体，质地较为坚硬。肿瘤横切面多呈现类白色或者淡红色，肿瘤略微突起，存在编织状或者涡旋状结构，偶有黏液样物质存在。

（2）镜下观察：乳腺平滑肌瘤多由已分化成熟的乳腺平滑肌细胞组成，但该肿瘤细胞体积稍大于正常的乳腺平滑肌细胞。肿瘤细胞形状常表现为棱状，细胞浆液较为丰富，易被粉染，肿瘤边界清晰可辨，常可观察到肌原纤维成分。肿瘤细胞核多呈细杆形状，位于细胞中部，无细胞核分裂期存在。肿瘤细胞呈平行排列或交织状排列。血管平滑肌瘤还可观察到厚壁样血管或者厚血管腔结构存在。腺样平滑肌瘤在平滑肌肿瘤细胞间还常混杂着乳腺小管样结构。

（二）临床观察

乳头平滑肌瘤位于乳腺乳头内部，直径大多小于 1cm，质地较为坚硬，略有弹性，不易移动，肿瘤生长较为缓慢，偶见肿瘤压迫乳腺管现象，进而影响正常哺乳且会导致继发性的乳腺炎症。

浅表平滑肌瘤处于乳腺乳晕区皮肤内部，形状呈现为圆形或者类圆形，肿瘤表面一突起而呈现结节状，肿瘤直径多为 1~2cm，肿瘤边界较为清晰，质地略坚硬，肿瘤生长较为缓慢，大多无不适或者疼痛感觉。

血管平滑肌瘤可能发生在乳腺的任何位置，多以乳腺深部发病。该肿瘤界限较为清晰，质地略柔软，直径大多小于 2.5cm。肿瘤生长缓慢，大多无明显不适感或者疼痛感觉。

腺样平滑肌瘤大多发生于乳腺皮下较深部位，常见于 20~40 岁间的中青年妇女，肿瘤直径多在 3cm 之下，肿瘤生长较为缓慢，会有轻微疼痛感或者不适感。

（三）肿瘤诊断与鉴别

发生于乳头部位、乳晕部位或者乳腺较深部位的肿瘤可考虑该疾病发生的可能性。然而，最终疾病确诊还需进行病理检查。鉴别时注意与以下一些疾病相区分：

（1）乳腺平滑肌肉瘤：乳腺平滑肌肉瘤的生长较快，肿瘤直径大多在 5cm 以上，不存在完整的包覆膜，故常会侵犯肿瘤周围乳腺组织。肿瘤横切面呈现鱼肉状。镜下观察该肿瘤细胞间变较为显著。在 10 个高倍显微视野下可观察到 1 个以上的肿瘤细胞核分裂象存在。该肿瘤可发生转移，故术后易于复发。以上临床表现皆与乳腺平滑肌瘤大不相同。

（2）乳腺纤维瘤：乳腺纤维瘤的细胞间界限不清晰，细胞浆液少而且淡染，通常可见大量的胶原纤维以及乳腺纤维细胞异常存在。细胞核多呈现枣核形状，细胞浆液内大多无胶原纤维存在。经 MASSON 染色后，胶原纤维呈现绿色反应，而平滑肌细胞呈现红色反应。经 VANGISON 染色后，胶原纤维组织呈现红色反应，而平滑肌细胞则呈现黄色反应。

（3）乳腺神经鞘膜瘤：该肿瘤细胞多呈细长形，经着色后较为淡浅，整体呈现栅栏形状排列。细胞核呈现瘦长形，且有扭曲变化。经 S-100 以及神经烯醇化酶（NSE）染色后，结果显示为：乳腺神经鞘膜瘤（+），而乳腺平滑肌瘤结果为（−）。

（4）乳腺血管外皮细胞瘤：该肿瘤细胞大多围成腔隙状，经嗜银染色后，嗜银纤维常环绕该肿瘤细胞形成网状结构，而乳腺平滑肌瘤的嗜银纤维大多与平滑肌细胞呈现平行排列。

（四）肿瘤治疗

目前临床上治疗该肿瘤时，手术切除是较为有效的治疗手段。经手术切除治疗后，该肿瘤罕有复发症状，预后较为良好。若肿瘤体积较大或者短时间内急剧增大可能会导致疼痛加剧，因此若发现有肿瘤恶化迹象者，应在第一时间予以大面积手术切除。

六、乳腺血管瘤

乳腺血管瘤疾病是一种由乳腺血管组织构成的良性先天性血管畸形疾病，临床上较为少见。该肿瘤疾病在任何年龄段皆可能发生。发病部位主要集中在乳腺皮肤、乳腺皮下或者乳腺实质组织内部。其肿瘤大小、部位深浅均不固定。多为单发性肿瘤，也存在少量多发性病例。该肿瘤界限清晰，但不存在明确的包膜组织。肿瘤质地较为柔软，常有压缩性，肿瘤生长大多比较缓慢，有时甚至会逐渐停止生长。

（一）病理改变

根据该肿瘤组织形态特征及其结构特点，可将其划分为以下两种类型疾病：

1. 乳腺毛细血管瘤

（1）整体形态：大多发生于乳腺的真皮组织中，肿瘤大小不一。其表面略微突起呈现结节状特征，颜色呈暗红色，肿瘤质地较为柔软且无包膜组织存在。肿瘤横切面颜色呈暗红色，时常会有血液溢出。

（2）显微镜下观察：可观察到大量排列方向混乱的毛细血管存在，且被乳腺纤维组织隔断成众多大小较为相近的小叶结构。小叶结构内部的毛细血管包覆着单层的扁平内皮细胞，管腔内部含有若干的红细胞存在。部分毛细血管的两端为封闭结构，毛细血管之间存在少量稀疏的乳腺纤维组织。

2. 乳腺海绵状血管瘤

（1）整体形态：该肿瘤大多发生在乳腺皮下组织中或者乳腺深层实质组织中。肿瘤大小不一，质地较为柔软，横切面呈现暗红色，存在大小不一的血管腔道，内部存在大量血液，血管腔壁薄厚并不均一。

（2）显微镜下观察：可见肿瘤组织是由大小不一，形态各不相同的血管组成，管壁并无平滑肌存在，只观察到单层内皮细胞包覆。各血管腔道之间有乳腺纤维组织隔开。

（二）临床表现

大多为无意中发现的乳腺内有肿块，且肿瘤生长极为缓慢，并无身体不适感觉。肿瘤表面较为光滑，质地柔软可被压缩，大多存在囊性感，但不存在波动性，肿瘤可移动，不存在压痛感。经穿刺可抽出血样液体。

（三）肿瘤诊断与鉴别

乳腺毛细血管瘤和乳腺海绵状血管瘤，若所处部位较浅，则表现特征较为典型，故诊断鉴别困难大多较小。若肿瘤所处部位较深，则大多需要经病理分析予以确诊。

（四）肿瘤治疗

该疾病属于良性肿瘤，但也可以表现为浸润性生长。体积较小的乳腺血管瘤经手术切除后大多能够治愈，但若手术未能彻底切除则存在复发的情况。体积较大的乳腺血管瘤若已经大范围波及乳腺，则可以考虑施行单纯性乳腺切除手术。

七、乳腺颗粒细胞瘤

乳腺颗粒细胞瘤在临床上较为少见。一般发病年龄在 20～50 岁之间，女性发病率高于男性。经组织化学以及电镜研究表明，该肿瘤细胞来源于神经鞘的一种变异细胞。

（一）病理改变

（1）整体形态：该肿瘤组织一般较小，直径 0.5～4cm，并无包覆膜存在，其和周围组织的边界并不清晰。横切面质地均匀，颜色呈黄白色或者灰黄色，形状呈分叶状，质地较为坚硬。

（2）显微镜下观察：该肿瘤细胞体积比较大，呈多边形或者椭圆形，细胞浆液较丰富，内部包含分布均匀的嗜伊红颗粒物。经 PAS 染色后该颗粒呈现阳性反应特征。细胞核较小且为圆形或者类圆形，大小较为均一。细胞着色后深浅不同，可见 1～2 个细胞核仁，细胞核分裂较为少见。该肿瘤细胞大多包绕于神经鞘部位，或者生长于神经鞘的内部。

（二）临床表现

该肿瘤大多分布在乳腺皮下组织中，一般是在无意中察觉到疾病发生，并无明显不适感觉。具体来讲，该疾病易发生在乳腺组织内上象限部位，其次易发生在乳腺组织内下象限或者乳腺组织外上象限部位。一般在皮下可摸及该肿瘤，大小为0.5～4cm，形状常为圆形，肿瘤表面呈分叶或结节状，质地较硬，肿瘤位置较为固定，所干涉乳腺表皮多下陷或者呈现假性上皮肿瘤样增生，并伴有过度角质化。

（三）疾病诊断与鉴别

该肿瘤疾病在临床上易被误诊，该疾病早期与乳腺纤维瘤以及早期乳腺癌容易混淆，因此需要经过病理检查方能最终确诊。该肿瘤与乳腺恶性颗粒细胞瘤之间并无显著的分界线，有的乳腺恶性颗粒细胞瘤的组织学结果为良性，但临床表现却为恶性，会有发生转移现象，且易于复发等，因此需要密切联系临床，才能准确诊断是否属于该肿瘤疾病。

（四）治疗方法

乳腺颗粒细胞瘤多为良性乳腺肿瘤，应尽早通过手术切除，一般术后罕有复发情况，预后较为良好。

八、乳腺神经纤维瘤

乳腺神经纤维瘤并不常见，该疾病是乳腺神经组织发生病变的一种乳腺良性肿瘤，大致可分为乳腺神经纤维瘤和乳腺神经鞘瘤两大类，其中后者常被称为雪旺乳腺细胞瘤。常发病于乳腺皮肤或者皮下的乳腺神经纤维瘤，大致归属于是神经纤维瘤病变的一种。该肿瘤一般生长较为缓慢，通常来讲不会发生癌变恶化。

（一）病理改变

（1）整体形态：该乳腺神经纤维瘤大多无包覆膜，颜色呈灰白色，肿瘤表面多光滑，质地较为坚硬，富于弹性。肿瘤横切面颜色也呈灰白色，较为细嫩，内部为实心。个别病例可见黏液发生变质或者出血性坏死现象发生。纤维组织较为丰富时，肿瘤横切面则呈编织形状或者涡旋形状。另一方面，乳腺神经鞘瘤多呈球形或者圆形，肿瘤表面多光滑，包覆膜完整存在。肿瘤横切面颜色呈黄色或者暗黄或灰褐色，呈半透明状态，其质地较为脆弱，少见出血或者坏死的情况发生。

（2）显微镜下观察：乳腺神经纤维瘤细胞多呈现长棱形状，其肿瘤细胞核较为细长或呈椭圆形状，细胞质呈现丝状伸出，并且相互连接形成疏松涡旋状、结网状或者波浪形状，一般无细胞核分裂现象存在。肿瘤细胞间穿梭有乳腺胶原纤维细胞，且纤维间质为黏稠状液体基质，一般血管较少。乳腺神经鞘瘤细胞多呈现长棱状，且细胞边缘不清晰，排列模式为栅型平行排列，形似波浪状或者涡旋形状，细胞核呈棱状或者椭圆状，细胞间质颜色为浅蓝色，大多为疏松水肿样。另外还可观察到小血管扩张现象，以及透明变性和小血栓形成现象。

（二）临床表现

乳腺神经纤维瘤一般可发生在各个年龄层次。该良性肿瘤大多发生于乳腺乳晕部位的皮下组织内，形状多为圆形或者类圆形，呈结节状态，其边界较为清晰，易于移动。大小一般较小，仅为 1~2cm，具有单发或者多发性特点，质地较为坚硬。挤压肿瘤则其进入皮下，松手则肿瘤位置随即复原，有时也可发生于乳头或者乳晕区域，呈一个或者多个形状为悬垂状、颜色为褐色的瘤体。偶有压痛感或者放射样疼痛。

（三）肿瘤诊断与鉴别

乳腺神经纤维瘤大多发生于女性群体中，其生长较为缓慢，通常无不适感觉。该肿瘤大多见于乳腺乳晕及其附近皮下组织内，可摸及一个或者多个质地较为坚硬的肿块，直径一般小于 3cm。肿瘤外周界限清晰，易于活动，肿瘤较大者可粘连周围组织。可伴有压痛感、阵发性痛感或者放射状疼痛。乳腺神经纤维瘤疾病患者除了存在上述的肿瘤结节之外，其在病变部位表皮偶有大小不一的咖啡色奶状斑点。有上述典型临床表现的病例诊断较为容易。应注意将该肿瘤与乳腺神经纤维肉瘤相区别。经手术切除后若复发，且肿瘤细胞丰富，间变明显，细胞核分裂象较为多见，则提示可能为乳腺神经纤维肉瘤。

（四）疾病治疗

针对体积较小的乳腺神经纤维瘤，可采取完整切除，一般可治愈。若肿瘤范围较大，且发生与外围组织粘连，导致肿瘤界限并不清晰，此种情况下应注意在手术切除肿瘤的同时应适当切除周围部分乳腺组织，以避免术后复发。

九、乳腺良性间叶细胞瘤

乳腺良性间叶细胞瘤临床上并不多见，该肿瘤多发生于 20~50 岁的女性，是由 3 种及以上分化成熟的乳腺间胚叶组织杂糅在一起所形成的良性肿瘤。由两种间叶组织所构成的情况并不能称作乳腺间叶细胞瘤。该肿瘤内间叶组织的组成及相互比例，在不同的病例中可以差别很大。但其基本组成就是血管、肌肉和脂肪。多数肿瘤组织内存在纤维组织成分，但这不可算做一种独立成分。大多数专家学者把此类肿瘤所包括组织成分联合起来命名该肿瘤，例如血管脂肪肌瘤、横纹肌血管脂肪瘤等。因为此肿瘤由成熟的间叶细胞构成，所以某种意义上受到机体一定程度的制约，多表现为当该肿瘤发展到一定程度时，就会减缓增长速度或者肿瘤会停止增长。该良性肿瘤极罕见发生恶性癌变的病例。

（一）病理改变

（1）整体形态：该肿瘤一般为单发性疾病，偶有多发病例者。形状多呈椭圆形，质地较为柔软，直径为 1~10cm 之间。肿瘤外围多有完整且薄的包覆膜存在。其外形似乳腺脂肪瘤，但颜色呈现灰黑色。肿瘤横切面呈现暗黄或者黄白色，这可能因其组成成分及比例的区别而略有不同。

（2）镜下观察：该肿瘤组织多由 3 种及以上分化成熟的乳腺间叶细胞组织构成。最常见的 3 种是血管、平滑肌和脂肪，也可包含纤维组织、软骨组织及黏液等组织。偶有良性血管内皮细胞或者外皮细胞等组织成分。

（二）临床表现

该疾病患者大多无明显的不适感，常在无意间发现得此疾病。该肿瘤生长较缓慢。乳腺内可摸及一个椭圆形的边界较清晰且硬度不均一的肿块，偶见多发性患者。该肿瘤与外围组织大多不粘连，可以自由移动，大多不存在压痛感，偶见触痛感或者镇痛感。外表皮无明显改变，腋下淋巴结并不发生肿大现象。部分疾病中，该肿瘤生长到某种程度就会停止生长。

（三）疾病诊断与鉴别

一般情况下，有上述典型的临床症状患者，可考虑该肿瘤存在的可能性。经 X 线照射可见乳腺内部密度呈现增高迹象，该区域为圆形或者类圆形或者不规则形状，密度大多不均一。若肿瘤中以脂肪组织为主，则肿瘤透光性较好，在肿瘤影像区域内可见岛形状的致密区域。且在低密度的基础之上，出现的密度不均一的影像学表现是该肿瘤疾病的特征之一，还可见条形或者片状的钙化阴影区域。

该肿瘤疾病尤其注意要和乳腺纤维瘤进行鉴别诊断。后者多发于青年的女性当中，瘤体较为致密，且不含有脂肪，月经来潮前可伴有乳腺胀痛感觉。经 X 线照射可见均匀致密且界限清晰光滑的类圆形阴影区域。而乳腺良性间叶细胞瘤多见于中老年的妇女当中，且肿瘤体积相对较大，软硬程度不均一，肿瘤边界不规则。经 X 线照射可见肿瘤密度较低，中间有高密度散点状或者片状阴影区域存在。

（四）治疗

该疾病单纯靠药物治疗效果甚微，需经手术予以切除。肿瘤经完整切除后预后较为良好。若手术未将肿瘤完全切除，则有复发的可能性。该复发肿瘤一般只包含原发肿瘤的其中一种组成成分。

十、乳腺纤维组织细胞瘤

乳腺纤维组织细胞瘤是由乳腺细胞和纤维细胞混合组成的一种良性肿瘤。大多学者认为该肿瘤内的纤维细胞是由组织细胞分化而得。由于细胞的分化程度不一，故该肿瘤镜下结构会有明显的区别，基于此就出现了不同的肿瘤命名。例如可以分别命名为乳腺硬化性血管瘤、乳腺黄色纤维瘤、乳腺纤维黄色瘤等。以上这些不同结构，本质上是乳腺纤维组织细胞瘤发生发展的不同阶段的产物。

（一）病理改变

（1）整体形态：该肿瘤大多发生于乳腺皮肤组织，其大小不均一，直径范围较大，从数毫米至数厘米皆有可能。肿瘤形状不同，且质地较为坚硬。肿瘤包覆膜有时存在有时无。其横切面颜色呈暗黄色或者棕色，形状似编织状，偶有病例可渗出血色液体物质。

（2）镜下观察：该肿瘤内可见大量血管裂隙存在，肿瘤外围有致密的纤维细胞和胶原组织，呈现辐射状排列分布。偶见腔扩大，内含红细胞。除此之外，还有数量不一的组织细胞，细胞质呈现空泡状态，内含有脂质成分及含铁血黄素颗粒物质。黄色纤维瘤主要是由纤维组织构成。这些纤维组织间隙内部含有分散的组织细胞和黄色肿瘤细胞。后者细胞较大，且细胞膜清晰，细胞核置于中央部位，细胞浆液含丰富脂质成分。纤维黄色瘤是由组织细胞、胶原纤维细胞、杜顿细胞及少量黄色肿瘤细胞所组成。皮肤纤维瘤可发生在皮肤任何位置，在乳腺皮肤较为少见，形状呈现结节状态，因而有学者称其为皮肤结节状纤维瘤疾病。该肿瘤主要是由胶原纤维组织细胞、成纤维细胞以及薄血管组织所组成。疾病早期血管较为丰富，成纤维组织细胞呈现辐射状排列或者分栏组合，胶原组织较少，与此同时，还可见巨型异细胞或杜顿细胞存在。另外，组织细胞会吞噬脂类或者含铁血黄素细胞，形成大量的泡沫形细胞。该肿瘤疾病晚期则呈现不规则的细胞纤维化，导致胶原纤维骤然增多。

（二）临床表现

该肿瘤疾病大多发生在中青年女性当中。可在乳腺或其他部位皮肤表面观察到结节状物质，质地较为坚硬，形状大小不均一，肿瘤生长较为缓慢，通常不存在特殊症状或异常现象。有的病例肿瘤体积很大，且肿瘤位置略深。恶性癌变病例极罕见。

（三）肿瘤诊断与鉴别

一般来讲，出现上述几种典型临床表现的患者应考虑发生该肿瘤疾病的可能，但最终确诊仍需要经病理学检查来判断。该肿瘤发迹于乳腺组织细胞，一般可观察到杜顿细胞、泡沫形细胞及吞噬细胞，偶有间变病例，且伴有细胞核分裂象出现。细胞核异性病例通常被称为假性肉瘤样皮肤纤维组织瘤，极易被误诊成纤维肉瘤，因此要注意鉴别区分这两种肿瘤疾病。

（四）治疗

乳腺纤维组织细胞瘤是一种良性肿瘤疾病，该肿瘤对药物及放射治疗敏感度不高，临床上仍采用手术治疗为首选根治手段。施行手术时，无须切除乳腺，只需施行局部放大切除手术即可治愈。该肿瘤一般很少发生恶性癌变或者肿瘤细胞转移。经手术切除后，一般不会复发，预后表现良好。

十一、乳腺良性血管外皮细胞瘤

该肿瘤疾病属于产生在乳腺血管外皮细胞部位的一种良性肿瘤疾病，在临床上较为少见。该肿瘤可发生在任何年龄段人群，以女性居多，极少数疾病具有先天遗传性。该疾病具有良性与恶性之分，但两者的分界线并不明确。有的病例中肿瘤细胞形态较为正常，但却会发生转移扩散，有的病例中肿瘤细胞形态不太正常，却不会发生转移扩散，也不会发生浸润性生长扩张。因此，该肿瘤疾病必须要紧密联系肿瘤细胞形态学以及细胞生物学行为研究，才能最终正确诊断其为良性或恶性肿瘤。

（一）病理改变

（1）整体形态：该肿瘤大多位于乳腺皮下组织内，质地为中等硬度，呈结节状态。肿瘤外一般无包覆膜或者只有不整齐的假性包覆膜组织。肿瘤横切面颜色多呈暗红色或者灰白色，内部为实形，组织较细腻。

（2）镜下观察：该肿瘤内部存在大量的血管壁显著加厚的微血管，该血管外围存在众多异常增生的血管外皮细胞成分，此细胞成分较为均一，细胞核仁并不清晰，一般不容易观察到细胞核分裂象。该肿瘤细胞可生成大量的网状纤维组织和丰富的胶原组织，迫使血管腔变狭窄细小。

（二）临床表现

患该肿瘤疾病者，乳腺皮下组织可发现明显肿块，无明显痛感，呈结节状态，质地为中等硬度，其与外围组织界限较为清晰，直径为数毫米到数厘米范围之间。肿瘤生长较为缓慢，该肿瘤病程较长，个别病例可长达数十年之久。

（三）肿瘤诊断与鉴别

该肿瘤疾病患者大多因乳腺内出现肿块来医院诊治，该疾病病程较长，无显著疼痛感。可在乳腺皮下组织处摸及该肿块，形状为圆形或者类圆形，质地较为中等，肿瘤边界清晰，移动性好。经 X 线照射或者 B 超检查皆无法准确诊断。需要经病理检查以及网状纤维 FOOT 染色后才能够做出最终准确的判断。

该肿瘤疾病易与乳腺血管内皮细胞瘤疾病相混淆，在临床上较难进行区分。经病理检查可见血管内皮细胞瘤的肿瘤细胞通常置于血管的嗜银纤维包膜之外，肿瘤细胞之间并不存在血管及嗜银纤维组织，而该外皮细胞瘤表现则与之相悖。

血管外皮细胞肉瘤也常常和该肿瘤疾病相混淆。两种疾病之间并无显著区别，通常来讲，前者大多发生在肌肉组织深处，且肿瘤生长较为快速，并伴有肺部及淋巴结组织的转移倾向。通过组织学检查可发现，肉瘤细胞极为丰富，细胞核分裂象较为多见，且可能出现细胞坏死或者组织出血迹象，所生产的网状纤维较少，且不围绕在细胞周围。

（四）肿瘤治疗

对该乳腺血管外皮细胞瘤疾病，临床上首选经手术切除治疗方法。施行手术时应注意适当扩大手术切除范围，若手术切除较为彻底，则可达到治愈目的。对于恶性病患应加以放射治疗作为辅助，一般为手术后 7500 ~ 9000RAD/60D，也可以采取化疗手段。常用的化疗药物包括长春新碱辅以放线菌素 D，或者采用长春新碱辅以阿霉素以及咪唑三嗪治疗方案，有望达到缓解病情目的。

十二、乳腺淋巴管瘤

乳腺淋巴管瘤疾病在临床上较为少见。该肿瘤疾病大多具有先天遗传性特点，一般是基于胚胎时期遗留的淋巴管组织在后天刺激下异常生长成为一种良性肿瘤。发病初期，淋巴管会发生扩张性增生，大小通常为 1 ~ 3cm，呈念珠状，囊内多含丰富的淋巴液体。增生于真皮组织内的淋巴管瘤一般与外围组织间的界限不太清晰，肿瘤大小不一，质地较为柔软，并无包覆膜存在，无明显痛感。肿瘤生长较为缓慢或者某一时刻会停止增生。乳腺淋巴管瘤可分成 4 种类型，包括单纯性乳腺淋巴管瘤（例如毛细淋巴管瘤）、囊性增生性淋巴管瘤（例如囊性水淋巴瘤或者淋巴管水性囊肿）、海绵状乳腺淋巴管瘤以及混合型乳腺淋巴管瘤。有专家学者认为以上几种分类并无绝对的科学必要性，原因是这几种类型的本质病变基本相同。另外，还有一些专家学者认为，单纯性乳腺淋巴管瘤和囊性增生性淋巴管瘤以及海绵状乳腺淋巴管瘤需要严格区分开，原因是这几种类型疾病所采用的治疗手段并不相同。

（一）病理改变

（1）整体形态：乳腺毛细淋巴管瘤大多发生于乳腺真皮层表面上，形状呈现为疣状透亮颗粒；乳腺海绵状淋巴管瘤大多会突出于乳腺表层而形成畸形组织，其横切面可见形似海绵的众多微小囊体；乳腺囊性淋巴管瘤大多是由房室型囊体所构成，其体积较为巨大，且不会被压缩。

（2）显微镜下观察：乳腺淋巴管瘤组织多由大量的腔体大小不一且腔壁薄厚不均的增生淋巴管组织所构成，该腔体内富含淋巴液体。乳腺毛细淋巴管瘤的腔体间隙较小，且该肿瘤大多置于乳腺真皮层上部；乳腺海绵状淋巴管瘤多由薄且大的增生淋巴管以及大量的间质纤维成分所构成；乳腺囊性淋巴管瘤大多置于乳腺真皮层深处，其含有较大的腔体，且肿瘤囊壁较厚并富含胶原成分，偶可见不连续的平滑肌组织成分存在。

（二）临床表现

该乳腺良性肿瘤表皮处可见疣状微小水泡存在，也可见海绵状或者囊性肿块组织，且不可被压缩，并无明显压痛感觉，一般无疼痛或者其他不适感，肿瘤生长较为缓慢，有时可停止生长。

（三）肿瘤诊断与鉴别

一般来讲，存在上述几种典型的临床症状者，易于诊断为该乳腺肿瘤，当然仍需做病理检查来作为最终确诊依据。

（四）肿瘤治疗

该乳腺肿瘤疾病多为良性，但其有可能增生为较大肿瘤，从而造成畸形，也存在继发性感染、溃烂、破裂、肿胀等不适症状，因此还应及早发现并及时治疗。乳腺毛细淋巴管瘤临床上可采用液氮冷冻疗法或者激光消除疗法，或者采用低压短距 X

线照射疗法，大多疗效稳定。而乳腺海绵状或者囊性淋巴管瘤患者大多对 X 线照射疗法不敏感，故此种病例应采取手术切除治疗。乳腺海绵状淋巴管瘤的手术范围需适当扩大，以防止该肿瘤疾病复发。

（王　双　陈丽娟）

第二章　乳腺良性肿瘤疾病中医药治疗

第一节　概述

乳腺肿瘤在中医上可称之为"乳毒""乳岩""乳痞""乳痛坚""石痈""乳核"等，现今通常用"乳岩"来统一命名之。

在我国，历代中医名家对乳腺肿瘤的防治实例中积攒了大量的成功经验。我国自古以来的多部中医文献著作中都记载了众多有关乳腺肿瘤的病因病机、临床表现、治则治法、治疗禁忌、对症方药、日常调理及预后保养等各方面的宝贵经验财富，但碍于当时的特定历史局限性，相关记述只是散落在众家中医外科、中医妇科等各方面的著作丛书论著中，并未集中整理归纳而成一部系统的有关乳腺肿瘤的专著。然而，这里的诸多经验论述时至今日依然非常有效的指导我们基于现代中医理论进行乳腺肿瘤疾病的临床实践防治工作。

历史上最开始出现该疾病的相关描述记载可见于东晋时期大师葛洪所著的中医名典《肘后备急方》，其中第 5 卷防治妒乳、痈疽等诸毒肿方中曰："痈结肿坚如石，或如大核，其色不变，或作石痈不消。""若发肿至坚而有根者，名曰石痈。"所谓"有根"应是该肿块较为固定，浸润无明显移动性。至唐代，中医药大师孙思邈对乳腺湿疹样肿瘤已做详细论述，称之为"妒乳"，该疾病的临床行为在《备急千金药方》中做以下描述："妇人女子乳头生小浅热疮，痒搔之，黄汁出，浸淫为长，百种治疗不瘥者，动经年月，名曰妒乳。"而后南宋陈自明所论著的《妇人大全良方》中首次使用了"乳岩"之名称。

古代中医药学家大多认为该疾病的病因病机应和人的情志状态相关。名医陈实功在《外科正宗》中认为："忧郁伤肝，思虑伤脾，积想在心，所愿不得者，致经络痞涩，聚结成核。"除此之外，大多强调乳岩的关键致病因素为人体气血亏虚。名医薛己在《女科撮要》中指出："乳岩属肝脾二脏郁怒，气血亏损。"名医冯兆张在其著作

《冯氏锦囊秘录》中指出："妇人有忧怒抑郁，朝夕积累，脾气消阻，肝气横逆，气血亏损，筋失荣养，郁滞与痰结成隐核……积之渐大，数年而发，内溃深烂，名曰乳岩。"同时强调该疾病发病过程中的毒邪蕴结所起到的关键作用。名医巢元方在《诸病源候论》中表述到："恶核者，内里忽有核累累如梅李，小如豆状……此风邪挟毒所成。"此外，古代临床总结发现此病症在尼姑或者孀居的妇女群体中发病率较高。名医高思敬在《外科三字经》中指出："惟乳岩多孀居，情志乖，或室女，或尼姑。"名医赵濂在《医门补要》中指出："乳中心生结核……若寡居室女，便成乳岩。"少数病例中存在男子乳岩，该疾病多认为是由于房事过劳，以致耗损肝肾而诱发该疾病，名医祁坤在《外科大成》中指出："是症也……男子多发于腹，必由房劳伤于肝肾。"

该乳腺肿瘤疾病的临床表现，历代中医药名家皆有详细表述，之所以将该疾病命名为"乳岩"，意在表示其质地较为坚硬，如岩石一般，生动地表达出该疾病的临床特点。例如明代名医窦汉卿在其著作《疮疡经验全书》中指出："乳岩……捻之内如山岩，故名之。"此外，明代名医陈实功在其所著《外科正宗》中对乳岩各时期的临床典型症状进行了细致阐述："初如豆大，渐若棋子，半年一年，二载三载，不疼不痒，渐渐而大，始生疼痛，痛则无解，日后肿如堆栗，或如复碗，紫色气秽，渐渐溃烂，深者如岩穴，凸者若泛莲，疼痛连心，出血则臭，其时五脏俱衰，四大不救，名曰乳岩。"有碍于当时历史条件下的诊疗局限性，古代中医药学家对乳岩临床症状的描述多属于肿瘤晚期。

该乳腺肿瘤疾病的治疗方法，历代中医名家著作皆有记述。内容丰富广泛，其中包括该疾病的治疗原则，开方用药，日常调养，治疗禁忌等。该乳腺肿瘤疾病的治疗原则可总结概括为清肝解郁，补气培血，化痰散结，补益肝肾，清热解毒等。至于开方用药，名医窦汉卿在《疮疡经验全书》中用疏毒流气饮加味等，名医陈自明在《妇人大全良方》中用益气养营汤、加味归脾汤或者加味逍遥散等，名医陈实功在《外科正宗》中用清肝解郁汤等，名医张介宾在《景岳全书》中用连翘金贝煎治热毒有余之乳岩，名医王洪绪在《外科证治全生集》中用犀黄丸，名医傅山在《青书秘诀》中用化岩汤，名医邹岳在《外科真诠》中用归脾汤及和乳汤治疗乳岩肿核初长患者，名医赵濂在《医门补要》中用化岩汤治疗男性或者女性乳岩疾病。名医祁坤在《外科大成》中依照男性乳岩大多归因于肝肾亏虚，采取六君子汤外加当归、栀子、川芎、柴胡；如若是气血虚患者，则改用十全大补汤外加栀子、柴胡、丹皮，同时辅以六味地黄丸；兼具肝经有热者则用十全大补汤外加龙胆草。名医许克昌在《外科证治全书》中对乳岩的治疗方法讲解极其细致："须于初起时用犀黄丸，每服三钱，酒送下，十服即愈。或用阳和汤加土贝母五钱，煎服数剂，即可消散。如误服寒剂，误贴膏药，定致数日肿大，内作一抽之痛，已觉迟治。再若皮色变紫，难以挽回，勉以阳和汤日服，或犀黄丸日服，或二药早晚兼服，服至自溃而痛，则外用大蟾六只，每日早晚取蟾破腹连杂，将蟾身刺数十孔，贴于患处，连贴三日，内服千金托毒散，三日后，接服犀黄丸，十全大补汤，可救十中三四。"历代中医药学家均十分重视日常调养对乳腺肿瘤疾病治疗的重要地位，名医吴谦在《医宗金鉴》中指出："若患者果能清心涤虑，静养调理庶可施治。"名医朱震亨在《格致余论》中表示："如于始生之际，便能消释病根，使心清神安，然后施之治法，亦有可安之理。"在该乳腺肿瘤疾病的治疗中，受限于当时的历史条件下，疾病诊断较为耽搁，发现时多为肿瘤晚期患者，因此大多数古代名医均反对攻伐疗法，手术治疗为该疾病禁忌。名医陈自明在《妇人良方》中指出："乳岩……若用行气破血之剂，则遗其亡。"名医张璐在《张氏医通》中表示："若误用攻伐，危殆迫矣。"名医王洪绪在《外科证治全生集》中也指出："大忌开刀，开则翻花最惨，万无一活。"

关于该乳腺肿瘤疾病的预后，历代中医药学家大多表示不甚理想。名医窦汉卿在《疮疡经验全书》中指出："未破可疗，已破即难治……早治得生，若不治则内溃肉烂，见五脏而死。"名医龚廷贤在《寿世保元》中指出："妇人乳岩……成疮者终不治。"名医赵宜真在《秘传外科方》中指出："翻花石榴，发乳者……如不生肌者难治之。"

综上所述，古代中医药名家历经长期临床实践研究和总结归纳，对乳腺肿瘤疾病的防治积累了大量且十分珍贵的实践经验及相关理论真理，摸索出一个比较完整且全面的中医药防治乳腺肿瘤疾病的学术理论体系，为现今乳腺肿瘤疾病的研究留下了宝贵的中医药理论学说。

第二节　中医药治疗乳腺肿瘤疾病

一、疾病证候与临床特征

乳腺肿瘤疾病的发病原因多是人体正气不足，或者邪气过盛所导致，基于此，我们可将该乳腺肿瘤疾病证候大致分成正虚证和邪实证两种类型。

（一）正虚证类型

（1）脾虚胃弱：大致表现为患者食欲十分不振，饭后多有腹胀现象，其面色黄暗，萎靡不振，乏力倦怠，言语较少，精神疲惫，有痰多不浊且稀，大便无力，小便绵长。体表浮肿或者身形瘦削。舌头胖大，边缘现齿痕，舌苔略薄，脉象微细弱。

（2）津伤阴虚：常表现为胸部发闷，两肋隐隐作痛，眼花目眩，口干舌燥，咽喉肿痛，牙龈上火，烦躁失眠，大便秘涩，小便少而灼。舌面红且无苔，脉象细弱可数。

（3）血气皆虚：多表现为精神疲倦，浑身乏力，少言寡语，气短心悸，面色惨白，盗汗难眠，月经不调，血少而淡或可必经不潮。唇浅舌淡，舌苔薄而色浅，脉象绵弱无力。

（4）肝亏肾损：常表现为腰膝酸软，心烦燥热，目眩头晕，月经不调，面色发暗，健忘耳鸣，身形消瘦，病变部位发生溃烂。舌色发红，舌苔略少，脉象微细或呈细弦。

（二）邪实证类型

（1）肝郁气滞：常表现为心情烦躁易怒或者精神抑郁，多胸部发闷，两肋胀痛，健忘失眠，常常唉声叹气，乳房可有结块，胃部不适，口干难咽。舌色暗红，舌苔薄而浅，脉象细弱或呈沉弦。

（2）痰多蕴结：常见乳房肿块，质地较硬，多无痛感，其表面常凹凸不平，界限模糊，多固定，移动性差，病变局部皮肤皱缩塌陷形似橘皮粗糙样。胸闷肋胀，痰多且咳，食欲不振，胃部发胀，四肢沉重，行动迟缓。或兼有痰核。舌色略淡，舌苔较厚，脉象微呈弦滑。

（3）血瘀内阻：常表现为乳房肿块急剧变大，质地坚硬且有灼痛感，皮肤色泽青红发暗，界限较为模糊，四周较固定，移动性差。常伴有失眠头痛，面红耳赤或有暗色面相，口唇发暗带紫，月经多有不调，常痛经甚至闭经，经血色暗或伴有血瘀肿块。舌色暗紫，舌下血脉胀大发青，脉象微细弱或呈弦数。

（4）热毒恶盛：常见乳房急剧变大，多伴有发热现象，略有红肿，乃至溃烂呈翻花状，血脓渗出，溃烂面常有恶臭，溃烂难以愈合，伴有口舌干燥，大便秘涩，小便赤黄，身形瘦削，四肢乏力。舌色暗红，舌苔厚黄，脉象微呈弦数。

二、治疗方法

我国传统中医理论认为，乳腺肿瘤疾病的发生发展是由于人体正气虚空，五脏六腑功能减退等前提下，加之外邪入侵及内生的血瘀痰湿等病理现象相交错，以至于气滞血瘀等毒性郁结于胸中乳房经络而致此病。因此该乳腺肿瘤疾病的形成过程是由虚转实、由实转虚、虚实交错的病理过程。由于外部邪气的性质千差万别，导致所产生的病理产物各不相同，所以各类型疾病有其独有的证候特点。本疾病的治疗方法宜选用驱邪扶正相结合的整体原则，辨清邪正盛衰、病变位点以及病理阶段性不同特征，从而选择不同的治疗方案，一般来讲，疾病早期多以驱邪方法为主体，扶正方法为辅助；疾病中期多以驱邪扶正相结合，相辅相成，两者兼顾；疾病晚期则多以扶正方法为主体，驱邪方法为辅助，更多地强调应扶正不遗邪，驱邪不抑正，攻补皆用，辨病及辨证，内服及外用，整体治疗与局部治疗相结合的原则。

（一）正虚证类型

1. 脾虚胃弱

【治则】健脾益气，补肾温阳。

【方药】宜选择四君子汤、参苓白术散、补中益气汤等。

【常用药物】党参 15g、黄芪 30g、茯苓 15g、白术（炒制）15g、山药 15g、陈皮 10g、薏苡仁 15g、神曲（炒制）12g、麦芽（炒）12g、女贞子 12g、菟丝子 12g、肉苁蓉 12g。

2. 阴损津伤

【治则】养阴益气。

【方药】宜选用大补阴丸、沙参麦冬汤、一贯煎、增液汤等。

【常用药物】熟地黄 12g、生地黄 12g、麦门冬 15g、天门冬 15g、知母 12g、石斛 12g、天花粉 30g、党参 15g、玄参 12g、鳖甲（煎）15g、陈皮 10g、甘草 6g。

3. 气血皆损

【治则】养血益气。

【方药】宜选用人参养荣汤、八珍汤、当归补血汤、十全大补汤等。

【常用药物】党参 15g、黄芪 15g、熟地黄 12g、当归 10g、白术 12g、白芍 12g、茯苓 10g、五味子 5g、远志（炙）5g、鸡血藤 30g、酸枣仁 12g、桂心 3g，若偏寒疾者则加细辛 3g；若属热疾者则加蒲公英 30g、夏枯草 15g。

4. 肝损肾亏

【治则】补肝益肾。

【方药】宜选用左归丸、龟鹿二仙胶、六味地黄丸、肾气丸等。

【常用药物】山药 15g、熟地黄 12g、山茱萸 12g、枸杞子 12g、牛膝 12g、鹿角粉 5g、菟丝子 10g、党参 12g、阿胶 10g、何首乌（制）15g、肉苁蓉 12g。

（二）邪实证类型

1. 肝郁气滞

【治则】疏解肝郁，散结化痰。

【方药】宜选用柴胡疏肝散、逍遥散等。

【常用药物】陈皮 10g、柴胡 6g、郁金 12g、香附 10g、当归 6g、白芍 15g、白术（炒）15g、延胡索 12g、茯苓 12g、甘草 6g、浙贝母 12g。

2. 痰湿蕴结

【治则】利湿化痰，散结软坚。

【方药】宜选用化痰消核丸、海藻玉壶汤等。

【常用药物】昆布 15g、海藻 15g、山慈菇 12g、半夏 12g、陈皮 10g、浙贝母 12g、夏枯草 12g、土茯苓 12g、泽泻 10g、当归 10g、薏苡仁 15g、苍术 10g。

3. 血瘀内阻

【治则】化瘀活血，破结消积。

【方药】宜选用血府逐瘀汤、桃红四物汤等。

【常用药物】红花 12g、桃仁 12g、熟地黄 12g、当归 6g、赤芍 12g、川芎 6g、丹参 15g、牛膝 10g、王不留行 12g、炮山甲 10g、全蝎 5g、露蜂房 30g。若该疾病肿块直径大于 3cm，则需加服人参养荣丸，每日 1 丸。

4. 热毒恶盛

【治则】清热解毒，降火凉血。

【方药】宜选用五味消毒饮、清瘟败毒饮等。

【常用药物】生地黄 15g、知母 10g、生石膏 30g、连翘 5g、山栀子 10g、丹皮 12g、竹叶 12g、赤芍 12g、玄参 12g、蒲公英 15g、白花蛇舌草 30g、漏芦 30g、半枝莲 30g。

第三节　中西医结合治疗乳腺肿瘤疾病

最近四五十年以来，我国在中西医结合防治各种类型的肿瘤疾病方面都取得了较明显的进步及成绩，这是我国在肿瘤疾病防治研究中的一大特色。其中，对乳腺肿瘤疾病的中西医结合治疗的研究也不例外，并且是综合治疗效果较为突出的肿瘤疾病之一。

一、中西医结合防治乳腺肿瘤疾病的合理性以及优势

中医与西医是两种截然不同的医疗理论体系，两者都是在人类长期的临床实践中不断发展成熟起来的。目前为止，对于乳腺肿瘤疾病的治疗手段包括传统的手术疗法、放射疗法、激素疗法、化学疗法、生物免疫疗法等西医手段，也包括传统的中

医药疗法。通过长期的临床实践应用，我们可以发现，现代西医学在疾病的鉴别诊断、清除病变以根治疾病等方面有其独到优势，不过，它也存在着诸多弊端，如众多手术或者放射治疗及化疗所导致的医源性疾病，例如经手术、放化疗之后所得的人体并发症或后遗症，以及所造成的人体持久性的气血损伤，五脏六腑严重失调，放化疗对病变组织及人体正常组织的伤害无区别性及其众多的毒副作用，经治疗后病患的日常生活质量不佳，机体行为能力很差。与之相反，传统中医药治疗会依照病患的个别情况，采用辨病与辨证相互结合，攻补皆用，在抗肿瘤驱除邪气的同时，不伤人体正气或者尽量少的伤及人体正气，从而尽可能地降低医源性疾病的发生，降低放化疗所导致的剧毒副作用，从而改良机体整体内环境，增大手术切除效率以及放化疗的整体成功率，降低肿瘤复发或者转移的概率，从而是肿瘤疾病患者术后得到很好的生存质量，最终实现提高临床疗效的目的。然而，单一的依靠中医药疗法也存在着某些困难，例如难以达到根除肿瘤病灶的目的，整体消灭肿瘤组织细胞的能力不够强大，抗肿瘤效果重现性较差以及剂型使用存在患者顺应性差等不足之处。综上所述，我们可以看到中医药疗法与现代西医疗法在抗肿瘤方面各有其优点及缺点，而中医药疗法的优势之处正是现代西医疗法的不足之处，现代西医疗法的优势之处正是中医药疗法的不足之处。由此可见，将中西医两者之所长相结合，各取所长互补其短，其综合疗效必然高于单纯的中医疗法或者西医疗法所取得的疗效，这也被长期的大量临床研究与实验研究所证明。所以，中西医结合防治乳腺肿瘤疾病存在其内在的合理之处和优势互补之处。

中西医结合防治乳腺肿瘤疾病可以有效降低乳腺肿瘤疾病患者的相关症状，提升整体存活率及其生活质量，延长患者的生存时间，极大降低肿瘤复发及转移概率，最终达到提到长效治疗的目的。尤其在于中晚期乳腺肿瘤疾病患者不宜直接采用手术疗法或者乳腺肿瘤术后复发或者肿瘤转移患者，更加体现了中西医结合防治乳腺肿瘤疾病的巨大优势。

二、中西医结合防治乳腺肿瘤疾病的指导原则

依照传统中医理论及现代西医的基本理论和中西医结合的基本观点，为了达到充分发挥中西医结合治疗的优势以得到较好的整体疗效目的，我们应严格遵守以下几条指导原则：

（一）辨病治疗与辨证治疗相结合的原则

辨病治疗是指要依照现代西医的诊断学基本原则，明确做出病患的病理诊断结

果、病变组织学分类以及临床疾病分期，以此选用不同的对症治疗手段，如手术疗法、放射疗法或者化学疗法。而辨证治疗的意思是要依照传统中医学的证候分类基本原则来诊断疾病所属的具体证候类型，以此采用对应的疗法和方药，即辨证施治原则。例如同为乳腺肿瘤晚期患者，基于患者机体差异而体现出的证型亦有所不一，可属于痰湿蕴结证，亦可属于气血皆虚证，两者证候不同，所采用的治则方药亦有所不同，前者多以祛湿化痰为主，而后者应以补血益气为主，即为同病异治原则；而对于病理组织学分类及临床疾病分期不同的病患，若在该疾病的某一时刻出现了相同的证候表现，例如皆为血瘀内阻证，则可采用相同的化瘀活血治则来进行治疗，即为异病同治原则。由此就可以对病患进行更加有效灵活的整体治疗。

（二）中医扶正疗法与抗肿瘤祛邪疗法相结合的原则

抗肿瘤祛邪疗法是以消灭肿瘤病灶和肿瘤细胞为目的，通过手术治疗、放射治疗或者化学治疗等其常采用的行之有效的方法及手段，大多会对人体造成毒副作用，临床应用中都有或重或轻的肿瘤后遗症或者肿瘤并发症，严重制约了肿瘤治疗的有效性及其治疗进程。与此相反，中医扶正疗法在降低放射疗法或者化学疗法毒副作用以及防治肿瘤治疗后遗症及并发症方面有其独一无二的优势，能够显著增大手术治愈率以及放射治疗或者化学治疗的成功率，同时提升人体自身潜在的抗肿瘤免疫力，将中医扶正疗法与抗肿瘤祛邪疗法有机结合，相辅相成，能够大幅提升临床治疗肿瘤效果。

（三）整体疗法与局部疗法相结合的原则

最近，医学界对于乳腺肿瘤疾病的发生发展有了更进一步的认识和理解，大多认为乳腺肿瘤疾病自从发生开始就呈现为一类机体全身性异常疾病状态，直观上所见的乳房部位的肿块仅仅是其一种局部表现形式。由此看来，若我们只是选用手术切除的方法或者放射疗法等针对肿瘤部位的局部性疗法应该是远远不够的，与此同时还应该选用带有机体全身调节及整体疗法的中医药治疗方式或者化学疗法、生物免疫治疗手段以及机体内分泌调节治疗方法，以此达到整体疗法与肿瘤局部疗法有机结合，最终增大乳腺肿瘤疾病的临床治疗成功率。

（四）长期疗法和短期疗法相结合的原则

短期疗法，顾名思义，是指主要针对杀灭乳腺肿瘤病灶及其肿瘤细胞，同时降低或者避免产生医源性疾病或者肿瘤治疗毒副作用的发生发展，相应采取的一些类型的治疗手段。与之相反，长期疗法，主要是指针对乳腺肿瘤疾病患者的整体体质的改良与加强，通过整体性免疫力提升，神经系统—内分泌系统—五脏六腑功能联动协调，辅以心理疏导并维持人体内环境的温度平衡等，相应采取的一些类型的康复治疗方法，其主要目的在于提升肿瘤疾病患者的机体免疫力和自身抗肿瘤活力，同时减少肿瘤转移及预后复发的概率，增大患者的长期存活率，最终提高肿瘤患者的实际生活状态和生活质量。

通过近期的临床总结来看，依照以上几种原则来合理地编制中西医结合防治乳腺肿瘤疾病的方案，最大限度地发挥中西医结合的治疗优势，这对于提升临床治疗效果有着极大的示范作用和指导意义，大量临床数据表明，相较于单纯的西医治疗或者单纯的中医疗法，中西医结合抗乳腺肿瘤疾病已经取得了更为理想的治疗成功率。

三、中西医结合疗法的方法与途径

（一）手术疗法和中医药疗法相结合途径

目前来看，临床上将中医药疗法与手术治疗相结合的途径主要包括以下两个方向，即分为手术治疗前或者手术治疗后的中医药疗法。

1. 手术治疗前结合中医药疗法

（1）术前结合中医药调理：采用中医药扶正固本进行调理，调整机体的阴阳失衡状态，改善或者提高部分脏器的生理功能，例如心功能或者肝功能等。而对于本身体质较差以至于难以承受手术治疗的患者，通过中医药调理可以改良其体质状态，从而使手术治疗顺利进行，最终提升手术切除成功率。具体的中医药调理方式大致包括采用养血益气、益气健脾或者滋阴补肾的中药方剂，包括十全大补汤、四君子汤、八珍汤、六味地黄丸等，或者依照患者的实际状况来辨证施治，加以有针对性的中医药调理。

（2）术前结合中医药治疗：采用抗肿瘤中药对肿瘤进行抑制，使得肿瘤细胞发生萎缩退变甚至坏死，起到抑制肿瘤生长及杀死肿瘤细胞的作用，同时利于控制患者手术治疗前的病情发展。例如我们可以在手术治疗前经动脉灌注一定剂量的榄香烯乳剂，可实现乳腺肿瘤肿块变小，肿瘤外周间质反应加强，以利于实施手术切除该肿瘤。

2. 手术治疗后结合中医药疗法

（1）术后结合短期的中医药治疗：该方法的目的在于加快机体恢复自身体质，改良或者降低术后的一些不良反应，并且为下一步接受放射治疗或者化学治疗做好铺垫。

（2）术后结合长期的中医药调理：该方法的目的在于除了改良机体自身体质以外，还能够加强患者的自我肿瘤免疫能力，并且在一定程度上实现抑制肿瘤细胞的生长，防止其转移或者复发，从而改善整体的生活质量，提升长期治疗效果。

（二）放射疗法与中医药疗法相结合途径

放射疗法与中医药疗法相结合的目的和意义在于以下 3 个方面：首先是预防治疗放射疗法所引起的机体不良反应或者肿瘤后遗症；其次是发挥中医药疗法的放射增敏效果；最后是在放射疗法结束后，通过中医药疗法巩固其治疗效果，同时降低肿瘤转移或者复发的概率，最终达到增强长期治疗效果的目的。

1. 预防治疗经放射疗法所产生的机体不良反应及其肿瘤后遗症

中医理论认为，外界放射线属于一种邪之热毒，它会损耗人体精气，伤及人体脾胃运化的功能，破坏气血生化之源泉，与此同时，人体气虚会引发血瘀，继而导致一系列的机体不良反应，如果机体损耗过于严重或者治疗方式不恰当，则会诱发不可逆转的严重后遗症。例如放射线所致皮肤炎症、放射性肺炎、放射性口腔炎症以及放射性食管炎等等。针对以上这些病因和病患的个体差异性，在进行放射疗法的同时辅以养阴益气、润燥生津、调理脾胃、滋阴补肾、清热解毒以及化瘀活血等相关中药方剂的针对性治疗，往往能够降低或者预防放射疗法所带来的机体不良反应以及肿瘤后遗症的产生。

2. 中医药疗法的放射增敏效应

湖南医学院第一附属医院曾经报道了采用川红注射液会对鼻咽部肿瘤疾病放射疗法起到增敏作用。截至目前，有关于中医药疗法的放射增敏效应的相关研究工作尚处在起步阶段，是否有着重大意义还有赖于日后更多的专家学者进行更广泛、更深层次的研究探讨。

3. 放射疗法过后的中医药巩固疗法

放射疗法属于一类局部肿瘤治疗手段，只能够对肿瘤组织局部进行针对性的抑制和消灭肿瘤细胞的作用，而对于乳腺肿瘤疾病有可能产生的转移性肿瘤或者肿瘤局部残留的部分异常细胞组织，放射疗法就暴露了其治疗上的局限性，很难完全杜绝肿瘤治疗之后的转移或者复发的可能性，而传统中医药疗法在这方面有着一定的发挥空间。放射疗法过后的中医药巩固疗法主要以祛邪扶正为治疗总体原则，并且在辨证论治的同时有针对性地加强抗肿瘤中草药组分的比例。

（三）化学疗法与中医药疗法相结合途径

针对乳腺肿瘤疾病局部疗法（包括手术疗法以及放射疗法）都存在不可避免的肿瘤细胞残存以及可能发生的肿瘤转移，而这也往往是局部治疗肿瘤疾病很难达到根治进而最终发生肿瘤复发或者肿瘤转移的原因所在。大多数专家学者已经开始意识到寻找更加安全有效的整体疗法势在必行。最近，化学疗法以及生物免疫疗法的发展进步，间接佐证了整体疗法的可行性。

然而，到目前为止，临床上所应用的化疗药物或多或少都有着一些弊端，例如肿瘤选择性较差，药物毒副作用较大，尤其是化疗药物对正常机体免疫系统功能的不良影响，部分化疗药物还存在一定的长期毒性，对于乳腺肿瘤这一类型的实体肿瘤疾病的细胞增殖作用还有待进一步阐明，综合治疗效果不理想等问题。针对以上这几个问题，依照传统中医祛邪治疗与扶正治疗相辅相成的整体原则，在进行化学治疗的过程中辅以中医药疗法，能够显著降低化疗药物的毒副反应，同时提高化学治疗药物的肿瘤敏感性，增强化疗的完成效率以及长期治疗效果，不失为一种辅助提升乳腺肿瘤疾病成功率的重要途径。

1. 中医药疗法对化学疗法的增效减毒作用

大量的临床数据及实验研究得出结论，某些中药在和化学治疗药物联合应用时，能够起到提升后者治疗效果的目的。中科院上海药物研究所研究表明，采用茯苓多糖单独给药时，其对模型动物的肿瘤组织无显著的抑制效应，然而，当其和环磷酰胺联合应用时，其对模型动物肿瘤组织抑制率与单纯使用环磷酰胺时相比显著提升，表明其具有极强的增效作用。北京市肿瘤研究所研究表明，中药蟾蜍皮经水提所得有效成分具有增强氟尿嘧啶抗肿瘤效率的作用（肿瘤抑制率可提升24%），同时不会增强其毒性。除此之外，在临床治疗当中配合使用中药疗法，对于中晚期肿瘤疾病患者在其3～5年间的整体生存效率与单纯化学治疗相比要高很多，这也进一步表明两者之间确有一定的协同作用。而到底哪些中药组分对哪些化学治疗药物能够起到增效减毒效果，是非常值得专家学者们进行深入研究探讨的。另外，还有研究表明，某些中药能够防止化学治疗药物多药耐药性的产生，其中的机理也有待于专家学者们进行系统深入的实验研究。

2. 中医药疗法对化学治疗药物毒副作用的防治效应

化学治疗药物的毒副作用很多，大致包含有局部的毒副作用以及整体的毒副作用两个方面。局部的毒副作用一般来讲只需要对症治疗，多以局部疗法为主。而中医药防治化学治疗药物毒副作用的重点在于整体毒副作用的预防与治疗。由于众多化学治疗药物对于机体伤害的程度不尽相同，其临床治疗过程中所体现出的整体毒副作用的症状也千差万别，所以在选择使用中医药疗法进行防治时，还应依照具体的病和证的实际情况来进行有针对性的辨病辨证论治。经过大量的临床数据分析，化学治疗辅以中医药疗法，能够非常有效地降低其毒副作用，使患者的生存质量提升，提高了肿瘤化疗的整体成功率。

3. 中医药疗法辅助化疗的策略

中医药疗法配合化疗的主目的在于提高化疗药物的治疗效果，同时尽可能降低其毒副作用，维持人体内环境的相对稳定以及体质的良好状态，最终提升化疗成功率以及长期疗效。基于此，在化疗不同阶段的辅助中医药疗法的侧重点会有所差异。

（1）化疗进行期间的中医药辅助疗法：此阶段主要侧重于加强化疗药物的治疗效果及降低毒副作用为主。常常针对化疗药物所引起的机体消化道不良反应、骨髓抑制以及免疫抑制等进行相应的防治措施。一般临床上多以中医扶正治疗为主，依照化疗药物毒副作用的具体证候表现来辨证论治。除此之外，针对特定化疗药物较为特别的毒副作用，例如心、肝、肾等功能损伤或者神经组织异常等，中医药疗法在这方面同样具有一定参考意义。

（2）化疗中间暂停时期的中医药辅助疗法：该阶段更注重于恢复机体体质为主要出发点，以便于下一阶段的化疗更加顺畅。在临床治疗中还是以中医扶正辅助治疗为主。

（3）化疗结束后的中医药辅助调理：此时的落脚点应放在五脏六腑功能的改善及提升机体免疫功能和抗肿瘤能力，从而预防肿瘤转移或者复发，最终提升长期治疗效果。一般临床治疗中还是以中医扶正固本辅助治疗为主，适时的采用一些抗肿瘤中药方剂。另外，应时刻注意日常生活、饮食搭配、心理健康等多方面的调整。

（四）中医药疗法和生物免疫治疗相结合途径

经过大量临床及实验研究表明，机体免疫功能降低或缺失都会导致肿瘤的转移或者复发，与此同时，肿瘤疾病患者的免疫力均会有程度不等的下降，尤其是在中晚期肿瘤患者以及历经多次放射治疗或者化疗的患者当中此现象特别突出。机体免疫功能的好与坏经常和患者的预后程度密切相关。生物免疫治疗主要是指特定的一些物质可以调控和强化机体的免疫力，或者诱导免疫活性细胞生成生物活性物质，从而改变机体的生物反应形态，继而起到抗肿瘤的效果，从这个角度看，和中医的扶正疗法颇为相近。大部分中药方剂都是通过增强肿瘤患者的机体免疫功能，起到抑制肿瘤生长，祛邪扶正的效果。近些年来，大多专家学者均倡导在生物免疫疗法当中以众多生物反应修饰物综合应用为宜。而中医药免疫疗法的加入，必将利于提升肿瘤治疗效果。

中医药辅助治疗肿瘤疾病是以祛邪扶正为最基本准则。在某个角度来讲，祛邪亦可扶正，扶正亦可祛邪，祛邪的主要作用在于祛除致病性因素并降低异常的免疫反应，从而使肿瘤疾病不至于恶性发展或者转移；扶正的主要作用在于提升或者调节机体的免疫力，扶持并强化机体免疫系统防御能力，从而抵御外邪的入侵，预防肿瘤疾病的产生。

近来大量的科学研究表明，中医药疗法对于机体免疫功能的影响是全方位多角度的，依照其不同的作用部位及作用方式，中医药对机体免疫力的作用大致可分为免疫抑制、免疫促进、免疫调节和抗机体过敏反应等几个方面。一般临床上需要结合肿瘤疾病患者的不同免疫力情况来考虑使用何种免疫疗法而后选择何种中医药辅助免疫治疗。

1. 中医药疗法的免疫促进功能

（1）提升肿瘤细胞的抗原性：例如莪术经过大量实验研究表明其具有提升疫苗特异性免疫的作用。

（2）增强机体的非特异性免疫功能以及特异性免疫功能：一些特定中药及其复方（例如女贞子、黄芪、猪苓、六味地黄丸、升血汤、补中益气汤等）均已被大量实验研究证明具有一定的机体免疫促进功能，并且其促进作用是全方位的：例如对人体淋巴细胞的生殖及裂解行为具有显著的促进功能；可以消减抑制性 T 细胞的活性；提升 B 淋巴细胞的免疫作用；刺激生成巨噬细胞；增加白细胞的数量；诱导生成干扰素等等。

2. 中医药疗法的免疫抑制功能

一些特定中药能够显著地抑制抗原抗体免疫行为对机体的病理伤害，抑制 B 淋巴细胞生成大量的异常抗体，或者加快吞噬细胞消除抗原等。

3. 中医药疗法的免疫调节功能和双向调节功能

通常来讲，人体具备自行维护机体内环境稳态的能力。大部分的中药都具备"双向"调节功能，比如茯苓多糖能够使网状内皮细胞吞噬功能减退的荷瘤小鼠提高该吞噬能力；反之亦然，对于吞噬功能异常升高者，可使之降低至正常水平。

大量研究表明，中药的免疫调节机制十分复杂，每一味中药所包含的不同成分都可能具备不同的免疫调节功能，药物浓度的差异也会对机体免疫功能的调节作用产生不同的影响，有时甚至于不同的给药途径也会有区别。这些都说明人们还需要对中药对人体的免疫调节功能做进一步更深入的研究探讨。

（五）中医药疗法与内分泌治疗相结合途径

乳腺肿瘤疾病归属于激素依赖型肿瘤疾病，所以采用内分泌治疗手段也是乳腺肿瘤疾病治疗的特色手段之一。内分泌治疗乳腺肿瘤疾病的具体作用机制目前仍不十分清晰，主要的解释为乳腺肿瘤的生长和人体激素尤其是雌性激素的异常刺激有一定关联。采用切除机体一些内分泌腺体从而降低特定内源性激素的分泌，或者采用一些药物例如三苯氧胺能够竞争性抑制雌性激素对乳腺肿瘤细胞的异常刺激，最终抑制该肿瘤细胞的增殖分裂。中医药疗法能够刺激下丘脑 – 垂体 – 肾上腺皮质腺系统，且具备双向调控雌性激素水平的功能，这有助于改良人体的内分泌环境。通过辨证论治还可以防治内分泌治疗所导致的机体不良反应。例如肾功能异常（采用六味地黄丸），水钠潴留反应（采用猪苓汤、五苓散等），进退性阴道出血反应（采用清热凉血止血药），视力功能减退（采用杞菊地黄丸、石斛夜光丸等）。

第四节　抗肿瘤中药的应用研究

自从 20 世纪 50 年代中后期到今天，国内外大量专家学者进行了众多中药抗肿瘤临床与实验研究工作，其中包括单味中药有效成分以及其衍生物的研究，此外还包括按照传统中医用药的相关研究等两个方向。迄今已取得一定的研究进展。

一、中药影响机体非特异性免疫功能

一些中药能够改善机体的非特异性免疫功能，增加外周循环白细胞的数量，甚至于可以抵抗化疗药物所导致的机体白细胞减少毒副反应，提升巨噬细胞的吞噬作用；还可以提升补体的作用，血清中溶菌酶的活力，诱导生成干扰素。例如人参、阿胶、黄芪、茯苓、白术、山药、黄精、猪苓、灵芝、芦荟、穿心莲、黄连、鱼腥草、山豆根、金银花、白花蛇舌草等。

二、中药影响机体特异性免疫功能

一些中药及其复方能够加强机体免疫力，例如人参、白术、黄芪、肉桂、菟丝子、肉苁蓉、茯苓、黄精、仙茅、淫羊藿、四物汤、四君子汤等都能够加强 B 淋巴细胞的功能，提升 B 淋巴细胞的增殖分裂能力及溶血空斑反应值，增大血液中球蛋白的含量。

中药对于机体细胞免疫也有一定的促进作用，能够发挥其免疫监察能力，调控CAMP 的水平，提升 T 淋巴细胞的功能，促使自然杀伤细胞（NK 细胞）、淋巴细胞激活杀伤细胞（LAK 细胞）以及巨噬细胞的活力提升，能够促进白细胞介素 I、II 的功能。经大量实验研究表明，能够增强 T 淋巴细胞比率的中药包括人参、黄芪、党参、川芎、冬虫夏草、薏苡仁、天门冬、黄精、白术、鹿茸、地黄、灵芝、菟丝子、五味子、马兜铃等；能够促进淋巴细胞转化的中药包括何首乌、五味子、阿胶、川芎、白芍、当归、红花、枸杞子、丹参、黄芪、党参、人参、鸡血藤、蒲公英、柴胡、黄连、薏苡仁、王不留行；能够诱导干扰素的中药包括黄芪、艾叶、紫苏、桑白皮、当归、红花、石斛、降香、丹参、香菇等；能够促进免疫球蛋白形成的中药包括黄芪、肉桂、人参、菟丝子、玄参、鳖甲、天门冬、沙参、山茱萸、何首乌、紫河车、地黄、薏苡仁、猪苓等；能够促进巨噬细胞功能的中药包括黄芪、党参、人参、白术、淫羊藿、山药、地黄、当归、白花蛇舌草、鱼腥草、黄连、黄芩、蒲公英、金银花、大蒜、夏枯草、大青叶、青黛、连翘、厚朴、甘草、紫河车等。

此外，更值得注意的一点是，某些中药及其复方对机体免疫功能具有双向调控的作用，例如黄芪、玉屏风散等，当机体免疫力较低时，可以调节使其相应提高；而当机体免疫力过高时，也可调节使之下降。

三、中药抗肿瘤功能

经大量实验研究表明，某些中药能够切断或者抑制肿瘤细胞的 DNA、RNA 和相应蛋白的表达合成，继而使肿瘤细胞的生长增殖受到压制；同时还能够干扰肿瘤细胞的能量代谢行为；或者具备直接杀死肿瘤细胞的能力。此类中药包括冬凌草、三七、天南星、山豆根、天门冬、莪术、百合、薏苡仁、郁金、龙葵、女贞子等。除此之外，经过流行病学及相关实验研究证明，十字花科的蔬菜（例如菜花、甘蓝、花椰菜等），葱，蒜，茶叶等，均具备明显的抑制肿瘤发生发展的功效。

四、中药对放射治疗及化疗的增效减毒功能

中药能够通过提升特异性及非特异性机体免疫力的方式来发挥降低系统毒性的同时不降低其治疗效果的能力，例如川芎能够拮抗环磷酰胺所导致的 NK 细胞活性抑制现象，并能够诱导产生更多的白细胞。此外，还有相关研究表明中药能阻挡化疗药物多药耐药的产生。此类减毒增效中药包括川芎、甘草、女贞子、龙葵、灵芝、茯苓、黄芪、紫菀、藿香等。另外，一些中药在和化疗药物协同应用时才具备显著的肿瘤抑制作用，比如丹参；一些中药和放射治疗联合应用，会产生显著的放射增敏效果，比如枸杞子。

五、中药调控机体内分泌功能

针对激素依赖性乳腺肿瘤疾病，采用内分泌治疗是一种非常重要且行之有效的治疗手段。采用某些中药例如鹿角粉、黄精、女贞子、淫羊藿、仙茅、二至丸、六

味地黄丸等对体内激素水平及其活性的调控皆有十分显著的功效，并且毒副反应极小。

六、中药预防肿瘤复发及肿瘤转移

中药可以通过加强某些酶的活性，从而阻断肿瘤发生或者降低突变概率，比如龙葵、大蒜、五味子，经激活及保护巨噬细胞体系吞噬功能等免疫机制来发挥抗肿瘤转移的功效，提升机体的非特异性及特异性免疫功能，激活肿瘤疾病患者自身潜在的抗肿瘤能力，从而阻断肿瘤细胞的进一步扩散。

以中医药治疗肿瘤疾病的角度来看，抗肿瘤中药的研究及筛选虽然取得了不少的成果，但是此项工作仍需要进一步地深入。首先，单味抗肿瘤中药与传统中医复方不可混淆，两者的应用方式并不相同，其疗效及不良反应等也有区别；其次，按照中医基础理论指导使用的中药及其方剂，抗肿瘤的机理机制非常复杂，不能够完全通过现今应用较多的抗肿瘤筛选结果进行详细阐述。近年来，大多专家学者研究中药经机体反应所引起的抗肿瘤功效是研究抗肿瘤中药的一条全新途径和新思路。

治疗乳腺肿瘤疾病常用中药详表见表 3-2-4-1 ~ 表 3-2-4-9。

表 3-2-4-1 益气健脾药

分类	名称	性味	归经	功效	剂量（g）	临床及实验研究
益气健脾	黄芪	微温，甘	肺、脾	补气升阳，固表止汗，利水消肿	9～60	
	太子参	平，甘、微苦	肺、脾	补脾益气，生津养阴	10～30	
	党参	平，甘	肺、脾	补脾益肺，生津补血	10～30	抑制肿瘤的产生及增殖；调节患者机体的免疫力；提升及改善患者机体的物质代谢行为；调控细胞内环核苷酸水平；改善骨髓造血功能。
益气健脾	白术	温，甘、苦	脾、胃	补脾健胃，燥湿利水，固表止汗	5～15	
	茯苓	平，甘、淡	心、脾、肺	渗水利湿，益脾和胃，宁心安神	10～15	
	山药	平，甘	脾、肺、肾	补脾益胃，补肺益阴，固肾涩精	10～30	
	人参	微温，甘、微苦	脾、肺	大补元气，补脾益肺，生津止渴，安神定志	5～10	

表 3-2-4-2　温肾壮阳药

分类	名称	性味	归经	功效	剂量（g）	临床及实验研究
温肾壮阳	鹿角粉	温，咸	肝、肾	补虚助阳	5～10	提高肿瘤机体的免疫；抑制肿瘤细胞及反突变功能；调控骨髓兴奋及激素分泌。
	淫羊藿	温，辛、甘	肝、肾	补肾壮阳，祛风除湿	10～15	
	肉苁蓉	温，甘、咸	肾、大肠	补肾壮阳，润肠通便	9～20	
	补骨脂	温，辛、苦	肾、脾	补肾壮阳，固精缩尿，温脾止泻	5～10	
	山茱萸	温，酸	肝、肾	补肝益肾，收敛固涩	6～30	
	菟丝子	平，辛、甘	肝、肾	补肾益精，养肝明目，益脾止泻	9～30	
	人参	微温，甘、微苦	脾、肺	大补元气，补脾益肺，生津止渴，安神定志	5～10	

表 3-2-4-3　滋阴润燥药

分类	名称	性味	归经	功效	剂量（g）	临床及实验研究
滋阴润燥	龟板	寒，甘、咸	肝、肾、心	滋阴潜阳，益肾健骨	10～30	改善癌症患者症状，提高患者生存质量；减轻放疗化疗毒副作用，增强放疗化疗效果，预防肿瘤术后复发及转移；增强患者免疫力；抑制肿瘤细胞增殖及转移。
	鳖甲	寒，咸	肝、肾	滋阴潜阳，软坚散结	10～25	
	天门冬	寒，甘、苦	肺、肾	养阴清热，润肺滋胃	10～15	
	天花粉	寒，苦、微甘	肺、胃	清热生津，消肿排脓	10～15	
	沙参	微寒，甘	肺、胃	润肺止咳，养胃生津	10～15	
	玄参	寒，苦、甘、咸	肺、胃、肾	滋阴凉血，解毒软坚	10～15	
	女贞子	凉，甘、苦	肝、肾	补肝益肾，明目	10～15	
	枸杞子	平，甘	肝、肾	补肝益肾，益精明目	10～15	

表 3-2-4-4　养血生血药

分类	名称	性味	归经	功效	剂量（g）	临床及实验研究
养血生血	鸡血藤	温，苦、甘	肝、肾	活血补血，舒筋活络	10~30	抑制肿瘤增殖，延长患者生存期；提升机体免疫力；降低化疗药物毒副作用；预防辐射伤害；促使骨髓抑制时造血功能的恢复。
	阿胶	平，甘	肺、肝、肾	补血，滋阴润燥，止血	6~15	
	当归	温，甘、辛	心、肝、肾	补血调经，活血止痛，润肠通便	6~15	
	白芍	微寒，苦、酸	肝、脾	补血敛阴，柔肝止痛，平降肝阳	6~15	
	何首乌	微温，苦、甘、涩	肝、肾	补肝益肾，解毒通便	10~30	
	熟地	微温，甘	肝、肾	滋阴补血	10~30	

表 3-2-4-5　清热解毒药

分类	名称	性味	归经	功效	剂量（g）	临床与实验研究
清热解毒	白花蛇舌草	寒，微苦、甘	胃、大肠、小肠	清热解毒，利湿通淋	15~60	调节环核苷酸；抑制肿瘤细胞DNA、RNA合成，阻断肿瘤细胞增殖；影响肿瘤细胞染色体；提升免疫力；调节内分泌；抗炎及排毒；直接抑制肿瘤；阻断致癌突变。
	重楼	寒、小毒，苦	肝	消肿解毒，凉肝定惊	5~10	
	冬凌草	微寒，甘、苦		清热解毒	30~60	
	鱼腥草	微寒，辛	肺	清热解毒，利尿通淋	15~30	
	夏枯草	寒，苦、辛	肝、胆	泻肝火，清肝明目	10~15	
	半枝莲	寒，辛、微苦	肺、胃、肝	清热解毒，化瘀利尿	15~30	
	山豆根	寒，苦	肺、胃	清热解毒，利咽消肿	3~10	
	青黛	寒，咸	肝、肺、胃	清热解毒，凉血定惊	1~1.5	
	苦参	寒，苦	心、胃、肝、大肠	清热燥湿，杀虫止痒，利尿	3~10	
	薏苡仁	微寒，甘、淡	脾、胃、肺	渗湿利水，健脾止泻，祛湿清热	10~30	
	龙葵	寒，苦	肝、胃	清热解毒，利水消肿	9~30	
	穿心莲	寒，苦	肺、胃、大肠	清热解毒，燥湿止痢	6~15	

表 3-2-4-6 软坚散结药

分类	名称	性味	归经	功效	剂量（g）	临床及实验研究
软坚散结	山慈菇	寒，苦、微辛	肝、脾	消肿散结，解毒化痰	3～6	提高患者免疫力；放疗增效；排毒。
	穿山甲	微寒，咸	肝、胃	活血化瘀，通经下乳，通络消肿，排脓散结	3～10	
	生牡蛎	微寒，咸、涩	肝、肾	镇静安神，平肝潜阳，收敛固涩	10～30	
	昆布	寒，咸	肝、胃、脾	消痰软坚，利水消肿	10～15	
	海藻	寒，咸	肝、胃、肾	消痰软坚，利水消肿	10～15	
	瓜蒌	寒，甘	肺、胃、大肠	清热化痰，宽胸理气，解毒散结，润肠通便	9～15	
	浙贝母	寒，苦	肺、心	清热化痰，开郁散结	3～10	
	胆南星	凉，苦、微辛	肺、肝、脾	清热化痰，息风定惊	3～6	

表 3-2-4-7 活血化瘀药

分类	名称	性味	归经	功效	剂量（g）	临床与实验研究
活血化瘀	三棱	平，辛、苦	肝、脾	破血行气，消积止痛	3～10	改善血液流变学；抗肿瘤转移；调整免疫力及促进新陈代谢。
	莪术	温，辛、苦	肝、脾	破血行气，消积止痛	3～10	
	丹参	微寒，苦	心、肝	活血祛瘀，清心凉血	3～15	
	川芎	温，辛	肝、胆	活血行气，祛风止痛	3～10	
	王不留行	平，苦	肝、胃	活血通经，下乳消肿	5～10	
	田七	温，甘、微苦	肝、胃	化瘀止血，消肿定痛	3～10	
	赤芍	微寒，苦、辛	肝	清热凉血，活血化瘀	5～15	
	泽兰	温，苦、辛	肝、脾	活血化瘀，利水消肿	5～10	

表 3-2-4-8 以毒攻毒药

分类	名称	性味	归经	功效	剂量（g）	临床与实验研究
以毒攻毒	全蝎	平、有毒、辛	肝	息风止痉，祛风通络，解毒散结	2~4	体外实验表明有显著抑制肿瘤作用；具有癌细胞毒性作用。
	蜈蚣	温、有毒，辛、咸	肝	息风止痉，祛风通络	2~4	
	蟾酥	温、有毒，甘、辛	胃、心	攻毒消肿，通窍止痛	0.01~0.03	
	斑蝥	热、有毒，辛	肝	攻毒蚀疮，破血逐瘀、散结消癥	0.03~0.06	

表 3-2-4-9 外用药

分类	名称	性味	归经	功效	剂量（g）	临床及实验研究
外用	鸦胆子	寒，苦	大肠、肝	解毒治痢，截疟蚀疮	适量	具有癌细胞毒作用，可致染色体退行性变化，促进癌细胞凋亡；抑制肿瘤生长。
	蟾酥	温、有毒，甘、辛	胃、心	攻毒消肿，通窍止痛	适量	
	斑蝥	寒、有毒，苦	肝	攻毒蚀疮，破血逐瘀、散结消癥	适量	
	轻粉	寒、有毒，辛	肺、大肠	攻毒杀虫，利水通便	适量	
	大蒜	温，辛	胃，大肠	解毒消肿，驱虫	适量	
	莪术	温，辛、苦	肝，脾	破血行气，消积止痛	适量	

（王　双　陈丽娟）

第三章　乳腺良性肿瘤疾病家庭护理与保健

　　乳腺肿瘤是乳腺组织的良性肿瘤疾病，经过及时并且准确的治疗可以实现治愈，且达到良好的预后效果。当然，如果治疗方法不恰当，则有反复发作的可能，而且疾病持续时间越长，部分乳腺良性肿瘤可发展为恶性癌变。因此我们应对乳腺良性肿瘤发生癌变的危险给予足够关注。由于乳腺良性肿瘤易于复发，患者需定期检查，跟踪治疗，以杜绝癌变的发生。

第一节　日常生活调理

乐观、开朗、豁达的生活态度才有利于乳腺肿瘤疾病的预防及治愈，应注意适当锻炼身体，提升自身免疫调节能力，保证机体内环境的稳态。伴有其他妇科病的患者更要及时诊治，以利于该疾病的好转。

（1）要重视乳腺病的普查及自我预防。疾病普查通常可以更早地发现疾病并实现尽早治疗，定期的自我检测也能够及早发现乳腺是否存在可疑肿块以及乳头部位是否存在异常分泌物等。

（2）择时婚育并积极进行母乳喂养，保持母乳喂养时间尽量不少于1年。同时维持乳头的清洁并避免外伤情况发生。

（3）积极防治各类妇科病及内分泌紊乱病。

（4）笑口常开，心情舒畅，少生闷气，避免急躁。营造和谐的家庭氛围，夫妻和睦，倡导愉悦的两性生活。

（5）避免使用含有雌激素过高的护肤美容产品。

（6）日常作息要有规律，劳逸结合，加强锻炼身体，并保持大便通畅有规律。

第二节　日常饮食调整

适宜多吃富含多种维生素、低脂、高纤维的食物，例如水果、蔬菜、谷类、鱼类、瘦肉、低脂奶等。降低糖分甜品的摄入量，控制饮酒，少食动物内脏、鸡蛋黄、奶油等高脂食物，控制油炸食品摄入。采用合理的饮食疗法可以辅助乳腺肿瘤疾病的恢复并缓解病症。

一、不同生长发育期间的饮食调理

（1）婴幼儿时期：此阶段要形成较好的饮食习惯，合理膳食，切不可盲目进补，尤其是一些富含激素的保健品，对孩子的生长会有极其不利的后果。

（2）青春期：该阶段属于乳腺快速发育的时段，应合理增大蛋白及脂肪的摄入量。例如肉、蛋、奶、鱼等，以维持营养充分供应。不可过度减肥，因为乳腺中脂肪的含量是决定其大小的关键因素，若营养缺失，机体瘦削，则不会有健康美丽的乳房。当然，对脂肪及动物蛋白的摄取要有节制，过度摄入脂肪会导致月经初潮提前。饮食上要注意搭配植物性蛋白、维生素以及必需的微量元素，例如花生、蔬菜、水果、豆类等。

（3）哺乳期：产后妇女在其哺乳阶段要适量增加汤类饮食，例如肉汤、鸡汤、排骨汤、鲫鱼汤、新鲜蔬菜汤等，切忌食用过油腻食物，以防乳汁淤积。另外，在回乳阶段要减少水分的饮用量，同时适当摄入中药如生麦芽、生山楂等。

（4）绝经期：该时期的妇女应多摄入新鲜的水果及蔬菜，少摄入高脂食物，以防体内脂肪过剩。对于乳腺良性肿瘤疾病患者，应保持低脂膳食，控制脂肪摄入量，增加 B 族维生素等食物，有利于雌激素在肝脏内分解。同时，在选择滋补保健食品时，要注意防范含有性激素样的食物。

二、适宜饮食方案

因为乳腺良性肿瘤疾病和机体激素代谢紊乱相关，故应摄入足够的蛋白质，以助于乳腺组织修复及维持激素正常代谢，例如奶类、玉米、大米、豆类、海藻类（包括海带、昆布、紫菜等）。早中晚注意常饮用白开水，常吃新鲜水果，例如柑橘、梨、苹果、葡萄等；以及新鲜蔬菜，例如芥菜、卷心菜、青菜等。该类食品中含有大量的必需维生素，有助于乳腺组织康复。此外还应多食富含纤维素的食品以及润肠食物，例如竹笋、芹菜、茭白、蜂蜜等。严格控制动物性脂肪食物的摄取，因为机体脂肪过剩会导致内分泌系统紊乱，使机体雌激素及催乳素生成增大，继而加重乳腺良性肿瘤疾病，并有促使恶性癌变的可能性。要控制食用糖分的量，切忌食用辛辣刺激食物及油炸食品，烟酒亦不可沾。忌过饱，控制脂肪摄取，增加富含维生素的食物量。

宜多吃具有抗乳腺癌作用的食物，如海马、鲨、眼镜蛇肉、抹香鲸油、蟾蜍肉、蟹、赤小豆、文蛤、牡蛎、玳瑁肉、海带、芦笋、石花菜。

宜多吃具有增强免疫力、防止复发的食物，包括桑葚、猕猴桃、芦笋、南瓜、薏苡仁、菜豆、山药、香菇、虾皮、蟹、青鱼、对虾、蛇。

肿胀宜吃薏苡仁、丝瓜、赤豆、芋艿、葡萄、荔枝、荸荠、鲫鱼、塘虱、鲛鱼、海带、泥鳅、黄颡鱼、田螺。

胀痛、乳头回缩宜吃茴香、葱花、虾、海龙、抹香鲸油、橘饼、柚子、鲨。

术后恢复期：乳腺癌术后，可给予益气养血、理气散结之品，巩固疗效，以利康复。如海带、鲫鱼、泥鳅、大枣、橘子、山药、糯米、菠菜等。

放疗时，饮食宜食用甘凉滋润之品，如杏仁霜、枇杷、梨、乌梅、香蕉、莲藕、荸荠、胡萝卜、海蜇等。

（一）蔬菜方案

（1）胡萝卜：古代中医名家李时珍认为胡萝卜的功效为"下气补中，利胸膈肠胃，安五脏，令人健食"。因为其含有丰富的胡萝卜素及木质素。前者为脂溶性成分，根据《食物与营养百科全书》所述：1mg 胡萝卜素在机体内能转化为 556～1667 国际单位的维生素 A。而在日常膳食中摄取足够的维生素 A 是防治女性乳腺良性肿瘤疾病的非常重要的手段。胡萝卜素转变成维生素 A 最佳烹饪手段是过油炒制，从而利于人体吸收。而将胡萝卜和牛肉加炖，不仅营养全面，而且其味道极佳。烹饪胡萝卜切不可放醋，因为醋会破坏胡萝卜素的有机结构。生吃胡萝卜仅有 10% 左右的胡萝卜素会被人体吸收摄取，因此不提倡生吃胡萝卜。

（2）茄子：其含有大量的抗肿瘤物质龙葵碱。而紫茄子所含龙葵碱比其他种类的茄子含量更高，对于女性乳腺肿瘤疾病具有较好的防治作用。元代饮食古籍《饮膳正要》中所述的"茄子馒头"，因其富含其他抗肿瘤中药成分如陈皮、大蒜等，更增强了其抗肿瘤效力。

（3）萝卜：其品种很多，所含成分也有所区别，但都具备消积化痰，下气和中，解毒之功效。萝卜中含有糖、粗纤维、蛋白质、维生素 C、咖啡酸、氨基酸、阿魏酸等，最重要的是所含吲哚类抗肿瘤物质。以此含量区分，当属白萝卜抗肿瘤甚佳。其含有大量的金属元素锌，对于防治乳腺良性肿瘤疾病具有极佳作用。

（4）大蒜：唐代名医陈藏器所著《本草拾遗》中记载："惜有患痃癖者……后有人教取大蒜数片，合皮截却两头，吞之，名曰内灸，果获大效也。"大蒜中富含大蒜辣素，美国《科学》杂志最早于 1957 年就已经明确指出该大蒜素对模型小鼠具有显著意义的肿瘤抑制作用。

（5）芦笋：属于百合科植物石刁柏的嫩茎，其中富含黄酮类化合物，此外还有天门冬素、维生素 C、胡萝卜素、叶酸、粗蛋白等物质。属于女性在食疗中防治乳腺良性肿瘤疾病的绝佳营养食物。

（6）辣椒：其主要成分包括辛辣成分辣椒碱、胡萝卜素、龙葵碱等。美国俄亥俄州立大学的相关研究表明：1 个红辣椒中维生素 C 的含量大约为 300mg，除此之外，B 族维生素、胡萝卜素、碳水化合物以及多种矿物质等的含量也较为丰富。辣椒碱具有祛风活血的功能，能够改善机体血液循环，提高新陈代谢率。同时它也是一种抗氧化物质，能够中和机体内多种有害氧化物质。其具备"消宿食，散结气，开胃祛邪"的功效。

（7）海带：属于家常食物，同时具备很高的医学价值，有专家研究发现，海带能够辅助治疗乳腺良性肿瘤疾病，是女性群体常年必备的食物。

（8）苦瓜：其中富含苦瓜碱、丙氨酸、谷氨酸、脯氨酸等氨基酸及果胶等。另外还含有苦瓜素、蛋白质等。根据《科学世界》有关报道：美国堪萨斯州立大学的科学家研究发现，苦瓜中具有一种类奎宁的蛋白质，能够刺激产生免疫细胞，继而将外界或者自身的异常物质吞噬。

（二）水果方案

（1）西瓜：西瓜汁里富含丙氨酸、瓜氨酸、谷氨酸、精氨酸、苹果酸、葡萄糖、腺嘌呤、维生素 C、B 族维生素及胡萝卜素等多种有益成分，属于经典的清热解暑、止渴降燥的功能食品。美国癌症协会建议：每天应多吃蔬菜及水果，推荐的抗肿瘤剂量大约为 1kg 西瓜所含维生素的量。因此，多吃西瓜，摄取天然维生素对乳腺肿瘤患者及健康人群皆有益处。

（2）柚子：主要成分包括柚皮苷、枳属苷、橙皮苷、胡萝卜素、B 族维生素及钙、铁等无机盐类。柚子属于一种开胃食物，具有化痰消食、健胃解酒的功效，尤其是其具备抗肿瘤的作用。因为柚子的热量低，所以对于肥胖患者最为实用。日本《生药学杂志》曾报道：中草药成分在抗肿瘤方面，作用极强的包括陇牛儿醇，而柚子皮中富含此物。因此，以柚子皮为原材料，制成食物，不仅可以防治肿瘤，还具备"消食散气"的功效。

（3）猕猴桃：该水果中包含 11% 的糖类，1.5% 的蛋白质类，0.3% 的脂肪，平均每百克可食用部分包含 300mg 左右的维生素 C，相当于柑橘的 10 倍，苹果的 40 倍，此外还包含机体所必需的多种氨基酸成分以及防癌物质，能够增强体质，保护心脏功能；其中所含的有机碱成分可以缓和机体内产生的多余有机酸性物质，从而维持机体酸碱平衡，降低疲劳程度，增强体力储备，可以用作某些特殊工种例如井下、高原或者航空等职业人员的特殊营养供给物。

（三）谷类方案

（1）玉米：其多年来一直处于低水平食物层次，这却是一个非常错误的看法。玉米不仅能够防治动脉粥样硬化，预防高血压，同时还具有十分显著的抗肿瘤功效。其中包含丰富的谷胱甘肽，在体内可以转化成为谷胱甘肽氧合酶，可以促进有机过氧化物的还原变化，从而使化学致癌物质失活。此外，玉米还含有多种有益成分，例如胡萝卜素、赖氨酸、镁等，对于乳腺良性肿瘤疾病患者来说具有非常好的食疗效果。

（2）薏苡仁：作为一种历史悠久的传统中药，中医多认为其具备清热利湿、补肺健脾的功效。近年来研究表明其对肿瘤疾病具有一定的治疗作用。

（3）山芋：其包含非常丰富的胡萝卜素，平均每百克包含 13mg 左右，这远大于其他谷类食物，与富含胡萝卜素的绿色蔬菜相比较也丝毫不差。而胡萝卜作为维生素 A 的前体物质，吸收入血之后会在相关酶的作用下生成维生素 A，具有促进气管、支气管、胃、肾、睾丸、前列腺、子宫、乳腺、胰腺等组织器官的合理发展进化，预防其发生异常变化。除此之外，山芋所含纤维素的含量非常丰富，已证实其具有非常明显的抗肿瘤作用。

（4）麦麸：是指麦子经加工后脱落的外皮，常常被看作是一文不值的废物，后经论证发现其不单单可以辅助治疗糖尿病、高胆固醇、高脂血症、便秘、过度肥胖等疾病，还具有显著的抗肿瘤活性。其包含大量的纤维素，属于不易被机体消化吸收的物质，可在人体消化道内占据较大体积，继而可以中和稀释掉肠道中可能存在的一些致癌物质。与此同时，也可以促进人体排便，从而降低这些致癌物质与肠道的接触程度。

（5）亚麻籽：其具有十分明显的坚果气息，包含两种有益成分，分别是木酚素及 OMEGA-3 脂肪酸，能够辅助防治乳腺肿瘤疾病。一项包括 3000 多名女性参与的调查研究表明，多食用含有木酚素的食品比其他女性患有乳腺肿瘤疾病的概率低 30% 左右。这说明大家对于吃饭的理解应与时俱进，并非只能吃精米白面，反而要主动去吃上述所提及的辅助膳食物质，这样才是最健康的饮食方式。

（四）药膳食疗

（1）取山楂 30g，将其切片后晒干，以水煎，代茶饮用。此外，山楂可与荷叶一同水煎后代茶饮用。或加金银花 15g，加菊花 15g，以水共煎，代茶饮用。以上几种搭配均可达到降血脂的目的。可用于乳腺病防治。

（2）取山慈菇 30g，以水煎，或者将其切片后晒干浸润盐水生吃。可用于乳腺病防治。

（3）可于每天早、中、晚各吃 1 颗白果。宜选取中秋节之前或刚过半青略黄的新鲜白果，取下后不用洗，也不要去柄，立即放入植物油中，浸润约 3 个月后，方可食用。注意白果有毒性，炮制需谨慎，并且用量不宜过大。

（4）取肉苁蓉约 30g，羊肉约 100g，而后洗净切片，加适量大米煮粥，并以食盐调味食用。可用于预防乳腺肿瘤疾病。

（5）取杜仲约 60g、黄鳝 3 条，去其内脏并洗净。加入清水熬汤，并以油、食盐、黄酒适量调味，方可饮用。

（6）取红萝卜 100g，洗净后切片，红枣 10 个，加入 3 碗清水煮去一半即得，每天饮用 3 次即可。

（7）取冬瓜 200g、薏苡仁 30g。以水煎，代茶饮用。每天或隔天饮用 1 次。也可以加糖或者食盐调味后食用。

（8）取菟丝子 30g、淫羊藿 30g，猪尾 1 条。加水文火熬煮，煮熟后加少许食盐，即可服用。

（9）取海带 30g、大头菜 15g。洗净后切丝油炒熟方可食用。对于乳腺肿块具有软坚散结的功效。

（10）取百合约 30g、生山楂 30g、生麦芽 30g，加水煮后饮用。

（11）取海带丝 100g，水煮沸后捞出，凉拌食用。乳腺肿瘤患者属于气滞痰凝型应经常食用。

（12）取益母草 50g、新鲜芹菜 250g、佛手 15g，以水煎，代茶饮。适用于乳腺肿瘤疾病肝郁化火型。

第三节　断食疗法

该疗法属于一种将断食与针灸、推拿等治疗手段相结合用于疾病防治的综合性治疗方法。而在此过程中主要以断食治疗为主，其他几种疗法为辅，故称该疗法为断食综合治疗方法。

一、概念与分类

断食疗法也称之为绝食疗法或者饥饿疗法，依照其断食时长的差异，可分成间断性断食疗法以及持续性断食疗法。

（1）间断性断食疗法：是指患者要每次间断几日后采取完全断食 1 天，饮水正常。

（2）持续性断食疗法：是指在具备一定条件的医院并且在经验丰富的医护人员实时监护之下进行的持续性断食治疗。通常来讲，1 个疗程不宜过长，多以 1 周或者 10 天为首选。在治疗期间患者完全禁食，饮水正常。这种疗法对于机体的正常运转影响极大，因此所带来的不良反应非常多。

二、断食治疗的治病原理

任何疾病的根本原因都在于机体平衡失调，因此有种说法叫"万病归一"。而导致机体平衡失调的大致原因为以下 4 种：

(1) 饮食习惯错误。

(2) 生活方式不好。

(3) 外界环境恶化。

(4) 个人情绪及压力。

以上这 4 种原因属第 1 条最为严重，能使机体血液酸碱性失去平衡，体内代谢发生紊乱，代谢产物在体液中无法排出体外，进而导致毒血症，成为一切疾病之根源。

人体拥有两个截然相反的功能，当消化功能提升时，排泄功能相应降低，反之亦如此。断食疗法的目的在于激发机体自身消化，从而达到治疗效果。在此过程中，机体先消化低等物质，包括受伤或者死亡细胞、肿瘤细胞、脂肪沉淀物等，即为消化体内垃圾，不会伤及重要脏器组织。而当断食治疗结束，自身消化停止，排泄功能增强，从而将机体内大量的代谢物及毒素排出体外。

生老病死的根本原因存在于机体细胞再生与代谢的循环往复过程当中，倘若机体细胞的代谢死亡与新生过程可以维持相对平衡状态，则机体就会处在青春活力健康少病的阶段。倘若机体细胞的衰老及凋亡速率快于细胞新生的速率，则机体疾病与衰老状态就会到来。与此同时，当阻碍细胞氧气及营养吸收的机体代谢产物能够及时有效排出体外，正常机体代谢率及细胞氧化过程恢复正常，就可以实现治病健体的目的。

断食疗法能够对机体经络组织产生一定影响，而断食所导致的饥饿效应也可以理解为一种刺激作用，类似于推拿和针刺，能够激活机体的经络组织。

三、断食治疗的治病过程

（一）断食治疗前的准备程序

首先是做好心理上的准备，要进行断食治疗的乳腺肿瘤患者，在治疗前应阅读并了解关于断食疗法的书籍或文献资料，也可以跟进行过断食治疗的人交流学习治疗经验，熟悉断食疗法的治病作用，从而达到加强自信心的目的。

其次是做好身体上的准备，断食治疗之前需采用推拿治疗对机体经络系统进行激活，使其调控作用发挥到极致。要求患者在断食治疗前，应至少接受 7 次循经推拿治疗，然后才能进入到断食治疗阶段。

最后是要磨炼肌肤，适当采用冷水浴的方式，保持外界温度在 20℃以上，反复用冷水擦洗身体，最后过渡到冷水浴阶段。当外界温度较低时，先用温水擦洗，而后渐变至冷水擦洗。该方法一般为每天 2 次为好，且在断食治疗期间也要保持这一习惯。切忌用热水擦洗，尤其是在断食治疗期间，因为此时肌肤血管处于收缩状态，贸然采用热水擦洗会使肌肤血管急剧扩张，容易导致脏器缺血而昏厥。

（二）饮食方面的准备程序

首先要逐渐降低食量，这样能够避免机体细胞产生剧烈变化，从而防止出现胃肠道功能紊乱。减食的时长为 2～5 天。具体安排如表 3-3-3-1 所示。

表 3-3-3-1　减食治疗流程表

天数	早餐内容	午餐内容	晚餐内容	备注
1	常规进食	常规进食	1 个苹果	喝水及牛奶各 1 杯
2	1 碗豆浆	1 碗米粥	同上	同上
3	同上	同上	同上	同上
4	1 碗米汤	1 碗米汤	同上	同上
5	同上	1 个苹果	同上	同上

其次要尽量戒烟戒酒，一般来讲，有吸烟或者饮酒习惯的患者，应当在断食治疗前 3 周完成戒烟或者戒酒。

此外，在人体补充水分时，最忌向水中加糖，同样也不可以喝碳酸类饮品。自断食治疗前的准备期开始，应尽量控制盐分的摄入。若是正值盛夏，机体过多地出汗流失盐分，则可以喝一点生理盐水，除此以外，禁止摄入食盐。

（三）断食治疗时期

首先要注意该阶段的生活调整，在断食治疗期间一定要遵循医生的叮嘱，与医生时刻保持密切联系，有问题及时咨询。同时，要坚持适当的体育锻炼活动，尽量避免性生活等行为。

其次要注意该阶段的心理调整，在断食治疗期间一定要有足够的心理准备，尽量克制自己的食欲。当多个患者同时接受断食治疗时，互相监督，互相鼓励，往往会取得非常好的效果。

（四）断食治疗时间

对于乳腺疾病患者一般断食治疗期限在 1 周左右为佳。

四、断食治疗手段的不良反应

（1）断食治疗手段通常会导致人体体重降低。在断食治疗期间人体内其他组织（例如肌肉组织）的量也会随之急剧降低，这会导致机体发生较为严重的肌肉及内脏组织损伤。

（2）完全断食治疗手段可能会导致人体发生水、盐、电解质代谢紊乱，酸中毒，维生素缺失，心功能衰退等并发症。

（3）当完全断食治疗结束后，机体体重会快速恢复至断食治疗前的水平，部分患者还会超出治疗前的体重水平。

五、断食治疗手段的注意事项

（1）实施间歇性断食治疗手段的患者，切不可在断食的前一天或者后一天食量大增，以防增加的食物摄入能量会抵消间歇性断食治疗的效果。

（2）断食治疗若以治疗疾病为目的，则应该同时进行针灸治疗或者推拿治疗等综合性治疗手段。

（3）在断食治疗的准备期要严格按照标准规程进行，断食治疗前的心理准备及饮食准备尤其关键。

第四节 乳腺肿瘤疾病患者饮食当中的注意事项

大多数人都会担心奶制品可能会增大患乳腺肿瘤疾病的风险，但其实这两者之间并不存在直接关联。有关健康专家建议大家：女性平均每天至少服用 1 份低脂或者脱脂奶制品，能够降低女性更年期患乳腺肿瘤疾病的概率约33%。每天服用 1 份奶制品，比如脱脂牛奶或者酸奶，是比较好的选择。

一、每日保持 4~6 份的高纤维膳食

高纤维膳食意味着人体体重会减轻，以此达到降低乳腺肿瘤疾病的风险。有关研究表明，每天摄入量高于 30g 纤维的乳腺肿瘤患者比其他患者的雌激素水平要低，而这些过多的雌激素已被证明与乳腺肿瘤疾病的发生发展有直接关系。专家学者认为

摄入全麦等谷物早餐，全麦面包及全麦面条作为晚饭。另外一种获得纤维的方式就是采用蔬菜汤作为午餐。

二、每日保持 9 份以上的高蔬果膳食

大量研究表明，蔬果中包含有丰富的植物化学物质，而这些物质能够帮助抵御包括乳腺肿瘤疾病在内的大量疾病。俄勒冈健康科学大学癌症研究中心的研究结果表明，每天摄入多于 5 份的蔬果的女性要比只吃 1～2 份蔬果的女性患乳腺肿瘤疾病的风险降低约 50%。因此，我们要在任何可能的情况下获取蔬果，例如在早餐的麦片粥中加入一些葡萄干，或者在下午茶期间吃一些杏干。绝大多数的蔬果中含有的热量均低于 100cal，因此不要担心它们的热量，当然，对于水果干我们还是要特别关注的，有些水果干的热量很高。比如 5 个西梅干就含有约 100cal 的热量，而 5 个杨桃干则含有约 150cal 的热量。

三、每周喝 2～3 杯绿茶

虽然某些患者对于绿茶的味道表示难以接受，但是每周喝 3 杯绿茶确实很有益处。研究表明，绿茶能够延缓肿瘤细胞的生长繁殖。南加州大学的一项调查研究表明，每周喝 3～4 杯绿茶的女性要比从不饮用绿茶的女性患乳腺肿瘤疾病的概率低至 40%。

四、每周食用 3～4 次鱼类

冷水鱼类，比如鳗鱼、比目鱼、三文鱼、金枪鱼、鳕鱼、沙丁鱼、青鱼等，它们都富含有 OMEGA-3 不饱和脂肪酸，可以杀死早期乳腺肿瘤细胞从而达到预防乳腺肿瘤疾病的目的。有关研究表明，每天摄入至少 50g 这些鱼类的女性比极少或基本不吃这类鱼类的女性患乳腺肿瘤疾病的风险降低约 25%。当然，每天不要摄入多于 1.5kg 的汞含量较高的鱼类，尤其是处于怀孕或者哺乳期的女性，因为汞会导致胎儿的神经系统受损。

五、留意益于健康的脂肪类食物

在坚果、橄榄油或者芥菜中，研究人员发现了单一不饱和脂肪酸能够预防疾病发

生。研究表明，经常摄入单一不饱和脂肪酸可以降低患乳腺肿瘤疾病的风险约40%。另一方面，经常摄入从大豆、红花、葵花籽、海鲜等提取发现的多不饱和脂肪酸，能够增大患乳腺肿瘤疾病的概率达65%。那么我们怎么办才是最好的呢？维持每天摄入热量的约20%来自脂肪类食物，而这其中大部分应是单一不饱和脂肪酸。红肉中所含的动物性脂肪以及全脂奶制品同样会导致乳腺肿瘤疾病发生率提升，最极端的方式当然是不吃红肉，不过显然这很难办到，退而求其次，建议每周可以少吃一点。

六、尽量避开糖类食物

大多数饮品及垃圾食品中的精炼糖会影响机体的胰岛素水平，有关研究表明，人体中的胰岛素水平比较高的女性更容易诱发乳腺肿瘤疾病。因此应尽量控制糖类摄入。偶尔食用并无大碍，比如每周吃1次或者2次，或者吃几块巧克力，再或者喝一点低脂巧克力奶。

七、远离酒精

众所周知，酒精会提高乳腺肿瘤疾病发生率，每天饮用1～3杯酒的女性患乳腺肿瘤疾病的概率要比其他人高约10%。营养学家大多认为每周的酒精摄入量不能超过2杯，但若你需要饮用更多的酒，切记要同时补充多种维生素或者叶酸。因为这些矿物元素能够将中等酒精摄入量的女性患者发生乳腺肿瘤疾病的概率降低约25%。

八、维持健康的体重范围

处于成年时期的女性，若体重超标数高于正常体重约15kg时，患绝经期乳腺肿瘤疾病的概率将要比其他正常体重的女性高出约1倍。尤其是怀孕期间，同样要关注体重变化，若体重增加超过10kg，并且在生产之后依然没有成功减掉这部分体重，那么该类女性人群患绝经期乳腺肿瘤疾病的危险要比其他正常体重的女性高出约40%。每星期坚持锻炼时长达1小时以上，略微出一点汗的运动型女性，又或者仅仅是坚持散步，依然比完全没有运动习惯的女性发生早期乳腺肿瘤疾病的概率低约35%。

九、改变饮食习惯

预防过度肥胖就要少吃油炸的食物、动物性脂肪、甜点，也不要过度补充营养品，而应该多吃蔬果，多吃粗粮。黑豆或者黄豆最好，此外，还应该多吃黑芝麻、黑木耳、核桃、蘑菇。

第五节　精神调整

心理精神因素、社会因素等对乳腺肿瘤疾病的发生发展及预后都有非常重要的作用，人体的不良情绪也成为该疾病的诱发因素。因此，一方面要求患者要提升自身素养，性格开朗，遇事豁达，时刻保持良好的心态，防止不良情绪刺激疾病发生发展。例如悲伤、忧愁、紧张、懊恼、动怒等。要去除恐惧肿瘤的心理，建立必胜的信念。另一方面，医生也要耐心开导患者，让其缓解甚至消除不良情绪的干扰，这样才能够利于疾病的康复。

乳腺作为人体内分泌腺的靶器官，它的功能会受到下丘脑－垂体－卵巢轴的综合控制调节。机体情绪的变化往往会影响神经－内分泌系统的正常调控功能，从而导致乳腺疾病的发生。临床上比较常见的乳腺疾病患者在发病之前，都会有较为显著的精神因素作为诱因，并且病情会随着情志变化而发生变化。当乳房出现胀痛感觉或者有肿块时多伴有情绪上大起大落，并且出现胸闷气短、精神萎靡、夜不能寐等症状。

乳腺肿瘤疾病患者应积极配合医生的治疗，要深刻了解到乳腺肿瘤疾病本身并非癌前期病变，其中只有一小部分存在癌变的可能性。倘若患者总是存在惊恐、害怕癌变的负面情绪中，这对乳房的不利影响是可想而知的。

乳腺肿瘤疾病的发生发展，以及乳腺疾病的轻与重，一般而言都与患者精神因素密切相关。而随着现代医学模式的变化，心理及社会因素对该疾病的发生发展及预后都具有重要的影响。其中，不良的情绪更容易引起该病的发生。因此，正确认识乳腺增生疾病，进而保持乐观良好的心态，消除恐惧和紧张的情绪，树立战争疾病的信心。

参考文献

[1]李云英，只向成，于谦，等乳腺纤维瘤 10316 例临床病理分析 [J]. 肿瘤防治研究，1997，24（4）：230-232.

[2]Baildam AD, Higgins RM, Hurley E, et al. Cyclosporin A and multiple fibroadenomas of the breast[J]. Br J Surg, 1996, 83(12): 1755-1757.

[3]李云英，李华民，石松魁，等.乳腺纤维瘤癌变 [J].中国肿瘤临床，1994，21：760-762.

[4]刘复生，刘彤华.肿瘤病理学 [M].1 版.北京，北京医科大学 – 中国协和医科大学联合出版社，1997：1604-1615.

[5]谷振声.实用乳腺外科病理学 [M].1 版.北京，人民军医出版社，1991：89-105.

[6]McDivitt RW. Histologic types of benign breast disease and the risk for breast cancer[J]. Cancer, 1992, 69 (6): 1408-1414.

[7]田艳涛，牛昀.乳腺纤维瘤癌变及肉瘤变 [J].实用肿瘤杂志，1996，11 (2)：93-95.

[8]Levi F, Randimbison L, Te VC, et al. Incidence of breast cancer in women with fibroadenoma[J]. Int J Cancer, 1994, 57(5): 681-683.

[9]Ciatto S, Boanrdi R, Zappa M, et al. Risk of breast cancer subsequent to histological or clinical diagnosis of fibroadenoma retrospective longitudinal study of 3938 cases[J]. Ann Oncol, 1997, 8(3): 297-300.

[10]徐开梦，唐敖荣.乳腺疾病影像诊断与治疗学 [M].1 版.上海，上海科技教育出版社，1996：141-148.

[11]Holcombe C, Pugh N, Lyons K, et al. Blood flow in breast cancer and fibroadenoma estimated by colour Doppler ultrasonography[J]. Br J Surg, 1995, 82(6): 787-788.

[12]Psarianos T, Kench JG, Ung OA, et al. Breast carcinoma in a fibroadenoma diagnosis by fine needle aspiration cytology[J]. Pathology, 1998, 30(4): 419-421.

[13]王永胜，李树玲.乳头溢液癌胚抗原检测及其病变病理组织学检查用于乳腺癌早期诊断的研究.著名肿瘤外科专家李树玲论文选集 [J].1 版.天津，天津科学技术出版社，1995：381-394.

[14]梁廷波，郑树森，郑君，等.乳管内乳头状瘤的影像学诊断 32 例报告 [J].中华普通外科杂志，1999，14 (1)：75.

[15]王小燕，余俐玲，蔡贤村，等.彩超与高频声像图对乳腺导管内乳头状瘤的诊断应用 [J].中国超声医学杂志，1997，13：69-70.

[16]陆德铭，等.实用中医乳房病学 [M].1 版.上海：上海中医学院出版社，1993.

[17]顾乃强，等.实用中医乳房病学 [M].1 版.上海：上海科学技术出版社，1993.

[18]曹月敏，王国佩.乳腺外科学 [M].1 版.石家庄，河北科学技术出版社，1991.

[19]韩锐.肿瘤化学预防及药物治疗 [M].1 版.北京：北京医科大学 – 中国协和医科大学联合出版社，1991.

[20]李佩文，赵建成.恶性肿瘤并发症实用疗法 [M].1 版.北京：中国中医药出版社，1995.

[21]郁仁存.中医肿瘤学 [M].1 版.北京：科学出版社，1993.

[22]李佩文.癌症的中西医最新对策 [M].1 版.北京：中国中医药出版社，1995.

[23]孙燕，余桂清.中西医结合防治肿瘤 [M].1 版.北京：北京医科大学 – 中国协和医科大学联合出版社，1991.

[24]汤钊猷.现代肿瘤学 [M].1 版.上海：上海医科大学出版社，1993.

[25]阙华发，吴雪卿，陈前军，等.陆德铭扶正治为主防治乳腺癌复发转移到经验 [J].辽宁中医杂志，1998；25：297-298.

[26]蔡宇，金君梅，等.中医药防治化疗毒副反应研究概况 [J]，天津中医，1998；15：47-48.

[27] 石丽娟，等 . 中医药治疗肿瘤化疗所致呕吐的研究进展 [J]. 辽宁中医杂志，1998；25：143-144.

[28] 林洪生，等 . 乳腺癌的中西医结合治疗进展 [J]. 医学理论与实践，1997；10：244-245.

[29] 张佩秋，等 . 乳腺癌的中医诊治概况 [J]. 中国中医药信息杂志，1996；3：27-28.

[30] 金静愉郁仁存 . 乳腺癌中西医结合诊治方案 [J]. 中国肿瘤，1995；4：7-10.

[31] 周雄顺，邬勇，谢长生 . 略论乳腺癌的诊治原则 [J]. 浙江中药学院学报，1995；19：3-4.

[32] 吴建新，等 . 论乳腺癌的中医药治疗 [J]. 中医药研究，1994；5：8-10.

[33] 周之勤，等 . 生肌玉红膏治疗乳腺癌手术后切口溃疡 [J]. 北京中医学院学报，1993；16：47.

[34] 王荣 . 辨证用药外治乳腺癌根治术后感染 10 例 [J]. 山西中医，1996；12：34-35.

[35] 刘嘉湘，等 . 现代中医药应用与研究大系，第十四卷 [M]. 1 版 . 上海：上海中医药大学出版社，1996.

[36] 余朋千，雎文发，等 . 实用中西医肿瘤治疗大全 [M]. 1 版 . 重庆：重庆大学出版社，1995.

[37] 杨宝印 . 癌症的中药治疗 [M]. 1 版 . 石家庄：河北科学技术出版社，1992.

[38] 谭支绍 . 抗癌食疗 [M]. 1 版 . 南宁：广西科学技术出版社，1992.

[39] 侯如蓉 . 乳腺癌的防治 [M]. 北京：科学技术文献出版社，1996.

[40] 周国平 . 癌症秘方、验方、偏方大全 [M]. 1 版 . 北京：中国医药科技出版社，1992.

[41] 王本祥 . 现代中药药理学 [M]. 第一版，天津：天津科学技术出版社，1997.

[42] 陈奇 . 中药药理研究方法学 [M]. 1 版 . 北京：人民卫生出版社，1996.

[43] 赵长琦，许有玲，等 . 抗肿瘤植物药及其有效成分 [M]. 1 版 . 北京：中国中医药出版社，1997.

[44] 李振 . 恶性肿瘤的化学治疗与免疫治疗 [M]. 1 版 . 北京：人民卫生出版社，1990.

（王　双　陈丽娟）

第四篇
乳腺囊肿

第一章 概述

随着当今医疗水平的不断提高，人类医学对乳腺疾病有了更加深入的认识及了解，乳腺囊肿逐渐被更多人所熟知。乳腺囊肿病是以乳腺小叶、小管及末梢导管高度扩张而形成囊肿为主要特征，同时伴有其他结构不良病变的疾病，一般又称乳腺囊肿增生症（病）。医学上，乳腺囊肿种类繁多，但大多在临床上比较罕见，如分泌性囊肿、蓝顶囊肿、假性囊肿以及乳腺管内乳头状瘤等，而最常见的是单纯囊肿、乳腺积乳囊肿、外伤性乳房出血性囊肿和乳腺纤维性囊肿，其中又以单纯囊肿最为多见。

所谓乳腺单纯囊肿，主要是由于内分泌紊乱引起导管上皮增生，管内细胞增多，致使导管延伸、迂曲、折叠，折叠处管壁因缺血而发生坏死，形成的囊肿。乳腺单纯囊肿在女性所有病变中所占比例大概为 8%，是一种乳腺的良性病变，但也有 0.2%～2.3% 的概率导致恶变。

所谓乳腺积乳囊肿，又称为乳汁淤积证，是哺乳期因一个腺叶的乳汁排出不畅，致使乳汁在乳内积存而成。临床上较常见的乳腺结构不良、炎症、肿瘤的压迫造成乳腺腺叶或小叶导管上皮脱落或其他物质阻塞导管以后，乳汁排出不畅而淤滞在导管内，致使导管扩张形成囊肿。囊肿可继发感染导致急性乳腺炎或乳腺脓肿，如果不继发感染可长期存在，囊内容物变稠，随时间的推移可使囊内水分吸收，而使囊肿变硬。囊肿壁由薄层纤维组织构成，内面衬以很薄的上皮细胞层，有些地方甚至脱落，囊内为淡红色无定型结构物质及吞噬乳汁的泡沫样细胞，囊肿周围间质内可见多量的单核细胞、类上皮细胞、多核巨细胞、淋巴细胞和浆细胞浸润，还可见小导管扩张及哺乳期腺小叶组织。

所谓外伤性乳房出血性囊肿，又称外伤性乳房血肿，是由于各种原因引起的乳房血管断裂出血以致形成局部的血性囊肿，称为外伤性乳房出血性囊肿，外伤史及肿块穿刺抽出血液是诊断本病的重要依据。

所谓乳腺纤维性囊肿，又称乳腺小叶增生、乳腺结构不良症、乳腺囊性增生病等，是由于乳腺组织也随月经周期而发生变化，体内激素比例失衡所导致的乳腺增生后复旧不全，引起乳腺组织增生，切除组织呈黄白色，质韧，无包膜，切面见多数散在的小囊，系囊状扩张的大小导管，称之为乳腺纤维性囊肿。

因临床上乳腺囊肿的主要表现是乳内肿物，常被误诊为乳腺肿瘤，需加以鉴别。乳腺囊肿是危害女性健康的头号杀手，更年期女性更容易患乳腺病，但是近年来人们发现，乳腺囊肿这类疾病渐渐有了年轻化的趋势，更应当引起广大女性朋友的关注及重视。

第一节　病因病机

一、中医病因病机

乳房位于胸前第 2~6 肋骨水平之间，与经络的关系密切。如：足阳明胃经行贯乳中；足太阴脾经络胃上膈，布于胸中；足厥阴肝经上膈，布胸胁绕乳头而行；足少阴肾经，上贯肝膈而与乳联；冲任二脉起于胞中，任脉循腹里，上关元至胸中，冲脉夹脐上行，至胸中而散。故有"男子乳头属肝，乳房属肾；女子乳头属肝，乳房属胃"之称谓。故乳房疾病多与肝、胃、肾经及冲任二脉有密切联系。因此，中医基础理论认为：乳腺疾病的发生，主要由于肝气郁结，或胃热壅滞，或肝肾不足，或痰瘀凝结，或乳汁蓄积，或外邪侵袭等，皆可影响肝肾、脾胃的功能而产生的病变。如《外证医案汇编》说："乳证，皆云肝脾郁结，则为癖核；胃气壅滞，则为痈疽。"

（一）乳腺单纯囊肿、乳腺积乳囊肿和外伤性乳房出血性囊肿的中医病因病机

乳腺单纯囊肿、乳腺积乳囊肿和外伤性乳房出血性囊肿均属于我国传统医学"乳癖"的概念范畴。中医乳癖是以乳房有形状大小不一的肿块，疼痛，与月经周期相关为主要表现的乳腺组织的良性增生性疾病。《疡科心得集，辨乳癖乳痰乳岩论》云："有乳中结核，形如丸卵，不疼痛，不发寒热，皮色不变，其核随喜怒消长，此名乳癖。"本病可发生于青春期以后的任何年龄，据统计其发病率约占育龄期妇女的50%，目前其发病仍呈上升趋势，已成为危害女性身心健康且不可忽视的疾病之一。

其病因多为外感六淫邪毒，内伤情志、劳倦、饮食及因此产生的内在病理因素痰浊、气滞等。病机总属肝气郁结，肝肾不足；或冲任失调，气血凝滞。中医学理论认为，肝肾、冲任精血充沛，气机条达，月事依时而至，乳房发育良好，若情志不遂，郁怒伤肝，肝郁气滞，气血凝结乳络，乳络经脉阻塞不通引起乳房疼痛，肝气郁久化热，热灼津液为痰，气滞痰凝血瘀而形成乳房肿块。或又因冲任失调，有的气血

淤滞，或阳虚痰湿内结，经脉阻塞而导致乳房结块、疼痛、月经不调等。而肝肾、冲任气血失调，又有先、后天之区别，女性青春期多为先天之精不足，生长发育受限，肝气郁滞于乳房，形成乳癖，属肝郁肾虚型；中年期是发病的高峰时期，常为情志所伤，以致气机郁滞，冲任失调，属肝郁气滞型；更年期也可以出现乳癖，是冲任气血不足，肝肾虚亏，天癸衰竭，经气不畅，日久成癖块。

1. 外感六淫

外感六淫邪毒，风、寒、暑、湿、燥、火皆致病，妇人是"以血为本"，寒、热、湿更容易与血相搏而导致发生乳癖；或素体内寒阳虚，生活不节，过食寒凉生冷，使脏腑、血气经络凝滞而致乳癖；或素体多因外感火热阳盛，过食温燥辛热之品，或七情过度，五志化火等致脏腑气血阴阳失调而致乳癖；或湿性重浊粘滞，阻滞气机，湿郁日久化热则成湿热，湿热日久造成聚液成痰为湿毒而致乳癖。

2. 情志内伤

人皆有喜、怒、忧、思、悲、恐、惊之情绪变化，如果在正常的生理耐受限度内，则不会致病。若长期承受精神刺激，或突然受到剧烈的精神刺激，超过了个体生理所能调节的范围，便可致病。古代医家认为情志因素对乳癖的发病影响很大。陈实功《外科正宗》认为"乳癖多由思虑伤脾，怒恼伤肝，郁结而成也"。祁坤《外科大成》记载"由肝郁脾虚者，……又郁结伤脾者"。《潘氏外科秘本九种·疬症歌诀》曰："乳癖厥阴郁积成，喜消怒长卵之形。"《罗氏会约医镜·乳病门》曰："大凡乳证，因恚怒者……"而在七情致病中尤以忧、怒、悲影响较重。在现代社会中，女性同男性一样，肩负着社会责任、生活压力，同时还有家庭义务，使得每月的月经来潮，情绪更易波动。忧、怒、悲等不良情绪多先伤气，最易伤肝，因肝禀将军之性，体阴而用阳，稍有情志不遂则肝气自郁于本经，导致疏泄失常，轻则双乳胀痛，重则无形之气滞化为有形之结而发本病。

3. 劳倦内伤

由于工作操劳过度，尤其是长期体力透支，自我加压，以及社会环境、生活习惯、心理、生理诸多因素，导致劳力过度，消耗元气，损伤肾脏及脾胃，脾胃虚弱加之肾气虚损，无以灌养冲任，冲任失调而成本病。《圣济总录》有"妇人以冲任为本，若失之将理，冲任不和，阳明经热，或为风邪所害，则气壅不散，结聚乳间，或硬或肿，疼痛有核"的论述。房劳、劳力过度，耗伤元气；肾为藏精之脏，赖后天脾胃所养，劳伤日久，脾胃乃伤，久则肾益虚，无以灌养冲任，冲任失调而生乳癖。

4. 饮食内伤

近年，绝经后妇女患乳癖者越发增多，其与当今饮食摄入过多肥甘厚味之品，过多营养素、生长素、雌激素等有关。脾胃为后天之本，以化生为人体所需的营养物质，灌溉五脏六腑，来维持人体正常的生理功能。若饮食没有节制，暴饮暴食，或贪凉饮冷，损伤脾胃，导致脾虚胃弱，无力推动人体的正常运行，气血运行不畅，产生气滞、血瘀、痰凝等病理产物，这些病理产物停滞于乳房局部，即可导致本病。邹伍峰《外科真诠》中云："乳癖总由形寒饮冷，加以气郁痰饮流入胃络，积聚不散所致。"

5. 继发病因

（1）痰浊：若先天不足，脾胃虚弱，或贪凉饮冷、暴饮暴食，损伤脾胃，脾失健运，则清阳不升，浊阴不降，留于中焦，生湿聚痰；肝主疏泄，肝气条达则气行，可推动津液顺利布散于全身，肝失疏泄，气滞则津液停留于身体局部，肝郁化火，炼液成痰，痰气结于乳房而成乳癖。

（2）气滞：外邪、内伤或痰瘀导致气机运行不畅，郁于体内而不得外发。肝主疏泄，通调气机，又影响冲任二脉的通畅，肝郁气滞则津液布散于周身的功能失司而形成乳癖。气滞则血瘀，痰瘀同源，二者交结不散更易形成包块。

6. 诱发因素

烦劳过度、情志过激皆可诱发或加重本病。

乳癖的发生可由单一脏腑偏胜致病，亦可由多个脏腑偏胜、偏衰致病。在临证中单独由心情抑郁引起的肝气郁结，脾失健运，痰湿内生多见于青年妇女；复合因素致病的，多因肝肾不足、冲任失调引起，多见于中年及中年后妇女。

（二）乳腺纤维性囊肿的病因病机

乳腺纤维性囊肿属于我国传统医学"乳病"的概念范畴。儿童或者中老年人在乳晕部出现疼痛性结块，成为"乳病"。该病好发于 50～70 岁的中老年女性，10 岁之前的女孩，13～17 岁的男孩。

其病因多责之于七情内伤、劳倦内伤两个方面，病机总属肝气郁结，肝肾不足。中医学认为乳头属肝，男子乳房属肾，故而该病与肝肾密切相关。男子发病多因肾气不充，肝失所养；女子发病多因情志不畅，肝气郁结，气郁化火，炼液成痰，痰气互结，脉络失和，气滞痰凝；中老年男性发病又多因年高肾亏，或房劳伤肾，虚火自炎，或情志不畅，气郁化火，进而灼津炼液为痰，最终导致痰火互结而成此病。

二、西医病因病理

（一）乳腺单纯囊肿

1. 病因

现代医学理论一般认为乳腺单纯囊肿的发生与内分泌平衡失常有关。其主要表现为黄体酮分泌减少或缺乏，雌激素水平相对增高，使黄体酮与雌激素的比例失调。另外，乳腺细胞对激素的刺激敏感性异常增高。该两种激素在人体内的水平直接受垂体激素的影响，故垂体激素代谢失常更可引起雌激素和黄体酮分泌的失调，异常的激素乳腺组织，是乳腺导管上皮增生，管内细胞增多，致使导管伸长、迂曲、折叠，折叠所形成的锐角处管壁坏死，管壁细胞停止繁殖，进而形成囊肿以及管壁萎缩。囊肿内容为上皮细胞残留或瘀血，可引起轻度炎症。

2. 病理

乳房单纯性囊肿在病理上一般指囊肿壁内衬一层扁平上皮而无明显增生表现的囊肿。囊肿的形成主要是有末梢导管高度扩张所致。囊肿体积可大可小。直径在2mm以下的囊肿为微囊肿；直径在5mm以下，称为囊肿的早期阶段；直径在7mm以上者，称为囊肿的晚期阶段；直径在5~7mm之间，称为过渡阶段。腺病的上皮增生程度比囊肿病轻得多。囊肿完全是病理性的，囊肿病中的导管上皮增生症是乳腺癌的来源。临床病理可见孤立性的大囊，也可见大囊附近又有多个小囊。囊内常含有淡黄色液体或棕褐色血性液体。通常囊壁较薄、光滑，带有折光性。镜下所见只是小导管囊性扩张，而囊壁内衬上皮无明显增生，大的囊肿因其囊内压力升高而使内衬上皮变扁，甚至全部萎缩消失。其囊壁由肉芽组织构成，常见异物巨细胞反应或泡沫状细胞聚集成团。较小的囊肿上皮为立方状或柱状，增生不明显。若囊壁上皮有乳头状生长则成为乳头状囊肿；乳头可谓没有间质的简单乳头，也可发展为具有纤维脉管间质的复杂分支状乳头。

（二）乳腺积乳囊肿

1. 病因

早期囊肿内为稀薄的乳汁，以后由于囊肿长期存留，乳汁中水分被吸收使乳汁浓缩为乳白色黏稠物，如炼乳。偶可为凝乳块，甚至像奶粉一样呈固体状态。临床上较常见的乳腺结构不良、炎症、肿瘤的压迫造成，乳腺腺叶或小叶导管上皮脱落或其他物质阻塞导管以后，乳汁排出不畅而淤滞在导管内，致使导管扩张形成囊肿。这些原因中，大多数的积乳囊肿是在哺乳期或妊娠期患急性乳腺炎等感染性疾病，或哺乳期及妊娠期的乳腺外伤或手术致各级乳管的不同程度狭窄，尤其乳腺大导管及乳头下输乳管狭窄所引起。也有的是因为哺乳习惯不好，均可使乳汁不能及时排空而导致所分泌的乳汁积滞在乳腺某一部位，因所属腺泡及末端乳管乳汁积存，腺泡破坏，彼此融合，或乳腺腺叶或小叶导管上皮脱落或其他物质阻塞导管，进而形成大小不等的囊肿，形似球样。

2. 病理

肉眼看，积乳囊肿为灰白色，可为单房或多房性，内含乳汁或乳酪样物，小者直径不足 0.5cm，大者达 8cm，一般在 1~5cm，临床上患者多为 40 岁以下的曾经哺乳的妇女，多在产后 1~5 年内发现。由于囊肿柔软临床上可摸不到肿块而由钼靶 X 线或超声乳腺红光检查治疗仪意外发现，或可触到一光滑活动肿块。在钼靶 X 线上积乳囊肿可发生在乳腺的任何部位，一般位置较深。肿块轮廓清楚，边缘光滑锐利，根据积乳囊肿形成的时间及内容物成分不同，钼靶 X 线上呈不同程度表现类型。积乳囊肿形成早期水分较多时，可表现为圆形或卵圆形致密结节，密度均匀，此表现可称为致密结节型积乳囊肿。积乳时间较长时，水分吸收，乳汁稠厚或积乳囊肿内含有大量脂肪，则表现为圆形或卵圆形，部分或全部高度透亮的结构，囊壁光滑整齐，此型称为透亮型积乳囊肿。积乳囊肿表现为致密型还是透亮型，主要取决于囊肿的内容物成分。囊壁厚薄不一，壁完整，多数为纤维组织构成。囊内大多为黏稠乳酪样或稀薄的白色乳汁，少数为褐色或淡黄色液体。同时，囊肿可继发感染导致急性乳腺炎或乳腺脓肿，如不继发感染也可长期存在，囊内容物变稠，随时间的延长可使囊内水分被吸收而使囊肿变硬，形成致密的乳石。镜下可见：囊内为淡红色无定型结构物质及吞噬乳汁的泡沫样细胞、囊肿周围间质内可见多量的单核细胞、类上皮细胞、多核巨细胞、淋巴细胞浸润，还可见小导管扩张及哺乳期腺小叶组织。

（三）外伤性乳房出血性囊肿

1. 病因

体型肥胖者或在哺乳期的妇女，乳房较丰满，当突然受到钝性挫伤或暴力冲击时，乳房内的部分小血管会在突然冲击下断裂，进而会引起乳房腺体内或乳房皮下组织的局部出血，即形成局部血肿；或者是由于某些乳房的局部手术，术中止血不严密而引起术后乳房血肿，进而形成囊肿；亦有少数出血性疾病的乳房外伤，如血小板减少及白血病等也可引起乳房血肿性囊肿，但在临床中较少见。

2. 病理

血肿的表面为暗红色出血斑块，切开后囊内有暗红色血液或暗红色不退的陈旧性血液，随着时间的延长，在血肿的外面会形成纤维组织增生膜，而构成完整的囊肿壁。

（四）乳腺纤维性囊肿

1. 病因

乳腺纤维腺瘤好发于年轻女性，但详细发病机制不祥，一般认为与以下因素有关：

（1）性激素水平失衡，如雌激素水平相对或绝对升高，雌激素的过度刺激可导致乳腺导管上皮和间质成分异常增生，形成肿瘤。

（2）乳腺局部组织对雌激素过度敏感。

（3）饮食因素，如高脂、高糖饮食。

（4）遗传倾向。

2. 病理

纤维性囊肿一般呈圆球形或椭圆形，直径多在 3cm 以内，表面光滑，呈结节状，质地较韧，富有弹性，边缘清楚，可有完整的包膜。囊肿表面可见有微突的分叶。切面质地均匀，灰白色或淡粉色，囊肿实体略外翻。若上皮成分较多则呈浅棕色。管内型及分叶型纤维腺瘤的切面可见黏液样光泽，并有大小不等的裂隙。管周型纤维腺瘤的切面不甚光滑，呈颗粒状。病程长的纤维囊肿间质常呈编织状且致密，有时还可见钙化区或骨化区。

第二节　临床表现

一、乳腺单纯囊肿

乳腺单纯囊肿发病高峰年龄多在 30～50 岁，35 岁以前以及绝经以后均很少见。患者往往是在洗澡或者无意中发现乳房肿块，大而单发的囊肿多数为圆形；小而多发的囊肿多为椭圆形，边缘光整，边界清楚，可活动。囊肿直径从数毫米到数厘米不等。常表现为月经来潮前乳房胀痛，但乳房大小无变化。肿块逐渐增大、增多，多发囊肿及双侧为常见。单发囊肿一般无血性液体，如有则为囊内肿瘤。穿刺检查液体性质已列为本病的常规检查项目。单发囊肿内多为浆液性或淡黄色液体，也可因囊内坏死有棕褐色血性液体。绝经期妇女的单纯囊肿，可以自行缩小或者消失，但也并非完全如此。临床医生应严密观察其变化。

囊肿摘除后常常会有复发。在年龄较大、脂肪含量较多的乳房内，囊肿内容物为血性液体，可因含铁血黄素而在 X 线片上显示为较高密度。囊肿随着月经周期的改变而逐渐增大。囊肿内液体少量增加者，则其张力不高。由于某些原因，有时短期内囊肿分泌较多的液体，张力明显升高。绝经后囊肿往往自行缩小，偶尔甚至可以消失。单发囊肿生长迅速，患者主诉在一夜之间发现乳房肿块。此点在鉴别诊断上很重要，可与生长缓慢的实质性纤维腺瘤相鉴别。另外，幼女乳房中偶尔亦可出现囊肿。

二、乳腺积乳囊肿

本病多发生于育龄期妇女，多见于哺乳或妊娠期的中年妇女，尤以哺乳期妇女在断乳后更多见。乳房肿块为主要体征。

初发症状皆为局部肿块，有的伴发红、烧灼感或轻微疼痛，时大时小（哺乳后或按摩以后缩小）。多在无意中发现，后逐渐增大。停止哺乳后不再增长，但亦不消失。有些患者在挤压囊肿时，可有类乳样液体从乳头处排出。个别病例有炎症病史。

多以单发性肿块出现，圆形或椭圆形，稍突出于表面，触之表面光滑，有弹性，局部界限清楚，活动度大，与皮肤不粘连。出继发感染外，同侧腋下多无肿大淋巴结，但也有因有炎症病史，囊肿与周围组织粘连，时间久后，表面不光滑，界限不清，波动不明显，有时常常怀疑为恶性病变。

三、外伤性乳房出血性囊肿

患者多有明显的乳房挫伤史、锐性或钝性的刺伤或撞伤，尤其对肥大或哺乳期的大乳房，伤后症状更甚，早期表现为乳房胀痛、疼痛、局部皮肤青、紫、肿现象。有部分患者的出血可自行吸收，未被吸收者，日久形成血肿，继而血肿逐渐吸收钙化而形成纤维性硬结，如血肿吸收慢或未被吸收，可形成血性囊肿，可发生在乳房的任何部位，大小不等，活动性差，有囊性感，部分患者有腋窝淋巴结肿大。

四、乳腺纤维性囊肿

乳腺纤维腺囊肿好发于青少年女性，以 18～25 岁最为常见，最主要的临床表现就是乳房肿块，而且多数情况下，乳房肿块是本病的唯一症状。乳腺纤维腺瘤的肿块多为患者无意间发现，一般不伴有疼痛感，亦不随月经周期而发生变化。少部分病例乳腺纤维腺瘤与乳腺增生病共同存在，此时则可有经前乳房胀痛。

乳腺纤维腺囊肿的肿块好发于乳房的外上象限。腺瘤常为单发，亦有多发者。腺瘤呈圆形或卵圆形，直径以 1～3cm 者较为多见，亦有更小或更大者，偶可见巨大者。表面光滑，质地坚韧，边界清楚，与皮肤和周围组织无粘连，活动度大，触之有滑动感。腋下淋巴结无肿大。腺瘤多无痛感，亦无触痛。其大小性状一般不随月经周期而变化。肿块通常生长缓慢，可以数年无变化，但在妊娠哺乳期可迅速增大，个别的可于此时发生肉瘤变。

第三节　辅助检查

一、乳腺单纯囊肿

1. 乳房钼靶 X 线摄片

大多可见圆形或椭圆形、边缘完整、密度均匀的致密阴影。因囊肿压迫周围脂肪组织，故在囊肿壁周围常见透明晕。囊内有出血时其密度因含铁血黄素与正常组织相对比较高。囊肿边缘光滑，边界清楚。大的囊肿因膨凸于皮下组织，可使皮肤膨隆但皮肤并不增厚。囊壁偶尔可呈"蛋壳"或"斑点"样钙化，可使透亮度增高。

2. 超声检查

乳房单纯性囊肿可见典型的液性暗区。超声检查可根据回声图和声像图的进出波形来确定囊肿的部位、大小和范围。也可在 B 超引导下，准确地进行囊肿穿刺，可诊治囊肿。

3. 针吸细胞学检查

用针穿刺抽吸可见到浆液状或淡黄色或褐色血性液体。穿刺可做肯定性的诊断，并可正确估计囊肿的大小。同时，也可在抽出液体后向囊内注入气体，行囊肿充气 X 线造影，这样还可以了解囊肿腔内有无隐藏的癌肿、乳头状瘤或囊内上皮增生的存在。细胞涂片除了能见到腺上皮细胞外，还可见较多的泡沫细胞。其细胞大小不一，圆形，边界较清楚，核小，呈圆形或椭圆形，核染色质细颗粒状，核膜明显，胞浆极为丰富，充满大小不等的泡沫而呈泡沫状。

穿刺还可以抽尽囊肿内容物后，注入碘水造影剂，轻度刺激囊肿内壁，促使囊腔自行封闭，约有95%的患者可以自行封闭。故穿刺还有治疗意义。

穿刺造影的注意事项：用针头将囊肿内液体尽量抽完，注入等量空气，针头留置拍摄第 1 张 X 线片；然后再注入碘水造影剂，仍将针头留置在囊腔内，拍摄第 2 张 X 线片，摄片后再抽去造影剂，以免因造影剂滞留而引起疼痛。

二、乳腺积乳囊肿

1. X 线表现

多呈圆形或椭圆形的透亮区，大多数体积较小，直径在 1～1.5cm，偶尔可大至

3cm，轮廓锐利光滑，呈脂肪样密度。可见于乳腺的任何部分，但最常见于乳房的较深部位。

2. 超声检查

在乳腺的反射波中，相当于乳腺的囊肿部位出现典型伪液性或液性暗区，其边界清楚。回声图显示液平前后有明显的进出囊壁反射，两囊反射间的距离即代表囊肿的前后径。

3. 针吸细胞学检查

对积乳囊肿的穿刺多易成功。病程较短者，抽出液为新鲜乳白色乳汁或乳白色浑浊液体；病程较长者，抽出液体多为黄白色黏稠乳酪样物。穿刺吸出乳汁后肿块常可缩小但不能消失。其细胞学特点是：镜下可见大小不等的脂肪滴和大量肿胀变性的乳汁分泌细胞。

三、外伤性乳房出血性囊肿

乳房钼靶 X 线摄片可见有密度影较高的阴影，周围有透明晕带。B 超可见典型液性平面暗区。穿刺可抽出血性液体，是诊断本病的可靠依据。

四、乳腺纤维性囊肿

钼靶 X 线摄片对诊断有帮助，可见不规则增强阴影中有圆形透亮环，但有时不易与乳腺癌透亮环鉴别；彩超高频声像图对诊断纤维囊肿的正确率较高，显示无回声肿块，周围无高速低阻的血流图像。

第四节　诊断与鉴别诊断

一、乳腺单纯囊肿

1. 诊断

（1）病史短，乳房内可触及多发性囊性肿物，常位居外上象限。

（2）椭圆形乳内肿块，边界清楚。囊性感明显，活动好。

（3）穿刺有液体抽出即可诊断。

2. 鉴别诊断

（1）脂肪瘤：脂肪瘤易发生在脂肪丰富的大乳房内，也可见于中年妇女和绝经后妇女。单纯性囊肿少见于绝经后妇女。脂肪瘤触之无囊性感，且生长较缓慢，这与囊肿可相鉴别。

（2）乳腺癌：乳腺癌的肿块形态不规则，质地坚硬，活动度差，或有腋下淋巴结肿大，其与单纯性囊肿的鉴别并不困难。但有的囊肿内有血性液体，X线片表现与乳腺癌相似，故应根据其他临床症状和体征及辅助检查做出鉴别诊断。一般针吸细胞学检查可明确诊断。但值得注意的是，以穿刺检查的液体性质来鉴别乳腺癌与囊肿，同时还可鉴别是单发性囊肿或多发性囊肿，或囊内有无肿瘤。

二、乳腺积乳囊肿

1. 诊断

根据病史及体征，再做穿刺常可确诊，本病有以下特点：

（1）发病时间常在哺乳期或妊娠期，尤其是哺乳期断乳后。

（2）有过急慢性炎症，外伤或手术史，而且发病部位多在曾发生过乳腺炎症，外伤以及手术处。

（3）乳内肿块呈圆形，光滑可活动，有囊性感，边界清无压痛感。

（4）穿刺可抽出乳汁或乳酪样物。

（5）X线片有轮廓清晰的囊肿阴影。

2. 鉴别诊断

（1）乳腺纤维瘤：乳腺纤维瘤的发病年龄多在25岁以下，绝大多数未婚女性，与囊肿常见于哺乳后发病不同，纤维瘤是光滑活动的实性肿块，其硬度较积乳囊肿为高，活动度也较大，无囊性感，若穿刺检查，则更易鉴别。

（2）乳腺癌：在乳腺癌的早起，尚无局部软组织浸润和腋窝淋巴结转移，仅表现为乳内肿块者，有时与晚期积乳囊肿不易鉴别，但乳腺癌的肿块形状较不规则，表面高低不平，边界不清，硬度也更为坚硬，不像积乳囊肿那样边界清楚，表面光滑，有囊性感或波动感。两者较易区别，穿刺有确诊意义。

（3）乳腺增生症：乳腺结构不良症囊肿期的乳腺囊肿，其囊肿常为多发性，乳内常有许多细小的、如绿豆样的小囊肿可触及，病变常不限于一侧乳房，囊内容物永远是浆液状而不是乳汁样，而且常在月经来前几天内有明显的乳房胀痛或刺痛。积乳囊肿没有此症状。

（4）乳腺结核性脓肿：乳腺结核的寒性脓肿有胸壁或乳腺结核病史，其脓肿周围可有浸润及粘连，穿刺检查抽出物是脓液而不是乳汁。脓液涂片做抗酸染色可查到抗酸杆菌，这是区别的佐证。

三、外伤性乳房出血性囊肿

1. 诊断

（1）有外伤史（乳房各种部位的外伤）。

（2）肿物在外伤后出现，初期质硬，后有囊性感。

（3）局部皮肤青、紫、肿，内部有肿块，活动性差，圆形或椭圆形。

（4）穿刺有血液或陈旧性血液抽出。

2. 鉴别诊断

本病应与癌相鉴别：乳腺癌肿块硬，不光滑，活动性差，无外伤史。穿刺无血液抽出足以鉴别，切除物行病理学检查可以确诊。

四、乳腺纤维性囊肿

1. 诊断

（1）乳腺纤维腺囊肿好发于青少年女性，以 18 ~ 25 岁最为常见。

（2）乳腺纤维腺囊肿多发生于一侧乳房，常为单发，且以乳房外上象限为多见，肿块常呈圆形或卵圆形，大小不一，质地坚硬，表面光滑，边界清楚，活动度大，不与周围组织粘连，无疼痛和触痛。生长缓慢，不会化脓溃烂，与月经周期无关。

（3）钼靶 X 线摄片及其他影像检查可帮助诊断，必要时可作肿块针吸细胞学检查或活组织病理检查，以最终明确诊断。

2. 鉴别诊断

乳腺纤维囊肿的乳房肿块发病时间短，肿块增大迅速，诊断要与乳腺癌作鉴别：乳腺癌肿块硬，不光滑，活动性差，无外伤史，肿块针吸细胞学检查或活组织病理检查可明确诊断。

参考文献

[1]左文述，徐忠法，刘奇，等.现代乳腺肿瘤学 [M].济南：山东科技出版社，1996，136.

[2]沈镇宙，邵志敏.乳腺肿瘤学 [M].上海，科学技术出版社 .2009，138–139.

[3]金锋.乳腺囊性增生病的诊断和治疗 [J].中国实用乡村医生杂志，2006，13（12）：4.

[4]黎国屏，王松鹤.实用临床乳腺病学 [M].北京：中国医药科技出版社，2002，1：115.

[5]清·祁坤.中医外科伤科名著集成·外科大成 [M].北京：华夏出版社，1997.1：560.

[6]清·潘吉甫.近代中医珍本集·潘氏外科秘本九种·疡症歌诀 [M].杭州：浙江科学技术出版社，2003.2：547.

[7]清·罗国纲.罗氏会约医镜 [M].北京：人民卫生出版社，1965.1：564.

[8]宋·赵佶.圣济总录 [M].北京：人民卫生出版社，1962.1.

[9]清·邹伍峰.近代中医珍本集·外科真诠 [M].杭州：浙江科学技术出版社，2003.2：68.

（马天驰）

第二章　中药疗法

第一节　常用中药

根据乳腺囊肿"肝气郁结，肝肾不足；或冲任失调，气血凝滞"的中医病机，治疗乳腺囊肿的常用药物可大致分为两种证型来概述，即肝郁痰凝证和冲任失调证。

一、肝郁痰凝证

1. 柴胡

柴胡味苦辛，性微寒，辛行苦泄；归肝、胆经，性善条达肝气，疏肝解郁。可治疗肝失疏泄，气机郁阻所致胸胁或少腹胀痛、情志抑郁、妇女月经失调、痛经、乳房胀痛等病证，常可与香附、川芎、白芍等药同用，如《景岳全书》之柴胡疏肝散；又若肝郁血虚，脾失健运，练达成痰所致妇女月经不调、乳房胀痛、胁肋作痛、神疲食少等可配伍当归、白芍、白术、茯苓等，如《和剂局方》逍遥散。

2. 郁金

郁金味辛苦，性寒，归肝、胆、心经，味辛能行能散，既能活血又能行气，具有活血止痛，行气解郁之功效，治疗气血淤滞之痛证效果良好。如治疗肝郁气滞之胸胁刺痛，配伍柴胡、白芍、香附等药物；或者治疗肝郁有热，气滞血瘀之乳房作痛，配伍柴胡、栀子、当归、川芎等药物（《傅青主女科》）；又或配伍鳖甲、莪术、丹参、青皮等治疗癥瘕痞块。

3. 香附

香附味辛微苦微甘，性平，归肝、脾、三焦经，功可疏肝解郁，调经止痛，理气调中。因本品主入肝经气分，芳香辛行，善于散肝经之郁结，味苦又可疏泄以平肝气之横逆，故为疏肝解郁，行气止痛之要药。如治疗肝气郁结之胁肋胀痛，多与柴胡、川芎、枳壳等同用（柴胡疏肝散·《景岳全书》）；治疗气血痰火湿食六郁所致的胸膈痞满、脘腹胀痛、呕吐吞酸、饮食不化等可配伍川芎、苍术、栀子等（越鞠丸·《丹溪心法》）。又因本品辛行苦泄，善于疏理肝气，调经止痛，为妇科调经之要药，如若治疗乳房胀痛，多与柴胡、青皮、瓜蒌皮等同用。

4. 青皮

青皮味苦辛，性温，归肝、胆、胃经，因辛散温通，苦泄下行而奏疏肝理气、散结止痛之功效，尤宜于治疗肝郁气滞之胸胁胀痛、疝气疼痛、乳房胀痛等，治疗肝郁胸胁胀痛常配伍柴胡、郁金、香附等，治疗乳房胀痛或结块常配伍柴胡、浙贝母、橘叶等，治疗乳痈肿痛常配伍瓜蒌皮、金银花、蒲公英等。又因本品气味峻烈，苦泄力大，辛散温通力强，能破气散结，可用于治疗气滞血瘀之癥瘕积聚，久疟痞块等，多与三棱、莪术、丹参等同用。

5. 枳实

枳实味苦辛酸，性温，归脾、胃、大肠经，可破气除痞，化痰消积。本品善破气行滞止痛，治疗气血阻滞之胸胁疼痛，可与川芎配伍，如枳芎散（《济生方》）；如若属寒凝气滞，可配伍桂枝，如桂枳散（《本事方》）。又因本品行气可助活血而止痛，与芍药等分为末服用可治疗产后淤滞腹痛，如枳实芍药散（《金匮要略》）。

6. 川芎

川芎味辛，性温，归肝、胆、心包经，具有活血行气，祛风止痛之功效。因本品辛散温通，既能活血化瘀又能行气止痛，被称作"血中之气药"，具通达气血功效，是治疗气滞血瘀之胸胁、腹部诸痛。若治疗肝郁气滞之胁痛，常配伍柴胡、白芍、香附，如柴胡疏肝散（《景岳全书》）；若肝血瘀阻，积聚痞块，胸胁刺痛，多与桃仁、红花等同用，如血府逐瘀汤（《医林改错》），如若治疗跌打损伤，瘀肿疼痛，可配伍乳香、没药、三七等药物。同时，川芎善"下调经水，中开郁结"，为妇科要药，能活血调经，治疗多种妇产科疾病，如治疗血瘀经闭、痛经，常与赤芍、桃仁等同用，如血府逐瘀汤（《医林改错》）；若寒凝血瘀者，可配桂心、当归等，如温经汤（《妇人良方》）；若治疗产后恶露不下，瘀阻腹痛，可配当归、桃仁、炮姜等，如生化汤（《傅青主女科》）；治疗月经不调，经期超前或错后，可配益母草、当归等，如益母脏金丹（《医学心悟》）。临证时可参考应用。

7. 白芍

白芍味苦酸，性微寒，归肝、脾经，具有养血敛阴，柔肝止痛之功效。因本品味酸，收敛肝阴以养血，常与熟地黄、当归等同用，用于治疗肝血亏虚，面色苍白，眩晕心悸，或月经不调，崩中漏下，如四物汤（《和剂局方》）。若血虚有热，月经不调，又可配伍黄芩、黄檗、续断等药物，如保阴煎（《景岳全书》）；若崩漏，可与阿胶、艾叶等同用。

8. 当归

当归味甘辛，性温，归肝、心、脾经，可补血调经，活血止痛。本品甘温质润，长于补血，为补血之圣药，可用于血虚诸证；又常以本品补血活血，调经止痛，与补血调经药物同用，治疗因血虚血瘀多导致的月经不调、经闭、痛经等。临证时可参考应用。

9. 贝母

贝母因产地不同分为川贝母和浙贝母，其功效仅稍有差别。

川贝母味苦甘，性微寒，归肺、心经，可清热化痰，润肺止咳，散结消肿；浙贝母味苦性寒，归肺心经，可清热化痰，散结消痈。两者都可治疗痰火郁结之瘰疬，常配伍玄参、牡蛎等药物，如消瘰丸（《医学心悟》）。

10. 半夏

半夏味辛性温，有毒，归脾、胃、肺经，可燥湿化痰，降逆止呕，消痞散结。治疗瘿瘤痰核，常配伍昆布、海藻、贝母等。

11. 天南星

天南星味苦辛，性温，有毒，归肺、肝、脾经，可燥湿化痰，祛风解痉，外用可散结消肿。因其性温而燥，有较强的燥湿化痰之功用，可治疗湿痰寒痰证，常与半夏相须为用；外用研末醋调可散结消肿止痛，用于治疗痈疽肿痛、痰核。

12. 白芥子

白芥子味辛性温，归肺、胃经，可温肺化痰，利气，散结消肿。本品温通经络，善散皮里膜外之痰，又可消肿散结止痛。

13. 夏枯草

夏枯草味辛苦，性寒，归肝、胆经，具有清热泻火，明目，散结消肿之功效，本品味辛能散结，苦寒能泄热，常配贝母、香附等药用以治肝郁化火，痰火凝聚之瘰疬，如夏枯草汤（《外科正宗》）；用治瘿瘤，则常配昆布、玄参等用，如夏枯草膏（《医宗金鉴》）。同时，本品既能清热去肝火，又能散结消肿，可治乳痈肿痛，常与蒲公英同用（《本草汇言》）。

14. 玄参

玄参味甘苦咸，性微寒。归肺、胃、肾经。具有清热凉血，泻火解毒，滋阴之功效。取本品性味苦咸寒，既能清热凉血，又能泻火解毒，可配栀子、大黄、羚羊角等药治疗肝经热盛，目赤肿痛，如玄参饮（《审视瑶函》）；取本品咸寒，有泻火解毒、软坚散结之功，配浙贝母、牡蛎，可治痰火郁结之瘰疬，如消瘰丸（《医学心悟》）；若治痈肿疮毒，可以本品配金银花、连翘、蒲公英等药用。

15. 远志

远志味苦辛，性温。归心、肾、肺经，可安神益智，祛痰开窍，消散痈肿。本品辛行苦泄，功擅疏通气血之壅滞而消散痈肿，用于痈疽疮毒，乳房肿痛，内服、外用均有疗效，内服可单用为末，黄酒送服。外用可隔水蒸软，加少量黄酒捣烂敷患处。远志味辛入肺，开宣肺气，以利咽喉，如《仁斋直指方》治喉痹作痛用"远志肉为末，吹之，涎出为度"。

16. 穿山甲

穿山甲味咸，性微寒，归肝、胃经，功用为活血消癥，通经，下乳，消肿排脓。本品善于走窜，性专行散，既能活血祛瘀，又能消癥通经之功效。治疗癥瘕，可配伍鳖甲、大黄、赤芍等药用，如穿山甲散（《妇科大全》）；治疗血瘀经闭，可配伍当归、红花、桃仁，如化瘀汤（《经验方》）。取本品活血走窜，擅长通经下乳，治疗产后乳汁不下。可单用研末，以酒冲服，谓之涌泉散（《本草纲目》）；临床常与王不留行、木通、黄芪同用，如山甲下乳汤（中山医学院《中药临床应用》）；若配黄芪、党参、当归、白芍等补益气血之品，可治气血虚乳汁稀少；若配伍当归、柴胡、川芎等，可治因肝气郁滞而致乳汁不下，乳房胀痛如下乳涌泉散（《清太医院配方》）。

17. 三棱、莪术

三棱味辛苦，性平。归肝、脾经；莪术味辛苦，性温，归肝、脾经，两者均可破血行气，消积止痛，然三棱偏于破血，莪术偏于破气。两者常相须为用治癥瘕痞块，配伍当归、香附等，如莪术散（《寿世保元》）；治胁下痞块，可配丹参、三棱、鳖甲、柴胡等药；治血瘀经闭、痛经，常配当归、红花、牡丹皮等；治胸痹心痛，可配伍丹参、川芎用；治体虚而瘀血久留不去，配伍黄芪、党参等以消补兼施。

18. 鳖甲

鳖甲味甘咸，性寒，归肝、肾经。可滋阴潜阳，退热除蒸，软坚散结。因本品味咸，还长于软坚散结，适用于肝脾肿大等癥瘕积聚。常与活血化瘀、行气化痰药配伍，如鳖甲煎丸（《金匮要略》）以之与牡丹皮、桃仁、土鳖虫、厚朴、半夏等品同用，治疟疾日久不愈，胁下痞硬成块。

19. 丹参

丹参味苦，性微寒，归心、心包、肝经，可活血调经，祛瘀止痛，凉血消痈，除烦安神。因丹参善活血祛瘀，性微寒而缓，能祛瘀生新而不伤正，善调经水，故为妇科调经常用药。《本草纲目》谓其"能破宿血，补新血"。《妇科明理论》有"一味丹参散，功同四物汤"之说。本品善能通行血脉，祛瘀止痛，广泛应用于各种瘀血病证。如治血脉瘀阻之胸痹心痛，脘腹疼痛，可配伍砂仁、檀香用，如丹参饮（《医学金针》）；治癥瘕积聚，可配伍三棱、莪术、鳖甲等药用；治跌打损伤，肢体瘀血作痛，常与当归、乳香、没药等同用，如活络效灵丹（《医学衷中参西录》）；治风湿痹证，可配伍防风、秦艽等祛风除湿药用。临证可参考使用。

二、冲任失调证

1. 熟地黄

熟地黄味甘，性微温，归肝、肾经，功可补血养阴，填精益髓。本品甘温质润，补阴益精以生血，可用于血虚诸证，为养血补虚之要药。常与当归、白芍、川芎同用，治疗血虚萎黄，眩晕，心悸，失眠及月经不调、崩中漏下等，如四物汤（《和剂局方》）；若心血虚心悸怔忡，可与远志、酸枣仁等安神药同用；若崩漏下血而致血虚血寒、少腹冷痛者，可与阿胶、艾叶等补血止血、温经散寒药同用，如胶艾汤（《金匮要略》）。因本品质润入肾，善滋补肾阴，填精益髓，又为补肾阴之要药。如古人所谓"大补五脏真阴"，"大补真水"，故本品可用于肝肾阴虚诸证。与山药、山茱萸等同用，治疗肝肾阴虚，腰膝酸软、遗精、盗汗、耳鸣、耳聋及消渴等，可补肝肾，益精髓，如六味地黄丸（《小儿药证直诀》）；与知母、黄柏、龟甲等同用治疗阴虚骨蒸潮热，如大补阴丸（《丹溪心法》）。配龟甲、锁阳、狗脊等，治疗肝肾不足，五迟五软，如虎潜丸（《医方集解》）。

2. 淮山药

淮山药味甘，性平，归脾、肺、肾经，功为补脾养胃，生津益肺，补肾涩精。可用于脾虚证，肾虚证等。取其补脾益气，滋养脾阴之功效治疗脾气虚弱或气阴两虚所致消瘦乏力，食少，便溏；治疗脾虚不运，湿浊下注之妇女带下。取其补肾气，兼能滋养肾阴之功效，适用于肾气虚之腰膝酸软，夜尿频多或遗尿，滑精早泄，女子带下清稀及肾阴虚之形体消瘦，腰膝酸软，遗精等证。不少补肾名方，如肾气丸（《金匮要略》）、六味地黄丸（《小儿药证直诀》）中都配有本品。

3. 山茱萸肉

山茱萸肉味酸涩，性微温，归肝、肾经，可补益肝肾，收敛固涩。本品酸微温质润，其性温而不燥，补而不峻，补益肝肾，既能益精，又可助阳，为平补阴阳之要药。腰膝酸软，头晕耳鸣，阳痿均可配伍使用。如肝肾阴虚，头晕目眩、腰酸耳鸣者，常与熟地黄、山药等配伍，如六味地黄丸（《小儿药证直诀》）；命门火衰，腰膝冷痛，小便不利者，常与肉桂、附子等同用，如肾气丸（《金匮要略》）；治肾阳虚阳痿者，多与鹿茸、补骨脂、巴戟天、淫羊藿等配伍，以补肾助阳。又因本品入于下焦，可补肝肾、固冲任以止血，治妇女肝肾亏损，冲任不固之崩漏及月经过多者，常与熟地黄、白芍药、当归等同用，如加味四物汤（《傅青主女科》）。

4. 枸杞子

枸杞子味甘，性平，归肝、肾经，可滋补肝肾，益精明目。因枸杞子能滋肝肾之阴，为平补肾精肝血之品，故常用于治疗肝肾阴虚及早衰证，如精血不足所致的视力减退、内障目昏、头晕目眩、腰膝酸软、遗精滑泄、耳聋、牙齿松动、须发早白、失眠多梦以及肝肾阴虚，潮热盗汗、消渴等证。可单用，或与补肝肾，益精补血之品配伍。如《寿世保元》枸杞膏单用本品熬膏服；七宝美髯丹（《积善堂方》）以之与怀牛膝、菟丝子、何首乌等品同用。以其还能明目，故尤多用于肝肾阴虚或精亏血虚之两目干涩，内障目昏，常与熟地黄、山茱萸、山药、菊花等品同用，如杞菊地黄丸（《医级》）。

5. 知母

知母味苦甘，性寒，归肺、胃、肾经，可清热泻火，生津润燥。知母入肾经而能滋肾阴、泻肾火、退骨蒸，用治阴虚火旺所致骨蒸潮热、盗汗、心烦者，常配黄檗、生地黄等药用，如知柏地黄丸（《医宗金鉴》）；又因其性甘寒质润，能泻肺火、滋肺阴，泻胃火、滋胃阴，泻肾火、滋肾阴，可用治阴虚内热之消渴证，常配天花粉、葛根等药用，如玉液汤（《医学衷中参西录》）。

6. 黄檗

黄檗味苦，性寒，归肾、膀胱、大肠经，可清热燥湿，泻火除蒸，解毒疗疮。因其主入肾经而善泻相火、退骨蒸，可用于治阴虚火旺，潮热盗汗、腰酸遗精，常与知母相须为用，并配生地黄、山药等药用，如知柏地黄丸（《医宗金鉴》）；或配熟地黄、龟甲用，如大补阴丸（《丹溪心法》）。

7. 菟丝子

菟丝子味辛甘，性平，归肾、肝、脾经。可补肾益精，养肝明目，止泻安胎。菟丝子为平补阴阳之品，调节冲任。辛以润燥，甘以补虚，为功以补肾阳、益肾精；如菟丝子、炒杜仲等分，合山药为丸，治腰痛（《百一选方》）；与枸杞子、覆盆子、车前子同用，治阳痿遗精，如五子衍宗丸（《丹溪心法》）；与桑螵蛸、肉苁蓉、鹿茸等同用，治小便过多或失禁，如菟丝子丸（《世医得效方》）；与茯苓、石莲子同用，治遗精、白浊、尿有余沥，如茯苓丸（《和剂局方》）。又可滋补肝肾益精养血而明目，治疗肝肾不足，目暗不明；与熟地、车前子同用，如驻景丸（《和剂局方》）；又《千金方》明目益精长志倍力，久服长生耐老方，配远志、茯苓、人参、当归等。

8. 鹿角胶

鹿角胶为鹿角煎熬浓缩而成的胶状物。味甘咸，性温。归肝、肾经。功能补肝肾，益精血。功效虽不如鹿茸之峻猛，但比鹿角为佳，并有良好的止血作用。适用于肾阳不足，精血亏虚，虚劳羸弱，吐衄便血、崩漏之偏于虚寒者，以及阴疽内陷等。

9. 仙茅

仙茅味辛，性热，有毒，归肾、肝经，可温肾壮阳，祛寒除湿。适用于肾阳不足，命门火衰之阳痿精冷、小便频数，如与淫羊藿、巴戟天、金樱子等同用，治疗命门火衰，阳痿早泄及精寒不育，如仙茅酒（《万氏家抄方》）；又可与杜仲、独活、附子等同用治疗腰膝冷痛，筋骨痿软无力；除此之外，还可培补肝肾，用治肝肾亏虚，须发早白，目昏目暗，常与枸杞子、车前子、生熟地等同用，如仙茅丸（《圣济总录》）。

10. 淫羊藿

淫羊藿味辛甘，性温，归肾、肝经，可补肾壮阳，祛风除湿。适用于肾阳虚衰，阳痿尿频，腰膝无力等证，可单用本品浸酒服，如淫羊藿酒（《食医心镜》）；或与肉苁蓉、巴戟天、杜仲等同用，治肾虚阳痿遗精等，如填精补髓丹（《丹溪心法》）。

11. 巴戟天

巴戟天味辛甘，性微温。归肾、肝经，可补肾助阳，祛风除湿。其补肾助阳，甘润不燥，可治疗肾阳虚阳痿、宫冷不孕、小便频数，如配淫羊藿、仙茅、枸杞子，用治肾阳虚弱，命门火衰所致阳痿不育，如赞育丸（《景岳全书》）；配肉桂、吴茱萸、高良姜，可用治下元虚冷，宫冷不孕，月经不调少腹冷痛，如巴戟丸（《和剂局方》）。取其补肾阳、强筋骨、祛风湿治疗风湿腰膝疼痛及肾虚腰膝酸软无力，如与肉苁蓉、杜仲、菟丝子等同用，治肾虚骨痿，腰膝酸软，如金刚丸（《张氏医通》）；或配羌活、杜仲、五加皮等同用治风冷腰胯疼痛、行步不利，如巴戟丸（《圣惠方》）。

12. 牡蛎

牡蛎味咸，性微寒，归肝、胆、肾经，可重镇安神，潜阳补阴，软坚散结。适用于痰核、瘰疬、瘿瘤、癥瘕积聚，如与浙贝母、玄参等配伍的消瘰丸（《医学心悟》），若治气滞血瘀的癥瘕积聚，常与鳖甲、丹参、莪术等同用。

第二节　常用方剂及中成药

一、常用中成药

1. 乳核内消液

主要成分： 浙贝母、赤芍、柴胡、夏枯草、郁金、当归、漏芦、橘核、香附、茜草、丝瓜络、甘草。

功能主治： 疏肝活血，软坚散结。用于经期乳房胀痛有块，月经不调或量少色紫成块及乳腺增生。

用法用量： 口服。一次 10mL，一天 2 次，服时摇匀。

禁忌： 尚不明确。

注意事项： 乳块坚硬，经后无变化及月经量多，面白脉弱者慎用。

不良反应： 偶有过敏反应，出现红色皮疹伴瘙痒症状。

贮藏： 密封，置阴凉处（不超过 20℃）。

2. 乳宁胶囊

主要成分： 牡蛎、黄芪、三棱、麦芽、丹参、天冬、没药、淫羊藿、丹参、白术、海藻、柴胡、莪术、鸡内金、青皮、乳香。

功能主治： 温肺祛痰，活血化瘀。用于痰瘀互结，乳腺结块，肿胀疼痛及乳腺小叶增生属上述证候者。

用法用量： 口服，一次 3~4 粒，一天 3~4 次，2~3 个月为 1 个疗程。

禁忌： 尚不明确。

注意事项： 忌食辛辣油腻食物，如与其他药物同时使用可能会发生药物相互作用，详情请咨询医师或药师。

不良反应： 偶见恶心、呃逆、腹痛。

3. 消肿片

主要成分： 枫香脂、没药、当归、制草乌、地龙、乳香、马钱子、香墨、五灵脂。

功能主治： 消肿拔毒。用于瘰疬痰核，流注，乳房肿块，阴疽肿毒等症。子宫肌瘤，乳腺肿块，卵巢囊肿，乳腺炎（乳腺炎是指乳腺的急性化脓性感染，是产褥期的常见病，是引起产后发热的原因之一，最常见于哺乳妇女，尤其是初产妇。哺乳期的任何时间均可发生，而哺乳的开始最为常见），黄褐斑等。

用法用量： 饮前用温黄酒或温开水化服，一次2～4片，一天3次。

禁忌： 孕妇忌服。

不良反应： 尚不明确。

注意事项： 过敏体质者慎用，药品性状发生改变时禁止使用，请将此药品放在儿童不能接触的地方。如与其他药物同时使用可能会发生药物相互作用，详情请咨询医师或药师。

4.五海瘿瘤丸

主要成分： 海带、海藻、海螵蛸、蛤壳、昆布、夏枯草、白芷、川芎、木香、海螺（煅）。

功能主治： 本品软坚消肿。用于痰核瘿瘤，瘰疬，乳核。

用法用量： 口服，一次1丸，一天2次。

禁忌： 孕妇忌服，忌食生冷、油腻、辛辣。

不良反应： 暂无

注意事项： 忌食生冷、油腻、辛辣。如与其他药物同时使用可能会发生药物相互作用详情请咨询医师或药师。

5.乳块消颗粒

主要成分： 橘叶、丹参、皂角刺、王不留行、川楝子、地龙。辅料：蔗糖、淀粉、糊精。

功能主治： 疏肝理气，活血化瘀，消散乳块。本品用于肝气郁结，气滞血瘀，乳腺增生，乳房胀痛。

用法用量： 开水冲服，一次1袋，一天3次或遵医嘱。

禁忌： 孕妇忌服。

不良反应： 尚不明确。

注意事项：

（1）服药期间不宜同时服用人参或其制剂。

（2）感冒发热患者不宜服用。

（3）糖尿病患者及有高血压、心脏病、肝病、肾病等慢性病严重者应在医师指导下服用。

（4）青春期少女及更年期妇女应在医师指导下服用。

（5）痛经伴月经过多者，应及时去医院就诊。

（6）如有生育要求应在医师指导下服用。

（7）服药后痛经不减轻，或重度痛经者，应去医院就诊。

（8）对本品过敏者禁用，过敏体质者慎用。

（9）本品性状发生改变时禁止使用。

（10）请将本品放在儿童不能接触的地方。

（11）如正在使用其他药品，使用本品前请咨询医师或药师。

6. 乳癖康胶囊

主要成分： 夏枯草、橘叶、丹参、红花、郁金、皂角刺、香附、地龙。

功能主治： 疏肝理气，活血化瘀。用于肝气郁结，气滞血瘀所致的乳腺增生，乳房胀痛。

用法用量： 口服，一次 5 粒，一天 3 次；或遵医嘱。

禁忌： 孕妇慎服；有出血倾向者慎服。

不良反应： 尚不明确。

注意事项： 孕妇慎服；有出血倾向者慎服。如与其他药物同时使用可能会发生药物相互作用，详情请咨询医师或药师。

7. 乳康丸

主要成分： 牡蛎、乳香、瓜蒌、海藻、黄芪、没药、天冬、夏枯草、三棱、玄参、白术、浙贝母、莪术、丹参、鸡内金（炒）。

功能主治： 疏肝解郁，理气止痛，活血破瘀，消积化痰，软坚散结，补气健脾。用于乳腺增生，症见乳房胀痛、刺痛、乳房肿块、乳头瘙痒、乳头溢乳。

用法用量： 口服，一次 0.5g ~ 0.75g，一天 2 次，饭后服用，20 天为 1 个疗程。间隔 5 ~ 7 天，继续第 2 个疗程，亦可连续用药。

禁忌： 孕妇慎服（前 3 个月内禁用），女性患者宜于月经来潮前 10 ~ 15 天开始服用。

不良反应： 个别出现食欲减退。偶见患者服药后会有轻度恶心，腹泻，月经期提前，量多及轻微药疹，一般停药后自愈。

8. 乳块消胶囊

主要成分： 橘叶、丹参、皂角刺、王不留行、川楝子、地龙。

功能主治： 疏肝理气，活血化瘀，消散乳块。用于肝气郁结，气滞血瘀，乳腺增生，乳房胀痛。

用法用量： 口服，一次 4 ~ 6 粒，一天 3 次。

禁忌： 孕妇忌服。

不良反应： 极少数患者服药后，可见经期提前，停药后可自行恢复，未见其他不良反应及副作用。

9. 乳癖消胶囊

主要成分：鹿角、蒲公英、昆布、天花粉、鸡血藤、三七、赤芍、海藻、漏芦、木香、玄参、牡丹皮、夏枯草、连翘、红花。

功能主治：软坚散结，活血消痈，清热解毒。用于乳癖结块，乳痈初起；乳腺囊性增生病及乳腺炎前期。

用法用量：口服，一次 5 ~ 6 粒，一天 3 次。

禁忌：孕妇慎服。

不良反应：尚不明确。

10. 夏枯草膏

主要成分：夏枯草，辅料为蜂蜜。

功能主治：清火，散结，消肿。用于火热内蕴所致的头痛、眩晕、瘰疬、瘿瘤、乳痈肿痛；甲状腺肿大，淋巴结结核，乳腺增生见上述证候者。

用法用量：口服，一次 9g，一天 2 次。

禁忌：糖尿病患者慎用；本品为苦寒泻火之剂，气血亏虚所致的眩晕头痛忌用。

不良反应：尚不明确。

注意事项：孕妇慎用；服药期间宜进清淡易消化之品，忌食辛辣油腻；如与其他药物同时使用可能会发生药物相互作用，详情请咨询医师或药师。

11. 乳疾灵颗粒

主要成分：柴胡、香附、青皮、赤芍、丹参、王不留行、鸡血藤、牡蛎、海藻、昆布、淫羊藿、菟丝子。

功能主治：舒肝解郁，散结消肿。用于肝郁气滞、痰瘀互结引起的乳腺增生。

用法用量：开水冲服，一次 1 ~ 2 袋，一天 3 次。

禁忌：孕妇忌服。

不良反应：尚不明确。

12. 乳核散结胶囊

主要成分：柴胡、当归、黄芪、郁金、光慈姑、漏芦、昆布、海藻、淫羊藿、鹿衔草。

功能主治：舒肝解郁，软坚散结，理气活血。用于治疗乳腺囊性增生，乳痛症，乳腺纤维腺瘤和男性乳房发育等。

用法用量：口服，一次 4 粒，一天 3 次。

禁忌：尚不明确。

不良反应：尚不明确。

13. 乳核内消颗粒

主要成分： 浙贝母、赤芍、柴胡、夏枯草、郁金、当归、漏芦、橘核、香附、茜草、丝瓜络、甘草。

功能主治： 疏肝活血，软坚散结。用于经期乳胀痛有块，月经不调或量少色紫成块及乳腺增生。

用法用量： 温开水冲服，一次1袋，一天2次。

禁忌： 乳块坚硬，经后无变化及月经量多，面白脉弱者慎用。

不良反应： 尚不明确。

14. 乳癖舒胶囊

主要成分： 瓜蒌皮、蒲公英、丹参、赤芍、土贝母、柴胡、延胡索。

功能主治： 舒肝解郁，活血解毒，软坚散结。用于肝气郁结，毒瘀互阻所致的乳腺增生，乳腺炎。

用法用量： 口服，一次5粒，一天3次。

禁忌： 孕妇慎用。

不良反应： 尚不明确。

15. 小金胶囊

主要成分： 人工麝香、木鳖子（去壳去油）、制草乌、枫香脂、乳香（制）、没药（制）、五灵脂（醋炒）、当归（酒炒）、地龙、香墨。

功能主治： 散结消肿，化瘀止痛。用于阴疽初起，皮色不变，肿硬作痛，多发性脓肿，瘰疬，痰核，乳岩，乳癖。

用法用量： 口服。一次3~7粒，一天2次，小儿酌减。

禁忌： 孕妇禁用。

不良反应： 偶见皮肤过敏反应。

16. 桂枝茯苓胶囊

主要成分： 桂枝、茯苓、牡丹皮、桃仁、白芍。

功能主治： 用于妇人瘀血阻络所致癥块、经闭、痛经、产后恶露不尽；子宫肌瘤，慢性盆腔炎包块，痛经，子宫内膜异位症，卵巢囊肿见上述证候者；也可用于女性乳腺囊性增生病属瘀血阻络证，证见乳房疼痛、乳房肿块、胸胁胀闷；或用于前列腺增生属瘀阻膀胱证，证见小便不爽、尿细如线，或点滴而下，小腹胀痛者。

用法用量： 口服，一次3粒，一天3次，饭后服。前列腺增生疗程8周，其余适应证疗程12周，或遵医嘱。

禁忌： 孕妇忌服，或遵医嘱。经期停服。

不良反应： 偶见药后胃脘不适，隐痛，停药后可自行消失。

注意事项： 妊娠者忌服，或遵医嘱，经期停服。

药理作用： 药理试验表明，本品能降低正常大鼠血液黏度；抑制二磷酸腺苷（ADP）诱导的家兔、大鼠血小板聚集；能抑制雌二醇诱发的大鼠乳腺增生；对丙酸睾酮致大鼠前列腺增生和小鼠尿生殖窦植入性前列腺增生均有抑制作用；减少醋酸致小鼠扭体反应次数，延长热水致小鼠甩尾潜伏时间；对棉球植入引起的大鼠结缔组织增生与二甲苯致小鼠耳廓肿胀具有抑制作用。

17. 乳增宁胶囊

主要成分： 艾叶、淫羊藿、柴胡、川楝子、天门冬、土贝母。

功能主治： 疏肝解郁，调理冲任。用于肝郁气滞型及冲任失调型的乳腺增生等症。

用法用量： 口服，一次4粒，一天3次。

禁忌： 尚不明确。

不良反应： 尚不明确。

药理作用： 本品对 E2 复制的家兔乳腺增生病模型有明显的治疗作用，经急性毒性试验及长毒试验观察，并未发现任何中毒现象。

18. 乳癖散结胶囊

主要成分： 夏枯草、川芎、僵蚕、鳖甲、柴胡、赤芍、玫瑰花、莪术、当归、延胡索、牡蛎。

功能主治： 行气活血，软坚散结。用于气滞血瘀所致的乳腺增生病，证见：乳房疼痛，乳房肿块，烦躁易怒，胸胁胀满等。

用法用量： 口服，一次4粒，一天3次，45天为1个疗程；或遵医嘱。

禁忌： 孕妇忌服。

不良反应： 偶见口干，恶心，便秘。一般不影响继续治疗，必要时对症处理。

注意事项： 月经量过多者，经期慎服。如与其他药物同时使用可能会发生药物相互作用，详情请咨询医师或药师。

药理作用： 动物实验表明本品对雌二醇引起的大鼠乳腺增生样改变有一定改善作用。

19. 消乳散结胶囊

主要成分： 柴胡、白芍、香附、夏枯草、昆布、牡蛎、玄参、猫爪草、瓜蒌、丹参、牡丹皮、当归、土贝母、全蝎、山慈菇。

功能主治： 疏肝解郁，化痰散结，活血止痛。用于肝郁气滞，痰瘀凝聚所致的乳腺增生，乳房胀痛。

用法用量： 一次3粒，一天3次；1个月为1个疗程，连续服用3个疗程。

禁忌： 孕妇禁用。

不良反应： 尚不明确。

注意事项： 运动员慎用。如与其他药物同时使用可能会发生药物相互作用，详情请咨询医师或药师。

20. 祛瘀散结胶囊

主要成分： 夏枯草、山慈菇、白花蛇舌草、白英、土鳖虫、三七、山楂、仙鹤草、黄芪、蜈蚣、枳壳、苦楝皮。

功能主治： 祛瘀消肿，散结止痛，用瘀血阻络所致乳房胀痛，乳癖，乳房肿块，乳腺增生病。

用法用量： 口服，一次 2～4 粒，一天 3 次。

禁忌： 孕妇忌服。

不良反应： 尚不明确。

21. 鳖甲煎丸

主要成分： 鳖甲胶、阿胶、蜂房（炒）、鼠妇虫、土鳖虫、蜣螂、硝石（精制）、柴胡、黄芩、半夏（制）、丹参、干姜、厚朴（姜制）、桂枝、白芍（炒）、射干、桃仁、牡丹皮、大黄、凌霄花、葶苈子、石韦、瞿麦。

功能主治： 活血化瘀、软坚散结。用于肝脾肿大、肝硬化、肝炎、妇女卵巢囊肿等。

用法用量： 口服，一次 3g，一天 2～3 次。

禁忌： 孕妇忌服。

不良反应： 尚不明确。

22. 乳癖清胶囊

主要成分： 柴胡、青皮、瓜蒌皮、山慈菇、鹿角霜、土木香、土贝母、夏枯草、冬虫夏草、重楼、五气朝阳草、当归。

功能主治： 理气活血，软坚散结。用于乳腺增生，乳腺纤维瘤，经期乳腺胀痛等疾病。

用法用量： 口服，一次 3～4 粒，一天 3 次；14 天为 1 个疗程。

禁忌： 肾脏病患者，孕妇，新生儿禁用。

不良反应： 尚不明确。

23. 痛舒胶囊

主要成分： 主要成分为七叶莲、灯盏细辛、玉葡萄根、三七等。

功能主治： 活血化瘀、舒筋活络、化痞散结、消肿止痛。用于跌打损伤，风湿性关节痛，肩周炎，痛风性关节痛，乳腺小叶增生。

用法用量：口服，一次 3~4 粒，一天 3 次。

禁忌：孕妇忌用。

不良反应：尚不明确。

注意事项：

（1）忌食生冷、油腻食物。

（2）不宜在服药期间同时服用温补性中药。

（3）经期及哺乳期妇女慎用，儿童、年老体弱者应在医师指导下服用。

（4）高血压、心脏病、肝病、糖尿病、肾病等慢性病严重者应在医师指导下服用。

（5）服药 3 天症状无缓解，应去医院就诊。

（6）对本品过敏者禁用，过敏体质者慎用。

（7）本品性状发生改变时禁止使用。

（8）儿童必须在成人监护下使用。

（9）请将本品放在儿童不能接触的地方。

（10）如正在使用其他药品，使用本品前请咨询医师或药师。

24.红金消结胶囊

主要成分：三七、香附、八角莲、鼠妇虫、黑蚂蚁、鸡矢藤、金荞麦、大红袍、柴胡。

功能主治：疏肝理气、软坚散结、活血化瘀、消肿止痛，用于气滞血瘀所致乳腺小叶增生，子宫肌瘤，卵巢囊肿。

用法用量：口服。一次 4 粒，一天 3 次。

禁忌：尚不明确。

不良反应：尚不明确。

注意事项：服药治疗期间忌食酸、冷及刺激性食物。

25.乳安片

主要成分：黄芪、牡蛎、丹参、海藻、天冬、没药、柴胡、三棱、莪术、青皮、鸡内金、乳香等 15 味药。

功能主治：理气化瘀，软坚散结。用于乳癖属气滞血瘀证者。

用法用量：口服，一次 5~8 片，一天 2 次。

禁忌：尚不明确。

不良反应：少数表现为胃肠道刺激症状，个别女患者出现月经提前。

注意事项：孕妇慎用；忌食辛辣油腻食物。

26. 散结乳癖膏

主要成分： 莪术、姜黄、急性子、天葵子、木鳖子、白芷。

功能主治： 行气活血、散结消肿。用于气滞血瘀所致的乳癖，证见乳房内肿块，伴乳房疼痛，多为胀痛、窜痛或刺痛，胸胁胀满，随月经周期及情绪变化而增减，舌质暗红或有瘀斑，脉弦或脉涩；乳腺囊性增生见上述证候者。

用法用量： 外用，先将皮肤患处洗净拭干，然后将贴膏上衬纸揭去，将药芯对准患处贴上。一次 1 贴，一天 1 次，可连续贴敷 28 天。

禁忌： 孕妇忌用。破损皮肤禁用。

不良反应： 少数患者可出现皮肤过敏反应，症见皮肤瘙痒，点状红斑。

注意事项： 本品含有毒性成分，请在医师指导下使用；过敏体质者慎用；用药中局部皮肤过敏者停止使用。

药理作用： 临床前药理实验表明，本品有抑制二醇所致雌性家兔和雌性大鼠的乳腺增生，抑制雌性大鼠皮下棉球或皮下琼脂肉芽肿形成，有改善实验性血瘀模型大鼠血液黏滞作用，有促进正常小鼠耳轮廓微循环，可抑制热剂或电刺激所致小鼠疼痛反应。

27. 乳泰胶囊

主要成分： 柴胡、当归、香附（醋制）、丹参、白芍（炒）、王不留行、赤芍、白术（炒）、茯苓、青皮、陈皮、薄荷。

功能主治： 疏肝养血，理气解郁。用于两胁胀痛，乳房结节压痛，经前乳房疼痛，月经不调；乳腺增生。

用法用量： 口服。一次 4 粒，一天 3 次；20 天为 1 个疗程，或遵医嘱。

禁忌： 孕妇忌服。

不良反应： 尚不明确。

28. 肿痛气雾剂

主要成分： 七叶莲、滇草乌、三七、雪上一枝蒿、金铁锁、火把花根、八角莲、金叶子、玉葡萄根、披麻草、重楼、灯盏细辛、栀子、白芷、白及、薄荷脑、甘草、冰片、人工麝香。

功能主治： 消肿镇痛、活血化瘀、舒筋活络、化痞散结。用于跌打损伤、风湿关节痛、肩周炎、痛风关节炎、乳腺小叶增生。

用法用量： 外用，摇匀后喷于伤患处。一天 2～3 次。

禁忌： 孕妇忌用。

不良反应： 尚不明确。

注意事项： 局部破损或感染者慎用。

29. 消癥丸

主要成分： 柴胡、香附、大黄（酒炙）、青皮、川芎、莪术、土鳖虫、浙贝母、当归、白芍、王不留行。

功能主治： 舒肝行气、活血化痰、软坚散结。消症丸主治气滞血瘀痰凝所致的乳腺增生。证见乳房肿块，乳房胀痛或刺痛，可伴胸胁疼痛，善郁易怒，胸闷，脘痞纳呆，月经量少色暗，经行腹痛。舌暗红或有瘀点、瘀斑，苔薄白或白腻。脉弦或涩。

用法用量： 口服，饭后服用。一次 10 粒，一天 3 次，8 周为 1 个疗程。

禁忌： 妊娠期、哺乳期以及准备妊娠的妇女禁用；严重月经紊乱或功能性子宫出血者禁用。

不良反应： 少数病例出现腹痛、腹泻及胃部不适。出现上述症状可减量服用或停用。

注意事项： 月经期间停服。

药理作用： 本品口服对雌激素所致的大鼠乳腺增生和家兔乳腺增生均有抑制作用，可以降低模型动物的血清雌激素水平；对大鼠皮下注射巴豆油所致的非特异性炎症有一定的抑制作用；可以减少腹腔注射醋酸所致小鼠扭体的次数；对高分子右旋糖苷所致的小鼠耳廓微循环障碍有改善作用；可以抑制血瘀证模型大鼠体外血栓的形成，并降低其全血黏度。

30. 消结安胶囊

主要成分： 益母草、鸡血藤、三叉苦、连翘、功劳木、土茯苓。

功能主治： 活血化瘀，软坚散结。用于气滞血瘀所致乳癖，乳腺小叶增生，卵巢囊肿，子宫肌瘤。

用法用量： 口服，一次 2 粒，一天 3 次；或遵医嘱。

禁忌： 孕妇忌服。

不良反应： 尚不明确。

药理作用： 现代药理分析，黄芪、党参有增强子宫收缩的作用。其余药物亦有行气止痛、活血化瘀的作用。消结安是一种纯中药制剂，不含激素，具有起效快，安全性高，无毒副作用的特点，用药简便，临床治疗效果有一定的肯定。

31. 岩鹿乳康胶囊

主要成分： 岩陀、鹿衔草、鹿角霜。

功能主治： 益肾，活血，软坚散结。用于肾阳不足、气滞血瘀所致的乳腺增生。

用法用量： 口服，一次 3～5 粒，一天 3 次；饭后服用。月经前 15 天开始服，至月经来时停药。

禁忌： 孕妇忌服。

不良反应：尚不明确。

32. 消核片

主要成分：玄参、海藻、丹参、浙贝母、昆布、半枝莲、牡蛎、漏芦、白花蛇舌草、夏枯草、郁金、芥子、金果榄、甘草。

功能主治：软坚散结、行气活血、化痰通络。用于女性乳腺增生症，尤其适用于中青年妇女的乳痛症，乳腺小叶增生症。

用法用量：口服，一次 4~7 片，一天 3 次，饭后服用。连服 3 个月为 1 个疗程。

禁忌：尚不明确。

不良反应：尚不明确。

33. 参七乳泰片

主要成分：柴胡、赤芍、夏枯草、牡蛎、当归、三七、党参、青皮、橘核、荠菜、漏芦、鬼箭羽、炒王不留行。

功能主治：解郁散结、活血止痛。症见乳房疼痛、乳房肿块质地软硬下等，随月经周期及情绪而变化，可伴胸胁胀闷、经行不畅、经色紫暗或挟血块或痛经等症状者。

用法用量：口服。一次 4 片，一天 3 次。月经周期第 5 天开始服药，若行经少于 5 天的，则从月经干净后开始服药，连服 21 天。疗程为 3 个月经周期。

药理作用：动物试验结果表明本品对苯甲酸雌二醇所致乳腺增生模型大鼠有一定治疗作用；可以改善血瘀模型大鼠的血流变指标；可以提高小鼠热板痛阈，减少醋酸所致小鼠扭体次数；对小鼠二甲苯所致耳廓肿胀和醋酸所致腹腔毛细管通透性增高有抑制作用。

禁忌：尚不明确。

不良反应：尚不明确。

34. 止痛化癥胶囊

主要成分：白术、败酱草、川楝子、丹参、当归、党参、莪术、黄芪、鸡血藤、炮姜、芡实、全蝎、肉桂、三棱、山药、土鳖虫、蜈蚣、延胡索、鱼腥草。

功能主治：益气活血，散结止痛。用于气虚血瘀所致的月经不调、痛经等，慢性盆腔炎。

用法用量：口服，一次 4~6 粒，一日 2~3 次。

禁忌：孕妇忌用。

不良反应：个别患者服用本品以后有头昏、无力症状。

注意事项：孕妇忌用；请在医师指导下使用。

药理作用：

（1）药效学实验表明：本品具有明显的抗炎镇痛作用，同时能促进生殖系统微循环、化解体内肿块，并有增强免疫力的作用。

（2）体外试验显示：对致病性大肠埃希菌，金黄色葡萄球菌具有明显的抑制和杀灭作用。

（3）毒理试验表明：该药安全可靠，副作用少，临床服用剂量均为安全。

35.乳结泰胶囊

主要成分：瓜蒌、香附（醋炙）、赤芍、制天南星、青皮（醋炒）、陈皮、半枝莲、野菊花。

功能主治：疏肝理气，化痰散结，活血止痛。用于肝郁气滞，痰凝血瘀所致乳房肿。

用法用量：口服。一次4粒，一天3次。在月经周期第5天开始服药，若行经期少于5天者，则从干净后（次日）开始服药；若行经期超过5天者，则在月经来潮的第5天开始服药。连续服用21天。3个月经周期为1个疗程。

禁忌：尚不明确。

不良反应：尚不明确。

36.乳结康丸

主要成分：柴胡、郁金、枳壳、川芎、皂角刺、乳香、三棱、莪术、当归、党参、白芍、海藻、昆布、玄参、夏枯草、浙贝母、牡蛎。

功能主治：舒肝解郁、化瘀祛痰、软坚散结、通络止痛。用于肝郁气滞，痰凝血瘀所致的乳房肿块，胀痛，有触痛，或固定痛，胸肋胀痛，胸闷不适，抑郁易怒，诸症随情绪变化而加重，以及乳腺增生见于上述证候者。

用法用量：口服。一次6g，一天3次，8周为1个疗程；或遵医嘱。

禁忌：孕妇、哺乳期妇女禁用。

不良反应：偶见消化道反应及月经过多。

注意事项：经期停服；服药后胃脘不适者可饭后服用；有胃溃疡、胃炎史者请遵医嘱。

37.十味香鹿胶囊

主要成分：香附、薤白、鹿角脱盘、浙贝母、莪术、蜈蚣、天冬、鳖甲、人参、桔梗。

功能主治：疏肝理气，行气解郁；活血化瘀，疏通乳络；化痰软坚，消肿散结；调理冲任。补益气血用于：乳房痛、乳腺增生、乳腺小叶增生、乳腺囊性增生、乳头溢液、乳腺纤维瘤、乳腺囊肿、乳腺结节、子宫肌瘤、黄褐斑、丰胸美乳。症见乳房肿块胀痛或刺痛，经前加重，经后缓解，伴胸胁胀闷，善郁易怒，胸闷不舒，身重倦怠或纳呆，或经行腹痛，舌质淡或淡红或有瘀点，苔白腻，脉弦或涩。

用法用量：口服，一次 5 粒，一天 3 次，饭后 1 小时服用。

禁忌：对本品过敏者禁用，过敏体质者慎用。

不良反应：尚不明确。

药理作用：非临床药效试验结果，本品对雌二醇所致的大鼠乳腺增生有一定的抑制作用；可抑制二甲苯所致的小鼠耳廓肿胀、琼脂所致的大鼠足跖肿胀以及大鼠棉球肉芽肿增生；可提高小鼠热板试验痛阈值，减少醋酸致小鼠扭体试验次数。

38. 青乳消颗粒

主要成分：炒青皮、夏枯草、浙贝母、昆布、炙乳香等。

功能主治：疏肝理气，化痰散结。用于乳腺囊性增生病患者的肝郁气滞兼痰凝血淤证候。证见：乳房胀痛，经前加重，乳房肿块，触之疼痛，胸胁胀闷，烦躁易怒，舌苔薄白，脉象弦或弦细，弦滑。

用法用量：开水冲服。一次 10g，一天 2 次，饭后服用，或遵医嘱。疗程 3 个月。

禁忌：尚不明确。

不良反应：尚不明确。

39. 济坤丸

主要成分：香附（醋制）、熟地黄、莲子、当归、泽兰、地黄、茯苓、天冬、麦冬、延胡索（醋制）、红花、白芍、龙胆、厚朴（姜制）、青皮（醋制）、丹参、牡丹皮、蝉蜕、桔梗、枳壳（麸炒）、稻芽（炒）、关木通、益智（盐制）、乌药、陈皮、木香、白术（麸炒）、阿胶、酸枣仁（炒）、远志（制）、草豆蔻、川楝子。

功能主治：调经养血、和胃安神。用于月经不调、痛经、经前不寐、肝胃不和、乳房生结节。

用法用量：口服，每次 1 丸，一天 2 次。

禁忌：尚不明确。

不良反应：尚不明确。

二、常用方剂

（一）基本方剂

乳腺囊肿属于我国传统医学上乳癖、乳疬的范畴，两者病机虽略有不同，但大体可归属于肝气郁结，气血凝滞或者肝肾不足，冲任失调两大类，故其治疗多遵循疏肝解郁、化痰散结或补益肝肾，调和冲任的治疗原则，其方剂选择也基于此治疗原则选择。

1. 肝气郁结证

证候：多见于青壮年女性，乳房肿块，质韧不坚，胀痛或者刺痛，随喜怒消长，伴有胸闷胁胀，善郁一怒，失眠多梦，心烦口苦，舌红，苔白，脉弦。

治法：疏肝散结。

方药：逍遥蒌贝散加减。

2. 冲任失调证

证候：多见于中年妇女，乳房肿块月经前加重，经后缓解，乳房轻微疼痛或者无疼痛，伴有腰酸乏力，神疲倦怠，月经失调，量少色淡，或闭经，舌淡，苔白，脉沉细。

治法：调和冲任。

方药：二仙汤合四物汤加减。

（二）临证加减方剂

中医强调个体差异在疾病发展过程中的重要性，乳腺囊肿的中医方剂治疗也无例外，常常会根据个体差异随证加减，即便如此，该病的治疗也非无规律可言，然各家对疾病的认识不同，理念不同，处方用药也稍有差别。

如柴鹿消肿汤（自拟）配合外敷消瘀止痛软膏治疗乳腺囊肿，总有效率达86.67%。柴鹿消肿汤组方及用法如下：柴胡10g、瓜蒌10g、郁金15g、鹿角霜20g、牡蛎30g（先煎）、昆布10g、海藻10g、土贝母20g、陈皮10g、桔梗10g、清半夏10g、白芥子10g、茯苓20g、王不留行15g。脾虚便溏者加炒白术20g、炒薏苡仁20g；肾阴虚者加女贞子10g、旱莲草10g；肾阳虚者加淫羊藿10g、巴戟天10g。每天1剂，早、晚饭后分2次温服，每次150mL，月经期停药。自拟消积汤治疗乳腺小囊肿，总有效率达89.56%。消积汤组方及用法如下：醋柴胡9g、青皮12g、生地10g、川芎10g、赤芍15g、归尾15g、陈皮10g、牡蛎30g、白芥子15g、甲珠粉10g、没药5g、茯苓10g，水煎分早、中、晚3次温服，每天1剂，2个月为1个疗程。乳核消结汤配合外用中药离子导入治疗乳房囊肿，总有效率达87.8%。乳核消结汤组方如下：生麦芽60g、山楂25g、茯苓15g、白术10g、猫爪草15g、路路通15g、柴胡10g、白芍10g、煅牡蛎20g、牡丹皮10g、玄参15g、浙贝母10g。疼痛明显者加延胡索10g、郁金10g。每天1剂，水煮2次约150mL，分2次内服，经期停药。外用中药导入液在上方基础上加荔枝核20g、芒果核20g，水煎后浓缩至30mL。取方形干净纱布，面积约10cm×10cm，放入导入液充分浸湿，置方纱于乳腺囊肿处，上覆电极片，电极片与治疗仪连接（高级电脑中频电疗仪，型号 A2000B，北京博医康公司产品），调整至中药离子导入功能，强度以患者能接受的疼痛度为佳，每次 20min。每天 1 次，每周 6 次，连续 3 周为 1 个疗程。每疗程结束后，停用 1 周，继续下 1 个疗程治疗，过敏者停用。

如以上所见，各个医家对乳腺囊肿的机理认识有差别，治疗选择药物也会稍有差距，但均能根据患者机体的不同产生积极有效的治疗作用。

三、中药外治

阳和解凝膏掺黑退消或桂麝散盖贴；或以生白附子或鲜蟾蜍皮外敷，或用大黄粉以醋调敷。若对外用药过敏者，应忌用之。

参考文献

[1]张晓琳，万红英.中药内服外敷治疗乳腺囊肿疗效分析[J]，实用中医药杂志，2014，30（4）：264-265.

[2]陈红，罗涛.自拟消积汤治疗乳腺小囊肿 48 例临床观察[J]，当代医学，2009，15（28）：157.

[3]张宏，李国康.乳核消结汤配合外用中药离子导入治疗乳房囊肿 82 例[J]，中医研究，2005，18（1）：38-39.

（马天驰）

第三章　针灸疗法

第一节　乳房与经络

中医经典著作《黄帝内经》中已有关于乳房生理、病理、经络的记载，后世医家也多有论述。据胡公弼总结"男子乳头属肝，乳房属肾；女子乳头属肝，乳房属胃"。《外证医案汇编》说："乳证，皆云肝脾郁结，则为癖核；胃气壅滞，则为痈疽。"乳腺囊肿的中医病机主要为"肝气郁结，肝肾不足；或冲任失调，气血凝滞。"因此乳房疾病与肝、胃、肾经及冲任二脉之间存在着密切联系。其中尤以肝经为主。

从经络走行来看上述诸经均经乳房。

一、肝经

肝经走行"足厥阴肝经上膈，布胸胁绕乳头而行"，足厥阴肝经循行到期门穴后，环绕上行，有一分支过乳头，入胸中，和手太阴肺经相接，所以男女的乳头都是络属于肝的。

清代叶天士认为："女子以肝为先天。"对于女性而言，养生最重要的是养肝养血，而在养血的同时也要养气。因气属阳，具有温煦、推动的作用，血属阴，具有滋润、营养的作用，气血之间存在着，血为气之母、气为血之帅的关系。血为气之母：血是气的载体，同时也是气的营养来源，气不可能在没有血的情况下单独存在。临床上血虚会导致气的营养无源，进而发生气虚；血脱会导致气无所依，从而发生气随血脱。气为血之帅包括气能生血、气能行血和气能统血3个方面。中医认为，肝的生理功能是藏血和疏调气机，肝经的循行又经乳房，因此若情志不遂，郁怒伤肝，肝失疏泄，气机郁滞，则气血凝结乳络，乳络经脉阻塞不通引起乳房疼痛、乳汁排出不畅或骤然减少，甚至会炼乳成脓而为乳痈（增生、结缔或肿瘤）；若肝气郁久化热，热灼津液为痰，则进一步演变为气滞痰凝血瘀而形成乳房肿块。同时会引发情志上的异常变化，出现郁闷不乐、多疑善虑、急躁易怒、失眠多梦等。

二、胃经

胃经走行"足阳明胃经之直者自缺盆下于乳，贯乳中"，足阳明胃经起于迎香穴，它从迎香穴走下来以后，正好走乳房的正中线。

脾与胃互为表里关系，两者的生理功能联系密切。胃有受纳和腐熟水谷的功能，脾有运化水谷精微的功能。由于脾主运化的生理活动是在胃主受纳腐熟的基础上进行的，二者都参与了人体的消化吸收，故历来常把脾与胃合论，而称脾胃同为后天之本。食物首先在胃中被逐步消化，被消化后的食物中的精微物质，即水谷精微再通过脾布散到全身各处。水谷精微，为生殖、生长、发育提供新建和重建的原料，是维持人体生命活动和化生气、血、精、津的主要物质基础。换言之，女人生育后的哺乳要特别依靠胃气的充足。胃气充足才能将食物受纳腐熟为水谷精微，再由脾转输到乳房，最终生成奶水。故脾胃气壮则乳汁多而浓，脾胃气虚则乳汁少而淡。而且胃经走形正在乳头上，因此胃经与乳房联系十分密切。若胃热壅滞，日久气机运行不畅，阻滞中焦则化热成瘀，瘀血又阻滞气机，气滞血瘀而形成乳房肿块。

三、肾经与冲任二脉

肾经走行"足少阴肾经，其直者上贯肝、膈，入肺中。其支者，从肺出，络心，注胸中"。肾脏的直行之脉向上通过肝和横膈，进入肺中，沿着喉咙，挟于舌根两侧。肾脏的支脉从肺出来，联络心脏，流注胸中，与手厥阴心包经相接。冲脉走行"起于胞中，夹脐上行，至胸中而散"。前与任脉相并，后通督脉，面部灌诸阳，下肢部渗三阴，与十二经相通。由于冲脉容纳了来自五脏六腑和十二经脉的气血，故有"五脏六腑之海""十二经脉之海""血海"之称。任脉走行"起于胞中，循腹里，上关元至胸中"，任脉通过循行与诸阴经取得联系，交会于膻中穴，故有"阴脉之海"之称。

肾主先天精气。《素问·上古天真论篇》上说："女子七岁肾气盛，齿更发长。二七而天癸至，任脉通，太冲脉盛，月事以时下，故有子。"《黄帝内经》中这样说道："女子三十有五，肾气衰；肾气足者，女子足百岁，鹤发童颜。"女子进入青春期后，由于肾气逐渐充盛则天癸至，月事时下，乳房发育充分，孕育后乳汁充盈而哺。肾气在这里主要是指人体的生长发育和主生殖的生理功能。《黄帝内经·太素》："天癸，精气也。"天癸是促进人体生长、发育和生殖机能，维持妇女月经和胎孕所必需的物质。它来源于男女之肾精，受后天水谷精微的滋养而逐渐充盛。冲脉和任脉则是上连乳房，下接内生殖器官的两条经脉。冲脉为血海，冲脉盛则上行为乳、下行为血；任脉为阴脉之海，凡人体阴液（包括精、血、津液）皆归任脉所主，任脉之气通，表明阴液旺盛，配之冲脉血盛，下达胞宫，月事方得以应时而下，并为孕育妊养创造条件。另一方面，任脉所承受的阴血津液也是乳汁分泌的物质基础。肾气不足则天癸不充，冲任不盛，胞宫与乳房必然同时受累而发病。如冲任失调，经脉血海应充而未满，应疏泄却不畅，经前气血聚于冲任，经脉壅阻，则会出现乳块，经后血海壅阻减轻，但血脉凝滞久而不散，故结块不消。患病日久冲任受伤，月经不调，肿块也持续不退。

第二节　针灸及其他中医疗法

一、针灸治疗

1. 身柱透至阳穴法

临证可用 26 号 4 寸长针从身柱穴向下成 30°角进针，贴近皮肤使针沿皮下缓刺入，直透到至阳，行泻法，每次留针 1 小时。每天 1 次，10 次为 1 个疗程，连续 2 个疗程看疗效。

评析：

（1）若患者肝火太盛则酌加太冲；阴虚则酌加太溪；气血亏虚则酌加足三里、脾俞；月经不调则酌加三阴交。

（2）乳房位于胸前部，胸大肌和胸筋膜的表面。其上起第 2、3 肋，下至第 6、7 肋。内侧至胸骨旁线，外侧可达腋外线，乳头平第 4 肋或第 5 肋水平。而身柱与至阳穴正当乳房解剖界限之上限与下限之间。其临证用刺法，可有效通调两乳间失畅之气机。身柱穴临证常以之治疗痈疽疔疮为著，尤善托疮排毒。身柱透至阳穴实际是起到了通调乳房部气机，托疮排毒，软坚散结的功效。

2. 肝俞截根法

此法见于彭静山所著《针灸秘验与绝招》。

评析：乳腺增生的针灸治法，或疏肝，或理气，或疏肝理气并用，皆可奏效。正所谓，条条大路通罗马。彭氏通过肝俞一穴，疏肝而后理气，直指乳腺增生之疾根本所在，治疗上绝不拖泥带水，堪执治疗之牛耳。临证用之，其效甚著。

3. 针灸大家贺普仁的治法，则又另得其妙

在他眼中，乳癖之邪幻化成 3 种形象，分别治之。①肝郁气滞型：选足临泣治之。②肝肾亏虚型：选照海穴治之。③冲任失调型：选足临泣、照海穴治之。

评析：此法独具匠心，不直接以肝论治，而是以"胆""肾"论治，颇有张士杰"援物比类"的味道。

4. 四关穴

太冲＋合谷穴针刺法。

评析：《标幽赋》："寒、热、痛、痹，开四关而已之。"太冲为肝经原穴，刺之可疏肝解郁；合谷亦为大肠经原穴，手足阳明同气，乳房原为足阳明胃经所属，刺合谷可调足阳明经经气，功同理乳间之气机。故临证刺四关是从疏肝理气来论治的。

5. 神阙穴敷药法（乳脐散）

评析：此种办法最后能制成成药，则为患者之福。

6. 内关＋太冲穴针刺治疗乳腺增生症法（针刺时以内关穴为主）

评析：针灸治则有"心胸内关谋"之说。此方以内关为主治乳癖，以宽胸理气为先，疏肝为次，与四关穴治法性质相同。实有异曲同工之妙。

7. 天宗穴位埋线治疗乳腺增生法

评析：天宗穴与乳房相对，此法颇有阴阳互治之意，亦包含有医学哲学之妙理，其治病格调之高，值得业针者反复回味之。

8. 鱼际穴温针灸治乳癖法

评析：此法治疗乳癖实巧。亦有宽胸理气之味道。鱼际为肺经之荥火穴，因肝属木，木为火之母，根据补母泻子法，实则泻其子，故肝木实，泻其荥。所以，针鱼际又具有疏肝解郁兼清肝火的作用。另外，灸法又可起到"气血不足可补之，经络不通可通之"的功效。故而，临证用鱼际一穴就可起到疏肝理气、活血通络的功效。

9. 天泉穴拍打刺络放血法

其方法是：取患侧天泉，双侧发病取双侧治疗。用清水或自配活血通络之液蘸后用手拍击天泉穴部位，约拍击百次后，穴位处即可出现紫红色大小不等的散在瘀血斑，然后以三棱针将此瘀血斑刺破放血数滴，10天治疗1次，一般连续3~5次即可。若络刺部位仍有瘀血斑时，则需继续治疗，直至拍不出瘀血斑，方停止治疗。

评析：天泉穴属手厥阴心包经，而乳癖多为情志所伤、经络淤滞、气郁血结，久而化痰。故治应调气活血，化痰通络。络刺天泉可通阴阳所结之气，使气机通达，乳癖因而得消。

10. 第4腰椎旁开1.5寸寻找反应点针刺治乳癖

评析：此法是根据新针刺八字疗法基本原则，即"阴阳、平衡、相对、反应"这八字而治之。

11. 传统针法

大多必取乳房旁侧之膻中、屋翳或乳根酌加配穴以治之。

评析：传统针法虽有一定之效，但相对于以上 10 种治法而言，其临证取穴太多。而且，乳房部位较敏感，还是尽量远端取穴治之最妙。

以上 11 种乳腺增生的治法，之所以称为小结，是因为还有许多行之有效的针刺方法未列入在内。治乳癖最好先从治"气"着手。因为，乳房部位气机和顺，气行则血行，气血行则经络通，通则不痛。

二、其他治疗

（一）拔罐治疗

（1）处方：病侧背部乳房相对应的压痛敏感点：天宗、库房、乳根、膻中。

（2）方法：采用单纯罐法或毫针罐法、涂云香精罐法、贴伤湿止痛膏罐法等，留罐 10~15min，月经前 1 周治疗者应为每 1~2 天施术 1 次，其他时间治疗间隔 3~4 天施术 1 次。每月经前数天和月经干净后约 72 周，取 2~3 个穴位施行挑罐法，然后再于其余穴位施行单纯罐法，或各种有散结作用的药罐法等，留罐 10~15min。

（3）功效主治：活血通络、软坚散结、疏通乳络。

（二）贴敷治疗

配方一

（1）处方：消炎膏、冰片、月石、山楂、三七、麝香等。

（2）方法：用消炎膏配上药，共研细末。膏药涂在纸上，长 6~8cm，宽 4~5cm，然后把碾碎的粉末撒在膏药上，敷于患者肿块处，每周换药 1 次。

（3）功效主治：扶正祛邪、缩小肿块。

配方二

（1）处方：山慈菇 15g、白芷 9g、鹿角 9g、穿山甲 9g、血竭 9g、麝香 0.6g。

（2）方法：诸药共研细末，醋调成糊状，敷于患部，外盖纱布，胶布固定。

（3）功效主治：活血凉血、化瘀散结。

配方三

（1）处方：取活鲫鱼 1 条（重约 60~90g），鲜山药 60~90g，麝香 1~1.5g。

（2）方法：将鲫鱼除去内脏和鱼骨，山药去皮共捣如泥备用。视乳房肿块大小，剪生白棉布（双层稍大于肿块）1 块，将上膏摊于布上，约有 5 分硬币厚，再撒上麝香粉。

（3）功效主治：散结消毒、疏通乳络。

（三）电热针治疗

（1）仪器：XW-1型射频温控热凝机。

（2）方法：患者仰卧，按无菌操作进行肿块穿刺，治疗方法的选择是根据活体动物实验数据确定，温度自控范围，65℃~75℃，中心反馈温度62℃~72℃，治疗时间4~6min，正负极电热针间距1cm，由肿块边缘进针，直达肿块，中心部位，使电热针前端裸露，治疗部分全部进入肿块。两次治疗间隔14天。

（3）功效主治：利用电场的能量转变而达到加热治疗的目的，适用于乳腺增生。

（四）穴位注射治疗

（1）处方：药物：川芎注射液。取穴：气海、三阴交、肝俞、期门。

（2）方法：每穴注射20%川芎注射液0.56mL（先胸腹后背腰，由上而下），胸背部采用斜刺或透穴法，避免深刺，以免穿透胸壁造成气胸。注射时间为每个月经周期的第7、15、23天（前后1天均可），每天1次，9次为1个疗程。

（3）功效主治：疏泄肝气，激发经气，调节脏腑和气血，主治乳癖日久不愈。

（马天驰）

第四章 按摩疗法

第一节 经络按摩

一、经络抻拉

1. 横位拉筋

横位拉筋有两种姿势：①人平躺在床上或地上，两腿尽量向两边水平展开拉10min，这需要别人帮助拉开腿。②仰卧在床上，双脚朝上，臀部和两条腿都贴在墙上，双脚尽量分开，如同英文字母V。

每天要早、中、晚练习3次，刚开始两腿的夹角不能分得很大，两腿内侧会非常酸痛、非常紧张，还会感觉到足底的脉搏噔噔地跳动，可能只能坚持几分钟，通过不断的练习两腿夹角可以逐渐加大，坚持的时间也会逐渐延长。

通过一段时间的拍打拉筋，会有很大收获，原本常年冰冷的腿脚会变得逐渐温热起来。睡眠也能得到极大的改善，躺到床经常不能马上入睡或者起夜后翻来覆去地难以入睡的人，经过一段时间的锻炼会逐渐达到头挨到枕头就会睡着的状态。

2. 莲花逍遥式

在床面硬一点的床上或就在地上铺块毯子，坐下来，伸直右腿，左腿弯曲并平放在地面上，左脚脚心贴在右侧大腿的内侧，然后身体朝着弯曲的左腿方向扭转，右手去抓右脚尖，而左手臂向顶棚的方向伸展，尽量使身体保持在一个平面内。

刚开始练习时，很难完全展开，可以借助墙壁完成动作。身体靠着墙，背部、双腿和双臂都贴着墙，这样很快就找到平面侧展的感觉了。保持动作持续1min，就能感觉到有一股暖流流向肋部，好像阳光照进来一样。不论男女老幼，每天练习几分钟莲花逍遥式，就可以增强肝经的解郁能力，保持心情舒畅。

3. 蝴蝶式

首先找一块毯子折成两个手掌厚，然后坐下来，屈膝，使两脚脚心相对，脚掌并拢，脚跟尽量往里靠。双手抓住双脚脚尖，膝盖向两侧打开，尽量贴向地面，之后挺直脊背，双膝有节奏地向两边地板振动。

动作的运动量不算大，却恰到好处地运动到了最难锻炼到的部位——髋部。现在的人大部分时间都坐着，气血中的杂质慢慢地沉积到骨盆里。而保护着生殖系统和泌尿系统的骨盆就成了接纳垃圾、废物的容器，变成了我们平时打扫不到的卫生死角。久而久之，经脉不通了，气血不运行了，这里就会滋生出细菌，从而导致炎症发生。有诸内必形之于外，这些细菌表现在脸上就是斑点、痤疮、红疙瘩。

蝴蝶式通过双腿的频繁运动，能打通腿上的经络，使气血像"扫帚"一样把身体上的卫生死角给清除干净。不但能消灭炎症，还能增加骨盆和腹腔的供血量，使内脏得到血的供养而焕发活力。这种活力表现在脸上就是脸色红润、肤色洁白、无斑无痘、容颜娇嫩。

经常练习这个体式还能调节泌尿功能、缓解坐骨神经痛，很适合经常坐办公室的人群。另外，这个体式对男性的前列腺也有很好的保养效果。孕妇经常做这个动作，分娩时会更顺利。不要看它很简单，甘草虽不起眼，却能调和诸药。关键要练对体式，掌握动作要领，方法对了才能起到良好的效果。

4. 一并一分压腿式

这个练习可以坐在地毯上边看电视边做，当然也可以坐在硬面的床上做，先把双腿伸直并在一起，脚尖回勾，双手抓着脚趾，呼气身体慢慢向下压；然后把双腿打开再向下压。

刚练习时，不要总想着身体能快点压下去，追求身体贴着腿的感觉，这样使用蛮力反而会对身体造成损伤。能不能压下去不是主要的，关键在于拉伸的过程，只要腿后的大筋有被拉伸感就可以了。拉伸的感觉不要太强，否则容易拉伤韧带，而损伤经络，舒舒服服地伸展，才能达到补益的效果。

两腿一并，全身轻松。两腿一分，大补肝肾，而且补起来没有人参、鹿茸的峻猛之嫌，也没有毒副作用之说。不会占用你太多的时间，不花一分钱，直接能锻炼到肝肾经，补得踏实充分，又健康。坚持练下去，相信家中那些名贵补品都要束之高阁了。

5. 还阳卧和混元卧

（1）还阳卧：身体自然平躺，髋关节放松，双腿弯曲，双脚脚心相对，脚后跟最好直对着会阴（如果能顶着会阴最好）双手手心放于大腿根部附近，掌心向着腹部。仰卧由于着床面积大，压迫力较小，身体更容易放松，放松的身体加上特定的姿势，可以很快地把阳气和肾气充盈起来。肾的阳气相当于命门的真火，一个人生命力旺盛与否的关键就是看命门的阳气是否充足。摆这个姿势，就是为了更有利于肾阳气的充足。此式补肾的作用十分明显。

（2）混元卧：还阳卧再提高层次的练法是混元卧，身体自然平躺，双脚脚心相对，双腿弯曲，双手重叠或交叉轻轻地放在头上，手心对着头顶百会穴。这个姿势既能补肾气又可放松头部，对失眠、神经衰弱有较好的治疗效果。上面两臂围成一个环状，可以使肾气不往生殖器上走，而是拉到中脘的深处；下面两腿围成一个环状，有利于周身气血沿腿循环到全身各处。

这两种姿势，都能起到拉紧肝经和肾经、锻炼肝经和肾经的功效。

6. 推肝经

坐在床上，挺直腰背，右腿向前伸直，左腿弯曲平放，双手交叠，压在大腿根部，沿着大腿内侧肝经的位置，稍用力向前推至膝关节，反复推动 40~50 遍，然后双腿调换，采取同样的手法。如果是在皮肤上直接推的话，就涂些润肤油效果会更好，也可以隔着衣服推。每晚推一推，疏肝理气，活血化瘀，去肝火，改善面部气色，对女性效果尤佳。

大腿的内侧有 3 条经络，靠近正面的是脾经，中间是肝经，靠近后面的是肾经。坐下后，双腿屈膝，大腿内侧朝上，正中的就是肝经，推中间的部位就是推肝经，当然推偏一点，推到脾经或肾经，也没有关系。

7. 揉"地筋"

每个人都渴望健康，渴望能够快乐地生活。可是现代生活的快节奏使太多的人心中充满躁动和不安，似乎一时一刻的舒适都成了奢望。肝病的恐怖，前列腺的困扰，还有强直性脊柱炎、腰椎间盘突出、失眠症、脑血管疾病、帕金森、性功能障碍以及小儿多动症等很多疾病，看似毫无关联，其实问题都出在一个地方，那就是筋。

《黄帝内经》上说："肝主筋。"筋是什么呢？筋就是人身体上的韧带和肌腱部分。很多病症都说不清发病的原因，但都可以遵循一个原则，那就是从筋论治。人的身体里有一些总开关，治病养生都是在这些地方用力，如"消气穴"太冲、"疏筋穴"阳陵泉、"强胃穴"足三里、"健脾穴"公孙、"腰痛穴"飞扬、"补血穴"劳宫、"补肾穴"太溪等，都是能独当一面的人身之大穴。

今天，要告诉大家的是一个书中很难找到的，但却是对以上诸症皆有疗效的养生之道，宗秘诀中有这样一句话："天筋藏于目，地筋隐于足。"藏于目的天筋，一般人难于下手去锻炼；隐于足的地筋，我们却可以把它很容易的找出来，为我们所用。具体应该怎么找呢？将脚底面向自己，把大脚趾向后翻起，就会发现一条硬筋从脚底浮现出来，连着大脚趾和后脚跟。按摩这条硬筋，把它揉软，会有神奇的功效。如果把脏腑比作房子，那么筋就是脏腑的檩梁。脏腑有病，筋必有病。也可以反着推断，筋有病，脏腑必病。但脏腑难治，而筋好治。只要把拘挛的筋抻开，筋一伸展，筋就正常了，病也就消了，若把筋再拉长，再刺激它坚韧，那么脏腑就可以常保健康，身体自然也就更加强壮了。大家也可以做"抽筋"锻炼，以此来锻炼筋。刚开始这根筋一般都很硬很痛，练几次就会松许多。"抽筋"锻炼是指在放松状态下，有意地改变体位，人为地造成肌肉的痉挛，俗称"抽筋"。其实"抽筋"是人体的自然调节的方式之一。人体的某些部位在遇到寒冷或疲劳等情况时，相应的筋会自然地收缩，会伴随疼痛，有时还很剧烈，但过一段时间后（1min或更长），疼痛达到最大值以后便会递减，同时筋也会逐渐松弛发热，最终恢复轻松自然的状态。可惜的是，由于对人体这一调节功能的认识不足，人们往往会紧张，从而改变体位，人为地中断这一过程。"抽筋"锻炼的要点是顺其自然，放松，同时做深呼吸。

有人可能会问，这条"硬筋"在脚底，并不循着任何一条经络啊？但稍微细心的人就会发现，其实这根筋是循行在肝经上的，只是肝经一般都被标注在脚背而不是脚底。通常脾气越暴躁的人，这根筋就越硬，用拇指按一下，就像按压琴弦一样揉起来非常痛，如同针刺。凡是患有肝病的人，这条筋都是必按之处。肝的问题是人体的一个核心问题，肝的功能加强了，人体的解毒功能、消化功能、造血功能也会随之显著提高。但肝却是最难调理的脏器，药物难以起效，针灸似乎也鞭长莫及，古人的一句"肝主筋"，却道破了我们通往治疗肝经病变的捷径——通过调理"筋"就可以修复肝脏，所以说"书中自有黄金屋"一点也不为过。岐黄经典，真是字字珠玑，随便摘下一句都是"零金碎玉"，我们真是需要仔细研读才行。

这根筋虽然用途极广，但有些人却找不到它，即便找到了，在揉这地方的时候反而会感觉这根筋软弱无力，塌陷不起，是什么原因呢？因为这样的人通常肝气不足，血不下行，需要把这根筋揉出来才能好；还有的人虽然这根筋很粗大，揉起来却毫无感觉，也不坚韧，像是一根麻绳。这种情况在 50 岁以上的男士身上较为常见，这样的人通常年轻时脾气暴躁，肝功能较强，但由于酗酒、房劳、忧虑等诸般原因，现已肝气衰弱，更需要常揉此筋。此外，这根筋自己揉起来不太好揉，让他人帮忙又不太容易掌握力度，有时能痛得让人流泪。建议可以买个按摩棒。

与筋相关的其他的知识，也需要大家了解，可参照着自己的具体情况来进行调理。膝为"筋之府"，膝为诸筋会集之处，所以要经常跪着走以养筋，跪膝法可以促进膝盖周围气血循环，能起到减肥和防治膝盖痛、膝盖积水、膝盖骨刺、腰疼、脱发等效果。在练习时，可以先把沙发靠垫或别的软东西垫在膝下，先跪着别走，等跪2～3天适应了，把垫拿走，再跪在床上，然后过两天再跪行。胆经的阳陵泉为"筋之会"，位于小腿外侧，当腓骨小头前下方凹陷处，即在小腿的外侧，膝关节下方的外侧有一个高点（腓骨小头），从高点的前下方大概一寸左右有一个凹陷，可常拨动以舒筋。督脉上有个筋缩穴，位于人体背部，当后正中线上，第 9 胸椎棘突下，主治狂痫瘛疭，痉挛抽搐诸疾，可多用掌根揉它以伸筋。膀胱经的承筋穴，位于小腿后面，当委中与承山的连线上，腓肠肌肌腹中央，委中下 5 寸。俯卧或正坐垂足位，在合阳与承山之，间腓肠肌肌腹中央取穴。该穴有舒筋活络，强健腰膝的功效，所以要多用拳峰点按以散筋。请记住，理筋即是调肝。

二、穴位按摩

（一）胸部按摩

平时在工作之余可对胸部做一些按摩运动，按摩时应找对基本穴位，这样按摩起来效果会更佳。

（1）膻中穴：所属经络属于（任脉），亦为脾、肾、三焦、小肠的会穴，包心经之募穴。所以主治范围很广。穴位位置：在两个乳头之间和第 4 根肋骨的中间点。指压方法：以拇指指压（膻中穴）5 次。指压功效：丰胸、治疗乳腺炎、胸痛、孕妇增加乳汁、对呼吸性疾病和精神机能性疾病皆具疗效。

（2）中府穴：所属经络属于（肺经）之墓穴，亦是（手太阴脾经）之会穴。穴位位置：乳头直上旁开 2 寸，锁骨下的第 2、3 根肋骨间。指压方法：双手拇指同时指压两边的（中府穴）5 次。指压功效：丰胸、治胸痛、气喘、强化淋巴循环、改善呼吸器官。

（3）天溪穴：所属经络属于（脾经）。穴位位置：乳头外侧 2 寸。指压方法：双手拇指同时指压两边的（天溪穴）5 次。指压功效：丰胸、治疗胸胀痛，强化脾脏功能、呼吸器官和心脏循环系统。

（4）乳根穴：穴位位置：位于乳房的下面根部，距离正中线 12cm 左右。指压方法：手指按压，力度适中，以顺时针圆圈状按摩，出现局部酸胀和温热即可。指压功效：可改善产后乳汁分泌不足、疏通气血、咳嗽气喘和腹胀胸痛等。

（5）大包穴：穴位位置：在乳房的侧部，腋下中线上，处于第 6 根肋骨间隙处。指压方法：同样用手指适力按压，做顺时针旋转运动，幅度不宜过大，当出现温热或者酸胀的感觉即可停止。指压功效：可用于改善乳房疼痛，肋间神经痛等症状。

（6）期门穴：穴位位置：在乳头的正下方，位于第 6 根肋骨间隙中。指压方法：采用仰卧或垂直端坐形式，用中指指腹轻力按压，顺时针方向按揉 2～3min，出现局部温热和酸胀即可。指压功效：可用于改善乳痛、胸胀疼痛等，具有解郁化瘀、通乳功效。

（7）神封穴：穴位位置：第 4 肋间隙，前正中线旁开 2 寸。指压方法：以手指指面或指面向下按压，并做圈状按摩，出现温热或者酸胀的感觉即可。指压功效：咳嗽，气喘，胸胁支满，呕吐，不嗜食，乳痈，促进乳腺畅通。

（二）手部按摩

（1）少泽穴：穴位位置：位于小拇指指甲盖侧下方。指压方法：食指按压少泽穴，1～3min，以用手指适力以圈状揉捏，出现酸胀、发热的感觉即可。指压功效：少泽穴是女性保健的重要穴位，有调气血、通血脉的功能，是治疗乳房肿块和乳汁不通的主穴之一，可以改善乳腺炎、乳汁分泌不足等症状。

（2）合谷穴：穴位位置：在手背，第 1、2 掌骨间，当第 2 掌骨桡侧的中点处。或以一手的拇指指骨关节横纹，放在另一手拇、食指之间的指蹼缘上，当拇指尖下是穴。指压方法：拇指、食指捏拿合谷穴 1～3min，以感觉酸麻为宜。指压功效：合谷穴有解表退热、理气止痛的功效，乳房肿块且伴有发热头痛者可按摩此穴以缓解症状。

（3）拇指点掐小手指上的会阴点（位于在手背小指第 2 关节上）1～3min，以感觉刺痛为宜。经常刺激此穴能调节整个生殖系统，对消除乳房肿块有辅助治疗作用。

（4）拇指按揉手部肝反射区 3～5min，以局部发热为宜。此法能够加强肝脏的疏泄功能和脾脏的统血功能，调节内分泌，起到化解乳房肿块的作用。

（三）足部按摩

1. 太冲穴：穴位位置：位于足背侧，第 1、2 跖骨结合部之前凹陷处。指压方法：拇指重力按揉太冲穴 1～2min，以感觉酸胀为宜。指压功效：太冲穴是肝经上的重要穴位，而乳房肿块多因肝气淤滞所引起，所以刺激此穴有助于肿块的消除。

2. 行间穴：穴位位置：在足背侧，当第 1、2 趾间，趾蹼缘的后方赤白肉际处。指压方法：拇指按揉行间穴 1~3min，以感觉酸胀为宜。指压功效：行间穴是足厥阴肝经上的重要穴位，有"泄肝火、疏气滞"的功效，所以按摩此穴有助于肿块的消除。

3. 拇指按揉足部的胸部淋巴结反射区（位于双脚背第 1~2 蹠骨间缝处），以感觉酸胀为宜。经常按摩此反射区可起到活血化瘀的功效，对发烧，乳腺炎及囊肿等疾病有一定的治疗效果。

第二节　淋巴按摩

淋巴按摩即人工淋巴引流术，通过按摩加快淋巴引流，可以减轻神经末梢周围的液体压力，使炎性物质被快速带走，清除溶解在体液里并刺激痛觉感受器的化学物质和废物，可有效减轻疼痛。同时，按摩能提高机体免疫力，提高机体淋巴液的回流速度，改善淋巴管道的流通状况。加速机体自身废物的代谢和毒素的消除，长期坚持可以提高机体免疫力。经常进行淋巴按摩，就能保证毒素积累的速度不超过排毒的速度，就能够预防疾病的滋生。由于淋巴位在真皮层下方，引流的方式会比一般消除筋骨酸痛的指压更为轻柔，利用平稳力道在穴道上按摩，再经由淋巴结将毒素排出体外。

按摩前，全身洗净泡澡，夏天水温宜在 38℃左右，冬天水温可较高。先将膝盖以下部位浸入水中 3min，再将腰部以下温热 3min，然后再将身体浸入水中直到颈部，约 10min。泡过澡后，选择薰衣草、杜松、柠檬草、天竺葵或者迷迭香等精油，均匀涂抹便可开始按摩。需要注意的是：按摩手法一定要轻柔，避免暴力按摩使病情加重，同时选用正规厂家出品的合格精油，避免其中添加违规成分加重病情，由于精油主要起到按摩介质的作用，因此用量以不过分摩擦皮肤为度，用量过大反而适得其反。淋巴的流动主要依靠骨骼肌的运动和呼吸，所以按摩之前要先放松，然后深呼吸以促进淋巴循环。先按健侧再按患侧。

一、胸部淋巴结按摩

胸部周围的淋巴结有：胸前外侧壁上部的集合淋巴管向前下方走行；中部的集合淋巴管向外侧走行；下部的向外上方走行，最终浅表的淋巴液汇入腋窝部，注入腋淋巴结浅群。在深部有肺门淋巴结、胸腺、锁骨旁淋巴结、肋间淋巴结、支气管肺门淋巴结、气管支气管淋巴结、气管旁淋巴结、纵隔前淋巴结等。

按摩方法：

（1）可以将淋巴结视作泵一样，对它们进行压迫和放松，用手指肚按压，五指并拢，重复5~7次，基本要领是数3下按1次，数3下重复。手指不要离开皮肤，要具有弹性。如果强力下按，有时会导致淋巴结出现炎症，因此要轻按，如果感到疼痛，就说明您的手法过重了。另外，按摩时间也不要过长。

（2）在放松的状态下，使用掌心和手指密切接近肌肤，慢慢地、轻轻地按摩，使淋巴液一下一下地流向附近的淋巴结，一般要按摩6次。淋巴液的流动速度是每分钟24cm，是非常缓慢的。过快、过强都会造成事倍功半的后果。

（3）揉捏僵硬的肌肉，使之轻柔放松，促进淋巴液的流动。用手指或手掌揉、捏、拧。基本上在每一个部位进行3~6次动作。如果身体用力的话，肌肉愈发僵硬，因此做动作时要放松。

二、腋下淋巴结按摩

由于胸部周围的淋巴结最终汇入腋窝部，注入腋淋巴结浅群。因此疏通胸部淋巴结也离不开腋下淋巴结的疏通。

按摩方法：

（1）按压，用左手按右腋窝，右手按左腋窝，用拇指指肚反复揉压直至出现酸、麻、热的感觉，一般需要3~5min。

（2）弹拨，抬高一侧手臂，把另一只手的拇指放在肩关节处，用中指轻弹腋窝底，可时快时慢变换节奏，并左右交替进行。

按摩腋窝的方法简便易行，在工作、休息之余可随时随地进行。但是，孕妇、严重心脑血管病患者、肿瘤有淋巴转移的患者等最好不要采用。

三、胸腺按摩

胸腺（Thymus）位于胸腔前纵隔胸骨后面，紧靠心脏，呈灰赤色，扁平椭圆形，分左、右两叶，由淋巴组织构成，为机体的重要淋巴器官。其功能与免疫紧密相关，是T细胞分化、发育、成熟的场所，当T淋巴细胞充分发育，便迁移到周围淋巴器官。整个淋巴器官的发育和机体免疫力都必须有T淋巴细胞，胸腺为周围淋巴器官正常发育和机体免疫所必需。此外，胸腺还可以分泌胸腺激素及激素类物质，具内分泌机能的器官。胸腺的发育在青春期前发育良好，之后随着年龄的增长逐渐萎缩，机体免疫力也逐渐下降。要激活胸腺，起到改善淋巴回流、提高机体免疫力、防病健身、祛病延年的作用就要持续按摩胸腺。

按摩方法：以任脉两侧 1.5～3 寸为主，用手掌上起颈、下止胸窝上部，轻轻地上下来回进行按摩，一天 100～200 下，特别注意力度要适中，不可用蛮力。

（马天驰）

第五章　饮食调整

平衡膳食是乳腺疾病患者保持健康体魄的最好方法。适当的饮食疗法可以缓解乳腺疾病患者的一些症状。饮食要平衡、多样化、不偏食、不忌食、荤素搭配、粗细搭配。烹调时多用蒸、煮、炖，尽量少吃油炸食物。乳腺囊肿患者宜常吃海带，有消除疼痛、缩小肿块的作用，多吃橘子、橘饼、牡蛎等行气散结之品，忌食生冷和辛辣刺激性的食物。

一、乳腺囊肿的食疗方法

（1）海带 2～3 尺许、豆腐 1 块，乳腺囊肿患者煮沸汤饮食之。佐料按常规加入，可加食醋少许。

（2）天合红枣茶：天门冬 15g、合欢花 8g、红枣 5 枚，乳腺囊肿患者泡茶食之，加蜂蜜少许。

（3）山楂橘饼茶：生山楂 10g，橘饼 7 枚沸水泡之，待茶沸热时，再加入蜂蜜 1～2 匙，乳腺囊肿患者当茶频食之。

（4）仙人掌炒猪肝，乳腺囊肿患者常食有效。

（5）生侧柏叶 30g、橘子核 15g、野菊花 15g 等，乳腺囊肿患者煎汤饮用。

（6）鳝 2～3 条、黑木耳 3 小朵、红枣 10 枚、生姜 3 片、添加佐料，乳腺囊肿患者常法红烧食用。

（7）全蝎 2 只，夹于馒头或糕点中，一天 1 次，7 天为 1 个疗程，应连用 2 个疗程，乳腺囊肿患者疗程间可休息 2 天，无效者，可改施他法。

（8）黑芝麻 10～15g、核桃仁 5 枚，乳腺囊肿患者蜂蜜 1～2 匙冲食之。

（9）海带萝卜粥：海带 15g、萝卜 150g、糯米 100g。乳腺囊肿患者煮粥食之。

二、女性乳腺保健食品

（1）**食用菌类**：菌类的营养价值十分丰富，含有较多的蛋白质、碳水化合物、维生素等，还有微量元素和矿物质，多吃可增强人体免疫力。银耳、黑木耳、香菇、猴头菇、茯苓等是天然的生物反应调节剂，能增强人体免疫能力，增强身体的抵抗力，有较强的防癌作用。瑞典和美国科学家最近联合公布的一项研究结果表明，患有厌食症的年轻女性患乳腺癌的危险性比较低。这说明女性早年的热量摄入情况对后来乳腺癌的形成和发展可能有着较大的作用。

（2）**鱼类**：黄鱼、甲鱼、泥鳅、带鱼、章鱼、鱿鱼、海参、牡蛎以及海带、海蒿子等，因为它们含有丰富的微量元素，有保护乳腺、抑制癌症生长的作用。研究发现，高油脂鱼类含有大量的 N-3 多不饱和脂肪酸（N-3PUFA），对于人体免疫系统、血管和大脑均有重要作用。研究显示，食用较多高油脂鱼类的妇女患乳腺癌的可能性比食用较少的妇女低 14%。

（3）**水果**：葡萄、猕猴桃、柠檬、草莓、柑橘、无花果等，不仅含有多重维生素，而且含有抗癌和防止致癌物质亚硝基胺合成的物质。

（4）**蔬菜**：与主食合理搭配有利于身体健康。如番茄、胡萝卜、菜花、南瓜、大蒜、圆葱、芦笋、黄瓜、丝瓜、萝卜和一些绿叶蔬菜等。

（5）**牛奶及其制品**有益于乳腺保健，可以补充钙。

（6）**谷类**如小麦（面粉）、玉米、大豆及一些杂粮均有利于健康。大麦含有大量的可溶性和不可溶性纤维素。可溶性纤维素可帮助身体对脂肪、胆固醇和碳水化合物的新陈代谢，并降低胆固醇。不可溶性纤维素有助于消化系统的健康，并预防癌症。大豆营养丰富，其中富含的油酸及亚油酸，具有降低胆固醇的作用，对于防止血管硬化、高血压和冠心病也大有益处。坚果是食物的果仁和果种，含有大量的抗氧化剂，可起到抗癌的效果。

三、乳腺囊肿的饮食禁忌

1.避免食用含有雌激素的保健品

专家指出，对于女性朋友而言，虽然一些保健品能使她们延缓衰老，保持青春的容颜，但却易导致体内的雌激素水平失衡，进而引发更多严重的乳腺疾病，尤其是乳腺囊肿和乳腺癌。所以一定要引起注意。

2. 避免过多食用高动物脂肪

如：过多的肥肉、猪油，肥肉、肉皮、鸡皮、鸭皮等。因为高脂肪的饮食不仅造成肥胖，而且还导致雌激素水平不平衡，引发乳腺囊肿病，或是加重已有的乳腺囊肿症状。国际性的调查表明，凡是脂肪摄入量较高的国家，乳腺癌的发病率也高。摄入过高的脂肪和动物蛋白，促进了人体内某些激素的生成和释放，会刺激乳房腺体上皮细胞过度增生，这是乳腺疾病的重要成因之一。

高热油腻的食物会加重乳腺囊肿的现象，所以，更要避讳。包括蛋糕、油炸食品、肥肉、西式快餐、牛奶、膨化食品、雪糕等都是要忌讳的。

3. 避免刺激性食物及调料

胡椒、桂皮、丁香、小茴香、生姜等天然调味品具有一定的诱发性和毒性，如饮食中过量使用调味品，轻者有口干、咽喉痛、精神不振、失眠等感觉，重者会诱发疾病。

对于身患疾病的女性朋友来说，刺激性食物是千万不能吃的。就算是身体健康的女性，辛辣刺激性食物也是少吃为妙。从中医学的角度来说，出现乳腺囊肿现象是因为女性体内的火热集中于乳房所致，所以，患有乳腺囊肿的患者不能吃任何一种有辛辣刺激的食物。如我们生活中常见并且经常会吃到的辣椒、胡椒、花椒、蒜等调味品，应用其他的调料代替。

4. 乳腺囊肿饮食还需要忌口的食物

盐腌、烟熏、火烤和油炸的食物，特别是烤煳焦化了食物。

5. 禁吃容易诱使旧病复发的食物

医学上一般所说的容易诱使旧病复发的食物主要为狗肉、羊肉、螃蟹、猪头肉等。如果有乳腺囊肿的病史，以上几种肉类是千万不能吃的，以免诱使旧病复发。

（马天驰）

第六章　日常起居调整

一、学习乳腺自查

1. 时间
乳腺自查最好在每次月经结束后、乳房最松软的时候进行。

2. 步骤
（1）对着镜子看乳腺的外形、皮肤的改变，包括乳头、乳晕是否有异常。

（2）用手触摸，将手指贴到胸部上，由乳房外上方开始，向下、向内触摸 1 周，最后检查腋窝。

提示：躺下检查可以使乳房的脂肪向两边分散，更容易接触到乳腺。站立的姿势比较方便检查乳房的上部和外围，大约一半的肿瘤都生长在这些区域。靠手指触摸皮肤和胸壁之间是不是有异常的表现，包括是否有结节、肿块。

要领：切勿用手挤捏，以免将正常乳腺组织误认为肿块；已婚女性月经后 7～10 天乳腺最松软，乳腺组织较薄，病变易被检出。

对策：发现乳房肿块及时就医。

二、学习腋下淋巴自查

检查右侧时，检查者右手握被检查者右手，使其前臂稍外展，左手 4 指并拢稍弯曲，自被检查者右上臂后方插入右侧腋窝，直达腋窝顶部，自腋窝顶部沿胸壁自上而下进行触摸，依次检查右侧腋窝的内壁、外壁、前壁和后壁。检查左侧时用左手进行。

三、日常注意事项

（1）佩戴胸罩要合适，不宜过紧，使乳房处于自然状态，避免为了乳房外形挺，利用乳罩托使乳房移位，影响淋巴液回流。

（2）禁止滥用避孕药及含雌激素美容用品、不吃用雌激素喂养的鸡、牛肉。

（3）人工流产容易引起内分泌失调，应尽量避免计划外怀孕，减少人工流产次数，可防止在青年时就患上乳腺增生。产妇多喂奶，能防患于未然。

（4）生活要有规律、劳逸结合，保证充足睡眠，注意休息，保持性生活和谐。可调节内分泌失调，保持大便通畅会减轻乳腺胀痛。

（5）加强体育锻炼，防止肥胖，提高免疫力。

（6）保持心情愉快，不良的心理因素，过度紧张刺激，忧虑悲伤，造成神经衰弱，会加重内分泌失调，促使囊肿的加重，甚至引发其他疾病，故应解除各种不良的心理刺激。对心理承受差的人更应注意，少生气，保持情绪稳定，活泼开朗心情即有利增生早康复。

（7）忌食辛辣刺激，饮食尽量清淡。

（8）明确诊断，根据病情制定合理的治疗方案，坚持治疗和复查，遵医嘱服用正规药物。

（马天驰）

第七章　胸部的日常保养

一、运动

1. 游泳

游泳可以说是一个对身体各部位都有锻炼效果的运动，游泳时通过水压按摩胸部，可以刺激乳腺管、脂肪组织，预防乳腺囊肿等疾病。

2. 上提运动

简单的上提运动，可以扩张胸部的空间，让胸部处于放松状态，利于胸部结缔组织的新陈代谢，也可以预防乳房的衰老、下垂。

方法：简单的健胸运动是双手合十，缓慢上举，保持 10s，再缓慢下落到胸前。如此反复 5~10 次，上上下下的运动，可使乳房肌肉上提。

二、健胸运动

1. 挺胸式

（1）跪立，两臂自然下垂。

（2）上半身后移，臀部坐在脚跟上，同时呼吸。

（3）两臂胸前平屈，手背相对，手指触胸，从内侧托住胸部，含胸低头。

（4）重心前移，抬头挺胸，上半身立起，挺髋，同时吸气，双臂收回成预备跑姿势。

2. 仰卧式

（1）仰卧在地板或床上，双手握哑铃。

（2）双臂平伸，依靠胸肌收缩力直臂上举，然后放松还原，重复做 15~20 次。

3. 抬胸式

（1）双腿交叉坐在椅子上，上身保持垂直。

（2）双手合掌于脸前，尽量使肘部上抬，在胸部周围做画圆圈动作，当双手运动到头上方时吸气。

4. 反支撑挺式

（1）坐在椅子上，两臂撑于椅子两侧。

（2）重心移至手臂，肩膀向后靠，同时两腿伸直，臀部紧缩向前提髋，抬头挺胸，使身体成直线，持续 5s。

5. 开合伸展式

（1）直立，双脚与肩同宽，握拳，左右手臂紧贴身体两侧。

（2）将两只手臂同时向前靠拢，再向后靠拢。重复做 10～20 次。

6. 手肘交叉式

（1）将双臂举高到与肩膀齐平，双掌平行向前，手肘和身体呈 90° 弯曲。

（2）一只手搭在另一只手手肘部位。

（3）用力将上臂向后伸，胸向前挺。

（4）左右手交替进行，重复做 10～20 次。

7. 抬头挺胸式

（1）仰卧，头、脚和两臂紧贴地面。

（2）身体向上做挺胸运动，并保持 2～4s，重复做 6～10 次。

8. 呼吸式

（1）慢慢吸吐气，双手与肩同高，向前伸直。

（2）双手缓慢向侧边分开。

9. 扩展式

（1）双腿交叉坐在椅子上，肩膀最大限度地向后展，使肩胛骨向背部中间靠拢，展胸，吐气后再吸气。

（2）左右手臂以肩为轴做绕圈运动。

三、按摩

按摩一直是人们推崇的养生保健方式，针对不同的身体部位，有不同的按摩法。下面是针对胸部保养的按摩法。

（1）双手手掌交互托住乳房下方，轻轻上提，再托着乳房外侧往内推，可避免乳房下垂和外扩。

（2）用右掌在左侧乳房的锁骨下用柔和而均匀的力量可下直推乳房根部，再返过来向上沿原路线推回，重复 20～30 次，然后再换左手以同样的方法做右侧乳房按摩。

（3）4 指并拢，拇指自然张开，将手掌贴近皮肤，以乳头为中心环摩乳房 10 圈。

双手交错，用手掌搓胁肋 10 下。

（4）拇指和食指揉拿对侧乳房肿块，无肿块者，揉拿乳房，方向由乳房内侧至腋窝处。

（5）挺直身体，嘴巴做出夸张的"一"与"O"的形状，来回做个 2～3min，可以拉紧下颚至颈部的肌肉群，同时有助于提升胸部和紧实前胸的皮肤。

（6）用左手掌托住左侧乳房底部，然后用右手掌与左手相对用力向乳头方向合力托推 20～30 次。这种方法适用于乳房稍大的女性。

以上几种方法，可在每晚睡前或早晨起床前做，每天 1～2 次。在按摩前，可在乳房皮肤上涂些按摩乳（如乳霜等），以防皮肤磨损。

四、乳腺积乳囊肿的日常保养

（1）孕晚期至哺乳期间，每日用干净湿毛巾擦拭乳房和乳头，以保持清洁，使乳头皮肤变结实，增强皮肤的抵抗力，减少感染途径。

（2）采取正确的哺乳姿势，妈妈和宝宝必须紧密相贴，即胸贴胸，腹贴腹，宝宝的下巴贴妈妈乳房。妈妈可采取坐位、侧卧位，让宝宝吸吮住乳头和大部分乳晕，宝宝嘴与乳房衔接好，避免妈妈乳头受损。

（3）哺乳前可以局部热敷：用热毛巾热敷 3～5min，然后按摩乳房，并用手指将乳汁挤向乳头处，使乳腺管通畅。

（4）哺乳时，先从感受阻塞的那一侧乳房开始哺乳，宝宝饥饿时吸吮力最强，可以缓解乳腺管阻塞。每次哺乳都要将乳汁吸空。若宝宝吸不完，可用吸奶器吸空。

（5）怀孕期间及产后均应开朗和乐观，保持心情舒畅，有助于乳汁通畅，避免乳汁淤积。

（6）饮食护理也十分重要，应避免过量食用滋补油腻食物。不然乳汁浓度过于黏稠，也易导致乳汁阻塞。

（7）妈妈应穿宽松衣服，利于空气流通。避免内衣过紧，导致乳头内陷、扁平或乳腺管受压，导致乳腺囊肿。

（8）保持正常体重，肥胖是患乳腺癌的高发因素，从患乳腺癌的患者来看，大多数都是肥胖者，所以女性朋友一定要学会控制自己的体重。减少高脂肪、高热量的食物。

（9）保持良好的心境，不良的情绪会引起脂肪栓水平增加，所以女性要保持乐观的心态，减少刺激性饮品的摄取，这对乳房健康是非常有利的。刺激性饮品比如酒、汽水、咖啡等女性要尽量少喝，否则你的乳房健康将会受到威胁。

（10）穿戴舒适的文胸：选择一款舒适的具有调整功能的内衣坚持长期穿戴，可以有效地预防乳房外部形状的变形。

（11）青春少女乳房保健，女性在青春期应该要注意克服因乳房发育而产生的不良心理焦虑，不要挤压刻意束胸影响乳房的正常发育。青春期是女性乳房的基本定型期，在这期间应该选配适合乳罩、防止在生活、工作、劳动、运动中发生损伤或下垂。可以这样做：除了保障营养的供给，对于内衣还要注意不能过紧、过窄，防止挤压，否则易引起发育过程中不良习惯导致的乳头回缩等其他不良反应。

（12）未婚时期乳房保健，饮食上要少吃辛辣食品，经常进行正确的胸部按摩。同时还应穿稳固的胸罩。胸罩除了防止乳房下垂，塑造美丽胸型外，更重要的作用是防止已受压迫的乳房神经进一步受到压迫，消除不适等其他症状。

（13）老年乳房保健，坚持每月1次的女性乳房自我检查，谨慎服用激素替代剂，经常按摩保养乳房，对内衣的要求不仅是要有效改善胸部下垂，更重要的是疏通乳房经脉，促进腺体正常运行，让自己保持年轻体态和心态。

（14）保健乳房

（a）端正的姿势能使你胸部曲线明显：中国传统女性认为挺胸部走路很难为情，其实不然，假如不及时纠正不仅会影响胸部的发育，而且还会形成驼背。因此，走路时应保持背部平直、收腹、提臀、上身的整体感觉向上。坐时，应挺胸抬头，挺直腰板，这样胸部的曲线就会显得动人。休息时应采取侧卧、仰卧的姿势，不要俯卧睡，以免挤压乳房而使之受罪。

（b）胸罩可以改观你胸部的大小：商厦中形形色色的胸罩都在改善胸部曲线上做文章。揉珠按摩式胸罩，通过与皮肤间的摩擦刺激乳房穴位，达到丰胸的目的；中间系扣式胸罩，把两只乳房向中间夹紧，帮你"挺"了胸。加棉垫式胸罩穿上去的感觉确实比以前丰满，但总觉得不是你的。其实在选择胸罩时，可考虑小一号的，小一号并不是真的选购小一些的胸罩，而是在型号上选择略小一些的，假如你平时穿全杯型的，实际上你穿 3/4 杯型就可以了；假如你穿 3/4 的杯的，那么更适合你的可能就是 1/2 杯的。而无论你选择什么型号的，都应先试一下。确实感觉舒适后再买。

（c）科学饮食：乳房的大小取决于乳腺组织与脂肪的数量。年龄在 20～25 岁的女性，是乳房发育的最佳时期。因此，适度地增加胸部的脂肪量，是提高丰挺度的最自然、健康的方法。此外，在饮食上还应注重多食一些富含维生素 E 和 B 族维生素的食物。因为维生素 E 可促使卵巢发育和完善，从而使成熟的卵细胞增加，黄体细胞增大。而卵细胞是分泌激素的重要场所，当雌激素分泌量增加时，会刺激乳房发育。因此，应多吃一些富含维生素 E 的食物，如卷心菜、菜心、葵花籽油、菜籽油等。维生素 B 是体内合成雌激素不可缺少的成分，富含维生素 B_2 的食物有动物肝、肾、心脏、蛋美、奶类及其制品。富含维生素 B_6 的食物有谷类、豆类、瘦肉、酵母等。

(d) 有益的锻炼：要使胸部丰满有弹性，就要加强胸部肌肉锻炼，做一些俯卧撑及单、双杠运动等；或者每天早晚深呼吸数次，也可以促进胸部发育。游泳能通过水的压力起到胸部按摩的作用，有助于胸肌均匀发达。

(e) 定期做体检：成年女性应定期对胸部进行体检，以筛查疾病。

(f) 试用热敷：热敷是一种传统的中医疗法，可用热敷袋、热水瓶或洗热水澡等方式缓解乳房痛。如果采用冷、热敷交替法，消除乳房不适症效果会更好。

(g) 用蓖麻油敷胸。蓖麻油含有一种能提升 T 淋巴细胞功能的物质，这种淋巴细胞能加速各种感染的复原，去除疼痛。方法是：将蓖麻油滴于折成 4 层的棉布上，让其沾满蓖麻油，但勿过湿，以免四处滴流。将此布敷于乳房上，盖一层塑胶薄膜，再放上热敷袋。将热敷袋调至能忍受的热度，敷 1 小时即可。

(15) 紧实肌肉，身体挺直，双手成"合十掌"姿势左、右手施力互相推挤，吸气停止，吐气再推，约 1min，能使前胸与手臂内侧肌肉变紧，有效消除腋下两侧多余的脂肪并防止"副乳"产生。身体挺直，嘴巴做出夸张的"一"与"O"的形状，来回做约 1min，可发现由下颚至颈部的肌肉拉紧，有助于紧实前胸的皮肤与提升胸部。

(16) 少食温热属性的食物，要健康合理饮食。

(17) 慎用含有雌激素的美容化妆品和药品。

(18) 尽量避免电磁辐射和放射线接触。例如看电视时要距电视机 2m 以上，烹调食物时要远离微波炉等。

（马天驰）

第五篇
乳腺癌

第一章　概述

第一节　乳腺癌的病因及发病机制

一、乳腺癌的病因

乳腺癌大都发生在 40～60 岁，绝经期前后的妇女。其病因学复杂，通过基础与临床研究以及大量流行病学调查分析结果表明，其发病可能与内分泌、饮食结构、遗传、病毒、电离因素等相关。

研究表明，未婚、月经初潮早于 12 岁、停经迟于 55 岁、月经周期短、未育或产次少、未哺乳者乳腺癌发病率较高；第一胎足月生产年龄迟于 35 岁者乳腺癌的发病率明显高于初产在 30 岁以前者。

乳腺细胞受体内激素水平周期性变化以及妊娠期体内激素水平的升高而发生生理性的增生改变，已证实雌激素中雌酮与雌二醇（尤其是雌二醇）对乳腺癌的发病有明显关系。两侧卵巢不发育或已做手术切除者，乳腺癌的发病率明显下降。黄体酮可刺激肿瘤的生长，但亦可抑制脑垂体促性腺激素，因而被认为既有致癌，又有抑癌的作用，而催乳素在乳腺癌的发病过程中有促进作用。这是因为第一次妊娠可导致乳腺上皮发生一系列变化而成熟，而成熟后的乳腺上皮细胞具有更强的抗基因突变能力。

流产与乳腺癌的关系有很大争议，有研究者认为早期终止妊娠可能使增殖的乳腺细胞因为性激素水平的突然降低而停留在增殖的某一阶段，使它们处于对致癌物质敏感性增高的状态，但是迄今为止的研究并不能证明乳腺癌与流产之间的关系。

体内的性激素水平与乳腺癌发病也有一定关系。研究表明，小于 20 岁的女性发生乳腺癌的概率很低，而小于 30 岁的妇女也不常见此病。从 35 岁起乳腺癌的发病率逐年上升，且这种发病风险几乎贯穿于妇女的一生。在 45～50 岁之间，增长略趋向平缓，以后又直线上升。同时外源性的雌激素摄入将大大增加乳腺癌的发生率，如口服避孕药，雌激素等药物。有学者推测雌激素作为刺激乳腺组织分裂增殖的重要因子，对不同年龄时期妇女的乳腺组织可能有明显不同的作用。随着年龄的增长，基因突变发生的频率和数量不断增加并累积放大及基因之间的复杂作用与调控失衡，过高的雌激素水平对绝经妇女乳腺组织的持续刺激，可能是导致部分妇女乳腺癌高发的因素。

二、遗传与基因多态性因素

乳腺癌发病具有明显的家族聚集性，家族史与乳腺癌有一定关系。早在 1974 年，Anderson 等就注意到一级亲属乳腺癌妇女乳腺癌的发病概率较无家族史者高 2～3 倍。若一级亲属在绝经前患双侧乳腺癌，其相对风险更是高达 9 倍。上海 1988—1989 年的一项调查显示，有乳腺癌家族史的妇女患乳腺癌的相对风险性为 4.5。有乳腺癌家族史的妇女，发病相对风险在绝经前和绝经后分别为 2.4 和 1.7（正常妇女为 1）。尤其是亲属中母亲与姐妹都在绝经前发生双侧乳腺癌的妇女，其本人在 40 岁前患乳腺癌的概率会大大增加。由此可见，家族史是其重要的危险因素之一。

三、饮食与肥胖

流行病学研究证实脂肪的摄取与乳腺癌的死亡率之间有明显的关系，尤其在绝经后的妇女。常吃动物油、动物脂肪、黄油等高脂肪饮食者可增加患乳腺癌的危险。调查研究显示，如果每日增加 100g 以上脂肪类食物，相对患乳腺癌的危险度高达 1.9%～2.6%，而多吃杂粮可能是保护因素。随着生活水平的提高和人们生活方式的改变，饮食与生活方式与肿瘤的关系越来越受到关注。研究多认为，膳食脂肪影响组织内脂溶性雌激素的浓度，肥胖对性激素的产生及代谢都有显著影响，伴有糖尿病、高血压或精神创伤都提示潜在更大的危险，可能是我国乳腺癌发病率上升的一个重要原因之一。脂肪的增加导致乳腺癌发病危险性上升的机制有：①抑制人体免疫功能；②为环境中脂溶性致癌物提供了运载工具，使致癌物在人体中的含量增加，从而提高了诱发乳腺癌的可能性；③为某些癌变增强剂提供来源，脂肪的增加可使儿童期生长发育增快，而使初潮年龄提前；④脂肪可增加垂体释放催乳素，其升高与乳腺癌发病率有一定关联；⑤高血脂状态加速血液凝固，易形成癌细胞团块，增加了癌转移的机会。故现在提倡少吃动物脂肪，注意平衡饮食，积极参加体力劳动和体育锻炼，保持合理体重，对预防乳腺癌的发生有重要的意义。

1977 年，Williams 和 Horm 发现乳腺癌的患病与酒精的摄入有关，同时许多 meta 分析也显示了正相关关系。最近，部分研究显示叶酸酯的摄入可以降低酒精对乳腺癌发病的影响。Christine 的研究显示，饮酒量与乳腺癌的发病有关，其中＞5g/ 天（HR=1.10，95 % CI0.96 ~ 1.32）；＞5 ~ 15g/ 天（HR=1.14，95 % CI0.99 ~ 1.31）；＞15g/ 天（HR=1.13，95% CI0.96 ~ 1.32）。

而水果、蔬菜、豆类植物由于具有抗氧化作用成分和植物激素，因而具有一定的保护作用。一项包括 13 篇流行病学研究的综合研究认为，牛奶、黄油、乳酪等乳制品中含有的乳脂并不增加乳腺癌的患病风险。研究同时表明，乳脂是共轭亚油酸同分异构体的一个很好来源，在动物试验中显示共枙亚油酸同分异构体是乳腺肿瘤的一个有效抑制剂。

四、病毒因素

病毒与人类肿瘤病因学关系的研究已有 90 多年的历史，Bittner 于 1936 年首次证明含有致瘤病毒 MMTV 的乳汁（乳汁因子）可将乳腺癌传给子代。近年来，虽然大量的血清流行病学研究和临床实验研究证据支持某些病毒如 MMTV 病毒亚型与某些人类乳腺癌可能有密切的关系，但是迄今为止未能在肿瘤组织中分离出完整的病毒颗粒及基因序列。

五、电离辐射

乳腺是对电离辐射最敏感的器官之一，大剂量放射线能杀死细胞，较小的剂量则可能造成细胞损伤，而受损细胞可能发展成癌。所以过多接受放射性照射，罹患乳腺癌的危险性加大。对曾暴露于核辐射中的二战后的日本妇女中，乳腺癌高发现象的研究表明，电离辐射是乳腺癌较肯定的致癌因素。目前认识到，青春期尤其是月经初潮期间暴露于射线区的妇女患病的危险性更大。因年轻时乳腺细胞有丝分裂活动阶段，对电离辐射致癌效应最敏感，而电离辐射的效应有累加性，多次小剂量暴露与一次大剂量暴露的危险程度相同，且有一定的剂量—效应关系。随着钼靶作为筛选高危乳腺癌患者手段的发现，有学者认为应对该检查可能带来的负面影响加以综合考虑与重新评估。尤其是对射线高度敏感，DNA 修复系统有缺陷的人群须慎重考虑。放射性暴露对乳腺实质的影响与放射剂量相关。低剂量放射暴露（普通的放射检查）与乳腺癌风险的增加无关，中等程度的放射暴露（如气胸后的胸部 X 线片检查等）与乳腺癌风险的显著上升有关，而高剂量的放射性暴露对乳房实质具有致癌作用。青春期前或青春期乳腺组织对放射暴露的致癌作用特别敏感，因此，接受放射性暴露的年龄是另一个应该考虑的因素。

六、既往乳腺良性肿瘤病史

常见的乳腺良性肿瘤有导管内乳头状瘤、纤维瘤、巨纤维腺瘤及乳头部腺瘤等。其中纤维腺瘤是乳腺最常见的良性肿瘤，好发于 15～30 岁，绝经后妇女很少见。肿块可多发或单发，也可见双侧多发性，边界清楚、质地硬，可活动。纤维腺瘤的腺上皮可以增生，并可出现不典型增生，甚至癌变，其纤维成分也可发生肉瘤样变。

许多学者认为乳腺囊性增生病是一种癌前病变，有 2%～3% 可发生癌变。有文献报道，乳腺囊性增生患者发生乳腺癌的机会要比同年龄组的妇女大 4～5 倍，也可与乳腺癌合并存在。若囊性增生还伴有活跃的上皮细胞增生，则乳腺癌的发病率要比正常人大 4～7 倍。导管内乳头状瘤有癌变可能，罕见的乳头状瘤病也是一种癌前还要提醒没有致病因素的人群对乳腺癌切莫掉以轻心。

第二节　乳腺癌的发病机制

一、基因异常

基因突变导致异常细胞的无限增殖引起了肿瘤的发生。正常机体可以通过一系列的网络系统控制细胞的分化增殖，其中包括：促进细胞分化增殖—原癌基因；抑制或将细胞停止在某一阶段—抑癌基因；DNA 损伤修复基因（DNA 损伤包括基因扩增，基因缺失，点突变，染色体重组，染色体数目的异常等）等，基因突变包括核 DNA 和线粒体 DNA 突变两种。

1. 核 DNA 突变

遗传性乳腺癌—卵巢癌综合征是常染色体显性遗传，目前与遗传性乳腺癌相关的基因中，研究较多的为乳腺癌易感基因——BRCA1。20 世纪 90 年代初，BRCA1 即被准确定位，并克隆出来。1991 年 Narod 等确认遗传性乳腺癌—卵巢癌的易感基因，并进一步将该基因定位于 17q12～23。1992 年此基因被命名为 BRCA1。国际乳腺癌连锁协作组证实了 BRCA1 与遗传性乳腺癌和卵巢癌的关系，并将 BRCA1 基因限定在 17qD17S250～17S588。1994 年 7 月 Skolnick 研究组成员完成了 BRCA1 的定位克隆。BRCA1 位于 17q17S1321～D17S1325，由 22 个编码外显子组成，占据 100kb 的基因组 DNA，转录产物 7.8kb，编码蛋白含 1863 个氨基酸 BRCA1 蛋白的氨基末端存在锌指结构，提示具有转录调节功能。Newman 等报道，美国白人妇女散发性乳腺癌 BRCA1 突变率为 3.3%。Seo 等报道，98 名韩国妇女乳腺癌中 BRCA1/BRcA2 突变率为 3.1%。王曦等报道，231 例中国华南地区乳腺癌患者 BRCA1 突变率 14.3%，亦有报道突变率为 3.7%。研究表明，在散发性乳腺癌中 BRcAl 突变较低，而体细胞 BRcAl 突变更是少见。因此，BRCA1 突变在散发性乳腺癌中所起的作用还不太清楚。据估计在整个人群中，BRCA1 的突变率为 0.0006。

家族性乳腺癌是一级和二级亲属中有乳腺癌患者，但并未达到遗传性乳腺癌的标准者。在家族性乳腺癌患者中，约半数有 BRCA1 基因突变。迄今发现的乳腺癌有关的 BRCA1 突变均是种系突变，即突变基因存在于体内所有细胞，包括精子和卵子，因此可以遗传给下一代。BRCA1 基因突变的妇女在其一生中发生乳腺癌的风险高达 87%，其中 30 岁以下发生乳腺癌的女性中约有 13% 为种系 BRCA1 改变，发生率明显高于女性总人口一生中乳腺癌的发病率（11%～12%）。大多数早发性家族性乳腺癌与卵巢癌都有 BRCA1 生殖细胞基因突变。BRCA1 携带者在 50 岁时发生乳腺癌的风险为 73%。有 BRCA1 基因存在者，当其发生癌基因突变，BRCA1 表达下降则具有较高的患乳腺癌和卵巢癌的风险度，也易发生该类有关的肿瘤。

实际 BRCA1 表达在东西方人群水同地缘因素和人种因素，与性激素、卵巢组织和细胞的生长、发育分化等也有直接关系，所以有进一步深入研究的必要。BRCA1 的表达异常与特殊的乳腺癌病理类型（髓样癌／非典型髓样癌）有密切关系。Brekelmans 等随访 223 例 BRCA1 相关乳腺癌与 446 例散发性乳腺癌，发现 BRCA1 组对侧乳腺癌发生率明显升高，并且总生存期较短，提示 BRCA1 基因可能是乳腺癌不良预后因素。Goffin 等也支持 BRCA1 基因是一个独立的预后因素。在 20 世纪 90 年代后期，对 BRCA1 和 BRCA2 的研究在世界范围内得到重视。在白人一般群体中 BRCA1 的突变基因频率为 0.05%～0.2%，而乳腺癌患者中的突变率大约为 5%，对于早发的乳腺癌患者来说则为 12%。但亚洲人群中有关乳腺癌为 0.05%～0.2%，而乳腺癌患者中的突变率大约为 5%，但亚洲人群中有关乳腺癌 BRCA1 突变的情况的研究很少，日本和新加坡等国家和中国香港地区有若干篇报道。日本学者对 BRCA1 的研究发现，在日本乳腺癌患者中存在错义突变、缺失突变、无义突变，而另一日本学者认为 BRCA1 中的突变以错义突变为主，且突变率较白人低。

BRCA2 是第二个乳腺癌易感基因，伴 BRCA2 突变的妇女具有类似 BRcAl 突变者高的发病危险，发生乳腺癌的危险度约为 85%，到 70 岁时约 70%，同时家族性的乳腺癌中 BRCA2 基因的突变率大约为 45%。在西方国家中，有 5%～10% 为家族性乳腺癌。其中约 90% 涉及 BRCA1 和 BRCA2 基因的突变。BRCA2 基因突变的人群中导管癌更多见。而在男性乳腺癌家族中，BRCA2 基因突变发生率高达 80%。与 BRCA1 不同，BRCA2 与卵巢癌的发生无关，与有男件乳腺癌患者的家系有关。

BRCAl 和 BRCA2 在阻止乳腺癌的过程中起重要作用，BRCAl 被蛋白激酶 ATM 进行磷酸化修饰后，一方面参与转录调节或偶联的修复，另一方面与 mRad51、BRCA2 和 mRnd52 表位分子等一起通过同源重组参与 DNA 损伤修复（主要是由辐射造成的 DNA 链断裂）。如果 BRcAl 和 BRcA2 之一发生突变，DNA 的损伤修复过程就会被破坏，导致细胞死亡或癌变。华裔学者邓初夏认为，BRcAl 基因实际上是属于"保姆"型基因，它在细胞内的功能是确保其他基因的完整性；一旦 BRcAl 基因被破坏后，受它保护的基因将随之被破坏，从而导致癌症。人和鼠的 BRcAl 基因均有两个备用基因，分别来自双亲，只有在 BRcAl 基因的两个备用基因都发生变异，并且导致其他有关基因失去活性后，乳腺细胞才会发生癌变，这些基因中就包括被誉为"守门人"的 p53 基因。最后，当"保姆"和"守门人"都发生变异，肿瘤就会不可避免地最终形成。

探索 BRCA 基因与乳腺癌发生、发展及预后的关系，对乳腺癌的早期诊断、治疗意义重大，同时也为临床生物基因靶向治疗提供新的靶点和理论基础，并对遗传性乳腺癌和散发性乳腺癌的发病机制的进一步明确有重要意义。

BRCAl 和 BRCA2 是乳腺癌的易感基因，但仍有部分乳腺癌并未发生这 2 个基因的突变，所以目前对易感基因的数量和分布并不十分清楚。近年来随着基因组学研究的深入，又发现了不少与乳腺癌发病相关的基因。与其他任何肿瘤类似，乳腺癌的发生和发展与诱发的原癌基因突变、抑癌基因丢失或 DNA 损害和修复个异常过程有关。其发病机制与 BRCAl、BRCA2、myc、cerbB-2、P53、PTEN 和 AT 基因等的突变、丢失或 DNA 损害和修复中异常过程有关。同时越来越多的分子流行病学、动物模型与实验室研究提示：外源性化合物代谢酶系统（cYPs）、芳香化酶（cYPl9/（CYPl7）、错配修复基因（RXCC）及脆性基因等基因多态件现象与特定高危乳腺癌危险性相关。

C-myc 基因扩增是乳腺癌中最常见的基因变化之一。大约 1/3 乳腺癌有这种改变。乳腺癌组织 c-myc 基因扩增与预后较差及绝经后乳腺癌有关，但与 c-erbB2 基因表达无明显相关。

P53 基因是目前研究最广泛的抑癌基因。大量研究表明 P53 基因的丢失或突变失活与乳腺癌的发生、发展密切相关。据报道，P53 基因在人类乳腺癌的突变率为 15% ~ 60%，突变热点是第 5 ~ 8 外显子。P53 基因定位于第 17 号染色体短臂上，由 11 个外显子组成，产生长为 2.5kb mDNA，其蛋白产物是相对分子量 53000 的核心 DNA 结合蛋白，称为 P53 阻遏蛋白，它能保护 DNA 免受射线和药物的袭击，并通过协同作用阻止细胞增殖、刺激 DNA 修复和促进凋亡细胞的死亡以起到保护作用。P53 基因的野生型是肿瘤抑制基因，抑制细胞的恶性转化、抑制细胞的增长，是细胞增长的负调节因子，而当其一个或一对等位基因发生突变形成突变型基因时，产生的突变型 P53 蛋白能促进细胞的恶性转化。P53 基因发生突变的形式主要为点突变，小的插入及缺失也可见到，常见的突变常位于第 5 ~ 8 外显子，其突变多不在限制性内切酶的切割位点上 P53 基因突变可以作为乳腺癌的肿瘤标志基因．是对乳腺良性肿瘤与乳腺癌进行区分的一个简便指标。

同时 TP53 基因、CHEK2 基因（DNA 损伤修复基因）突变分别占家族性乳腺癌患者的 1%、4% ~ 11%。PTEN 基因（抑癌基因）也与乳腺癌的发生有关，均与预后差相关。

研究发现，多种细胞周期调控因子的异常表达参与乳腺癌的发病。CyclinB1 过表达与乳腺癌有丝分裂指数和增殖指数有关，过表达的 CyclinB1 干预 G2/M 调控，促进细胞的异常分裂增殖，细胞周期蛋白基因在肿瘤细胞中异常表达的研究表明，异常表达的原因一部分可能来源于基因扩增，一部分可能来源于转录与翻译过程中存在着一些调控因子，最终影响 Cyclins 和 CDKs 在肿瘤细胞中的表达，同时 Cyclins D1 的扩增和表达增加也与乳腺癌相关。

2. 线粒体 DNA 突变

肿瘤细胞通常存在大量的 DNA 突变，过去的研究主要集中在核基因的突变上，而线粒体基因突变未引起足够的重视。最近的研究发现线粒体参与了细胞的凋亡及肿瘤发生过程，引起了人们对探讨线粒体 DNA（Mitochondrial DNA）突变在肿瘤的发生和发展过程中所扮演角色的浓厚兴趣。中国人乳腺癌中 mtDNA 突变是一个普遍的现象，它们在肿瘤的发生发展过程中可能起着重要的作用，但另一方面，它们也可能是一种乘客（Passenger）突变或一过性突变，或者在肿瘤发生学上并不扮演起因角色。乳腺癌中线粒体 DNA 突变的存在恰与线粒体 DNA 对损伤和持续性氧化应激状态的固有易感性相一致。细胞呼吸性能的改变和线粒体 DNA 的异常常常被认为是忍性肿瘤的一般特性，在乳腺癌中已经观察到线粒体 DNA 突变与缺失以及所编码蛋白的异常表达。

二、染色体的不稳定性

当染色体出现不稳定性，如片段丢失、重组、融合或移位时，细胞周期检查点可能诱导细胞进入周期阻滞或进入程序性死亡。为了使染色体不稳定的细胞进行下一步的分化，二次突变可能使抑癌基因失活而导致肿瘤的发生。有文献认为，BRCA1 或 BRCA2 与保持染色体稳定性相关。

三、雌激素、孕激素影响

在性激素中，雌激素是与乳腺癌相关的主要激素之一。一般认为，雌激素通过 ER 信号转导途径发挥生理作用，即雌激素与 ER 结合使 ER 二聚体化，二聚体继而与靶基因的雌激素反应原件（ERE）结合，从而激活或抑制靶基因的表达而引发一系列的生物学效应。雌激素 /ER 除通过 ERE 发挥作用外，还可以与 AP-1 或 spl 等转录因子作用而影响靶基因的表达。

雌激素 /ER 信号转导致癌机制的假设建立在这一理论上，即雌激素通过刺激乳腺细胞不断增殖而增加了 DNA 复制错误的机会，从而产生基因损伤和基因突变，并使生长因子积累。当这些突变涉及 DNA 修复、凋亡等关键环节时，就有可能引发细胞的恶性转化并最终导致肿瘤。这一假设在理论上讲是可能的，目前已得到一些研究结果的支持。

作为生长因子，雌激素通过 ER 促进正常乳腺细胞和癌细胞增殖。乳腺癌中有 60% 是雌激素依赖性的，癌细胞表达 ER 基因并合成 ER 蛋白。ER 的过度表达刺激乳腺的疡前变化并最终导致癌的发生。这些资料提示雌激素的致癌性可能与 ER 相关。

也有文献认为，雌激素代谢过程中产生的带活性基团的代谢物造成 DNA 损伤引发癌症的发生。这个假设的机制实际分 3 个环节，即①雌激素代谢成有活性基因的代谢物；②雌激素代谢物造成 DNA 损伤；③ DNA 损伤致基因突变并最终引发乳腺癌的发生。

乳腺癌是激震依赖性肿瘤，雌激素受体在乳腺癌细胞的生长过程中也扮演着重要的角色，其中主要是 ER-α 和 ER-β。

1. ER-α

ER-α 能够通过经典的 ERE 途径活化基因转录。雌激素如雌二醇和它的异构体己烯雌酚弥散于核中与 ERα 结合，雌激素结合的 ER 异构体变换空间构象导致其与 Hsp90 的分离，加上协同活化因子的作用使单体二聚化，进一步活化转录机制，调控基因表达。人们在实验研究中发现一系列不同的蛋白质分子量分别为 300kD、150~170kD、90~110kD 左右，这些蛋白质和 ER-α 的 HBD 激素依赖方式相连。这些蛋白有一些共同 ERAP 的作用，还依赖于 ERAP 及 AF2 功能的完整性。激素依赖的 ER-α 和 ERAP 相关联，与激素介导的转录有关，这说明 ERAP 可能为 ER-α 的协同活化因子。

除了 ER-α 的激素依赖性活化作用，ER-α 还有非激素依赖性活化作用。

ER-α 可被其他多种因子如 Dopamine、TGF、IGF-1 等所诱导活化，如有学者报道 EGF 能模拟雌激素刺激小鼠子宫的生长。EGF 能使 AB 区的 118 位上丝氨酸磷酸化，此主要通过丝裂原激活的蛋白激酶途径（MAPK），因此在缺乏雌激素时其能活化 ER-α 介导的基因转录机制。在人体内 ER-α 的 82~121 位氨基酸也可通过 Cyclin A-cD K2 复合物被磷酸化。Cyclin A 可增强激素依赖性和非激素依赖性的转录活化作用。另外人们发现 Cyclin D1 在胚胎期乳腺上皮细胞的发育过程中有重要作用，Cyclin D1 在一些乳腺癌细胞中呈高表达。

2. ER-β

多数乳腺肿瘤表达两种受体。ER-α 和 ER-β 的比值在良性和恶性乳腺肿瘤中不同，在良性组织中以 ER-β 为主，而在恶性组织中 ER-α 占优势。在乳腺肿瘤发生发展过程中，ER-α 升高而 ER-β 降低。研究表明，ER-β 抑制 c-myc、细胞周期蛋白 D1 和 A 基因的转录，增强 P21lip1 和 P27kip1 的表达，导致 G2 细胞周期阻滞，抑制 MCF-7 细胞的增殖。ER-β 特异配体可通过作用于 G1 细胞周期，减少乳腺癌细胞株 T47D 的增殖。在 HCll 细胞中，配体通过 ER-β 抑制细胞生长相诱导细胞凋亡。ER-α 的功能是对抗 ER-β 作用，ER-α 激活下游基因转录，引起细胞增殖，而 ER-β 抑制 ER-α 的这些功能，减少细胞增殖。当然，ER-β 也有其特异靶基因，这些靶基因可能与凋亡和抗增殖特性有关。还有研究表明，ER-β 在缺氧条件下抑制血管内皮生长因子的合成。ER-β 可能有肿瘤抑制作用，在乳腺癌发生发展中起重要作用，其表达缺失是乳腺癌发生发展过程中极其重要的事件，但作为抑癌基因还需要进一步的研究证明。

四、其他可能机制

胰岛素样生长因子 -I（IGF-I）可通过自分泌、旁分泌及全身内分泌作用促进许多人体组织增生，包括乳腺癌。在乳腺癌细胞中 IGF-I 的作用表现为：①早期乳腺癌就可出现 IGF-I 水平升高，其浓度与乳腺癌的恶性表型相关；②高浓度 IGF-I 促进乳腺癌细胞增殖和转移，抑制乳腺癌细胞的凋亡。因此，血清高浓度的 IGF-I 水平是乳腺癌的高危因素之一。目前已发现肿瘤细胞的凋亡、转化、浸润性生长及远处脏器转移与 IGF-I 及受体相关。胰岛素样生长因子 -I 受体（IGF-IR）在多种肿瘤中过度表达，特别是与正常乳腺上皮相比，IGF-IR 在乳腺癌细胞中呈现过表达。其可能促进乳腺癌细胞的生长，甚至诱导细胞凋亡。Turner 等的临床调查结果表明肿瘤 IGF-IR 过表达水平与乳腺癌手术和放疗后的同侧复发高度相关。亚组分子提示其和肿瘤早期复发（确诊后 4 年内）强烈相关；晚期复发则不相关。且近几年的研究发现 IGF-I 与雌激素两者可协同刺激乳腺癌细胞的生长，在人乳腺癌细胞中，IGF-I 激活 ER 的转录活性，但是两者之间复杂的作用机制并不十分清楚。

也有文献认为 GH（生长因子）和 IGF-I 与雌激素共同参与乳腺癌细胞的生长。同时 IGF-I 在乳腺细胞正常与异常的转化小有重要的作用。减少循环 IGF-I 水平可减少乳腺肿瘤的增殖，药物他莫昔芬可降低 IGF-I 水平等，这些实验结果提示，开展针对 IGr-I 系统为靶向内分泌治疗乳腺癌的新途径，新方法，是值得探讨的新领域。

需要指出的是，肿瘤是一种极其复杂的异质性的疾病，并不断发展和演化。分子遗传学改变谱系分析表现出同样复杂的异质性就是证明。乳腺癌的发生、演进过程绝非一种简单的模式所能概括，并随不同人种、地域、社会经济及生活环境与方式，其生物学特征与行为均表现出极大的差异和异质性。只有彻底研究了解肿瘤形成的各种内因与外因及其相互作用机制才能最终把握其生物学本质。

第三节　乳腺癌的中医治疗

一、乳腺癌的辨证分型及研究进展

（一）乳腺癌的中医病因认识

中医有关乳腺癌论述颇多，《外证医案汇编》指出"正气虚则为岩"。《医宗必读》则详述"积之成也，正气不足，而后邪气职之"。《景岳全书》则谓，"肝肾不足及虚弱失调之人，多有积聚之病"。《疮疡经验全书》则曰："阴极阳衰，血无阳安能散，致血渗入心经而生乳岩。"认为肝肾不足，冲任失调，月经不正，气血运行不畅，经络阻塞而发病。明代陈实功著《外科正宗》则认为："忧郁伤肝，思虑伤脾，积虑在心，所愿不得者，致经络痞涩，聚结成核。"指出情志内伤、忧思郁怒是发病的重要因素。《医宗金鉴》则详细指出："乳腺癌由肝脾两伤，气郁凝结而成。"《妇人大全良方》亦谓："肝脾郁怒，气血亏损，名曰乳岩。"乳房为阳明经所司，乳头为厥阴肝经所属，情志不畅，肝失条达，郁久而气血淤滞；脾伤则运化失常，痰浊内生，肝脾两伤，经络阻塞，痰瘀互结于乳所致。六淫外侵，邪毒留滞也是发病重要因素。《灵枢·五变》曰："寒湿不次，邪气稍至，蓄积留止，大聚乃起。"《诸病源候论》则论曰："有下于乳者，其经络为风寒气客之，则血涩结成痈肿。而寒多热少者，则无大热，但结核如石。"瘀血凝滞、痰浊积聚亦是乳腺癌病机之一，《灵枢》曰："湿气不行，凝血蓄里而不散，津液涩渗，蓄而不去，而积皆成也。"综上所述，乳腺癌的病因为二：①内因为正气不足，七情内伤；②外因为六淫不正之气。由于各种致病因素的作用，导致机体阴阳失调，脏腑功能障碍，经络阻塞，气血运行失常，气滞血瘀，痰凝邪毒等相互交结而致肿瘤形成。正如《医宗必读》所言："积之成者，正气不足，而后邪气踞之。"

（二）乳腺癌的辨证分型

乳腺癌及其术后，因其病程较长，证候各异，虚实夹杂，错综复杂，临床更多见的是整体属虚，局部属实，正虚邪实。正虚则多见气血两虚、肝肾亏虚、肺肾阴虚、肝郁脾虚、冲任失调等；邪实则多见肝郁痰凝、毒邪蕴结等。临床上一般将其归为4个证型论治，即肝郁痰凝、毒邪蕴结、冲任失调含肝肾亏损、气血两虚含肝郁脾虚。然而临床之复杂远非4个证型能概括的，临床证候常可相互交叉，变生出更多的证型。例如，整体是气血两虚证，局部是毒邪蕴结证，可以是肝肾阴虚证与肝郁化火或肝郁脾虚痰浊蕴结证并见等。

1. 肝郁痰凝证

乳内有一小椭圆形结块，皮色正常，质地坚硬，边缘欠规则，活动度不大。多见于微小癌、导管内癌、浸润性导管癌。患者时有心情不适，精神忧郁，胸闷不舒，胁肋胀痛，烦躁易怒，脉弦滑，舌苔黄舌红。乳房为阳明胃经所司，乳头为厥阴肝经所属，情志不畅，肝失调达，郁久伤脾，运化失常，气血淤滞，痰核互结于乳所致。治以疏肝解郁、化痰散结。拟逍遥散加减：柴胡9g、香附9g、郁金9g、八月札12g、天冬12g、当归12g、赤芍12g、海藻12g、全瓜蒌12g、莪术15g、露蜂房9g、山慈菇15g、生薏苡仁12g。肝火旺盛可加山栀9g、牡丹皮9g。

2. 冲任失调证

乳内结块，质地坚硬，表面高低不平，表皮不红不热，肿块与皮肤粘连，或与深层组织粘连，失去活动度，患者伴有月经不调，经前期乳房胀痛，婚后未生育或有多次流产史，时有烘热汗出，腰背酸痛，脉弦细，舌淡红，舌苔薄白等。冲为血海，任主胞胎，冲任之脉隶于肝肾，冲任失调，肝肾受损，月经不正，气血不畅，经络阻塞而发病。治以调摄冲任，行气活血。拟二仙汤合逍遥散加减：当归12g、赤芍9g、仙茅9g、淫羊藿15g、鹿角片9g、柴胡9g、香附9g、八月札9g。肝肾受损者加何首乌15g、丹参15g、杜仲12g、桑寄生12g、熟地黄15g、山茱萸9g、菟丝子12g。

3. 气血两虚证

肿块延及胸腋，腋下锁骨肿块累累，乳房肿块与胸壁粘连，推之不动，乳房遍生疙瘩，皮肤出现溃疡。结节多见于晚期乳腺癌，淋巴结转移，恶病质。全身伴有头晕目眩，心悸气短，面色㿠白，神疲乏力，失眠盗汗，脉沉细无力，舌质淡，舌苔白腻或无苔。治以滋补气血、解毒散瘀。拟香贝养营汤加减：香附9g、大贝母12g、太子参 30g、生黄芪 30g、白术 15g、茯苓 15g、当归 12g、白芍 12g、熟地黄 15g、生薏苡仁 15g、天南星 30g、白花蛇舌草 30g、红枣 20g、生甘草 6g。脾失健运可加陈皮 9g、姜半夏 15g、苏梗 12g、鸡内金 9g、谷麦芽各 15g。肺肾阴虚可加生地黄 18g、沙参 15g、麦冬 12g、五味子 9g、山茱萸 9g、女贞子 9g、旱莲草 9g。

4. 毒邪蕴结证

乳房肿块坚硬，表面高低不平，状如堆栗，岩肿不溃，血水淋漓，臭秽不堪，创面坚硬，色紫剧痛，多见于硬癌、炎性癌晚期，伴有心烦易怒，面红目赤，胁肋窜痛，脉弦滑数，舌暗红苔薄黄。治以解毒扶正，化痰散结。拟化岩汤合香贝养营汤加减：香附 9g、大贝母 15g、生薏苡仁 15g、土茯苓 30g、金银花 15g、凤尾草 15g、草河车 15g、夏枯草 9g、天南星 30g、白花蛇舌草 15g、露蜂房 9g、生黄芪 30g、当归 15g、莪术 30g、生甘草 6g。疼痛剧烈可加乳香 4.5g、没药 4.5g、延胡索 9g。以上各证应随证加减、肿块坚硬加三棱 15g、莪术 30g、石见穿 30g。皮肤溃疡渗血水加血余炭 15g、茜草根 30g、仙鹤草 30g。

（三）临床辨证研究进展

梁小薏等将 75 例乳腺癌参照国家中医药管理局医政司制定的标准分型，对其 X 线片征象进行分析发现：肝郁气滞型 X 线片表现边缘光滑肿块、分叶状肿块出现较高；冲任失调型 X 线片表现异常钙化灶、异常血管象、漏斗征出现率较高。提示：①冲任失调型 3 种 X 线片征象，可能是癌肿引起乳腺代谢紊乱程度严重，以致组织坏死、钙盐沉积明显；恶性肿瘤生长迅速，代谢旺盛，血液循环加快，从而产生了很多的新生血管；癌肿浸润大导管牵拉乳头和乳晕致水肿粘连的结果。②单纯癌以冲任失调型所占比例较高。③早期癌以肝郁气滞型所占比例较高。

李屏等观察 144 例乳腺癌住院患者，其中 87 例有不同程度郁证的临床症状，占全部观察的 60.4%。观察说明，郁证是乳腺癌的一个特征性证型。87 例存在郁证的患者中有肝肾不足证 36.8%；有脾虚证 31%；有血瘀证 24.1%。说明乳腺癌郁证患者的特征是以虚为主，病变主要涉及肝、脾、肾。实验研究还发现乳腺癌郁证患者有较为明显的免疫抑制状态及血液高凝倾向，这两点都是导致肿瘤转移的重要原因。

魏开建对乳腺癌中医证型与 TNM 分期的相关性进行研究发现，TNM Ⅰ期乳腺癌患者中，肝郁痰凝型达 67.85%。可见肝郁痰凝在乳腺癌的发生、发展中的重要地位。肝郁痰凝日久必然加重局部的气滞血瘀等病理变化，而这些病理变化又成为病因，进一步促进了肿瘤的发展、恶化。肿瘤患者虽有多种多样的症状表现，但都有不同程度的气滞、痰凝、血瘀等变化，如出现乳房胀痛、发现肿物、腋窝淋巴结肿大等，此正为体内气机运行不畅、肝失疏泄、气郁化火、痰浊内生、血脉瘀阻所致。TNM Ⅱ 期乳腺癌患者中，以肝郁痰凝、冲任失调 2 型居多，说明早期的肝郁痰凝久未消除，影响了体内冲任失调。在肝郁痰凝向冲任失调的转变过程中，人体的正气不断耗损，逐渐向虚证方向转化，也加重了病情。说明体内邪正抗争明显，处于一个关键时刻，此时的积极治疗是最重要的。TNM Ⅲ 期和 TNM Ⅳ 期的晚期乳腺癌患者中，多为正虚毒炽型，故在治疗上应以扶正为主，提高患者生存质量、延长生存期。TNM Ⅲ 期的乳腺癌患者，通过积极的治疗，尚能争取姑息性手术，而长期在扶正固本的中药的调理下，能大大提高免疫力，对手术、放化疗都起着积极的作用。TNMLV 期的晚期乳腺癌患者不仅不能手术，也无法接受大剂量化疗、放疗，扶正固本成为唯一的治疗方法，同时也是提高乳腺癌患者生存率的重要途径。随着病情变化与其证型可有所改变，癌症、虚证是病情预后的重要指标。从中医实证、虚证与 TNM 分期的关系中可以看出：虚证多为 TNM Ⅲ 期、Ⅳ 期的乳腺癌患者，实证多为 TNM Ⅰ 期、Ⅱ 期患者。瘀的加剧和虚的加重是病情恶化的体现。冲任失调乃体内环境改变，提示病情进一步发展，癌肿可能迅速向周围扩散；正虚毒炽则提示病至晚期、病情重。

顾乃强针对不同类型的乳腺癌提出了不同的治则。他指出单纯性乳腺癌是由于气郁痰浊结滞乳中而成，治疗上注重疏肝理气、解郁化痰；炎性乳腺癌因肝火瘀毒互结所致，以清热解毒为主，辅以活血软坚。对于晚期乳腺癌，将扶正固本放在首位，常用益气健脾、养阴生津及益精养血的药物。报道的 3 例病案包括单纯性乳腺癌、炎性乳腺癌和晚期乳腺癌患者各 1 例，以上方法治疗后，病情均得到控制，其中 1 例迄今随访 12 年未见转移和复发。

陆德铭认为，乳腺癌的发生与正气不足、邪毒留滞有关，宜采用扶正培本为主、祛邪抗癌为辅的治则。临证每选用黄芪、白术、党参等益气健脾，生地黄、天花粉、玄参等滋阴生津，半枝莲、石见穿、露蜂房等祛邪抗癌。认为术后放疗、化疗之热毒易伤津耗气而致气阴两亏，常在原有基础上加用养阴生津之品，以增加化疗、放疗对肿瘤治疗的敏感性及减轻其毒副作用，且可增加患者抗癌能力。

唐汉钧认为乳腺癌术后患者的调治应重视内因脾肾和外因邪毒。对于未转移者，随证加用白花蛇舌草、龙葵等植物类抗癌药；有转移者，还可加用蜈蚣、全蝎等虫类药。他将患者分为术后、放 / 化疗期间、放 / 化疗结束后 3 个不同阶段辨证施治。临床经治大量患者，取得了较好疗效。

单敬文将乳腺癌分为肝气郁结型、气滞痰凝型、热毒内攻型及气阴两虚型，治疗分别用疏肝理气、化痰软坚、清热解毒、益气养阴等法。报道的 4 例患者病情均得到有效控制。

刘艳虹等将乳腺癌术后放 / 化疗后的 40 例患者分为肝气郁结型、脾虚痰湿型、气阴两虚型和瘀热型，分别以四逆散加减、四君子汤加减、生脉散加减及自拟方治疗，结果明显好转占 72.7%，好转占 20%，无效占 7.3%。1996—1998 年 3 年间，只有 2 例因未坚持治疗发生病灶转移，其余治疗病例均未复发。

甘明芹等将乳腺癌根治术后血行扩散患者分为肝郁气滞、脾虚痰湿和气血双亏 3 型，分别以柴胡疏肝散、香砂六君子汤及八珍汤加味治疗，并配合 F618 水丸口服。结果肝转移 32 例均于 1 年内死亡，肺转移 23 例存活时间大多数都超过 1 年，甚者超过 10 年，大多数于 3 年内死亡。可见中医药治疗对大多数患者症状、体征的改善及延缓肿瘤进展是有效的。

二、常见症状的中药治疗

（一）乳腺癌的中医专方治疗研究

吴钟政等治疗 50 例乳腺癌术后放疗或化疗患者，以柴胡、香附、郁金各 12g，山慈菇、菟丝子、淫羊藿各 15g，藤梨根、猫爪草各 30g 组成专方随证加减，连续服药 1 年以上，其 5 年、10 年的生存率分别为 66%、56%。

周家明等以当归、白芍、柴胡、茯苓、白术、甘草、香附、瓜蒌皮为主方，随证加减共治疗 117 例乳腺癌术后放 / 化疗者，连续服药 3～6 个月，以后减少服药次数，结果 3 年生存率为 97.4%。其中的 66 例已观察治疗 5 年以上，生存率为 68.2%。

卓斌用乳康汤专方治疗乳腺癌术后放 / 化疗后患者 36 例，白细胞减少加补骨脂、女贞子；患侧上肢肿胀加薏苡仁、桑枝；伤口感染加蒲公英、鱼腥草。持续 2 年以上而后间断治疗达 5 年左右，患者 5 年生存率为 69.4%。

樊淳理用生黄芪、党参、麦冬、白芍、当归、百合、丹参、仙茅、淫羊藿、陈皮、半夏等为基本方，治疗 30 例乳腺癌术后化疗者，并设西药对照组观察化疗毒副反应的治疗，结果中药治疗组明显优于对照组。

陈英以炙黄芪、太子参、北沙参、枸杞子、何首乌、鸡血藤、白花蛇舌草、半枝莲、生山楂、红枣、薏苡仁为主方共治疗乳腺癌术后放化疗者 41 例，连续服药 6～24 个月，总有效率为 87%，5 年生存率为 65%。

胡军等对 10 例炎性乳腺癌活检前以当归、制大黄、延胡索、龙葵、阿胶、鳖甲、全蝎等药物以软坚散结、扶正祛邪。连服 4～12 周后手术，术后及复发者可再用此方治疗。对照组在活检确诊后行常规化疗或加放疗，然后施行手术。术后两组均加用化疗。结果自诊断起治疗组平均生存期 4 个月，5 年以上生存期占 20%；对照组平均生存期 30 个月，5 年以上生存期为零。

（二）常见症状的中药治疗

1.乳腺癌术后出现皮瓣坏死及放疗后皮肤溃疡、化疗药外渗溃疡

乳腺癌术后皮瓣坏死糜烂，皮肤灰白暗滞，腐肉色暗，放疗及化疗药外渗溃疡久不愈合，系局部气血淤滞，经脉受损，复受邪热感染，拟在扶正祛邪辨证治疗基础上加活血化瘀、清化湿毒之品：当归12g、桃仁9g、红花9g、赤芍9g、半枝莲15g、白花蛇舌草30g、鹿衔草30g等。放射性皮炎（溃疡）多阴虚，再加石斛12g、生地黄18g、天花粉18g。化疗药血管外渗溃疡多瘀毒再加三七9g、白药6g、土茯苓30g。溃疡创脓腐未净外用红油膏、九一丹创腐脱净；创周淤滞、紫暗，外用冲和膏、生肌散。郭智涛等以祛腐生肌膏外用治疗乳腺癌术后皮瓣坏死取得良好效果。可迅速控制局部腐臭、流水，减轻患者痛苦。对于放射性皮炎或溃疡经久不愈，以三黄洗剂湿敷，配生肌玉红膏敷贴效果明显。李振英用素金丹药捻，外涂玉红膏，掺以化腐散纳入窦道，外敷黄连膏治疗乳腺癌术后窦道1例，6个月后改为外掺象皮生肌散，13个月后痊愈，随访半年未见复发。以外掺生肌散，敷以生肌玉红膏，外周加用冲和膏，配合内服方治愈乳腺癌术后放疗溃疡1例。王荣根据临床表现辨证论治，对患处溃疡脓腐较多者，先用化腐丹蚀祛腐肉，待脓腐组织脱落，但肉芽组织不红润者，则用祛腐生肌散祛腐生肌并用。对于脓腐组织已尽、疮口未愈合者，则用生肌长肉补皮散。使用以上方药时外敷琥珀生肌膏以保护疮面并祛腐生肌。共治疗10例乳腺癌术后感染患者，其中用药2周疮面愈合者3例，3周疮面愈合者5例，4周疮面愈合者2例。治愈后均无瘢痕组织。

2.乳腺癌术后上肢水肿

患者上肢水肿，上臂肘旁肿胀，肿甚可连及手背、手指，指间关节板滞，皮肤麻木。此系术后上臂淋巴回流受阻，亦与经络血脉淤滞有关。拟加通经活络、利湿消肿之品，如桑枝、赤芍、红花、益母草、桃仁、忍冬藤、茯苓皮、丝瓜络等。若因腋部淋巴肿大引起的上肢水肿，拟加化痰软坚消肿之品，如莪术、大贝母、山慈菇、夏枯草、猫爪草等。

3.乳腺癌放化疗后邪毒伤阴

放化疗后舌痱疮，舌质光红，口眼干燥，皮肤干红，毛发稀疏脱落。此系气阴两伤，阴虚内热。拟加益气养阴、清热解毒之品，如生黄芪、生地黄、玄参、沙参、麦冬、石斛、玉竹、五味、黄精、何首乌、金银花、菊花、黄芩、芦根等。

4.乳腺癌化疗后消化道反应

化疗后恶心呕吐，舌苔厚腻。系脾胃气受损，升降失调运化失职。拟加和胃降逆止呕之品，如旋覆花、代赭石、姜半夏、姜竹茹、佩兰、砂仁、川厚朴等。

5. 乳腺癌放疗后放射性肺炎

放疗后咳嗽胸痛，干咳或痰中见红，舌红少苔，胸片示肺部纤维条索增深影。此系光热灼肺伤阴。拟加养阴清肺之品，如北沙参、天冬、野百合、紫菀、桑白皮、杏仁、冬虫夏草等。

6. 化疗后骨髓抑制，血象下降

患者头晕乏力，神情萎靡，面色少华，极易外感。此系肝肾受损，精血不复。加滋养精血之品，如熟地黄、何首乌、黄精、山茱萸、当归、阿胶、龟板、鹿角片、鳖甲等。

7. 肺及胸膜转移

患者咳嗽胸痛，痰中带血或咯血，胸膜渗液。此系毒邪犯肺，阴虚肺燥。加清肺养阴解毒之品，如生地黄、沙参、野百合、猫爪草、鱼腥草、藕节、仙鹤草等。

实验研究证明具有抑制乳腺癌作用的中药：淫羊藿、仙茅、补骨脂、鹿角片、蜂房、山慈菇、茯苓、灵芝、白花蛇舌草、八角莲、石见穿、龙葵、紫草、益母草、甘草、麦冬、莪术、八月札、生薏苡仁、天冬、百合、蘑菇、太子参、白术、长春花（长春碱和去碱长春碱）、黄芪、党参、大枣、白芍、紫杉（紫杉醇和紫杉特尔）等。方剂：六味地黄丸、金匮肾气丸、四君子汤、益胃汤、生脉散、贞芪冲剂、小柴胡汤、补肾活血方（淫羊藿和黄芪以及丹参）等。

中医药在乳腺癌综合治疗中占有重要地位，中医药的应用能提高免疫功能，减轻放化疗毒副作用，增加疗效，减少乳腺癌复发、转移的机会，对晚期癌症的治疗均有较好的疗效，并提高患者生活质量。

中医药治疗乳腺癌有着广泛的适应证和独特的优势，其作用机制在于从整体出发，调整机体阴阳、气血、脏腑功能的平衡，强调内治和外治相结合的治疗思想，根据不同的临床证候，采用辨证论治。尤其对乳腺癌术后并发症的治疗有着明显疗效，对减轻乳腺癌放化疗等辅助疗法所致的毒副反应也有着积极的意义，能不同程度地缓解晚期乳腺癌的临床症状。对增进乳腺癌术后患者的体质恢复，改善患者的生存质量，提高生存率，降低发病率，都具有重要的临床意义和广泛的应用前景。虽然中医药治疗乳腺癌的研究报道很多，但大多仅局限于一般的临床观察，或个案验例，或单方验方，而且在辨证分型上有较多的争议，在临床观察的设计上缺乏系统设计和前瞻性对照研究，对于中医药治疗乳腺癌的作用机制尚缺乏比较深入的实验研究。今后的方向可能有两个，一是引用流行病学的调查方法，进行大样本调查及科学统计，以得出具有客观性、系统性和可重复性的结果，为中医药治疗乳腺癌提供确实的临床基础和依据。二是通过先进的病理、药理实验及生物技术，探究中医药治疗乳腺癌的作用机制和确切疗效，增强中医治疗的可信性。

三、乳腺癌的中医疗效评价探讨

中医药治疗乳腺癌的疗效评价，以往多依据影像学对瘤体大小变化进行直接或间接测量，或测定生化及肿瘤标志物、生存时间、生存率、复发率等，由于缺少对患者各种症状和体征改善的内容，对晚期肿瘤、术后复发转移及术后治疗的评价就比较局限，也难以全面客观地反映中医药治疗肿瘤的效果。许多情况下中医治疗晚期肿瘤，患者的临床症状明显改善，生活质量显著提高，生存时间也有所延长，但瘤体未能缩小甚或继续增大，中医治疗属于整体治疗，其疗效也是整体的，当然不能单纯以局部瘤体的变化程度作为判定依据。若以中医症状改善为观察指标，虽能反映中医药治疗乳腺癌的特点和优势，但是传统的中医术语缺乏精确的量值指标，缺少客观化和标准化，对有关情绪和心理状态的描述欠充分，缺少对患者社会性及相关因素的反映，难以用现代统计学方法进行科学分析。目前均认为恶性肿瘤的疗效评价应当包括3个要素：生活质量（QOL）、生存时间和肿瘤缓解率。但关键问题是上述3者在疗效评定中各自应当占多大的比例。主次关系不同，对于疗效的判定结果影响极大，甚至可以得出完全不同的结论。研究制定一个符合中医疗效特点的标准或方案，客观地评价中医药治疗乳腺癌的疗效，已成为当前迫切的任务。生活质量在概念与内涵的表述上与中医学辨证论治有所不同，但实质内容极为相似。乳腺癌的中医药术后治疗评估也可用生活质量来进行。把生活质量引入中医药治疗乳腺癌的领域中，可使其疗效评价客观化、定量化、标准化，这将为乳腺癌中医药疗效评价标准的制定提供科学依据和研究思路。采用一个合适的量表来反映中医药治疗肿瘤的疗效至关重要。目前正在使用的量表并不完全适用于中医临床治疗评价。有学者提出建立一个或一系列具有中医特色的生活质量量表，或根据中医理论体系的特点，结合 WHO 生活质量量表研制指导原则，制定适合中医特点的量表以及中医药疗法具有疗效优势的疾病的中医疾病量表，由于生活质量资料的收集、分析及结果的解释都是复杂而困难的，需要大量的人力、物力资源，量表的编制及检验是一个长期过程并具有其特殊性，笔者认为对一个稳定的、有效的国外量表用严格的科学方法对其进行评估和修订以减少量表的人种、价值观念、社会制度、文化背景等方面的差异性，可提高其在国内的临床使用价值。目前国内生活质量量表的制定、测试与应用仍处于起步阶段，远未能达到统一，究竟是选择现有量表直接运用或稍加改动，或是建立中医特色的量表，尚需进一步评估论证。而目前进行的中医证候的标准化和客观化研究，不仅对于指导中医临床治疗、提高临床疗效有重要意义，也可能是联系中西医疗效标准的一座桥梁，有助于国际医学界认识中医学证候的客观存在，对推动中医药走向世界有重要的作用。一个具有较客观科学的乳腺癌中医药疗效评定标准应该包括常规疗效评定标准和构成中医证候的若干指标变化的评定标准以及生活质量的评定标准。而生活质量的评定应包括癌症通用的生活质量评定量表，体现乳腺癌中医治疗特点的通用生活质量表，乳腺癌疾病特异性的生活质量量表。当前可借鉴国际公认的关于人群健康评定的通用生活质量量表，在中医药理论的指导下，逐步建立适用于中医药疗效评价的生活质量通用量表。这一疗效评价体系应立足于中医药的特点和治疗优势，并考虑到与国际规范接轨，使中医药的疗效评定为国际所接受。随着医学模式的转变，人们逐渐重视对人体功能活动和生活质量的评价。中医药具有调整、改善人体脏腑、气血功能活动和整体机能，提高人体对社会和自然环境的适应能力的特点。建立中医乳腺癌生活质量的评价体系，研究制定乳腺癌的中医疗效标准是一个较复杂而大型的系统工程，面临的挑战很大，是十分有意义的工作，需要由中医外科、乳腺专科、肿瘤等专业的中医、中西医结合肿瘤专家，会同心理学、医学社会学及统计学等专业人员，通力协作，共同参与制定。

第四节　乳腺癌的诊断学

一、表现和体征

乳腺癌根据病情早晚和不同的病理类型，临床表现并不完全发生全身转移前，无明显全身不适。局部主要有以下表现。

肿块

肿块是绝大多数乳腺癌患者就诊时的主诉。乳腺检查时，必须区分以下 3 种情况。①正常乳腺的腺体，它具有一定的厚度，软韧，有些有结节感，但是全乳均匀分布；②腺体增厚，乳腺某区厚于其他部位，范围可大可小，一般呈片状，无清楚边界；③肿块大多为局限性单结节，亦可为多结节，但皆有可测量之边界。

（1）部位：乳腺分为内上、外上、内下、外下 4 个象限及中央（乳晕区）5 个区。肿物或异常的部位需明确，最好绘图表示。病灶位于乳腺边缘区域（如胸骨旁、锁骨下或胸大肌外缘等处）时，须附加说明。乳腺的外上象限是乳腺癌的好发部位，约有 1/3 的肿块位于该象限。内侧及下方均相对少见。

（2）大小：肿块大小不一，以往就诊较晚，多见较大的肿块，近年，随广大妇女对乳腺癌防治常识的普及，就诊时肿块多较以往所见为小，常为 2cm 左右，小于 1cm 者也可见到。对可测量者，先测量两个相垂直的最长径，后测其厚度。对边界不清楚的片状增厚，应记录其所在区域及大约范围。

（3）个数：一般为单个，偶见 2～3 个。多个时，应明确个数，并分别记录其部位及大小，并绘图说明。

（4）形态及边界：一般为不规则的肿块，有的也可呈扁片或局限性腺体增厚，表面结节感，无清楚边界，应注意的是，肿瘤越小（小于 1.0cm），上述特征越不明显，有时也可表现为表面较光滑、边界比较清楚，很多良性。即使较大的肿块，如有些特殊类型癌，因浸润较轻，也可表现边界较清楚及活动度较好。

（5）硬度：硬度并不完全相同，大多为实性，较硬，有的可为石样硬，但富于细胞的髓样癌也可稍软，个别也有呈囊性的，如囊性乳头状癌。少数发生脂肪型乳腺（多为老年）的小型癌，因被脂肪组织包绕，触诊时给人以柔软的感觉。

（6）活动度：和良性肿瘤相比，活动度较差。肿块越深在，活动度越差。如侵犯胸大肌筋膜，双手用力叉腰使胸大肌收缩时，肿块活动性减少，如累及胸肌，则活动度消失。晚期肿瘤累及胸壁（肋间肌）时，完全固定。

二、乳房皮肤及轮廓改变

根据肿瘤的早晚而出现不同的皮肤表现。

（1）酒窝征：肿瘤侵犯皮肤的 Cooper 韧带或肿瘤与皮肤粘连，使乳房完整的弧形轮廓发生改变，导致肿瘤表面皮肤发生凹陷，形如酒窝，称为“酒窝征”。

（2）橘皮征：癌细胞堵塞皮下淋巴管，引起肿块表面皮肤水肿，由于表皮在毛囊处与皮下组织连接紧密，周围水肿较严重时，可使毛囊处表现为点状凹陷，形呈“橘皮征”。

（3）卫星结节：癌瘤侵入皮内淋巴管，可在癌瘤周围形成小的癌灶，称为“卫星结节”。

（4）铠甲状癌：当皮肤广泛受侵时，可在表皮形成多数坚硬小结节或小条索，甚至融合成片，如病变延伸至背部和对侧胸壁，可限制呼吸，形成铠甲状癌。另外炎性乳腺癌皮下淋巴管网内充满癌栓，导致癌性淋巴管炎，临床表现为乳房明显增大，皮肤充血、红肿、局部温度增高，与急性乳腺炎的临床表现相似，但疼痛、发热等全身症状不明显。晚期乳腺癌皮肤可完全固定甚至溃破。

三、乳头改变

（1）脱屑及糜烂：乳头瘙痒、脱屑、糜烂、溃疡、结痂，伴灼痛，偶见乳头溢液，这些湿疹样改变为乳头 Paget 病的特有表现。

（2）回缩：正常乳头双侧对称，直向前方略向外下。乳腺发育不良或产后未曾哺乳的妇女，乳头可以深陷，但可用手指牵出如常态，无固定现象。检查乳头是否与肿物粘连或固定，可轻轻牵拉乳头，两侧对比。回缩为癌瘤浸润挛缩所致，但发育异常和乳腺急、慢性炎症也可造成乳头回缩，应予以鉴别。肿瘤位于乳晕下方及其附近，侵及乳头大导管时，可使乳头较健侧抬高。有时在内陷的乳头下或周围可扪及肿块。肿瘤位于乳腺深部，侵犯较广，使大导管硬化、抽缩，造成乳头固定，为晚期癌症的表现。

（3）溢液：自乳腺周围向乳晕部位轻轻挤压，见有溢液，应检查溢液管口的部位、单管或多管性，以及溢液的性质（血性、浆血性、浆浓性、棕色液、透明无色或乳汁样等），并进行溢液涂片细胞学检查。国外资料报道，乳腺癌伴有乳头溢液的发生率为 2.4%。触不到明显肿块，多为导管内早期癌或大导管内乳头状瘤，乳腺囊性增生亦非鲜见。对 50 岁以上妇女，有单侧乳房导管溢液者，应警惕发生乳腺癌的可能性。

四、乳房疼痛

大多数乳腺癌并无疼痛，当乳腺癌发展到一定阶段时，可有不同程度的疼痛，表现为阵发性或持续性乳房刺痛、钝痛、胀痛或隐痛不适，部分患者表现为患侧上肢和肩部牵拉样痛。

五、区域淋巴结肿大

如触到肿大淋巴结，应明确个数、大小、软硬度、活动度以及是否累及周围组织或相互融合等。

腋窝和胸骨旁同为乳腺癌淋巴转移的第一站，而锁骨上和纵隔淋巴结同为乳腺癌淋巴结转移的第二站，乳腺癌细胞可沿腋窝和内乳区淋巴结转移至锁骨上淋巴结。临床上，腋窝淋巴结转移最为常见，转移发生率为 50%～60%。检查腋窝时，请患者将检查侧手臂置于医师的肩或臂上，医师一手检查患者腋窝，另一手托住患者肘部，以便能够满意地触摸腋窝。先从胸壁外侧开始，向腋窝顶循序进行全面触诊。

内乳（胸骨旁）淋巴结位于乳内动脉、静脉周围，分布在第 1～6 肋间隙。该区淋巴结转移发生率为 25%。根据乳腺癌的部位和有无腋窝淋巴结转移，其结果亦不同。①原发癌在乳房外侧，腋淋巴结为阴性时，转移率约为 5%；如原发癌在内侧，则转移率为 15%；②当原发癌在乳房外侧，腋窝淋巴结阳性时，转移率约为 25%；如原发癌在内侧，转移率约为 50%。

锁骨上淋巴结位于锁骨后方、胸锁乳突肌起点的深面，属于颈深组最下方的淋巴结，锁骨上淋巴结肿大多发生在腋窝淋巴结肿大之后，转移癌不大时不易触及，转移淋巴结常较小，如质地硬实，则有重要参考意义。当检查锁骨上淋巴结时，医生与患者面对面坐，用双侧拇指腹面分别置于锁骨上胸锁乳突肌锁骨头处，轻轻触摸，当有可疑肿大淋巴结时，再站于患者背后，用中指、示指在同一部位仔细检查，以助定性。

隐性乳腺癌可以仅表现为腋窝淋巴结肿大。Yorkshire 乳腺癌组报告 1205 例乳腺癌中，15 例乳腺癌仅表现腋窝淋巴结肿大。

第五节　乳腺癌的 X 线诊断

乳腺 X 线检查是目前诊断乳腺癌的最佳方法之一，于 1960 年首先由美国的 Egan 开始应用于临床，已有 40 余年的历史。目前，X 线检查法已经成为临床医师手检法之后的常规检查方法，特别对因乳腺内肿块微小、体检不能触及的早期乳腺癌，应用影像学检查（X 线摄片）以达到早期诊断、早期治疗的目的有举足轻重的作用；而且乳腺癌是目前唯一的应用影像学检查（X 线摄片）进行筛选，从而降低肿瘤死亡率的恶性肿瘤。

乳腺癌是发生于导管上皮的恶性肿瘤，癌变后会引起乳腺的一系列组织病理学改变，这些异常改变是形成 X 线征象的基础。因为乳腺为软组织，常规的 X 线机穿透力过强，不易显示乳腺的结构，所以乳腺摄影常用的方法为钼靶和干板摄影。随着 X 线检查仪器设备的不断改进，X 线干板摄影逐步被 X 线钼靶摄影所取代，后者是目前最为常用，也是目前符合率较高的诊断方法。近年来，数字化乳腺摄影、计算机辅助检测等新技术正逐步应用于临床，显示出其特有的优越性。乳腺的 X 线检查可以发现病变、定性、定位，还可以通过 X 线摄片对乳腺的肿块类型进行分析，判断不同肿块类型的癌发生情况，对乳腺肿瘤的诊断及指导临床治疗具有重要意义。

一、X 线摄影类别

1. 干板照相

乳腺的干板照相是利用硒的光电导性和静电原理进行的 X 线摄影，其不同于一般的 X 线摄影，不需要使用胶片。

干板摄影使用普通的 X 线机即可进行投照，不需要购置专用的机器，节约了费用。干板摄影组织分辨力好，层次丰富，能清晰地显示乳腺内部解剖结构；而且乳腺干板摄影不受乳房厚度不均匀的影响，对腋窝及乳房尾部的肿瘤均可清晰显示；干板摄影还具有"边缘效应"，加深了不同密度组织之间分界面上的影像，使图像醒目，犹如"素描"。

缺点：硒板质量不稳定、操作繁琐、硒粉噪声的环境污染以及外界远景（如温度、湿度等）影响照片质量等因素，制约干板摄影的推广应用。

2. 钼靶摄影

需用专用的乳腺钼靶摄影机，使用高能的电子线轰击钼靶产生波长更长的 X 线（平均 X 线波长为 0.07nm），该波长的 X 线对软组织的穿透力弱，可以显示乳腺的细微结构化的小病灶。随着技术的进步，乳腺钼靶摄影的技术不断改进，乳腺成像的质量也在不断提高。

钼靶摄影时，患者体位可取立位、坐位、侧卧位、俯卧位。投照的位置常规以内外斜位和上下位为主，辅以侧位、局部加压和放大摄影等各种辅助方法。

（1）内外斜位：是最常用的投照体位，此投照位所暴露出的乳腺组织最多；内外斜位投照时，将胶片置于乳房的外下方，X 线束自乳房的内上方以 45°角向外下方投射。

（2）上下位：亦称头层位，将 X 线胶片置于托板内，欲投照的乳房置于托板上，身体尽量前靠，X 线束自上向下投射。

（3）局部加压点片和放大点片：常规体位摄片显示不佳的小结节及微小钙化，应局部加压点片。根据病灶大小采用不同直径的压迫器。

（4）放大摄影：增加乳腺与胶片的距离以使局部影像放大 1.5~2 倍，为减少模糊度采用微焦点投照。即使在最佳的投照和诊断的条件下，乳腺 X 线摄影检出乳腺癌的敏感度也只有 85%~90%，即约有 10%~15% 的乳腺癌因乳腺致密缺乏对比、肿瘤过小、特殊的肿瘤亚型（小叶浸润癌）而呈假性。

乳腺摄影的投照条件随乳房大小及密度程度而异，一般投照条件范围为：电压 22~35kV，电流 30~300mA。

乳腺疾病 X 线检查的适应证：乳腺内实质和内质赘生性及假生性改变，为 X 线检查的适应证。1cm 以下的小癌、导管内原位癌以及无肿块亚临床癌等靠触诊比较困难。

3. 乳腺摄影

主要优点：①可进行图像后处理，根据情况调节亮度，对兴趣区进行放大观察，提高照片的清晰度和对比度，从而提高诊断的正确性，避免因技术不当、图像不满意或需局部放大而导致的重复X线摄片可传输数据，有助远程会诊。②数据可存储。

缺点：仪器昂贵，诊断难确性较传统X线摄片有否提高仍待总结。

4. 计算机辅助检测

计算机辅助检测（ComputeraNed detection，CAD）是将计算机数字化图像或直接数字化乳腺摄影的数据输入，利用计算机软件指出可疑恶性病变，再由放射科医师复阅以期提高放射科医师检出早期乳腺癌的能力。优点：稳定、迅速、无疲劳、无生理局限，不受外来因素（疲劳、疏忽、经验限制等）影响，在一定程度上克服了致密型乳腺所造成的诊断困难，提高了钼靶X线检出乳腺癌的敏感性，降低了乳腺的漏诊率。但该技术仍需临床考验。

二、X线表现

（一）乳腺癌直接征象

肿块为乳腺癌最基本、最常见的X线直接征象。

肿瘤组织密度一般高于周围组织，故可以在X线下显影，但显影密度与肿块厚度、性质、乳腺的类型有密切关系。较致密的乳腺内，小的肿块显示不清，而脂肪型乳腺则容易显示。另外，癌细胞比较密集的硬癌、髓样癌等显示清晰。肿块大小不一，X线片中显示的肿块大小多小于临床触诊，主要由于皮肤水肿、癌周炎症和癌瘤向周围浸润所致。

常见的肿块类型有毛刺状肿块、分叶状肿块、透亮环肿块、肿块伴小杆状钙化灶、边缘模糊肿块、囊壁肿块及圆形肿块、椭圆形肿块等。毛刺状肿块、分叶状肿块、透亮环肿块、肿块伴小杆状钙化灶等，对乳腺癌诊断极具特异性。

1. 毛刺状肿块

以肿块为中心向四周放射出数根尖细的毛刺状致密影，可以是肿瘤的成纤维反应所致，也可以是肿瘤沿间质向外浸润所致。不同类型的毛刺可在同一肿块中出现。毛刺的密度高，在周围脂肪组织对比之下显示清楚，而在腺体丰富的致密乳腺内毛刺往往显示不清楚。毛刺的形态不一，有海星状、蟹足状或葱须状等，但每个毛刺的病理切片组织学所见可分为3带：根部有大量的癌细胞称为癌床带，中间开始变细主要是炎细胞渗出带，尖端大部分是结缔组织增生带。良性肿瘤一般不会出现毛刺，但结核及手术后疲痕却可以产生毛刺，应结合临床进行鉴别。

2. 分叶状肿块

肿块外形呈不规则形分叶状、边缘凹凸不平或出现深浅不同的沟陷，密度不均匀，可能出现透光区，通过大切片分析，大部分恶性肿瘤开始时就是多中心生长，各小叶肿瘤发育逐渐融合，所以呈分叶状外形。另外，肿瘤的四周发育不平衡或有破坏等也是形成分叶状的原因。

3. 透光环肿块

环绕肿块周围一圈宽窄不等、形态不规律的透光环，是肿瘤周围脂肪因纤维牵拉而聚集在肿瘤周围所致。病理切片所见有脂肪、炎细胞和水肿等原因所致。这种透光带触摸时质地与肿瘤相近，而 X 线片检查时其密度很低，呈透光环，瘤体中心分别为圆形、分叶状、毛刺状不同的形态，密度很高，一般 X 线下显示的肿块小于临床触及肿块的 1/2 左右。

4. 肿块内恶性钙化灶

乳腺肿瘤常可能出现钙化灶，据统计占 40% 的乳腺癌有钙化灶出现，因此不论肿块形态如何，只要在肿块内出现小杆状或泥沙样微细的钙化点，就是恶性肿瘤的标志，而圆点状、斑片状和其他大颗粒钙化则不属此列。

（二）乳腺癌间接征象

间接征象大部分与直接征象同时在 X 线上显示，但约 25% 的乳腺癌无肿块直接征象，单纯显示间接征象可能是早期乳腺癌，所以切莫忽视其诊断价值。间接征象病理证实的共有 7 种，临床 X 线检查有些是单纯出现，也有些是两项或多项重复出现。

1. 恶性钙化灶

约有 1/3 的妇女拍乳腺 X 线片时可能发现各种不同的钙化灶，但大部分属于良性或乳腺变异所引起的钙化灶，良性钙化的特点是其分布多在间质中，钙化的密度高低不均，形状大小不同。恶性钙化各有特点，恶性钙化分布在乳腺导管和小叶的实质内，钙化的密度浅而均匀；其形态主要有小杆状、泥沙样、团簇状、分叉状、不规则多角形或分支状等多种形态同时存在。

钙化颗粒多数是导管内的癌细胞变性、坏死所致，也可以是癌细胞阻塞导管的管腔导致分泌物淤积钙化。少数钙化发生在浸润肿瘤边缘的坏死残屑内，也可以位于癌旁正常组织的正常末梢乳管腔内及间质内。

钙化在乳腺癌的诊断中占有重要的位置，不仅可以帮助对乳腺癌的确诊，而且在相当一部分病例中，钙化是诊断乳腺癌的唯一阳性依据。30% ~ 50% 的乳腺癌患者肿块内可以见到钙化，其中以导管内癌、浸润性导管癌为多见。唯有小杆状、泥沙样、团簇状钙化点有诊断价值，尤其是小杆状钙化点是重要的间接征象，形态如折断的针尖，有些恶性钙化早在肿块未长成之前即可在 X 线片上看到钙化点。微小钙化可以与肿物同时并存，也可以单独成簇存在。典型的恶性钙化成群成簇分布，大小、数目、形态不一。X 线片中在 1cm^2 的范围内见到 5 个以上不超过 0.5mm 的微小钙化时应提高警惕。在特定的范围内钙化的数目越多，其为恶性的可能性越大。

2. 大导管相

癌灶侵袭导管时或有癌栓形成致导管极度扩张向临近导管浸润，互相粘连，收缩以后导管变形，形成条柱状大导管相。肿物侵及大导管时，有可能在肿块与乳头之间出现大导管桥，形成"癌桥"，同时乳晕区增厚，密度增高，乳头开始有受牵拉内陷等表现。

3. 漏斗征

大导管收缩牵拉乳头内陷以后压迫乳晕，导致淋巴回流障碍，大量胶原物质堆积在乳头根部，形似漏斗。

4. 厚皮征

乳腺癌引起的皮肤改变由内向外，所以在临床查体尚无表现时，内皮层的变化从 X 线片上可以显示，肿瘤直接压迫或通过 Cooper 韧带浸润牵拉皮肤所致，另外真皮层淋巴管出现癌栓时，淋巴回流障碍，发生水肿，也会造成皮肤增厚。

5. 血管异常相

癌发生时将可能产生促血管生长因子使癌灶血管异常增长，生长形态有放射状、排笔状和增粗的引流血管，对诊断乳腺癌有特异性。

6. Cooper 韧带牛角征

悬韧带受癌浸润后变粗并发生牛角样弯曲，病理大切片分 3 带：癌床带、炎性浸润带、结缔组织增生带。

7. 淋巴管癌栓——塔尖征

好发于乳腺上方靠近腋窝处淋巴管内有癌栓时，X 线可见笔直的、致密细条状影，形似塔尖而得名。

据统计，透光环肿块和毛刺状肿块是乳腺癌的重要直接征象，假阳性率仅占 3% 左右，阳性率占 97%。分叶状肿块也是乳腺癌的直接征象，阳性率占 70% 左右，另外 30% 左右可能出现假阳性，所以应结合间接征象作诊断。圆形肿块并非是乳腺癌的特征，临床统计 50 例乳腺癌病例中固形肿块仅 38 例，与良性病比较仅占 1/3 左右，但是圆形肿块属于乳腺癌者大部分多在小癌和微小癌的病例中，所以对早期诊断有重要价值，圆形肿块同时又出现间接征象时诊断特异性明显增加。

在 7 项间接征象中恶性钙化和塔尖征诊断属首位，据统计假阳性仅占 3%，足见这两种征象对乳腺癌诊断的特异性，而且很多乳腺癌的早期仅表现有钙化灶，所以 X 线下以钙化灶定位做针吸和活检已列为术前早期癌的常规手段。大导管相、血管异常相、厚皮征、牛角征及漏斗征等间接征象也有较强的特异性，诊断率大都在 90% 以上，假阳性率不超过 10%。在临床实践中间接征象出现频率越多，诊断的准确性越高。晚期乳腺癌的间接征象大都是多项合并出现。

另外不同组织学类型的乳腺癌有其各自的 X 线特点：如导管原位癌 X 线主要表现为微小钙化；小叶原位癌多为阴性表现；浸润性导管癌表现则较为丰富，有单纯肿块、肿块伴钙化、乳腺结构扭曲及两侧乳腺密度不对称等；浸润性小叶癌最常见的直接征象是有毛刺的结节或肿物，密度低，常常边缘模糊，假阴性率较大。

第六节 乳腺癌的 CT 和 MRI 表现

CT 和 MRI 检查不是乳腺癌的常规检查，可作为乳腺摄影的补充，用于不能扪及的乳腺病变活检前定位，检查乳房后间隙，检查腋部及内乳区淋巴结有无肿大，观察胸壁的改变、胸腹有无转移，辅助放疗计划的制定和微小病灶以及不能进行钼靶摄影者的检测。

一、CT

(一) 适应证

(1) 对乳腺动态观察，鉴别良性、恶性病变。

(2) 不能触及的乳腺病变的活检前定位。

(3) 伴有手术及放疗后瘢痕及纤维化而不能正确诊断者。

(4) 观察致密型乳腺。

(5) 对特殊部位病灶的诊断，如位于乳腺高位、深位或腋尾部的病变，用加压钼靶 X 线摄影诊断困难，此时行 CT 检查，可使病灶被完整地显露。

(6) 鉴别乳腺是囊性或实性肿物，根据 CT 值明确诊断。

(7) 检查淋巴结有无转移，CT 是发现乳腺癌腋窝淋巴结肿大的最佳手段，由于临床触诊仍有一定的假阴性，对位于乳腺内侧象限的癌瘤应常规做 CT 检查，明确有无内乳淋巴结转移。

(8) 了解癌瘤的侵犯深度，进行术前分期评价。

(9) 乳腺癌术后随访及乳腺成形术后的观察。

(二) 局限性

(1) CT 对小针尖状钙化的显示率不如钼靶 X 线清晰，微小钙化常是早期乳腺癌诊断的依据，而且在对乳腺病灶的定性诊断能力不比钼靶 X 线高，限制了 CT 的广泛应用。

（2）复杂费时，而且费用高。

（3）放射剂量高，CT 的放射剂量约为 1.75mGy，X 线约为 0.4mGy。

（4）可以发现腋窝及内乳淋巴结的肿大，但肿大的淋巴结并不意味着转移，仍需病理诊断证实。

（三）检查体位

以俯卧位最佳，垫高患者上胸部使乳房自然下垂。其次为侧卧位和仰卧位。其次为侧卧位和仰卧位自锁骨下水平向下扫描，对于可疑部位应加做薄层扫描。

（四）检查方法

行乳腺 CT 检查，患者准备大致同一般胸部 CT 检查，患者需禁食 6 小时以上。由于受女性体内激素水平影响，乳腺也呈周期性变化。因此，一般认为 CT 检查不宜在月经前后 1 周内进行，以免误诊。

有学者介绍用俯卧冠状面成像检查乳腺。患者俯卧于预先设计好的一个凸面床上，在相当于乳腺的位置开两个窗，内放两支相当于体温的水囊，乳腺悬垂于两支囊内。平扫从胸壁到乳头，常规扫描视野直径为 20cm，层厚 10mm，层距 10mm，连续扫描 10 层。窗宽 127～128Hu，窗位 0，小病灶可做薄层扫描如 3mm、5mm 等。

目前，多数应用俯卧体位扫描，扫描方法与胸部扫描相同，范围从锁骨切迹至乳房下缘。该法扫描范围大，可发现腋窝组、内乳组、纵隔淋巴结有无肿大，肺部有无转移以及对胸壁浸润情况等，对临床分期帮助大。

乳腺疾病一般需增强扫描，常用的造影剂为水溶性的离子型造影剂，如 60%～70% 的泛影葡胺或碘他拉葡胺。对碘剂和药物过敏、哮喘、糖尿病等患者使用离子型造影剂副反应的发生率明显增高，因此多数学者主张对含高危因素的患者以采用非离子型造影剂如 OmniPaque、Lopemiro 和 Ulatavist 等为妥。注射方法一般有 2 种：

（1）造影剂推注法，用 60%～65% 的造影剂 100mL，静脉内推注，5min 内注完。

（2）造影剂滴注法，即用 30%～35% 的造影剂 300mL，静脉内快速滴注，10min 内滴注完，有资料表明，后一种方法更有利于乳腺内恶性肿瘤的显示。

（五）乳腺癌的 CT 表现

乳腺癌 CT 上表现与 X 线片表现相仿，但显示靠近胸壁的肿物 CT 表现较 X 线片优越，以及胸肌受侵、乳头及乳晕改变、大导管增厚、各个水平的腋窝淋巴结及内乳淋巴结转移优于 X 线及 B 超扫描。有时可检出隐性乳腺癌，但 CT 显示微小钙化的能力不如 X 线片。

乳腺癌的 CT 表现可分为肿块型、浸润型两型。肿块型多表现为不规则形肿块，个别可呈圆形或椭圆形，直径多为 1~4cm，边缘不光滑或部分光滑，呈分叶状，可见长短不一、分布不均的毛刺。瘤体的密度一般高于腺体密度，CT 值平均为 25~56Hu。较大的癌肿、中央坏死液化后可显示为低密度。肿块内出现丛状或颗粒状钙化时，平扫可清楚显示，散在的沙粒状钙化显示率不高。浸润型因癌肿呈弥漫浸润，显示为片状病灶或整个乳腺内大片状病灶，密度高于或略高于周围腺体，边界不清，无明显局灶性肿块，边缘可见长短不一的针芒状细条索状影，周围正常导管腺体结构紊乱或消失。累及皮肤者，可见皮肤增厚，轮廓不光整，呈橘皮样改变，皮下脂肪层模糊。累及胸壁者，可见乳腺后间隙消失，病灶与胸壁紧密相连，累及 Coopers 韧带者，可见其增粗、扭曲、收缩、局部皮肤凹陷。乳晕后区癌肿还可见乳头回缩。

增强后扫描，一般均表现为明显强化，可均匀或不均匀。CT 值可达 0~120Hu，升高 30~60Hu，平均升高 50Hu 左右。癌肿较大时，中央有坏死液化，强化仅见于肿块边缘，且厚薄不均，有时可见强化条状影伸入肿块内部出现分隔。一般认为增强前后 CT 值增高到 50Hu 或更大，则诊断为乳腺癌的可能性更大；增强前后增高的 CT 值小于 20Hu 或更小，则诊断为乳腺良性病变的可能性更大。乳腺癌增强扫描后的强化表现与恶性肿瘤内血管比较丰富、肿瘤细胞的代谢比较旺盛有关。

（六）诊断及鉴别诊断

1. 诊断
（1）CT 平扫至高密度块，增强后肿块明显强化，升高的 CT 值超过 50Hu。
（2）肿块边界不光整，呈分叶状，可见长短不一的毛刺。
（3）患者年龄超过 40 岁，结合临床症状和体征多可做出诊断。

2. 鉴别诊断
当表现不典型时，则需要与下列疾病相鉴别。

（1）急性乳腺炎：与炎性乳腺癌临床症状及影像学表现有时相似，但急性乳腺炎具有下列特点：感染症状明显，体温及血中白细胞升高明显；CT 平扫无明显肿块，增强后无肿块状强化，一般呈弥漫性轻度强化；抗感染治疗后短期内症状可明显好转，另外患者多为哺乳期妇女。

（2）纤维囊性病：当以导管腺体组织增生为主时，需与乳腺癌鉴别。纤维囊性病多为双侧乳腺或单侧乳腺多发弥漫病灶，触诊时呈结节感，无孤立肿块触及，CT 增强扫描一般无癌肿明显强化现象。乳腺癌表现为高或较高密度肿块，病灶密度不均匀，周围有明显的毛刺。

多数乳腺癌的血供较良性病变丰富，病灶内有许多异常的血管结构，如血管扭曲、增粗、中断或动脉短路等，所以造成乳腺癌较为特征性的强化。对于癌性钙化和腋窝及内乳肿大的转移淋巴结，CT 的准确性高于其他检查。

二、MRI

乳腺 MRI 检查无须特殊设备，但检查时间要尽量短，检查过程中乳腺的位置要保持不变，确定双侧乳腺同时成像。为了减少呼吸和胸部运动伪影，检查位置采取俯卧位，双侧乳腺自然下垂于特制的双侧乳腺相控阵表面线圈内。

MRI 可以显示病变的形态特征及其与周围组织结构的解剖关系、病变范围及对深部组织的侵犯程度，对乳腺术后癌痕与恶性肿瘤的鉴别，对于致密性或腺体丰富的乳腺、X 线摄影难以显示的病灶或临床无法扪及的病灶，MRI 有较高的检出率。MRI 在评价新辅助化疗、内分泌治疗疗效方面优于超声、乳腺摄影和 CT。

（一）适应证

（1）小的乳腺癌灶或多中心癌灶：钼靶 X 线摄影检查难以定件的局灶性或多发性病变的定性诊断。

（2）致密型或腺体丰富的乳腺：临床已有肿块且性质待定时，普通 X 线检查显示率很低，使用增强 MRI 可明显提高肿块检出率，特别是恶性肿块的敏感度和特异度。

（3）乳腺术后评估：乳腺增强 MRI 对术后或放射治疗后纤维瘫痕与恶性肿瘤复发的鉴别诊断价值很大。

（4）乳腺假体植入的评价：MRI 能准确地分辨乳腺假体与其周围乳腺实质的差异以及假体的状况，如有无破裂和胶体漏出等。

（5）对某些乳腺癌易感人群进行 MRI 乳腺癌普查：对乳腺抑癌基因 BRCA1 或 BRCA2 携带者进行乳腺普查，提高早期乳腺癌和小乳腺癌的检出率，减少乳腺癌患者的病死率。

（6）乳腺癌术前临床分期：乳腺 MRI 检查不仅可显示原发病灶，还可检出邻近结构及腋部、乳内和锁骨上淋巴结转移，因此对乳腺癌术前临床分期方面具有较大的价值。

（二）局限性

（1）MRI 对微小针尖状钙化灶不敏感，特别是当钙化数目较少，仅 3~5 个时，此时仍应结合 X 线钼靶摄片进行诊断。

（2）良性、恶性病变在 MRI 表现存在一定的重叠，因此，对不典型 MRI 表现的病变应进一步行病理检查；少数良性病变表现类似恶性，如含水及细胞成分较多的黏液性及腺性纤维瘤、三度乳腺增生、乳腺炎、新鲜脂肪坏死、新鲜瘢痕组织、单纯局部淋巴结肿大等；有部分恶性病变表现类似于良性，如部分以纤维成分为主的小叶癌及导管癌、导管内及小叶内的原位癌、部分缺乏血运的恶性病变等。

（3）检查费用高。

（4）有时图像受呼吸伪影影响。

（5）有 MRI 禁忌证者不能行此法检查。

（三）正常乳腺的 MRI 表现

乳腺在 MRI 图像上的信号表现受所选择的脉冲序列影响。脂肪组织表现为高信号。正常乳头、乳腺导管及乳腺小叶在 T1 及 T2 加权像表现为低信号。乳腺导管最终汇集于乳头的 MRI 表现在矢状位显示最好。乳头的显示情况则不同，乳头突出时显示较好，反之则不易显示。正常乳腺的 MN 表现可分为 3 型。

（1）脂肪型：以老年性多见，乳房大部分为脂肪组织，由于有大量的高信号脂肪影做衬托，对比良好，腺体和乳腺导管显示清晰。

（2）腺体型：相当于钼靶摄影中的致密性乳腺，腺体丰富而脂肪较少，在 MRI 图像上腺体呈片状影像，导管易与纤维结缔组织区分而获得清楚的显示，表现为中等强度的管状影，在矢状位上汇集于乳头。

（3）中间型：介于两者之间。

（四）良性乳腺病变的 MRI 表现

（1）乳腺囊性增生病：MRI 表现复杂多样，典型的表现为乳管的不规则扩张，在 T1 加权像上，信号低于正常乳腺组织，少数表现与乳腺癌相似，病灶内可见有更高或更低的信号区。此病变常为对称性的改变。

（2）乳腺囊肿：MRI 图像上表现为圆形或卵圆形、边缘规整的均匀信号，其周围的结构受压改变。囊肿本身的信号强弱因所含成分的不同而异，但在 T1 加权像上呈低信号，在 T2 加权像上呈高信号。如果出现囊内出血，其信号强度可有差异。MRI 不易显示囊内钙化。

（3）纤维腺瘤：纤维腺瘤的 MRI 信号低于囊肿，但强度高于正常的腺体。T1 加权像上可表现为高信号或等信号或不均匀信号，多为圆形或卵圆形、边缘规整的肿块。当其周围被脂肪包绕时，病灶容易显示。如果伴有病变周闹的结构不良、瘤体与正常组织差异信号不明显时，MRI 很难显示病灶。

（五）恶性病变的 MRI 表现

（1）直接征象：乳腺癌在 T1 加权像时呈低信号，有分叶或形态不规则，当病变周围有脂肪组织围绕时，轮廓清楚；若病变周围为腺体组织，平扫时边缘不规则，可见毛刺或呈放射状改变。在 T2 加权像上的信号有因肿瘤组织内部细胞、纤维成分及水的含量不同呈现不同信号强度。肿瘤内部信号混杂不均匀，纤维成分越多，信号越低；细胞及水含量越高则信号越高，大多数乳腺癌 T2w1 为高信号。某些特殊类型的乳腺癌 T2w1 信号可明显不同，如黏液腺癌含有大量细胞外上皮性黏液，其信号强度明显增高；硬癌因间质含量明显多于细胞成分，其信号强度低。当病变内部出现出血、坏死、液化、囊变时可出现相应的信号改变。而良性病变形态较规则、边缘清晰、有完整包膜、信号均匀。

（2）间接征象：肿瘤周围结构紊乱；可有乳头内陷、乳头及乳晕皮肤增厚、水肿；侵及胸壁深部时表现为乳腺后脂肪间隙中断或消失，与胸肌分界不清及胸肌的信号改变；可有腋窝淋巴结或内乳淋巴结转移；远处转移，如肺、骨转移病灶等。

（3）增强扫描：大多数学者认为，增强后时间—信号强度曲线对乳腺癌的鉴别诊断有一定意义，正常乳腺实质表现为轻度、缓慢渐进的信号增强；良性病变的曲线为缓慢上升型，无高峰；恶性病变为快进快出型，早期明显强化，中后期信号强度迅速下降。对有早期强化、中后期维持平台状态者，应怀疑为恶性。恶性病变可有强化病变轮廓不规则，内部信号常不均匀，呈星芒状或伴随一个导管出现强化；Baudu 等认为，病灶边缘强化是乳腺癌的特征性表现，但敏感性较低。另需考虑患者的月经周期和年龄对乳腺强化的影响，在月经前、后 1 周左右不宜行增强扫描。

（六）乳腺良性、恶性病变进行鉴别诊断要点

（1）病变的形态学表现：大多数病变形态不规则，呈星芒状或蟹足样，与周围组织分界不清，边缘可见毛刺或浸润；而良性病变形态多规则，边缘清晰，甚至多有完整包膜。

（2）病变的信号强度及内部结构：良性病变内部多较均匀，信号一致；恶性病变信号可混杂不均，表现为高、中、低。

（3）增强乳腺 MRI 扫描：观察是否存在强化，如有强化，确定强化的程度观察强化出现和消失的速度。一般可通过增强后时间—信号曲线来评估病变的良恶性，大多数乳腺癌在增强扫描后显示为"速升速降"或"速升—平台—缓降"的强化曲线，在注射对比剂后 1～3min 内强化达峰值，良性病变则多呈"缓升缓降"的表现。

第七节　乳腺癌的病理学检查

细胞学检查

细胞学检查是一种简便、经济、安全和准确的检查方法，适应证较广泛，适用于乳腺恶性肿瘤的确诊，鉴别良恶性疾病和普查，还可用于术前对雌激素受体及孕激素受体的测定。

乳腺癌的细胞学检查始于 1914 年，Nathan 做乳头溢液细胞学检查时发现乳腺癌。以后，又有了乳头或乳腺其他部位溃疡处涂片细胞学检查。1921 年，Gathric 建立了针吸细胞学技术，20 世纪 70 年代初发展成为细针抽吸细胞学检查，应用于乳腺。乳腺肿块细针抽吸细胞学诊断创伤轻微，诊断率颇高，目前已成为世界各国术前病理诊断的重要手段。

凡可触及肿物者均可针吸，肿物大小以直径 2～5cm 者效果最佳。

（一）取材方法

（1）肿物针吸细脑学检查：使用细针反复穿刺肿物，吸取肿瘤内细胞，涂片镜检。该方法应用简便，准确性高。使用的针头外径 0.6～0.8mm，不能超过 0.9mm，创伤很小，不影响患者的生存率。

（2）乳头溢液脱落细胞学检查：将乳头温液涂片镜检，方法简便，无创，但阳性率很低，且仅适用于乳头溢液的患者。

（3）细胞学刮片：适用于乳头糜烂、溃疡或有结痂时撕下痂皮后的创面刮取或蘸取，或用棉球撩抹后涂片镜检。对 Paget 病的诊断有重要意义。

（4）细胞学印片：适用于术中切除标本后，将新鲜的病变切面印片镜检冰冻病理检查前的一种辅助检查，具有快速、经济等优点。

（二）乳腺常见疾病的细胞学表现

（1）非特异性乳腺炎：急性期以中性粒细胞为主，慢性期以淋巴细胞和浆细胞为主，脓肿形成时可见大量的脓细胞。

（2）浆细胞性乳腺炎：涂片见淋巴细胞和浆细胞，还可见较为特异的成群分布的上皮细胞和散在的格罕巨细胞。

（3）乳腺结核：少见，涂片可见上皮细胞、格罕巨细胞相干酪样坏死 3 种成分，应与浆细胞性乳腺炎鉴别。

（4）乳腺增生：穿刺有刺入象皮时的韧感，有时出针时都比较困难，吸出物很少，呈清亮液体或油脂样物。镜下细胞数极少，可见良性导管上皮呈小团状。涂片中见到大汗腺样细胞有助于乳腺增生的诊断。

（5）纤维腺瘤：针吸感觉介于韧、硬之间，针吸细胞量较多。镜下常见 3 种成分，即导管上皮细胞、裸核细胞和间质细胞，当 3 种成分同时存在时可以确诊。

（6）积乳囊肿：穿刺时有落空感，针吸出浓厚的乳汁，有时似牙膏状或黄褐色浓稠物，镜下可见泡沫细胞、炎性细胞和脂性蛋白物质。

（三）乳腺癌的细胞学表现

乳腺癌细针穿刺细胞学检查包括乳腺原发灶和区域转移淋巴结的组织穿刺两种。原发灶穿刺感觉肿块质脆，入针和抽吸容易，吸出物常很多，呈浓稠的肉酱状，有时为血性。穿刺针感硬、脆，犹如穿入萝卜。

乳腺癌细胞形态特点：

（1）涂片细胞量丰富，多数情况涂片布满癌细胞。

（2）细胞分布弥漫，排列紊乱，细胞黏附力差，成团成片，细胞互相重叠，有时有细胞噬入现象，双极裸核细胞缺如或偶见。

（3）细胞核明显增大，其直径多在 20μm 以上，有的癌为小细胞。

（4）核大小不一致，常相差 2 倍以上。

（5）核形态不规则，可呈多形性，一般为圆形或卵圆形。

（6）核深染，染色质粗大呈网状块状。

（7）核仁明显变大，达 5ym 以上，核仁数 B1e 多，5 个以上有诊断意义。

（8）核分裂象的出现具有突出的诊断价值。

（四）根据乳腺癌细胞的特点判断肿瘤类型

针吸涂片要区分浸润性导管癌、原位癌、小管癌或小叶癌是很困难的。但是可以根据细胞大小和形状来区分癌细胞是属于巨细胞、大细胞、中等细胞、小细胞或多形性细胞。

（1）巨细胞和大细胞类型：肿瘤细胞有明确的恶性特征，细胞大小不一，细胞核大，染色质粗，核膜不规则。

（2）中等细胞类型：乳腺癌中最常见的细胞类型是中等细胞型。肿瘤细胞的细胞核常常是红细胞的 2～3 倍。细胞核呈圆形，核膜不规则，染色质呈颗粒状。部分病例可看到核呈毛玻璃样，细胞浆丰富。这种类型的癌多为浸润性导管癌。

（3）小细胞类型：小细胞类型的癌细胞大小均一，细胞核直径与红细胞相当或是红细胞的 2 倍，染色质呈细颗粒状。这种类型多数是小叶癌或是小管癌。

（4）多形性细胞类型：多形性细胞恶性特征比较明显，细胞有时呈星状，肉瘤与癌区分比较困难。

乳腺针吸细胞学诊断的主要任务是确定病变为良性或恶性。因此，细胞学诊断为乳腺癌后，一般不做分型。但某些特殊类型的乳腺癌有相应的细胞形态特征。

（五）乳腺癌针吸细胞学

细针抽吸细胞学是近年来发展起来的一种简便、快速且较为准确的诊断肿瘤的方法，是诊断细胞病理学的一个分支。该检查技术名称不一，国外多称细针针吸细胞学（Fine Needle Aspiration Cytology，FNAC 或 FNA）。国内多称针吸细胞学，又称细针穿刺细胞学或小针头穿刺细胞学。该方法通过细针吸取，采集细胞标本，观察人体实质性器官的肿瘤及非肿瘤性组织的异常变化的细胞学表现，确定细胞的良恶性及可能的组织类型。

细针抽吸细胞学检查用于临床可扪及的乳腺肿块的诊断已有数十年的历史，其诊断的敏感性为 72% ~ 99%，特异性为 99% ~ 100%。而对于 FNA 诊断乳腺亚临床病灶的准确性来说，文献报道的差异相对较大，敏感性 68% ~ 100%，特异性为 88% ~ 100%。这可能与各诊疗中心的穿刺技术、所采用的定位设备以及细胞学诊断的标准不同有关。

1. 乳腺针吸细胞学的优缺点

针吸细胞学简便、快速，具有较高的准确性，特别是对恶性病例的诊断更为可靠。针吸的优越性包括诊断的难确性高、花费低，痛苦小，很少或几乎没有并发症。在许多医院，特别是肿瘤专科医院，已成为常规诊断措施。该检查通常不需要麻醉。不需住院，在一般门诊条件下即可进行。有时在普查现场也可完成。

但针吸细胞学也有其局限性，具体如下。

（1）FNA 获得的标本是细胞，无法区分病理上的乳腺原位癌及浸润性癌。

（2）无法对某些细胞形态异常但尚未达到癌标准病灶做出明确的诊断，因此针吸细胞学检查不能全部代替病理组织学诊断。

（3）由于针细，提供的细胞标本不足，针吸细胞学报告阴性的病例不能完全排除恶性。如果临床怀疑恶性的肿物，必须重复针吸或进行其他检查。

（4）乳腺针吸的假阳性率很低，大多数人报告只占 0.1% ~ 1%，一般在 0.5% 以下。若临床医师按照严格的手术标准，即乳腺针吸结果、临床体征及红外线扫描结果

3 项均诊断为恶性，手术时可免除冰冻切片检查，否则，有一项不符合，手术时必须做冰冻切片检查。

2. 乳腺针吸细胞学检查的适应证

（1）临床已诊断为乳腺癌，因为术前需要做放化疗的患者，细胞学诊断可以作为诊断依据。

（2）对乳腺上有肿物，临床和 X 线表现已确定为乳腺癌或怀疑为乳腺癌的住院患者，针吸细胞确诊后，手术时可省去冰冻切片检查而直接施行根治术，节省手术时间。但是，如果针吸是阴性或可疑者仍需做冰冻活检。

（3）对于门诊患者，针吸诊断为良性病变，临床医师可根据临床体征及其他检查结果判断，若一致，可在门诊施行手术；若针吸诊断为乳腺癌，患者需立即住院，及早治疗。若门诊患者细胞涂片为良性细胞，部分细胞有一定异型时，则应建议手术治疗，同时做病理诊断。

（4）普查过程中，及其他检查方法筛选后认为可疑的患者，可做针吸细胞学检查进一步确定诊断。

（5）能使多数乳腺纤维瘤得到明确诊断，延期手术。

（6）可以区分囊性与实性病变，若为囊性病变还可以达到治疗目的。

（7）可以区分验证性病变，以便得到及时治疗。

（8）可以使乳腺癌转移的淋巴结得到肯定诊断。

（9）判断乳腺癌患者术后局部是否复发（如胸壁结节针吸）。

（10）针吸出的细胞可做免疫细胞化学检测雌孕激素受体，指导临床治疗。可用作流式细胞仪的 DNA 倍体分析、电子显微镜检测及分子生物学研究。可做细胞培养，用于化疗药物的敏感实验。

3. 乳腺针吸细胞学检查的并发症

并发症极少。

（1）血肿：偶尔针吸部位出现血肿，常较少，通常在几天内可吸收，很少有不适感。

（2）感染：除非消毒不严，否则很少发生感染。

4. 针吸操作

（1）器械：①针头：细针针吸细胞学诊断的突出特点是细针，所谓细针为针头外径小于 0.9mm。大于 1mm 外径者为中针，不属于细针范围。乳腺针吸一般选用普通的肌内注射器，针头 7～8 号（外径 0.7～0.8mm，即 22G～21G），长 2.5cm 即可。②注射器：使用注射器的目的在于利用抽吸力量，造成一个真空负压。要求针栓与针筒必须严密，不可漏气。③其他物品：消毒用具，干净的载玻片，95％酒精作为固定液，术者须戴橡胶手套。

（2）针吸过程：用碘酒和酒精消毒，一般不用麻醉，因为注射麻醉药与针吸几乎同等疼痛。术者左手固定肿物，引导针头刺入皮肤。乳腺针吸应避免与皮肤表面垂直，防止刺入胸腔。针尖部是否抵达肿物中心部位、达到何处，全凭操作者经验及手的感觉。因此针吸操作成功与否与操作者熟练程度直接相关。确定针尖部抵达肿物后，开始吸取，拉回针栓，造成负压。在保持负压的状态下，改变方向 2～4 次，以取得不同部位的细胞标本。改变方向时，需将针头放出肿物后改变方向再刺入肿物其他部位，整个过程应一直保持负压。当抽吸完成时，在针头拔小肿物之前，先将针筒从针头上取下，消除负压状态，然后出针，因为细针吸取细胞量甚微，通常在针头内，便于涂片。否则，吸出物到达针筒部，很难推出涂片。

（3）涂片及固定染色：针吸完成后，使针筒与针头脱离。吸取空气，再安在针头上，然后将吸取物推出至载玻片上。切不可从肿物出针后，直接拉回针栓，吸入空气，如此会将吸出物吸至针筒而不能推出，致使针吸失败。吸出物推至载玻片后，可用针头以平行方向推抹涂片。如认为吸出物太少，涂片实在困难，可用生理盐水冲洗注射器及针头，存入小瓶内，备作微量细胞离心涂片。

乳腺针吸一般使用湿固定，固定液用 95% 酒精即可，涂片固定 15min 后，即可染色，通常用苏木素—伊红（HE）染色。

（4）针吸操作体会：①针刺感觉及吸出物性状对诊断常有帮助。乳腺增生针刺感为柔而韧，进出针都感到困难，有刺入橡皮之感，吸出物量少。乳腺癌针刺感埂而脆，有刺入萝卜样的感觉，针吸时易出血，涂片时细胞量丰富，可见灰白色颗粒。纤维腺瘤常介于癌与增生之间。脂肪瘤与囊肿针刺时为空虚感。囊肿可吸出多少不等量的液体，如吸出液体后肿物不见消失，必须重新吸取残余肿块，常有癌细胞被发现。②肿物太小（直径在 0.5cm 以下）时，针吸成功率低。肿物过大即直径 > 5cm，阳性率也会下降，因为 > 5cm 的肿物内血供丰富并且多有坏死，易吸出血液或坏死物。肿瘤直径在 1～4cm 时，针吸效果最佳。③乳腺癌质脆易出血，若进针过程中血液自然溢出，不宜再用力吸取，应当拔针。④钼靶摄影应该在针吸前完成，因为针吸后的血肿或水肿容易使良性病变边界不规则，造成假阳性诊断。

5. 立体定位系统下针吸

临床上不能触及的肿物可在乳腺钼靶摄影立体定位系统下进行针吸细胞学检查，可发现微小癌。乳腺钼靶摄影是检查临床不能触及的肿物的最好检查手段，其敏感性达到 80%。乳腺癌肿块直径 < 1cm 称为小癌，< 0.5cm 称为微小癌。体积微小说明该肿块发育处于早期，治愈率应该比较高。但此类型癌若位置深，临床上不容易触及，只能靠体格检查或乳头溢液等原因，而后进行钼靶时被发现。使用定位系统

（比如钼靶成像、B超）对于不能触及的肿物进行针吸活检，目前正在广泛应用。用摄影立体定位系统做针吸能提高特异性。术前有细胞学阳性诊断，可以减少其他诊断程序，患者可以得到有效的治疗。乳腺钼靶摄影立体定位系统下行针吸细胞学检查对乳腺癌可以做到早期发现，若为良性病变，可以免除不必要的手术之苦。在乳腺钼靶摄影下进行粗针组织活检目前也正在得到临床应用。许多研究比较粗针和细针活检，结果不一致，粗针活检更可能引起上皮的转移。

6. 针吸是否会引起扩散

理论上针吸会造成损伤时肿瘤细胞进入血液而引起扩散的危险，但许多研究者为此做过详尽的追访研究，结论一致认为：针吸细胞学检查并不影响患者的生存率以及存活率。一是吸针外径（直径0.6～0.9mm）绝不能超过1mm，损伤仅为粗针的1/15，上万例的报告均未发现肿瘤沿针道转移的病例。另外癌细胞进入血液并非意味着转移，这一观点已经是大家所公认的。国内外大量研究表明针吸活检与其他活检方式相比，乳腺癌患者的存活率和生存期未见差别。

（六）乳头溢液的细胞学检查

乳腺溢液是乳腺疾病的重要临床表现，常为患病妇女的主诉症状。对乳腺疾病，乳腺溢液仅次于乳腺肿块，多数为良性疾病所引起，如导管扩张症。但其重要意义在于它可以发生在恶性肿瘤，并可早期发现，对乳腺癌的早期诊断具有一定的意义。

乳头溢液中的癌细胞形态与针吸涂片中的癌细胞形态相似，只是变性更明显。有许多溢液癌细胞的特殊排列和形态特征有助于明确诊断，这些特征性形态包括以下几种。

（1）圆形细胞团：团内细胞多少不定，表层细胞呈环绕状，内部细胞紊乱。

（2）封入细胞：一个细胞环抱另一个细胞，被环抱者呈圆形，环抱者呈月牙状。

（3）花环状细胞团：数个细胞的核围于外周，胞质向内且有时见腔隙，似腺泡，也有时中央空隙很大而似假腺管。

（4）环绕细胞团：数个细胞环绕在一起，形似鳞状上皮的角化珠。

（5）不规则细胞团：细胞明显异型，有时分支呈乳头状，癌细胞也可呈单行排列。

乳头溢液中的细胞属脱落细胞性质，自然比针吸细胞涂片细胞变性明显。变性细胞的胞质常变宽、淡染或空泡状，有时固缩而深染，或胞质崩解而呈裸核状，胞质可因缩浓染，可胀大淡染，核形不规则或出现核碎裂。上述细胞变性的改变致使细胞呈假性异型，导致假阳性表现；须警惕误诊为恶性。

乳头溢液的细胞学检查落后于其他器官的细胞学检查，其原因之一是乳头溢液并不是常见症状，不能对所有乳房肿块患者进行该项检查；另外，乳头溢液的细胞学检查诊断率较低，近年来报告其阳性率在 50%~70%。

另外，有国内学者研究发现，癌胚抗原可作为乳头溢液肿瘤标志物，对伴乳头溢液的乳腺癌诊断符合率达 85.7%，并认为乳头溢液肿瘤标志物检测诊断乳腺癌这一方法在诊断率上甚至优于 X 线诊断。目前还有学者在进行乳头溢液成纤维细脑生长因子（bFGF）等生物因子的检测，发现在乳腺癌诊断方面有一定意义。乳头溢液中肿瘤特异性生物因子的检测，在细胞学诊断有困难时持有助于乳头溢液的诊断。

对于临床摸不到肿块的乳头溢液患者，借助 20 世纪 90 年代兴起的乳腺导管内镜辅助检查技术结合乳头溢液涂片细胞学检查，可以提高乳腺癌的早期诊断的敏感性和准确性。

（七）细胞学刮片或印片

当存在乳头糜烂、溃疡或有结痂时，可以撕下痂皮，蘸取糜烂面，或用棉球抹后涂于玻片上，固定染色，进行细胞学检查，对于 Paget 病及乳头的乳头状腺瘤，具有特异性诊断的价值。

第八节　乳腺癌的生物学标志物

肿瘤标志物（Tumor Marker，TM）是指在恶性肿瘤的发生和增殖过程中，由肿瘤细胞的基因表达而合成分泌的或是由机体对肿瘤反应而异常产生和 / 或升高的，反映肿瘤存在和生长的一类物质，包括蛋白质、激素、酶（同工酶）、多胺及癌基因产物等，存在于患者的血液、体液、细胞或组织中，可用生物化学、免疫学及分子生物学等方法进行测定，对肿瘤的辅助诊断、鉴别诊断、疗效观察、监测复发及预后评价具有一定价值，乳腺癌的肿瘤标志物主要有以下几种。

一、癌胚抗原

癌胚抗原（Carcinoembvonic Antigen，CEA）是位于细胞表面的糖蛋白，是酸性糖蛋白，基因编码于 19 号染色体上，相对分子质量 150000~300000。在 1965 年从人胎儿肠组织和成人结肠癌抽取物中发现，属于胎儿相关抗原，在胎儿早期的胃肠管及其某些组织均有合成 CEA 的能力，以后随着胎儿的生长合成能力逐渐减弱，出生后 97% 的健康成人血清中含量小于 2.5ng/mL。早期被认为是结肠癌的特异性抗原，但以后研究发现 CEA 广泛存在于许多组织、黏膜中，尤其是胃、肠、肺来源的内胚层组织及胰、胆道、乳腺的癌组织中，因而 CEA 是一种非特异性的肿瘤标志物。血清中 CEA 浓度的增高多见于中晚期癌，将其单纯作为肿瘤早期筛选指标效果不佳。CEA 应用于乳腺癌已 30 余年，CEA 水平可反映乳腺癌的进展程度。早期乳腺癌 CEA 敏感度为 10%~30%，晚期乳腺癌其敏感度可达 50%~75%，有转移的患者尤其是骨转移的乳腺癌，CEA 明显升高。CEA 水平可作为评价乳腺癌治疗有效的指标。临床一般随患者治疗的有效，CEA 浓度持续下降；而当疾病进展时，CEA 浓度持续增加。另据资料显示，CEA 在循环血中的浓度与乳腺癌转移相关，CEA 正常的乳腺癌转移患者较 CEA 异常的生存期明显延长，CEA 特异性较差，某些良性疾病（乳腺纤维瘤和其他乳腺良性疾病、肠炎、肝硬化、肝炎、肺部疾病及直肠息肉等）也均可出现阳性病例。正常人长期吸烟者循环血中 CEA 的水平也有不同程度轻度升高（一般血清浓度 > 2.5ng/mL，个别时浓度 > 5ng/mL），95% 的正常人血清 CEA 浓度 < 4.6ng/mL。

实验室正常参考值：CEA < 5ng/mL。

二、抗原 15-3

抗原 15-3（Cancer Antigen 15-3，CA15-3）是乳腺细胞上皮表面糖蛋白的变异体，即是精链抗原，并由癌细胞释放入血液循环中，相对分子质量 400000 的多形上皮黏蛋白，由抗人乳腺球膜、MeAb115D8 与抗转移乳腺癌膜成分的 McAbDF3 所识别，存在于多种腺癌内（乳腺癌、肺腺癌等）。多年来临床作为主要的乳腺癌检测标志物，其特点是在乳腺癌检测中特异性高于 CEA 和 TPA（组织多肽抗原），对乳腺癌特异性为 85%~100%。乳腺癌初期 CA15-3 检测敏感度较低，阳性率为 20%~50%；转移性乳腺癌时，阳性率可达 60%~80%。CA15-3 血清水平与乳腺癌的进展呈正相关，与治疗效果呈反比。一般乳腺癌患者循环血中 CA15-3 水平的增高比临床发现转移灶可提早几个月。如果乳腺癌患者在治疗前 CA15-3 升高，经治疗后患者血中 CA15-3 的值逐渐下降，提示治疗有效。因此 CA15-3 是乳腺癌手术后随访、病情复发监测的最佳指标。

实验室正常参考值：CA15-3 < 28U/mL。

三、组织多肽抗原与组织多肽特异性抗原

组织多肽抗原（Tissue Polypeptide Antigen，TPA）是一种相对分子质量为 20 000~45 000 的癌胎儿性蛋白，1957 年由 BjorUund 从癌组织中发现。TPA 水平可反

映细胞的增殖活性，无器官特异性，许多肿瘤都可见血清 TPA 升高，但主要见于膀胱癌、前列腺癌、乳腺癌、卵巢癌和消化道肿瘤。乳腺癌 TPA 的灵敏度在 Ⅰ 期、Ⅱ 期为 0～57%，Ⅲ 期、Ⅳ 期为 35%～82%，与病程进展呈正相关。一直以来人们认为 TPA 是最佳预后监测的指标，尤其是协同其他肿瘤标志物联合检测可提高诊断的阳性率。

组织多肽特异性抗原（TPS）是在 TPA 的研究基础上进一步研发的肿瘤标志物，Bjorklund 等对 TPA 的部分单抗的定位表明，存在着 35 种抗原决定族，其中 2 种与肿瘤细胞的活性有关。分离测定其中一种抗原决定族——M3，然后对其进行 DNA 基因克隆，再人工合成 M3 抗原决定族（21aa），并用小鼠生产出这一抗原决定族结构的单抗，该 M3 单抗被用以开发出 TPS。应用 TPS 可对血清中细胞角蛋白 18 片段上的相应抗原进行定量测定。

TPS 测定不适用于早期乳腺癌的诊断，国内外学者研究表明，TPS 对各种乳腺良性疾病，包括乳腺上皮增生以及原发性乳腺癌的早期检测的灵敏度很低，为 30%。TPS 有助于晚期转移性乳腺癌的诊断。TPS 与 CA15-3 对比，转移性乳腺癌患者的血清中 TPS 水平比 CA15-3 升高显著。乳腺癌复发患者血清中有 85% 患者 TPS 升高，在发生骨转移的患者中，TPS 水平明显升高。TPS 与 CA15-3 联用，在乳腺癌的诊治中可获得较佳的结果。

实验室正常参考值：TPA ＜ 1ng/mL；TPS ＜ 80U/L。

四、铁蛋白

铁蛋白（Ferritin）是由脱铁蛋白组成的具有大分子结构的糖蛋白，分布于各组织和体液中，相对分子质量 450000。文献报道有 58% 的乳腺癌患者手术前铁蛋白的含量正常，42% 的患者升高。其中有 90% 的乳腺癌患者术后铁蛋白暂时升高并持续 3 个月后恢复到原水平。

T 淋巴细胞表面铁蛋白在早期（Ⅰ 期和 Ⅱ 期）乳腺癌患者中出现，Ⅲ 期时消失，Ⅳ 期时又重现。目前认为酸性统分异构铁蛋白对肿瘤更具有特异性。铁蛋白参与细胞内代谢、细胞增殖及免疫调控，血清铁蛋白浓度与实体肿瘤、淋巴瘤、白血病的肿瘤活动和扩散呈正相关。

临床常见肺、胰腺、胆管、大肠、卵巢等恶性肿瘤患者血清中铁蛋白都有相应不同程度的增高。良性疾病如肝炎、心肌梗死、肝硬化、输血后含铁血黄素沉积等都可引起血清铁蛋白增高，由此在临床应用中其特异性还没有得到认同，单一血清铁蛋白增高不能作为肿瘤的诊断指标。临床常将铁蛋白与其他肿瘤标志物联合应用，另外检测铁蛋白可作为肝癌患者 AFP 测定值低时的补充指标。

实验室正常参考值：男 20～250gμg/L，女 10～120gμg/L。

五、CA125

1984 年由美国学者 Bast 发现，是从卵巢癌中提出的一种高分子糖蛋白抗原，对卵巢癌较为特异。乳腺癌患者血清 CA125 阳性率约为 20%。CA125 单独不能适用于早期诊断和反映病程，但与 CA15-3 联合，或加上 CEA 则显著提高灵敏性，但特异性下降，三者均阳性时可视为晚期乳腺癌，对选择辅助治疗有应用价值。

六、人绒毛膜促性腺激素

人绒毛膜促性腺激素（Human Chorionic Gonadotropin，HCG）是一种糖蛋白激素，相对分子质量为 45000。正常情况下是由胎盘合体滋养层细胞产生的女性激素，常用于正常和异常的妊娠诊断，异常情况下，恶性肿瘤细胞也可产生 HCG。

HCG 的亚单位 β-HCG 是具有特异性的肿瘤标志物，在肿瘤检测方面主要用于胎盘滋养细胞和生殖细胞的肿瘤和睾丸肿瘤，当实验室检测 β-HCG 升高时排除正常或异常妊娠外，常见于葡萄胎、绒癌、乳腺癌、卵巢癌等，β-HCG 是辅助诊断及治疗效果判断及随访的标志物。

乳腺良性疾病有 6% 的患者血清 β-HCG 升高，未转移乳腺癌中有 30% 的患者血清 β-HCG 升高，乳腺癌转移中有 37% 的患者血清 β-HCG 增高，β-HCG 对乳腺癌分期无意义。但有文献报道，乳腺癌患者 β-HCG 升高可作为预后差的指标。

由于乳腺癌分泌 HCG 含量低并且与黄体生成家有交叉降解反应，所以临床上并没有将 HCG 作为主要的乳腺癌诊断标志物。

七、癌基因检测

在乳腺癌的诊治过程中，常用的癌基因标志物有 p53 基因、Her-2/neu（cerB-2）基因和蛋白。

p53 基因是乳腺癌中常见的基因改变之一，且导致相应蛋白产物表达质和量的变化。文献报道 p53 在乳腺癌中阳性率为 20%～60%，临床检测发现 40% 的乳腺癌患者有 p53 基出突变，9% 的患者血清中有 p53 蛋白增加。有学者认为 p53 表达与恶性肿瘤组织分级和淋巴结转移有关。p53 是乳腺癌预后的可靠指征之一。

Her-2/neu（cerB-2）是表皮生长因子受体之一，相对分子质量为 185000，是具有酪氨酸激酶活性的跨膜蛋白。近年来的研究表明，在许多上皮肿瘤中都有 Her-2/neu（CerB-2）基因的扩增和过度表达，包括乳腺癌、肺癌、结肠癌、胰腺癌、卵巢癌和膀胱癌，是一种多肿瘤理想的检测诊断和治疗的指标。该蛋白与 EGFR 高度同源，可以促进蛋白水解酶的分泌，增强细胞的运动能力，从而促进乳腺肿瘤侵袭转移，高表达者表示细胞增殖旺盛、侵袭力强。

文献报道随着乳腺癌 Her-2/neu 癌基因的生物学意义逐渐被认识，组织 Her-2/neu 癌基因的检测已逐渐成为指导乳腺癌标准治疗的一部分。乳腺癌患者 Her-2/neu 水平的高表达不仅提示预后，同时对临床治疗方案的选择有重要的指导意义。

Her-2/neu 基因在乳腺癌组织中的过度表达与乳腺癌组织分级高、淋巴结转移、分期晚呈正相关，与雌激素受体（ER）、孕激素受体（PR）呈负相关，且表达越高者预后越差。Her-2 阳性者内分泌治疗的疗效差，用单克隆抗体群司珠单抗治疗有效率局。

血清 Her-2/neu 蛋白的定量检测是组织学检测重要的辅助手段。早期乳腺癌患者血清中 Her-2/neu 蛋白的含量低，因此不能代替组织学检测，但在恶性肿瘤发展期的任何阶段检测血清 Her-2/neu，可为临床进行病情分析提供补充参考。有研究者还认为血清 Her-2/neu 的出现依赖于肿瘤组织蛋白的脱落，因而血清 Her2/neu 的水平与组织 Her-2/neu 表达及肿瘤的负荷有一定的关系。因此，采用检测血清中的 Her-2/neu 蛋白对于乳腺癌术后的患者治疗的检测及肿瘤细胞的微小转移和复发的早期诊断很有价值。

另有报道，同时检测复发的乳腺癌患者血清中的 Her-2/neu、CEA、CA15-3，其敏感性分别是 31％、33％、56％，建议联合检测可提高复发转移的检出率。

八、其他

除以上乳腺癌肿瘤标志物外，目前已得到公认的与乳腺癌相关的实验室检测指标还有性激素（人胎盘催乳素、催乳素、雌激素等），血浆铜蓝蛋白，羟脯氨酸酪蛋白，雌激素受体（ER），孕激素受体（PR），CA549，乳腺血清抗原，降钙素，唾液酸转移酶，透明质酸酶，尿激酶型纤溶酶原激活物，多肽等。最新研究发现，乳腺血清癌抗原（MSA）优于组织多肽特异性抗原，可作为乳腺癌诊断和预后的标志物。一些研究者已经克隆了已公认为家族性乳腺癌相关的第一基因（BRCA-1），在那些易感家族中携带该基因的女性患病率接近 80％。

（陈　奋）

第二章　乳腺癌的中医认识

第一节　中医药的病机预防

预防是降低乳腺癌发病率最有效的途径。流行病学调查表明，乳腺癌的发生率在我国大城市呈逐年上升趋势，通过对乳腺癌的认识不断深入，医疗技术不断改进，采用中西医结合综合治疗后，疗效已有显著提高。但统计资料表明，死亡率未见明显下降。在美国，乳腺癌的发生率每年至少增加1%。说明单从治疗方面努力，近期难以有突破性进展。基于以上原因，使人们在预防方面进行了大量的调查研究，希望防患于未然，从而降低乳腺癌的发生率。

中医认为乳岩（即乳腺癌）的致病原因多为情志内伤、肝郁脾虚或冲任失调、肝肾两虚，从而使经络受阻，气血运行失利，气滞痰凝，日久积毒不散，结成坚核而成。病位多在肝脾肾三脏中，其病机特点是正虚为本，邪实为标，虚实夹杂。

中医学文献中关于乳腺癌的病因及发病机制有外因和内因之分。外因方面，《黄帝内经》有"八风流注经络引起瘤"，"恶核者此风邪挟毒而成"。《诸病源候沦》有"下于乳者，其经虚，历风寒气客之，则血涩结……无火热，但结核如石"。说明外因风寒之邪是发病原因之一。内因方面，精神因素是乳腺癌发病的主要原因，夏古人云："乳岩之症皆缘抑郁不舒，情志神伤及肝脾所致。"明代陈实功《外科正宗》提到"乳腺癌由忧思郁结，所愿不随，肝气闭塞结聚成核"。陈实功曰："经络聚结乃成乳岩。"宋代窦汉卿曰："乳岩乃明盛阳衰，气血泻，心经产生此症。"

清代吴谦等编的《医宗金鉴》记载："乳岩之证，初起结核如围棋子大，不痛不痒，五七年或者十年从内馈破，嵌宫玲珑，洞窍沉陷，如有山岩，故名乳岩。皆缘抑郁不好，或性急多怒，伤损肝脾所致。后久不愈，惟宜培补其气血，或十全大补汤、八珍场、归脾汤选用之。"朱丹溪《格致余论》中说："忧怒抑郁，朝夕积累，脾气消沮，肝气横逆，隧成隐核。初如大棋子，不痛不痒，数十年后方疮陷，名曰乳岩。以真疮形嵌凹似岩穴也，不可治矣。"又有："乳岩由于忧郁郁结，所愿不隧，肝脾气逆，以致经络受阻，结果成核。"李时珍《本草纲目》说："妇人乳岩，因久积郁，乳房内有核如指头，不痛不痒。"陈自明著《妇人大全良方》有云："初起，内结小核，或如鳖棋子，不赤不痛，积之岁月渐大，乳岩崩破如熟石榴，或内溃深洞，此屈肝脾郁怒，气血亏损，名曰乳岩。"由此可见，中医学早就比较全面的认识了乳腺癌的发病原因。

综上所述，乳岩的预防主要应调畅情志，疏肝解郁，清肝理气，健脾养血，调和冲任，滋补肝肾。根据临床症状辨证分型如下。

（1）肝郁气滞型：症见情志不畅，精神抑郁，胸闷胁胀，性情急躁，月经前乳房胀痛，舌质暗，脉弦或脉细。治以疏肝理气，解郁化痰。常用药：柴胡 5g、赤芍 10g、白芍 15g、当归 10g、黄芩 10g、白术 10g、生甘草 6g、橘核 10g、青皮 10g、郁金 10g、瓜蒌 15g、夏枯草 15g。

（2）肝郁化火型：症见烦躁易怒，口干口苦，便干溲赤，舌红苔黄，脉弦数。治以清泄肝火。常用药：柴胡 10g、当归 10g、赤芍 15g、白芍 15g、郁金 10g、漏芦 15g、生地黄 15g、龙胆草 10g、栀子 10g、黄芩 10g、泽泻 15g、牡丹皮 10g。

（3）冲任失调型：症见月经紊乱，经前乳房胀痛，经后胀痛减轻，大龄未婚或婚后不生育，或生育过多，或多次流产，舌淡苔薄，脉弦。治以调和冲任，疏肝理气。常用药：仙茅 10g、淫羊藿 10g、柴胡 5g、白芍 15g、枳壳 10g、炙甘草 6g、川芎 10g、香附 10g、瓜蒌 15g、海藻 110g、青皮 10g。

（4）肝肾亏虚型：症见腰膝酸软，疲乏无力，舌红苔少，脉沉细。治以滋补肝肾。常用药：当归 10g、白芍 20g、生地黄 15g、熟地黄 15g、川芎 10g、女贞子 15g、枸杞子 15g、旱莲草 15g、菟丝子 15g。

第二节　中医药在肿瘤治疗中的作用

中医药治疗肿瘤由来已久，我国出土的殷墟甲骨文中已有"瘤"字记载，2000多年前的《周礼》一书，已把专治肿瘤的医师称为"疡医"。然而把中医和中西医结合作为独立的医疗力量用于肿瘤临床及科研却是近 30 年的事，一般认为起步于 20 世纪 60 年代，迅速发展的时期则是 20 世纪 80 年代和 20 世纪 90 年代。

在肿瘤临床中，中医的优势不在"消瘤"而在于"扶正"，通过调理气血阴阳平衡而提高整体抗瘤能力，从而改善生存质量，延长带瘤生存时间以及提高生存率。对于一个乳腺癌患者来说，西医可从病理学、免疫指标、激素水平甚至基因组学、遗传学、分子生物学方面找到异常，并针对这些指标进行治疗。而中医则是从气血、阴阳、五脏六腑、经络等方面找到诸多的不平衡，用中药去纠正这些不平衡，这对乳腺癌患者也是十分必要的。如果从生存质量和生存时间来对患者做健康的评价，则中医和西医具有同样的价值。

中医药在防治肿瘤方面的作用大致可以归纳为如下几个方面：①延长患者寿命；②改善临床症状，提高生存质量；③提高免疫功能；④对放疗、化疗的减毒作用；⑤对放疗、化疗的增效作用；⑥中药的抗恶性肿瘤转移作用；⑦中药的抗肿瘤作用；⑧中药的防癌作用。

乳腺癌的辨证分型尚不统一：肝郁气滞型、脾虚痰湿型、冲任失调型、瘀毒蕴结型和气血双亏型。临床常见的治法有疏肝理气，健脾化痰，调理冲任，活血化瘀，清热解毒，软坚散结，补养气血，养肝补肾等。根据这些治则治法，衍生出许多古今的成方、成药。

在古代中医文献中，可用于乳腺癌的方剂很多，包括内治、外治的一些成方成药，按其功效归类如下。

（1）理气散结类：二陈汤、香砂六君子汤、十六味流气饮等。

（2）调理冲任类：六味地黄汤、二仙汤、金匮肾气丸等。

（3）活血化瘀类：蜂穿不留汤、消乳汤、桃仁四物汤、补阳还五汤等。

（4）清热解毒类：五味消毒饮、清瘟败毒饮、龙胆泻肝汤、犀黄丸、醒消丸等。

（5）温通散结类：小金丹、阳和汤等。

（6）益气养血类：八珍汤、香贝养荣汤、归脾汤等。

（7）外治类：生肌玉红膏、癌瘤膏、消岩膏、千捶育等。

（8）围术期类：手术中由于麻醉、手术创伤出血等导致机体耗气伤阴、气血两虚，故术后患者宜用中药调补气血、健脾和胃，促进机体早日恢复，利于下一步放疗、化疗。常用方剂有归脾汤、补中益气汤、当归补血汤、四君子汤等。

（9）乳腺癌术后患侧上肢水肿：为乳腺癌术后常见并发症。中医认为该症是由于术中创伤损伤脉络，术后气血不足，气血运行不畅，血瘀水聚，溢于肌肤而水肿。治宜益气活血，通络利湿。常用方剂有补阳还五汤加穿山甲、丝瓜络、路路通、益母草、车前子等通络利湿之品。

（10）乳腺癌术后皮瓣坏死：乳腺癌术后皮瓣坏死的原因主要是皮肤缝合张力过大以及血液循环障碍。出现皮瓣坏死时，皮肤开始呈黄白色，继之皮肤逐渐变黑，坏死皮肤脱落后其肉芽组织创面常不易愈合。中医治疗以益气养血，活血祛瘀，扶正祛邪为法。常用方剂有人参养荣汤合血府逐瘀汤加减。外治用祛腐生肌药物，祛腐可用九一丹、红油膏，生肌常用白玉膏或生肌玉红膏。

乳腺癌术后切口感染：该症亦甚为多见，国内有资料统计其发生率为11%。中医采取内外合治方法，可用疏风清热、行瘀活血之仙方活命饮化裁，气虚者合四君子汤，血虚者合四物汤，气血两虚者合八珍汤。中药外治视疮面情况，溃疡脓腐多时用九一丹、红油膏外敷以提脓祛腐，脓尽则宜生肌收敛，以生肌散掺疮口，并以太乙膏或生肌玉红膏盖贴。

（陈　奋）

第三章　放射治疗的副反应及防治对策

放射治疗副反应主要表现有局部皮肤的疼痛、溃疡、红肿及纤维化，放射性肺炎、纤维化，放射性纵隔炎、心包炎，甚至发生心脏损害及肋软骨炎和骨损伤。

（1）放疗中皮肤灼热、疼痛，口干喜饮，烦热纳少，大便干燥，小便黄赤，舌红少苔，脉细数。

[治法]　养阴生津、清热解毒。

[方药]　沙参20g、麦冬15g、天花粉30g、生地黄20g、石斛20g、金银花30g、黄芩9g、栀子9g、半枝莲30g、赤芍9g、苏木9g、鸡血藤30g、焦山楂12g、焦麦芽12g、焦神曲12g、枸杞子15g、女贞子15g、陈皮9g，水煎服。

（2）放疗中患者主诉胸闷气短，乳区刺痛，面色晦暗，眼周发黑，爪甲紫暗，舌暗有瘀斑，苔黄，脉弦或涩。

[治法]　益气通络、活血化瘀。

[方药]　生黄芪30g、太子参20g、当归9g、赤芍15g、地龙9g、鸡血藤30g、红花9g、生地黄20g、丹参20g、王不留行9g、青皮9g、莪术9g、郁金9g、鳖甲15g、白术9g、薏苡仁30g、焦山楂20g，水煎服。

（3）放射性肺炎：见刺激性干咳，少痰或无痰，胸痛，胸闷气短，口渴喜饮，甚则发热，喘憋，紫红。

[治法]　养阴清热，生津止咳。

[方药]　沙参20g、麦冬15g、五味子9g、枇杷叶15g、天花粉30g、百合20g、鱼腥草30g、苇茎15g、金银花30g、桑白皮15g、地龙9g、杏仁15g、川贝母158、桔梗6g、生薏苡仁30g、丝瓜络20g、山豆根9g、瓜蒌30g、炒麦芽30g、半枝莲30g、紫河车10g，水煎服。

（4）放射性皮肤损伤：局部皮肤红肿、脱屑、干燥、瘙痒、糜烂、渗液，甚至皮肤破溃、坏死、剧烈疼痛。

［**治法**］　益气养血，托毒生肌。

［**方药**］　生黄芪 40g、生地黄 20g、玄参 20g、沙参 15g、天花粉 30g、赤芍 15g、太子参 20g、金银花 20g、栀子 12g、菊花 9g、蒲公英 20g、白鲜皮 15g、苦参 15g、地肤子 15g、延胡索 9g、山慈菇 15g、半枝莲 30g、陈皮 9g、炒麦芽 20g，水煎服。

配合生肌玉红膏、蛋黄油、化腐生肌粉等外用。

（陈　奋）

肺系疾病

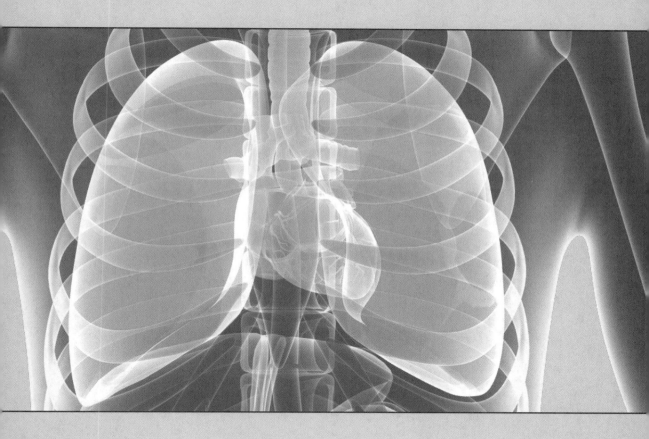

前言 PREFACES

　　肺是呼吸系统中与外界进行气体交换的器官，由肺泡、肺内的各级支气管和肺间质组成，肺能通过自己的外呼吸功能给机体提供氧气，并将组织、细胞等产生的二氧化碳排出体外。肺通过气管、喉、鼻直接与外界相通，因此肺的生理功能最易受外界环境的影响，《临证指南医案·卷四》曰："其性恶寒、恶热、恶燥、恶湿，最畏火、风。邪著则失其清肃之令，遂痹塞不通爽矣"，由此可见肺为娇脏，邪必先伤，肺叶娇嫩，不耐邪侵，肺为清虚之脏，不容邪气所干，故不论外感、内伤或者其他脏腑病变，皆可累及于肺，最终导致肺部病变，影响其正常生理功能。受空气污染、吸烟、药物等多方面因素的影响，肺部疾病的发病率日益增多。肺部疾病的种类有很多，临床上肺部常见疾病如肺感染性疾病，包括病毒性肺炎、细菌性肺炎等，尽管强力抗菌药物不断被研发并应用于临床，肺炎的病死率非但无明显下降反而有所上升，目前其病死率、发病率及疾病负担仍保持在较高水平，尤其是在老龄、幼龄和免疫力低下的人群中肺炎有很高的发病率和病死率，给社会及家庭带来沉重的负担；肺部结构性病变，如肺气肿、肺间质纤维化、支气管扩张等，其中肺间质纤维化的发生率及死亡率在不断增长，患者的平均生存周期仅为 2.8 年，5 年内生存率不足 40%，10 年内生存率仅为 30%，其死亡率甚至高于大多数肿瘤，被称为"类肿瘤疾病"，对人类身体健康已经造成了严重危害，正引起全世界研究者的广泛关注及深入研究；还有肺部的肿瘤性病变肺癌，据世界卫生组织国际癌症研究机构 (IARC) 发布的 2020 年全球最新癌症负担数据显示，每年全世界估计有超过 130 万新肺癌患者，死亡约 120

万人，世界上平均每隔 25s 就有人死于肺癌。2020 年全球肺癌新发病例高达 220 万例，占全球新发癌症病例的 22.08%。

近年来，由于肺部疾病的易感性及多发性，正受到全世界学者的广泛关注及深入研究，随着流行病学、呼吸病学及分子生物学等各学科研究手段的迅猛发展，无论是对肺部疾病的危险因素、病因、发病机制的研究，还是在治疗等方面的研究都有了许多新的发现及认识，这些发现不但为阐明疾病的病变机制提供了有利的证明，也为开发新型药物，探寻更加有效的治疗方案提供了新的思路。

基于此，我们编写此本书，希望能够为从事肺部疾病研究的临床及科研工作者、医学院校学生提供一本专业读物。本篇对肺部疾病，包括肺炎、肺间质纤维化、肺癌 3 大疾病的概述，病因病机、发病机制、中西医治疗及研究进展进行了详细的介绍，使读者对肺部疾病有一初步认识，积极预防、合理治疗，为医疗工作者提供了新的诊疗思路，也为科研人员进一步研究疾病的发生与发展机制提供理论依据。

为保证图书的质量，在编辑的过程中，编者多次进行商讨，及时探讨编写过程中出现的问题，制定统一方案。本书经过多次精读与修改，力求完美，但疏漏错误之处在所难免，诚请广大同道和读者不吝赐教，给予批评指正，我们不胜感激。

参考文献

[1]Lozano R, Naghavi M, Foreman K, et al. Global and regional mortality from 235 causes of death for 20 age groups in 1990 and 2010: a systematic analysis for the Global Burden of Disease Study 2010.[J]. Lancet, 2016, 380(9859):2095-2128.

[2]Shi T, Denouel A, Tietjen AK, et al.Global and regional burden of hospital admissions for pneumonia in older adults: a systematic review and meta-analysis.[J].J Infect Dis, 2019, 222(7): S570-S576.

[3]Watters LC, King TE, Schwarz MI, et al. A clinical, Radiographic and physiologic scoring system for the longitudinal assessment of patients with idiopathic pulmonary fibrosis [J]. Am Rev Respir Dis, 1986, 133(1): 97-103.

[4]Chanda D, Otoupalova E, Smith S R, et al. Developmental pathways in the pathogenesis of lung fibrosis[J].Mol Aspects Med, 2018. Doi: 10.1016/j.mam.2018.08.004.

[5]孙晴波，林炳静，徐寒梅，等 . 肺纤维化的发病机制及其治疗药物研究进展 [J]. 药学进展，2018，42（11）：71-76.

第一篇
肺　癌

第一章　肺癌的分类及概述

第一节　肺癌的起源

人类文明逐渐进步，现代社会科学技术的不断发展，社会工业化进程逐渐推进，化工类废料排泄物逐年上升，使得空气污染情况加剧，空气中刺激性物质与粉尘颗粒越来越多，加之吸烟人数的不断增加，我们接触到肺的致癌因素越来越多，肺癌的发病率逐渐增高，而我们也对肺癌从未轻视。肺癌是呼吸系统常见的疾病之一，肺癌是原发于肺部的恶性肿瘤，即原发于气管、支气管或者肺泡上的恶性肿瘤，又称为原发性支气管肺癌，英文名为 Lung Cancer。

虽然关于肺癌的定义，并没有确切的记录说明它最早是被谁确定的。但是要说明肺癌一词的由来，首先要说明癌症这个词的由来。癌症这个词最早是由希腊的名医、被誉为"医学之父"的希波克拉底提出的，希波克拉底用"Carcinos"表示非溃疡性肿瘤，用"Carcinoma"表示溃疡性肿瘤，这两个单词在希腊语中都是螃蟹的意思。因为癌症的易扩散性的特点，让人很容易联想到螃蟹的爪子向四周张开的样子，另有一说也可能是因为癌的肿块硬并且有很多像钳子一样的爪子，这是希波克拉底用这个词命名癌症这个疾病的原因。我国古人用"癌"字形容这个疾病的原因，就是因为他们最初观察到的乳腺癌的外形。乳腺癌的顶部张开，就像有几个喷火口一样，所以他们把乳腺癌的外形形容成似火山爆发。所以在山的上面加了 3 个口。病字框就是代表疾病的意思，所以在外面又加了一个病字框，就形成了"癌"字。它最开始的读音也并不是"ai"，而是"yan"，但后世为了将它与"炎症"的"炎"区分开来将它的读音改变，读作"ai"。

肺癌的历史由来已久，但是在相关的古典医学文献中没有记载"肺癌"这一病名，也没有具体的病名可以与现在的肺癌相对应，关于肺癌的病因、病机、症状、辨证、治疗等相关论述零散的见于"肺积""息贲""肺痿""肺花疮""咳嗽""痰饮""咯血""积聚""胸痛""痞癖"等病症的相关资料中。其中与肺癌临床表现最为相似的为"肺积""息贲"。《素问·奇病论》有言："病胁下满气上逆……病名曰息积。"《灵枢·经筋篇》曰："其病当所过者，支转筋，痛甚成息贲，胁急吐血。"《难经·五十六难》又曰："肺之积，名曰息贲，在右胁下，覆大如杯。久不已，令人洒淅寒热，喘咳，发肺壅。"《济生方》中提道："息贲之状，在右胁下，覆大如杯，喘息奔溢，是为肺积，诊其脉浮而毛，其色白，其病气逆，背痛少气，喜忘目瞑，肤寒，皮中时痛或如虱缘，或如针刺。"其中提到的"肺积、息贲"的症状与肺癌相似。清代的《青囊秘诀》论述："人有久咳之后，肺管损伤，皮肤黄瘦，咽喉雌哑……人以为肺中痈也，谁知是肺痿而生疮乎？此等之症，不易解救。"清代的《张氏医通》曰："阴虚咳嗽，久之喉中痛者，必有肺花疮，难治。"其中所提到的"肺花疮"与肺癌的相似之处也很多。《金匮要略》中提到的"肺痿"与晚期肺癌特别相似。在中医学史上，"癌"字最早出现在《卫济宝书》这本书中，此书作者为宋代东轩居士。书中卷七记载道："痈疽五法，一曰癌、二曰瘰、三曰疽、四曰痈、五曰痈。"此时"癌"作为中医的"五法"之一，为痈疽之一，和现代意义的"癌"大相径庭。"癌"第一次作为病名被提出是在宋代杨士瀛的《仁斋直指附遗方论》一书中，书中写道："癌者上高下深，岩穴之状，颗颗累垂……毒根深藏，穿孔透里，男则多发于腹，女则多发于乳，或项或肩或臂，外症令人昏迷。"这些描述与现在我们所说的病名"癌"的表现极其相似。

第二节 肺癌的流行病学调查

一、流行状态

（一）概述

据世界卫生组织国际癌症研究机构（IARC）发布的 2020 年全球最新癌症负担数据显示，每年全世界估计有超过 130 万新肺癌患者，死亡约 120 万人，世界上平均每隔 25s 就有人死于肺癌。2020 年全球肺癌新发病例高达 220 万例，占全球新发癌症病例的 22.08%。2020 年全球肺癌死亡病例 180 万例，占全球癌症死亡病例的 18.07%，远超其他癌症的死亡人数，位居癌症死亡人数第一名。

世界卫生组织预测到 2030 年，全世界癌症新发病例将增加 69%，达到 2100 万例，死亡人数可能上升到 1300 万例，其中肺癌与其他癌症相比是发病率和死亡率最高的疾病，肺癌将成为恶性肿瘤中的第一杀手。但是令我们欣慰的是，由于肺癌的发病率、死亡率居高不下，世界各国对肺癌的发病已经高度重视，并采取了一些有效措施如减少大气污染、严格控制吸烟等。在部分西方发达国家，肺癌的发病率已经呈下降趋势或维持在一个相对稳定的水平。据美国的相关数据显示，1991—1995 年癌症死亡率持续下降，其中肺癌下降 1.5%；1990 年男性肺癌死亡率为 58.16/10 万，1997 年下降至 50.60/10 万，下降了 12.9%。在近期的《新英格兰医学》的杂志上，一组来自美国著名 SEER 数据库的数据分析的结果更是证明了这一结论。男性非小细胞肺癌的患者 2 年生存率从 26% 提高到了 35%，2013—2016 年，美国男性非小细胞肺癌的患者死亡率下降了 6.3%，降幅与 2006—2013 年间的降幅相比几乎下降了一半。在整个 21 世纪中人类癌症的发病趋势是逐年上升的，其中流行趋势变化最为明显的当属肺癌。如据世界卫生组织国际癌症研究机构发布的数据显示，2018 年新发肺癌病例数为 210 万，肺癌死亡病例数为 165 万。而 2020 年全球肺癌的新发病例数为 220 万，死亡病例数为 180 万。病例数和死亡数正逐年上涨。1999—2020 年间，在全球范围内，肺癌一直位居恶性肿瘤死亡数、发病数的首位。

（二）我国肺癌的发病率和死亡率

我国人口数量高达 14 亿，地域辽阔，近年来，我国肺癌的发病率和死亡率逐年上升，原因可能与我国社会科学技术的进步和工业逐步现代化，对环境造成的污染加重，以及厨房做饭产生的油烟，还有工业粉尘，汽车尾气和严重的空气污染和吸烟人数的大幅度增加有关。世界卫生组织国际癌症研究机构发布的关于中国癌症研究的最新数据显示，我国肺癌的发病率和死亡率仍位居榜首。2020 年中国癌症新发病例数的第一名仍是肺癌。据世界卫生组织国际癌症研究机构（IARC）发布的最新数据显示，2020 年中国肺癌新发病例数为 82 万，足足比第二名直肠癌多了 26 万，比第三名胃癌多了 36 万，占 2020 年中国癌症新发病例的 17.9%。肺癌死亡人数也遥遥领先，高达 71 万，占癌症死亡数的 23.8%。肺癌发病数也在 2020 年中国男性新发病例数中居首位，为 54 万，占中国男性新发癌症病例数的 21.7%。中国男性肺癌死亡病例数为 47 万，占中国男性癌症死亡病例数的 25.82%。中国女性肺癌新发病例数为 28 万，占女性新发癌症病例数的 23.39%。其中死亡病例数为 24 万，占中国女性癌症死亡病例数的 20.39%。

据中国肿瘤登记中心的数据显示，2015 年中国新增肺癌患者有 70 多万。超过 50 万人死于肺癌，在所有癌症死亡病例中，肺癌的死亡比例超过了 35%。而 2020 年肺癌的新发病例数就高达了 82 万。由此可见肺癌的死亡率逐年上升，形势非常严峻。我国的肺癌发病率和死亡率与地区有明显的数据差异。2015 年中国癌症统计数据显示，中国沿海地区，每 10 万人的发病数为 445 人；内陆地区的肺癌每 10 万人的发病数为 288.3 人。由此可见，特别发达的城市和沿海城市的肺癌发病率远高于偏远地区。

自 20 世纪 90 年代以后的数据显示，我国肺癌的流行病学特点，其一为肺癌发病率在女性中逐年增加，其二为肺癌发病年龄逐渐年轻化。

二、肺癌流行趋势

肺癌的发病可能与遗传因素、种族、性别、年龄、环境因素、饮食习惯和营养代谢等因素有关。相关研究表明，家族聚集性也是肺癌的特点之一，这说明遗传因素也是肺癌的危险因素之一。如果这个家族曾经有人得过肺癌，那他的亲属患肺癌的危险性大大增加。另一方面，生活在绿色健康、空气清新、污染少的环境下的人群患肺癌的概率也可能低于接触到更多污染因素的人群。肺癌的发病也可能和我们的饮食习惯及营养代谢等因素息息相关。如果我们饮食的营养结构合理，烹饪饮食方法健康，规律饮食，不暴饮暴食，这也可能减少我们患肺癌的概率。下面我们从性别、年龄、城乡差异 3 个方面进行具体的说明。

1. 性别

肺癌的发病率、死亡率逐年上升，并在 20 世纪 50 年代成为男性癌症死亡的第一杀手，几乎所有研究数据表明，男性肺癌发病率和死亡率都是高于女性的。近年来部分发达国家，女性肺癌的发病率上升程度超过了男性。原因其一可能与女性吸烟率增加和吸二手烟有关；其二可能于女性患者在生理结构、病理组织、治疗方法、预后等与男性存在的差异有关。

据 2020 年发布的最新研究数据显示，中国男性肺癌发病例数为 54 万。中国女性肺癌发病例数为 28 万。由此可见，中国男性肺癌的发病数远远高于中国女性肺癌的发病数。根据对沈阳市 2004—2015 年肺癌死亡率趋势得出的分析，我们也可以得出上述结论，男性肺癌粗死亡率为 89.45/10 万，女性肺癌粗死亡率为 56.54/10 万，男性肺癌粗死亡率是女性的 1.58 倍（$p < 0.004$），男性肺癌发病例数远远大于女性。这可能也与近年来男性吸烟人数远远高于女性有关。

2. 年龄

大量数据显示不同年龄的人群，肺癌的发病率和死亡率有明显的不同。这可能与不同年龄段的人群免疫能力差异、接触外界环境差异和接触致癌物量差异有关。但近年来肺癌发病患者群有明显年轻化的趋势。

一组来源于 1999—2018 年 12 月 31 日黔南州肿瘤登记报告系统的数据显示：从 1999—2018 年，40 岁以上人群的肺癌发病率处于较高水平，0~40 岁左右年龄组的人群发病率特别低，80 岁以上年龄组的人群发病率达到最高。根据数据显示，1999—2018 年，黔南州居民肺癌平均发病年龄是逐渐下降的，男性由 66.99 岁下降到 66.05

岁，女性由 65.87 岁下降到 65.32 岁。无性别差异的统计数据显示，在 1999 年的平均发病年龄是 66.24 岁；2005 年的平均发病年龄是 65.76 岁；2013 年的平均发病年龄是 65.57 岁；2018 年的平均发病年龄是 65.07 岁，中间平均年龄的变化有微小波动，但整体呈下降趋势，以上数据说明肺癌发病年龄有明显年轻化的趋势。

3. 城乡差异

城市地区与农村地区的肺癌发病率有所不同。城市地区肺癌较为高发，城市地区的肺癌发病率明显高于农村地区的肺癌发病率。根据 2019 年 1 月国家癌症中心发布的最新一期关于全国癌症统计数据显示，城市地区主要高发癌症，第一名就是肺癌，占比 19.56%。农村地区肺癌的发病率占比排名第二，它的发病率为 11.03%。根据数据，我们可以明显地看出城市的肺癌发病率远高于农村的肺癌发病率。肺癌是严重威胁我国国民健康的疾病之一。随着我国人口老龄化的逐渐加剧，城镇化和工业化进程的加快与疾病种类的增多，生活方式不健康、环境污染等危险因素的累加，形势严峻。城乡恶性肿瘤发病水平逐渐接近，但负担差异仍然较为明显，表现为城市恶性肿瘤发病率高于农村，而农村恶性肿瘤死亡率高于城市，这可能与城乡居民的经济水平、医疗技术、预后防护、营养水平、居住环境的差异有关系。

第三节　肺癌的分类

一、小细胞肺癌

（一）小细胞肺癌的概述

目前，世界卫生组织（WHO）将肺癌分为小细胞肺癌（Small Cell Lung Cancer, SCLC）与非小细胞肺癌（Non–Small Celllung Cancer, NSCLC），其中非小细胞肺癌占肺癌总数的 85%，小细胞肺癌占肺癌总数的 15%。小细胞肺癌（Small Cell Lung Cancer, SCLC）又称未分化小细胞癌，发生率占肺癌的 15%~20%，由于细胞内含有神经——内分泌样物质，经释放入血可引起全身症状，因此可视为一种全身性疾病。据研究显示：世界范围内，肺癌是导致癌症死亡率和发病率的主要原因。在恶性肿瘤的占比中，肺癌在男性中排行第一，在女性中排行第二。仅辽宁省肿瘤医院小细胞肺癌住院患者占整体肺癌患者的比例高达 23%。其中，发生于肺门部粗大支气管者约占 90% 以上，发生于肺野的不足 10%。大多数患者初诊时肺门纵隔已形成巨大肿块，肺野也多半有阴影，想要正确地判断原发部位已不可能。而从性别上看，男：女≈5：1，其中男性居多，多见于重度吸烟者或有遗传因素的 40 岁以上男性。小细胞肺癌的恶性度高，进展快，早期广泛转移，且易发生耐药。相比于其他种类的肺癌，小细胞肺癌是一种恶性程度最高的肿瘤，多位于肺中央，生长迅速，较早出现转移。大多数对初始的化疗或放疗非常敏感，且预后极差，因此死亡率较高。

（二）小细胞肺癌的病理特点

小细胞肺癌主要起源于大支气管。所以肺小细胞癌 90% 以上位于肺门区（中央型），余 10% 起源于小支气管，位于肺外周（周围型）。因为癌组织生长迅速，易于浸润周围肺组织、肺门淋巴结和纵隔，形成巨大肿块。原发肿物区常边界较清楚，质软；切面呈现灰白色，并且常伴大片状出血坏死灶，但坏死组织极少会液化溶解形成空腔。从而使病灶处支气管黏膜不受侵犯，故中央型肺小细胞癌患者在临床上很少见咯血或咯血痰，这与中央型鳞癌患者形成明显差异。

近年来，我国医疗水平、医疗技术飞速发展，螺旋 CT 也不断更新换代，功能越来越多，疾病检出率越来越高，在肺癌诊断中普遍应用螺旋 CT 扫描技术，较多的肺癌患者可得到有效确诊，并且能及时治疗患者疾病。螺旋 CT 技术可有效确认肺癌患者病变组织所处位置、集合性质、大小、与周围生物组织的关系等，影像学医师可通过图像获得相应结果，可进一步分析病变体周围组织。周围型小细胞肺癌应用螺旋 CT 技术扫描诊断时，首先要划分肺癌的早期与晚期。一般来说，周围型小细胞肺癌的早期表现主要有肺结核与错构瘤等。螺旋 CT 的影像学图像呈现出边缘清晰、无分叶、点化钙状有缝隙等特点。早期患者的图像还有扭曲血管影，但大部分单发转移瘤的边缘清晰。因此，在行螺旋 CT 检查时，必须对肺癌形态、结点与周围肿块有清晰的认识，明确分叶状结节是周围型小细胞肺癌的主要临床特征，在检查时结合病灶大小进行诊断，有效提高临床确诊率。由上可知，周围型小细胞肺癌应用螺旋 CT 诊断，有利于病例分型，值得进一步推广应用，且临床应用价值显著。

周围型小细胞肺癌的 CT 诊断与临床病理分型研究结果显示周围型小细胞肺癌的螺旋 CT、病理学检查结果的一致性。病理学检查结果显示，120 例周围型小细胞肺癌中腺癌患者有 51 例，鳞癌患者有 36 例，未分化癌患者有 33 例。获取螺旋 CT 检查结果后发现螺旋 CT 检查结果与病理学检查结果的一致率为 79.17%，其中腺癌一致率为 82.35%，鳞癌一致率为 75%，未分化癌一致率为 78.79%，周围型小细胞肺癌的CT 影像学主要表现为：密度均匀结节状，病灶主要有胸膜凹陷、少量空洞钙化、纵隔淋巴结肿大等。

（三）小细胞肺癌的发病特点

小细胞肺癌是一种高度恶性的肺部肿瘤，其临床上可表现为低钠血症导致的临床症状，会产生头晕乏力、食欲缺乏及恶心呕吐等症状。小细胞肺癌好发于较年轻的患者，生长迅速，恶性程度较高，容易发生血液系统和淋巴系统转移，早期就出现纵隔淋巴结转移，并易发生脑转移；对化疗和放疗均十分敏感，经全身化疗和局部放疗后会迅速消退；极易复发。因此，小细胞肺癌有来得快，经治疗后又去得快的特点，就处于这种治疗—复发、转移—再治疗—再复发、转移的恶性循环中不能根治，最后耗尽人的体力和免疫功能。因此，小细胞肺癌是一种十分危险的疾病。因其首发病症并不是呼吸症状，可能会引起临床上的误诊错治，这时我们可以通过小细胞肺癌可导致抗利尿激素分泌失调这一典型特征进行分析［抗利尿激素分泌失调综合征（Syndrome of Inappropriate Antidiuretic Hormone Secretion，SIADH）是指由于多种原因引起的内源性抗利尿激素］，从而得出结论：积极寻找病因，治疗原发病，明确诊断，同时提高对抗利尿激素分泌失调综合征的认识，尤其是其潜在病因，及对其的早期诊治。

（四）CT 表现

Ⅰ型长轴进展型：肿瘤主要沿支气管长轴方向浸润进展，支气管壁深浸性进展少，不能形成明显肿块。病变一旦达到支气管分支部就会分为两部分，一部分继续向中央侧进展，另一部分则从分支部开始沿另一支气管黏膜下向末梢侧延伸，呈现长轴进展多支蔓延的特征。长轴进展型主要发生在 1 级、2 级、3 级、4 级支气管，同时累及相邻的 3 支以上支气管高达 94.2%，有的达 7～10 支。有的长轴进展一直延伸到末梢肺泡内部，在肺野中出现癌性浸润，形成子灶（Daughternodule）。该进展型约占 SCLC 的 41%。

Ⅱ型混合型：介于Ⅰ型和Ⅲ型之间，兼有长轴进展和深部浸润两型的特征，深部浸润性变化加上支气管长轴进展占 36.8%。中央侧大气管长轴进展部分互相融合形成肿块；末梢侧残存的支气管动脉束明显肥厚肿胀或呈现棍棒状。如果在亚肺段支气管附近或更末梢侧出现混合型进展，就会沿支气管动脉束形成纺锤形肿块。

Ⅲ型深部浸润型：能够突破基底膜，浸润黏膜下，侵入软骨层、支气管外膜、支气管周围组织以及肺实质等，以管壁深部浸润为主体，约占其中的 11.8%，单纯深部浸润型较少。大多发生于肺门部大气管，使肥厚的支气管血管互相靠拢、融合，形成纺锤形肿块，常常与肺门—纵隔肿大淋巴相融合。末梢侧继发性变化少，阻塞性肺炎发生率不足 1/3，肺含气减少也轻。末梢侧肺血管影常常残留，不会出现鳞癌时较窄变细的情况。该进展型与混合型的区别在于无子灶。深部浸润型病变如发生于纵隔大气管，则于气管主支气管周围形成弥漫性肿块，使纵隔增宽，气管狭窄变形移位，可视其为纵隔型肺癌。

Ⅳ型末梢型：不是 1 级、2 级支气管蔓延来的。有的学者限定为压迫增殖性进展孤立性充实性结节，据报道，其发生率为 5% ~ 0%。目前周围型的概念还须进一步探讨。

（五）发病位置及进展方式

小细胞肺癌只有极小部分黏膜面露出，早期就潜入基底膜下，极少部分侵犯支气管软骨，主要以支气管壁、支气管黏膜下层和支气管周围组织（主要是淋巴管）为中心，其特征是沿支气管—血管长轴进展，致使发生支气管壁和肺血管不规则肥厚、支气管腔锥状狭窄等改变。长轴进展的同时，支气管周围肺组织深浸进展形成肿块，肺门部病变大多与淋巴结形成融合块。由于没有累及黏膜纤毛柱状上皮，阻塞性肺炎和肺含气减少不明显。

（六）预后表现

近年来，有研究开始尝试探讨手术对 SCLC 患者预后的改善，发现手术可以提高患者的生存质量，但是，目前此类研究大多集中在局限 SCLC。而根据最新对广泛期小细胞肺癌（ES-SCLC）的研究结果显示，与非手术组相比，手术组相对较好。在ES-SCLC 患者中，手术治疗尤其是肺叶切除术应纳入患者治疗的考虑范围内，虽然在亚组分析中并未能全部体现出优势，但依然可以在一定程度上延长患者的生存时间，手术治疗的选择要基于患者的具体情况，尤其应该考虑患者对手术的耐受性。本研究同时也存在一定的局限性：首先，本研究是基于 SEER 数据库进行的回顾性研究，SEER 数据库虽然收录了许多医学中心的临床数据，但是缺乏具体的临床信息，例如本研究涉及化疗以及放疗，SEER 数据库并不能给予详细的治疗方案；其次SEER 数据库的一些相关变量缺失值较多，如远端器官的转移情况，因缺失过多信息无法详细纳入分析，这些在一定程度上对结果造成干扰。特别值得注意的是，回顾性研究存在其本身的缺点，为此需要进行更大样本量的多中心研究。

（七）小细胞肺癌的发病机制及世界对小细胞癌发病情况的综合观察

小细胞肺癌的发病机制复杂，起源假说多样，肿瘤异质性明显，治疗难度较大。近几年，在发达国家由于烟草控制，发病率大大降低。来自美国的 3 组资料表明，高加索男性鳞癌的发病率降低而小细胞癌和腺癌的发病率都持续上升；而在高加索女性中这 3 种类型的肺癌发病率都增加，但以小细胞肺癌增长的速度最快。在不同群体中，肺癌细胞类型分布的一些差别可能与吸烟有很大程度的关系。与吸烟关系最密切的是鳞癌和小细胞癌。鳞癌和小细胞癌的发病危险在两性间有些不同，一般男性吸烟者与非吸烟者相比，鳞癌和小细胞癌的发病风险相差不多，而女性吸烟者小细胞癌的发病率高于鳞癌。其次还发现，发生肺癌的危险性与吸烟持续时间及每日吸烟量呈正相关，停止吸烟则危险性减少。但由于吸烟有积累性影响，停止吸烟后这种危险在原有水平上仍会保持一段时间，而后才会急剧下降。鳞癌和小细胞癌的发病危险在吸烟后下降最快，所以停止吸烟在减少鳞癌和小细胞癌发病方面可能相对比腺癌更加有效。

二、非小细胞肺癌（NSCLC）

肺癌中的另一种细胞类型为非小细胞肺癌。顾名思义，我们发现非小细胞肺癌的癌细胞在显微镜下的个头很大，并且有形状很不规则这两个特点。到目前为止，非小细胞肺癌约占了肺癌总数的85%。在非小细胞肺癌中，还要分成多种细胞亚型，其中最常见的是以下这3种：腺癌、鳞癌和大细胞癌。诊察时，主要靠病理科医师在显微镜下来对取样的肿瘤组织进行分析和分型，如有必要需要进行特殊的染色，用以鉴别患病类型。

（一）腺癌（AC）

腺癌是恶性上皮组织肿瘤的一种，来源于腺上皮，或有腺体分泌功能。多见于乳腺、肺、消化系统（胃肠、肝、胆、胰腺）、还有子宫、前列腺等。镜下癌细胞形成大小不等、形状不一、排列不规则的腺样结构。细胞常不规则地排列成多层、核大小不一，并且核分裂现象多见。

1. 病理学特点

腺癌根据形态结构又可分为3种：当腺癌伴有大量乳头状结构时称为乳头状腺癌；腺腔高度扩张呈囊状的腺癌称为囊腺癌；伴乳头状生长的囊腺癌称为乳头状囊腺癌；癌细胞内含大量黏液为印戒细胞癌；腺腔内及腺体周围黏液较多者称黏液腺癌。肺腺癌病理分型中，腺泡为主型者占比较高（63.9%，124/194），其余依次为实性为主型、乳头为主型、贴壁为主型、黏液腺癌。

2. 发病特点

在美国，腺癌占到所有原发性肺恶性肿瘤的40%。经实验证实，无论是男性还是女性，腺癌都很常见，但女性表现得更为突出，且大部分为60岁及以上的老年人，老年人占总人数的72.42%，表明肺腺癌更常见于60岁以上的老年人。在非吸烟人群中，腺癌也可以发生。在一篇研究中，统计患者中吸烟人数占总人数的85.24%，无吸烟经历的人数占总人数的14.76%。在亚洲的非吸烟肺癌患者中，女性占到70%。

20世纪及以前，中国肺癌主要以肺鳞癌为主，但是近年肺腺癌数量已明显超过肺鳞癌，从而成为中国最常见的病理类型，目前中国肺癌的病理类型分布与美国基本相同。但是由于肺腺癌大多位于肺的外周，因此距离大的支气管较远，所以不会因肿瘤的侵犯、梗阻产生较明显的呼吸道症状，故肺腺癌相对比较隐匿，早期发现比较困难。但肺腺癌很容易向胸膜腔扩散，先是胸膜脏层（即肺的外表面），继而恶化，向胸膜腔内转移，引起恶性胸腔积液，但这种情况一般到晚期才会出现。

大多数肺腺癌，特别是小的腺癌（直径＜2cm），一般都是在体检的时候或者检查其他疾病的时候被发现的。

3. CT 表现

CT 影像诊断上常将肺黏液腺癌分为结节型和弥漫型，因结节型早期原发性肺黏液腺癌病灶小、影像特征少，首次诊断准确率仅有 50%，所以从病理改变上正确理解影像学改变，避免误诊和延误诊断就显得尤为重要。病灶发生部位以周围型占绝大多数，在王梅等人的研究中仅有 1 例为中央型，好发于两侧肺胸膜下。病理上肿瘤细胞内及细胞周围富含大量黏液，且液体分布不均匀，其密度接近于水，CT 表现上形态以圆形和不规则形为主，密度分类上呈实性结节和混合磨玻璃结节。病灶进展过程中早期较局限，发展后肿瘤破裂，黏液可沿肺泡孔和交通小管向周围正常肺组织蔓延，导致肿瘤边缘可清晰，也可以模糊。肺黏液腺癌肿瘤细胞常分化较好，侵袭性较低，生长过程中不易侵犯较大的气管、血管和小叶间隔，然而又因为其生长不均匀，因此在 CT 征象上出现分叶、空气支气管征；黏液进入小气道后常会引起活瓣性阻塞，导致病灶内出现空泡征；因为病灶比较小，血管增强症不明显。

4. 发病原因及占比

（1）吸烟：统计数据表明，吸烟是肺癌最主要的危险因素。因为烟草中含有 3000 多种化学物质，比如多链芳香烃和亚硝胺，可以通过多种机制导致支气管上皮细胞 DNA 损伤，进而激活致癌基因以及灭活抑癌基因，继而引起细胞的变化，最终导致癌变。众所周知，香烟中的致癌物含量很高，这些致癌物可破坏肺部的自然防御线（在肺部存在一些自然防御线——纤毛，生长在人们的呼吸道表面）。正常情况下，可以通过纤毛的运动从肺部清除有毒物质、细菌、病毒和其他有害物质。但在吸烟时，纤毛无法保证正常工作，综上所述的有害物质由于不能被清除，就留在了肺部内。长此以往，就会发生癌变。总而言之，吸烟不仅会吸入致癌物，而且还会使肺部的防御系统被破坏，这样一来更多有害的致癌物就会成功地进入肺部。

（2）二手烟的吸入：二手烟的吸入同样会引起肺癌。据研究显示，与吸烟者结婚，和与不吸烟者结婚相比，患肺癌的风险高 20%～30%。

（3）职业及环境影响：肺癌是因职业而导致癌症中的最重要的一种，有约 10% 的肺癌患者是因为受到环境和职业的影响所致。比如：长期接触铝产品、石棉、铀、砷等化学物质的工作人员；长时间接触镉、硅、福尔马林等物质也会造成肺癌的发生率上升；还有一个因素就是受到工业废气的影响。

其中腺癌又是肺癌最普遍的组织学类型，占手术切除肺癌的 50% ~ 70%，约占非小细胞性肺癌的 50%。肺腺癌的肿瘤细胞是来源于支气管的黏液分泌上皮细胞。腺癌常常位于肺脏的外周边缘，或者分布在细小的支气管附近。

5. 预后情况

一般肺腺癌的临床表现和病程变化相差很大。有的肺腺癌会进展非常快，有的却表现为很缓慢的生长趋势。然而这种情况在那些不吸烟的女性肺腺癌患者身上体现的尤为明显，这类患者腺癌生长得尤为缓慢，而且对于治疗后的反应较好，靶向治疗会获得更加出乎意料的极佳治疗效果，她们常常能长期生存。

（二）鳞癌（SCC）

1. 概述

鳞状细胞癌是指鳞状上皮来源的一种恶性肿瘤，是一类肿瘤的总称，含发生于鳞状上皮覆盖组织器官的多种癌变，多见于皮肤、口腔、食管、子宫颈、阴道等有鳞状上皮覆盖的部位，亦可见于支气管、膀胱、肾盂等处。

2. 病理学特点

（1）肺鳞癌来源于呼吸道上薄且扁平的鳞状上皮细胞，在显微镜下其形态接近鱼的鳞片。

（2）在显微镜下可以观察到肿瘤细胞有不同程度的角化：

·镜下分化较好的鳞状细胞癌的癌巢中，细胞间可以见到细胞间桥，在癌巢中央出现的层状角化物称为角化珠或癌珠。

·镜下分化较差的鳞状细胞癌无角化珠形成，细胞间也没有细胞间桥，瘤细胞呈明显的异型性，并且有较多的核分裂现象。

（3）实验表明，肺鳞癌及肺腺癌患者中央型肿瘤与周围型肿瘤浸润范围相比，差异无统计学意义（$p > 0.05$）；与不同分化程度的肺鳞癌患者浸润范围相比，高 / 中分化范围较低分化范围大，差异有统计学意义（$p < 0.05$）。肺腺癌与肺鳞癌周围组织浸润范围在 0 ~ 1mm 的比例最高，肺腺癌与肺鳞癌周围组织浸润范围 > 4mm 时比例最小。最后得出肺鳞癌的周围组织浸润范围较肺腺癌小的结论，但仍需要大样本的实验进一步证明该结论。

3. 发病特点

由于鳞癌大多位于气管、支气管之内，因此在早期的时候很难被发现，即使是通过 CT 检查，碍于支气管结构的干扰，也很难发现浅表型的早期病变。只有当肿瘤引起出血或气管梗阻的时候，才容易引起人们的注意。在近年来，鳞癌在临床中的比例不断下降，这主要归功于大家对于戒烟的重视。此外还有研究指出，因为过滤嘴和低焦油香烟的出现，使香烟产生的烟雾颗粒更加细小，因此烟雾很容易被吸到肺的深部。虽然由此避免了对支气管上皮细胞造成损害，但同时也带来了副作用，那就是外周的肺腺癌发病率较以往有所上升。肺鳞状细胞癌与其他类型相比进展相对较慢，转移较晚，比其他类型的癌更有可能进行手术。但是由于其对化学疗法和放射疗法不敏感，通常不能产生极佳的治疗效果。

4. CT 表现

周围型肺鳞癌的 CT 表现为瘤体大小 $4.83 \pm 0.35cm$ 肿块较多，并且伴有空洞和坏死的现象，其中分叶是最为常见的，并且会出现多个浅分叶，肿块的边缘清晰，伴有特异性的支气管铸形征现象。而周围型肺腺癌的瘤体较小，少有空洞、坏死、分叶以及肿块，主要表现为毛刺和血管集束征，并且主要以结节为特征。

5. 发病原因及占比

肺鳞状细胞癌与吸烟关系最大，人们吸烟时烟从肺内扩散到外部细支气管，由于肺内层细胞的恶性转化，更可能导致肺鳞状细胞癌。鳞癌占所有原发性肺恶性肿瘤的 30%。其中 90% 的肺鳞癌发生于亚段或者更大的支气管，大多表现为中心型。

6. 预后情况

丁永志研究认为，女性肺鳞癌比男性肺鳞癌易发生转移，恶性程度高。经研究表明，肺鳞癌手术治疗患者的中位生存期约为 62 个月，1 年生存期为 78.2%，5 年生存期为 15.3%。吸烟指数、ECOG–PS、T 分期以及 N 分期都是影响预后的独立因素，通过观察这 4 种因素来判断术后的预后情况。

（三）大细胞肺癌

1. 定义

大细胞肺癌是非小细胞肺癌的一个病理分型，这两个名词听起来有点相似，但完全是两种不同的细胞类型，而且有着包含与被包含的关系。

2. 病理学特点

大细胞肺癌多由大细胞组成，其胞质丰富、核仁明显，核大或成泡状。在显微镜下看起来癌细胞比较大，且圆。大细胞肺癌大多数位于肺脏外周区域或在肺上叶发展。多数是发生在外围，较大、轮廓分明、浅裂的，少见空洞。有时大细胞肺癌也被称作未分化癌，是非小细胞肺癌中最少见的一种。

3. 发病特点

大细胞肺癌为未分化的非小细胞肺癌，发病率低，恶性程度极高，治疗难度高。

4. CT 表现

天津医科大学附属肿瘤医院搜集了从 2004 年 4 月—2010 年 12 月经其手术病理证实且有完整临床及影像学资料的 LCLC65 例。其研究安排所有患者术前均进行胸部 CT 平扫，其中 49 例行 CT 平扫 + 增强扫描。得到结果，所有病变均表现为肺内肿块，其中 93.8% 的肿块为周围型，又有 58.5% 的肿块位于上叶，最后 69.2% 的肿块呈分叶状，肿块最大径 1.2～14.2cm［平均（5.2±2.1）cm］，81.5% 肿块边缘光滑或基本光滑，70.8% 肿块侵犯邻近胸膜，仅有 3.1% 的肿块伴"胸膜凹陷征"。肿块平扫 CT 值 17～54HU［平均（36±8.4）HU］；49 例肿块行 CT 增强扫描，其中有 98.0% 肿块呈不均匀强化，CT 值 40～99HU［平均（66±12.2）HU］，平均净增 30HU；又有 41.5% 的肿块伴随同侧肺门或纵隔淋巴结转移。

5. 发病原因及占比

很多大细胞性肺癌细胞是由神经内分泌细胞的恶性转化产生的，它们的体积很大，常常伴有淋巴道转移，与吸烟有一定的关系，男性好发。大细胞肺癌约占非小细胞性肺癌的 9%。

6. 预后情况

大细胞肺癌在临床上较为少见，诊断标准也在不断地变化，治疗方法局限，预后差，患者生存期短。

参考文献

[1] 王世斌. 癌的读法小考 [J]. 吉林医学，1981（01）：19.

[2] 刘伟，张虹，郝正华. 肺癌的中医药古代文献研究 [J]. 湖南中医杂志，2016，32（12）：136-137.

[3] 吴秋霞，孙庆生. 肺癌古代医论 [J]. 中医临床研究，2015，7（10）：65-67.

[4] 张进华，曹利娟，任迎春. 肺癌 [M]. 军事医学科学出版社，2007.

[5] 金永堂，何兴舟，周晓铁. 肺癌的家族危险性分析 [J]. 中国肺癌杂志，2002（02）：83-86.

[6] 李文辉，白小龙，管楠楠，等. 沈阳市 2004—2015 年肺癌死亡率趋势分析 [J]. 肿瘤，2017，37（04）：359-364.

[7] 周棉勇，何江，管慧，廖沙，阳淑芳，李世红. 1999-2018 年黔南州居民肺癌发病年龄变化趋势分析 [J]. 现代预防医学，2019，46（20）：3812-3816.

[8] 赵佩瑶. NLR、LMR 及 SIRI 与非小细胞肺癌 EGFR 基因突变的相关性研究 [D]. 河南大学，2020.

[9] 陈波，吴志. 小细胞肺癌非同"小"可 [N]. 家庭医生报，2020-06-01（004），2021，（01）：36-42

[10] 杜学明，许建辉. CT 导引下肺癌的放射性 125I 粒子治疗 [M]. 石家庄：河北科学技术出版社，2012.

[11] 王剑，刘云林，杨雯. 周围型小细胞肺癌的 CT 诊断与临床病理分型研究 [J]. 世界最新医学信息

文摘（连续型电子期刊），2020，20（72）：228-229.DOI：10.3969/j.issn.1671-3141.2020.72.114.

[12] 张从艳，郑志远，修明文.小细胞肺癌致抗利尿激素分泌失调综合征一例 [J].世界最新医学信息文摘，2015，15（57）：165+172.

[13] 王兴义，罗娅红.胸部肿瘤 CT 诊断学 [M].沈阳：辽宁科学技术出版社，2011.

[14] DuX，TianD，LiuL，etal. Surgeryinpatientswithsmallcelllungcancer：aperiodpropensityscorematchingana lysisoftheSeerdatabase，2010-2015[J]. OncolLett，2019，18（5）：4865.

[15] LowM，Ben-OrS. Thoracicsurgeryinearly-stagesmallcelllungcancer[J]. ThoracSurgClin，2018，28（1）：9.

[16] YangCJ，ChanDY，ShahSA，etal. Long-termsurvivalaftersurgerycomparedwithconcurrentchemoradiation fornode-negativesmallcelllungcancer[J]. AnnSurg，2018，268（6）：1105.

[17] 于松宁，周文波，李秋华.原发性肺癌中医证型与预后因素的相关性 [J].实用中医内科杂志，1-4.

[18] 程颖，李慧，柳影，等.小细胞肺癌发病机制及诊疗模式的探索性研究 [A].吉林人民出版社.2015 年吉林省自然科学学术成果奖汇集 [C].吉林省科学技术协会学会学术部，2015：8.

[19] 张宇，张文杰.世界小细胞肺癌发病情况综合观察 [J].国外医学（肿瘤学分册），1995，（01）：30-32.

[20] 陈波.小细胞肺癌非同"小"可 [N].家庭医生报，2020-06-01（004）.

[21] 曾庆鹏，赵峻.基于国际新分类肺腺癌亚型的临床研究进展 [J].肿瘤学杂志，2019，25（05）：387-393.

[22] 王东梅，张展英.肺腺癌患者的生存分析和信号通路分析 [J].科学技术创新，2019（32）：21-23.

[23] 杨舒.肺癌的发病原因这些你都知道吗 [J].东方药膳，2020，（3）：285.

[24] 胡强.4 种肺癌，哪种最难治 [N].大众健康报，2020-09-22（044）.

[25] 熊欢婷. Hedgehog 信号通路配体 Shh 在肺鳞癌中发病的分子机制 [D].江西：南昌大学，2018.

[26] 丁永志.女性肺鳞癌的特点和生存 [D].河南：郑州大学，2017.

[27] PiperdiB，MerlaA，Perez-SolerR. Targetingangiogenesisinsquamousnon-smallcelllungcancer[J]. Drugs，2014，74（4）：403-413.

[28] 董明.局部晚期肺鳞癌手术预后因素分析和分子分型初步探讨 [D].天津：天津医科大学，2017.

[29] 王锦，齐保龙.新分类大细胞肺癌 1 例并文献复习 [J].安徽卫生职业技术学院学报，2020，19（4）：134-135，137.

[30] 苗裔，高鑫，郑雅文，等.表皮生长因子受体基因突变与肺腺癌临床特点的关系 [J].中国实用医刊，2020（04）：8-9-10-11.

[31] 刘秀兰.肺癌发病与生活环境中哪些因素有关 [J].养生保健指南，2020，（6）：75.

[32] 赵杰.早期肺鳞癌与肺腺癌周围组织特点及病理学意义 [J].中国现代药物应用，2016，（7）：13-14.

[33] 李万军，杨淑祺.周围性肺鳞癌的 CT 表现分析 [J].家庭医药，2019，（5）：367.

[34] WatanabeH，SaitoH，YokoseT，et al. RelationBetweenThinSectionComputedTomographyandClinicalF indingsofMucinousAdenocarcinoma[J]. TheAnnalsofThoracicSurgery，2015，99（3）：975-981. DOI：10.1016/j. athoracsur. 2014.10.065.

[35] 王梅，曹捍波，王磊，等.结节型早期原发性肺黏液腺癌的高分辨率 CT 表现 [J].浙江医学，2020，42（21）：2341-2343.

[36]冯小伟，肖建宇，叶兆祥等 . 65 例大细胞肺癌的 MSCT 表现 [J]. 临床放射学杂志，2011，30（11）：1600–1603.

（张　荣）

第二章　肺癌的病因及发病机制

第一节　中医病因及发病机制

一、病名溯源

　　肺癌虽然是中医学和西医学共同的疾病名称，但是中医对肺癌的认识和西医有所不同。中医认为肺癌是由于正气内虚、邪毒外侵引起的，以湿浊内聚，气滞血瘀，蕴结于肺，以致肺失宣发与肃降为基本病机，以咳嗽、咳血、胸痛、发热、气急为主要临床表现的一种恶性疾病。

　　肺癌并不是近代新发疾病，我国最早发现有恶性肿瘤患者的记录是在考古新石器时代向青铜带时代过度的齐家文化的墓地中。此时人们就已经发现了，居民中有患良性肿瘤的人。本书前面已经说过，在古代并没有明确的一种病名与现在的肺癌相对应，但是我们可以在一些病名中找到肺癌的一些蛛丝马迹，如肺积、痞癖、咳嗽、咳血、胸痛等。如《素问，奇病论》说："病胁下满气上逆……病名曰息积，此不妨于食。"《灵枢·邪气脏腑病形》曰："肺脉……微急为肺寒热，怠惰，咳唾血，引腰背胸。"《素问·玉机真藏论》说："大骨枯槁，大肉陷下，胸中气满，喘息不便，内痛引肩项，身热脱肉破䐃。"这些对病的描述，与现在我们所说的病名"肺癌"的表现极其相似。有一些可以治疗咳嗽、咳血、胸闷、胸痛、体瘦等肺癌常见证候表现的方药也被记录在宋代的方书中。明·张景岳《景岳全书·虚损》曰："劳嗽，声哑，声不能出或喘息气促者，此肺脏败也，必死。"这是肺癌晚期的证候表现。金元·李东垣治疗肺积的息贲丸，所治之证和肺癌症状就很相似。《杂病源流犀烛·积聚癥痕痃癖痞源流》一书中也提及了"邪积胸中，阻塞气道，气不宣通，为痰，为食，为血，皆得与正相搏，邪既胜，正不得面制之，遂结成形而有块"也提及了肺癌相关内容。很多肺癌的证候也被记录在许多古代医学文献中，如《素·咳论》中写道"肺咳之状，咳而喘息有音，甚则咳血；心咳之状，咳则心痛，喉中介介如梗状，甚则咽肿喉痹；肝咳之状……"，《灵枢·邪气脏腑病形》曰："肺脉……微急为肺寒热，怠惰，咳唾血，引腰背胸"，宋《圣济总录》曰："肺积息贲气胀满咳嗽，涕唾脓血。"这些症状都可见于肺癌。《灵枢经》谓："大骨枯槁，大肉陷下，胸中气满，喘息不便，内痛引肩项，身热脱形破。"颇似晚期肺癌精气耗竭之恶病质的临床表现。《金匮要略·肺痿肺痈咳嗽上气病脉证治》中"寸口脉数，其人咳，口中反有浊唾涎沫"的肺痿，"咳即胸中隐隐痛，脉反滑数……咳唾脓血"的肺痈部分症状和肺癌患者相似。《难经·论五脏积病》所称"肺之积，名曰息贲，在右胁下，覆大如杯。久不已，令人洒淅寒热、喘咳、发肺壅……"晋·王叔和《脉经》"诊得肺积脉浮而毛，按之辟易，胁下气逆，背相引痛，少气善忘，目瞑，皮肤热，秋差夏剧。主皮中时痛，如虱喙之状，甚者如针刺，时痒，其色白"等描述也相似于晚期肺癌的一些症状。等到了明清时期，各种学派的医家对肺癌的认识有了突飞猛进的发展。例如明张景岳说："劳嗽，声哑，声不能出或喘息气促者，此肺脏积也，必死。"明代陈实功在《外科正宗》记载："久咳劳伤，咳吐痰血，寒热往来，形体消削，咯吐瘀脓，声哑咽痛，其候传为肺痿，如此者百死一生之病也。"清代任瞻山在《瞻山医案》中说："……如则咳嗽吐痰，继而微嘶，渐至于，乃声中最危之候也。"还有清代傅山《青囊秘诀》也提到了与肺癌晚期表现相同的症状，而且指出了癌症的预后不良的特点，书中说："人有久咳之后，肺管损伤，皮肤黄瘦，咽喉雌哑，自汗盗汗，卧眠不得，口吐稠痰，腥臭难闻，唯闻喘急，毛悴急焦。喘嗽之时，必须忍气须臾，轻轻吐痰，始觉膈上不痛，否则大痛难堪，气息奄奄，全无振兴之状者，人以为肺中痈也，谁知是肺痿而生疮乎？此等之症，不易解救。"喻嘉言在《寓意草》也中提到了以下内容"李继江，三二年来，尝苦咳嗽生痰……见其两颐旁有小小垒块数十高出，即已知其病之所在"。这也是肺癌晚期的证候之一。这些古代文献中关于肺癌的记载和治疗方法启迪了千千万万的后代学医之人，造福千秋。

癌又称恶性肿瘤，在古代就早有关于"瘤"字的记载。殷墟甲骨文中写到"瘤"曰："该字由'广'及'留'组成"，这是关于"瘤"最早的文字记载，但是显然这种说法是错误的。此文中的"瘤"非"瘤"，《说文》也记载道："瘤，中庭也"，即堂的中央。检索陈年福教授"殷墟甲骨文字词总表"，亦未见有"瘤"字。殷墟甲骨文中也有"病屯""病包"的卜辞。有的学者就认为这上面记载的"病屯"就是现代中医所说的积聚病，病包就是现在中医所说的肿瘤病。关于这个观点，各家中医学说并未达成统一，但是甲骨文辞中对腹内结块的确是有过相关记载的。

关于肺癌的古代文献大致整理如上。直到1984年，中国抗癌协会肺癌专业委员会正式成立，关于肺癌的肿瘤学术技术交流，肺癌宣传普及知识，提高防治水平等工作才有了正式的交流平台。

二、病因

在已有的研究成果中，我们并没有完全掌握肺癌的病因，但根据统计的数据和观察肺癌患者的发病过程，我们大致知道一些肺癌可能的病因。攻邪派张子和所著的《儒门事亲·五积六聚治同郁断》说道："积之成也，或因暴怒喜悲思恐之气，或伤酸苦甘辛咸之食，或停温凉热寒之饮，或受风暑燥寒火湿之邪。"所以肺癌的病因大概是以上几种。首先我们将引起肺癌的病因大致分为外感因素、内伤因素和非内外因素3个种类。

（一）外感因素

六淫（风、寒、暑、湿、燥、火）。外感因素就是六淫，古人早就意识到六淫邪毒对人体的侵袭也是影响肺癌发病的重要因素。如《灵枢·九针论篇》中提道："四时八风之客于经络之中，为瘤病者也。"《黄帝内经》有云："若劳伤肺气，腠理不密，外邪所搏而壅肿者……名曰气瘤……夫瘤者，留也。随气凝滞，皆因脏腑受伤，气血乖违。"宋代的严用和在《济生方》中说："积者，生于五脏六腑之阴气也……此由阴阳不和，脏腑虚弱，风邪搏之，所以为积……"《杂病源流犀烛》也提道："邪积胸中，阻塞气道，气不得通，为痰……为血，皆邪正相搏，邪既胜，正不得制之，遂结成形而有块。"

（二）内伤因素

（1）内伤七情（喜、怒、忧、思、悲、恐、惊）等情绪上的波动可能对肺癌有一些影响，例如《黄帝内经》提道："内伤于忧怒，而积聚成矣。"宋代严用和《济生方》中也提及了相关内容："忧思喜怒之气，人之所不能无者，过则伤乎五脏。逆于四时，传克不行，乃留结而为五积"；金代张从正《儒门事亲·五积六聚治从郁断》在提道："积之成也，或因暴怒喜悲思恐之气，或伤酸苦甘辛咸之食，或停温凉热寒之饮，或受风暑燥寒火湿之邪。"《灵枢·百病此生》中也有："若内伤于忧怒则气上逆，气上逆则主输不通，温气不行，凝血蕴裹而不散，津液涩渗，着而不去，而积皆成矣"也说明了情志对肺癌的影响。《济生方》中提到了"忧思喜怒之气，人之所不能无者，过则伤乎五脏，逆于四时，传克不行，乃留结而为五积"。吴秋霞和孙庆生等也认为七情所伤是一个重要内因，与肺癌的发病密不可分。

（2）正气不足也是导致肺癌的致病因素之一，张洪亮等认为肺癌的中医病因为内外合邪，久病成积。他认为正气不足会导致患肺癌的概率增加。

(3) 饮食失宜或者劳逸失度也是引起肺癌的原因。

（三）非内外因素

吸烟、饮酒等。古人将烟酒列为辛热之品，例如清代的顾松园认为："烟为辛热之魁"，肺癌的发病也可能与长期吸烟或者大量饮酒有关。如清《医门补要》中就记载相关案例："表邪遏估于肺，失于宣散，并嗜烟酒，火毒上熏，久郁热炽，烁腐肺叶。"清《青囊秘诀》中也提及了相关内容："也有膏粱子弟，多食浓厚气味，燔炙煎炒之物，时时吞嚼，或美酝香醪，乘兴酣饮，遂至咽干舌燥，吐痰吐血，喘息膈痛，不得安眠者，人以为肺经火热也，谁知是肺痿以成疮乎？"张洪亮等认为有些患者缺乏养生意识、健康常识也是导致肺癌发生的原因。

三、病机

肺的位置居人体胸中，经脉下络大肠，与大肠互为表里。肺主气，司呼吸，通调水道，外合皮毛，兼开窍鼻，主宣发肃降。肺为娇脏，喜润恶燥，所以，有虚实之分为肺病证的特点。故《黄帝内经》有云："邪之所凑，其气必虚"，《素问·五脏生成篇》也曰："诸气者，皆属于肺。"在中医理论中，人的正气是能维持机体正常生理功能并能抵御外邪的能力。正气虚弱，则抵御外邪的能力下降，机体就容易被邪气所侵邪。正气不足或正气的相对不足是疾病发生的内在根本原因，疾病的发生是邪正相争，正不胜邪的结果。邪气（致病因素）是发病的重要条件。正如《素问·评热病论》提道："邪之所凑，其气必虚。"《素问·遗篇·刺法论》也提到了："正气存内，邪不可干。"肺癌发病也是这样的。早在金代，张元素就在《活法机要》中提出："壮人无积，虚人则有之。脾胃怯弱，气血两衰，四时有感，皆能成积。"李中梓也在《医宗必读·积聚》提出："积之成也，正气不足，而后邪气踞之。"张景岳的《景岳全书》曰："脾肾不足及虚弱失调的人，多有积聚之病。"癌症多发于老年人的原因也是因为年纪大的人正气亏虚，元气衰败，抵御外邪的能力下降，比年轻人更容易患癌症，《外科启玄》更是提道："四十岁以上，血亏气衰，厚味过多所生，十全一二。"因此，肺癌的主要病机是正气虚损，阴阳失调，六淫之邪乘虚而入，邪停留于肺，导致肺出现问题，肺主宣发肃降的功能失职，气的运行受阻，气为血之母，进一步导致血行受阻，津液输布失调，津聚为痰，痰凝气滞，气滞血瘀，痰阻络脉，于是痰瘀互结，日积月累形成肺部的瘤块。由此可见，肺癌是一种局部属实，但是全身属虚的疾病，虚最常见的为阴虚、气血两虚，实则多见为痰凝、气滞、血瘀。

（一）中国古代对肺癌病机认识的发展过程

在中国古代，由于科学技术的局限性，古人并不能完整地意识到肺癌疾病的根本。古代的医学文献，单独对肺癌的病机病因的记录相对比较少。记录比较多的是整体的肿瘤病因病机。对肿瘤病因病机的记载多见于"癥瘕积聚"等病中。如《中藏经》指出："积聚癥瘕杂虫者，皆五脏六腑真气失，而邪气并遂乃生焉，久之不除也，或积，或聚，或癥，或瘕，或变为虫"认为脏腑的正气亏虚会导致肿瘤的发生。

1. 秦以前的早期古代社会

在远古时代，社会生产力水平低下。自然环境限制了远古先民的生活。因为无知，所以敬畏。他们对自然的迷信，就是由对自然的无知发展而来的。他们相信世间所有的一切都是由自然界中一股神秘的力量支配着的。并且认为这种神秘的力量是鬼神或者上帝。他们认为疾病的主要病因病机为鬼神致病。他们觉得，疾病并非人力可以治疗的。于是就采用一些迷信的方法，举办各种活动，例如占卜、巫术，通过这些来祈求神秘力量的庇护。将问题刻在动物骨架之上焚烧，这也是一种祈祷方式。以上为鬼神治病观念。

到了商代，先民改变世界和改造自然的能力逐渐增强，这种鬼神治病观渐渐地不被大家认可。商代也是古代医学巫术分离的重要时期。医疗活动被正式证明存在是在对商代的考古中，此次考古发现了医疗器具和药物。从这以后，医疗经验就逐渐丰富了。《山海经》这部成书于先秦时代的书中也有关于"瘿"病（可能为肿瘤）的记载，书中明确记载了具体的药物可以治疗相应的疾病。如口服就可以达到"食之已瘿""食之不瘿"的疗效。《山海经》中虽然部分药物为虚构，但这些记载说明了人们对肺癌的医学实践已经有了初步的认识和积累。受限于古代的诊断水平，后世学者认为，在当时，因为肿瘤是包块样的特征，易被医患和医师发现。因此肿瘤在当时被列为外科治疗的范畴。《周礼·天官冢宰第一》记载了医师的分类，医有食医、疾医、疡医、兽医之分。有文献记载"疡医"治疗肺癌的方法大致为"掌肿疡、溃疡、金疡、折疡之祝药、劀、杀之齐。凡疗疡，以五毒攻之。以五气养之，以五药疗之，以五味节之"。这些文献记载说明，随着科学技术的发展和医疗经验的积累，这时人们对疾病的认识已经从鬼神治病观逐渐地变成了医学认识。可见随着医疗经验的积累，人们对疾病的医学认识已经逐渐替代了鬼神治病观，并不断深化，不但有药物治疗肺癌的方法，通过手术治疗肺癌的方法也层出不穷，如外敷药物（祝药）、刮去脓血（刮）、腐蚀恶肉（杀）等，除此之外还有营养调节以调养身体的方法预防肺癌的发生，如"以五气养之""以五味节之"。此时虽然对肺癌的病机未有较深刻的讨论，但是人们已经对肺癌有了初步认识。

2. 秦汉时期

（1）《黄帝内经》：人们普遍认为现存最早的中医典籍是《黄帝内经》，大多数学者都认为《黄帝内经》是现今诸多疾病病因病机的理论源头，肺癌亦不例外。肺癌在《黄帝内经》中未做专篇论述，有学者根据症状体征不完全统计认为，可能包含肺癌的疾病名称有20余种，如"瘤""积""积聚"等。根据这些疾病的记载，可以看出《黄帝内经》对肺癌的病因病机已有初步认识。其一为邪气侵袭，寒凝于机体。《灵枢·九针论》曰："四时八风客于经络之中，为瘤病者也"认为肺癌的病因病机之一为外邪客体。而寒邪又是外邪之中最常导致肺癌的因素，《灵枢·百病始生》记载道："积之所生，得寒乃生，厥乃成积也。"同为寒邪，致病的机理和过程也有不同，寒主收引，可以导致血液停滞而化积，还可以寒凝导致气滞而成，也可以"厥"继而化积，还可致津液寒凝化为痰湿、发为"昔瘤"。除此之外还有情志不畅，导致气机不顺，进而导致津血不行，凝聚成肺癌者，如《灵枢·百病始生》中说道："若内伤于忧怒，则气上逆，气上逆则六输不通，温气不行，凝血蕴裹而不散，津液涩渗，著而不去，而积皆成矣。"

（2）《难经》：无论从内容和形式上来说，《难经》都是《黄帝内经》的延续和发展，在《黄帝内经》的基础上根据五行理论将邪气、脏腑、疾病联系起来，这是一种创新。首次对"积聚"进行区分的书也是《难经》，其中《五十五难》提道："积者，阴气也；聚者，阳气也。故阴沉而伏，阳浮而动。气之所积名曰积，气之所聚名曰聚，积者五脏所生，聚者六腑所成也。积者，阴气也，其始发有常处，其痛不离其部，上下有所终始，左右有所穷处；聚者阳气也，其始发无根本，上下无所留止，其痛无常处，谓之聚。"肺癌的"积"与"聚"有不同的成因（积成于血，聚成于气），有不同的病位（积成于脏，聚成于腑），有不同的表现（积的范围固定，聚的范围发散），其本质是病机不同。肺受邪，传其所克之脏，若正赶上肺脏的旺季，邪气不得传，则滞留为积，正如《五十六难》提到的"息贲"："肺病传于肝，肝当传脾，脾季夏适王，王者不受邪，肝复欲还肺，肺不肯受，故留结为积。"在这个背景下，"积"的内容被独立出来，"五脏积"的概念形成，《五十六难》中也提到"肺之积，名曰息贲"，《难经》是基于五行生克理论和天人相应理论去认识"肺积"的病因病机。五脏分属五行，根据五行之间相生相克的原理，五脏之间也相互联系，关系紧密，如脏气相传。有五行之分的理论也同样适用于四季。人体生于自然之中，吸食五谷精气，脏腑之气与自然相对应，合则气旺。

（3）《伤寒杂病论》：是首部理法方药俱全的中医典籍，据张仲景自序"建安纪年以来，犹未十稔"估计，其成书时间大约为在公元206年。《伤寒杂病论》在后世的不断流传中被分为了《伤寒论》和《金匮要略》2个部分。首次提出六经辨证治疗外感疾病体系的书是《伤寒论》，书中虽未提及肺部癥瘕积聚之论，但是现代学者根据书中的症状描述认为，肺癌或属书中提到的"脏结病"之列，《伤寒论》曰："病胁下素有痞，连在脐旁，痛引少腹入阴筋者，此名脏结，死。"其中描述与肺癌有许多相似之处，《伤寒论》认为脏结的病机为寒邪侵入人体，导致人体阳虚阴盛，寒凝结于脏腑。由此可见，《伤寒论》认为肺癌的病机为寒凝于肺，进而成积，化生为瘤。

（4）《神农本草经》中并未直接论述肺癌的病因病机，但有许多对"抗肿瘤药物"药物的功效描述，如有"破积聚""破癥坚血"等功效的药物，因此我们可以从药物治疗中分析出医家对肺癌病因病机的认识，对肺癌病机的认识会影响对药物的选择，此时医家对肺癌病机的认识为正虚、邪热、血瘀占多数。根据对《神农本草经》中记载的大概160味具有抗肺癌作用的药物的分类和分析、进行药性统计得出清热药与补虚药所占比例最大，皆为17.5%，其次是活血化瘀药，占10.3%。

（5）小结：此时的社会发展飞速，中医基础理论逐渐产生，经过了春秋战国时期思想的碰撞以及《黄帝内经》的写成，此时中医对肺癌这个疾病病机的认识已经达到了新的境界。《黄帝内经》对病因病机的认识包括外感、内伤、情志、饮食、生活等很多方面，已经较为全面。《难经》对肺癌病机认识的突破是提出了"肺积"理论，并把肺癌的病机和五行理论相结合。《伤寒杂病论》认为肺癌的病机主要为寒气入侵，凝结于肺。

3. 三国至隋唐时期

（1）《脉经》：是我国现存最早的脉学专著，集汉以前脉学之大成，作者为王熙（字叔和）。《卷七·病不可火证第十六》曰："医加火熏，郁令汗出，恶寒遂甚，客热因火而发，怫郁蒸肌肤，身目为黄，小便微难，短气，从鼻出血，而复下之，胃无津液，泄利遂不止，热瘀在膀胱，蓄结成积聚。"此例记载了由于医家判断失误，治疗方法错误，导致热邪郁结于机体，导致"聚积"发生，此书对肺癌病机的认识主要为热邪聚积而成。

（2）《针灸甲乙经》分为《素问》《针经》《明堂孔穴针灸治要》3部分，此书成书于三国时期，作者为皇甫谧。《卷五·九针九变十二节五刺五邪》云："人予四时八正之风，客于经络之中，为瘤病者也，故为之治锋针。锋针者……令可以泻热出血，发泄瘤病。故曰：病在五脏固居者，取以锋针，写于井荥分俞，取以四时也。"这是此书关于肺癌最早的记载。《卷八·经络受病入肠胃五脏积发伏梁息贲肥气痞气奔豚》曰："息贲时唾血，巨阙主之。腹中积，上下行，悬枢主之。疝积胸中痛，不得息，天容主之"提到了治疗肿瘤所选取的穴位等。根据治疗选择的穴位我们可以分析出皇甫氏认为肺癌病机是经络阻滞，凝结成热，因此治疗时"泻热"，针刺穴位来疏理气机。

（3）《中藏经》中最早将"癌、瘕、积、聚"共同论述并且进行区分："积者系于脏也，聚者系于腑也，癌者系于气也，瘕者系于血也。""癌瘕积聚"后来成了明确肿瘤病名之前的肿瘤概称。由此可见肿瘤既与脏腑相关，又和气血相关的观点，奠定了后世从脏腑气血出发认识肿瘤病因病机的理论基础。《积聚癥瘕杂虫论第十八》曰："积聚癥瘕杂虫者，皆五脏六腑真气失，而邪气并遂乃生焉，久之不除也，或积，或聚，或癥，或瘕。"从中可以看出古人已认识到肿瘤的病因病机为正虚邪并。《论诸病治疗交错致于死候第四十七》曰："圆可以逐风冷，破坚癥，消积聚，进饮食，舒荣卫，开关窍，缓缓然，参合无出于圆也。"《中藏经》认识到肿瘤为慢性病的特点，治疗需缓缓图之，因丸剂作用缓慢而持久，故提倡用丸剂治疗肿瘤。这一认识在《金匮要略》使用桂枝茯苓丸和鳖甲煎丸已有所体现。又有《论痈疽疮肿第四十一》曰："夫痈疽疮肿之所作也，皆五脏六腑蓄毒不流则生矣，非独因荣卫壅塞而发也。"荣卫壅塞指的是外感邪气，但仅是外感邪气尚不足以致生肿瘤，而是五脏六腑中有积蓄的毒邪不得出，内毒与外邪合而为病。这一有关"毒邪"的认识发前人所未发，因此"脏腑蓄毒"的观点是肿瘤病因病机的新认识。

（4）《诸病源候论》为隋朝大业 6 年（公元 610 年）医官奉诏所撰，已知其撰写者包括巢元方、吴景贤等。《诸病源候论》是一部论述病因病机的专著，其对体征、症状的描述也十分丰富。《卷三·虚劳病诸候上》曰："虚劳之人，阴阳伤损，血气凝涩，不能宣通经络，故积聚于内也。"从中可以看出，此为虚劳积聚候，即虚劳病中的一种，说明虚劳可致生肿瘤，"夫虚劳者，五劳、六极、七伤是也"。五劳即为思劳、忧劳、心劳、志劳、瘦劳，又肺劳、心劳、脾劳、肝劳、肾劳；六极为气极、血极、肌极、筋极、胃极、精极；而阴寒、阴萎、精连连、精少、精清、里急、小便苦数为七伤，又大饱伤脾、大怒气逆伤肝、强力举重久坐湿地伤肾、形寒寒饮伤肺、忧愁思虑伤心、风雨寒暑伤形、大恐惧不节伤志，《诸病源候论》中极大地丰富了肿瘤病因病机正虚的认识。总而言之，因为各种劳伤而导致人体气血阴阳亏虚过度皆可致生肿瘤，外邪侵袭的认识尚无体现。在《卷十九·积聚候》中，有许多伴随症的描述，并分论其病因病机，如认为"积聚心腹痛候"的病因病机为："此皆由寒气搏于脏腑，与阴阳相击下上，故心腹痛也。"又认为"积聚宿食候"的病因病机为："由脏腑为寒气所乘，脾胃虚冷，故不消化，留为宿食也。"说明同一种肿瘤可能因为病因病机的不同而产生不同症状，从而需分而论治。

（5）《备急千金要方》和《千金翼方》为唐孙思邈所作。两书中都载有大量的临床方药，从方药分析中能够看出孙氏主要是继承先贤的认识。《黄帝内经》对肿瘤病因病机的认识则以寒邪致病较多，观《备急千金药方·卷十一·坚癥积聚篇》中有名方 16 个，其中有 12 个方中使用了附子、细辛、蜀椒、干姜、乌头、吴茱萸、桂枝等温热之性显著的药物。《备急千金要方》中记载了用灸法治疗积聚，《卷十六·胃腑方》载："胸满、心腹积聚，痞痛，灸肝俞百壮"，"脏腑积聚，胀满，羸瘦，不能饮食，灸三焦俞"等。灸法属于火疗之法，其中艾草性温，再通过燃烧将温热之气传导入人体之内，可见有医家认为肿瘤的病因病机为"内寒"。在继方剂、针刺、导引之法后，用灸法治疗肿瘤也有了记载。《坚癥积聚篇》收于《肝脏篇》中，可以看出孙氏认为肿瘤与肝脏相关。孙氏又接受了《难经》五行生克传遍的理论，于每一类的第一章"某脏脉论第一"中将五脏积的病机认识收载其中并附以方药。

（6）小结：三国、晋至隋唐时期对肿瘤的主要认识是继承并逐步发展的。《脉经》在肿瘤脉诊方面有了新论述，认识到误治和热瘀可能致生肿瘤。《中藏经》中认识到肿瘤注重脏腑，阐发了对于"脏腑蓄毒"的新认识，并表明了肿瘤慢性病的特点。《诸病源候论》中丰富了肿瘤病因病机的认识，不同人群病因病机不同而具有差异性，同一肿瘤也存在不同病因病机。这一时期对肿瘤的治疗方法有很大进展，尤其是外治法在这一时期发展较好，在以下几本书中有详细介绍：《针灸甲乙经》用针刺疏通经络气机阻滞，《诸病源候论》附导引法治疗肿瘤，《千金要方》载灸法温散体内寒气，又基于前人的认识和用药特点丰富了方药的使用。

4. 宋金元时期

（1）《三因极一病证方论》为南宋陈言（字无择）撰，刊于淳熙元年（1174 年）。陈无择将病因划分成三类，外感六淫为外因，情志内伤为内因，而饮食劳倦等为不内外因，这种分类方法简化了病因学说。陈氏论述肿瘤的病因病机大多从情志出发，《卷十一·胀满证治》曰："五积以五脏气不平，肝为肥气，心为伏梁，肺为息奔，脾为痞气，肾为奔豚。皆聚结痞块，随所生所成之日，分推而究之，皆喜怒忧思，乘克胜克，相因相感。"陈氏基于"五脏积"认为：邪气的产生是由于五脏对应的情志过激，而后在五脏之气与自然之气相感的作用之下，邪气不能传化，积累成肿瘤。即《卷八·五积证治》曰："忧伤肺，肺以所胜传肝，遇长夏脾旺，传克不行，故成肝积。"陈氏又提出"癥痕属肝部，积聚属肺部"的观点，与孙思邈认为"积聚"归属于肝脏的观点不同，又与秦汉将"积"与"聚"分、"癥"与"痕"分的认识有相异。"癥痕"为血所致，而"积聚"是气所成，这是肿瘤与脏腑气血关系认识的新发展。

（2）《黄帝素问宣明论方》为金人刘完素所作，书成金大定十二年（1172 年）。刘完素根据运气学说，充分发挥《黄帝内经》"亢则害，承乃制，制则生化"的理论，提出了全新的病机认识。在《黄帝素问宣明论方·卷七·积聚总论》曾曰："斯疾乃五脏六腑阴阳变化盛衰之制也。亢则害，承乃制，极则反矣。"人体脏腑之气受各种因素的影响，若变得亢盛，就会对人体产生相应的危害，承之之气会被制约，使亢盛之气转化为承之之气，如《积聚总论》曰："瘕者，腹中坚硬，按之应手。然水体柔顺，如今反坚硬如地者，亢则害，承乃制也。""水性本柔，若其亢盛有害，根据《素问·六微旨大论》中曰：'水位之下，土气承之'，土质坚硬，水气向土质转化，变得坚硬。""亢害承制"的理论与脏腑、五行、运气皆相关联，与"五脏积"的认识并非一脉。自《黄帝内经》始，对肿瘤病因病机的认识多为寒邪，用药多用温热之品，刘完素并不否认寒邪致病的观点，但以为皆是寒则误矣。他发现许多被认为是寒邪所致的肿瘤，其病因病机其实是热邪，《积聚总论》曰："世传冷病，然瘕病亦有热。或阳气郁结，佛热壅滞而坚硬不消者。"再次提出肿瘤病因病机的认识中有热邪的观点，用药则一改秦汉隋唐温热之风，寒凉药物的使用逐渐增多。又有《积聚总论》曰："积聚、留饮、痞膈、中满湿积、霍乱吐下、癥瘕坚硬、腹满，皆太阴湿土，乃脾胃之气，积聚之根也。"刘氏认为脾胃为肿瘤产生的根源，肿瘤与脏腑，尤其是脾胃的关系渐被重视。刘氏还在"癥瘕"皆属血的认识基础上提出"瘕为癥之渐，癥为瘕之极"的观点，对疾病阶段的诊断有所助益。

（3）《儒门事亲》为金人张从正（子和）所作，书约成于13世纪初。张从正在书中指出，先贤对肿瘤的症状描述已非常清楚，唯独治法不甚明确，《儒门事亲·卷三·五积六聚治同郁断二十二》曰："及问治法，不过三棱、广术、干漆、硇砂、陈皮、礞石、巴豆之类。复有不明标本者，又从而补之，岂有病积之人，大邪不出，而可以补之乎？"治法不明是因为病因病机不明，张氏认为肿瘤的标和本不同，需要区别对待，分清缓急，不可一味攻或补。这一观点对肿瘤病因病机的认识有较大意义。

（4）《丹溪心法》是金人朱震亨的门人整理朱震亨医论所作。朱震亨对肿瘤病因病机的认识起源于许叔微"痰挟瘀血，遂成窠囊"的著名论断，认为气乃无形之物，《丹溪心法·卷三·积聚痞块》曰"气不能作块成聚，块有形之物也，痰与食积死血而成也"。后曰"食积即痰也"即"痰与死血而成"，有形实邪"痰瘀"是其对肿瘤病因病机的新的认识。又，《丹溪心法·卷二·痰》曰："凡人身上中下有块者，多是痰。"从中看出朱氏认为"痰"是肿瘤病因病机认识的常见观点。

（5）小结：宋金元时期医家认识肿瘤的病因病机有其独特的视角，如陈无择从情志方面论述、刘完素从热和脾胃方面着手、张从正从标本正邪切入、朱震亨从痰瘀方面论述，而杨士瀛从毒邪方面展开探讨，这些认识多是先贤有所涉猎，在此时论述较多而各具特点。现代用来命名上皮细胞恶性肿瘤的"癌"字也出现在此时，并具备了现代肿瘤的含义，只是尚未被医家广泛使用于肿瘤的命名中。

5. 明清时期

(1)《证治准绳》：是明代医家王肯堂的作品，初刊于明万历 30 年（1602 年）。此时的王肯堂初步认识到肿瘤漫长的病程是呈阶段性发展的，每一阶段特点不同，病因病机也不同，因此根据不同的特点和具体的病因病机，提出了初治、中治、末治 3 阶段治疗。《证治准绳·杂病·积聚》曰："初治其邪入客后积块之未坚者，治其始感之邪与留结之，客者除之、散之、行之，虚者补之，约方适其主所为治。"王氏认为肿瘤初期的病因病机多为外邪客体，趁邪气立足未稳，"积块未坚"，拟祛邪外出，多采用攻邪之法，若遇正气亏虚，仍要补虚；"及乎积块已坚，气郁已久，变而为热，热则生湿，湿热相生，块日益大，便从中治，当祛湿热之邪，其块之坚者削之，咸以耍之，比时因邪久凑，正气尤虚，必以补泻迭相为用"。中期肿瘤已成，病因病机多转变为邪气实且正气虚，故同时使用补法攻法，扶正祛邪，又提出"湿热"是肿瘤中期病因病机的观点："若块消及半，便从末治，即住攻击之剂，因补益其气，兼导达经脉，使荣卫流通，则块自消矣。"末期邪气已损过半，无须再用攻法，病因病机多转变为正虚，当以扶助正气为主。

(2)《景岳全书》：为明代医家张介宾（景岳）所作，成书于明崇祯 13 年（公元 1640 年）前。张介宾认为肿瘤的病因病机包含 3 类，在《卷二十三·杂证谟·积聚》中有这样的记载："积聚之病，凡饮食、血气、风寒之属，皆能致之。"而不同的病因病机则应施以不同的治法，《卷二十三·杂证谟·积聚》举例曰："饮食之积，凡暂积者，不过以饮食偶伤，必在肠胃之内，故可行可逐，治无难也。惟饮食无节，以渐留滞者，多成痞积于左胁膈膜之外……。若饥饱无伦，饮食迭进，以致阳明胃气一有所逆，则阴寒之气得以乘之，而脾不及化，故余滞未消，乃并肠外汁沫搏聚不散，渐成瘤积矣。然其初起甚微，人多不觉，及其既久，则根深蒂固，而药饵难及……。故当以渐消磨，求法治之，慎毋孟浪欲速，妄行攻击，徒致胃气受伤，而积仍未及，而反以速其危也。"肿瘤不是朝夕间形成，而是病程绵长，病机万变，初起症状不显，发现之时治疗已变得困难，需要辨清病因病机、正邪关系等，注重脾胃之气的保护，不可盲目攻邪，缓缓图之。又有治疗风寒致积者："然积以寒留，留久则寒多为热，风以致积，积成则证已非风，故治此者，亦但当治其所留，不可发散，以再伤其真气也。唯慎疾者，能知所由而虑之于始，则可为保脾之良策。"足见张氏对肿瘤病因病机认识之全面，和对人之正气和脾胃功能的重视。

(3)《杂病源流犀烛》的作者是清代沈金整，书成于康熙 38 年（公元 1773 年）。《卷一脏腑门·肺·肺病源流》曰："息贲，肺积病也，在右胁下，如覆盆状，令人洒洒寒热，背痛，呕逆，喘咳，发肺痈，脉必浮而长，皆由肺气虚，痰热壅结也。宜调息丸、息贲丸。当以降气清热，开痰散结为主。"对肺癌病因病机的认识则多侧重于气机。《卷二·诸气源流》曰："凡人清纯元气，与血流行，循环无端，若冲击横行于脏腑间，而为痛、为痞满、为积聚等病者，气失其平也。""积聚、癥痕、痃癖，因寒而痰与血食凝结病也"。沈氏认为肿瘤的病因病机大多数为气机失调，先是气机失衡，在寒的背景下，痰、食、血凝结成块，这是他自己结合前人想法得出的独特见解。

（二）病机的分类

根据数据统计，现代中医认为肺癌的病机最重要的为"虚"，提及频次为25%，关注度最高。"痰"则次之，关注度是12.26%。认为肺癌的病机为"瘀"的人也有很多。也有学者认为癌毒是致肺癌的根本，因此我们主要从正气虚损论、痰瘀内聚论、邪毒侵肺论、其他学说4大方面分别论述肺癌的病机。

1. 正气虚损论

在中医学基础理论中有"肺为气之本"之说。因此，如果肺气亏虚，就可导致全身性的正气亏虚。在肺癌的整个发病过程中，患者的机体始终处于正气亏虚的状态，在肺癌的中晚期尤其明显。《外证医案》中就有提到"正气虚则成岩"，《医宗必读·积聚篇》也有言："积之成也，正气不足，而后邪气踞之"指出肺癌发生、发展的内在依据是正气虚损。刘嘉湘教授认为"无虚不成瘤"，她的观点是肺癌得病的根本为"虚"，因为气虚导致"肺癌"的实，肺癌的属性为全身属虚、局部属实。

正气的作用是抵御人体遭受外邪，《素问·刺法论篇》有言"正气存内，邪不可干"，当人体的正气亏虚，抵御外邪的能力下降，导致邪毒于肺中聚集，导致肺部肿瘤的生成，肿瘤的生长又会消耗人体的正气，正气进一步亏虚，又会助肿瘤生长，导致恶性循环。在病情逐渐发展的过程中，人体正气逐渐虚弱，抵御外邪的能力慢慢下降，导致癌毒在人体内大范围扩散，癌毒在体内蔓延，多处转移，进一步导致其他器官的病变，重则发生多器官衰竭的情况。明代李中梓在《医宗必读·积聚》也说道："积之成也，正气不足，而后邪气踞之，如小人在朝，由君子之衰也。"刘嘉湘等教授也认为正气亏虚是肺癌最根本的病机。

正气虚弱可以导致脏腑功能衰弱和气血阴阳虚损以致肺癌。脏腑功能衰弱主要与肺、脾胃、肾脏相关，在气血阴阳失调方面，气、阴、阳的虚损是肺癌发生的主要病机。

（1）脏腑功能衰弱：肺自病《黄帝内经》云："若劳伤肺气，腠理不密，外邪所搏而壅肿者……名曰气瘤……夫瘤者，留也。随气凝滞，皆因脏腑受伤，气血乖违。"认为肺癌产生的原因是肺气亏虚，肺脏自病。《诸病源候论》也提到了："积聚者，由阴阳不和，腑脏虚弱，受于风邪，搏与腑藏之气所为也。"说明肺癌的病机是肺虚，邪乘虚而入，肺脏之气与之博弈失败，因而肺部产生肿瘤。宋代严用和《济生方》云："积者，生于五脏六腑之阴气也……此由阴阳不和，脏腑虚弱，风邪搏之，所以为积……"说明肺癌和肺气虚关系紧密。《中藏经》指出："积聚癥瘕杂虫者，皆五脏六腑真气失，而邪气并遂乃生焉，久之不除也，或积，或聚，或癥，或瘕，或变为虫"，也有同样的观点。肺有别名"华盖""娇脏"，因肺在五脏中居最高位，肺为娇脏，易被邪侵，肺主气，司呼吸，所以肺气虚是肺脏相关疾病的基础病机。王雄文等从肺脏藏象和经络特征角度阐述了肺癌发病的机制，他认为肺脏的肺叶尤其娇嫩，不耐寒热，易被邪侵，又朝百脉，五脏中肺脏与经络关系最为密切，所以肺脏容易代它脏受过，导致肺本脏正气虚损。肺主气，调节气的运动，与宗气生成密切相关，故易出现本脏气滞与血瘀，癌瘤发生及进展的重要因素之一是气滞和血瘀日久，肺主行水，"为贮痰之器"，痰湿留驻日久，变生痰毒，是导致肺癌发生及转移的重要因素。关于肺与脾，金代张元素《活法机要》曰："壮人无积，虚人则有之。脾胃怯弱，气血两衰，四时有感，皆能成积"提到了肺和脾的关系，脾虚则气虚，进而肺产生肿瘤。明代张景岳在《景岳全书》中提道："脾肾不足及虚弱失调的人，多有积聚之病。"也说明了脾虚则更容易得肺癌。《医学入门·积聚门》载："积初为寒……久则为热……""五积六聚皆属脾，阳虚有积易治，唯阴虚难以峻补"。《脾胃论》曰："百病皆由脾胃衰而生也。"肺癌虽为肺脏疾病，但最终皆因脾胃功能虚衰，导致胃气败，谷气绝而不能医治。杨海江等认为，肺癌病机可概括为正虚邪实，正虚多由脾胃气血生化之源不足，邪实多由脾胃虚弱，脾失健运，致痰浊内生，痰瘀互结。刘嘉湘教授认为，肺癌病位虽在肺，但与脾胃关系甚密，肺癌患者脾胃气血生化之源不足可导致或加重正气之虚，其实亦常因脾病助湿生痰而加重肺部疾病，故刘嘉湘临证中也强调肺癌治疗"不离乎肺，然不止于肺"，强调治疗要从整体入手，善从脾胃论治，在于促进气血生化，增加正气，祛除邪毒，以利于肺癌患者身体的好转。关于肺与肾，《景岳全书》认为："脾肾不足及虚弱失调之人，多有积聚之病。"肺金肾水，母子相生，二者在病理上相互影响，在生理上相互联系。王中奇等认为，肺癌发病与肾密切，因为肺癌发生是建立在内因基础上。其中，体质"内虚"是内因的重要一环，而体质主要由肾中精气决定，肾中精气决定了人体对某种致病因子的易感性及病变类型的倾向性，参与并影响病机形成，若肾精不足，失其滋养温煦功能，常会减弱肺的功能，生痰聚湿成毒，导致肺癌发生。可见，肺癌的发病与肾的关系也很密切。

（2）气血阴阳虚损：中医学对肺癌病因病机的认识多与气血阴阳虚损有关，尤与气、阴、阳虚有关。李慧芬等选择了 110 例肺癌患者，对他们术前进行辨证有无气虚证，结果发现，肺癌中气虚的发生比率约为 52%，他们认为肿瘤发生的内因是气血亏虚，并可进一步促使肿瘤发展。张卫华等认为，正虚与老年肺癌发病尤其相关，人入老年，气血逐渐衰弱亏虚，正虚是形成肿瘤的重要内在因素。国医大师何任将肺癌的中医因机主要归结为气阴两虚。周维顺教授认为，正气虚损，脏腑气血阴阳失调是肺癌的主要病机，肺癌正虚多气虚、阴虚。孟晓等前瞻性探讨了180例晚期肺癌患者中证候分布与组合规律，总结出初治病例及非初治病例均以气虚证为主的兼挟证最多。章永红教授认为，肺癌发病机制以正虚为本，其中气虚、血虚、阴虚、阳虚为主，首先是正气不足，无力抵御毒邪才导致毒瘤内生。虽然肺癌多以气虚、阴虚多见，但《灵枢·百病始生》有云："积之始生，得寒乃生，厥乃成积矣。"可见肿瘤形成还与阳气不足、寒凝淤滞有关。刘嘉湘等认为，晚期肺癌患者肺、脾、肾三脏阳气不足、寒凝毒结者多见，把肺癌定位为"肺疽"，属阴疽之类。当然，脏腑功能衰弱与气血阴阳虚损之间密切相关，不可分割，相辅相成。肺、脾、胃、肾脏功能衰弱与气血阴阳虚损共同形成正气虚损，引起肺癌发病。现代医学研究也已证实，中医所说人体正气相当于现代医学的免疫功能，正气充足则免疫功能增强，不易发病。

2. 痰瘀内聚论

早在《黄帝内经》中就指出："温气不行，凝血蕴里而不散，津液涩渗，著而不去，而积皆成矣。"《丹溪心法》云："人上中下有结块者，多属痰。"说明中医学早就认识到痰瘀与肿瘤发生的关系。刘樊认为，五脏六腑皆生痰，如肺失宣降、脾失运化、肝失条达、肾失开阖，三焦气化失常等均能使津液不化，聚而生痰，而痰又可加重脏腑功能失常，气血失和，气滞血瘀，痰瘀互结，肿块内生，形成肺癌。韩宗刚认为，痰浊阻肺为肺癌发病之根，是引起多种疾病的一个因素，同时又是一个致癌因素，由于痰浊阻肺，气血失和，导致痰瘀互结，久之则形成积聚肿块。可见，在肺癌的发病机制中，痰既是致病因素，又是病理产物。

3. 邪毒侵肺论

《灵枢》有云："虚邪之人，于身也深，寒与热相搏，久留而内著，邪气居其间而不反，发为瘤。"说明肺部生瘤是因为邪毒入侵，停留于机体。《儒门事亲》说："积之成也，或因暴怒喜悲思恐之气，或伤酸甘辛咸之食，或停温凉热寒之饮，或受风暑燥寒火湿之邪"也从邪毒方面阐述了肺癌的病机。陈建梅认为，肺癌的主要原因由于邪毒留滞、饮食内伤、情志劳倦所致，正虚邪蕴是肺癌发病的基础，痰瘀蕴肺是肺癌的病理本质。骆文斌等提出邪毒留滞、饮食内伤、情志劳倦为引发肺癌的主要原因，不可忽视体质因素的重要意义。另外，"癌毒"也是可以导致肺癌发病的另一邪毒。由于癌的致病性与难治性，国医大师周仲瑛教授认为，癌症发生，必定夹毒伤人，从而提出了"癌毒"学说，周教授认为，癌毒与痰、瘀、湿等因素同时存在、兼夹转化、互为因果、共同导致肺癌的发生，是肺癌的复合病机的组成。有学者认为，引起肺癌的"癌毒"，并不属于六淫之邪和痰瘀等邪，而是由于内因外因等各种因素共同作用以至于机体正气亏虚，脏腑功能失衡，邪毒乘虚而入，使气滞血瘀、痰凝毒聚结于肺脏，量变进化为质变产生癌毒，肿瘤因此生成。所以，"癌毒"是一种特殊的强烈致病物质。

4. 其他学说

肺癌发病除与正气虚损、邪毒侵肺、痰瘀内聚相关外，还有学者认为肺癌发病的关键致病条件是伏气内蕴，伏气内蕴是肺癌发生的独特病因，是正常细胞发生癌变的关键因素，从伏气学说角度探究肺癌的病机，也在临床得到了验证。还有学者从"络病"的方向研究肺癌的病机，例如袁东等认为，"肺络痹阻"是肺癌形成和发展的关键病机，因肺脉、肺络渗灌周身血气，通行荣卫，是肺司呼吸主治节的结构与功能基础，邪阻肺络则结聚成块，而络脉遍布全身，无处不在，也给肺癌的扩散和转移提供了条件，因此肺络痹阻是肺癌形成和发展的关键病机。

5. 小结

综上所述，肺癌中医病因病机主要从正气虚损论、痰瘀内聚论、邪毒侵肺论、其他学说4个方面展开研究。但总体的分类无统一标准，各家侧重点也有所不同，但整体来说，肺癌发病虽具有多样性、复杂性，但是也基本是内因（正气虚损）、外因（六淫邪毒、七情内伤、饮食劳倦）等多种因素共同作用的结果，而且也有学者基于因子和聚类分析证实了肺癌既有正气不足，又有气滞、血瘀、痰凝等邪气存在。我们应该将上述学说结合在一起，以发展的眼光看待肺癌的病机，来指导临床诊治，提高中医药治疗肺癌的疗效。

（三）现代各家名医对肺癌病机的认识

1. 洪广祥

洪教授认为肺癌属中医学"肺积"范畴，并与"咳嗽""喘证""胸痛""肺痈""咯血""肺痨"等病证密切相关。肺癌的病位在肺，肺为娇脏，易受外邪，邪留于肺，肺气壅滞，气滞日久必致血瘀，瘀积日久则成癥块（癌块），故古人有"血瘀而成癥"的理论。临床实践证明，肺癌患者均见有不同程度的舌黯、瘀斑、舌下静脉延伸扩张，其周围呈粟粒状增生以及其他"瘀血"征象和症状。由此可见，"血瘀"为肺癌的基本病理。肺癌患者气血淤滞，必然会直接影响津液的正常输布，肺不布津，则津液停聚，郁积不行，随转化为痰浊。痰浊阻肺，肺失肃降，不仅可引起咳嗽、咯痰、胸闷、气憋等肺之见证，同时，痰浊壅肺，肺气受阻，又进一步加重血瘀，形成恶性循环。痰瘀互结的病理变化，在肺癌的病理转机中占有重要地位。

洪教授还认为，正气不足，脏腑气血阴阳失调是肺癌发生的重要内因。肺癌发生后，又极易耗气伤血，伤阴损阳，机体抗癌能力进一步下降，促使癌症的扩散和发展。晚期肺癌患者均有显著的脾肺气虚见证，尤以脾气虚最为突出。临床实践证明，肺癌患者凡见面削形瘦，骨立，"大肉尽脱"的脾败见证，常预示着患者已进入生命的垂危阶段。随着晚期肺癌的病情发展和病理演变，部分患者可出现由气虚、阳虚导致的阴虚，临床表现脾、肺、肾三脏之气阴两虚见证。患者除有肺、脾气虚的见证外，还同时伴有干咳、低热、手足心热、盗汗、口干、大便干结、舌红苔少、脉象细数等肺、脾、肾阴虚的症状。这种转化多见于术后复发的肺癌患者，常预示病情极其严重，治疗效果也极差。此外，"痰热"也是肺癌病理演变的一个侧面，多因痰瘀化热所致。痰瘀化热的直接原因，是由于癌块阻塞支气管，致使痰液引流不畅，出现继发感染的缘故。患者表现为发热、口苦、口干，咯痰黄白相间或咯脓血痰，大便干结，舌苔黄厚腻，脉象弦滑或兼数等。

2. 吴一纯

吴教授认为肺癌多因正气先伤，邪毒犯肺，以致肺气郁结，宣降失司，气机不利，致气、血、痰、食结积聚于肺，形成肺癌。其病机以气滞为主，其发病是全身疾病的局部反映。吴教授指出，要动态观察肺癌标、本矛盾双方的变化，即在疾病发展的不同阶段，癌组织（邪）与自身的抵抗能力及反应状态（正）的标本地位是有所不同的。例如，肺癌的早、中期，正气可支，胃气、神气尚存，应以癌组织为病本；而疾病晚期，正气不支，全身衰竭时，以正气及机体的反应状态为病本。

3. 刘嘉湘

刘教授认为对于肺癌发病机制的认识，要从整体观出发。肺癌是一种全身性的疾病，而肺部肿瘤只是全身疾病中的一个局部表现。通常是由于饮食失调、房事不节、劳倦过度等致脏腑阴阳失调，正气先虚，六淫之邪乘虚而入。由于邪毒的干扰，肺脏失去了正常的生理功能，肺气则郁，宣降失司，津液输布不利，壅结为痰，气机不畅，血滞为瘀，痰瘀交阻，阻塞络脉，日久逐渐形成肺部肿瘤。这是因虚而得病，因虚而致实，虚为病之本，实为病之标。虚是全身性的，实为局部性的。由于肺为娇脏，喜润而恶燥，邪毒郁肺化热，最易耗气伤阴，故肺癌的虚以阴虚、气阴两虚为多见。实则不外乎气滞、血瘀、痰凝、毒聚。肺癌的病变虽然在肺，但与脾肾密切相关。肺主一身之气，脾为气血生化之源，肾为气之根，主纳气。脾、肺、肾3者存在着互根互生的关系。而脾为生痰之源，肺为贮痰之器，肺脾为病，往往痰浊滋生，加之邪毒入肺，蕴成痰毒，痰毒数变善行，可犯肝脑，注筋蚀骨，侵注心包，致变证百出。所以不同的肺癌患者或同一患者在不同的时期可出现不同的症状，表现出不同的证型。

参考文献

[1]全国高等教育自学考试指导委员会.中医内科学 [M].北京：中国中医药出版社，2000.

[2]赵永生.甘肃临潭磨沟墓地人骨研究 [D].吉林大学，2013：73.

[3]李丛煌，花宝金.肺积（肺癌）古代医论 [J].四川中医，2008（04）：40-41.

[4]周宜强.实用中医肿瘤学 [M].北京：中医古籍出版社，2006：489.

[5]徐锡台.殷墟出土的一些病类卜辞考释 [J].殷都学刊，1985，（1）：8-10.

[6]宋·严用和重辑严氏济生方［M］.北京：中国中医药出版社，2007.

[7]吴秋霞，孙庆生.肺癌古代医论 [J].中医临床研究，2015，7（10）：65-67.

[8]袁香梅，王冠英，王冠峰，等.张洪亮主任医师中医辨治肺癌经验 [J].新疆中医药，2016，34
（01）：40-42.

[9]张星星，李泽庚.肺癌中医病因病机探讨 [J].中华中医药杂志，2015，30（10）：3447-3449.

[10]朱世杰.肺癌 [M].北京：科学技术文献出版社，2004.

[11]刘伟.肺癌的中医药古代文献研究 [J].湖南中医杂志，2016，12（12）：136.

[12]王磊.中医病因学史论 [M].哈尔滨：黑龙江科学技术出版社.2010：5-11.

[13]彭邦炯.甲骨文医学史料释文与研究 [M].北京：人民卫生出版社，2008.

[14]马继兴.台西村商墓中出土的医疗器具砭镰 [J].文物，1979（06）：54-56.

[15]裝迅，陈继东，陈如泉.《山海经》之瘿病记述 [J].中医文献杂志，2015，33（03）：17-18.

[16]夏黎明.中医肿瘤病名议 [A].中国中西医结合学会.第八届全国中西医结合肿瘤学术会议论文集
[C].中国中西医结合学会，2000：174.

[17]吕友仁.周礼译注 [M].郑州：中州古籍出版社.2004：2.

[18]池志恒.中医对恶性肿瘤病因病机认识的历史演进 [D].南京中医药大学，2018.

[19]阳国彬，刘松林，梅国强.《伤寒杂病论》癌瘕积聚的证治特色及其对中医肿瘤临床的影

[20]张朝玉，应小平.《神农本草经》抗肿瘤中药统计分析 [J].国医论坛，2016，31（05）：58-60.

[21]凌昌全."癌毒"是恶性肿瘤之根本 [J].中西医结合学报，2008，6（2）：111-114.

[22]张金峰.凌昌全癌毒学说运用经验 [J].中医杂志，2008，49（8）：693-694.

[23]赵红，张健.从"虚、痰、瘀、毒"论肺癌的病因病机 [J].中国医学创新，2013，10（19）：
159-161.

[24]吴勉华，周学平.肺癌的中医特色疗法 [M].上海中医药大学出版社，2004.

[25]彭波，李泽庚，孙志广.肺气虚证的认识及内涵 [J].辽宁中医药大学学报，2008，10（8）：
36-38.

[26]王雄文，周岱翰.肺癌病发病的病因及藏象经络机制 [J].时珍国医国药，2009，20（10）：2641-
2642.

[27]杨海江，陈家鑫.从脾胃论治肺癌的机理探讨 [J].陕西中医学院学报，2007，30（2）：11-12.

[28]李雁，刘嘉湘.刘嘉湘教授治疗肺癌调理脾胃经验撷拾 [J].中医药学刊，2004，22（7）：1172-
1173.

[29]王中奇，徐振晔 . 肺癌从肾论治 [J]. 四川中医，2011，29（6）：28-30.

[30]李慧芬，申维玺，孙燕，等 . 气虚证与肺癌临床病理特征的关系研究 . 肿瘤基础与临床，2007，20（1）：60-62.

[31]张卫华，彭树灵 . 正虚与老年恶性肿瘤关系研究 [J]. 新中医，2012，44（7）：16-18.

[32]顾锡冬，何若苹，徐光星 . 何任"肺癌三问"和"随证治之"阐介 [J]. 中医杂志，2013，54（22）：1902-1904.

[33]吴林生，陈亚男 . 周维顺教授论肺癌证治拾萃 [J]. 中华中医药学刊，2007，25（2）：214-215.

[34]孟晓，韩燕，徐咏梅，等 .180 例晚期非小细胞肺癌患者中医证候分布与组合规律 [J]. 中华中医药杂志，2014，29（9）：2978-2982.

[35]包华鑫，章永红 . 章永红教授治疗肺癌经验拾萃 [J]. 世界中西医结合杂志，2014，9（1）：25-26.

[36]刘嘉湘，施志明，徐振晔，等 . 滋阴生津益气温阳法治疗晚期原发性肺癌的临床研究 [J]. 中医杂志，1995，36（3）：155-158.

[37]杨兰 . 中医正气学说探析 [J]. 辽宁中医杂志，2004，31（2）：113-114.

[38]刘樊 . 基于中医痰证理论探索川贝母治疗肺癌的实验研究 [J]. 四川：成都中医药大学，2012.

[39]韩宗刚 . 从痰论治肺癌浅析 [J]. 亚太传统医药，2010，6（11）：150-151.

[40]陈建梅 . 肺癌发病机制及中西医结合治疗探讨 [J]. 中国中医药现代远程教育，2010，8（12）：51-52.

[41]骆文斌，吴承玉 . 肺癌病因病机研究 [J]. 辽宁中医药大学学报，2009，11（3）：16-17.

[42]程海波，吴勉华 . 周仲瑛教授"癌毒"学术思想探析 [J]. 中华中医药杂志，2010，25（6）：866-869.

[43]周计春，邢风举，颜新 . 国医大师周仲瑛教授治疗癌毒五法及辨病应用经验 [J]. 中华中医药杂志，2014，29（4）：1112-1114.

[44]张霆 . 从伏气学说探讨肺癌之病因病机 [J]. 中医研究，2007，20（3）：5-7.

[45]袁东，章永红 . 通络法治疗肺癌用药经验 [J]. 吉林中医药，2013，33（6）：557-558.

[46]张怡，于明薇，王笑民，等 . 基于因子和聚类分析的肺癌方药规律研究 [J]. 中华中医药杂志，2013，28（12）：3750-3752.

[47]裴迅，陈继东，陈如泉 .《山海经》之瘿病记述 [J]. 中医文献杂志，2015，33（03）：17-18.

[48]吕友仁 . 周礼译注 [M]. 郑州：中州古籍出版社 .2004：2.

[49]唐启翠，公维军 ."圭璧以祀"三证《周礼》成书于汉初 [J]. 上海交通大学学报（哲学社会科学版），2018，26（01）：104-112.

[50]李蜜 .《周礼》的医官制度与医学思想考辨 [J]. 中国典籍与文化，2012（02）：126-134.

[51]郑佐桓 .《黄帝内经》积聚类疾病研究 [D]. 辽宁中医药大学，2015：36.

[52]人民卫生出版社 .《灵枢经》[M]. 北京：人民卫生出版社 .2012.

[53]人民卫生出版社 .《黄帝内经·素问》[M]. 北京：人民卫生出版社 .2012.

[54]李今庸 .《难经》成书年代考 [J]. 河南中医学院学报，1979，（04）：12-14.

[55]阳国彬，刘松林，梅国强 .《伤寒杂病论》癥瘕积聚的证治特色及其对中医肿瘤临床的影响 [J]. 中医杂志，2017，58（24）：2100-2103.

[56] 王庆国. 伤寒论选读 [M]. 北京：中国中医药出版社，2016：99.

[57] 鲍艳举，花宝金，侯炜.《伤寒杂病论》方在肿瘤治疗中的应用概况 [J]. 浙江中医杂志，2008（09）：551–554.

[58] 李克光，张家礼. 金匮要略译释 [M]. 上海：上海科学技术出版社. 2010：535.

[59] 张朝玉，应小平.《神农本草经》抗肿瘤中药统计分析 [J]. 国医论坛，2016，31（05）：58–60.

[60] 牛兵占. 脉经译注 [M]. 北京：中医古籍出版社，2009.

[61]（晋）皇甫谧. 针灸甲乙经 [M]. 贵阳：贵州教育出版社. 2010.

[62]（汉）华佗. 中藏经 [M]. 北京：学苑出版社，2007.

[63] 高文柱，沈澍农. 诸病源候论（校注本）[M]. 北京：华夏出版社，2008.

[64]（唐）孙思邈. 备急千金要方 [M]. 北京：华夏出版社. 2008.

[65] 李景荣. 千金翼方校释 [M]. 北京：人民卫生出版社. 2014：504.

[66] 朱鹏. 积聚类疾病学术源流梳理及方药证候研究 [D]. 广州中医药大学，2012.

[67]（南宋）陈无择. 陈无择医学全书 [M]. 北京：中国中医药出版社. 2005.

[68]（金元）刘完素. 刘完素医学全书 [M]. 北京：中国中医药出版社. 2006.

[69]（金元）刘完素. 刘完素医学全书 [M]. 北京：中国中医药出版社. 2006.

[70]（金元）张从正. 儒门事亲 [M]. 天津：天津科学技术出版社. 1999.

[71]（金元）朱震亨. 丹溪心法 [M]. 北京：人民军医出版社. 2007.

[72]（宋）东轩居士. 卫济宝书 [M]. 北京：人民卫生出版社. 1989.

[73]（宋）杨士瀛. 仁斋直指方论 [M]. 福州：福建科学技术出版社. 1989.

[74]（明）王肯堂. 杂病证治准绳 [M]. 北京：人民卫生出版社. 2014.

[75]（明）张介宾. 景岳全书 [M]. 北京：人民卫生出版社. 2011.

[76]（清）沈金鳌. 杂病源流犀烛 [M]. 北京：中国中医药出版社，1994.

第二节　西医病因及发病机制

肺癌是指肺内细胞恶变并异常增殖后形成的肿瘤。这些细胞可以来自支气管、支气管肺泡和肺泡，甚至有一些还来源于气管。当肿瘤不断增殖、肺癌不断发展时就会逐渐损害患者的肺功能，进而产生呼吸困难、咯血、咳嗽、疼痛等一系列症状。但是因为肺脏体积较大，所以很难发现早期的肺癌，甚至已经发生了向远处转移这种情况时，患者仍然没有察觉。据世界卫生组织国际癌症研究机构（IARC）发布的 2020 年全球最新癌症负担数据显示：每年全世界估计有超过 130 万新肺癌患者，死亡约 120 万人，也就是说世界上平均每隔 25s 就有 1 个人死于肺癌。

一、病因

(一) 吸烟

吸烟已被大量研究证实是引发肺癌的重要致病因素，在王冬梅等的论著中对肺癌的危险因素做了 Meta 分析，吸烟的人群归因风险度百分比 69.16%。首先，由于烟草中含有多种化学物质比如：苯丙芘、亚硝胺、尼古丁、一氧化碳、烟草焦油等，这些物质均具有很强的致癌活性。这些物质作用于呼吸道上皮细胞导致细胞发育不良、化生和腺瘤样增生，最终损伤 DNA，进而引发细胞恶变。其次，致癌物质长期刺激呼吸道上皮细胞，气道会发生反复炎症反应，导致支气管黏膜充血水肿，腺体增生肥大，其分泌功能亢进，管壁增厚，气道狭窄，引起气道阻塞，进一步导致肺功能下降。还可以通过氧化应激反应引起支气管上皮细胞损伤，促使激活原癌基因，抑癌基因的突变和失活，进而引起细胞的转化，最终导致了癌变。最后，吸烟还可以使气道黏液细胞的外分泌功能降低，并且气道纤毛细胞清除能力也随吸烟而下降，导致细菌易定植于气道，由此引发呼吸道感染，肺组织的反复损伤与修复。综上所述，吸烟是肺癌高发的显著病因。此外，被动吸烟也是导致肺癌患病率上升的一个主要因素。

刘志强等在对吸烟与肺癌发生危险的 1303 例病例对照实验中发现，被迫吸烟是非吸烟者患肺癌的危险因素，由于工作环境被动吸烟的非吸烟者男性得肺癌的调整OR 为 2.221。还有研究报道显示，与吸烟者结婚，和与不吸烟者结婚相比，患肺癌的风险高 20%~30%，更加证实了被动吸烟这一致病因素。

(二) 性别

肺癌患病的性别倾向现在仍有争论，但当女性暴露在危险因素环境下时，比男性更容易患肺癌，对于吸烟尤为敏感。中国有大量女性暴露于自己配偶的二手烟中。激素的差异可能是导致女性对各种致癌物，尤其是烟草更为敏感的主要原因。对于女性而言，肺癌已经成为发病人数及发病率仅次于乳腺癌的位居第二的疾病。而女性肺癌发病危险因素相对男性肺癌的危险因素存在部分差别，女性在生理功能、职业角色、社会角色、家庭角色等方面与男性不同，因此女性具备独特的潜在危险因素，如雌激素对肺癌发病风险的影响等。国内外研究显示，口服避孕药与激素替代疗法与女性肺癌发病危险性存在关联。女性体内雌激素水平与肺癌发生的风险存在关联。尹智华等开展的非吸烟女性肺癌与月经生育史的关系的对照研究结果显示，妊娠次数多（趋势检验 $p=0.018$）、绝经晚都增加了非吸烟女性肺癌发病风险，口服避孕药也可增加肺癌风险（OR=1.56，95%CI1.000~2.432），这可能与女性雌激素分泌水平变化有关。李琳等收集有组织标本经病理诊断的 164 例非小细胞肺癌患者的相关临床资料，分析结果提示，雌激素受体与非小细胞肺癌存在关联。所以，性别可能是肺癌的又一致病因素。

（三）年龄

有 2/3 的肺癌患者年龄大于 65 岁，诊断时的平均年龄是 71 岁，45 岁以下的肺癌患者不到总数的 3%。肺癌患者多为高龄患者，随着年龄增大，组织器官功能退化，支气管黏膜抵御力减弱，肺部功能降低，从而使得肺部感染风险增大。慢阻肺合并肺癌患者以老年患者多见，这可能与细胞衰老有关。而氧化应激及端粒酶缩短是细胞衰老的重要机制。所以年龄为肺癌的又一致病因素。

（四）种族

非裔美国人中的男性吸烟者的肺癌患病率比高加索人高 45%。我国是一个多民族国家，在一项研究中，广西地区非小细胞肺癌患者总突变率为 39.4%（418/1062），其中汉族、壮族、瑶族、仫佬族和其他少数民族的突变率分别为 38.3%（306/799）、43.3%（97/224）、27.8%（5/18）、66.7%（6/9）和 33.3%（4/12）。表皮生长因子受体（Epithelial Growth Factor Receptor，简称 EGFR）的突变率在各民族间没有显著性差异（$p=0.211$）。在汉族和壮族人群的 EGFR 突变类型无显著性差异（$p=0.088$）。在本研究人群的 9 例仫佬族病例中发现有 6 例含有 EGFR 基因突变。分布在汉族和壮族人群中的 EGFR 突变类型无统计学差异（$p=0.088$）。在壮族人群中，大于 65 岁男性的突变率高于小于 65 岁（含 65）男性患者，汉族人群则没有显著性差异。

（五）饮食习惯

生活中的不良饮食习惯也是诱发肺癌的关键因素。田陈红等通过调查嘉兴市农村地区发现农村地区肺癌的主要危害因素是吸烟和食用腌制食品。他们以向嘉兴市第一医院 188 例原发性肺癌患者（从事农业生产工作 10 年以上的农民）发放调查问卷的形式进行调查，并且按照 1∶1 的形式选取该院同期住院非肿瘤患者（从事农业生产工作 10 年以上的农民）作为对照组，调查结果发现较多食入蔬菜、水果为农村农民的肺癌保护性因素。WHO 的研究显示，每天吃新鲜蔬菜和水果，可以在全世界范围内将肺癌发病率降低 12%。经常吃动物内脏也增加了非吸烟女性肺癌发生的风险（OR=1.89，95%CI1.45～2.46；OR=1.85，95%CI1.06～3.22）。常食用腌制食品是非吸烟女性肺癌的危险因素（OR=1.72，95%CI1.21～2.47），腌制品摄入过多增加非吸烟女性患肺癌的风险，摄入腌制食品频率最高组患肺癌的风险较摄入腌制食品频率最低组增加。由此可见，饮食习惯也是肺癌的一个风险因素。

（六）情绪

关丹丹等对照分析了 2015—2018 年沈阳市非吸烟女性罹患肺癌的危险因素。首先，从沈阳市三甲医院胸外科就诊的肺癌女性患者中选取 884 例作为病例组，并从周边社区选取非肺癌女性 400 例作为对照组，所有研究对象均为非吸烟人群。通过单因素和多因素 Logistic 回归分析非吸烟女性罹患肺癌的因素，爱生闷气即情绪问题与对照组相比差异均有统计学意义（$p < 0.05$）。临床统计数字显示，90% 以上的肿瘤患者均与精神、情绪有直接或间接的关系。精神创伤、不良情绪可能成为癌症先兆。中国科学院心理研究所的研究结果表明：现代生活中，工作和学习上的长期紧张、工作和家庭中的人际关系的不协调、生活中的重大不幸是致癌的 3 个重要因素。最后我们发现情绪也是肺癌的一个致病因素。

（七）氡

氡是放射性物质铀自然衰减后的产物，是一种无色、无味的放射性气体。它存在于土壤和岩石之中，虽然含量极低，但却无处不在。氡被人体吸入后，其衰变形成的一系列氡子体并以微粒的形式沉积在肺部。氡子体衰变放出的 α 射线可以使肺细胞受损，引发肺癌。研究表明，222Rn 及其子体所放射的 α 射线是造成人体血液病和引发肺癌的主要因素之一。在少量氡浓度的环境下短暂的逗留，不会导致肺癌，但是在氡浓度达到一定水平时，就会损害肺脏细胞。人体长期暴露在高于正常的氡环境中就容易患肺癌，尤其是在吸烟人群中。氡被认为是一种影响全球室内空气质量的污染物。在美国，氡是仅次于烟草的第二大肺癌诱发因素，每年有 15000～22000 人因此而死亡。估计每 15 户人家中就有 1 户的氡含量超标。氡可以通过简单的监测设备进行监测，如果去除了含高浓度氡的物品或使用净化氡的仪器，可以使其造成的危害消失。

（八）环境因素

在空气污染严重的环境中，肺癌的发病率会有轻度的升高，但在所有肺癌患者中这种因素致病概率不超过 1%。我们发现，吸烟者更容易受空气污染的影响。与肺癌有关的空气污染中致癌物质有砷、石棉、铬（6 价）化合物、柴油机尾气、煤烟、焦油等。致癌物指任何暴露其中后使患癌症机会增加的物质。石棉是一种臭名昭著的致癌物，因此目前建筑用石棉已经被完全废弃，已建成含石棉的建筑也在尽力去除。但在过去的几十年中，石棉却被广泛用于工业和建筑，因为它具有良好的保温和防火效果。石棉纤维非常容易崩解，成为空气中的悬浮颗粒，并沾染衣物。但石棉颗粒被吸入肺后，会明显损害肺泡细胞，并诱发肺癌和恶性间皮瘤（一种预后极差的胸膜恶性肿瘤）。以上致癌物诱发肺癌的危险度甚至高于吸烟，只不过暴露机会少，不为大家熟知。

长时间低浓度吸入煤炭燃烧自然产生的 SiO_2 颗粒物会导致肺部发生慢性非特异性炎症反应，由于炎性细胞因子大量释放引起炎性细胞因子刺激多个 miRNAs 表达量上升，最终导致肺癌发生。对于没有吸烟和被动吸烟史的妇女来说室内油烟是被动吸入有害物质的主要途径。室内空气污染物主要包括烹饪产生的油烟，包括多环芳烃、醛类和其他致癌物等，燃料燃烧产生的一氧化碳和板材、建材及装饰物产生的甲醛、氨和挥发性有机物。烹调油烟和煤烟污染的暴露均可增加女性肺癌发病风险，而且室内空气污染物的暴露与肺癌发病风险存在剂量效应。顾晓平等研究发现，接触烹饪产生的油烟是江苏省大丰区居民肺癌危险因素（OR=1.35，95%CI1.01 ~ 1.80）。居住环境及室内空气污染与肺癌发病关系的研究发现，使用煤烟型燃料和居室内油烟是女性肺癌发病的危险因素，烹饪油烟暴露（OR=3.18，95%CI2.55 ~ 3.97）和煤烟暴露（OR=2.56，95%CI1.83 ~ 4.55）均可增加肺癌发病风险，烹调油烟暴露是非吸烟女性肺癌发病的危险因素（OR=2.94，95%CI2.43 ~ 3.56）。厨房油烟污染暴露与女性肺癌发病风险存在剂量效应关系，随着暴露于厨房内油烟雾暴露程度加重，非吸烟女性肺癌发病的危险性增加。每日厨房油烟接触时间越长，肺癌发生的危险性越高，接触厨房油烟大于 30min/ 天的女性较接触厨房油烟少于 5min/ 天的女性肺癌发生危险性增加。潘劲等对非吸烟女性肺癌危险因素单因素数据的分析发现，自感油烟重是非吸烟女性肺癌发生的主要因素，且具有统计学意义。

（九）职业影响

肺癌是因职业而导致癌症中的最常见一种，有约 10% 的肺癌患者是因为受到环境和职业的影响。比如：长期接触铝产品、石棉、铀、砷等化学物质的工作人员；长时间接触镉、硅、福尔马林等物质也会造成肺癌发生的概率上升；还有一个因素就是受到工业废气的影响。

长期从事常接触放射性物质的工作人员，这类从业者不仅仅罹患肺癌的概率增大，而且任何器官的癌变都是其他从业者的数倍，人类伟大的科学家居里夫人，长期从事放射性工作，提纯镭，最终罹患癌症离世。

（十）遗传因素

在肺癌的病因中家族遗传性现在已经普遍存在，在非吸烟患者中，一级亲属家族成员患肺癌的概率在提升。毛勇通过对我国公开发表的肺癌发病与家族史关系的病例对照研究的文献资料进行定量综合分析中发现，肿瘤家族史仍是肺癌发病的危险因素之一。一项探讨肺癌与遗传易感性标志物关系的全基因组关联研究，通过两阶段的全基因组关联研究，先后纳入 2331 例病例、3077 例对照和 6313 例病例、6409 例对照（病例为确诊的肺癌患者，对照来自相同医院的健康体检的人群），研究发现，10p14 区域 rs1663689、5q32 区域 rs2895680、20q13.2 区域 rs4809957、5q31.1 区域 rs247008 和 1p36.32 区域 rs9439519 多态性与肺癌存在关联；rs2895680、rs4809957、rs247008 和 rs9439519 与吸烟存在基因 – 环境交互作用。除 SNPs 外，既往研究显示代谢酶基因多态性、DNA 修复酶多态性、原癌基因及抑癌基因等与肺癌的发生均有关联。

（十一）药物作用

在抗结核药物方面，异烟肼、利福平、乙胺丁醇、链霉素和吡嗪酰胺均为一线抗结核药。其中，异烟肼在 2017 年被世界卫生组织国际癌症研究机构列入 3 类致癌物清单。异烟肼是一种已知的小鼠肺有丝分裂原和肿瘤诱导剂，在围生期小鼠中，暴露于异烟肼的小鼠显示出比亲代更早和更高的肿瘤发病率。然而，在一项回顾性研究中，暴露于异烟肼的患者与非暴露组在肿瘤发生率上并无显著差异，但该研究忽略了烟草、遗传、其他慢性病等因素的影响。关于异烟肼能否致癌尚需更深入的研究。利福平是一种作用甚强的免疫抑制剂，在全血细胞培养时可使细胞的染色体断裂增多，但目前仍缺少利福平致癌的证据。

（十二）其他疾病

相关流行病学研究表明，结核病与肺癌关系密切，结核病可提高肺癌及其他 10 种癌症的发病率。一项研究在 1998—2012 年对 21986 例肺结核患者进行随访，结果显示其中 477 例（2.1%）患者发展为肺癌，远高于普通人群肺癌发病率（53.86/10 万）。另一项研究在 2003—2013 年间对 3776 例肺结核患者进行随访，亦发现 2.3% 患者最终发展为肺癌，并且年轻肺结核患者存在更高的患癌风险。

肺结核根据症状和影像学表现可分为活动性结核和陈旧性结核，两者均是促进肺癌发生的因素。一项分析结核病合并肺癌患者临床特征的研究结果表明，405 例患者确诊肺癌时，23.2% 为活动性肺结核，76.8% 为陈旧性肺结核。另一项研究对 298 例肺结核合并肺癌患者的分析中发现，多数患者存在结核病史，尤其是陈旧性肺结核。此外，在排除吸烟和年龄等因素影响后，血清高敏 C 反应蛋白水平升高会增加男性结核病患者肺癌的发病率，提示活动性肺结核患者可能存在更高的患癌风险。值得一提的是，不同肺结核病临床表现的患者患癌风险不同。一项研究显示，当肺结核患者出现咯血、声音嘶哑等症状或影像学提示有团块影、分叶征、毛刺征、空泡征等表现时提示有肺癌发生的可能，需及时予以排查和采取干预措施。

长期的慢性炎症刺激会增加患癌风险，幽门螺旋杆菌、肝炎病毒、人乳头瘤病毒、EB 病毒是常见的感染致癌因素。肺是结核分枝杆菌（Mycobac Teriumtu Berculosis，MTB）最常见的感染器官。由于免疫系统的监视，MTB 进入人体肺泡腔后会被巨噬细胞吞噬，导致初次感染患者较少或不出现临床体征。然而，MTB 是一种适应能力极强的病原体，被吞噬后可以阻止溶酶体的融合和酸化，导致部分 MTB 在机体内持续存在。进而聚集更多的巨噬细胞和淋巴细胞，形成肉芽肿。巨噬细胞分化为上皮样细胞与巨噬细胞相互融合形成的多核巨细胞是肉芽肿的一部分。在产生的肉芽肿中，免疫系统杀灭的 MTB 与存活的 MTB 之间存在平衡，导致潜伏的 MTB 感染。据统计，世界上 1/3 的人口是 MTB 的健康携带者（潜伏感染），约 10% 最终将发展为活动性疾病。

张丽萍等通过分析女性患者肺癌发病危险因素数据发现 38.3% 的女性肺癌患者有肺部疾病史或者先患；而对照组妇女肺部疾病史的比率仅为 22.6%。肺部疾病史与女性患者肺癌发生的相对危险度 OR=2.133。此外，曾庆岳等在对慢性阻塞性肺疾病与肺癌关系的临床研究中总结出，一直以来具有慢性支气管炎、肺气肿或慢性阻塞性肺疾病、肺结核（Pulmonarytu Berculosis，简称 TB）的患者肺癌发病风险增高，其中慢性阻塞性肺疾病即一组具有气流阻塞特征的慢性支气管炎和肺气肿与肺癌的关联性最强。在近期，PowellHA 等在考虑慢性阻塞性肺疾病距离肺癌的诊断时间上发现，慢性阻塞性肺疾病（Chronic Obstructive Pulmonary Disease，简称 COPD）很可能不是肺癌的独立危险因素。李华等在研究 156 例肺结核并发肺癌患者的影像学特征中发现，肺结核与肺癌病灶在同侧 19 例，占 12.2%，病灶肺叶不同侧者 72 例，占 46.2%，肺结核与肺癌病灶重合 65 例，占 47.1%。2018 年，全球约有 210 万肺癌新发病例，主要集中在中国、印度等发展中国家。在中国的一项队列研究中，结核病患者肺癌的发病率约为非结核病患者的 11 倍。

二、发病机制

（一）基因突变对肺癌的影响

癌症是通过原癌基因和抑制基因突变积累而产生的。MTB 被巨噬细胞吞噬后，可产生较高水平的 ROS 和一氧化氮，与 DNA 损伤密切相关，产生的基因突变在肺癌发生过程中发挥重要作用。

1. JUN 和 FOS 基因

研究显示，ROS 直接参与癌基因 JUN 和 FOS 的激活，JUN 和 FOS 属于早期应答基因，在肺癌发生的早期发挥作用。此外，ROS 可诱导的气管上皮杯状细胞化生导致表皮生长因子（Epidermal Growth Factor Receptor，EGFR）活化。在 A431 肿瘤细胞中，一氧化氮依赖磷酸化诱导 EGFR 表达。有研究显示，MTB 感染增加了表皮调节素的表达，促进肺结核致癌，并增加 EGFR 突变细胞的侵袭性。一项研究显示，合并陈旧性肺结核的肺癌患者，EGFR 突变概率较高，尤其是 19 外显子缺失，并且对表皮生长因子受体 – 酪氨酸激酶抑制剂（Epidermal Growth Factor Receptor–Tyrosine Kinase Inhibitors，简称 EGFR–TKIs）治疗反应较差。

2. CYP2C19 基因型

恶性肿瘤的发生可能由遗传因素、环境因素诱导或因 DNA 复制错误引起，在肺癌致病因素中，基因复制随机错误占 1/3，环境因素占 2/3 左右。与骨肿瘤、睾丸癌相比，环境因素在肺癌发生中的作用更重要，特别是烟草、职业致癌因子、空气污染等常见致癌物的作用，而代谢酶基因型不仅影响基因功能，还可以控制进入身体的环境污染物的致癌力。CYP2C19 是肝脏 I 相代谢酶中的重要一员，将底物中的花生四烯酸代谢为具有生物活性的环氧基烯酸，对环境致癌物（苯并芘和亚硝胺等活性 DNA 结合代谢物）的生物活化起着至关重要的作用。CYP2C19 参与某一种肿瘤前致癌物的活化或另一种肿瘤致癌物的代谢灭活，与肿瘤的发生发展密切相关。绝大多数环境致癌物为前致癌物，主要经 CYP2C19 转化后将无活性的前致癌物转变为有活性的终致癌物，与肿瘤形成的最初过程有关。

（二）基因异常表达对肺癌的影响

1. P16

P16 基因位于人类染色体 9p21，直接参与细胞周期的调控，负责调节细胞增殖及分裂。大多数人类肿瘤细胞株存在 P16 基因杂合性缺失、甲基化、碱基置换突变或缺失等多种基因变异现象，可能与 NSCLC 易感性相关。本研究结果显示，在非小细胞肺癌组织中，P16 基因杂合性缺失发生率为 58.46%，甲基化发生率为 49.23%，蛋白表达缺失率为 67.69%，而在正常肺组织中未见 P16 基因杂合性缺失、甲基化、蛋白表达缺失；而且 P16 基因杂合性缺失与 P16 蛋白表达缺失具有关联。这说明，非小细胞肺癌易发生 P16 基因杂合性缺失、甲基化，这与 Wang 等、钟云华等的研究报道一致。而且这种基因突变造成了 P16 基因失活，导致 P16 蛋白表达缺失，丧失了 P16 基因的抑癌功能，肺上皮细胞周期 G1 期（DNA 合成前期）向 S 期（DNA 合成期）加速转变，G1 期的 DNA 修复、RNA 和核糖体准备不完善，过早的进入到 S 期，导致细胞恶性增殖发展为非小细胞肺癌。本研究还发现，临床分期 P16 蛋白表达缺失的独立影响因素，临床分期高的患者 P16 蛋白表达缺失风险是临床分期低的患者的 2.809 倍，可以解释为：P16 基因突变与临床分期升高存在相互效应，P16 基因突变越多，蛋白质表达缺失也相应增多，患者越易发生细胞恶性增殖，也使得非小细胞肺癌生物学行为趋向于恶性。黄芬芬等研究也证实，P16 基因突变与非小细胞肺癌肿瘤分期具有相关性。

2. FHIT

FHIT 基因位于人类染色体 3p14.2，目前研究发现大多数肺癌患者存在 FHIT 基因突变及蛋白表达缺失。本研究结果显示，在 NSCLC 组织中，FHIT 基因杂合性缺失的发生率为 70.77%，甲基化的发生率为 66.15%，蛋白表达的缺失率为 72.31%，而正常肺组织未见 FHIT 基因杂合性缺失、甲基化、蛋白表达缺失；而且 FHIT 基因杂合性缺失与 FHIT 蛋白表达缺失具有关联。这说明，非小细胞肺癌易发生 FHIT 基因杂合性缺失、甲基化，而且这种基因突变造成了 FHIT 基因失活，导致 FHIT 蛋白表达缺失。Geng 等研究也表示，非小细胞肺癌易发生 FHIT 基因甲基化。刘莹等研究指出，FHIT 基因甲基化水平升高，NSCLC 患病风险增加 2.927 倍，这对非小细胞肺癌具有较高的诊断价值。FHIT 基因的抑癌作用尚不明确，Lee 等研究指出，这可能与诱导癌细胞凋亡有关，FHIT 蛋白是一种肿瘤抑制蛋白，通过 14-3-3 T 诱导非小细胞肺癌细胞自噬。本研究还发现，性别、吸烟史是 FHIT 蛋白表达缺失的独立影响因素，男性、吸烟者的 FHIT 蛋白表达缺失风险是女性、不吸烟者的 2.442 倍、4.433 倍。FHIT 基因与吸烟密切相关，FHIT 基因可能是烟草致癌物诱发癌变的靶基因。肺癌男性发病率通常高于女性，FHIT 蛋白表达缺失率也较高，可能是因为男性患者吸烟率较高。

（三）高迁移率族（High Mobility Group，HMG）蛋白对肺癌的影响

高迁移率族（High Mobility Group，HMG）蛋白是一类含量丰富、进化高度保守的非组蛋白染色体蛋白，因其在电泳时有很高的迁移率而得名，该蛋白家族成员广泛存在，数量丰富，可结合到 DNA 或核小体上来诱导染色质结构的变化，对于染色体动力学和染色体中 DNA 转录、翻译等进程具有十分重要的意义。HMGS 分为经典的 HMG 蛋白和非经典的 HMG 蛋白。经典的 HMG 蛋白发现较早，可分为 HMGA（High Mobility GroupAprotein），HMGB（High Mobility Group Boxprotein）和 HMGN（High Mobility Group Nucleosome）3 个亚族，分别通过 "AT-hooks"、HMG 盒结构域、核小体结合结构域结合到 DNA 或核小体上，参与染色体 DNA 的复制、转录、翻译、表观遗传学修饰等。非经典的 HMG 家族成员包括 HMGXB3（HMG-Boxcontaining3），HMG 2L1（High Mobility Group2Like1），HMG20A，HMG20B 这 4 位成员，均发现较晚，目前研究的也较少，经典的 HMG 蛋白都与肺癌有一定的相关性，尤其是研究最深入的 HMGB1 参与了肺癌的发生、转移甚至化疗药物耐药。

在非洲爪蟾蜍中，研究者发现 XHMG2L1（XenopusHMG2L1） 对 Wnt/β-catenin 信号转导通路有负向调节作用。丝裂原活化蛋白激酶相关通路中的 TAK1（TGF-βactivatedkinase1） 激活 NLK（Nemolikekinase） 后，NLK 可与 XHMG2L1 和 β-catenin 构成复合体，而阻碍 β-catenin 与 TCF/LEF 的结合，从而抑制 Wnt/β-catenin 的活性。Zhou 等研究发现，HMG2L1 的表达与血管内皮细胞的表型相关，过表达 HMG2L1 可以下调血管平滑肌细胞的分化标志蛋白的表达，并促进平滑肌细胞的增殖，同时，他们发现在 apoE 敲除小鼠模型（即自发性冠状动脉粥样硬化模型）中，HMG2L1 的表达量增加了 2.5 倍。而在近期一原发性骨髓纤维化的研究中，研究者对患者的骨髓及血标本进行了基因组学及转录组学的聚类分析，发现 HMG2L1 基因表达下调，进一步研究表明，敲低 HMG2L1 基因可以抑制红细胞系的分化而促进巨核细胞分化，促进巨核细胞克隆形成。在临床实验部分，我们也发现了在非小细胞肺癌患者中，HMG2L1 的表达在肺癌组织中明显高于癌旁组织。HMG2L1 的表达水平与病理组织的分化程度、临床分期相关，HMG2L1 的表达水平越高，则病理组织的分化程度越低，临床分期越晚。

（四）瘢痕及钙化灶对肺癌的影响

Friedrich 在 1939 年提出"肺瘢痕癌"的概念，肺瘢痕癌是起源于肺部瘢痕周围的肺癌，瘢痕本身并无肿瘤细胞。研究显示，至少 20% 的肺癌患者存在瘢痕，并且与肺癌病灶位于同一肺叶。早期周围型肺癌起源于瘢痕周围的末梢细支气管，可能是损伤引起的细支气管增生过度导致的癌变。并且，尸检报告显示，与瘢痕相关的肺癌病理类型主要腺癌。其机制可能是，腺癌主要分布在细支气管，细支气管中瘢痕形成过程可能会阻塞淋巴引流，并导致致癌物在瘢痕中汇集，引起瘢痕内更广泛的血管和淋巴种植，进而引发肿瘤。同时，瘢痕局部的低氧环境可刺激 HIF-1α 引起 VEGF 表达上调，为肿瘤发生提供营养支持。然而，也有术后标本和尸检报告研究认为，瘢痕并无预先形成的纤维组织，瘢痕状外观是肿瘤造成的小气道阻塞所致的局限性肺不张的结果。但另有研究给出了否定结论，肿瘤附近Ⅲ型和Ⅳ型胶原蛋白含量相对较高，支持瘢痕是纤维组织增生反应引起的结论。

（五）结核分枝杆菌（Mycobac Teriumtu Berculosis，MTB） 对肺癌的影响

MTB 慢性炎症会持续刺激机体免疫系统，促炎和免疫抑制细胞因子是炎症促进癌症发生、发展的重要因素。已有研究表明，MTB 可诱导肿瘤坏死因子（Tumor Necrosis Factor，TNF）、干扰素 -γ（Interferon Gamma，IFN-γ）、白介素（interleukin，IL）-

1、环氧化酶 2（Cyclooxygenase-2，COX-2）和核因子 κB（Nuclearfac-torkappaB，NF-κB）等炎症介质的释放，在癌症发生方面发挥重要作用。慢性炎症的特点是持续的组织损伤以及损伤诱导的细胞增殖和组织修复。细胞增殖在此背景下通常与化生相关，这是一种抵抗炎症时发生的改变。"异型增生"是一种偏离正常分化的细胞增殖方式，是肿瘤发生前的状态。组织修复过程的特点是成纤维细胞的高活性水平，与转化生长因子 -β（Transforming Growth Factor-β，TGF-β）、IL-4、IL-10、IL-3 和 IL-13 等细胞因子的产生有关，组织修复过程或参与肺癌的发展。修复后气道的纤维化和形成的瘢痕也与肺癌的发生密切相关。除此之外，细胞增殖也为基因突变创造了良好的机会。巨噬细胞会产生高水平的活性氧（Reactive Oxygen Species，ROS）以及氮化合物对抗感染，这些抗感染物质的持续存在可能会产生过氧亚硝酸盐等自由基，引起 DNA 损伤。巨噬细胞和 T 淋巴细胞释放的 TNF-α 和巨噬细胞迁移抑制因子可能加重 DNA 损伤。在血管形成方面，巨噬细胞可通过释放蛋白酶、血管生成因子和细胞因子刺激血管生成。炎性因子 IL-1 和 TNF-α 均可通过上调缺氧诱导因子 1（Hypoxiainduciblefactor-1，HIF-1）显著促进血管生成。作为 COX-2 的生理产物前列腺素 E2 以剂量依赖的方式诱导 HIF-1α 蛋白表达，IL-1β 也可通过 NF-κB 和 COX-2 的经典炎症信号通路上调 HIF-1α，最终导致血管内皮生长因子（Vascular Endothelial Growth Factor，VEGF）表达增多。炎症通过创造有利于细胞增殖、DNA 突变和血管生成的环境，进而引发或促进癌症的发展。

此外，基因转移是发生肿瘤转化的机制之一。MTB 作为细胞内细菌，已有研究显示，L 型 MTB 的 mpb64 基因片段在肺结核组织细胞核中高表达，并且在肺癌组织的细胞核中也存在较高表达。表明 MTB 可将自身的基因转移至人体细胞核中，但尚未明确基因转移在促进肺癌发生中的作用，未来需要利用高通量测序技术鉴别肺癌细胞中是否整合了其他 MTB 致癌基因，并探索转移基因在促肺癌发生中的机制。

（六）TGF-β 信号转导异常对肺癌的影响

转化生长因子 -β（Transforming Growth Factor-beta，TGF-β）作为一种多效性因子在 TGF-β 信号转导异常所导致的肺癌中起到重要作用，在胚胎发育、细胞分化、器官形成及免疫应答等多种生物过程中发挥调控作用。TGF-β 信号转导异常在上皮和间充质等变化中均扮演着关键角色，已被证实是肺癌进展的中心环节。目前主要发现 3 种 TGF-β 亚型，即 TGF-β1、TGF-β2、TGF-β3，其中 TGF-β1 在纤维化及肺癌相关病理改变中发挥主要作用，而 TGF-β/Smad 通路是 TGF-β 发挥生物学效应的主要通路。研究表明，TGF-β1 经由 TGF-β1/Smad2 通路诱导 A549 肺泡上皮细胞（一种保留了肺泡 II 型上皮细胞的重要特征的细胞，被大量用来探索肺泡上皮 DNA

损伤等研究）发生上皮－间充质转化（Epithelial Mesenchymal Transition，EMT），即上皮细胞向间充质细胞表型转变，表现为 E-钙黏蛋白的表达减少、细胞连接蛋白被抑制、上皮细胞的完整性和极性被破坏等病理过程，而这些病理过程又与癌变过程相关。此外，TGF-β1 也是肿瘤基质发展的核心，因为 TGF-β1 也激活了 CAF、促进了细胞外基质（Extra Cellular Matrix，ECM）的产生，而 CAF 和 ECM 又是肿瘤基质的重要组成部分，这就形成了有利于肿瘤生长的微环境。目前人们的观点认为，TGF-β 在癌症发病的早期主要作为一种抑制因子抑制细胞的生长，延缓肿瘤细胞的产生，然而在肿瘤细胞出现后，TGF-β 通过促进 EMT、CAF、ECM 的病理过程推动了肿瘤的发展。

（七）端粒功能障碍对肺癌的影响

端粒是位于染色体末端的核苷酸重复序列（TTAGGG），可保护染色体以免其降解和细胞死亡。每次细胞分裂均可导致 DNA 序列中的端粒缺失。端粒酶是一种 RNA 依赖性的 DNA 聚合酶，通过在复制细胞中合成端粒重复序列以弥补 DNA 序列的缺失。端粒酶由一个催化亚基（hTERT）和一个端粒酶 RNA 亚基（hTR）组成。

在终末分化细胞中，端粒酶活性处于沉默状态。细胞通过复活端粒酶以补偿端粒重复序列的丢失而获得永生，从而导致无限制的细胞分裂。超过 98% 的小细胞肺癌存在 hTR 与端粒酶活性的上调。

端粒功能障碍会导致染色体不稳定及肿瘤的易感性增加。端粒酶逆转录酶（TelomErase Reve Rse Transcriptase，TERT）和端粒酶 RNA 基因（Telomerase RNA Gene，TERC）是端粒的两个主要基因，在维持端粒 DNA 的长度、染色体稳定性等方面发挥作用。越来越多的观点认为端粒缩短与肺癌的发生发展显著相关，在一篇纳入了 21 篇有关端粒缩短与癌症风险之间关系的荟萃分析中得到了同样的结论。

（八）MUC5B 过表达对肺癌的影响

MUC5B 是一种主要由黏膜下腺合成的黏蛋白成分，在调节气道炎症、黏液纤毛清除功能、防御肺部感染等方面起着重要作用。在正常情况下终末细支气管及肺泡内并无 MUC5B。而在病理情况下，MUC5B 异常积聚在终末细支气管、肺泡及蜂窝组织内，损害了黏膜的宿主防御系统，影响了肺的清除能力以及肺泡的自我修复机制，从而引起肺损伤，最终导致肺部癌变。MUC5B 的过表达既与肺腺癌患者的低分化、较高的病理 TNM 分期和不良预后显著相关，又可以作为诊断肺腺癌的标志物，提示 MUC5B 的表达与肺腺癌之间存在着某种联系。综上所述，MUC5B 的过表达与肺癌的发生发展存在联系，因此考虑其异常表达是促进肺癌发病的机制。

（九）SHP-1对肺癌的影响

SHP-1（Src Homology Region2 Domain-containing Phospha-tase-1）又称为PTPN6，是一种主要在造血细胞和上皮细胞中表达的非受体型蛋白质酪氨酸磷酸酶。SHP-1可作为STAT3信号转导的负调控因子，在肺癌的治疗中发挥抑癌作用，在不同癌症中，又有其他分子参与此过程。

上皮间质转化是肺癌侵袭转移的重要机制，SHP-1通过发挥其酪氨酸磷酸酶活性直接下调p-STAT3（Tyr705）水平，在预防上皮间质转化中起到重要的抑制作用。SHP-1在JAK/STA信号通路中除了作用在STAT3之外，还可以作用于STAT5分子。在人类淋巴肿瘤和恶性骨髓肿瘤中，PLC-β3可以与SHP-1和STAT5形成复合物，并增强SHP-1对STAT5的去磷酸化效果，值得注意的是，PLC-β3与STAT3之间没有相互作用，说明PLC-β3对SHP-1的激活效果对STAT5分子是特异的。随后又有研究发现，PLC-β3与SHP-1的结合可以促进SHP-1的Tyr536和Tyr564位点磷酸化，从而活化SHP-1分子。最新的研究表明，PLC-β3与SHP-1之间的相互作用还有其他分子参与。SHP-1除了可以调控JAK/STAT信号通路之外，还可以通过对肌动蛋白的调控来影响肺癌细胞的迁移。

SHP-1的一个靶点是SRC，它可以调控包括肌动蛋白动力在内的许多细胞功能。具体作用机制：cPLA2代谢产物GroPIns4P可以与SHP-1相互作用，并结合于SHP-1的SH2结构域，从而促进SHP-1与SRC的结合，促进SRC抑制性磷酸化的酪氨酸在530位的去磷酸化，从而激活SRC，最后增强了细胞肌动蛋白聚合和运动能力。

SHP-1不仅可以调控细胞肌动蛋白，也可以被肌动蛋白所调控。有新的研究发现，肌动球蛋白逆行流（ARF）通过β-actin和SHP-1之间的一种新的相互作用控制人NK细胞的免疫应答，改变其构象状态，从而调节NK细胞的细胞毒性。

（十）染色体的改变对肺癌的影响

在小细胞肺癌和其他上皮肿瘤中均可见多种染色体异常，从而反映出基因的不稳定性。大多数的小细胞肺癌存在影响多个染色体位点的基因缺失，缺失经常发生于3p、5q、13q以及17p上，这些位点是包括p53在内的一系列抑癌基因的基因座。比较基因组杂交分析显示：大量小细胞肺癌细胞在1p、2p、3q、5p、8q和19p染色体中存在基因扩增。这些区域编码为我们所熟知的癌基因，如MYC和KRAS。在小细胞肺癌细胞系中可见1p、2p和3q的扩增及18q的缺失，显示出该疾病具有更高的侵袭性。

在超过 90% 的小细胞肺癌中可见染色体 3p 上等位基因的缺失，而这被认为是肺癌的一个早期事件。已被鉴定出的包含缺失的明显区域包括 3p21.3、3p12、3p14.2 以及 3p24。这些区域的数个基因具有肿瘤抑制活性，而通过表观遗传学机制常常会表达缺失。

3p21 上的抑癌基因包括 RASSF1A、FUS1、SEMA3B 和 SEMA3F。RASSF1A 基因可被肿瘤获得性启动子超甲基化灭活。它编码类似于 RAS 效应蛋白的一种蛋白质，且在超过 90% 的小细胞肺癌中失活。RASSF1 基因参与细胞周期通路、细胞凋亡以及微管的稳定性。而在所有的小细胞肺癌中 FUS1 基因均失去了蛋白表达能力。野生型 FUS1 具有 G1 期阻滞以及细胞凋亡的能力。一项在晚期肺癌中正在进行的临床试验是通过 FUS1– 纳米颗粒介导的运输完成的。

脆性组氨酸三联体（FHIT）位于 3p14.2，可发生同型缺失且于 100% 发生于的小细胞肺癌中。FHIT 调节死亡受体基因。临床前研究表明，将野生型 FHIT 转染至肺癌细胞中可诱导凋亡。3p24 区域包含 RARβ 基因，其在 72% 的小细胞肺癌中呈甲基化状态，该状态导致其表达缺失。RARβ 在上皮细胞的生长调节以及肿瘤生成抑制中发挥重要作用。

（十一）抑癌基因 p53 对肺癌影响

1. 抑癌基因 p53

其位于染色体 17p13.1，是细胞的"看门人"。P53 基因是到目前为止发现的与人类肿瘤相关性最高的基因，在大约 50% 的恶性肿瘤中发现 p53 基因的突变，其作为一种抑癌基因，该基因的突变很可能是肿瘤发生的主要发病因素，其突变后患癌的风险增加，因为抑癌基因和致癌基因的失衡导致了肺癌的发生。通过调节细胞存活和损伤反应通路以保护细胞免疫的遗传不稳定性作用。它通过靶向作用于涉及细胞周期停滞期（G1 和 G2）[p21 基因]、DNA 修复[GADD45]和凋亡[BAX]的下游基因而作为细胞增殖的一种负性调节因子。p53 在小细胞肺癌的发展过程中发挥主要作用。大约在 90% 的小细胞肺癌中存在 p53 失活性突变，其中多数为 DNA 结合区域的错义突变，少数为纯合子缺失。在 40% ~ 70% 的小细胞肺癌中存在异常的 p53 蛋白表达。p53 突变与吸烟相关，特别是 GC 与 TA 的易位由烟草中的苯芘致癌物所导致。在癌细胞中突变型 p53 具有较高的表达及较长的半衰期，从而使其适用于肿瘤的免疫疗法。

除此之外，抑制 p53 使正常成纤维细胞向癌相关的成纤维细胞（Carcinoma Associated Fibroblast，CAF）转变，而 CAF 又是肿瘤基质的重要组成成分，在肿瘤的发生、生长过程中起着一定的作用。抑制 p53 基因又与肺纤维化有关，最新的研究表明，p53 与细胞程序性死亡配体 1（Programmed Cell Death1 Ligand，PD-L1）之间有着密切的联系，p53 基因可能与 PD-L1 之间存在一个负反馈环，抑制 IPF 成纤维细胞中的 p53 基因，使得 PD-L1 的表达增加，PD-L1 的表达增加进一步促进了 IPF 肺成纤维细胞的迁移和侵袭能力，而先进的分子技术研究发现，p53 在 IPF-LC 患者中显著突变。

2. 视网膜母细胞瘤

P16INK4-CyclinD1-CDK4-RB 通路主要介导细胞周期中 G1/S 期的转化，在小细胞肺癌中，最常见的通路异常发生于 RB 基因。低磷酸化 RB 是其生长抑制状态，可调控 G1/S 期转化所必需的转录因子 E2F1、E2F2 及 E2F3。当与低磷酸化的 RB 结合时，E2F 处于失活状态，可使细胞停滞于 G1 期。cyclinD1/CDK4 复合物可使 RB 发生磷酸化，随后可释放 E2F，E2F 恢复活性并使细胞转化至 S 期。此外，磷酸化的 RB 可通过抑制其他促凋亡靶基因以抑制凋亡，这些基因包括凋亡蛋白酶激活因子 -1（Apaf-1）和半胱氨酸蛋白酶。在 S 期，CyclinE 和 Cdk2 调控 RB 的磷酸化。

RB 基因可发生的突变类型包括缺失、无义突变和剪切异常。在超过 90% 的小细胞肺癌患者可见 Rb 的完全缺失或者突变。由于所有正常细胞均可表达功能性 Rb，因此靶向作用于具有失活或缺失 Rb 细胞的药物可能是小细胞肺癌患者治疗的不二选择。

（十二）无受体癌基因对肺癌影响

1. Bcl-2 基因

Bcl-2 是可以调控细胞死亡以及诸如凋亡、坏死和自噬等机制的蛋白质家族成员之一。它位于线粒体和内质网中。Bcl-2 家族由抗凋亡蛋白（bcl-2、bcl-x 和 Mcl-x）和促凋亡蛋白（bax、bak 和 bad）组成。当肿瘤坏死因子受体凋亡诱导配体（Tumorn ecrosisfactor Receptor Apoptosis-Inducing Ligand，TRAIL）与死亡受体（DR4 或 DR5）结合的外源性信号或 DNA 损伤剂诱导的内源性信号可引发程序性细胞死亡。促凋亡蛋白和抗凋亡分子之间的平衡调节细胞色素 C 从线粒体的释放，由此调控半胱氨酸蛋白酶激活和细胞死亡的比率。Bcl-2 通过抑制 bax 及 bak 的促凋亡作用来促进细胞存活。

Bcl-2 的表达变化可导致人类恶性肿瘤的发病及进展。抗凋亡 Bcl-2 蛋白在许多恶性肿瘤中过表达，而它们的表达通常与药物敏感性相关。75%～95% 的小细胞肺癌中存在 Bcl-2 的上调。在小细胞肺癌细胞系及异种移植物模型中抑制 Bcl-2 呈现抗肿瘤活性。

2. Myc 基因

Myc 基因家族编码核 DNA 结合蛋白、c-MYC、N-MYC 以及 L-MYC，作为转录因子发挥作用从而调节细胞增殖、凋亡及分化。蛋白的过表达与基因扩增或转录失调所导致的 MYC 激活较常见。据研究报道 18% ~ 31% 的小细胞肺癌中可见 MYC 的激活，且与生存期的缩短有关。

（十三）信号通路对肺癌影响

磷酸次黄嘌呤核苷酸 3- 激酶 /AKT/mTOR 途径。

磷酸次黄嘌呤核苷酸 3- 激酶（PI3Ks）为脂蛋白激酶家族，调节诸如细胞增殖、存活、运动、黏附及分化等细胞功能。由酪氨酸激酶受体及 G 蛋白偶联受体激活后，PI3Ks 可通过生成磷脂而使源自多种生长因子及细胞因子的信号转化为细胞内信息，从而激活下游的效应途径，包括 AKT 以及丝氨酸 / 苏氨酸蛋白激酶。PI3K/AKT 通路的主要下游介导因子为 mTOR，它的作用靶点是核糖体蛋白 S6 激酶 1（S6K1）和真核翻译起始因子 4E 结合蛋白 1（4EBP1），可调节蛋白合成。PTEN 为肿瘤抑制因子，是最重要的 PI3K 信号通路的负性调控因子。在小细胞肺癌中 PI3K/AKT/mTOR 信号通路是有缺陷的：小细胞肺癌细胞具有组成性活化 PI3K 以及隐匿性 PI3K 和 PTEN 突变；在 70% 的小细胞肺癌患者中可见 AKT 的磷酸化，与 II 型上皮细胞相比，小细胞肺癌中 mTOR、S6K1 和磷酸化 4EBP1 的蛋白表达均有所增加，这些变化导致了小细胞肺癌肿瘤的生长、生存以及化疗耐药。应用特异 PI3K 抑制剂渥曼青霉素（Wortmannin）、LYS294002 及处理小细胞肺癌细胞，可减缓细胞生长并诱导细胞凋亡。体外及体内研究均显示应用西罗莫司衍生物 RAD001 拮 mTOR 可显著抑制小细胞肺癌的肿瘤生长。同时应用 LYS294002 和 RAD001 可增强依托泊苷的促凋亡作用。

（十四）受体酪氨酸激酶和生长因子对肺癌影响

在小细胞肺癌中，数个受体酪氨酸激酶呈过表达。受体酪氨酸激酶通过活性氧的改变及下游信号转导分子的激活而参与细胞增殖、迁移和存活。

1. c-Kit

c-Kit 是 PDGF/c-Kit 受体酪氨酸激酶家族的成员。与其配体干细胞因子（SCF）结合后，通过激活 JAK‑STAT、PI3K 和 MAP 激酶通路可启动细胞生长和分化，从而促使小细胞肺癌的发病。通过 SCF/c-Kit 受体的自分泌环以及内源性 SCF 敏感性的增加，细胞生长可被增强。在 79% ~ 88% 的小细胞肺癌细胞系中可见 c-Kit 的表发，而在 57% ~ 76% 的小细胞肺癌中可见 c-Kit 和 SCF 的同时表达。

2. c-Met

c-Met 受体酪氨酸激酶可被其配体、肝细胞生长因子 / 离散因子（HGF/SF）、下游信号分子如 Grb2（生长因子受体蛋白 2）、PI3K 的 P85 亚基、STAT3 和 Gab1（Grb2结合蛋白 -1）所激活。这一信号通路的激活可引发细胞增殖、存活、运动、浸润至细胞外基质及微管形成。

3. 胰岛素样生长因子 -1

受体胰岛素样生长因子受体（IGF-1R）是受体酪氨酸激酶胰岛素受体亚类的成员，可被其配体 IGF-1、IGF-2 以及信号有丝分裂、抗凋亡和转化活性激活。在小细胞肺癌细胞系中 IGF-1R 及其配体 IGF-1 的表达水平升高。超过 95% 的小细胞肺癌细胞的 IGF-1 蛋白水平升高。IGF-1R 可激活 SCLC 中的 PI3K-AKT 通路而在疾病的发生、生长以及化疗耐药中发挥作用。

4. 成纤维细胞生长因子受体

酪氨酸激酶成纤维细胞生长因子受体家族共有 4 个不同的亚型（FGFR1-4）。成纤维细胞生长因子（FGFs）与 FGFF 结合后，受体可与许多信号蛋白相互作用并激活 Ras/Raf/MEK/Erk1、2 及 PI3K-AKT 信号通路。

5. 血管内皮生长因子

血管内皮生长因子（VEGF）家族由 VEGF-A、VEGF-B、VEGF-C、VEGF-D 和 VEGF-E 以及它们的 3 个 VEGF 受体（VEGFR1-3）所组成。VEGF 信号通路可使内皮细胞增加、迁移和侵袭性增强，从而介导肿瘤的血管生成。

（十五）热休克蛋白（Hsp90）对肺癌的影响

热休克蛋白（Hsp90）是高度保守的分子伴侣家族成员之一，在新生肽链合成过程中行使新生蛋白（"宿主"）折叠的功能。分子伴侣参与蛋白质构象成熟、蛋白质跨膜转位、内质网中蛋白质的质量控制以及正常的蛋白质循环。分子伴侣在信号分子的翻译后调节、转录复合物的组合和分解以及免疫原性肽的加工处理中发挥作用。

Hsp90 是一个组成性表达的细胞蛋白，在肿瘤细胞高应激状态下有所升高，这种高应激状态可由存在突变和失调蛋白、氧化损伤、缺氧或营养不良环境所引起。Hsp90 的宿主蛋白包括许多癌基因蛋白，如 AKT、MET、bcl-2、端粒酶、Survivin 和 Apaf-1，通过持续的蛋白翻译和细胞增殖从而促进肿瘤细胞的生存、生长以及转移。因此，在恶性、转化细胞中，抑制 Hsp90 通过降解癌基因并破坏多种信号途径可优先靶向作用于分子伴侣功能。

在小细胞肺癌中，存在抗凋亡蛋白的过表达及促凋亡分子的表达减少，从而破坏凋亡。在 SCLC 中，Hsp90 是主要的凋亡抑制因子，这与其他的细胞系统不同。

（十六）细胞表面标志物对肺癌的影响

1. CD56（NCAM）

神经细胞粘附分子（Neural Cell Adhension Molecular，NCAM）与免疫球蛋白家族相关，可调节神经 – 内分泌细胞的生长、迁移和分化。CD56 是由 NCAM 基因编码的一个亚型。在几乎 100% 的小细胞肺癌中可见 NCAM。

2. 神经节苷脂

神经节苷脂是细胞膜组成成分的一种糖脂亚群，其在所有的真核细胞中尤其是在中枢神经系统中均可见。据报道，它们可作用于细胞膜受体和粘附分子。在小细胞肺癌中可见这些抗原的表达增加。FucosylGM–1 可见于 75% 的小细胞肺癌的标本中，而在正常组织或非小细胞肺癌及其他肿瘤中很少出现。多聚涎酸为胚胎 NCAM 的一个组分，是一个超过 20 个负电荷通过 alpha2 ~ 8 连接的涎酸残基聚合物，其参与了细胞的运动和发育。在小细胞肺癌中大量表达，而在正常组织中则不表达。其他的几种神经节苷脂，如 GM–2 和 Globo–H，可在多种肿瘤中表达。

（十七）进化通路对肺癌的影响

当进化通路被异常激活时，可调节干细胞自我更新的 Hedgehop、Notch 和 Wnt 等进化通路可引发肿瘤性增生，其意味着此时是肿瘤发生的早期时间。小细胞肺癌呈现典型的神经内分泌表型，可表达神经内分泌标志物，如突触素、嗜铬素 A 和 CD–56 等。在发育中的肺气道上皮细胞内，神经内分泌细胞是最早被识别的一种已分化的细胞类型。这种由底层的内胚层分化成神经内分泌细胞的过程由 Notch 信号通路调控，而信号的异常可导致细胞腔隙的增大。有证据表明，小细胞肺癌是分化最差的气道上皮肿瘤，非常接近早期发育中的肺组织。小细胞肺癌依赖变异的 Notch 信号以及 Hedgehog 信号通路的激活，这均类似于早期的肺组织的形成过程。

1. Hedgehog 通路

研究表明，Hedgehog 通路（Hh）在早期肺组织的形成和发育过程中非常重要，其可调节上皮 – 间质的相互作用。在人体中这条通路存在 3 种已知的配体：SonicHedgehog（SHh）、IndianHedgehog（Ihh）以及 DesertHedgehog（DHh）。信号级联的启动是由 Hh 与 Patched–1 受体的结合触发的（Ptch–1），Ptch–1 是一种 12 跨膜蛋白。在 Hh 配体缺失的情况下，Ptch–1 可结构性抑制 7 跨膜 Smoothened（Smo），并使通道失活。然而，Hh 配体与 Ptch–1 的结合释放了受抑制的 Smo，可激活一种蛋白复合物，而 Hh 的下游转录因子可靶向作用于包括 Gli–1 和 Ptch–1 在内的细胞核。尽管在成人支气管上皮细胞基底层内呈现较低水平，但活化的 Hedgehog 信号通路可在由萘损伤所致的气道再生过程中引起上皮内细胞群的扩张。上皮内细胞群中，Hedgehog 信号通路的活化恰好在罕见气道神经内分泌细胞的发育之前。在小细胞肺癌中，存在配体依赖的邻分泌形式的 Hedgehog 通路的激活，而邻近的细胞表达 SHh。此外，体内外试验表明，小细胞肺癌可被甾体类生物碱 Hedgehog 拮抗剂环巴胺（Cyclopamine）抑制。

2. Notch 信号通路

Notch 基因最早发现于果蝇中，Notch 信号通路由受体、配体和 DNA 结合蛋白 3 部分组成，通过细胞间 Notch 受体配体结合进行信号传递。在经典的受体-配体相结合从而激活 Notch 信号通路外，Notch 信号通路还能被其他的非经典方式激活，例如 Ma 等研究发现在膜型基质金属蛋白酶-1（Membrane Type1 Matrix Metallo Proteinase，MT1-MMP）可通过非经典途径激活 Notch-1 控制黑色素瘤细胞增殖；此外非经典激活 Notch 通路还包括 CSL-非依赖型，其他信号通路交叉激活（如 Wnt 信号通路）等多种类型。Notch 受体是一类分子量为 300k 左右的跨膜蛋白，以非共价键异二聚体形式存在，被酶切后裂解为 NEC 和 NTM 2 部分，目前发现 4 种亚型（即 Notch1～4），各亚型间 EGF 样重复序列不同，和 Notch 配体的亲和力也不同。Notch1 和 Notch2 分别具有 36 个 EGF 样重复序列。Notch3 具有 34 个 EGF 样重复序列，而 Notch4 具有 29 个 EGF 样重复序列，Notch 配体也是一类跨膜蛋白，同样由 EGF 样重复序列组成，包括 DLL 及 JAG，在哺乳动物中发现 3 种 DLL 配体，DLL1、DLL3、DLL4，JAG 样配体只有 2 种，JAG1、JAG2。一旦 Notch 受体和配体结合，Notch 信号通路便被 ADAM10/17（一种解聚素和基质金属蛋白酶）激活，释放 Notch 受体的胞内域（ICN），ICN 转移到细胞核，在细胞核中 ICD 与转录因子 CBF-1/Suppressorofhairless/Lag1（CSL）结合后调节基因的表达，没有与 ICD 结合的情况下，CBF-1 蛋白起着转录抑制功能，ICD 结合 CBF-1 后置换了辅助抑制物 SMART/HDACs 使其由抑制剂转变为激活剂，并招募共激活物，使靶基因的转录激活，这个过程主要涉及在两个家族的螺旋-环-螺旋式的转录因子：Hes（Hairy Enhanceof Split）和 Hey（Hairy/Enhancerofspitrelatedwith YRPW motif）靶基因，其他已知的靶基因包括 cyclinD1，c-m-yc，p21，p27，thenuclearfactor-kappaB（NF-κB），Survivin，Slugand Nanog。

Notch 信号通路对胚胎的发育发展至关重要，对细胞增殖、分化和凋亡发挥一定的调控作用。它还与血细胞生成、乳房发育、胃肠道上皮细胞成熟、免疫调节、血管生成和神经干细胞成活有关。此外，Notch 信号通路与细胞分化密切相关，Notch 异常调控是否促进或限制细胞发生分化，很大程度上取决于细胞内环境及 Notch 信号通路与其他信号通路的串话。

在不同背景下 Notch 信号通路可调节分化、发育细胞。更为重要的是，Notch

通路在发育中及成人组织中具有保护未成型及多潜能细胞的功能。在哺乳动物中，Notch 通路具有 4 种跨膜 Notch 受体（Notch1 ~ 4），它们可被邻接细胞的 3 种 Notch 配体（Delta1、Jagged1 和 Jagged2）所激活。Notch 通路对于调节气道上皮细胞的发育非常关键，特别是可决定细胞神经内分泌或非神经内分泌的分化。简单地说，Notch 信号通路可导致转录靶点的激活，如发状分裂相关增强子 –1（Hairy Enhancerof Split1，Hes1）。反过来，Hes–1 可阻断肺神经内分泌细胞发育 h-ASH–1。在一项 Hes-1 被从小鼠肺中敲除的实验中，鼠 ASH-1 表达上调，神经内分泌细胞增加，克拉拉细胞（Clara Cell）相应减少。通过研究发现，在小细胞肺癌中，h-ASH– 高表达，而 Notch–1 则是失活的。综上，Notch 受体的过表达可导致细胞周期停滞及小细胞肺癌的生长抑制。

3. WNT 信号通路

Wnt 蛋白由包括 19 个分泌型分子家族组成，具有不同的表达模式和功能，包括增殖、分化、存活、凋亡和细胞运动。Wnt 信号通过以下 3 个途径之一发挥作用。在非小细胞肺癌中 Wnt 信号通路主要参与肿瘤干细胞维持与细胞永生化调控。Vaughan 等发现，在免疫缺陷小鼠 NSCLC 模型中，Wnt 通路的激活与肿瘤发生有关。Pacheco-Pinedo 等在 Kras 基因突变小鼠中也发现 Wnt/β-Catenin 通路参与肺癌发生。

首先是"经典的"信号通路，配体与卷轴受体（Fz 受体）及 LDL 受体相关蛋白（LRP）相结合，维持胞浆的稳定以及靶基因表达（Wnt/β-Catenin 通路）所需 β-Catenin 的核内转运。第二个信号通路是通过钙调蛋白激酶 II 和蛋白激酶 C（Wnt/Ca^{2+} 通路）的激活完成，可平衡经典途径。第三个是平面细胞极性通路，通过 GTPases 而起作用，如 RhoA 和 Jun 激酶（JNK），与细胞骨架重排和细胞的极性有关。在非小细胞肺癌中，这些蛋白成分有的表达上调，有的表达却受到下调或者对经典 Wnt 信号通路有抑制作用，共同参与非小细胞肺癌的发病和病程进展。

（1）表达量上调的 Wnt 相关蛋白：据 Xu 等对 262 例临床切除非小细胞肺癌样本的研究显示，Wnt–1 与 β-catenin 过表达患者的 5 年生存率显著低于阴性表达的患者，并且 Wnt-1/β-catenin 过表达的组织细胞中 c-Myc、cyclinD1 也呈现一致的过表达。同时，国内的研究也表明，Wnt-1 表达量在非小细胞肺癌发病中是上调的。倪明立等在对 80 例非小细胞肺癌患者组织的研究中证实，Wnt-1 和 β-catenin 蛋白阳性表达率明显高于正常肺组织，且 β-catenin 阳性表达患者中位生存期低于阴性表达患者。因此得出非小细胞肺癌患者肺组织中 Wnt-1 过表达且对应预后差的结论。

除了 Wnt-1 以外，其他蛋白，如 Wnt-2、Wnt-3 等经典 Wnt 通路蛋白在非小细胞肺癌组织中也存在过表达。Bravo 等发现 Wnt-2 与 Frizzled-8 共表达不仅在肺癌患者的组织中增加，在体外肺癌细胞系中也一致性地增加。Huang 等在 2015 年的研究显示，非小细胞肺癌患者中 Wnt-2 表达水平显著升高，同时体外细胞系实验显示 Wnt-2 水平与肿瘤标志物 Ki-67 表达水平变化一致。这不仅仅说明非小细胞肺癌中经典 Wnt 信号通路被激活，而且 Wnt-2 过表达组织中细胞增殖活跃，也预示疾病预后较差。同样，非小细胞肺癌的经典 Wnt 信号通路中还有 Wnt-3 的过表达。Nakashima 等对非小细胞肺癌临床样本分析发现，Wnt-3 蛋白表达与 Ki-67、c-Myc 和存活蛋白 survivin 等的表达呈正相关，肿瘤细胞凋亡减少。另外，人重组 Wnt-3a 调节细胞周期，从而促进人非小细胞肺癌细胞株 H460、A549、H157 的生长。因此，Wnt-3 的过表达也与疾病较差预后有关。

另外，倪明立等和 Samulin 等的研究揭示，SOX-2（sexdeterminingregionY-box2）蛋白在非小细胞肺癌患者中阳性表达率高于不是非小细胞肺癌患者，说明 SOX-2 蛋白也是预后不佳的标志。

其他在非小细胞肺癌中表达上调的经典 Wnt 蛋白还有蓬乱蛋白 Dishevelled-1/2、TCF-4、TMEM88（transmembraneprotein88）等，但近年来关于这些蛋白在非小细胞肺癌治疗中作用的研究较少。

（2）表达量下调或者功能被抑制的 Wnt 相关蛋白：另外一些经典 Wnt 信号通路相关蛋白表达的改变在 NSCLC 中也起到了很重要的作用。在肿瘤发病过程中，这些蛋白的表达量下调或者其功能被抑制。近年来，受到科学家关注的蛋白有以下几种。

糖原合成酶激酶 3β（Glycogen Synthase Kinase-3β，GSK-3β）在经典 Wnt 信号通路中与轴蛋白（AXIN）和腺瘤样结肠息肉蛋白（Adenomatous Polyposis Coli，APC）三者共同作用可以促进 β-catenin 的降解。2007 年，Zheng 等针对非小细胞肺癌临床样本的研究发现，表皮生长因子受体（Epithelial Growth Factor Receptor，EGFR）可能将 GSK-3β 磷酸化变成磷酸化的 GSK-3β-Ser9，后者的过表达提示患者生存期较短。而更值得注意的是，2014 年，Zeng 等的研究显示，GSK-3β 在非小细胞肺癌中是过表达的，且其过表达预示肿瘤预后不佳，并且在细胞实验中也证实了这一结论，而这可能是源于 GSK-3β 的过表达激活了其他通路而导致疾病恶化。

轴蛋白 AXIN 也是一种经典 Wnt 信号通路的负调节因子。Han 等研究发现，抑制组蛋白去乙酰化酶上调 AXIN 表达可以促进非小细胞肺癌中细胞的凋亡。另外，Busch 等发现，通过抑制端粒修饰酶——端锚聚合酶（tankyrase）的作用稳定 AXIN 的表达，可抑制非小细胞肺癌的细胞周期。

在肺的形态发生过程中，特定的 Wnt 信号对于正常的上皮 - 间质相互作用是必须的。当 Wnt 信号通路失调时，有害事件便会发生。在成人的肺中，Wnt 信号通路的所有组分均维持在可检测水平。支气管肺泡干细胞可共同表达克拉拉及上皮细胞标记蛋白，可由 Wnt 信号维持和活化。当支气管细胞暴露于烟草烟雾中时，Wnt 信号通路被激活，从而导致增殖和肿瘤生长。在非小细胞肺癌标本中，Wnt 分子差异表达，Wnt 蛋白上调（如，Wnt1 和 Wnt2），而 Wnt 调节因子的表达减少（如 WIF）。

（十八）局部微环境的改变对肺癌的影响

局部微环境的改变产生肺癌有两种作用机制：其一，是局部细胞应激性适应；其二，是超越局部恶劣微环境获得恶性增殖。各种外源性致癌因子（如，物理、化学、生物致损因子）侵入肺部后，机体就启动了各种宏观和微观的免疫机制，免疫机制包括祛除、杀灭、中和、限制等，将肺组织结构与功能损伤程度降到最低。如果依靠自我免疫或者在治疗的帮助下及时或短期内清除致损因子，肺部组织将及时修复受损组织并恢复其正常功能；如果机体无法将致损因子清除，但致损因子量又不至于引起大面积的肺组织损伤和剧烈的应激反应，而只是少量顽固滞留于局部，同时机体虽然没有办法将其全部祛除，仍倾向于限制、包裹这一局部，使损伤最小化。

在这一相对局限的范围内，滞留的致损因子将直接或间接通过引起局部炎症持续损伤肺组织细胞，肺组织又通过修复机制不断修复受损的组织细胞，其组织的代谢主题是损伤与修复，与周围正常进行呼吸运动及相关生命活动的组织代谢有差别，日积月累，渐渐形成区别于周围正常组织的微环境。

源于致损因子的损伤性刺激、持续细胞损伤、抗损伤修复及基于此的代谢异常是这一微环境基本要素；这些基本要素通过复杂的微观路径（或各种微生物力）促成各自目标形成并相互影响，这些微生物力可以宏观分成 3 股生物合力，一是损伤生物合力；二是增殖抗损伤生物合力，这两种合力可以并称为恶性促瘤生物合力；三是促进细胞正常分化、原样修复生物合力。在相当长一段时间内，受损肺组织可以维持损伤与抗损伤之间的平衡、完成受损组织原样修复，但局部微环境逐步恶化，越来越不适合正常组织细胞存活，且维持细胞正常分化、原样修复生物合力的功能逐渐趋向弱势，直至某个时刻正常分化、原样修复合力明显弱势于增殖抗损伤合力，第一个失去控制的恶性增殖细胞得以独立存活、分裂，肺癌（非小细胞癌）瘤体开始萌芽。

自身免疫调节机制的异常也会引发肺癌，如 TLR、CD_3^+ 和 CD_4^+ 等细胞调节异常引起小气道纤维化进而发生肺气肿、气道炎症等疾病，其通过氧化应激反应引起慢性阻塞性肺炎，同时也引起上皮间质的转化，最终导致肺癌的发生。

（十九）外泌体对肺癌的影响

1. 外泌体促进肿瘤血管生成

肿瘤血管生成在肿瘤的发生、发展中有着关键作用，学者们已经证实外泌体可促进肿瘤血管生成。LIU 等的研究表明，外泌体中的 miR-21 可以激活 STAT3，从而增加血管内皮生长因子受体（VEGF）的表达，最终诱导人支气管上皮细胞的血管生成和恶性转化。CUI 等研究表明，过表达基质金属蛋白酶抑制剂（TIMP-1）通过激活 CD63/PI3K/AKT/HIF-1 通路促进来源于肺腺癌、包含 miR-210 的外泌体分泌，并最终证实其在体外实验中刺激肿瘤血管生成。HSU 等发现了外泌体中的 miR-23a 在低氧条件下和正常氧条件下都可促进肿瘤血管生成，从而表明缺氧肿瘤癌细胞和远离肿瘤的正常氧环境中的内皮细胞之间可以传递遗传物质。ZHUANG 等的研究证明，通过激活 JAK-STAT 信号通路，外泌体中 miR-9 可以促进血管生成。这些结果表明肺癌来源的外泌体促进血管生成，从而可能导致癌症的发生和发展。

2. 外泌体可调节肿瘤微环境中的免疫应答

外泌体有调节肿瘤微环境中免疫应答的能力，从树突状细胞（DC）释放的外泌体可携带肿瘤抗原，激活免疫应答。GUO 等的研究团队发现来源于 DC 细胞的外泌体与抗癌药物环磷酰胺（CTX）、联合使用具有促 DC 细胞成熟作用的干扰素诱导剂聚肌胞苷酸（polyI：C）能在体内和体外实验中增强抗肿瘤活性。FABBRI 等研究表明，来自肺癌细胞的外泌体 miR-21、miR-29a 可以作为 Toll 样受体（TLR）的配体，最终导致肿瘤生长和转移。因此，作为 TLR 的旁分泌激动剂，外泌体 miRNA 可以调节肿瘤微环境中的免疫应答。此外，活化的表达 FasL 的 CD_8^+T 细胞分泌的外泌体可激活 ERK 和 NF-κB 通路，导致 MMP-9 表达增加从而促进肺癌转移。

3. 外泌体促进上皮 - 间充质转化（EMT）

EMT 是指上皮细胞通过特定程序转化为具有间质表型细胞的生物学过程，它赋予细胞转移和入侵的能力，在肺癌的发生发展中起重要作用。RAHMAN 等研究表明，来源于高转移性肺癌细胞和晚期肺癌患者血清的外泌体能够诱导人支气管上皮细胞（HBECs）中的波形蛋白表达和 EMT。KIM 等研究了 EMT 中涉及的外泌体内容物的变化。在 A549 人肺腺癌细胞系中，外泌体的蛋白质含量（β- 钙黏蛋白）反映了细胞表型的变化，miR-23a 表达也显著增加。

4. 外泌体在肺癌转移中的作用

WANG 等的研究发现，与非小细胞肺癌 NCI-H2228 细胞相比，在小细胞肺癌 NCI-H1688 细胞中观察到外泌体中 TGF-β 和 IL-10 水平升高，在低氧条件下更甚。也发现肺癌细胞分泌的外泌体内 TGF-β 和 IL-10 表达升高与肺癌转移相关。免疫检查点蛋白是指在免疫系统中存在的一系列抑制信号的分子，含有 T 细胞免疫球蛋白和黏蛋白结构域的分子 3（Tim-3）是新一代免疫检查点蛋白，可被其配体 Galectin-9 激活，从而负向调节抗肿瘤免疫应答。GAO 等学者研究发现，患者血浆内的 Galectin-9 高表达水平与肿瘤转移相关。HOSHINO 等的研究表明，外泌体整合素 α6β4 和

α6β1 与肺癌转移相关。ZHANG 等的一项研究显示，与健康人相比，非小细胞肺癌患者中外泌体 lncRNAMALAT-1 高表达。此外，外泌体 MALAT-1 高表达与晚期肿瘤分期和淋巴转移相关。

参考文献

[1]毛勇. 中国居民肺癌发病与肿瘤家族史的关系 [J]. 辽宁医学杂志，2014，28（6）：316-317.

[2]王冬梅，陈勃江，李为民，等. 肺癌危险因素的 Meta 分析 [J]. 中国循证医学杂志，2010，10（12）：1446-1449.

[3]刘志强，何斐，蔡琳. 吸烟、被动吸烟与肺癌发病风险的病例对照研究 [J]. 中华疾病控制杂志，2015，19（2）：145-149.

[4]田陈红，朱丽萍，缪巧英. 农村肺癌发病主要危险因调查 [J]. 中国公共卫生管理，2015，31（6）：894-895.

[5]邹小农. 环境污染与中国常见癌症流行趋势 [J]. 科技导报，2014，32（26）：58-64.

[6]李光剑. 煤炭中自然出的二氧化硅与宣威地区农村女性肺癌的关系及致癌机制 [D]. 昆明医科大学，2013.

[7]潘劲，龚巍巍，王浩，等. 非吸烟女性肺癌危险因素病例对照研究 [J]. 浙江预防医学，2014，26（8）：772-774.

[8]张丽萍. 女性肺癌的发病危险因素及临床特点分析 [D]. 吉林大学，2010.

[9]曾庆岳，陶红艳，万毅新，等. 慢性阻塞性肺疾病与肺癌关系临床研究 [J]. 中国现代医学杂志，2012，22（12）：68-71.

[10]Powell H A, Iyen-Omofoman B, Baldwin D R, et al. Chronic Obstructive Pulmonary Disease and Risk of Lung Cancer[J]. Journal of Thoracic Oncology，2013，8（4）：e34-e35.

[11]钱方. 肺癌得病病因的研究现状 [J]. 中西医结合心血管病电子杂志，2019，7（8）：148.DOI：10.3969/j.issn.2095-6681.2019.08.108.

[12]潘梦雪. 肺癌病因的探讨 [J]. 健康大视野，2019，（3）：192.DOI：10.3969/j.issn.1005-0019.2019.03.241.

[13]刘秀兰. 肺癌发病与生活环境中哪些因素有关 [J]. 养生保健指南，2020，（6）：75.

[14]Liao C C. Increased lung cancer risk among patients with pulmonary tuberculosis：a population cohort study.[J]. Journal of Thoracic Oncology，2011，6（1）：32-37.

[15]Freddie，Bray，Jacques，et al. Global cancer statistics 2018：GLOBOCAN estimates of incidence and mortality worldwide for 36 cancers in 185 countries.[J]. CA：a cancer journal for clinicians，2018.

[16]Durham，A，L，et al. The relationship between COPD and lung cancer[J]. Lung cancer：Journal of the International Association for the Study of Lung Cancer，2015，90（2）：121-127.

[17]Sadr M，Mugahi S M H N，Hassanzadeh G，et al. Telomere Shortening in Blood Leukocytes of Patients with Chronic Obstructive Pulmonary Disease[J]. Tanaffos，2015，14（1）：10-16.

[18] 吴漫、徐兴祥、桑琳莉. 慢性阻塞性肺疾病合并肺癌黏液高分泌的诊疗进展 [J]. 临床肺科杂志，2020，v. 25（12）：127-132.

[19] 胡瑛，杨新杰，聂理会，等. 405 例肺癌合并肺结核患者临床特征及驱动基因检测分析 [J]. 中国肺癌杂志，2020，23（5）：337-342.

[20] 全斌，喻艳林. 肺结核合并肺癌的发生机制研究进展 [J]. 山东医药，2015，55（24）：104-106.

[21] Ahmad R，Hussain A，Ahsan H. Peroxynitrite: cellular pathology and implications in autoimmunity[J]. Journal of Immunoassay & Immunochemistry, 2019, 40（2）: 123-138.

[22] Bobba R K，Holly J S，Loy T，et al. Scar Carcinoma of the Lung: A Historical Perspective[J]. Clinical Lung Cancer, 2011, 12（3）: 148-154.

[23] Casalinomatsuda S M，ME Monzón, Forteza R M. Epidermal growth factor receptor activation by epidermal growth factor mediates oxidant-induced goblet cell metaplasia in human airway epithelium.[J]. American Journal of Respiratory Cell and Molecular Biology, 2006, 34（5）: 581-591.

[24] Ruano M J，S Hernández-Hernando，A Jiménez，et al. Nitric oxide-induced epidermal growth factor-dependent phosphorylations in A431 tumour cells[J]. Febs Journal, 2010, 270（8）: 1828-1837.

[25] Cao W，Luo L L，Chen W W，et al. Polymorphism in the EREG gene confers susceptibility to tuberculosis[J]. BMC Medical Genetics, 2019, 20（1）.

[26] Luo Y H，Ho H L，Tsai C M，et al. The Association Between Tumor Epidermal Growth Factor Receptor（EGFR）Mutation and Multiple Primary Malignancies in Patients With Adenocarcinoma of the Lungs[J]. Am J Clin Oncol, 2015, 38（2）: 147-51.

[27] Howe G R，Lindsay J，Coppock E，et al. Isoniazid exposure in relation to cancer incidence and mortality in a cohort of tuberculosis patients[J]. International Journal of Epidemiology, 1979（4）: 305-312.

[28] 喻升，杨苾，王明月，等. 肺结核导致肺癌的机制研究进展 [J]. 中国肿瘤临床，2020，47（15）：798-802.DOI：10.3969/j.issn.1000-8179.2020.15.755.

[29] Angelo L S，Kurzrock R. Vascular Endothelial Growth Factor and Its Relationship to Inflammatory Mediators[J]. Clinical Cancer Research, 2007, 13（10）: 2825-2830.

[30] Bobba R K，Holly J S，Loy T，et al. Scar Carcinoma of the Lung: A Historical Perspective[J]. Clinical Lung Cancer, 2011, 12（3）: 148-154.

[31] Chi Y L，Huang H L，Rahman MM，et al. Cancer incidence attributable to tuberculosis in 2015: global, regional, and national estimates[J]. BMC Cancer, 2020, 20.

[32] Everatt R，Kuzmickiene I，Davidaviciene E，et al. Incidence of lung cancer among patients with tuberculosis: a nationwide cohort study in Lithuania[J]. International Journal of Tuberculosis & Lung Disease the Official Journal of the International Union Against Tuberculosis & Lung Disease, 2016, 20（6）: 757.

[33] 刘宇，田野，蔡勇，等. 298 例肺癌合并肺结核回顾性临床分析 [J]. 中国肿瘤临床，2018，45（17）：873-877.

[34] An S J，Kim Y J，Han S S，et al. Effects of age on the association between pulmonary tuberculosis and lung cancer in a South Korean cohort[J]. Journal of Thoracic Disease, 2020, 12（3）: 375-382.

[35]胡瑛，杨新杰，聂理会，等.405 例肺癌合并肺结核患者临床特征及驱动基因检测分析 [J]. 中国肺癌杂志，2020，23（5）：337-342.

[36]Jiang Y，Kewei N I，Fang M，et al. The Effects of Serum hs-CRP on the Incidence of Lung Cancer in Male Patients with Pulmonary Tuberculosis[J]. Iranian Journal of Public Health，2019，48（7）.

[37]徐宝静，李云峰，刘贵林，等.肺结核与肺结核合并肺癌患者 CT 诊断情况及影像学特征比较 [J]. 中国临床医生杂志，2020，48（02）：184-186.

[38]罗红，郑碧英，徐军发.巨噬细胞凋亡抗结核分枝杆菌感染的研究进展 [J]. 细胞与分子免疫学杂志，2019，35（7）：665-670.

[39]Molina-Romero C，Arrieta O，R Hernández-Pando. Tuberculosis and lung cancer[J]. Salud Publica Mex，2019：286-291.

[40]Iurca I，Tirpe A，Zimta A A，et al. Macrophages interaction and microRNA interplay in the modulation of cancer development and metastasis[J]. Front Immunol，2020，11：870.

[41]Angelo L S，Kurzrock R. Vascular Endothelial Growth Factor and Its Relationship to Inflammatory Media tors[J]. Clinical Cancer Research，2007，13（10）：2825-2830.

[42]Abudureheman M，Simayi R，H Aimuroula，et al. Association of Mycobacterium tuberculosis L-formm pb64 gene and lung cancer[J]. 2019.

[43]Geng Y，Liu X，Liang J，et al. PD-L1 on invasive fibroblasts drives fibrosis in a humanized model of idio pathic pulmonary fibrosis[J]. American journal of respiratory and critical care medicine，2018，197（11）：1443-1456

[44]Morikawa M，Derynck R，Miyazono K. TGF-β and the TGF-β Family：Context-Dependent Roles in Cell and Tissue Physiology[J]. Cold Spring Harb Perspect Biol，2016，8（5）：a021873.

[45]Saito A，Nagase T . Hippo and TGF-β interplay in the lung field.[J]. Am J Physiol Lung Cell Mol Physiol，2015：L756.

[46]Kasai H，Allen J T，Mason R M，et al. TGF-β1 induces human alveolar epithelial to mesenchymal cell tr ansition（EMT）[J]. Respiratory Research，2005，6.

[47]Ballester B，Milara J，Cortijo J . Idiopathic Pulmonary Fibrosis and Lung Cancer：Mechanisms and Mole cular Targets[J]. International Journal of Molecular Sciences，2019，20（3）.

[48]Roberts A B，Wakefield L M. Roberts AB，Wakefield LM. The two faces of transforming growth factor in carcinogenesis. Proc Natl Acad Sci USA 100：8621-8623[J]. Proceedings of the National Academy of Sci ences，2003，100（15）：8621-8623.

[49]Gang Y，Nan T，Meng C，et al. Genetic variations in TERC and TERT genes are associated with lung ca ncer risk in a Chinese Han population[J]. Oncotarget，2017，8（66）.

[50]Ma H，Zhou Z，Sheng W，et al. Shortened Telomere Length Is Associated with Increased Risk of Canc er：A Meta-Analysis[J]. Plos One，2011，6（6）：e20466.

[51]Marco L，Sara O，Gianvito G，et al. Insights into the Effect of the G245S Single Point Mutation on the Str ucture of p53 and the Binding of the Protein to DNA[J]. Molecules，2017，22（8）：1358-.

[52]Goruppi，Sandro，Swartz，et al. Combined CSL and p53 downregulation promotes cancer-associated fibr

oblast activation（vol 17，pg 1193，2015）[J]. Nature cell biology，2015.

[53]Nagashio R，Ueda J，Ryuge S，et al. Diagnostic and Prognostic Significances of MUC5B and TTF-1 Expressions in Resected Non-Small Cell Lung Cancer[J]. Rep，2015，5（1）：8649

[54]李志刚，储天晴.肺癌[M].上海科技技术出版社，2017.09.

[55]Wen L Z，Ding K，Wang Z R，et al. SHP-1 Acts as a Tumor Suppressor in Hepatocarcinogenesis and HCC Progression[J]. Cancer Research，2018：canres. 3896.2017.

[56]Fan L C，Shiau C W，Tai W T，et al. SHP-1 is a negative regulator of epithelial－mesenchymal transition in hepatocellular carcinoma[J]. Oncogene，2015，34（41）.

[57]Xiao W，Hong H，Kawakami Y，et al. Tumor suppression by phospholipase C-beta3 via SHP-1-mediated dephosphorylation of Stat5.[J]. Cancer cell，2009，16（2）：161-171.

[58]Xiao W，Ando T，Wang H Y，et al. Lyn- and PLC-beta3-dependent regulation of SHP-1 phosphorylation controls Stat5 activity and myelomonocytic leukemia-like disease.[J]. Blood，2010，116（26）：6003.

[59]Varone A，S Mariggio ，Patheja M，et al. A signalling cascade involving receptor-activated phospholipase A2，glycerophosphoinositol 4-phosphate，Shp1 and Src in the activation of cell motility[J]. Cell Communication and Signaling，2019，17（1）.

[60]Matalon O，A Ben - Shmuel，Kivelevitz J，et al. Actin retrograde flow controls natural killer cell response by regulating the conformation state of SHP - 1[J]. Embo Journal，2018：e96264.

[61]李超，张晓东. SHP-1在人类癌症中作用机制的研究[J]. 现代肿瘤医学，2020，28（24）：4363-4367. DOI：10.3969/j.issn.1672-4992.2020.24.033.

[62]吴漫，徐兴祥.慢性阻塞性肺疾病合并肺癌的研究进展.中华肺部疾病杂.（电子版），2019，12（5）：646-649.

[63]李乔，范习刚.影响肺癌化疗患者发生肺部感染的危险因素分析[J].实用癌症杂志，2020，35（1）：85-87.DOI：10.3969/j.issn.1001-5930.2020.01.023.

[64]关丹丹，刘微，丁珊，等.2015-2018年沈阳市非吸烟女性肺癌危险因素的病例对照研究[J].预防医学情报杂志，2020，36（3）：351-355.

[65]陈涛，张华飞，孙成勋，等.室内环境中放射性氡的来源危害及控制措施[J].化工管理，2018，（8）：33.DOI：10.3969/j.issn.1008-4800.2018.08.026.

[66]钱华，戴海夏.室内空气污染与人体健康的关系[J].环境与职业医学，2007，24（4）：426-430.

[67]顾晓平，明恒泰，刘爱民，等.江苏省大丰区肺癌影响因素病例对照研究[J].中国公共卫生，2010，26（7）：811-813.

[68]施海龙，何钦成，戴晓淳，等.非吸烟女性肺癌危险因素的研究[J].中国肺癌杂志，2005，8（4）：279-282.

[69]奉水东，凌宏艳，陈锋.烹调油烟与女性肺癌关系的Meta分析[J].环境与健康杂志，2003，20（6）：353-354.

[70]李博，王安辉.女性肺癌危险因素研究进展[J].医学综述，2019，25（18）：3611-3616，3621. DOI：10.3969/j.issn.1006-2084.2019.18.015.

[71]秦怡，周宝森，徐肇翊.不吸烟女性肺癌危险因素病例－对照研究[J].中国肺癌杂志，2002，5

（2）：98–100.

[72]潘劲，龚巍巍，王浩，等 . 非吸烟女性肺癌危险因素病例对照研究 [J]. 浙江预防医学，2014，26（8）：772–774.

[73]刘恩菊，项永兵，金凡，等 . 上海市区非吸烟女性肺癌病例对照研究的多因素分析 [J]. 肿瘤，2001，21（6）：421–425.

[74]董静 . 中国汉族人群肺癌全基因组关联研究 [D]. 南京：南京医科大学，2012.

[75]张增利，周彩存，张颉，等 . DNA 修复基因 ERCC1 多态性与肺癌易感性的关系 [J]. 中国肺癌杂志，2008，11（2）：183–188.

[76]苏佳，牛润桂，韩小友，等 . DNA 修复基因 XRCC1 密码子 194 多态性与肺癌易感性研究 [J]. 复旦学报（医学版），2008，35（3）：348–352.

[77]胡志斌 .DNA 修复基因多态性、基因型 – 表型相关性与肺癌易感性关系的分子流行病学研究 [D]. 南京：南京医科大学，2007.

[78]ChenW，SunK，ZhengR，etal. CancerincidenceandmortalityinChina，2014[J]. ChinJCancerRes，2018，30（1）：1–12

[79]Pesatori A C，Carugno M，Consonni D，et al. Hormone use and risk for lung cancer: a pooled analysis from the International Lung Cancer Consortium（ILCCO）. [J]. British Journal of Cancer，2013，109（7）：1954–1964.

[80]尹智华，李鸣川，何钦成，等 . 非吸烟女性肺癌与月经生育史病例对照研究 [J]. 中国公共卫生，2005，21（12）：1456–1457.

[81]韦文娥 . 广西不同民族非小细胞肺癌 EGFR 突变分析及突变丰度对预后的影响 [D]. 广西：广西医科大学，2016.DOI：10.7666/d.D01000395.

[82]李琳，王晖，杜俊，等 . 雌激素受体 α 和 β 及表皮生长因子受体的表达与非小细胞肺癌临床病理特点关系 [J]. 现代肿瘤医学，2013，21（3）：539–543.

[83]不良情绪是癌细胞的活化剂 [J]. 中国肿瘤临床与康复，2020，27（12）：1513.

[84]Tomasetti C，Li L，Vogelstein B. Stem cell divisions，somatic mutations，cancer etiology，and cancer prevention[J]. Science，2017，355（6331）：1330–1334.

[85]Hofman J，Sorf A，Vagiannis D，et al. Interactions of alectinib with human ABC drug efflux transporters and CYP450 biotransformation enzymes: effect on pharmacokinetic multidrug resistance[J]. Drug Metabolism and Disposition，2019，47（7）：dmd. 119.086975–

[86]佘天宇，余真真，徐海涛，刘帅，贾腾，张庆广，李文晶 . P16 及 FHIT 基因异常表达在非小细胞肺癌发病机制中的研究 [J]. 实用医院临床杂志，2020，17（05）：1–5.

[87]Wei W，X Feng，X Duan，et al. Establishment of Two Data Mining Models of Lung Cancer Screening Based on Three Gene Promoter Methylations Combined with Telomere Damage[J]. The International journal of biological markers，2016，32（1）：141–146.

[88]钟云华，李燕，陆炳团 .APC、p16、CDH13 和 RASSF1A 甲基化状态与肺癌的相关性研究 [J]. 标记免疫分析与临床，2018，25（8）：1214–1217，1222.

[89]黄芬芬，陈金亮，陈建荣 . 非小细胞肺癌呼出气冷凝液中 p16 基因突变及表达分析 [J]. 临床军医

杂志，2019，47（11）：1254-1256.

[90]Geng X，Pu W，Tan Y，et al. Quantitative assessment of the diagnostic role of FHIT promoter methylation in non-small cell lung cancer[J]. Oncotarget，2017，8（4）：6845-6856.

[91]刘莹，王圆圆，贾文青，等.肺癌患者血清 p16，FHIT，APC 基因甲基化检测 [J]. 郑州大学学报（医学版），2017，52（1）：51-54.

[92]Lee T G，Jeong E H，Kim S Y，et al. Fhit，a tumor suppressor protein，induces autophagy via 14-3-3 τ in non-small cell lung cancer cells[J]. Oncotarget，2017，8（19）.

[93]康秀华 . HMG2L1 在非小细胞肺癌的表达及作用研究 [D]. 南昌大学，2020

[94]Negative regulation of Wnt signalling by HMG2L1，a novel NLK-binding protein[J]. Genes to Cells，2003，8（8）：677-684.

[95]Zhou J，Hu G，Wang X . Repression of smooth muscle differentiation by a novel high mobility group box-containing protein，HMG2L1. [J]. Journal of Biological Chemistry，2010，285（30）：23177-23185.

[96]S Salati，R Zini，S Nuzzo，等 . Integrative analysis of copy number and gene expression data suggests novel pathogenetic mechanisms in primary myelofibrosis[J]. International Journal of Cancer，2016.

[97]梁启军，杨玉萍，李存霞 .非小细胞肺癌发病机制及中西医结合治疗路径再探析 [J]. 中华中医药杂志，2012，27（05）：1355-1357.

[98]Yin C，Ye J，Zou J，et al. RETRACTED：Role of stromal cells-mediated Notch-1 in the invasion of T-ALL cells[J]. Experimental Cell Research，2015，332（1）：39-46.

[99]Wang H，Zang C，Liu X S，et al. The Role of Notch Receptors in Transcriptional Regulation[J]. Journal of Cellular Physiology，2015，230（5）：982-988.

[100]Schwanbeck R . The role of epigenetic mechanisms in Notch signaling during development.[J]. Journal of Cellular Physiology，2015，230.

[101]Jian C，Zhang K Zheng J，et al. MicroRNA-146a and -21 cooperate to regulate vascular smooth muscle cell proliferation via modulation of the Notch signaling pathway.[J]. Molecular Medicine Reports，2015，11（4）：2889-2895.

[102]Ma J，Tang X，Wong P，et al. Noncanonical Activation of Notch1 Protein by Membrane Type 1 Matrix Metalloproteinase（MT1-MMP）Controls Melanoma Cell Proliferation.[J]. Journal of Biological Chemistry，2014.

[103]包传恩，刘升 .Wnt-1 在非小细胞肺癌中表达的临床意义 [J]. 江西医药，2009，（6）.551-553.

[104]罗秋育，季明芳 . Wnt 抑制因子 -1 与 Wnt 通路和肿瘤发生 [J]. 医学分子生物学杂志，2006，（6）.453-455.doi：10.3870/j.issn.1672-8009.2006.06.013.

[105]Zhang X，Ke X，Pu Q，et al. MicroRNA-410 acts as oncogene in NSCLC through downregulating SLC34A2 via activating Wnt/β-catenin pathway[J]. Oncotarget，2016，7（12）.

[106]A Y K，Donghao Jin A，A B B L，et al. Overexpression of β-Catenin and Cyclin D1 is Associated with Poor Overall Survival in Patients with Stage IA - IIA Squamous Cell Lung Cancer Irrespective of Adjuvant Chemotherapy - ScienceDirect[J]. Journal of Thoracic Oncology，2016，11（12）：2193-2201.

[107]Erdem J S，Skaug V，Bakke P，et al. Mutations in TP53 increase the risk of SOX2 copy number altera

tions and silencing of TP53 reduces SOX2 expression in non-small cell lung cancer[J]. BMC Cancer, 2016, 16.

[108]Niu X, Liu S, Jia L, et al. Role of MiR-3619-5p in β-Catenin-Mediated Non-Small Cell Lung Cancer Growth and Invasion[J]. Cellular Physiology and Biochemistry, 2015, 37(4): 1527-1536.

[109]He W, He S, Wang Z, et al. Astrocyte elevated gene-1(AEG-1)induces epithelial-mesenchymal transition in lung cancer through activating Wnt/β-catenin signaling[J]. BMC Cancer, 2015, 15(1): 1124.

[110]Huang C, Ma R, Yong X, et al. Wnt2 promotes non-small cell lung cancer progression by activating WNT/β-catenin pathway.[J]. Am J Cancer Res, 2015, 5(3): 1032-1046.

[111]Liu W, Yi D D, Guo J L, et al. Nuciferine, extracted from Nelumbo nucifera Gaertn, inhibits tumor-promoting effect of nicotine involving Wnt/β-catenin signaling in non-small cell lung cancer[J]. Journal of Ethnopharmacology, 2015, 165: 83-93.

[112]Li C, Song G, Zhang S, et al. Wnt3a increases the metastatic potential of non-small cell lung cancer cells in vitro in part via its upregulation of Notch3.[J]. Oncology Reports, 2015, 33(3): 1207.

[113]Xie J, Zhang Y, Hu X, et al. Norcantharidin inhibits Wnt signal pathway via promoter demethylation of WIF-1 in human non-small cell lung cancer[J]. Medical Oncology, 2015, 32(5): 145.

[114]Zakaria N, Yusoff N, Zakaria Z, et al. Human non-small cell lung cancer expresses putative cancer stem cell markers and exhibits the transcriptomic profile of multipotent cells[J]. BMC Cancer, 2015, 15(84): 84.

[115]Xiupeng, Zhang, Xinmiao, et al. Cytosolic TMEM88 promotes invasion and metastasis in lung cancer cells by binding DVLS.[J]. Cancer research, 2015, 75(21): 4527-37.

[116]Dong L L, Qu L Y, Chu L Y, et al. Serum level of DKK-1 and its prognostic potential in non-small cell lung cancer[J]. Diagnostic Pathology, 2014, 9(1): 52.

[117]Yuan M, Liang W, Zhang X, et al. Promoter Methylation-Mediated Silencing of β-Catenin Enhances Invasiveness of Non-Small Cell Lung Cancer and Predicts Adverse Prognosis[J]. PLoS ONE, 2014, 9.

[118]Carotenuto M, Antonellis P D, Liguori L, et al. H-Prune through GSK-3β interaction sustains canonical WNT/β-catenin signaling enhancing cancer progression in NSCLC[J]. Oncotarget, 2014, 5(14).

[119]Zeng J, Liu D, Qiu Z, et al. GSK3β Overexpression Indicates Poor Prognosis and Its Inhibition Reduces Cell Proliferation and Survival of Non-Small Cell Lung Cancer Cells[J]. Plos One, 2014, 9(3): e91231.

[120]Zeng J, Liu D, Qiu Z, et al. GSK3β Overexpression Indicates Poor Prognosis and Its Inhibition Reduces Cell Proliferation and Survival of Non-Small Cell Lung Cancer Cells[J]. Plos One, 2014, 9(3): e91231.

[121]杨婵婵, 胡琼, 刘永军. 非小细胞肺癌疾病负担研究进展[J]. 中国执业药师, 2016, (2).40-45. doi: 10.3969/j.issn.1672-5433.2016.02.010.

[122]Xu J H, Yang H P, Zhou X D, et al. Role of Wnt Inhibitory Factor-1 in Inhibition of Bisdemethoxycurcumin Mediated Epithelial-to-Mesenchymal Transition in Highly Metastatic Lung Cancer 95D Cells[J]. Chinese Medical Journal, 2015, 128(010): 1376-1383.

[123]李春艳，盛琳君，宋宫儒.Wnt3a 对非小细胞肺癌细胞生长的调控作用 [J]. 现代肿瘤医学，2014，（1）.1-3.doi：10.3969/j.issn.1672-4992.2014.01.01.

[124]Xu J H, Yang H P, Zhou X D, et al. Role of Wnt Inhibitory Factor-1 in Inhibition of Bisdemethoxycur cumin Mediated Epithelial-to-Mesenchymal Transition in Highly Metastatic Lung Cancer 95D Cells[J]. Chinese Medical Journal, 2015, 128(010)：1376-1383.

[125]Cui H, Seubert B, Stahl E, et al. Tissue inhibitor of metalloproteinases-1 induces a pro-tumourigenic increase of miR-210 in lung adenocarcinoma cells and their exosomes[J]. Oncogene, 2015, 34(28)：3640-50.

[126]Hsu Y L, Hung J Y, Chang W A, et al. Hypoxic lung cancer-secreted exosomal miR-23a increased an giogenesis and vascular permeability by targeting prolyl hydroxylase and tight junction protein ZO-1[J]. Oncogene, 2017.

[127]Zhuang G, Wu X, Jiang Z, et al. Tumour-secreted miR-9 promotes endothelial cell migration and angi ogenesis by activating the JAK-STAT pathway. [J]. Embo Journal, 2013, 31(17)：3513-23.

[128]Anti-tumour effects of exosomes in combination with cyclophosphamide and polyinosinic-polycytidylic acid.[J]. Journal of International Medical Research, 2008, 36(6)：1342.

[129]Fabbri M, Paone A, Calore F, et al. MicroRNAs bind to Toll-like receptors to induce prometastatic infl ammatory response[J]. Proc Natl Acad Sci U S A, 2012, 109(31)：12278-12279.

[130]CAI Z, YANG F, YU L, et al. Activated T cell exosomes promote tumor invasion via Fas signaling path way[J]. J Immunol, 2012, 188(12)：5954-5961.

[131]RAHMAN M A, BARGER J F, LOVAT F, et al. Lung cancer exosomes as drivers of epithelial mesench ymal transition[J]. Oncotarget, 2016, 7(34)：54852-54866.

[132]KIM J, KIM T Y, LEE M S, et al. Exosome cargo reflects TGF-beta1-mediated epithelia-l to-mesenchymal transition(EMT)status in A5 4 9 human lung adenocarcinoma cells [J]. Biochem Biophys Res Commun, 20 1 6, 47 8(2)：6 43- 6 48.

[133]WANG Y, YI J, CHEN X, et al. The regulation of cancer cell migration by lung cancer cel-l derived ex osomes through TGF-beta and IL-1 0 [J]. Oncol Lett, 20 1 6, 11(2)：15 2 7-15 3 0.

[134]GAO J, QIU X, LI X, et al. Expression profiles and clin-i cal value of plasma exosomal Tim-3 and Galect in-9 in non-small cell lung cancer [J]. Biochem Biophys Res Commun, 20 1 8, 4 9 8 (3)：40 9-4 15.

[135]HOSHINO A, COSTA-SILVA B, SHEN T L, et al. Tumour exosome integrins determine organotropic metastasis[J]. Nature, 20 15, 5 2 7 (7 5 7 8)：3 2 9-3 3 5.

[136]ZHANG R, XIA Y, WANG Z, et al. Serum long non coding RNA MALAT-1 protected by exosomes is up-regulated and promotes cell proliferation and migration in nonsmall cell lung cancer [J]. Biochem Bio phys Res Commun, 20 1 7, 4 9 0(2)：40 6-4 1 4

[137]Balsara BR, Testa JR. Chromosomal imbalances in human lung cancer. Oncogene 2002; 21：6877-83.

[138]Sato M, Shames DS, Gazdar AF, Minna JD. A translational view of the molecular pathogenesis of lung cancer. J Thorac Oncol 2007; 2：327-43.

[139]Sattler M, Salgia R. Molecular and cellular biology of small cell lung cancer. Semin Oncol 2003; 30：

57–71.

[140]Burbee DG, Forgacs E, Zochbauer-Muller S, Shivakumar L, Fong K, Gao B, et al. Epigenetic inacti vation of RASSF1A in lung and breast cancers and malignant phenotype suppression. J Natl Cancer Inst 2001; 93: 691–9.

[141]Agathanggelou A, Cooper WN, Latif F. Role of the Ras-association domain family 1 tumor suppressor gene in human cancers. Cancer Res 2005; 65: 3497–508.

[142]Ji L, Roth JA. Tumor suppressor FUS1 signaling pathway. J Thorac Oncol 2008; 3: 327–30.

[143]Wistuba II, Gazdar AF, Minna JD. Molecular genetics of small cell lung carcinoma. Semin Oncol 2001; 28: 3–13.

[144]Sard L, Accornero P, Tornielli S, Delia D, Bunone G, Campiglio M, et al. The tumor-suppressor gene FHIT is involved in the regulation of apoptosis and in cell cycle control. Proc Natl Acad Sci USA 1999; 96: 8489–92.

[145]Virmani AK, Rathi A, Zochbauer-Muller S, Sacchi N, Fukuyama Y, Bryant D, et al. Promoter methy lation and silencing of the retinoic acid receptor-beta gene in lung carcinomas. J Natl Cancer Inst 2000; 92: 1303–7.

[146]Sekido Y, Fong KM, Minna JD. Molecular genetics of lung cancer. Annu Rev Med 2003; 54: 73–87.

[147]Rodina A, Vilenchik M, Moulick K, Aguirre J, Kim J, Chiang A, et al. Selective compounds define Hsp90 as a major inhibitor of apoptosis in small-cell lung cancer. Nat Chem Biol 2007; 3: 498–507.

[148]Modi S, Kubo A, Oie H, Coxon AB, Rehmatulla A, Kaye FJ. Protein expression of the RB-related gene family and SV40 large T antigen in mesothelioma and lung cancer. Oncogene 2000; 19: 4632–9.

[149]Cory S, Huang DC, Adams JM. The Bcl-2 family: roles in cell survival and oncogenesis. Oncogene 2003; 22: 8590–607.

[150]Levine B, Kroemer G. Autophagy in the pathogenesis of disease. Cell 2008; 132: 27–42.

[151]Reed JC. Bcl-2-family proteins and hematologic malignancies: history and future prospects. Blood 2008; 111: 3322–30.

[152]Zeitlin BD, Zeitlin IJ, Nor JE. Expanding circle of inhibition: small-molecule inhibitors of Bcl-2 as ant icancer cell and antiangiogenic agents. J Clin Oncol 2008; 26: 4180–8.

[153]Haura EB, Cress WD, Chellappan S, Zheng Z, Bepler G. Antiapoptotic signaling pathways in non-small-cell lung cancer: biology and therapeutic strategies. Clin Lung Cancer 2004; 6: 113–22.

[154]Yip KW, Reed JC. Bcl-2 family proteins and cancer. Oncogene 2008; 27: 6398–406.

[155]Adams JM, Cory S. The Bcl-2 apoptotic switch in cancer development and therapy. Oncogene 2007; 26: 1324–37.

[156]Amundson SA, Myers TG, Scudiero D, Kitada S, Reed JC, Fornace AJ Jr. An informatics approach id entifying markers of chemosensitivity in human cancer cell lines. Cancer Res 2000; 60: 6101–10.

[157]Kaiser U, Schilli M, Haag U, Neumann K, Kreipe H, Kogan E, et al. Expression of bcl-2—protein in small cell lung cancer. Lung Cancer 1996; 15: 31–40.

[158]Hann CL, Daniel VC, Sugar EA, Dobromilskaya I, Murphy SC, Cope L, et al. Therapeutic efficacy of

ABT-737, a selective inhibitor of BCL-2, in small cell lung cancer. Cancer Res 2008；68：2321-8.

[159]Oltersdorf T, Elmore SW, Shoemaker AR, Armstrong RC, Augeri DJ, Belli BA, et al. An inhibitor of Bcl-2 family proteins induces regression of solid tumours. Nature 2005；435：677-81.

[160]Tahir SK, Yang X, Anderson MG, Morgan-Lappe SE, Sarthy AV, Chen J, et al. Influence of Bcl-2 family members on the cellular response of small-cell lung cancer cell lines to ABT-737. Cancer Res 2007；67：1176-83.

（崔　勇）

第三章　肺癌的临床诊断

肺癌早期症状常较轻，甚至有时候不会感受到任何不适。肺癌临床表现可因原发癌灶的部位大小和转移癌灶损伤的器官和脏器及肺癌所产生的某些特殊生物活性物质包括激素、抗原、酶的不同，及患者的反应程度和耐受性的差异而有所不同。对于肺癌常见的咳嗽、咯血、气短、胸闷等症状和相应的体征以及X线片上肿块阴影，有其一定的特点，只要认真询问病史，进行系统体检、X线片检查、痰病理检查以及必要的纤维支气管镜检查或淋巴结等活检等，90%以上患者均可在二级以上医院在短期内确诊。

第一节　临床表现

一、肺癌的体征

肺癌的体征大致表现在以下几个方面：

局限性喘鸣音：为单侧性局限性喘鸣声；特别在吸气阶段的喘鸣音，咳嗽后并不消失，是肺癌早期体征之一，但为期十分短暂，因此容易被忽视。肺尖部的肺癌又称肺上沟瘤，常压迫颈交感神经导致同侧瞳孔缩小。上眼睑下垂、眼裂狭小、眼球内陷和额部少汗等霍纳综合征。压迫臂丛神经造成同侧肩臂酸痛，不能抬举，肩部及手指具有放射性疼痛感和异物感，肌肉萎缩。肿瘤接近胸膜时则可造成反应性的胸腔积液，侵及胸膜时常常产生血性胸腔积液。压迫食道造成吞咽困难，甚至发生支气管—食道瘘，引起肺部感染，压迫气道，严重时甚至可窒息而死。淋巴结转移压迫或侵犯喉返神经（左侧多见）时会出现声音嘶哑。喉镜纵隔检查有患侧声带麻痹。而当癌肿压迫上腔静脉时，常见右上叶小细胞癌，头部和上肢静脉回流受阻，从而产生头面部和上半身瘀血水肿及静脉怒张（即上腔静脉压迫综合征）。压迫膈神经时造成同侧膈肌麻痹和上升，X线透视可见病侧膈肌运动迟缓，缩鼻吸气有矛盾运动。肺癌通过淋巴转移时可以见到相应部位淋巴结群肿大和邻近相应部位的压迫症状。通过血液转移到脑、肝、骨等部位时，均有相对应的体征出现。其他体征，例如四肢关节疼痛或肥大杵状指，多发性神经炎，重症肌无力，库欣综合征及男性乳房增生肥大，精神异常等。肺癌患者的脸色多见苍白、无光泽、紫红、潮红、面红如妆、萎黄、面部蟹爪纹、晦暗等异常表现，尤以两颊部最为显著。尤其是颧部的蟹爪纹随临床分期的加重而加重。支气管肺癌在早期一般没有特别的体征，应及时就诊，科学地进行诊断与鉴别，做到早发现，早治疗，避免癌肿长大造成支气管阻塞后可呈现相应的征象，也尽量避免癌病入侵及胸部肺外组织出现胸膜腔积液、上腔静心包腔积液、脉受压迫、膈肌升高、胸壁压痛点、声带麻痹等体征。胸外远处转移可涉及身体各个部位，呈现的体征也多种各样。因而对肺癌患者进行体格检查时要全面细致，特别留意颈部有无肿大淋巴结，肝是否肿大等常见的转移病灶。肺癌早期，应多加注意科学的饮食调理，听从医师的安排治疗，降低肺癌转移的概率。

二、肺癌的症状

肺癌的临床表现较复杂，症状和体征的有无、轻重以及出现的早晚，取决于肿瘤发生部位、病理类型、有无转移及有无并发症，以及患者的反应程度和耐受性的差异。肺癌早期症状常常较轻微，甚至可能无任何不适。中央型肺癌症状出现早且重，周围型肺癌症状出现晚且较轻，有时甚至无症状。肺癌的症状大致分为：局部症状、全身症状、肺外症状。

（一）局部症状

局部症状是指由肿瘤本身在局部生长时受到刺激、阻塞、浸润和压迫组织所引起的症状。下面简单列举出几种局部症状。

（1）鳞状细胞癌：通常起于中央部位，支气管近端，其生长范围多在肺局部，在肿瘤出现早期便会产生咯血、刺激性咳嗽、阻塞等症状。癌肿常易侵犯胸壁、横膈和纵膈。与其他肺部疾病不同的是，鳞状细胞癌可出现空洞。

（2）腺癌：通常起于肺的外周部位，其进展相比于鳞癌更为迅速。原发病灶较小时，常会向脑、肾上腺等器官转移，但呼吸道症状出现较晚，X线片可发现到无症状的肺内结节、块影，当病变累及胸膜时，患者会出现胸痛等症状，通常会导致胸膜扩散，出现恶性胸水征象。支气管肺泡癌位于肺的周边，呈浸润性生长，当病变范围扩大时，患者出现呼吸困难，并伴有呈淡棕色、量较多的痰液。但这种类型的癌症很少会累及胸壁，其 X 线片的特点为可见含气的支气管影像，其原因是肿瘤充满肺泡腔，而不是破坏和压迫周围正常的肺组织。

（3）大细胞肺癌：一般表现为位于肺外周区的大肿块。

（4）小细胞肺癌：小细胞癌与其他类型的肺癌在生物学特征及临床表现方面不同。小细胞肺癌一般开始于中央，但 70% ~ 90% 的患者发现疾病时，已发生病变存于原发一侧的胸腔之外的其他部位。

值得注意的一点，小细胞肺癌十分容易转移，并且易产生副癌综合征，因此它于诊断前具有症状的时间常为 3 个月或更短。与此不同的是，腺癌患者中高达 25% 在就诊时尚无症状，而鳞状细胞癌平均诊断前 8 个月就会产生相应的症状。症状轻重亦为影响预后的重要因素，小细胞肺癌尤其如此。因此肺癌的症状愈严重则预后愈差。

（二）全身症状

（1）心脏症状：癌症侵犯至心外膜，可引起心包炎，出现心包积液，其引发的症状有：胸闷、气促、不能平卧、进行性呼吸困难、发绀、心音低钝、心浊音界扩大、低血压、脉压减小、奇脉、颈静脉怒张、肝大及双下肢水肿等，其中包括肿瘤性心包积液；有病例首发症状为发热、胸闷、胸痛、咳嗽、咽痛等。患者有少量心包积液，或中量，或大量心包积液（多为肿瘤、甲状腺功能减退和系统性红斑狼疮）。根据心包积液的实验室检查，可发现渗出液，其中有血性心包积液，血性和渗出性心包积液中肿瘤占第 1 位。有症状的心包积液常是临终前的表现，早期诊断和治疗可明显改善症状。因心脏压塞而引起心力衰竭。一旦癌瘤侵犯到心肌，则出现心电图改变。

（2）神经症状：当肺癌转移到中枢神经系统时，可出现恶心、呕吐、偏瘫、脑神经麻痹、小脑障碍、人格变态以及癫痫样发作等表现。

（3）骨转移症状：20% 以上的患者骨转移为初期症状。骨转移可见于全身的各骨骼，尤以肋骨、椎骨的转移为多见。骨转移的初期，在局限部位发生伴有放射性的剧痛。多数骨转移可出现溶骨现象，转移部位可发生病理性骨折。

（4）肝转移：有报告称，肺癌肝转移在尸检中约为 35%。肝症状首先为肝大，随着转移灶的增大可引起肝功能损害与黄疸。

（5）代谢与内分泌系统异常：可见男性女性化乳房，Cushing 综合征、抗利尿激素分泌失常综合征（SIADH）及类癌综合征等。高钙血症多见于鳞癌患者。同时应注意到肾上腺转移时出现肾上腺功能低下。

（6）肥大性骨关节病：肥大性骨关节病（Marie-Bamberger综合征），以四肢远端骨、关节肿胀，杵状指，疼痛指为主要症状，为长骨骨膜下骨质增生（骨膜肥厚）所致。肺癌并发本症的阳性率为5%，组织类型与本症的发病率并无明显的相关性，但周围型伴有胸膜浸润的肺癌更容易发生。骨、关节的肿胀与疼痛好发于四肢远端及膝、肘关节，易诱发关节腔积液。

（三）肺外症状

（1）内分泌系统：在内分泌系统中，内分泌紊乱或异位内分泌综合征都有相应的临床表现，其中可作为首发症状出现者大约占10%；另有一些患者虽无临床症状，但会出现一种或几种血浆异位激素增高的表现，其中以小细胞肺癌最为多见，可高达11%～89%。异位ACTH分泌（60%见于小细胞癌），出现Cushing综合征有进行性肌无力，躯干或全身性肥胖，周围性水肿，腹部和腿部皮肤产生紫纹，以及糖尿病、高血压、低血钾性碱中毒、高渗尿表现等。抗利尿素分泌亢进（多见于小细胞癌）：低渗血症（< 270mOsm/L）、低血钠症和尿比重> 1.200。异位副甲状腺素（多见于鳞癌）可表现为多尿、便秘、烦渴、体重下降、厌食、心律不齐、心动过速、低血磷、高血钙、精神异常等。其他如降钙素、血清素、5-羟色胺、绒毛膜促性腺激素、黑素细胞刺激素、生长激素等亦可在血浆中发现异位激素浓度增高，甚至可出现相应的临床表现。

（2）运动系统：骨骼病变，杵状指（趾）（29%）—多见于鳞癌，可先于肺部症状出现；增生性骨关节病（1%～10%），多见于腺癌。受累关节肿胀，深在灼痛，夜间加重，长骨端骨膜增生，新骨形成。神经肌肉病变（1%～14%），肌无力综合征（Eaton-Lambert综合征）多见于小细胞癌，受累肌群多在近端，持续活动后肌力可暂时改善，肌电图高频连续电刺激则引起动作电位幅度增高；周围性神经病，肢端疼痛无力，脊根节细胞与神经退行性变；亚急性小脑变性，眩晕，眼球震颤，共济失调，步履困难，大多可伴有痴呆；皮质变性；多发性肌炎等，常常最先出现。

（3）循环系统：贫血、粒细胞增多症、红细胞增多症。或出现凝血性疾病（1%～4%）：凝血性表现非细菌性栓塞性心内膜炎；游走性栓塞性静脉炎，出血性表现—毛细血管性渗血性贫血；弥漫性血管内凝血，血小板减少性紫癜。

第二节 X 线片检查

一、X 线片检查的基本原理

X 线片的产生：是真空管内高速行进的电子流轰击钨靶时产生的一种电磁波。X 线发生装置主要包括：X 线管、变压器、操作台。

X 线片的特性：X 线诊断常用波长为 0.008 ~ 0.031nm，与 X 线成像相关的特性穿透性荧光效应感光效应电离效应生物效应。

与成像相关的特性：穿透性，能够穿透可见光不能穿透的物体，是 X 线成像的基础。

荧光效应：能激发荧光物质，并转换成肉眼可见的荧光，为 X 线透视的基础。

感光效应：能使涂有溴化银的胶片感光并形成潜影，经显影、定影处理后形成灰阶度不同的 X 线片，为 X 线摄影的基础。

电离效应：X 线通过任何物质都可以产生电离作用，是放射剂量学和数字化探测器成像的基础。

生物效应：X 线进入人体，可使机体与细胞结构发生生理和生物学改变，其损害程度与 X 线的量成正比，为放射防护学和放射治疗学的基础。

二、正常肺部 X 线片检查结果

（1）肺野：是含有空气的肺在胸片上所显示的透明区域。

（2）肺门：主要由肺动脉、肺段动脉、肺叶动脉伴行支气管及肺构成。后前位上，肺门位于两肺中野内带第 2 ~ 5 前肋间处，左侧比右侧高 1 ~ 2cm。右肺门分上下两部：上部由上肺动脉的分支、上肺静脉干及其分支以及右下肺动脉的回归支构成；下部由右肺下动脉干构成，其内侧因有含气的中间支气管衬托而轮廓清晰，正常成人横径不超过 15mm。上下部相交形成一钝角称为肺门角。左肺门上部由左肺动脉弓、左上叶支气管构成，下部由左下肺动脉及其分支构成。侧位：两侧肺门大部分重叠，右肺门略偏前。肺门表现似一尾巴拖长的逗号，其前缘为上肺静脉干，后上缘为左肺动脉弓。

（3）肺纹理：为自肺门向肺野呈放射状分布的树枝状影。由肺动脉、肺静脉及支气管形成，其主要成分是肺动脉及其分支。

（4）肺叶、肺段、肺小叶肺叶：右肺分为上、中、下3叶；左肺分为上、下2叶。各叶之间都有叶间胸膜作为分隔；称为叶间裂。右肺上叶：位于右肺前上部，上缘达肺尖，下缘以横裂与中叶分隔；后缘以斜裂与下叶为界右肺中叶：位于右肺前下部，上缘以横裂与上叶为界；下缘以斜裂与下叶分隔右下叶：位于右肺下后部，以斜裂与上叶及中叶分界。左肺上叶：相当于右肺上叶和中叶所占据的范围；左肺下叶：相当于右肺下叶所占据的范围。副叶：是由副裂深入肺叶内形成，属于肺分叶的先天变异。

（5）肺段：每个肺叶都由2~5个肺段组成，肺段之间虽无胸膜分隔，但各有其单独的支气管和血管供应。胸片上不能显示其界限。

（6）肺小叶：肺小叶由小叶实质、小叶核心和小叶间隔组成。小叶核心主要是小叶细支气管和小叶动脉；小叶则为小叶核心的外围结构；小叶间隔是由疏松结缔组织组成，内有小叶静脉及淋巴管走行。胸片上不能显示其轮廓。单个肺小叶实变表现为直径12cm的片状影层胸膜面细支气管及小动脉周围间质、下间质、静脉、小叶间间质、淋巴管、小叶中心动脉及细支气管。

（7）气管、支气管：位于高千伏胸片上，气管和肺门区的主支气管、叶支气管可显示。气管在第5~6胸椎平面分为左、右主支气管。气管分叉部下壁形成隆突，分叉角为60°~85°两侧主支气管与气管长轴间的角度不同，其中右侧为20°~30°，左侧为30°~45°。自气管至终末细支气管可分为15级，自气管至肺泡管可分23级。

三、肺部出现病变的 X 线片检查结果

（1）渗出性病变：为机体的急性反应，病理上主要表现为含气的肺泡充满渗出液及渗出细胞而发生肺实变。X线片表现为中等密度的片性状阴影或云絮状阴影，边缘模糊，常见于各种炎症及浸润型肺结核。

（2）增值性病变：增殖时机体的慢性炎症反应，病理改变为肺内肉芽组织增生，X线片表现为密度较高的结节状或梅花瓣状阴影，边缘清楚。

（3）肿块：分为肿瘤性肿块和非肿瘤性肿块，X线片表现为圆形、卵圆形或不规则的致密影。

（4）空洞：为病变组织坏死，液化，通过支气管排除，空气进入即可形成空洞。常见于肺结核，肺化脓及肺癌。X线片表现为圆形、半圆形或不规则的透亮区，周围被空洞壁所环绕，分薄壁空洞厚壁空洞、癌性空洞、虫蚀性空洞等。空腔与空洞相似，但不是由于肺组织坏死液化所造成，而是由于局部肺气肿、局限性气胸肺囊肿等引起。

（5）钙化：钙化为慢性炎症病变愈合的一种表现，X 线片表现为高致密度的斑点状或片状不规则阴影。常见于肺结核的钙化，淋巴结的钙化，其他如肺错构瘤及肺组织包浆菌病的钙化。

第三节　CT 检查的基本原理

计算机断层扫描（简称 CT），是计算机与 X 线检查技术相结合的产物。当高度准直的 X 线束环绕人体某一部位作为断面（通常是横断面）进行扫描时，由于部分光子被吸收，X 线强度因此衰减，未被吸收的光子穿透人体，由阴极线管显示出图像来供诊断使用。检测器接收射线信号的强弱取决于人体截面内组织的密度，密度高的组织如骨吸收的 X 线较多，检测器测得的信号弱；与之相反的，脂肪、含气的脏器吸收 X 线少，测得的信号强。这就是 CT 利用 X 线穿透人体后的衰减特征。作为诊断病变的依据，计算机将检测器接收到的射线信号的强弱利用数学处理方法重组图像，显示到荧光屏上，就形成了受检面的 CT 图像。

一、CT 值

CT 的特点是能分辨人体组织密度之间的轻微差别，所采用的标准是根据各种组织对 X 线的线性吸收系数来决定的。为使计算与论述方便，将线性衰减系数划分为 2 个单位，称为 CT 值。以水为 0 值，最上界骨的 CT 值为 1；最下界空气的 CT 值为 -1000。实际上，CT 值是 CT 图像中各组织与 X 线的衰减系数相当的对应值。CT 值不是绝对不变的数值，它不仅与人体内在因素如呼吸 No 血流等有关，而且与 X 线管电压、室内温度、CT 装置等外界因素有关，所以应经常校正，以免产生误差。

二、CT 装置的基本结构

CT 装置的基本结构由扫描装置、计算机系统、图像显示、记录、储存等部分组成，扫描装置包括 X 线球管、探测器与信号转换系统。

三、肺部 CT 检查的是什么

CT 肺部有阴影是指在 X 线片、胸部 CT 等影像学检查中所发现的片状或肿块影。一般来说，会表现出"肺部阴影"的疾病，除了有肺癌、肺部先天性发育异常之外，比较多见的还有肺部感染性疾病，包括肺炎、支气管扩张、肺结核、肺曲霉菌病等。其中，细菌导致的慢性肺炎最为常见，除了检查中发现肺部有 CT 阴影外，患者还常有咳嗽、发烧、咳痰、乏力、胸闷、呼吸困难等症状，肺部阴影在胸片上往往呈片状。应积极地采取治疗措施后复查胸片，会发现肺部阴影明显缩小，甚至完全消失。

四、正常肺部 CT 检查结果

（一）肺实质的 CT 值

–403Hu ± 25Hu。

（二）动脉直径

大于 4cm。

（1）升主动脉：肺动脉干分支水平 3.2cm ± 0.5cm；主动脉根部水平 3.7cm ± 0.3cm。

（2）降主动脉：2.5cm ± 0.4cm；主动脉弓 1.5cm ± 1.2cm；升主动脉与降主动脉直径匪比率 =1.5：1。

（三）上腔静脉的直径

主动脉弓水平 1.4cm ± 0.4cm；肺动脉干分支水平 2cm ± 0.4cm。

（四）肺动脉的直径

肺动脉干 2.4cm ± 0.2cm；右侧肺动脉近端 1.9cm ± 0.3cm；右侧肺动脉末端 1.5cm ± 0.3cm；左侧肺动脉 2.1cm ± 0.4cm。

（五）主支气管的宽度

右侧约 15mm；左侧约 13mm。

（六）纵隔

胸腺的横径：1 ~ 2cm。

（七）成像结果

1. 高密度影

文献已有报道采用 CT 增强扫描的方法来鉴别良恶性肺结节。但其均将研究焦点集中在病灶的强化程度，亦即 CT 值的变化方面，而对肺癌结节的强化特征及其病理基础则描述较少。现通过对 89 例肺结节或肿块样病变的增强 CT 扫描与病理对照研究发现，肺癌尤其是腺癌有某种较特异的强化征象，即"高密度点条征"，现报道如下：在肿瘤的周边部，癌细胞增殖活跃，该处的血管不但丰富，而且部分呈扩张、迂曲状态。本组此"点条征"大多见于肿块的周边部，且多为腺癌。有此征者强化均较显著，其 CT 值较平扫时增加 35～80HU。病理大切片显示在与此"点条征"相应部位的癌组织内有残存的小支气管及小血管结构，其中部分血管口径较大，管壁较厚且具有平滑肌结构。因此，笔者认为该"点条征"即由扩张、迂曲的小血管充盈对比剂而形成。因其远端受癌组织的浸润而狭窄、扭曲或阻塞，使血流受阻，致使对比剂在血管内潴留时间延长而易于显示，同时又因其管壁较厚，致使血管内对比剂不易外渗从而呈现较清晰的血管条状影。由于这些血管的走行与 CT 扫描层面的关系不一致，导致该血管影可分别呈现点状或弧条状影。

这种血管可主要为残留在肺癌组织内的宿主血管，而非肿瘤新生血管。有研究表明，肿瘤组织内的血管可分为两大类：一类属残留在癌组织内的宿主血管，在肿瘤的生长过程中，局部宿主血管大多已遭破坏，仅有部分小动脉和小静脉能保留下来，成为肿瘤血管的主干，同时，为适应肿瘤生长活跃、血供丰富的需要而增粗。光镜下此类血管管壁较厚，有完整的平滑肌和神经装置，能区分出动脉和静脉。另一类为受肿瘤血管发生因子的作用而形成的肿瘤新生血管，其管壁极不规则，多数仅有一层内皮细胞，连续或不连续的基底膜，管壁平滑肌缺失，无神经装置，从形态上不能区分是动脉还是静脉。因此，笔者认为该点条状高密度影即由这种残存在癌组织内并增粗的小动脉或静脉内充盈对比剂所形成。

在孤立性肺结节或肿块病变中，大部分为周围型肺癌出现"高密度点条征"，而良性肺结节则几乎没有出现此征。结合形成此征的病理基础，推断出该"高密度点条征"在周围型肺癌的诊断中具有非常重要的价值。

2. 低密度影

CTA 斑点征和 CT 平扫低密度影是脑出血早期血肿扩大的有效预测因子，但这些成像标志的生物学机制仍然不明。CT 平扫低密度影病理生理学的一个可能的解释是计算机断层扫描的血液凝固程度和血肿密度之间的直接关系，其可能确实代表了早期的活跃出血部位的非凝固血液区域。CTA 斑点征则是 CTA 造影剂外渗造成的斑点样改变，其出现原因考虑为脑出血本身及一些代谢产物造成血管原发性或继发性损害、血肿本身对周围正常组织的毒性作用引起组织微血管通透性的改变。未来对这些影像学标志物成像机制需要进行进一步的研究。

五、鉴别诊断

1. 肺结核 CT 诊断

肺结核合并肺癌在临床上的发病率较低，与单纯肺结核的症状相似，且患者大多是由于肺结核造成疾病症状模糊等问题，导致较多的误诊、漏诊等问题。我国的肺结核发病率较高，在全球排名第二，大部分肺结核患者在出现肺癌症状的同时，对症状不够敏感，在传统诊断方法下，医师对患者的确诊率也相对较差。

CT 影像表现：原发性肺结核是机体第一次感染结核杆菌而引起肺结核病，多见于儿童，因此又称儿童型肺结核，95% 可自然愈合。

（1）肺门淋巴结核：肺门淋巴结核肿大，其内密度不均匀，可见干酪样坏死。

（2）肺内原发病灶：多见于右肺，上叶下部或下叶上部近胸膜处，直径为 1~1.5cm 的片状高密度影，中央密度降低，多为干酪样坏死。

（3）肺内淋巴炎：在原发灶与肺门肿大淋巴结之间可见细条状略高密度影，代表淋巴结侵犯。

2. 肺结节 CT 诊断

肺结节是一种病因未明的多系统、多器官的肉芽肿性疾病，常侵犯肺、眼、双侧肺门淋巴结、皮肤等器官，其胸部受侵率高达 80%~90%。小于 5mm 的结节良性率为 99%，大于 30mm（肿块）的结节恶性率达 80% 以上。磨玻璃密度结节恶性概率较实性结节高；纯磨玻璃密度，低度恶性或良性；混合磨玻璃密度，恶性的可能性大，内实性成分越多，恶性可能性越大，尤其是实性部分一般大于 5mm；实性征象：良恶性均有可能，有钙化及脂肪密度提示良性率较大。恶性征象：主要表现为密度分布不均匀及血管增粗等症状。

3. 肺炎 CT 诊断

（1）大叶性肺炎肝变期：与肺结核中央型肺癌的肺不张以及肺炎型肺癌相鉴别；消散期与肺结核相鉴别。

（2）支气管肺炎病变好发于两肺中下野的中内带。肺纹理增强、模糊。斑片状影，肺气肿、空洞。

（3）克雷白杆菌肺炎：肺纹理增强模糊紊乱，两肺下野明显。肺门影结构增大、增浓，结构模糊，网状小点状阴影，弥漫性肺气肿改变。

（4）病毒性肺炎：两肺下野斑片状边缘模糊影，有游走性。两肺弥散分布的 2~3mm 粟粒状影。线状、网状及粟粒状结节并存。变应原接触史是诊断的重要依据。

（5）支原体肺炎：发生部位与照射野有关。

（6）过敏性肺炎：晚期肺体积缩小，邻近肺组织代偿性气肿，放射性治疗病史及与放射野密切相关的肺病变是诊断的重要依据。

（7）间质性肺炎：肺纹理增强、紊乱，结节状和斑片状影，肺叶、肺段及团块阴影，蜂窝状及柞状阴影，肺气肿征象，肺门团块。

第四节　磁共振（MRI）成像

一、成像概念

磁共振成像（MRI）是电子计算机将磁共振时发出的电磁波转换为黑白灰阶的有形状的图像。磁共振实际上应称核磁共振（Nuclear Magnetic Resonance，NMR）。"核"是指NMR主要涉及原子核或核子。"磁"包含2个含义：①需要射频（Radiofrequency）磁场进行核激励诱发NMR。②NMR发生在一个恒定不变的大静磁场内；"共振"是借助宏观世界的自然现象来解释微观世界的物理学原理。磁共振是氢质子在接受能量后由低能级到高能级，然后再释放能量由高能级到低能级的过程。为了与使用放射性元素的核医学相区别，突出NMR不产生电离辐射的优点，以免"核"引起人们的误解和恐惧，而通称磁共振。

二、磁共振成像的基本原理与因素特点

人体由原子组成，原子由原子核和电子组成，而原子核由质子和中子组成。磁共振与质子有关，而且只与带有奇数电荷的质子有关。

三、磁共振成像在肺癌诊断中的应用

磁共振成像能够清晰显示心脏、胸壁、大血管和支气管树，矢状及冠状扫描可较常规X线片和CT更清楚地观察肺尖和膈肌部位，因此其用于诊断呼吸系统疾病具有独特的优越性。磁共振成像在肺癌辅助诊断中的应用：肺癌IA期与IB期的鉴别：区分肺癌的IA期和IB期，关系到治疗方案的选择。IA期仅有局限性淋巴结肿大，局灶的纵隔浸润尚未累及心脏、气管、大血管和食管，仅有小的胸壁浸润，多采用手术治疗。而IB期则因为有对侧的淋巴结转移，明显的纵隔浸润，且心脏、大血管、气管或食管已受累，故无法通过手术切除。对此，磁共振可予鉴别：

（1）可显示肺门及纵隔内的肿大淋巴结：支气管内因充满空气，血管因血液是流动的，故均显示低信号，而纵隔脂肪则为高信号区。肿大淋巴结表现为肺门及纵隔内高于气管和血管，又低于脂肪的类圆形中等信号区。对肺癌患者，直径＞1cm者应疑为转移性淋巴结。磁共振成像对于肿大淋巴结的检出率极高，但难以确认淋巴结肿大是转移性抑或炎性，仅能凭大小来推测。

（2）可显示心包、胸壁及纵隔受累：观察心包有无受累，磁共振成像是目前最佳的影像学检查方法。正常的心包是一个低信号的薄边，若肿瘤与心脏间的这个界限消失，则为心包受累的证据。Ti加权图像上正常胸膜外脂肪显示为高信号，若这些高信号消失，则表明胸膜受到肿瘤浸润。在Ti加权图像上，肿瘤为高信号，胸壁肌肉则为低信号，二者对比明显，所以不难判定胸壁肌肉是否受累。当面积较大时，可根据纵隔脂肪（高信号）的缺如确认肿瘤（中等信号）已侵及纵隔。但在面积很小时，则难以区分是肿瘤浸润或仅是与纵隔胸膜或脂肪接触。

（3）可显示血管及气管的受累：磁共振成像在确认血管受累及血管中无瘤栓方面优于CT，SE序列中，血管中流动的血液显示为无信号暗区，血管内壁上要出现向内凸起的中等信号（Ti加权图像中）或高信号（Ti加权图像中）区，都应视为血管壁受累，同时，可以观察到血管变窄的程度。SE序列中血管腔内出现高于血液信号是血栓或瘤栓形成的证据，而在梯度回波图像中，血栓或瘤栓则显示为低于流动血液的信号（此时流动的血液明显为高信号）。在气管受累时，可采取斜位扫描，判定肿瘤与气管隆嵴、近端支气管的关系，受累的气管壁呈内凸的中等信号，而正常气管内为低信号，故不难辨认。但因磁共振图像空间的分辨力低，故不易分辨较细支气管病变。

四、磁共振成像技术在原发性肝癌诊断中的临床应用价值

磁共振成像（MRI）能将肝细胞癌的内部结构特征清楚显示出来，同时在瘤栓与子瘤显示中也具备一定价值。本研究中，100例原发性肝癌患者行MRI平扫之后发现肿瘤病灶呈现为T1WI高信号、中信号与低信号的患者分别有38例、31例、31例，门静脉癌栓主要呈现为T2WI高信号与T1WI低信号；MRI动态增强扫描显示所有病灶均有明显强化现象出现，提示采用对原发性肝癌患者行MRI平扫与动态增强扫描的效果理想。其中动态增强扫描，进而对组织脏器的血流灌注信息进行获取，然后再采用处理软件对其进行分析，对原发性肝癌进行诊断具有较高时间分辨率，能促使各组织在连续时段内的病灶信号变化情况动态化地显示出来。

综上所述，采用MRI对原发性肝癌进行诊断具备良好的应用价值，能将肿瘤内

部结构、血管受侵以及包膜情况清楚显示出来，在瘤栓以及子瘤显示中的应用价值理想。

第五节 痰液检查

一、痰液检查的概念

痰液一般性状检查是观察痰液的颜色、性状和测定痰液的量。痰是气管、支气管和肺的分泌物。黄色脓样痰见于化脓性支气管炎、金黄色葡萄球菌肺炎、支气管扩张、肺脓肿等。绿色脓样痰见于铜绿假单胞菌（绿脓杆菌）感染。

二、痰液检查正常值

正常人一般无痰液，少数人有白色或灰白色黏稠痰液。

三、痰液采集方法

收集时间一般以清晨较好，且第一口痰的价值较大，因为经过一夜的蓄积，一般清晨痰量较多，痰内细菌、脱落细胞也较多，因而能提高检查的阳性率。留痰时应嘱患者用清水漱口或刷牙后再用清水漱口，以减少口腔常存菌或杂物污染的机会。否则有时未培养出真正的致病菌，反培养出杂菌，从而对诊疗产生误导。留痰时嘱患者深吸气，在呼气时用力咳嗽，并嘱其尽量咳出气管深处的痰，护士可协助患者拍击其背部，使附在气管、支气管、肺泡壁的痰液松动、脱落，更易于排出。对于痰量少或无痰的患者，可将 0.9% 氯化钠溶液加温至 45℃左右后超声雾化吸入，使痰液稀薄、痰量增多而易于排出。

四、注意事项

支气管扩张症或肺脓肿患者，留痰前可进行体位引流，根据病变部位采取不同体位。使病肺处于高位，使其引流支气管开口向下，持续 15 ~ 30min，体位引流间歇作呼吸后用力咳嗽，用手轻拍患部，可提高引流效果，采到满意的痰液标本。患者咳痰时护士应注意观察其面部表情、呼吸、脉搏等情况，痰量较多的患者，应注意将痰液逐渐咳出，以防止痰量过多而发生窒息，亦应注意避免过分增加患者的呼吸循环和生理负担而发生意外。若要从痰中检查结核杆菌而痰量较少时，可采用集菌法提高检查的阳性率。用无色广口玻璃瓶收集 24 小时的痰液，收集时应嘱患者不要将口水、鼻液等混入并将容器放置阴凉少尘处，容器需加盖。做结核杆菌或真菌培养的痰液如不能立即送检，应放入冰箱 4℃储存，以减少杂菌等生长。若要从痰液中查找癌细胞时，尽量选择来自肺泡支气管内的血丝痰、灰白色痰、透明黏液痰。因癌细胞易发生自溶，应立即送检，也可用 95% 酒精或 10% 甲醛固定后送检。昏迷患者取痰培养标本，可先清除口腔分泌物，再用吸痰管外接 50mL 注射器抽吸后再注入容器或者用吸引器吸取，在吸引器细管中段接特殊无菌瓶，无菌瓶两侧各有一开口小管，其中一管接吸痰管，另一端接吸引器，开动吸引器后痰即被吸进瓶内。

五、判断指标

相关指标以下公式计算：敏感性（%）= 真阳性 /（真阳性 + 假阴性）100%；特异性（%）= 真阴性 /（真阴性 + 假阳性）100%；准确性（%）=（真阳性 + 真阴性）/（真阳性 + 真阴性 + 假阳性 + 假阴性）100%。

六、临床意义

痰液一般性状检查有助于进行呼吸系统疾病的初步分类诊断。黄色脓样痰见于化脓性支气管炎、金黄色葡萄球菌肺炎、支气管扩张、肺脓肿等。绿色脓样痰见于铜绿假单胞菌（绿脓杆菌）感染。红色或暗红色血性痰见于肺癌、肺结核、支气管扩张等。铁锈红色血性痰见于大叶性肺炎、肺梗死等。粉红色泡沫样血性痰见于心力衰竭伴肺水肿。烂桃样痰见于肺吸虫病。灰黑色痰见于长期吸烟、大量吸入煤炭粉尘。晚期肺癌、肺脓肿、支气管扩张时，痰液还有恶臭的味道。痰液的量和病情、病种有关，通常急性呼吸系统感染患者的痰液量较慢性感染者少，细菌性感染患者的痰液量较病毒性感染者多，慢性支气管炎、支气管扩张、肺结核、肺水肿患者的痰液量明显增加。

第六节　纤维支气管镜检查

一、纤维支气管镜检查概述

随着纤维光导学的发展，为硬质不可弯曲的内镜成为可弯曲性内镜提供了基础。由于纤维光学的透光系统具有许多特殊优点，可在弯曲的条件下导光，医学上利用这一特点将其制成软质的可弯曲内镜，进入硬质内镜所不能到达的地方或角度。1964 年由池田（舵 da）设计并由 OIympus 工厂制造了一种能进入肺叶各亚段的支气管内纤维内镜。它具有镜体软，可视范围大，患者痛苦小，安全性大的优点。并能直接进入所要检查的部位，采取病理组织和细胞涂片检查。当时被正式命名为可曲式纤维支气管镜（Flexiblebronchofibmscope）。后来又在纤维支气管镜上安装带有摄像、录像和微电脑控制的电子装置，称之为电子纤维支气管镜，进一步完善纤维支气管镜检查的各种功能。通过屏幕显示和对有意义的病变做摄影和录像为进一步完善纤维支气管镜检查的各种功能。通过屏幕显示和对有意义的病变做摄影和录像为进一步研究与资料保存提供了条件。我国于 20 世纪 7 0 年代初期开始引进纤维支气管镜检查技术，现已普遍应用于临床。

二、纤维支气管镜检查的术前准备

（1）询问病史：有无麻醉药过敏，有无高血压病、有无出血倾向，心脏病史，鼻中隔偏曲，有无鼻息肉、有无青光眼病史，有无精神异常史。

（2）常规心电图检查，肺心病或肺气肿患者需做血气分析。

（3）完善各项化验，如 HBsAg，如为阳性者，应用专用内镜；血小板计数、出凝血时间。其中凝血试验异常者属检查禁忌。

（4）术者检查操作前必须仔细阅读胸部影像资料以了解病变部位。

（5）虽然检查时并发症的发生率很低，但必须准备好抢救设施及药物。例如各种心肺复苏药物以及各种止血药物。

（6）做好心理护理：患者来诊后，由于对检查的相关知识缺乏一定的了解，一般会精神紧张，情绪不稳。针对这一情况，护士应热情主动、态度和蔼地对患者进行有针对性的指导，说明检查的必要性及效果。以热情的态度、娴熟的技术操作取得患者的信任，使其保持安静并主动配合检查。

（7）做好检查前的健康教育：如禁饮食 4 小时以上，避免检查中呕吐物的误吸；同时告知患者检查的安全性；检查过程中全身放松，自由呼吸，有分泌物勿乱吐；当患者不能耐受时，可举手示意，不可乱抓镜管，以免损伤仪器；在特殊检查（治疗）知情同意书上签字。

（8）检查前 30min 肌注阿托品 0.5mg，以减少呼吸道分泌物，对精神紧张者必要时可肌注安定 10mg。

（9）为了防止麻醉药过敏反应，正式喷雾麻醉药之前可在咽喉部喷洒试验量的 0.5% 的丁卡因溶液，并观察病用药后反应。

（10）有义齿者应取下。

三、术中护理

进行检查的工作人员态度要认真严肃，以熟练的技术来进行操作，使患者有一定的安全感，以减少患者的紧张感。检查时应嘱咐患者仰卧于检查床上，头部稍后仰，尽量放松，摆正体位听从医护人员的安排。当纤维支气管镜进入鼻腔时，告知患者会有肿胀和疼痛的感觉；当纤维支气管镜到达会厌后，嘱患者用鼻做深呼吸；当纤维支气管镜通过声门时，告知患者会有不适感，以让患者有充分的心理准备并加以配合。另外，在检查过程中，尽量保持与患者的沟通交流，密切观察患者的神志状态、呼吸频率、心率、心律、血氧饱和度等的变化，及有无口唇、指甲发绀等情况，一旦上述情况出现异常，应及时通知医师停止操作。检查结束后须轻柔退镜以避免对气管壁创成二次创伤，让患者卧床休息 3～5min。

四、注意事项

嘱咐患者术后 2 小时勿进食，因声门麻醉后功能尚未恢复，以免呛咳引发吸入性感染。检查后因麻醉药的作用，咽喉部会有不同程度的异物感，1～2 小时后可自行消失，应尽量避免用力咳嗽，以免引起刷检或活检部位的出血。检查后患者应留诊观察 15～30min。除常规观察一般生命体征外，主要观察患者有无咯血、声音嘶哑以及呼吸音情况。有出血者，尤其取活检的患者，观察时间不能少于 30min，并做好相关健康教育，消除紧张情绪。多量出血者进行相应处理，待病情稳定后，护士应护送患者回病房或门诊留观室，并与临床医师交代病情。将采取标本及时送检相关实验室。遵守保护性诊疗措施。

第七节 实验室检查

一、肺癌的实验室检查项目

1. 细胞学检查

多数原发性肺癌患者在痰液中可找到脱落的癌细胞，并可判定癌细胞的组织学类型。因此痰细胞学检查是肺癌普查和诊断的一种简便有效的方法。中央型肺癌痰细胞学检查的阳性率可达 70% ~ 90%，周围型肺癌痰检的阳性率则仅约 50%，因此痰细胞学检查阴性者不能排除肺癌的可能性。

2. X 线片检查

大家都不会陌生，它是诊断肺癌的必备首段之一。通过 X 线检查可以了解肺癌的部位和大小。早期肺癌病例 X 线检查虽尚未能显现肿块，但可能看到由于支气管阻塞引起的局部肺气肿、肺不张或病灶邻近部位的浸润性病变或肺部炎变。

3. 磁共振成像（MRI）

为 20 世纪 80 年代发展起来的最新医学影像诊断技术，是根据自身组织器官对磁场反应强弱而形成的图像，是一种无害性检查。可以矢状、冠状、横断面三维扫描。其不足之处是对横膈附近可接近大肿瘤的小病灶的发现不如 CT，另外它也不能显示有钙化的肿瘤病变。

4. ECT 检查

它亦是临床诊断肺癌的重要依据之一。ECT 骨显像比普通 X 线片提早 3 ~ 6 个月发现病灶，可以较早地发现骨转移灶。如病变已达中期骨病灶部脱钙达其含量的 30% ~ 50%，X 线片与骨显像都有阳性发现如病灶部成骨反应静止，代谢不活跃，则骨显像为阴性 X 线片为阳性，二者互补，可以提高诊断率。

（1）支气管镜检查：可以为肺癌的进一步确诊提供很大帮助。通过支气管镜可直接观察支气管内膜及管腔的病理变化情况。看见癌肿或癌性浸润者，可取组织供病理切片检查，或吸取支气管分泌物做细胞学检查，以明确诊断和判定组织学类型。

（2）剖胸探查术：术中根据病变情况及病理组织检查结果给予相应治疗。这样可避免延误病情致使肺癌病例失去早期治疗的时机。

（3）体层摄影：分为病灶体层摄影及支气管体层摄影。病灶体层摄影用以显示病灶的内部结构及边缘轮廓情况。支气管体层摄影有 2 种，主要用于显示支气管壁浸润增厚、管壁外肿块等。支气管体层摄影显示支气管腔内的病灶有时优于 CT；两者结合，对于中央型肺癌的诊断具有重要的意义。

（4）痰脱落细胞学检查：简便易行，但阳性检出率仅为 50% ~ 80%，且存在 1% ~ 2% 的假阳性率。此方法适用于在高危人群中进行普查，以及肺内孤立影或是原因不明咯血之症的确诊。

（5）经皮肺穿刺细胞学检查：适用于外周型病变且由于种种原因不适于开胸的病例，其他方法又未能确定组织学诊断。目前倾向与 CT 结合用细针。操作较安全，并发症较少。阳性率在恶性肿瘤中为 74% ~ 96%，良性肿瘤则较低，为 50% ~ 74%。并发症有气胸 20% ~ 35%（其中约 1/4 需处理），少量咯血 3%，发热 1.3%，空气栓塞 0.5%，针道种植 0.02%。胸外科因具备胸腔镜检、开胸探查等手段，应用较少。

二、肺癌诊断的实验室检查方法

（1）肺癌的影像学检查：肺癌的影像学检查包括胸部 X 线片、CT、核磁共振（MRI）、正电子发射断层显像（PET）等。

（2）胸部 X 线片：摄正、侧位胸片可发现肺部的块状阴影或可疑病灶，配合 CT 在早期诊断肺癌方面的作用是肯定的。提倡摄正、侧位胸片是为了避免遗漏纵隔、心影后的病变。但中心型肺癌因肺门结构复杂，影像重叠，早期病变有时不易发现，应结合进行胸部 CT 检查。

（3）胸部 CT 或多排螺旋 CT：其扫描速度快，能快速发现肺部的微小病灶。近年美国更提倡进行低剂量螺旋 CT（Low·Dosespiral CT）检查，受制于层厚、扫描速度，普通 CT 在肺小结节和早期肺癌中的显示效果不够理想；多排螺旋 CT 则可以实现快速、大范围的薄层扫描，彻底消除漏层，对受检者所接受 X 线照射剂量少、设备耗损小、成本低，适于大批量人群的检查。

（4）PET：采用 18P2 脱氧葡萄糖（18PFDG）做代谢显像剂来检测病变部位，甚至可检测到出现组织代谢结构变化前的微小病灶，为肺癌的早期发现提供高灵敏度的客观指标。但是，与其他影像学检查一样都不能做出病理诊断，图像的空间分辨率和密度分辨率不如 CT。近年来有将 PET 和 CT 结合在一起施行同步检查（PET-CT），可提供解剖及功能两方面的信息，在尚未发生在形态学改变前发现肿瘤组织代谢异常，在肺癌早期发现及诊断中具有重大意义。分辨率更好，诊断肺癌的敏感性、特异性可达 93% 和 80% 以上，但价格昂贵，尚待普及改进。

（5）痰液的脱落细胞学检查：临床实验室痰液的脱落细胞学检查是发现肺癌简便易行、安全可靠、无创伤性诊断的好方法。需要的设备简单、安全、患者痛苦少易接受、取材方便，是防癌普查的重要手段之一，由于肺癌早期症状不明显，又不便于做活检。早期肺癌胸部 X 线检查常缺乏足够的特异性。所以痰液脱落细胞学检查在肺癌的早期诊断中可以起到决定性的作用。传统的痰液涂片法由于黏液成分多，涂片厚薄不均，肿瘤细胞包裹在黏液、炎症细胞之中，隐约可见，模糊不清，敏感性 45% ~ 55%，假阴性率高。1999 年美国 FDA 批准的液基细胞学检查（liquidbas 酮 cytologyte 乳比 T），是对传统的细胞学涂片法进行了改进，即将收集到的痰液用特殊的缓冲液进行稀释，充分混匀，经离心后，弃上清液，在细胞沉渣中加适量细胞基液，振荡混匀后制片，细胞呈单个均匀地分布于玻片上，固定并染色后，在显微镜下可清晰观察到各种细胞，其细胞的核质、核仁清楚，较常规痰液涂片法更容易发现癌细胞，提高肺癌阳性诊断率，敏感性达 75% ~ 85%，结合免疫化学染色，特异性接近 100%。

第八节　肺癌的肿瘤标志物检查

一、肺癌常用的肿瘤标志物

（1）CEA：CEA 于 1965 年首先在结肠癌患者的血清中被发现，是一种酸性糖蛋白，胚胎期在小肠、肝脏、胰腺合成，正常成年人血清 CEA 水平极低。对可疑大肠癌患者可做辅助诊断，阳性率为 50% ~ 60%，但阴性者亦不能完全排除大肠癌，应行其他检查项目。大肠癌术前 CEA 阳性，根治术后 CEA 可转为阴性。CEA 对大肠癌术后随访亦有重要参考意义。如 CEA 阳性则可疑肿瘤复发，应做其他各项检查。

（2）神经特异性烯醇化酶（NSD、细胞角蛋白 19 片段（CYFRA21-1）中前者为小细胞肺癌的标志物，后者为非小细胞肺癌的标志物。细胞角蛋白是细胞体的中间丝，根据其分子质量和等电点不同可分为 20 种不同类型，其中，细胞角蛋白 19 片段在肺癌诊断中有很大的价值，是 NSCLC 的重要标志物。CYFRA21-1 与 CEA 联合应用，诊断 NSCLC 的准确度可达到 81%，且临床分期越高，诊断灵敏度越高。CYFRA21-1 不仅可以用于肺癌的诊断，也可用于指导治疗。由于 CYFRA21-1 与肿瘤大小和临床分期相关，表明 CYFRA21-1 有助于评估不同患者的治疗效果，指导个性化治疗。

两者只有在中、晚期肺癌患者中才会有明显的改变，因此常难于达到早期诊断的目的，但与肿瘤生长趋势有关，可以结合临床判断 YFRA21-1 对鳞癌的敏感性（76.5%）较腺癌（47.8%）和 SCLC（42.1%）显著高（$p < 0.01$，$p < 0.05$），对鳞癌

Ⅰ～Ⅳ期患者的敏感性分别为 60%、88.8%、80% 及 100%。与 CEA（45.3%）、鳞状细胞抗原（Squa-mous Cell CarcinomaantJgenSCC，22.6%）相比，CYFRA21-1 对肺癌（不分组织学类型）的敏感性最高（57.7%，$p < 0.05$，$p < 0.01$）。对鳞癌而言 CYFRA21-1 的敏感性显著高于 SCC（47.1%，$p < 0.05$），对腺癌而言，CYFRA21-1 的敏感性及准确性高达 75.4% 及 78.1%。

（3）CAIg-9 在多种腺癌中升高，如胰腺癌、结肠癌、直肠癌、肺癌及胃癌。在胰腺、胃及肝胆管的癌中具有高敏感性，是胰腺癌较可靠的标志，急性胆囊炎与肝硬化患者中 CAIg-9 可能升高，测定 CAIg-9 的水平有助于判断预后，例如 l 期胰腺癌患者术前 CAIg-9 值高，术后可降低至正常范围。若对患者随诊测定 CAIg-9，可在放射影像发现前及临床出现体征前预示肿瘤的复发，与 CEA 联合使用可分辨胆结石与胆囊癌。此外，在胃液及血清中测定 CAIg-9 及 CEA 可提高筛选胃癌的敏感性及特异性。

（4）CA153 是位于乳腺细胞上皮表面糖蛋白的变异体，存在于多种腺癌内，如：肺腺癌、乳腺癌、卵巢癌及胰腺癌，早期乳腺癌 CA153 血清水平很少大于 30KU/L，而 60%～80% 进展期的乳腺癌患者 CA153 血清水平高于 30KU/L，可以用于判断乳腺癌进展与转移，并监视治疗与复发，是相关性较高的一种乳腺癌标志物，尤其在识别乳腺癌的敏感性与特异性方面，CA153 的作用优于 CEA。

（5）CA125 最初被认为是卵巢癌特异性的肿瘤标志物，属糖类抗原的一种，为1983 年 Bast 等在实验中得到的一种单克隆抗体。该抗体所识别的抗原命名为 CA125，正常胎儿及成人卵巢不表达 CA125 抗原，卵巢上皮癌敏感性高，但其特异性不高，因此其也存在于乳腺、肺良性肿瘤及肺恶性肿瘤的渗出液中，CA125 水平升高与肿瘤复发有关，有助于随访病情，作为第二次治疗的重要参考。

（6）鳞状上皮细胞癌抗原（SCC）作为鳞癌的标志物，特异性高，但敏感性极低。1977 年研究者建立了多克隆抗体，现已用单克隆抗体测定，使其有所改进，可用于监测宫颈、肺及头颈上皮细胞癌的进展。

（7）P53 蛋白是一种由 393 个氨基酸组成的含磷蛋白，位于细胞核内。夏书月等研究发现，在癌旁正常和鳞状化生的支气管上皮未见 P53 蛋白表达，在轻→中→重度不典型增生、原位癌、浸润癌中，P53 蛋白表达的阳性率逐渐升高，表明 P53 基因与肺癌发生有关。

二、肺癌血清标志物的临床意义

肺癌是临床上一种十分常见的恶性肿瘤，临床常采取 CT 和 X 线片检查进行诊断，但还是难以发现肿瘤早期的病变情况，只有病情发展到一定阶段才能从影像学图像上进行判断，容易使患者失去治疗的最佳时期。肺癌确诊常依据高特异性的细胞学和组织病理检查，但敏感度较低。有研究表明，检测血清中肿瘤标志物可作为肺癌检测的理想指标。

回顾性分析对肺癌患者采取化学发光法检测其 ProGRP、CA125、NSE、CYFRA21-1、CEA 水平。结果显示，CYFRA21-1 对鳞癌敏感度最高，CA125、CEA 对腺癌敏感度较高，ProGRP、NSE 对小细胞癌敏感度较高。CEA 属于糖蛋白一类，是最早应用于非小细胞型肺癌的肿瘤标志物之一，血清中 CEA 升高不仅在结肠癌中较为多见，并且在胃癌、肺癌、胰腺癌、支气管炎、肝硬化中也十分常见，在肺癌病理分型中，腺癌的 CEA 水平明显较其他分型高。CYFRA21-1 属于酸性蛋白质一类，在食管癌、肺癌等肿瘤细胞胞浆中较为多见，当肿瘤细胞发生坏死或溶解后，CYFRA21-1 就会释放到血液中，鳞癌的 CYFRA21-1 水平明显较其他分型高。NSE 作为一种高酸蛋白，为临床诊断小细胞肺癌以及神经母细胞瘤提供了重要依据。ProGRP 作为一种重要胃肠激素类调节因子，常分布于胃肠道和呼吸道等系统中，参与人体内多种生命活动，是神经内分泌源组织和肿瘤有关分子，其在小细胞癌中显著升高，是小细胞癌的重要标志物。CA125 的主要成分是糖蛋白，正常人体组织的 CA125 含量极低，但非小细胞肺癌患者的 CA125 水平会明显升高，尤其是晚期患者。在观察诊断准确率时发现，5 项联合检测对肺癌的诊断准确率明显高于单项血清肿瘤标志物检测，提示联合多种肿瘤标志物检测能提高肺癌的诊断率。

综上所述，5 项血清肿瘤标志物检测在肺癌的诊断中均有一定价值，因此 5 项联合检测能更有效地提高肺癌的检出率。

参考文献

[1]蒋耀光，周清华.现代肺癌外科学 [J]. 人民军医出版社，2003.

[2]查人俊.现代肺癌诊断与治疗 [M]. 人民军医出版社，1993.

[3]韩松.留取痰标本的方法及注意事项 [J]. 中国乡村医药，2007（10）.

[4]朱蕾，刘又宁，钮善福.临床呼吸生理学 [M]. 人民卫生出版社，2008.

[5]杨履渭.微生物学及检验技术 [M]. 广东科技出版社，1986.

[6]余爱珍.基础护理学 [M]. 2 版.江苏科学技术出版社，1996.

[7]庄祥云.肺癌症状和临床特征 [J]. 日本医学介绍，2001，22（011）：508-510.

[8]周永生，张承惠.CT 增强扫描高密度点条征在周围型肺癌诊断中的意义 [J]. 临床放射学杂志，2001，20（3）：188-188.

[9]Menzel C，Hamer O W. Characterization and management of incidentally detected solitary pulmonary nodu

les].[J]. Der Radiologe，2010，50（1）：53-60.

[10]Swensen S. Pulmonary nodules：CT evaluation of enhancement with iodinated contrast material.[J]. Radiol ogy，1995，194.

[11]Yamashita K . Solitary pulmoniary nodules ：Perliminary study of evalution with incrimental dynamic CT[J]. Radiology，1995，194.

[12]Yamashita K，Matsunobe S，Takahashi R，et al. Small peripheral lung carcinoma evaluated with increme ntal dynamic CT：radiologic-pathologic correlation.[J]. Radiology，1995，196（2）：401-408.

[13]曾庆思，谢念危 . 动态 CT 扫描对肺部孤立结节的评价 [J]. 中华放射学杂志，1997，031（003）：164-167.

[14]李爱华，金松杰 . 肺大细胞癌，小细胞癌间质血管的组织病理学研究 [J]. 吉林大学学报（医学版），1993，019（004）：345-347.

[15]王晓玲，金松杰 . 肺鳞癌，腺癌间质内肿瘤血管的组织病理学及其形态学定量研究 [J]. 白求恩医科大学学报，1993，019（002）：143-145.

[16]沈又利，蔡红，蔡兰 . 肺结核合并肺癌患者行 CT 诊断价值 [J]. 中国继续医学教育，2019，11（11）：76-77.

[17]周丽红 . CT 影像学检查在肺结核合并肺癌诊断中的应用价值 [J]. 中国医药指南，2020，v.18（03）：157-158.\

[18]刘玉珠，盛显琴 . 纤维支气管镜检查前后的护理体会 [J]. 世界最新医学信息文摘，2015，000（009）：235-235.

[19]严文娟 . 纤维支气管镜检查的临床护理体会 [J]. 中国医药指南，2017，015（034）：222-223.

[20]曹国恒 . 多排螺旋 CT 对早期周围型肺癌 12 例诊断分析 [J]. 中国误诊学杂志，2009，9（018）：4500-4501.

[21]郭成茂，肖景兴，王东，等 .PET/CT 在肺癌诊断中的应用进展 [J]. 海南医学，2020（1）.

[22]肖景兴，罗泽斌，陈晓东，等 . 鼻咽癌 18F-FDG PET/CT 标准摄取值与表观扩散系数的相关性分析 [J]. 肿瘤影像学，2018，000（004）：P.313-318.

[23]李永，尹芙蓉 . 痰液脱落细胞学检查在肺癌诊断中的价值 [J]. 安徽卫生职业技术学院学报，2006，5（1）：86-86.

[24]Jr B.Reactivity of a monoclonal antibody with human ovarian carcinoma. J Clin Invest，1981.

[25]赵肖，王孟昭 . 肺癌血清肿瘤标志物的临床意义 [J]. 中国肺癌杂志，2011，14（003）：286-291.

[26]张霞，李学锋 .6 种常用肿瘤标志物对肺癌的疗效评估和预后 [J]. 医学综述，2015，21（23）：4288-4291.

[27]黄敏 . 五种血清肿瘤标志物在肺癌临床诊断中的临床意义 [J]. 临床医药文献电子杂志，2019，6（17）：49-50.

[28]徐红萍，薛冰，徐笛 . 肿瘤标志物 CEA、NSE、CYFRA21-1 联合检测在肺癌诊断中的应用 [J]. 实用医学杂志，2010，26（016）：2943-2944.

[29]佚名 . 五种血清肿瘤标志物单个或联合检测在肺癌诊断中作用的初步评价 [J]. 西安交通大学学报（医学版），2005（04）：352-354.

[30]王磊，何洁，姚勇，等．血清肿瘤标志物联合检测对肺癌的诊断价值 [J]．标记免疫分析与临床，2013，020（003）：140-142．

（崔　勇）

第四章　肺癌的治疗

第一节　非小细胞肺癌的西医治疗

一、外科治疗

（一）定义及分类

定义：局部晚期非小细胞肺癌是指已伴有纵隔淋巴结（N）和锁骨上淋巴结（N3）转移、侵犯肺尖部和纵隔重要结构（T4），用现有的检查手段未发现远处转移的非小细胞肺癌。

分类：偶然性，术前临床分期为Ⅰ期、Ⅱ期，但术后病理检查发现有纵隔淋巴结转移的病例。边缘性，影像学上有临床意义的淋巴结肿大，术前临床诊断为ⅢA期，以及肿瘤已侵犯心脏、大血管和隆凸的ⅢB期肺癌，但在有条件的医院仍能达到肺癌完全性切除。

真性：肺癌广泛侵犯心脏大血管，成"冷冻样病变"，不能切除的肺癌，或多处纵隔转移呈融合状态。

肺癌是常见的恶性肿瘤之一，其病理类型约 85% 为非小细胞肺癌，对于早期非小细胞肺癌的标准手术方式大多为肺叶切除术 + 系统性肺门、纵隔淋巴结清扫术。但随着人们健康意识的提高和肺癌筛查技术的不断发展，越来越多的早期肺癌被发现，尤其是直径< 2cm 的肺部小结节。对于这部分患者，要考虑肺段切除术是否可达到肺叶切除术同等根治效果。另外，部分患者初次诊断时就发现存在淋巴结转移，对于 N2 期非小细胞肺癌目前主要的争议及研究热点是外科手术在综合治疗中的地位，尤其对于临床可切除的局部晚期肺癌（N2）患者。目前 ACCP（American College of Chest Physicians）及 NCCN（National Comprehensive Cancer Network）指南对 N3 期非小细胞肺癌均视为手术禁忌。

（二）早期肺癌的标准手术方式

目前对于早期肺癌的标准手术方式仍为肺叶切除术，NCCN 指南对亚肺叶切除术的指征为肺部结节 ≤ 2cm 并且满足以下条件之一：单纯原位腺癌；磨玻璃成分大于 50%；肿瘤倍增时间大于 400 天。随着胸腔镜肺段切除手术的不断成熟，越来越多的肺部小结节患者被予以肺段切除术，从而关于早期肺癌肺段切除术后相关并发症及远期预后的研究也越来越多，目前就早期肺癌肺段切除术最主要的争议是关于肺段切除术能否达到肺叶切除术相同的根治效果，其是否增加局部复发风险及降低远期预后。

目前关于肺段切除术与肺叶切除术近期并发症的随机对照研究为 KenjiSuzuki 等的研究，研究结果显示两种手术方式术后支气管胸膜漏、肺部感染、脓胸等近期并发症差异并无统计学意义。Zhang 等通过多中心回顾性分析了对于年龄＞65 岁的 I 期肺癌患者，肺段切除术的围术期指标（术中出血量、手术时间、术后住院时间等）优于肺叶切除。对肺功能的保存，ShinyaTane 等的研究结果显示出肺段切除术优于肺叶切除术。GinsbergRJ 等人通过随机对照研究比较 T1 期非小细胞肺癌的局部复发率和远期生存率，研究结果提示，亚肺叶切除的局部复发率更高，而 5 年生存率较肺叶切除术较差。在该研究中，亚肺叶切除包括部分楔形切除及部分 T1C 期患者，尚不能完全认为对于 T1A～B 期的非小细胞肺癌肺段切除术无法达到肺叶切除术根治的效果。另外一系列倾向性匹配研究表明，对于 IA 期肺癌患者，肺段切除术与肺叶切除术的近期并发症无明显差异，并可以达到肺叶切除术相同的治疗效果，5 年生存率差异无统计学意义。

（三）局部晚期肺癌（N2 期）的外科治疗

N2 期非小细胞肺癌的异质性较明显，治疗结局通常也是千差万别，且尚无统一的治疗方案，至今仍是争论的焦点。临床上常常 N2 期非小细胞肺癌分成偶然性 N2、不可切除融合或巨块性 N2 和可切除性 N2。对于术中发现的偶然性 N2（手术 + 辅助化疗 ± 放疗）及不可切除的 N2（根治性同步放化疗）治疗的争议较小，目前主要的争议集中于临床可切除性 N2，对该类患者尚缺乏统一的治疗意识，外科手术在综合治疗中的地位尚且不能确定，各项临床研究结果并不完全一致。

在部分选择性 N2 期非小细胞肺癌患者中，诱导治疗及手术带来长期生存获益。但是，在一些随机的 III 期临床研究中未能证明诱导治疗和手术的治疗效果优于根治性放化疗。上述研究结果产生差异的主要原因是 N2 期患者的异质性较大，包括经病理证实的 N2（pN2）和经影像学确定的临床 N2（cN2），N2 的状态（分散型或融合巨块型、单站或多站 N2)。目前对可切除性 N2 没有统一的定论，多数学者认为对非融合巨块型 N2，单站淋巴结或多站淋巴结 < 3cm 均视为可切除性 N2。部分单中心试验和随机多中心试验均已证明了对可切除性 N2，在诱导治疗后行手术治疗较同步放化疗可获得更好的远期生存效果。部分学者认为诱导治疗后全肺切除术较肺叶切除术存活率低，应当避免，另外研究表明，对于可接受的围术期并发症、死亡率及远期生存率，部分选择性 N2 患者可行全肺切除术。NazmusSakib 等或通过 meta 分析研究了包括 3278 例患者的 16 个关于可切除 N2 期非小细胞肺癌术后放疗相关试验，研究结果表明，增加术后放疗可显著提高可切除 N2 期非小细胞肺癌患者的局部控制率和生存率。

（四）通过外科手术治疗部分选择性 N3 期非小细胞肺癌

大多非小细胞肺癌患者初次诊断时已发现锁骨上淋巴结或对侧纵隔淋巴结转移（N3），目前 ACCP 临床指南及 NCCN 指南都认为 N3 期非小细胞肺癌是手术禁忌，推荐治疗为根治性的同步放化疗，尽管在综合治疗下 N3 期患者 5 年生存率也仅为 5% ~ 20%。但部分选择性的 N3 期非小细胞肺癌患者，如：对诱导治疗敏感，手术可达到 R0 切除者，也可以从手术中获得长期生存获益。

1994 年 ValerieW.Rusch 等前瞻性地研究了新辅助治疗对 N3 期非小细胞肺癌治疗的可行性，其中 N3 期肺癌有 27 例，其术后 2 年生存率为 25%，中位生存期为 13 个月，建议未来的研究将 N3 期患者纳入其中，用来评估手术切除在 Ⅲ 期非小细胞肺癌综合治疗中的作用。随后几项 Ⅱ 期的临床研究结果显示出新辅助治疗后对于可达 R0 切除的 N3 期肺癌，手术可使者获得远期生存获益。Steger. V 等回顾性分析了新辅助放化疗后的 17 例 N3 患者术后中位生存期均为 31 个月，其中 5 例获得长期生存，结果显示了手术如果在安全可行情况下可获得一个可接受的效果。Riquet M 等近期报道的关于 N3 期非小细胞肺癌手术的研究是 RamanV 等进行的一项回顾性队列式研究，探索接受手术和放化疗的 cN3pN3 非小细胞肺癌患者的预后，结果显示在临床分期或病理分期为 N3 的非小细胞肺癌患者中，与放化疗相比，手术组患者的短期生存率相似或较差，但长期生存率明显提高。手术在一些精心挑选的 N3 期肺癌中能改善患者生存，例如那些诱导治疗反应敏感的患者或可接受肺叶切除并保证切缘阴性的患者。SepesiB 及 EngelhardtKE 等在对 RamanV 的研究结果的评论中指出了：在 Raman 的研究结果中，手术对 N3 期患者通常会显示出良好的远期获益，但会由于数据库本身的固有缺陷，如误解 N3 期疾病、患者未全程行规范化新辅助或辅助治疗等，使其研究结果难以解释在 N3 期患者治疗上手术优于放化疗。

适应证及禁忌证的变迁和思考：由于手术难度大，完全性切除率低，LANSCLC

一直被视为外科手术禁忌证，内科治疗的局限促进 LANSCLC 外科治疗新技术的出现，有选择地采用以外科手术为主的综合治疗。

（五）非小细胞肺癌术后辅助治疗

1. 免疫治疗 + 化疗

由于免疫治疗可在手术和辅助化疗后清除微小残留病灶，而化疗药物可通过增强肿瘤抗原表达、MHC Ⅰ类分子，去除免疫抑制，调节免疫应答反应而增强免疫治疗的疗效。然而，两种策略的结合仍有许多问题有待解决。例如，免疫治疗与化疗结合的最佳介入时间、治疗持续时间、如何降低毒副作用等。目前正在进行中的 PEARLS 研究为一项以 DFS 为研究终点的多中心随机Ⅲ期研究，其目的为评估术后标准辅助治疗后使用 Pembrolizumab 的疗效。虽然目前免疫抑制剂联合化疗的临床试验主要集中在晚期 NSCLC，但我们相信，在不久的将来，术后辅助免疫治疗联合化疗的临床试验将会陆续开发。

2. 免疫治疗 + 放疗

研究表明，免疫治疗联合放疗可通过协同作用于免疫细胞，降低其对微环境的抑制作用，从而提高局部和远期的 RFS。目前免疫治疗联合放疗的真正益处并未十分明了，而这种联合治疗的副作用主要表现在肺毒性。现有多项评估放疗联合免疫治疗对 NSCLC 患者的安全性、DFS、RFS 的研究正在招募中，例如：NCT03050554、NCT02581787、NCT03148327 等，其研究结果有待公布。

二、放射治疗

（一）放射疗法治疗肺癌的机制

局部晚期非小细胞肺癌是指癌细胞并非发生大规模扩散转移、癌细胞相对集中的一类肺癌疾病。对于不宜采取手术切除的患者，应采取放射疗法。放射疗法是利用放射线治疗恶性肿瘤的一种局部治疗方法。利用放射性同位素产生的 α 射线、β 射线、γ 射线和各类 X 射线治疗机加速器产生的 X 射线、质子数实现癌细胞靶向治疗。射线能够对体内癌细胞进行杀灭或降低活性。目前放射治疗已经成为癌症治疗的主要方法。

（二）治疗原则

Ⅱ期：首选手术治疗，拒绝手术或因内科疾病、年龄等原因不能进行手术者行根治性放疗。

ⅢA 期（N1）：可行手术治疗、放化疗综合治疗ⅢA（N2）~ B 期：放化疗综合治疗。

ⅡB（胸腔心包积液）~ Ⅴ期：化疗加姑息放疗。

（三）NSCLC 的放疗

1. 总体原则

NSCLC 患者放疗主要适应证包括以下 5 种情况：①有手术禁忌证患者或拒绝手术早期 NSCLC 的根治性治疗，采用 SRT 技术；②部分可手术的局部晚期患者的术前或术后治疗；③局部晚期 NSCLC 的根治性治疗，通常与化疗结合；④寡进展和寡转移患者的局部巩固治疗；⑤晚期 NSCLC 患者的姑息治疗。放疗的目标是最大限度地控制肿瘤并减少治疗相关不良反应。先进的精确放疗技术，如强调放疗、容积强调弧形治疗、4DCT 模拟定位、MR 模拟定位、图像引导放疗、运动管理策略等，已被证明能显著降低不良反应并提高生存率。

2. 体位固定及 CT 模拟定位

体位固定应满足精确放疗要求，可采用真空袋、体罩或结合立体放疗定位方式。无禁忌的情况下均推荐增强 CT 模拟定位，扫描范围应超出拟照射的肿瘤范围及相应正常组织如全肺，一般为第 4 颈椎至第 2 腰椎，扫描层厚应 ≤ 5mm。

3. 放疗计划制定

放疗计划制定的最低要求是基于 CT 模拟定位的三维适形放疗，应使用多野照射并且所有照射野均应每日同照。

4. 正常组织剂量限制

放疗计划完成以后，应对靶区剂量及 OAR 剂量进行评估和优化。以剂量体积直方图作为基本工具，并根据三维空间中区域等剂量曲线的分布，评估 PTV 及 OAR 的剂量分布。

5. NSCLC 患者随访

肺癌患者诊治后应定期随访并进行相应的检查。检查方法包括病史、体检、血液肿瘤标志物检查、CT 和 MRI，必要时进行内镜、骨扫描和 PET-CT 等检查，随访频率为治疗结束疗效评估（通常在放疗结束后 1 个月进行）后每 3 个月随访 1 次，第 2 年、第 3 年每 3 ~ 6 个月随访 1 次，第 4 年、第 5 年每 6 ~ 12 个月随访 1 次，根据病情变化采取相应的治疗措施。

（1）放疗计划设计：GTV 包括原发灶及转移淋巴结。阳性淋巴结标准病理阳性 PET 提示阳性短径 ≥ 1cm；短径 < 1cm。但有多个成簇状集合的肺内病变在肺窗勾画成型，纵隔淋巴结在纵隔窗勾画成型。肺不张及胸膜浸润有条件的可借助 PET 以明

确靶区为范围。肺不张患者治疗一定时间后肺可能复张造成肿瘤移位，所以最好重新定位重新勾画靶区。

诱导化疗后的 GTV 为化疗后的肺内病变范围 + 化疗前的受侵淋巴结区。CTV 为化疗前的肺内病变范围 + 纵隔淋巴结受侵区域。

CTV：在 GTV 基础上外放 6～8mm，中心性肺癌近主支气管处外放约 1.5cm。肺腺癌平均微小浸润距离为 2.69mm，鳞癌 1.48mm。鳞癌外放 6mm，腺癌外放 8mm，可包及 95% 微小浸润病变。CTV 勾画务必注意要超出解剖边界，胸腔内的脏器、大血管、胸椎等有天然屏障作用，靶区勾画时应有所调整不做淋巴结引流区预防性照射。

（2）靶区定义：ITV 指由于运动导致的 CTV 体积和形状变化的范围。可以通过普通模拟定位机测量、合成"运动 GTV"、四维 CT 获取 ITV 等方法来生成。由于运动的无规律性及影像检查的误差，应给 ITV 加上 3～5mm 的误差范围。PTV 为 CTV 加上运动及摆位误差。PTV=CTV+TV+ 摆位误差目前通常在 CTV 的基础上外放一个"标准边缘"用来形成 PTV，但该方法易引起肿瘤遗漏及正常组织受到不必要的照射。目前的常规做法是 GTV 外扩 8mm 形成 CTV，在 CTV 基础上外放 1cm 形成 PTV。

（四）总结与展望

随着先进技术的迅速发展，放射治疗已进入精确放疗时代，精确放疗显著提高了肿瘤控制效果、降低了不良反应，对非小细胞肺癌（NSCLC）不同期分别均匀地发挥着重要作用。近年来，靶向治疗、免疫治疗等新疗法取得了突破性进展，为患者带来了生存获益。放疗在各期别 NSCLC 中都是综合治疗中不可或缺的部分：在早期，SBRT 已成为手术高风险人群的替代疗法，治愈效果可与手术相媲美；对于局部晚期（不可手术Ⅲ期），同步放化疗是基本治疗，联合免疫治疗可显著提高生存率，部分患者可获得治愈；在晚期（Ⅳ期），通过合理的放疗，能够获得满意的姑息治疗效果；部分寡转移和寡进展患者在系统治疗有效前提下，局部 SRT 显著延长生存，可获得潜在治愈的可能。而且，随着技术的进步，放疗精准度越来越高，不良反应越来越少。未来放疗与靶向治疗、免疫治疗等新兴治疗方式如何在早、中、晚各期别 NSCLC 进行更好的结合，需要积极探索，已有多项临床试验正在开展，其结果值得期待。

三、化学治疗

（一）化学治疗现状

肺癌是目前全世界范围内发病率和病死率最高的恶性肿瘤，患者 5 年生存率仅有 16.8%。肺癌分为小细胞肺癌（SCLC）和非小细胞肺癌（NSCLC），其中 NSCLC 患者占比可达 90%。然而，大部分肺癌患者首诊时已接近于晚期，几乎无法通过手术根治，而靶向治疗又仅适用于具有敏感基因突变的患者，并且会不可避免出现药物耐受的情况，加之目前尚无针对鳞状细胞肺癌的靶向药，因此化疗仍是目前大部分肺癌患者的主要治疗手段。即使是接受靶向治疗的患者，化疗也仍然占据着相当重要的地位。而新兴的免疫治疗在检测上仍然存在不少影响检测准确性的问题，而且免疫治疗周期长，费用高，导致受众较小。化疗联合靶向治疗，化疗后以培美曲赛（PEM）维持治疗在晚期 NSCIC 治疗中也有明显获益，尤其是对于非鳞 NSCLC 的患者。

（二）化疗方案

1. 一线化疗

一线化疗以铂类化疗药为基础的联合化疗方案目前是晚期 NSCLC 的标准一线化疗方案。临床研究认为，新药例如泰素帝、诺维本、健择、泰素等优于老药，实验证明用新药联合铂类的两药联合方案优于新药单药治疗，能将缓解率提高近 1 倍，中位生存时间明显延长。常用的方案有泰素帝 + 顺铂（DP）、泰素 + 顺铂（TP）、泰素 + 卡铂（TC）、健择 + 顺钮（GP）、泰素帝 + 卡钮（DC）。国外的研究表明，含健择的治疗方案能使患者获得统计学意义的生存期延长和生活质量的改变。国内常用于 NSCLC 化疗的药物还有"第二代"化疗药丝裂霉素（MMC）、长春地辛（VDS），异环磷酰胺结果显示二者对 NSCLC 的疗效差异并无统计学意义，而采用"第三代"化疗的患者中位肿瘤进展时间显著延长，认为"第三代"化疗方案对患者更有益。也有部分学者从药物经济学角度对比进行研究，认为 MVP 方案与其他方案相比较更为经济，患者更易接受，并且节省医疗成本。这些方案中都含有铂类，铂类的副作用主要是胃肠道反应、肾脏毒性；卡铂的胃肠道毒性比顺箱轻，应用时不需要水化，但是骨髓抑制更重于顺铂。

2. 二线化疗

二线化疗 2003 年 ASCO 指南明确指出对一线含铂方案治疗后的进展又有合适行为状态者，推荐单药泰素帝作为二线治疗，常用方法是将泰素帝 $36 \sim 75 mg/m^2$，1 次 / 周、连续 3 周、休息 1 周；对含铂方案和泰素帝化疗失败者推荐使用易瑞沙（Iressa）动物试验或体外研究中已经证实，吉非替尼可提高化疗、放疗及激素治疗的抗肿瘤活性。国内的临床研究资料证明，局部晚期或转移性非小细胞肺癌患者以本品进行治疗可达到持续的客观缓解，而且大部分毒副反应为皮肤瘙痒、皮疹、腹泻，程度较轻，无须深度处理。研究认为单用泰素帝可提高 NSCLC 患者的总生存期，且副作用最常见的是皮疹和腹泻，患者通常可耐受。2004年美国FDA又批准培美曲塞用于NSCLC的二线治疗。其他常用的还有多西紫杉醇等。有学者认为泰素帝联合其他化疗药应用于NSCLC效果更好，副作用更小，但毒副作用发生最高的仍为胃肠道反应和骨髓抑制。多西紫杉醇副作用的发生率相对较小，一般为骨髓抑制、体液潴留、过敏反应。给药前予糖皮质激素可以减少体液潴留的发生率。但若与泰素帝联合化疗，毒副作用便会增加。

（三）化学治疗的进展

其他药物生物靶向治疗是目前研究的热点。随着对肿瘤发生的分子和生物特性的深入了解，作用于肿瘤进展的特异性生物途径的新型药物研究和应用也得到了发展，这样的治疗方法称为"靶向治疗"。这些生物制剂（包括细胞生长因子受体靶向药物、血管生成抑制剂及信号传导因子抑制剂）应用于非小细胞肺癌的研究正在进行。最初，因为研究者认为这些药物单独应用不会使肿瘤得到缓解，所以这些生物制剂最初被描述为"抑制肿瘤细胞增殖"；然而研究发现，其中某些药物单独应用可以使肿瘤得到客观缓解（尽管此类药物通常只有10%～20%可以达到这样的效果）。可以设想目前靶向治疗的目的是这些应用于特定肿瘤类型的作用于生物学途径的药物可以与外科手术、常规化疗或放射治疗联合应用于各期肿瘤的治疗，包括维持治疗和化学预防。人类肿瘤细胞表达高水平的生长因子及其受体。

而鳞状细胞肺癌和SCLC的靶向治疗目前仍未取得明显的进展，可能是这两种亚型受吸烟因素的影响，导致肿瘤突变负荷较大，真正的突变点难以鉴别。最新Meta分析显示，肺鳞状细胞肺癌中FG-FR-1扩增率达到19%。因此，FGFR家族可能是肺鳞状细胞肺癌靶点研究的新的突破口，化疗联合针对FGFR靶点的药物可能是鳞状细胞肺癌潜在的治疗方案。

（四）小结与展望

目前晚期NSCLC一线化疗仍以含铂双药方案为主，DDP+PEM/GEM为优选的基准方案，化疗联合EGFR-TKI/VGFR-TKI均有获益，化疗后维持治疗目前在临床上也广泛应用。EGFR和RAS/MEK/ERK双通路抑制联合应用有希望成为潜在的治疗方式，而FGFR靶点可能成为鳞状细胞肺癌治疗的新方向。随着生物医学模式的转变，NSCLC化疗方案的选择应该向精准化、个体化发展，我们也期待更多的临床试验对各种方案进行对比优化，从而为广大患者提供更适合的、安全有效的方案。

四、靶向治疗

(一) 靶向治疗定义

随着分子遗传学研究的不断进展，人们逐渐尝试识别导致 NSCLC 的关键基因突变。这些存在于癌基因上的遗传变异能编码调控细胞增殖和存活的信号蛋白。癌基因依赖这个概念应运而生，而它存在的基础，是"肿瘤的生存非常依赖于单一的癌基因表达"这一观点。具体到 NSCLC，其癌基因依赖特性已被证明，也因此诞生了各种特异性的分子靶向药物。

(二) 靶向治疗进展

靶向药物在临床试验方法学上与传统的化疗药物不同，前者通常是细胞稳定作用。化疗药物在 I 期试验中剂量确定遵循的是在患者能够耐受的范围内剂量"越高越好"，但靶向药物可能在较低的剂量就会产生较好的效果，若增加过高直到毒性剂量并不一定能够提高有效率。化疗药物 II 期试验的主要研究终点是抗肿瘤活性，疗效表现为肿瘤缩小，而靶向药物通常作为疾病进展的抑制剂，疗效表现为延缓肿瘤生长，肿瘤大小可能并没有缩小，但是生存期会延长，如果沿用化疗药物疗效的评价，靶向药物可能被误认为是无效，因此，靶向药物在 II 期试验疗效的评价宜以无 1P 或无进展比率更为合适，不宜用客观有效率 (ORR)。生存率和生活质量 (QOL) 也可作为靶向药物 III 期临床试验的主要研究终点，但患者的选择可能显得更为重要。

(三) 小结与展望

NSCLO 的治疗已经进入基于分子靶点的个体化治疗时代，针对 EGFR 和 EMLA-ALK 融合基因的靶向治疗已使 NSCLO 的治疗有了跨时代的巨大进步。而目前针对多种驱动基因的大量新型靶向药物均处于临床研究阶段，期待这些研究能够取得令人鼓舞的结果。

总之靶向治疗与传统治疗方法的有效结合和合理应用，将为肺癌患者带来更多的治疗选择，不断延长患者的生存时间，改善患者的生活质量。

五、生物治疗

非小细胞肺癌属于一种发病率高且侵袭性高的恶性肿瘤疾病。根据相关统计结果表明，全世界每年都会新增约有 100 万例肺癌患者，并且在证实的肺癌患者中，80% 以上的患者为非小细胞肺癌，且在非小细胞肺癌中，还有 40% 的患者处在局限期。针对局限期非小细胞肺癌患者，临床中大多采取常规放化疗的治疗方法。使用放化疗的方式可以在一定程度上杀灭患者的肿瘤细胞，阻滞癌细胞的进展，延长患者的生存时间。然而单一使用放化疗的治疗方式，在杀死癌细胞的同时也会杀死患者正常的细胞，这容易增加患者恶心、头痛、呕吐等不良反应的发生率，影响患者的预后，为此需要寻找一种更加有效的治疗方式。生物免疫疗法是近年来推广的恶性肿瘤治疗手段，该方法主要是通过采集患者的外周血液，经培养产生 DC-CIK 细胞，DC-CIK 有单重 DC 细胞并且与 CIK 细胞混合而成，这种新的细胞群的增殖活性远高于单一 CIK 细胞，所以将 DC 细胞与 CIK 细胞联合使用。此外，研究结果还表明，将 DC-CIK 连同常规化疗，对恶性肿瘤疾病，也可以在通过化疗杀灭大量细胞后，让肿瘤细胞表面的抗原暴露，从而增加抗原呈递过程，激活体内免疫细胞活性，发挥广泛的抗肿瘤治疗效果，并且显著改善机体免疫功能。在本研究中，探讨了单一使用放化疗治疗、放化疗联合生物免疫治疗非小细胞肺癌的效果，结果显示在临床疗效上，联合用药方案对肺癌的疗效显著。此外研究结果还显示，在治疗后患者 CD3$^+$、CD4$^+$/CD8$^+$、NK 等 T 细胞亚群的降低幅度上，联合治疗降低幅度也药更加显著，该结果也表明生物免疫结合放化疗的方式，对改善肺癌患者的免疫功能也有重要意义。综上所述，对于局限期非小细胞肺癌患者，在常规放化疗治疗的基础上，联合使用生物免疫的治疗方法，可以取得显著的治疗效果，改善患者的免疫功能，因此值得在临床中大力推广使用。

第二节　小细胞肺癌的西医治疗

一、外科治疗

（一）小细胞肺癌的分期

（1）Tx 原发肿瘤不能评估，或痰、支气管冲液找到癌细胞但影像学或支气管镜没有可见的肿瘤。

（2）T0 没有原发肿瘤的证据。

（3）Tis：癌症只限于气道通路的内层细胞。没有扩散到其他的肺组织，这期肺癌通常也叫作原位癌。

（4）T1：肿瘤最大径 ≤ 3cm，周围被肺或脏层胸膜包绕，支气管镜下肿瘤侵犯没有超出叶支气管（即没有累及主支气管）。

（5）T2：癌症具有以下一个或者多个特征：

（a）癌症部分阻塞了气道，但并没有造成全肺萎陷或者肺炎。

（b）癌症部分已经扩散到脏层胸膜。

（c）癌症部分＞3cm，累及主要支气管，但距离隆突（气管分成左右主要支气管的地方）超过2cm（大约3/4英寸）。

（6）T3：任何大小的肿瘤已直接侵犯了下述结构之一者，①扩散到胸壁、膈肌、纵隔胸膜（包裹着双肺之间空隙的膜），或者壁层心包（包裹心脏的膜）。②累及一侧主支气管，距隆突（气管分成左右主支气管的地方）少于2cm，但未累及隆突；或全肺的肺不张或阻塞性肺炎。

（7）T4：癌症具有以下一个或者多个特征：

（a）产生恶性胸水（在围绕肺的液体里含有癌症细胞）。

（b）同一个肺叶里有两个或者两个以上独立的肿瘤结节。

（c）扩散到纵隔（胸骨后心脏前面的间隙）、心脏、气管、食管（连接喉和胃的管道），脊柱，或者隆突（气管分成左右主支气管的地方）。

Nx：区域淋巴结不能评估。

N0：癌症没有扩散到淋巴结。

N1：转移至同侧支气管旁淋巴结和／或同侧肺门淋巴结包括原发肿瘤直接侵犯。

N2：转移至同侧纵隔和／或隆突下淋巴结。

N3：癌症已经扩散到同侧或者对侧斜角肌及锁骨上淋巴结和（或）扩散到患肺对侧肺门或者纵隔淋巴结。

Mx：远处转移不能评估。

M1：有远处转移，癌症已经扩散到一个或者多个远处部位。远处部位包括其他肺吐、超出以上N分期里所提及的淋巴结、其他器官或者组织，比如骨、肝或者脑。

M0：无远处转移。

小细胞肺癌分期：综合分期与TNM分期分为：0期：Tis（原位癌）2.ⅠA期：T1；NO；MO3.ⅠB期：T2；N0；M04.ⅡA期：T1；N1；M05.ⅠB期：T2；N1；MO或T3；NO；M06.ⅢA期：T1；N2；MO或T2；N2；M07.ⅡB期：任何FMO或T3：N2；M0T3：N13；MO或T4；任何N；M08.Ⅳ期：任何T；任何N；M1。

（二）治疗方案

一般认为：术前放疗可以提高肺癌的手术切除率，但却不能提高长期生存率（原因是肺癌术后失败的主要原因是血运转移）；国内外文献都认为术后放疗对肺癌无淋巴结转移的病例几乎没有好处，术后放射只适用于手术未能全部切除肿瘤及其转移灶，术中必须用金属标记指明；但有淋巴结转移时，无论是腺癌、鳞癌、分化不良的癌均能提高生存率。

（三）治疗原则

小细胞肺癌应采取综合治疗，除了晚期患者以外，一般不应进行单一治疗。SCLC 是肺癌中恶性程度最高一种，其发生率占全部肺癌的 20% 左右。其临床特点是：患者相对年轻（平均年龄为 40 岁），淋巴转移和血液运转移较早，肿瘤生长迅速。因此有的学者认为 SCLC 一开始就发生远处转移，应该把它看作为一种全身性疾病。目前小细胞肺癌外科治疗亦是一种重要的治疗手段，外科治疗小细胞肺癌的地位得到认可。外科治疗的预后与 TNM 分期有很大的关系，文献认为 TNM 分期 I 期 II 期的病例为手术适应证，但绝大多数患者使用手术治疗，术后辅以放化疗巩固。放疗主要是胸部照射及脑部预防性照射。化疗中在适当的情况下应当注意应用能够透过血脑屏障的药物，以减少颅内转移的机会。

非小细胞肺癌应首选手术，可根据情况在术前或术后加其他治疗：

I 期应做肺叶切除，可取得较好的疗效。

II 期应做肺叶及肺门淋巴结清扫。术后可行放疗或（及）化疗。

III 期最好先做非手术治疗以后再手术，术后根据情况进行其他治疗。

IV 期以全身治疗为主的综合治疗。

（1）完全切除术的患者应接受术后系统治疗，无淋巴结转移的患者仅接受系统治疗即可；有淋巴结转移的患者，将应接受术后同步系统性治疗和纵隔放疗改为 N2 或 N3 淋巴结转移的患者，应接受术后同步或序贯纵隔放疗和系统性治疗；N1 淋巴结转移的患者，术后可以考虑行纵隔放疗。

（2）病理学评估中新增 1 条复合型 SCLC 的定义：复合型小细胞肺癌含 SCLC 和 NSCLC 两种组织学（鳞状细胞癌、腺癌、梭形 / 多形性、和 / 或大细胞）成分。不要求说 NSCLC 组织学成分的百分比最少需要多少；当有任何比例的 NSCLC 与 SCLC 一起出现时，就可称为复合型 SCLC。

（3）外科治疗进展。

二、放射治疗

（一）治疗原则

（1）对于局限期 SCLC，以下两点治疗原则：①已经接受肺叶切除手术，并且最终病理发现有区域淋巴结转移的临床Ⅰ~ⅡA期（T1-2，N0，M0）患者：pN2期建议行术后放疗；pN1期考虑行术后放疗。放疗与化疗可以按照顺序进行或者同步进行。建议遵循NSCLC术后放疗的原则（包括靶区和剂量）。②从历史角度看，放疗靶区内包含了未受累的纵隔淋巴结，一般不包含未受累的锁骨上淋巴结。目前正在逐渐形成选择性淋巴结照射（ENI）的共识。最近一些更新的研究，即包括回顾性和前瞻性研究结果显示：因未行选择性淋巴结照射而导致孤立淋巴结复发的概率较低（0~11%，大部分 < 5%），尤其是当联合PET分期/靶区确定时复发率更低（复发率为1.7% ~ 3%）。

（2）预防性脑照射（PCI）修订内容对初始治疗反应良好的局限期SCLC患者，PCI能减少脑转移和提高总生存（1类证据）。对系统性治疗起效的广泛期小细胞肺癌患者，PCI能降低脑转移率。EORTC进行的一项随机试验发现了PCI可提高总的生存率。然而，日本一项随机试验发现，对于基线MRI未发现脑转移的患者，与常规监测MRI并在发现无症状脑转移时进行治疗相比，接受PCI并未改善总生存率。无论是否接受PCI，所有患者均建议进行监测脑转移的影像学检查。

（3）广泛期SCLC，新增1点：对于一些经系统性治疗后完全缓解或反应良好的广泛期SCLC患者，特别是有些胸部残留病灶和胸外小体积转移灶的患者，巩固性胸部放疗可以获益。

（4）脑转移患者应接受全脑放射治疗（WBRT）对于某些转移灶数目较少的患者，可能更适合于接受立体定向放射治疗/立体定向放射外科（SRT/SRS）。WBRT的推荐剂量为30Gy/10f（qd）。在放疗期间和放疗后期，会考虑加用美金刚（WBRT的第1天起，每天清晨口服5mg，持续服用1周；第2周开始，每天清晨和夜晚各服用5mg；第3周开始，每天清晨口服10mg，夜晚口服5mg；直到第4 ~ 24周，每天清晨和夜晚各服10mg即可）。

（二）治疗方法

（1）局限期SCLC胸部照射：①放射治疗靶区，当经过数疗程化疗后，肿瘤退缩后再进行放射治疗时，照射靶区可按化疗前或化疗后的胸片、CT或MRI显示的肿瘤。也可采用仅照射可见瘤灶。②照射野，和NSCLC放射治疗相同。③照射剂量：采用常规分割放射治疗，总剂量为40 ~ 60Gy。也可采用加速超分割等非常规分割照射方法。

（2）广泛期SCLC的姑息性放射治疗在使用化疗的同时对有明显临床症状的原发灶或转移灶可做姑息性放射治疗，如脑骨转移。一般会采用常规分割或大公割照射。

（3）SCLC的脑预防性照射采用两侧野相对照射，照射剂量一般按照颅中间平面计算。常规分割放射治疗，总剂量在 24～30Gy。

（三）放射治疗进展

局限期小细胞肺癌的胸部放疗的分割剂量和模式大约为 45Gy/30 次，超分割放疗或 60～70Gy/30～35 次，常规分割放疗。胸部放疗参与的最佳时间为在化疗后第 1 个周期或第 2 个周期参与。胸部同步放化疗结束以后进行全脑预防性照射，放疗期间可给予药物盐酸美金刚等药物以保护神经认知功能或海马保护的调强放射治疗；广泛期小细胞肺癌的胸部放疗的分割剂量和模式为 30Gy/10 次或 45Gy/15 次。目前全脑预防性照射仍存在争议。胸部放射治疗和全脑预防性照射在小细胞肺癌治疗中起着非常重要的作用。

三、化学治疗

（一）化疗方法

1. 高剂量化疗

高剂量化疗即增加药物剂量以提高疗效并减少耐药性的发生。用药剂量一般为常规用量的 2～3 倍，有个别报告用常规剂量的 9～10 倍。高剂量化疗尽量要配合造血干细胞移植或同时应用粒细胞集落刺激因子（G–CSF）。此法多用于 SCLC 治疗。目前治疗具有地域局限性，仅在某些地区医院开展了研究，近期疗效较满意，但据报道多数在一年内复发。此疗法也有待深入研究。

2. 交替应用化疗

交替应用无交叉耐药的联合方案，是近年来研究的一种新的化疗方法，目的是防止耐药的发生并且能提高疗效。肿瘤细胞的耐药性是影响疗效的主要原因之一。耐药性的出现一般在用药后 6 个月左右。

（二）化疗的适应证和禁忌证

1. 适应证

从上述肺癌的综合治疗模式看，SCLC 各期均适应化疗，NSCLO 主要适应于中晚期，对早期 NSCLO 根治术前、中、后的辅助化疗尚有争议，有待研究。肺癌确诊时，大约有 2/3 已属中晚期。70%～80% 的患者在整个病程中有应用化疗的指征。

2. 禁忌证

（1）全身衰竭者，如以 Karnofsky 评分标准评价患者生活质量状况，低于 40 分时一般不宜进行全身化疗。

（2）发热、感染、大出血、失水电解质和酸碱失衡者不宜进行全身化疗。

有脏器功能障碍者，应禁用或慎用对脏器毒性大的药物，如骨髓功能明显不全时一般禁用全身化疗，如外周血粒细胞低于 1.5×10^9/L、血小板低于 50×10^9 时，化疗应慎用；心功能失代偿时禁用 ADM 大剂量 CTX 等对心脏毒性大的药物；肾功能不全者要禁用或慎用 DDP、大剂量 MTX 等对肾毒性大的药物。老年人肾功能减退时剂量要适当减少，尤其严忌一次大剂量使用；肺功能严重减退者禁用博来霉素、MTX；肝功能明显异常者不宜全身化疗。

（三）SCLC 的最佳化疗疗程

在较大规模的随机试验中，SCLC 患者会先接受 5 个周期的 CAE 方案化疗，然后再进行再随机分组，一组停止化疗，另一组再接受 7 个周期的化疗，方案不改变，两组患者的年生存率分别为 4.1% ~ 4.2%。另一项试验报道 497 例 SCLC 患者接受 6 个周期的化疗，化疗结束时处于部分或完全缓解的患者再随机分组，一组不再化疗，另一组可以再接受 6 个周期的化疗，方案不变。试验结果显示，接受 5 个周期化疗的患者其生存期与 6 个周期的患者进行比较，并没有延长。另有作者报道，将 SCLC 患者随机分组，一组给予 6 个周期的诱导化疗，另一组给予 6 个周期的诱导化疗。结果两组的毒副反应、生活质量没有显著性差异，接受 6 个周期化疗的患者其中位生存期略有延长，但无统计学意义。

四、靶向治疗

（一）靶向治疗进展

1. 早期靶向治疗药物

正在临床试验中的靶向治疗药物主要包括以下 3 种类型：①络氨酸激酶抑制剂，帕唑帕尼是一种多靶点抑制剂，主要针对血管内皮生长因子受体 1（VEGFR1）、VEGFR3、成纤维细胞生长因子受体 4 等靶点，均通过抑制肿瘤新生血管生成，能够有效降低肿瘤病理分级。血管生长因子在小细胞肺癌中高表达，其与肿瘤增殖、侵袭和转移均相关。此外，阿帕替尼作为另一种血管生长抑制剂，主要靶向抑制血管生长因子 VEGFR2，已被批准用于晚期胃癌的治疗，并且在小细胞肺癌中进行了 II 期临床试验。②凋亡通道抑制剂，抗凋亡蛋白 B 细胞淋巴瘤 / 白血病 -2（Bcl-2）在小细胞肺癌中高度表达，相关蛋白拮抗剂能够真实地模拟凋亡蛋白 BH3 结合区域，与抗凋亡蛋白展开竞争性结合，使凋亡蛋白大量释放，最终诱导肿瘤细胞凋亡。上一代 Bcl-2 抑制剂 ABT-263 治疗小细胞肺癌的 II 期临床试验未显示临床获益，对药物的了解不足。新一代 Bcl-2 抑制剂是 APG-1252，已经开始进行Ⅰ期小细胞肺癌、其他实体瘤临床试验。③Hedgebog 通路抑制剂，出于抑制 Hedgebog 通路的策略，研制了 Hedgebog 通路抑制剂，以 LDE225 为代表，临床前试验发现，小细胞肺癌细胞对 Hedgebog 通路抑制剂十分敏感。

2. 正在临床试验中的靶向治疗药物

正在临床试验中的靶向治疗药物主要包括以下 3 种类型：①络氨酸激酶抑制剂，帕唑帕尼是一种多靶点抑制剂，主要针对血管内皮生长因子受体（Vascular Endothelial Growth Factor Receptor1，VEGFR1）、VEGFR3、成纤维细胞生长因子受体 4 等靶点，均通过抑制肿瘤新生血管生成，有效降低肿瘤病理分级。血管生长因子在小细胞肺癌中高度表达，其与肿瘤增殖、侵袭和转移均相关。此外，阿帕替尼作为另一种血管生长抑制剂，主要靶向抑制血管生长因子 VEGFR2，已被批准用于晚期胃癌的治疗，且在小细胞肺癌中进行了Ⅱ期临床试验。②凋亡通道抑制剂，抗凋亡蛋白 B 细胞淋巴瘤 / 白血病 -2（Bcelllymphoma/leukemia-2，Bcl-2）在小细胞肺癌中高表达，相关蛋白拮抗剂能真实模拟凋亡蛋白 BH3 结合区域，与抗凋亡蛋白展开竞争性结合，使凋亡蛋白大量释放，最终诱导肿瘤细胞凋亡。上一代 Bcl-2 抑制剂 ABT-263 治疗小细胞肺癌的Ⅱ期临床试验未显示临床获益，对药物的了解不足。新一代 Bcl-2 抑制剂是 APG-1252，已经开始进行Ⅰ期小细胞肺癌、其他实体瘤临床试验。③Hedgebog 通路抑制剂，出于抑制 Hedgebog 通路策略，研制了 Hedgebog 通路抑制剂，以 LDE225 为代表，临床前试验发现，小细胞肺癌细胞对 Hedgebog 通路抑制剂十分敏感。

3. 临床前实验研究的靶向治疗药物

除上述正用于临床试验中的小细胞肺癌靶向治疗药物外，其他新兴靶向药物也逐渐开始研究，如组蛋白去乙酰化酶，可调节组蛋白上的赖氨酸残基乙酰化，因此，组蛋白去乙酰化酶抑制剂可通过调控异常基因，促使恶性细胞生长停滞甚至凋亡。贝利司他和伏立诺他均为美国食品药品监督管理局（FDA）批准用于 T 淋巴细胞癌或皮肤癌的组蛋白去乙酰化酶抑制剂。吴鹏飞和郝吉庆在探讨组蛋白去乙酰化酶抑制剂伏立诺他对肺腺癌厄洛替尼耐药细胞株 PC-9/ER 耐药性影响中发现，伏立诺他可部分提高 PC-9/ER 对厄洛替尼的敏感性。随着临床对小细胞肺癌病理机制、病情演变研究不断深入，未来更多靶点药物逐渐研发定会势在必行。

（二）小结与展望

小细胞肺癌的治疗方案在近数十年来变化极少，而早期靶向治疗的尝试结果也不是十分理想。近年来，随着人们对小细胞肺癌病理机制与遗传突变等研究的深入，逐渐研发出多种新兴靶向治疗药物和免疫治疗药物。靶向治疗药物和免疫抑制治疗药物的问世，无疑会为小细胞肺癌的治疗带来更多的新希望，靶向治疗药物能够有效激活免疫反应，因此，联合应用靶向治疗与免疫治疗，可有效缩短小细胞肺癌患者的免疫治疗周期，提高了抗肿瘤免疫反应，有利于靶向治疗药物发挥功效，从而达到"强强联合"的目的，也为临床后期非小细胞肺癌治疗提供重要的指导意义。且临床测试也在如火如荼地进行中，可使用单一靶向治疗或单一免疫治疗方法，也可采取联合治疗方案。

五、生物治疗

尽管肺癌的生物及分子靶向治疗发展迅速并显示出诱人的前景；但常规生物治疗的特异性和有效性尚待进一步明确，基因治疗的安全性还有待进一步评价，分子靶向药物的毒副反应，如曲妥珠单抗导致的致死性急性心力衰竭、Tarceva 导致的痤疮样皮炎以及易瑞沙导致的严重腹泻等，有待深入解决。另外，由于肿瘤生物及分子靶向治疗药物的主要作用为非细胞毒性，以调节和稳定细胞为主，其临床起效的表现形式与常用的细胞毒药物和射线有很大的区别，用现行国际通用的实体瘤1临床疗效评价标准，来衡量生物及分子靶向治疗的疗效可能有不科学之处，因此设立科学的临床检测指标和参数，建立新的肿瘤生物及分子靶向治疗的疗效评价标准，是本领域近期不可忽视的工作。

随着我国生物技术的不断发展，生物治疗方法被广泛应用到小细胞肺癌患者的临床治疗过程中，且发挥出了显著作用。本研究在常规化疗的基础上，加用 IFN 等细胞因子进行肿瘤免疫治疗（细胞因子为糖蛋白和肽类物质，来源于淋巴细胞、内皮细胞等免疫活性细胞，具有生物活性），激活机体的免疫应答，使得患者的免疫系统能够重新发挥杀伤肿瘤细胞的作用，对人体有益而无害，减小了患者的痛苦，给患者带来了生存的信心，提高了生活质量，延长患者的"带癌生存期"。在小细胞肺癌患者的临床治疗过程中，联合生物疗可减轻化疗毒性，增强化疗疗效，改善患者功能状态，提高患者生活质量。

参考文献

[1]Kazuhiko S, Shinichi T. Role of surgery in N2 NSCLC: pros[J]. Japanese Journal of Clinical Oncology(12):1168.

[2]Lim T Y, Park S, Kang C H. A Meta-Analysis Comparing Lobectomy versus Segmentectomy in Sta
ge I Non-Small Cell Lung Cancer[J]. Korean Journal of Thoracic and Cardiovascular Surgery, 2019,
52(4):195-204.

[3]Suzuki K, Saji H, Aokage K, et al. comparison of pulmonary segmentectomy and lobectomy: safety results
of a randomized trial[J]. The Journal of Thoracic and Cardiovascular Surgery, 2019, 158(3):895-907.

[4]Zhang Z, H Feng, H Zhao, et al. Sublobar resection is associated with better perioperative outcomes in el
derly patients with clinical stage I non-small cell lung cancer: a multicenter retrospective cohort study[J].
Journal of Thoracic Disease, 2019, 11(5):1838-1848.

[5]Tane S, Nishio W, Nishioka Y, et al. Evaluation of the Residual Lung Function After Thoracoscopic Segme
ntectomy Compared With Lobectomy. Ann Thorac Surg. 2019 Nov;108(5):1543-1550.

[6]Ginsberg R J, Rubinstein L V. Randomized trial of lobectomy versus limited resection for T1 N0 non-
small cell lung cancer. Lung Cancer Study Group.[J]. Annals of Thoracic Surgery, 1995, 60(3):615-622.

[7]Zhong C, Fang W, Teng M, et al. Comparison of thoracoscopic segmentectomy and thoracoscopic lobecto
my for small-sized stage IA lung cancer.[J]. Annals of Thoracic Surgery, 2012, 94(2).

[8]Yoohwa, Hwang, Chang, et al. Comparison of thoracoscopic segmentectomy and thoracoscopic lobectomy
on the patients with non-small cell lung cancer: a propensity score matching study[J]. European Journal of
Cardio-Thoracic Surgery, 2014, 48(2).

[9]Moon M H, Moon Y K, Moon S W. Segmentectomy versus lobectomy in early non-small cell lung cancer of
2 cm or less in size: A population-based study[J]. Respirology, 2018, 23(7).

[10]Amiraliev AM, Pikin OV, Ryabov AB, et al.Segmentectomy in patients with primary pulmonary malignanc
ies. Khirurgiia (Mosk). 2019;(10):5-12.

[11]Schil P V, Yogeswaran K, Hendriks J M, et al. Advances in the use of surgery and multimodality treatment
for N2 non-small cell lung cancer[J]. Expert Review of Anticancer Therapy, 2017:555.

[12]Stephens RJ, Girling DJ, Hopwood P, et al.Medical Research Council Lung Cancer Working Party. A ran
domised controlled trial of pre-operative chemotherapy followed, if feasible, by resection versus radiother
apy in patients with inoperable stage T3, N1, M0 or T1-3, N2, M0 non-small cell lung cancer. Lung Canc
er. 2005 Sep;49(3):395-400.

[13]van Meerbeeck JP, Kramer GW, Van Schil PE, Legrand C, Smit EF, Schramel F, Tjan-Heijnen VC, Bie
sma B, Debruyne C, van Zandwijk N, Splinter TA, Giaccone G; European Organisation for Research and
Treatment of Cancer-Lung Cancer Group. Randomized controlled trial of resection versus radiotherapy af
ter induction chemotherapy in stage IIIA-N2 non-small-cell lung cancer. J Natl Cancer Inst. 2007 Mar
21;99(6):442-450.

[14]Albain K S, Swann R S, Rusch V W, et al. Radiotherapy plus chemotherapy with or without surgical rese
ction for stage III non-small-cell lung cancer: a phase III randomised controlled trial.[J]. Lancet, 2009,
374(9687):379-386.

[15]Eb Erhardt W, Pottgen C, Gauler T C, et al. Phase III Study of Surgery Versus Definitive Concurrent Ch
emoradiotherapy Boost in Patients With Resectable Stage IIIA(N2) and Selected IIIB Non-Small-Cell

Lung Cancer After Induction Chemotherapy and Concurrent Chemoradiotherapy (ESPATUE).[J]. Journal of Clinical Oncology, 2015:JCO.2015.62.6812.

[16]Caglar H B, Baldini E H, Othus M, et al. Outcomes of patients with stage III nonsmall cell lung cancer treated with chemotherapy and radiation with and without surgery[J]. Cancer, 2010, 115(18):4156-4166.

[17]Couñago F, Rodriguez de Dios N, Montemuiño S, et al. Neoadjuvant treatment followed by surgery versus definitive chemoradiation in stage IIIA-N2 non-small-cell lung cancer: A multi-institutional study by the oncologic group for the study of lung cancer (Spanish Radiation Oncology Society). Lung Cancer. 2018 Apr;118:119-127.

[18]Weder W, Collaud S, Eberhardt WE, et al. Pneumonectomy is a valuable treatment option after neoadjuvant therapy for stage III non-small-cell lung cancer. J Thorac Cardiovasc Surg. 2010 Jun;139(6):1424-1430.

[19]Casiraghi M, Guarize J, Sandri A, et al. Pneumonectomy in Stage IIIA-N2 NSCLC: Should It Be Considered After Neoadjuvant Chemotherapy?[J]. Clinical Lung Cancer, 2019, 20(2):97-106.

[20]Sakib N, Li N, Zhu X, et al. Effect of postoperative radiotherapy on outcome in resectable stage IIIA-N2 non-small-cell lung cancer: an updated meta-analysis[J]. Nuclear Medicine Communications, 2018, 39(1):51-59.

[21]Rusch V W, Albain K S, Crowley J J, et al. Neoadjuvant therapy: A novel and effective treatment for stage IIIb non-small cell lung cancer[J]. Annals of Thoracic Surgery, 1994, 58(2):294-295.

[22]Stamatis, G, Eberhardt, et al. Preoperative Chemoradiotherapy and Surgery for Selected Non-Small Cell Lung Cancer IIIB Subgroups: Long-Term Results[J]. Annals of Thoracic Surgery, 1999.

[23]Grunenwald D H, F André, CL Péchoux, et al. Benefit of surgery after chemoradiotherapy in stage IIIB (T4 and/or N3) non-small cell lung cancer[J]. The Journal of Thoracic and Cardiovascular Surgery, 2001, 122(4):796-802.

[24]Yokomise H, Gotoh M, Okamoto T, et al. Induction chemoradiotherapy (carboplatin-taxane and concurrent 50-Gy radiation) for bulky cN2, N3 non-small cell lung cancer.[J]. The Journal of thoracic and cardiovascular surgery, 2007, 133(5):1179-1185.

[25]Stupp R, Mayer M, Kann R, et al. Neoadjuvant chemotherapy and radiotherapy followed by surgery in selected patients with stage IIIB non-small-cell lung cancer: a multicentre phase II trial.[J]. Lancet Oncology, 2009, 10(8):742-743.

[26]Steger V, Walker T, Mustafi M, et al. Surgery on unfavourable persistent N2/N3 non-small-cell lung cancer after trimodal therapy: do the results justify the risk?[J]. Interact Cardiovasc Thorac Surg, 2012, 15(6):948-953.

[27]Vr A, Okj B, Cfjy B, et al. Outcomes of surgery versus chemoradiotherapy in patients with clinical or pathologic stage N3 non‐small cell lung cancer[J]. The Journal of Thoracic and Cardiovascular Surgery, 2019, 158(6):1680-1692.

[28]Sepesi B. Commentary: Surgery for N3 Non-Small Cell Lung Cancer-Utopia or Future Reality?[J]. Journal of Thoracic and Cardiovascular Surgery, 2019, 158(6).

[29]Keeab C, Jmcb D, Dce F, et al. Survival after adjuvant radiation therapy in localized small cell lung cancer treated with complete resection[J]. The Journal of Thoracic and Cardiovascular Surgery, 2019, 158(6):1665–1677.

[30]Chen G, Emens L A. Chemoimmunotherapy: reengineering tumor immunity[J]. Cancer Immunology Immunotherapy Cii, 2013, 62(2):203–216.

[31]Emens L A, Middleton G . The Interplay of Immunotherapy and Chemotherapy: Harnessing Potential Synergies[J]. Cancer Immunol Res, 2015, 3(5):436–443.

[32]M Früh. A randomized, phase 3 trial with anti–PD–1 monoclonal antibody pembrolizumab (MK–3475) versus placebo for patients with early stage NSCLC after resection and completion of standard adjuvant therapy (PEARLS). 2015.

[33]Sharabi A B, Lim M , Deweese T L , et al. Radiation and checkpoint blockade immunotherapy: radiosensitisation and potential mechanisms of synergy[J]. Lancet Oncology, 2015, 16(13):e498–e509.

[34]陈海霞，李文辉，代佩灵，等 . 局部晚期非小细胞肺癌的放射治疗进展 [J]. 中西医结合心血管病电子杂志 .2020，21.

[35]中国非小细胞肺癌放射治疗临床指南（2020 版）[J]. 中华放射肿瘤学杂志，2020，29（08）：599–607.

[36]Freddie, Bray, Jacques, et al. Global cancer statistics 2018: GLOBOCAN estimates of incidence and mortality worldwide for 36 cancers in 185 countries.[J]. CA: a cancer journal for clinicians, 2018.

[37]Hankey B F, Ries L A , Edwards B K. The Surveillance, Epidemiology, and End Results Program A National Resource[J]. Cancer Epidemiology Biomarkers & Prevention, 1999, 8(12):1117–1121.

[38]Sawabata N, Asamura H, Goya T, Mori M, Nakanishi Y, Eguchi K, Koshiishi Y, Okumura M, Miyaoka E, Fujii Y; Japanese Joint Committee for Lung Cancer Registry. Japanese Lung Cancer Registry Study: first prospective enrollment of a large number of surgical and nonsurgical cases in 2002. J Thorac Oncol. 2010 Sep;5(9):1369–75. doi: 10.1097/JTO.0b013e3181e452b9. PMID: 20683209.

[39]Rebecca, Siegel, MPH, et al. Cancer statistics, 2014[J]. Ca A Cancer Journal for Clinicians, 2014.

[40]Kuribayashi K, Funaguchi N, Nakano T. Chemotherapy for advanced non–small cell lung cancer with a focus on squamous cell carcinoma[J]. Journal of Cancer Research & Therapeutics, 2016, 12(2):528.

[41]Chevalier T L, Pignon J P, Bergman B , et al. PL–3 Results of the randomized international adjuvant lung cancer trial (IALT): Cisplatin–based chemotherapy (CT) vs no CT in 1867 patients (PTS) with resected non–small cell lung cancer (NSCLC)[J]. Lung Cancer, 2003, 41(03):S3–S3.

[42]Jiang T, Gao G, Fan G, et al. FGFR1 amplification in lung squamous cell carcinoma: A systematic review with meta–analysis[J]. Lung Cancer, 2015, 87(1):1–7.

[43]林小峰，陈龙 . 晚期非小细胞肺癌化疗现状及进展 [J]. 广西医科大学学报，2019，36（5）：850–855.DOI：10.16190/j.cnki.45–1211/r.2019.05.041.

[44]李勇，张湘茹，孙燕 . 非小细胞肺癌的靶向治疗进展 [J]. 癌症进展，2007，5（2）：151–157，215.DOI：10.3969/j.issn.1672–1535.2007.02.009.

[45]孙世昌，张云，岳金波 . 小细胞肺癌放射治疗进展 [J]. 中华肿瘤防治杂志，2017（13）：939–944.

[46]Giaccone G, Dalesio O, Mcvie G J, et al. Maintenance chemotherapy in small-cell lung cancer: long-term results of a randomized trial. European Organization for Research and Treatment of Cancer Lung Cancer Cooperative Group.[J]. Journal of Clinical Oncology Official Journal of the American Society of Clinical Oncology, 1993, 11(7):1230-1240.

[47]Controlled trial of twelve versus six courses of chemotherapy in the treatment of small-cell lung cancer [J]. British Journal of Cancer, 1989.

[48]Bleehen N M, Girling D J, Machin D, et al. A randomised trial of three or six courses of etoposide cyclophosphamide methotrexate and vincristine or six courses of etoposide and ifosfamide in small cell lung cancer (SCLC). II: Quality of life[J]. British Journal of Cancer, 1993, 68(6):1150-1156.

第三节　肺癌的中医治疗

一、古代医家治疗

（一）古代对肺癌的治则治法

古人在长期大量的临床实践中，提出了一些行之有效的治疗法则，时至今日，仍对治疗本病具有重要指导意义。

1. 急则治其标，缓则治其本

《黄帝内经》曰："治病必求其本……。急则治其标，缓则治其本。"祖国医学认为，急则治其标，缓则治其本乃治疗疾病大法之一，同样适合应用于肺癌的治疗。

2. 扶正培本，顾护正气

古人认为，"正气存内，邪不可干"，"邪之所凑，其气必虚"。肺癌的形成被认为是"正气不足，而后邪气踞之"所致其过程是正邪双方斗争的过程。正气不足是发病的基础，基于此，古人提出扶正培本的治疗原则。朱丹溪云："……养正气，积自除。"张元素在《活法机要》中指出："……故治积者，当先养正则积自除。譬如满坐皆君子，纵有一小人，亦无容地而去，但令其真气实，胃气实，积自消矣。"而早在《黄帝内经》中就提到了顾护正气的必要性，"大积大聚，衰其大半而止"。本法可贯穿于肺癌的各个阶段。

3. 辨证使用攻补方法

古人认为，应根据病变发展之阶段，详审邪正盛衰，辨清虚实，以及虚实的多少，辨证地使用攻补之法。

病变早期，邪气壅盛，正气亏虚不著，实多虚少，可以以攻邪为主，扶正为辅。《景岳全书》有云："凡积聚未久而元气未损者，治不宜缓，盖缓之则养成其势，反以难制，以其所急在速攻可也。"

病变后期，正虚明显或虚多实少，应以扶正为主，祛邪为辅，宜顾护正气，缓消积块，不可急攻。《景岳全书》曰："若积聚渐久，元气日衰，此而攻之，则积气本远，攻不易及，胃气切近，先受其伤，越攻越虚，则不死于积而死于攻矣。……盖凡治虚邪者，当从缓治，只宜专培脾胃以固其本。"《活法机要》中说："实中有积，大毒之剂治之，尚不可过，况虚而有积者乎？此治积之一端也。邪正盛衰，固宜详审。"朱震亨在《丹溪心法》指出："凡积病不可用下药，徒损真气，病亦不去，当用消积药使之融化，则根除矣。"李中梓在《医宗必读》中说道："盖积之为义，日积月累，非一朝夕，所以去之，亦当有渐，太亟则伤正气，正气伤则不能运化，而邪反固矣。"清朝喻嘉言更是提出了"大要缓而图之，生胃津、润肺燥、下逆气、开积痰、止浊唾、补真气以通肺之小管，散火热以复肺之清肃"的治法，对后世研究肺癌治疗具有重要启迪意义。

4. 扶正祛邪，标本兼治

扶正祛邪，标本兼治是治疗肺癌的基本原则。肺癌的病因病机，主要是在正虚的基础上，感受外邪并与痰、湿、气、瘀、寒、热等郁结而成，因此在治疗上，应针对这些环节来解决。正如李中梓在其《医宗必读》所说："初者病邪初起，正气尚强，邪气尚浅，则任受攻；中者受病渐久，邪气较深，正气较弱，任受且攻且补；末者病势经久，邪气侵凌，正气消残，则任受补。"《黄帝内经》曰："治病必求其本……急则治其标，缓则治其本。"急则治其标，缓则治其本乃治疗疾病大法之一，同样适合应用于肺癌的治疗。肺癌之所以不易治疗，一是发现太晚，即《素问·四气调神大论》所谓："夫病已成而后药之、乱已成而后治之，譬犹渴而穿井、斗而铸不亦晚乎！"二是在治疗上病情复杂、不易掌握分寸，扶正则虑碍邪、攻邪则又恐伤正。

因此必须仔细分析病情、攻补适当，既要掌握辨证论治的原则，又要因病选药，灵活变化，这样才有可能取得较好的疗效。

5. 扶正培本，顾护正气

在发病上祖国医学强调："邪之所凑，其气必虚。"《外证医案》曰："正气虚则生岩。"《医宗必读·积聚》："积之成者，正气不足，而后邪气踞之。"肺癌的形成，就是正虚邪侵，正邪双方斗争的过程。正气不足是发病的基础，因此，古人提出扶正培本的治疗原则。早在《黄帝内经》中就提到了顾护正气的必要性："大积大聚，衰其大半而止。"朱丹溪云："……养正气，积自除。"张元素在《活法机要》中指出：

"……故治积者，当先养正则积自除。譬如满坐皆君子，纵有一小人，亦无容地而去，但令其真气实，胃气实，积自消矣。"《石室秘录》云："病有坚劲而不肯轻易散者，当用软法。如人生块于胸中……法当用补血补气之中，少加软坚之味，则气血活而坚块自消。"

6. 培土生金，健脾益肺

李东垣在《兰室秘藏》中说："推其百病之源，皆因饮食劳倦而胃气元气散解，不能滋荣百脉、灌溉脏腑、卫护周身之所致也。"肺属金，脾胃属土，土能生金，故有"脾有生肺之能，土旺而金生"之说。《素问·经脉别论》中的"饮入于胃，游溢精气，上输于脾，脾气散精，上归于肺，通调水道，下输膀胱，水精四布，五经并行"是对水液代谢的精辟概括，说明脾土所化的精气首先充养于肺，肺金受脾土滋养，方能化水下降，泽及百脉。因此脾土的强弱决定肺气的盛衰，肺气不足多与脾气虚弱有关。肺病久治不愈，多求之于脾。就像陈士铎在其《石室秘录》中所云："治肺之法，正治甚难，当转以治脾，脾气有养，则土自生金。"

7. 活血行气，化瘀理痰

痰瘀交错是肺癌的基本病机。痰、瘀两者互为因果，相互影响。痰"流乎经络，郁于脏腑"，气血营运不畅，血行郁滞而致瘀，而瘀血亦可导致痰浊形成。《血证论》指出："内有瘀血，则阻碍气道，不得升降。气壅则水壅，水壅即为痰饮。"《丹溪心法》谓："肺胀而咳，或左或右不得眠，此痰挟瘀血碍气而病。"此外，痰邪具有重浊黏腻的特性，使肺癌病势缠绵难愈，加之瘀血，使得气血逆乱，病情复杂，治疗困难，病程较长。《诸病源候论》明确指出："诸痰者，此由血脉壅塞，饮水积聚而不消散，故成痰也。"阐明了瘀血化痰的病理过程。《血证论》指出："血瘀既久，亦能化为痰水……瘀血流注，亦发肿胀者，乃血变成水之证。"提出瘀血、痰水相互胶结为害的病理机制。叶天士认为久病入络，须考虑痰瘀互阻之证。所以活血行气，化瘀理痰，亦是肺癌的一个重要治法。

8. 医食同源，药食并重

古代有"医食同源"之说。药物具四气五味，饮食物也不例外。《太平圣惠方·食治篇》曰："夫食能排邪，而安脏腑，精神爽志，以资气血，若能用食平疴，适情遣病者，可谓上工矣！""药食同源"是中医养生康复学的重要理论，具体在肺癌的食疗方法上，不是单纯的补肺或解毒，应该遵循中医的基本理论辨证选用肺癌是一种慢性消耗性疾病，患病者经多种治疗及病邪伤害后元气大伤，以气阴两虚多见，宜药治与食疗并重。而患者往往由于脾胃功能衰退，运化失调，食欲不振，不能以滋腻厚味来峻补，应给予清淡且易消化的补养食物，以增进食欲，调补脾胃功能。但是在用膳时必须因证施膳，即根据不同患者的体质、症状、健康情况，对药膳的施法应有所区别；因时施膳，四季气候变化，组方施膳时要有所变化；因地施膳，不同地区、气候条件、生活习惯，用药亦应有差异。在禁忌方面，一要注意药物配伍中的"相反""相恶"；二要注意药食相反；三要注意食物禁忌和用膳禁忌。这样，药膳才能更有效地起到治病、防病的作用。

　　总之，古人认为，应根据病变发展之阶段，详审邪正盛衰，辨清虚实，以及虚实的多少，辨证地使用攻补之法。正如李中梓《医宗必读》："初者病邪初起，正气尚强，邪气尚浅，则任受攻；中者受病渐久，邪气较深，正气较弱，任受且攻且补；末者病势经久，邪气侵凌，正气消残，则任受补。"

（二）各医家治疗肺癌常用方剂

1. 麻杏石甘汤证——表寒里热证

《伤寒论》共有两条原文来论述麻杏石甘汤。"下后，不可更行桂枝汤。汗出而喘，无大热者，可与麻黄杏仁甘草石膏汤"。"发汗后，不可更行桂枝汤。汗出而喘，无大热者，可与麻黄杏仁甘草石膏汤"麻杏石甘汤的条文均出自太阳病篇，太阳为六经藩篱，太阳篇的条文大多为对外感表证的论述，麻杏石甘汤证，即表寒入里化热证。本方以解表实、清肺热、降肺气立法，对于表里俱实，外寒内热的喘咳证有着很好的效果。经方中大青龙汤证即是麻杏石甘汤加大解表之力，兼和脾胃的变法。后世的桑菊饮证则以辛凉解表为主，清疏肺热，也与麻杏石甘汤也有异曲同工之妙。有学者研究发现，应用桑菊饮合麻杏石甘汤可改善晚期非小细胞肺癌化疗患者的症状，降低了患者肿瘤标志物 CEA、CA125、NSE、CYRAF21-1 的水平。

2. 小青龙汤证——外寒内饮证

小青龙汤出自《伤寒论》太阳病篇，在《金匮要略》很多篇章中也有记载。"伤寒表不解，心下有水气，干呕，发热而咳、或渴、或利、或噎、或小便不利，少腹满、或喘者，小青龙汤主之"，原文中明确提出了外邪未解，内有水汽，而见于发热、喘、咳等诸多变证。故而使用解表之麻黄配伍温化寒饮之干姜、细辛，以解表化饮。《金匮要略》："咳逆倚息不得卧，小青龙汤主之""妇人吐涎沫，医反下之，心下即痞，当先治其吐涎沫，小青龙汤主之""病溢饮者，当发其汗，大青龙汤主之；小青龙汤亦主之饮"的肺癌患者的治疗，发现可有效地缓解患者的不适症状，进而提高患者的生活质量，延长患者生命。

3. 射干麻黄汤证——寒饮伏肺证

射干麻黄汤出自《金匮要略·肺痿肺痈咳嗽上气病脉证治》，其疾病描述简单而具有特异性："咳而上气，喉中水鸡声。"治疗内伤杂病的射干麻黄汤证与外感太阳病的小青龙汤证有很大的相似之处，但相比较于小青龙汤的发散表寒，射干麻黄汤则偏重于温肺化饮，下气祛痰。两方虽然共有麻黄、细辛、半夏、五味子，但是射干麻黄汤中的紫菀、射干、款冬花已然明确摆正了该方立法的主要方向，以祛痰为主。原文的"咳而上气，喉中水鸡声"，虽是寥寥几个字，已经明确了症状，点明了痰饮伏肺的病机，再参照方剂组成，以方测证，就可以得出此痰饮便是寒饮。有学者应用射干麻黄汤作为试验组，对比磷酸可待因片治疗非小细胞肺癌咳嗽患者，结果发现，射干麻黄汤组的总有效率要明显高于磷酸可待因片组，并且没有见到明显不良反应。

4. 泽漆汤证——水饮停肺证

《金匮要略》中记载："咳而脉沉者，泽漆汤主之。"《金匮要略》水气病篇谓："脉得诸沉，当责有水。"由此以方测证可知本方证的病机在于水饮内停，上迫于肺，而发为咳喘肺胀之候。水饮内停，上迫于肺，而发为喘咳肺胀之候。水饮内停上逆于上，故咳而上气。泽漆出自《神农本草经》，具有化痰散结、利水消肿的作用，功效温润和缓，利水的而不损正气。相对于《金匮要略》中峻下逐水的十枣汤、肺叶生痈的葶苈大枣泻肺汤、痰浊壅盛的皂荚丸，泽漆汤的主要特点当属它的攻补兼施和温润和缓。了解泽漆汤的病机，不难发现其可以用于治疗肺癌后期胸腔积液的产生。有学者将泽漆汤与葶苈大枣泻肺汤合用，配合顺铂治疗肺癌恶性胸水疗效要明显好于单纯应用西医治疗。

二、现代医家治疗

（一）中医的"治未病"思想

中医治未病思想最早起源于《黄帝内经》，是中医学的核心思想，其观念是采取预防或治疗手段，用来防止疾病发生和发展，"健康中国理念"强调以预防为主、关口前移，减少疾病发生相符。"圣人不治已病治未病，不治已乱治未乱"，使对疾病思想的最早阐述。随着肺癌发病率及病死率不断上升，因地域、性别、年龄差异，肺癌的发生尚未得到有效控制：进一步深入了解肺癌的流行趋势及危险因素，提前预防更为重要。治未病思想被历代医家所推崇。在当代，将治未病融入肺癌诊疗的全过程，具有十分重要的意义。

国际抗癌联盟认为，1/3 的癌症是可以预防的，1/3 的癌症如能早期诊断是可以治愈的，1/3 的癌症可以延长生命，根据实验结果表明了恶性肿瘤的三级预防概念。一级预防是消除或减少可能致癌的因素，防止癌症发生。一旦癌症发生，将要如何早期发现并予以及时治疗。三级预防是治疗后的康复，防止病情继续恶化，提高生活质量，减少痛苦，延长生命。中医"治未病"思想的肺癌诊疗工作主要为以下两方面。

1. 固护正气，未病先防

肺癌致病因素有很多，在发生之前要做好预防工作，应该重视调养正气，提高机体抗邪能力，达到未病先防。

2. 扶正祛邪，辨证施治

辨证论治又称"辨证施治"，是中医认识疾病和治疗疾病的基本原则，是理法方药运用于临床的过程，也是中医学的基本特点之一。运用四诊八纲、脏腑、病因、病机等中医基础理论，对患者表现出来的症状、体征进行概括分析，判别为某种性质的证，称辨证；根据辨证的结果，确定相应的治疗方法，称论治。辨证是决定治疗的前提和依据，论治是治疗疾病的手段和方法，二者是诊治疾病过程中相互联系不可分割的两个方面。辨证论治是中医药治疗肺癌的主要方法。

3. 辨要点

辨证候虚实：肺癌的发生多与肺气不足，痰湿瘀血阻滞有关。肺癌早期，多见气滞血瘀，痰湿毒蕴之证，以邪实为主；肺癌晚期，多见阴虚毒热，气阴两虚之证，以正虚为主。临床上，病情复杂，多为虚实互见。

辨邪正盛衰：肺癌是高度恶性的肿瘤，发展快，变化迅速。辨明邪正盛衰，是把握扶正祛邪治则和合理选方用药的关键。一般说来，肺部癌瘤及症状明显，但患者形体尚丰，生活、活动、饮食等尚未受阻，此时多为邪气盛而正气尚充，正邪交争之时；如病邪在肺部广泛侵犯或多处转移，全身情况较差，消瘦、乏力、衰弱、食少，生活行动困难，症状复杂多变者，多为邪毒内盛而正气明显不支的正虚邪实者。

4. 治疗原则

扶正祛邪、标本兼治是治疗肺癌的基本原则。本病整体属虚，局部属实，正虚为本，邪实为标。肺癌早期，以邪实为主，治当行气活血、化瘀软坚和清热化痰、利湿解毒；肺癌晚期，以正虚为主，治宜扶正祛邪，分别采用养阴清热、解毒散结及益气养阴、清化痰热等法。临床还应根据虚实的不同，每个患者的具体情况，按标本缓急恰当处理。由于肺癌患者正气内虚，抗癌能力低下，虚损情况突出，因此，在治疗中要始终顾护正气，保护胃气，把扶正抗癌的原则贯穿肺癌治疗的全过程。应在辨证论治的基础上选加具有一定抗肺癌作用的中草药。

（二）肺癌的治疗

1. 肺癌的内治疗法

由于各家理解认识的不同，辨证分型及用药也略有差异。刘嘉湘等将中晚期肺癌分为阴虚内热、气阴两虚、脾虚痰湿、阴阳两虚、气滞血瘀 5 个型，各型在辨证用药的基础上选用抗癌中草药制成的抗癌制剂，共观察 200 例肺癌患者，Ⅲ、Ⅳ期患者占 79.5%，Ⅲ期患者有效（症状改善，病灶稳定）率为 66%，Ⅳ期为 33%，1 例Ⅳ期患者病灶缩小 50% 以上。159 例Ⅲ、Ⅳ期患者中存活 1 年以上者 51 例（占 32.1%），存活 3 年以上者 2 例（占 1.3%），无 5 年存活者。临床检测发现治疗后巨噬细胞活性、淋巴细胞转化率、玫瑰花结成率明显提高，与治疗前比有显著性差异（$p < 0.05$）。作者还比较了各种治法的疗效，以益气养阴清肺治疗者效果最好。其后刘氏又总结了 310 例肺癌患者，仍按前述方法辨证分型论治，结果 1 年生存率鳞癌为 45.05%，腺癌为 35.94%，3 年生存率鳞癌为 7.07%，腺癌为 4.69%，在各证型中，阴虚型、气阴两虚型 1 年生存率高于其他证型（$p < 0.05$），而且这两型患者占总病例数的 80% 以上。

马伯亭等将中晚期肿瘤分为阴虚内热、气阴两虚、脾肾两虚 3 个型，在辨证用药的基础上加用抗癌中草药白花蛇舌草、半枝莲等，有效（症状改善，病灶稳定）率为 50%。

毛怡平等辨证治疗 40 例肺癌患者，阴虚、气阴两虚占 77.5%，Ⅲ期有效率 45%，Ⅳ期有效率 33%，以养阴清肺法疗效为佳，有效率为 58.3%。

陈锐深等将晚期肺癌分为肺郁痰结、肺虚痰热、痰毒淤滞、气阴两虚 4 个型，治疗采用基本方加辨证分型的方法，基本方为鱼腥草、仙鹤草、猫爪草、天门冬、葶苈子、生半夏、重楼、浙贝母、山海螺。肺郁痰热型用基本方合异功散加减，肺虚痰湿型用基本方合百合固金汤或泻白散加减，痰毒淤滞型用基本方合千金苇茎汤或血府逐瘀汤加减，气阴两虚型用基本方合生脉散加减，结果显效（症状改善，病灶缩小一半以上）6 例，有效（症状改善，病灶基本稳定）52 例，总有效率 72.5%，存活 1 年以上者 42 例（占 52.5%），存活 3 年以上者 25 例（占 31.3%）。

郁仁存等治疗晚期 NSCLC97 例，辨病与辨证相结合，分为 3 型：肺脾气虚、痰浊阻肺，气阴不足、瘀毒内积，气阴两亏、痰瘀互结，并认为气阴两亏、痰瘀互结是终末期 NSCLC 的特征性证候，此型预后差，有效率仅为 8%，而且单纯中药治疗组的疗效虽不如中药加化疗组，单纯中药若能取得疗效，其改善患者生存质量的程度明显高于中西医结合综合疗法（$p < 0.05$）。

刘嘉湘等单纯应用中药辨证治疗 171 例Ⅲ、Ⅳ期肺腺癌，其中阴虚 69 例，气虚 98 例，气阴两虚 124 例，阴阳两虚 13 例，分别给予滋阴、益气、温阳治疗，并和 133 例化疗患者做随机对照观察，中药组平均稳定期 6 个月，稳定率为 67.83%，化疗组平均稳定期 3 个月，稳定率为 48.12%，提示中药治疗后稳定病灶的疗效明显优于化疗组。两组生存期亦有显著性差异。

黄兆明等对 58 例晚期 NSCLC 患者给予中药加化疗治疗（中西组），并与 28 例单纯化疗（化疗组）及 24 例单纯中药治疗（中药组）进行比较。

中医辨证论治：①肺脾气虚型，健脾益气，方用六君子汤加减；②阴虚内热型，养阴润肺，方用沙参麦冬汤或百合固金汤加减；③气阴两虚型，益气养阴，方用四君子汤合沙参麦冬汤或生脉散加减；④痰浊壅肺型，清肺化痰，方用二陈汤合三子养亲汤或用清金化痰汤加减。在辨证论治基础上，适当选加清热解毒抗癌之品，如白花蛇舌草、鱼腥草、败酱草、半枝莲等。以上中药均水煎服，每日1剂。中西组平均服中药132剂，中药组平均服189剂。结果：3组近期客观疗效相近，有效率（CR+PR）无显著性差异。中位生存期以中西组最长为10.2个月，中药组次之为8.0个月，化疗组最短仅5.3个月。近期生存率中西组与中药组相近（$p > 0.05$）均显著高于化疗组（$p < 0.01$，$p < 0.05$）。

故黄兆明主张在化疗的同时，用中医扶正培本为主治疗，侧重减轻化疗毒副反应。化疗结束后，则扶正祛邪同时并进，侧重扶正。晚期患者气阴两虚多，治疗应注重益气养阴。祛邪可用化痰软坚、清热解毒等法，忌用以毒攻毒、破气破血之品，以免耗伤正气。

刘伟胜治疗肺癌以辨证论治为基本原则，他根据肺癌的不同临床表现，将肺癌辨证分为热毒炽盛、肺虚痰湿毒结、阴虚毒热、气滞血瘀毒结、气阴两虚及阳虚水泛等5个型，分别治以清热解毒（大黄、牡丹皮、桃仁、冬瓜仁、薏苡仁、金银花、鱼腥草、桔梗、白花蛇舌草、半枝莲）；健脾化湿、祛痰散结解毒（党参、白术、茯苓、陈皮、法半夏、山海螺、猫爪草、白花蛇舌草、半枝莲、黄芪、桂枝），颈核结聚为癌毒外泄、加夏枯草、浙贝母；四肢不温、去桂枝加熟附子、肉桂；养阴清热、解毒散结（沙参、麦门冬、五味子、玄参、鱼腥草、金银花、紫花地丁、白花蛇舌草、紫背天葵、野菊花、蒲公英、半枝莲）；心烦失眠加酸枣仁；痰中带血加紫草、三七末（冲服）；便秘加大黄；胸痛加延胡索、桃仁；行气止痛、活血化瘀解毒（柴胡、天花粉、当归、穿山甲、大黄、五灵脂、蒲黄、香附、半枝莲、白花蛇舌草、莪术、虎杖、全蝎、蜈蚣）；咳嗽加鱼腥草、桑白皮；胸胁刺痛加郁金、三七末（冲服）；气促加葶苈子；益气养阴、调补脾胃：吉林人参（另炖）、麦门冬、五味子、黄芪、防风、白术、天门冬、紫菀、川贝母，加减：胸痛加郁金、延胡索、咳血加云南白药或田七末；温阳化气、宣肺行水（熟附子、白术、茯苓、白芍、干姜、炙麻黄、细辛、党参、五味子、杏仁）。

刘氏在辨证治疗基础上，结合辨病治疗，并强调辨证应用抗癌制剂，根据不同证型分别选用康莱特、榄香烯等。

宋俦治疗肺癌以"扶正祛邪"为理论基础，对肺癌化疗的前、中、后期进行辨证论治，认为可提高自身免疫力，消除化疗药物所产生的毒副作用，以达到抑制肿瘤的生长、发展，减轻病痛、延长生命的目的。临床观察59例肺癌患者，分为4个型：①肺脾气虚型（黄芪、白术、扁豆、山茱萸肉、百合、山药、云茯苓、当归、沙参、西洋参、甘草）。②气血两虚型（黄精、当归、阿胶、紫河车、杏仁、生黄芪、党参、熟地黄、白芍、甘草）。③肺肾阴虚型（生地黄、沙参、麦门冬、元参、百合、女贞子、旱莲草、阿胶、川贝母、冬虫夏草）。④脾肾阳虚型（淫羊藿、枸杞子、川续断、菟丝子、狗脊、何首乌、杜仲、淫羊藿、杏仁、补骨脂、仙茅、肉桂、熟地黄）。

给药方法：肺癌确诊后，若发现异常指征，暂不化疗，立即辨证选方服中药，待各项检查正常再行化疗并继服中药。若化疗前各项化验检查均正常，即在化疗同时给药。化疗结束后 4～6 周进行各项检查，若无异常方可停药。临床总有效率达 96%。

喻全谕认为阳虚是肺癌发生的关键，阳虚导致阴盛，阴盛则寒是肺癌邪实产生和加重的重要内因。他以温寒化阳之法，将 34 例肺癌分为肺脾两虚及肺肾两虚型，肺脾两虚型用制附片、黄芪、王不留行、桂枝、大枣、莪术；肺肾两虚型用制附片、王不留行、天门冬、麦门冬、阿胶、莪术，并加用自制的三生针（生附子、生川乌、生南星）。结果：疗效高于益气养阴、化痰祛瘀之非温化组，差异显著。类似报道不多，只是其一家观点。

王永炎等将肺癌辨证分为 4 个型进行治疗：①气滞血瘀型，以桃红四物汤加牡丹皮、香附、延胡索等活血化瘀、行气化滞治疗；②痰湿蕴肺型，以二陈汤合瓜蒌薤白半夏汤行气祛痰健脾燥湿治疗；③阴虚毒热型，以沙参麦门冬汤合五味消毒饮养阴清热、解毒散结治疗；④气阴两虚型，以生脉饮加生黄芪、太子参、白术、北沙参、天门冬、玄参、百合等治疗。同时强调要辩明虚实及邪正盛衰，以确定治疗大法。强调扶正祛邪、标本兼治是治疗肺癌的基本原则，认为肺癌整体属虚，局部属实，正虚为本，邪实为标。肺癌早期，以邪实为主，治当行气活血、化瘀软坚和清热化痰、利湿解毒；肺癌晚期，以正虚为主，治宜扶正祛邪，分别采用养阴清热、解毒散结及益气养阴、清化痰热等法，临床还要根据虚实互见和每个患者的具体情况，按标本缓急恰当处理。由于肺癌患者正气内虚，抗癌能力低下，虚损情况突出，因此在治疗中要始终维护正气，保护胃气，把扶正抗癌的原则贯穿肺癌治疗的全过程。

上述各家辨证分型大同小异，大都认为阴虚内热型、气阴两虚型占中晚期 NSCLC 的 70% 以上，瞿漱芬等通过大样本调查了原发性肺癌中医分型与西医分期、组织分型的关系，发现中医分型与西医临床分期关系密切，Ⅲ期患者多气阴两虚及阴阳两虚，组织病理分型与辨证分型未见明显相关，肺鳞癌有阴虚表现者略多于肺腺癌。施志明对 368 例肺癌统计分析表明，85.5% 的肺鳞癌患者有阴虚表现。

2. 肺癌的外治疗法

徐凯等用自拟正气化癌膏观察外敷对 30 例恶性肿瘤（肺癌 6 例）合并疼痛患者的止痛效果，在疼痛部位给予外敷正气化癌膏，同时配合中医辨证内服中药治疗，观察疼痛缓解程度及肿瘤大小变化情况。结果：30 例中除有 1 例因为局部皮肤过敏而中断治疗外，29 例中疼痛完全缓解（均为轻度疼痛患者）4 例，部分缓解 17 例，无效 8 例，总有效率为 724%。肿瘤大小变化：29 例中部分缓解（均为浅表淋巴结转移患者）3 例，肿瘤大小稳定者 26 例。杨爱光等以安肺膏（黄芪、半枝莲、生晒参、干蟾皮、乳香、没药等）外贴治疗晚期肺癌 10 例，结果临床症状基本得到改善或减轻。张亚声用生大黄、白芷、枳实、山豆根、石打穿等芳香开窍、破瘀消痕中药，研细粉作为基质，石菖蒲、甘遂、大戟、芫花、薄荷等主药煎浓汁为溶剂，调制成膏。外敷胸腔积液病变部位、肺俞、膏肓俞，治疗 50 例恶性胸水，总有效率 86%，起效时间 1 ~ 4 天。田华琴等以癌理通（蟾酥、马钱子、毛麝香、白药膏等）外敷治疗 40 例患者，止痛效果明显优于安慰剂组，血小板降低明显大于对照组，安全性与之相仿。韩照予等用中药（生栀子、川乌、五灵脂、水蛭、土鳖虫、壁虎、黄药子、马钱子、蜈蚣、樟脑、冰片）研末，外敷于疼痛中心区及穴位上（根据不同病因配穴）治疗癌痛 44 例。胸痛取内关、膻中，结果：对轻、中、重度疼痛有效率分别为 66%、81.8% 和 100%，总有效率 81.8%，且对胸痛、胁痛镇痛效果较好，认为中药穴位外敷肺癌（占 87.5%）效果较满意。

3. 针刺疗法

曹青海采用针刺中脘、足三里联合止呕药物其对肺癌化疗后疗效，与单用止呕药的对照组比较，化疗后患者出现恶心呕吐等存显著性差异。李永光等应用电热提针激发循经感传使气至病所治疗肺癌 14 例，结果显效 4 例，好转 7 例，无效 3 例，总有效率 78.6%。陈良良等观察针灸对中晚期肺癌的免疫调节作用，将 50 例患者分为针灸加化疗组及单纯化疗组，针灸组取穴：太渊、足三里、内关，以提插结合捻转补泻手法为主。虚证用补法本虚标实者用平补平泻法。从化疗开始之日起，隔日针灸 1 次，连续 10 次为 1 个疗程，一般观察两个疗程结束。同时穴位敷贴，穴位选大椎、肺俞。治疗后针灸组的好转率较治疗前明显提高（$p < 0.001$），且明显高于化疗组（$p < 0.001$），其值接近正常水平（$p > 0.005$），治疗后针灸组的 NK 细胞活性不仅较治疗前有明显提高（$p < 0.01$），而且明显高于化疗组（$p < 0.01$），其值接近正常人水平（$p < 0.05$）。张肖晗观察针药并用治疗肿瘤化疗后骨髓抑制，观察病例共 120 例，随机分为两组，治疗组化疗同时配用温针灸及中药汤剂，选穴：足三里、关元、中脘，中药予自拟补血汤组成，对照组口服鲨肝醇，总有效率治疗组明显高于对照组，显效率治疗组更明显高于对照组，两组对比，有显著性差异和非常显著性差异。

（三）单方验方

中晚期肺癌症状复杂又多变，大多并不能表现为典型证型，或无证可辨，因此，很多学者根据肺癌的临床特点，选用了单方验方进行治疗，近20年来，报道颇多。上海龙华医院以养阴为主（养明清肺消积汤）治疗阴虚型晚期原发性肺癌147例（其中Ⅲ期70例，Ⅳ期77例），其中半数以上的患者治疗后临床症状好转，舌质逐渐转为正常，治疗后巨噬细胞功能、淋巴细胞转化率E玫瑰花结形成率等细胞免疫指标均与治疗前相比有显著提高（$p < 0.01$），补体（c）和血清唾液酸含量则较治疗前有明显降低（$p < 0.05$），全组病例治后1~3年的生存率分别为42.9%、15.15%和11.67%。其中鳞癌患者70例，治疗后1~3年生存率分别为48.6%、17.86%和4.17%；腺癌患者40例，治疗后1~3年生存率分别为42.5%、9.1%和4.55%。

马伯亭等用百合固金汤加味治疗肺癌38例，其基本方由百合、生熟地、玄参、川贝、桔梗、麦门冬、赤白芍、当归、鱼腥草、半枝莲、白花蛇舌草组成，随症加减：咳嗽、感冒、发烧加麻杏石甘汤；肾虚加女贞子、旱莲草；痰血加白茅根、藕节、白及、三七粉或云南白药；上腔静脉综合征加商陆、车前子；胸痛加丹参、赤芍、三棱、莪术；胸腔积液加葶苈子、大枣、龙葵。近期疗效：有效（症状改善、病灶稳定）达22例，有效率达67.89%。

沈不安等以活血化瘀为组方，治疗原发性肺癌62例，其中方药组成：三棱、莪术、王不留行、桃仁、丹参、海藻，其他活血化瘀药如石见穿、大黄、泽兰、广郁金、蜈蚣等需要根据病情进行加减，部分病例加用三棱、莪术注射液4mL，每日肌注2次，疗程均在1个月以上，结果显示Ⅲ期患者有效率为66.7%，30例患者中生存1年以上者9例（占30%），Ⅳ期患者有效率为50%，28例患者中生存1年以上者9例（占32.1%），鳞癌1年以上生存率为40%，3年以上生存率为5.7%，腺癌1年以上生存率为35.3%，无3年以上生存者。治疗过程中发现活血化瘀治疗可改善晚期患者的血液流动性及血液黏稠度，且在治疗过程中没有引发大量出血血，因大都属晚期患者，对是否促进转移并未能出结论。

翟范单纯应用中药治疗晚期肺癌11例，基本方是由鱼腥草、黄毛耳草、佛耳草、白花蛇舌草、白毛藤、蒲公英、山豆根、山海螺、海浮石、百部、百合、天麦冬、仙鹤草、南沙参、紫草根、淮山药、黄精、野荞麦根组成，结果7例生存均在1年以上（占63.6%）。

王帼珍根据祖国医学对肺癌的辨证分型，认为70%以上属气阴两虚型，采用月华汤随症加减：沙参、麦门冬、寸冬、茯苓、生地、面药、川贝、知母、桑叶、三七、阿胶、甘草、鱼腥草、半枝莲、白花蛇舌草，治疗中晚期NSCLC30例，结果症状改善、病灶基本稳定 18 例、无效 12 例，总有效率为 60%，存活 1 年以上者 11 例（占 36.7%）存活 2 年以上者 5 例（占 16.7%），鳞癌效果较好。

王羲明等认为肺癌大都属于正气虚弱、阴液亏虚的类型，以扶正养阴法为主治疗 47 例，药用生地黄、熟地黄、天冬、麦冬、玄参、生黄芪、潞党参、漏芦、土茯苓、鱼腥草、升麻，随症加减，结果症状改善、病灶基本稳定者 34 例（占 72.4%），生存 1 年以上者 19 例（占 40.3%），3 年以上生存者 3 例（占 6.2%），细胞免疫功能检测发现，治疗前后淋巴细胞转化率和玫瑰花结成率均有非常显著增高。

其后王维平又总结 30 例，其中阴虚热盛 17 例，气阴两虚 10 例，气血淤滞 3 例，均服用扶正养阴方 1~3 个月，发现中药扶正养阴方可提高晚期肺癌患者体内的 NK 细胞活性，该项指标升高明显的患者，其机体的一般状况（包括生存质量、A/G 比值、肺功能）都有明显变化。雷永仲等根据肺癌的临床症状，认为肺癌属血瘀、气滞、痰凝久结而成，治疗上以止咳平喘、活血化瘀、化痰软坚、清热解毒为主，并加用益气养阴之品，药用生地黄、五味子、北沙参、王不留行、麦冬、蒲公英、石见穿、百部、徐长卿、地骨皮、南沙参、望江南、野菊花、淮山药、白花蛇舌草、煅牡蛎、夏枯草、海藻、海带、元参、花粉、丹参、川贝、炙山甲、炙鳖甲、蜀羊泉、丹皮、鱼腥草、紫花地丁、象贝，治疗Ⅲ、ⅠⅣ期 NSCLC239 例，症状有效率为 97.17%，Ⅲ期患者共 157 例，1~4 年生存率分别为 40.76%、21.62%、11.5%、5%，Ⅳ期患者 82 例，1~3 年生存率分别为 24.39%、12.99%、10.64%，各期腺癌病例生存率均较同期鳞癌者为高。

湖南肿瘤医院治疗肺癌 78 例（其Ⅱ期 47 例，Ⅲ期 31 例），基本方组成有：百合、熟地黄、生地黄、元参、麦门冬、沙参、当归、白芍、桑白皮、黄芩、臭牡丹、重楼、白花蛇舌草，结果生存 1 年以上 46 例（占 59%），2 年以上 15 例（占 19%），3 年、4 年及 7 年各 1 例。

陈培丰用养阴清热法治疗晚期肺癌 38 例，其中Ⅲ期 31 例、Ⅳ期 7 例，主要药物有生地黄、天冬、鱼腥草、丹皮、紫草根等，结果对咳嗽、痰血有效率为 84%，对低热的有效率为 83.3%，病灶稳定者 33 例，占 86.8%，鳞癌 1 年、2 年、3 年生存率分别为 50%、22.7% 和 13.6%，中位生存期为 11 个月，平均生存期 15.6 个月，腺癌 1 年、2 年、3 年生存率分别为 43.8%、18.8% 和 12.5%，中位生存期为 10 个月，平均生存期为 13.2 个月。

陈培丰还总结了养阴清肺汤治疗 60 例阴虚内热型肺癌的疗效，所有病例均使用中药治疗 3 个月以上，结果发现 60 例患者的临床症状均有不同程度的改善。66% 的患者病灶稳定，生存期延长。

刘嘉湘等针对肺癌晚期多气阴两虚、热毒痰瘀内结，研制了益气养阴为主的中药金复康口服液，治疗 96 例晚期肺癌，治后 PR8 例、CRl 例、NC52 例、PR+NC 为 63.5%，而单纯化疗组 50 例，NC26 例、PR4 例、PR+NC 为 60.0%，实验结果显示金复康组的疗效较单纯化疗组为优。治疗后 1 年、2 年生存率，金复康组分别为 67.3% 及 42.3%。单纯化疗组 1 年生存率为 40.3%，无 2 年生存率。治疗后临床症状改善、体重增加及健康状况（KPS 评分），金复康组明显优于化疗组。

王晓用中药益气养阴治疗晚期 NSCLC18 例，基本方为太子参、黄芪、山药、南沙参、北沙参、天门冬、麦门冬、百合、女贞子、生地黄、熟地黄、枸杞子、花粉，结果生存期最短为 8 个月，最长达 52 个月，平均生存期为 16 个月，中位生存期为 13.53 个月，临床症状改善总有效率为 77.2%。

许玲等依据"养正积自除"的理论研制出了益肺抗瘤饮由黄芪、北沙参、天冬、女贞子、七叶一枝花、石上柏等组成，临床研究观察 94 例Ⅲ期肺癌患者，中药组 45 例，给予益肺抗瘤饮治疗，疗程 3 个月，化疗组 27 例，给予 MAP 或 MOP 方案，中药加化疗组 22 例，采用上述益肺抗瘤饮及化疗方法。腺癌和鳞癌经 X2 检验发现中药组、中药加化疗组与化疗组比较，远处转移率明显降低，而中药组与中药加化疗组比较，无显著性差异（$p > 0.05$）。鳞癌中，中药组较化疗组出现转移率低（$p > 0.01$），腺癌中，中药加化疗组比化疗组出现转移率低，还发现中药和中药加化疗都能提高肺癌患者的 NK 细胞活性和 CDs、CD 的值。

姚萱芬采用中药辨证加减，配合重组人白细胞介素 –2 治疗晚期肺癌 38 例，另选择 30 例配合西药化疗进行对照观察。68 例患者经中医辨证为痰瘀毒结、肺热伤阴之肺积，治以润肺化痰、益气养阴、化瘀解毒为法，基本处方：沙参，麦冬，玄参，玉竹，桑叶，花粉，甘草。辨证加减：痰血者加白及、仙鹤草，胸痛者加瓜蒌、元胡、赤芍，发热者加丹皮、羚羊角，热毒甚者加白花蛇舌草、石上柏、石英、龙葵，恶心呕吐者加半夏、竹茹、旋覆花，水煎服，每日 1 剂，早晚分开服用，对连续服 30 剂以上的患者进行统计。治疗组配合重组人白细胞介素 –2 治疗，对照组配合化疗。结果治疗组总有效率高于对照组（$p < 0.05$），副作用发生率明显低于对照组（$p < 0.05$），治疗组生存期明显高于对照组。说明坚持长期中西免疫疗法是提高治疗晚期癌症远期疗效的保证。

梅林对 65 例晚期肺癌用自拟的黄鱼抗癌汤治疗，方药组成为黄芩、黄精、鱼腥草、枳壳、枇杷叶、杏桃仁、瓜蒌皮、浙贝母、莪术、僵蚕、五倍子、蜂房、蜈蚣、半枝莲、薏苡仁、黄芪、当归、仙鹤草，服药 3 个月后复查，结果 PR24 例，CR1 例，MR36 例，SD4 例，生存质量提高 52 例，稳定 13 例，中位生存期 3 年。

朴炳奎等应用肺瘤平膏观察 339 例晚期肺癌患者，肺瘤平膏的主要药物组成为黄芪、党参、沙参、杏仁、桔梗、败酱草、白花蛇舌草等，水煎酒提兑蜜制成膏，治疗时不分类型，每次服 15g，每日服 3 次，2 个月为 1 个疗程。肺瘤平治疗观察 195 例，症状均有所改善。X 线片结果：病灶部分缓解 2 例，稳定 166 例，恶化 27 例，其中有 28 例首次接受治疗，只服此中药，生存 1 年以上 15 例，2 年以上 4 例，3 年以上 3 例。平均生存期 12.5 个月，中位生存期 9.5 个月。同时选 144 例化疗患者作为对照组，结果病灶部分缓解 10 例，稳定 70 例，恶化 64 例，平均生存期 7.5 个月，中位存期 6 个月。实验结果表明肺瘤平膏对晚期肺癌患者有增强体质、改善症状、提高生存质量的效果，这与方中除有益气养阴药之外，还有入肺经的理肺化痰药及与其有抑瘤作用的清热解毒药有很大关系，这些药物对晚期肺癌患者的肿瘤病灶均具有缓解和延缓发展的作用。

程剑华等以中药"肺瘤平"（黄芪、党参、北沙参、白花蛇舌草、杏仁、紫河车、鱼腥草、败酱草等）与化疗组对照，治疗晚期原发性支气管肺癌，结果表明肺瘤平可以改善生存质量、延长生存期，同时治疗组在细胞免疫、白细胞毒性以及病灶稳定率、胃肠毒副反应等方面均优于化疗组。

陈良良等观察到 110 例肺癌中有 66 例属肺肾阴虚，应用吴良村经验方新加黄龙汤治疗，证实该方能提高生存质量，延长生存期，方中沙参、天冬、麦冬、石斛均有滋补肺阴之功，山豆根、白英、半枝莲能清热解毒、散结消肿，全瓜蒌、杏仁能止咳化痰、宣肺平喘。全方养肺阴而不恋邪，清热化痰而不伤正，因此有较好的临床疗效。

王云启等用黎月恒自拟肺复方治疗 NSCLC30 例，药物组成有百合、熟地、生地、玄参、当归、麦冬、白芍、沙参、桑皮、黄芩、臭牡丹、重楼、白花蛇舌草等，每日 1 剂，连续使用 2 个月为 1 个疗程，每例患者至少住院治疗 1 个疗程以上，与 30 例西医单纯化疗组进行随机对照研究，发现两组的病灶变化无明显差别，但纯中药组治疗后 1 年生存率为 56.7%，而化疗组 1 年生存率为 30%，差异有显著意义，而且在症状的改善方面，纯中药组亦优于化疗组。此前曾观察过 78 例，经肺复方治疗后，症状改善、病灶稳定 55 例，瘤体稳定率为 70%，存活 1 年以上者 46 例，占 59%，存活 2 年以上者 15 例，占曹阳等以沙参、天冬、麦冬、五味子、枇杷叶、胆南星、丹参、夏枯草、仙鹤草、白花蛇舌草等为基本方，治疗晚期 NSCLC31 例，3 个月为 1 个疗程，治疗全组患者无完全缓解者，NC18 例，PR3 例，PD9 例，中位生存期为 10 个月，1~3 年生存率分别为 32.3%、7.2%、3.6%。从治疗中体会到晚期肺癌单纯用大剂量化疗很难取得较好疗效，而单纯应用中药可取得较显著的效果，而且不必拘泥于有效率的高低，中远期生存率和生存质量是疗效判定的客观合理指标。

（四）单味中药

在总结多年中药复方治疗恶性肿瘤的基础上，发现莪术、薏苡仁等中药有较好的抗癌活性，经过多年开发研究，研制出榄香烯乳注射液、康莱特注射液，属中药抗癌注射剂，临床用于治疗晚期肺癌并能取得较好的疗效。

蒋益兰等单纯用榄香烯乳注射液治疗Ⅲ、Ⅳ期 NSCLC 患者 22 例，具体用法为榄香烯乳 400mg 静点，10 天为 1 个疗程，用 2 个疗程，化疗组 10 例随机对照，用 CAP 方案，结果榄香烯组无 CR，NC13 例，PR5 例，PD4 例；化疗组也无 CR，NC4 例，PR3 例，PD3 例。有效率榄香烯组为 22.7%，化疗组为 30%，瘤体稳定率榄香烯组为81.1%，化疗组为 70%，在生存质量方面，榄香烯组生存质量改善率为 86.4%，化疗组为 30%，提示榄香烯乳在稳定瘤体、改善症状、提高生存质量方面比化疗更有优势。

张家骝等应用榄香烯乳注射液治疗中晚期肺癌 14 例，分为两个阶段，第一阶段单独用榄香烯乳注射液 400mg 静脉点滴，共有 2 个疗程，总剂为 12000mg，结果有效率（CR+PR）为 50%，生存质量 KPS 评分除 2 例未增加外，其余均增加 20 分，第二阶段联合化疗应用，有效率为 50%，且没有发生显著不良反应，提示榄香烯乳注射液是治疗中晚期肺癌的可选抗癌药。

上海中医药大学附属龙华医院、上海市胸科医院等 3 家单位用中药薏苡仁提取物康莱特治疗了 131 例 NSCLC 患者，并与 111 例单纯化疗患者做随机对照，发现康莱特在缓解癌灶、改善证候、提高生存质量、体重、免疫功能和血项均有良好的作用，肿瘤缓解率（CR+PR）为 20.61%，对照组缓解率为 25.23%，经统计学分析，两者之间无显著性差异。提示康莱特对肺癌患者有较好的疗效，尤其对于不能耐受化疗的患者尤为适宜。

周黎明等观察了康莱特注射液对化疗失败的晚期非小细胞肺癌（NSCLC）的疗效。32 例经顺铂加长春地辛化疗失败的 NSCLC 患者，给予康莱特注射液 200mL，每天 1 次静脉滴注，连用 30 天。结果 PR8 例（25.0%），PD3 例（9.4%），NC21 例（65.6%），KPS 评分平均升高 20 分。外周血 CD_8、CD；NK 细胞升高，CD_9 下降，CD4/CD、升高。多数患者治疗后精神、睡眠、食欲均有明显改善，疼痛减轻，疼痛缓解率为 75%（1216）。且没有化疗常见的胃肠道反应及骨髓抑制，不良反应十分轻微。

李新民运用干蟾皮制成了 5% 静脉注射液，每 1mL 含干蟾皮 0.5g，每次 10mL 加入 10% 或 5% 葡萄糖 40mL，静注，每日 1 次，30 天为 1 个疗程，对肺癌及多种肿瘤有治疗效果，生存率超过 5 年者占 5%。

三、中药提取物对小鼠的治疗实验

利用中医手段治疗肺癌是现在的热门话题，关于中药的研究更是层出不穷，下面我将展开讨论关于葛根、二陈汤、消岩汤等中药或方剂提取物对肺癌的作用效果。

（一）葛根

某研究人员对葛根的分离纯化，根据理化性质和波谱数据进行结构鉴定。得到了葛根的成分为葛根黄酮、美佛辛–4'–O–葡萄糖苷、大豆苷元–4'–葡萄糖苷（3）、大豆苷元–4 等，下面笔者将对葛根的主要成分葛根黄酮进行分析。

由河南省医学科学研究所的一项科技成果表明，中药葛根有明显的抗癌作用。他们采取现代分离方法，从中药葛根中提取出总黄酮成分进行动物研究。前后用药 9 天，发现对小鼠胃癌抑制率达 77.77%，对大鼠肺癌抑制率达 55.65%，研究还发现，葛根黄酮有明显的提高 NK 细胞、SOD 及 P450 的活性作用。在动物实验基础上，他们又在河南省食管癌高发地区进行了人群干预试验，即对普查中确定为慢性食管炎伴有基底细胞增生（癌前病变）的 350 例患者，应用葛根总黄酮进行治疗，连用 2 年，经复查病理确诊，证明葛根总黄酮对基底细胞增生的患者确有明显的阻断癌变作用。与安慰剂相比，有明显差异。经急、慢毒性试验，证明其对血象、肝肾功能及主要脏器均无明显影响。

（二）二陈汤

痰证是肺癌的基本证候，而化痰法是治疗肺癌的重要方法。二陈汤是化痰的基本方剂，具有健脾化痰的功效，在肺癌治疗中也发挥着重要的作用。某课题组为了探究二陈汤治疗肺癌的效果，做了如下实验。该实验组取用 60 只 C57BL/6 小鼠建立 Lewis 肺癌小鼠模型，随机分为模型组、二陈汤组、二陈汤益气养阴组（二陈汤加生黄芪、知母）、二陈汤解毒散结组（二陈汤加山慈菇、姜黄）、二陈汤破血逐瘀组（二陈汤加三棱、莪术）、顺铂组，每组各 10 只。模型组灌胃生理盐水，二陈汤及其组方分别灌胃二陈汤及相应组方溶液，顺铂组腹腔注射顺铂溶液，每日 1 次，连用 3 天，同时灌胃生理盐水，每日 1 次，连续 12 天。本研究结果显示，二陈汤及其组方能提高 Lewis 肺癌小鼠的免疫功能，在小鼠体内发挥了抗肿瘤免疫的功效。综合来看，在本研究中，二陈汤增强免疫功能的作用最为明显。而免疫功能低下或失调是恶性肿瘤发生的基础因素。

从中医学角度看，提高机体免疫功能即"扶正"，二陈汤具有健脾化痰的作用，扶正与攻邪兼顾，既可以通过健脾使正气充盈，提高自身抵御病邪的能力，以达到"扶正消积"的目的，并且可以在"祛邪"的同时减轻正气损伤，又能通过化痰祛除邪气，促进正气恢复，两者相辅相成，起到了提高机体免疫功能的作用，促进疾病向好的方向转化。因此，二陈汤可作为治疗痰证非小细胞肺癌的基础方应用于临床。

（三）消岩汤

消岩方由黄芪、太子参、夏枯草、生牡蛎、白花蛇舌草、蜂房、姜黄、郁金等药组成，该实验小组为了探究消岩汤对肺癌的治疗效果，做了如下实验。通过动物实验，建立实验组与对照组进行观察，结果显示使用消岩汤的实验组与未使用消岩汤对照组相比，消岩汤在提高 Lewis 肺癌小鼠免疫器官及细胞免疫功能方面有良好的效果。本实验结果表明，消岩汤提前介入化疗对 Lewis 肺癌小鼠有较好的抑瘤作用，生长活动状况也较好，较单纯化疗有显著性差异。胸腺指数及脾脏指数也是现实治疗效果的重要指标，胸腺指数及脾脏指数越高代表肺部状态越好。单纯化疗小鼠胸腺指数及脾脏指数较荷瘤空白对照组及空白组小鼠低下，化疗前运用消岩汤介入治疗 lewis 肺癌小鼠胸腺指数及脾脏指数较单纯化疗小鼠升高，具有显著性差异。IL–2JFN–7 等细胞因子在介导机体抗肿瘤免疫过程中起着重要的作用。细胞因子活性强有利于肺癌的治疗。实验结果显示单纯化疗组 IL–2JFN–〉细胞因子活性均显著低于正常对照组及荷瘤空白对照组。而在化疗前运用消岩汤配合化疗，IL–2、IFNr 细胞因子分泌水平显著高于单纯化疗组。分析以上实验结果，可以得出消岩汤能保护实验动物的细胞免疫器官，提高小鼠的免疫功能，从而在肺癌的治疗过程中发挥巨大的作用。

（四）加味百合地黄汤

加味百合地黄汤组成为百合、生地黄、生黄芪，是张仲景专为百合病"心肺阴虚内热"的病机特点而设的方药，百合润肺清心、益气安神，地黄益心阴，清血热。加味黄芪补气固表，全方共奏补气润肺，养心，清热凉血之功效。

研究表明，百合中提出的生物碱是有丝分裂毒素的一种典型代表，能抑制癌细胞的增殖。地黄有效成分地黄多糖 b 是一种免疫抑瘤的活性成分。黄芪对 S180 荷瘤小鼠模型呈现不同程度的免疫抑瘤作用。郑小伟等从 P53、PCNA、CyclinD1 等基因角度研究了加味百合地黄汤对移植性小鼠 Lewis 肺癌的抗肿瘤转移作用。

现选取 C57BL/6 小鼠 20 只，将造模成功后的小鼠随机分为模型组和加味百合地黄汤两组。模型组：灌服生理盐水 0.5mL；加味百合地黄汤组：灌胃加味百合地黄汤

0.5mL。每天给药 1 次，连续 14 天。

研究表明，加味百合地黄汤治疗组对小鼠 Lewis 肺癌有抗肿瘤转移的作用，抑瘤率为 34.52%，抗转移率为 32.14%。实验结果表明，加味百合地黄汤抗肿瘤转移的效果与降低 PCNA 蛋白的阳性表达率和 CyclinD1 阳性表达率等因素有关。

（五）小柴胡汤

小柴胡汤由柴胡、黄芩、人参、半夏、炙甘草、生姜、大枣组成。方中柴胡、黄芩清泄热邪，疏解少阳淤滞之邪热，使气机通达，枢机调和；生姜、半夏和胃止呕，燥湿化痰，辛开散结，能开能降，以助柴胡之透达而散邪气；人参、甘草、大枣补益脾胃，调气和中，增强中焦枢转气机的功能。柴胡为方中主药，既可向外以解表，又能向上以升阳，还可疏泄肝胆。肝胆疏则气行有序，升降出入协调平衡。黄芩味苦，半夏降逆，皆可使气下行。诸药合用，主要作用于脾、胃、肺、肝、胆，从而达到调畅气机之目的。目前研究已表明，方中单味药柴胡、人参、半夏都具有确切的抗肿瘤作用。

殷东风等将 38 只 C57BL/6 小鼠常规接种 Lewis 肺癌，5 天后选取荷瘤成功的小鼠随机分为：模型组（MG），小柴胡组（BG）和参一组（SG），每组 10 只。每天分别予生理盐水、小柴胡汤和参一胶囊溶液各 0.4mL 灌胃 12 天。观察其肿瘤生长情况，用 WesternBlot 法检测 VEGF 的表达。

实验结果表明，小柴胡组和参一组瘤重均明显低于模型组，差异显著（$p <$ 0.01）；抑瘤率分别为 26.98%、30.93%。二者均可降低肿瘤组织 VEGF 的表达，各组灰度值，小柴胡组（7.37 ± 0.26）与模型组（7.68 ± 0.27）相比，有明显差异（$p <$ 0.05）；参一组（7.14 ± 0.20）与模型组比较差异显著（$p <$ 0.01）。所以，小柴胡汤对 Lewis 肺癌生长的抑制作用，与下调肿瘤组织 VEGF 的表达有关。

参考文献

[1] 李丛煌，花宝金 . 肺积（肺癌）古代医论 [J]. 四川中医，2008（04）：40–41.

[2] 吴秋霞，孙庆生 . 肺癌古代医论 [J]. 中医临床研究，2015，7（10）：65–67.

[3] 侯兆林，蔡盼盼，杨柳，等 . 桑菊饮合麻杏石甘汤对晚期非小细胞肺癌化疗患者血清肿瘤标志物的影响 [J]. 云南中医学院学报，2018，41（1）：38–40.

[4] 刘宇，邓宏 . 浅谈变通小青龙汤加减在肺癌中的临床运用及体会 [J]. 环球中医药 . 2018.11（11）：1716–1718.

[5] 卢亚品 . 孙根，于贺，等 . 温阳化饮法治疗恶性胸水经验总结 [J]. 中国民族民间医药 .2017.26（17）：78–80.

[6]蒋庆锋，马东阳．程金华，等．小柴胡汤对肺癌晚期患者生命质量、免疫能力及炎性反应效应的影响 [J]. 世界中医药，2019.14（4）：982-987.

[7]董志斌，陈玉龙，吕翠田．中医治未病思想与肿瘤疾病的防治应用 [D]. 中医研究，2014，27（9）：1-2.

[8]崔一冰 .20 世纪英国癌症三级预防研究 [D]. 上海：上海大学，2019.

[9]朱世杰．肺癌 [M]. 北京：科学技术文献出版社，2014.

[10]刘嘉湘，毛良，杨佩琏，等．中医辨证治疗支气管肺癌 200 例疗效观察 [J]. 肿瘤防治研究，1978（2）：48.

[11]刘嘉湘．辨证治疗原发性肺癌 310 例疗效 [J]. 上海中医药杂志，1985，10（3）：23.

[12]马伯亭，吴宝龙．中医对原发性肺癌的分型与治疗 [J]. 中医药学报，1981，（4）：44.

[13]毛怡平，林斌，王坚．中医中药治疗晚期 40 例疗效观察和体会 [J]. 浙江医科大学学报，1981，10（5）：239.

[14]陈锐深，张伦．中医中药治疗肺癌 95 例临床观察 [J]. 北京中医杂志，1987，（1）：18.

[15]郁仁存，王笑民，中西医结合治疗 97 例晚期非小细胞肺癌的临床分析 [J]. 北京中医，1994，（6）：13.

[16]刘嘉湘，施志明，徐振晔，等．滋阴生津益气温阳法治疗晚期原发肺腺癌的临床研究 [J]. 中医杂志，1995，36）3：155.

[17]黄兆明，龙浩．中药加化疗治疗疗晚期非小细胞肺癌疗效分析 [J]. 中国中西医结合杂志，1997，17（1）：26.

[18]刘伟胜，冯维斌．中医肿瘤呼吸病临证证治 [M]. 广州：广东人民出版社 .1999.39.

[19]宋俦、补气固元法对肿瘤化疗副作用疗效观察 [J]. 天津中医，1993，（3）：24.

[20]刘嘉湘．益气温阳法治疗阳虚型原发性肺癌及其机理探讨 [D]. 全国中西医结合扶正培本防治肿瘤学术交流会，1982.147.

[21]张书林．中医药治疗肺癌概况及述评 [J]. 中国中医药信息杂志，1998，5（1）：16.

[22]王永炎，中医内科学 [J]. 6 版．上海：上海科技出版社，1997，94.

[23]瞿漱芬，伍海南 .420 肺癌中医辨证分型与临床病理类型的关系中西医结合杂志 [J]，1984，4（1）：21.

[24]施志明．原发性肺癌中医辨证分型与西医分期及细胞类型关系 [J]. 中国癌症杂志，1998，8（4）：317.

[25]黄保民．中医和中西医结合治疗肺癌 [J]. 吉林中医药，1981，（2）：55.

[26]马伯亭，汪松兰，赵晓玲．百合固金汤加味阴虚内热肺癌 38 例近期疗效观察 [J]. 黑龙江中医药，1982，（4）：25809.

[27]沈不安，张培芝，徐勤，等 .62 例原发性肺癌的中医治疗．上海中医药杂刘嘉湘，施志明，徐振晔，等，滋阴生津益气温阳法治疗晚期原发肺腺癌的

[28]王帼珍．月华汤加减治疗气阴两虚型肺癌 30 例近期疗效观察 [J]. 黑龙江中医药，1986，（5）：12.

[29]王羲明，颜仲仪，王利琳．扶正养阴法在治疗支气管肺癌中的应用 [J]. 辽宁中医杂志，1985，（8）：25.

[30]雷永仲，汤新民，沈家根，等.中医药治疗肺癌的临床观察[J].中医杂志，1988，（2）：25.

[31]潘敏求，黎月恒，刘静安，等.肺复方与化疗对照治疗中晚期原发性支气管肺鳞癌80例报道[J].中国医药学报，1990，（53）：19.

[32]陈培丰.养阴清肺汤治疗晚期肺癌60例临床报道[J].四川中医，1996，（14）6：20.

[33]刘嘉湘，施志明，徐振华，等.金复康口服液治疗非小细胞肺癌的临床观察[J].中医杂志，1997，38（12）：727.

[34]王晓.益气养阴治疗晚期非小细胞肺癌18例[J].江西中医药，1994，25（1）：35.

[35]许玲，刘嘉湘，益肺抗瘤饮抑制肺癌的临床研究[J].中国中西医结合杂志，1995，14（6）：386.

[36]姚萱芬，中西医结合治疗晚期肺癌68例临床观察[J].中国中医药科技，1998，5（1）：48.

[37]梅林.黄鱼抗癌汤治疗晚期肺癌65例的临床分析[J].临床肿瘤学杂志，1997，2（1）：32.

[38]朴炳奎，唐文秀，张宗歧，等.肺瘤平膏治疗疗晚期原发性肺癌临床观察[J].中医杂志，1991，32（4）：21.

[39]程剑华，张德惠，中药肺瘤平治疗晚期原发性支气管肺癌20例临床分析[J]，江西中医药，1991，22（6）：24.

[40]陈良良，吴良村，舒琦瑾，等，新加沙参麦冬汤治疗原发性肺癌的临床和实验研究[J].浙江中医杂志，63）：247.

[41]王云启.肺复方治疗非小细胞肺癌临床观察[J].湖南中医杂志，2000，16（2）：11.

[42]曹阳，李忠，何秀兰.辨证治疗晚期非小细胞肺癌31例[J].北京中医药大学学报，2000，23（2）：66.

[43]大连金港制药厂编.榄香烯乳注射液临床研究资料汇编.1998

[44]张家骝，张静珊.榄香烯乳治疗中晚期肺癌的观察[J].云南中医中药杂志.1998，19（3）：21.

[45]刘嘉湘，廖美林，严德钧，等.康莱特注射液治疗原发性肺癌Ⅱ期临床总结[J].中药新药与临床药理，1995，6（4）：17.

[46]周黎明，朱建军，洪节约.康莱特注射液治疗化疗失败的晚期非小细胞肺癌[J].实用肿瘤杂志，1999，14（5），313.

[47]李新民.华蟾素治疗恶性肿瘤114例疗效观察[J].陕西中医，1985，（4）：152.

[48]中药葛根有明显抗癌作用[J].湖北中医杂志[J].1999（07）：9.

[49]季鹏，张蕾，李民.葛根化学成分研究[J].中国药师，2020，23（06）：1184–1188.

[50]王子卿，李燕，王芬，等.二陈汤及其不同组方对Lewis肺癌小鼠免疫功能的影响[J].环球中医药，2019，12（10）：1463–1470.

[51]贾英杰，李小江，杨佩颖，等.消岩汤不同时段联合化疗对Lewis肺癌小鼠免疫功能的影响[J].天津中医药，2010，27（04）：312–314.

[52]黄建波，郑小伟，包素珍.加味百合地黄汤对Lewis肺癌小鼠抗肿瘤转移作用机制的研究[J].现代中西医结合杂志，2006（23）：3187–3189.

[53]宋景贵，肖正明，李师鹏，等.柴胡提取物对人肝癌细胞和小鼠S–180肉瘤的抑制作用[J].山东中医药大学学报，2001，25（4）：299–301.

[54]赵永娟，王雷，侯林，等.半夏多糖抗肿瘤作用研究[J].中国药理学通报，2006，22（3）：368–

371.

[55] 辛颖，倪劲松，姜新，等 . 20（S）– 人参皂苷 Rg3 抑制肿瘤生长的作用 [J]. 吉林大学学报：医学版，2006，32（1）：61–81.

[56] 梁靓靓，殷东风，周立江 . 小柴胡汤对 Lewis 肺癌小鼠 VEGF 表达的实验研究 [J]. 中医药学报，2008（04）：15–17+83.

[57] 李勇，徐凯 . 正气化癌膏治疗癌性疼痛 30 例疗效观察 [J]. 新中医，2008，40（9）：36–37.

[58] 扬爱光，王兴双 . 安肺膏外贴治疗肺癌 [J]. 中医外治杂志，1996，（2）：31.

[59] 张亚声 . 中药外敷治疗恶性胸水 50 例 [J]. 中医杂志，1993，34（9）：545.

[60] 田华琴，黄志庆，梁贵文，等 . 癌理通外敷治疗癌性疼痛 60 例 [J]. 陕西中医，2004，25（3）：232–235.

[61] 韩照予，马显振，张耀勇 . 穴位注射治疗肝癌介入术后呃逆 33 例 [J]. 中国中西医结合杂志，2001，21（1）：50.

[62] 曹青海 . 针刺在 NP 方案治疗非小细胞肺癌患者中对延迟性恶心呕吐的控制 [J]. 中国癌症杂志，2008，16（9）：751–752.

[63] 李永光，赵泉林，张孟香，等 . 气至病所治疗肺癌的初步研究 [J]. 中国针灸，1989，（3）：24.

[64] 陈良良 . 针灸对肺癌患者的免疫调节作用 [J]. 中国针灸 . 1997，17（4）：197–199.

[65] 张肖晗 . 针药并用治疗肿瘤化疗后骨髓抑制临床观察 [J]. 中华实用中西医杂志 . 2007，20（6）：502–503.

第四节　肺癌的中西医联合治疗

一、中西医联合治疗的发展

在肿瘤治疗过程中，细胞分子研究表明，癌症患者的自然杀伤细胞活性、外周血 T 细胞亚群和免疫调节因子白细胞介素干扰素的水平均有降低，而中药的部分药物可以协调以上 3 种细胞活性，提高患者免疫力，增强自身抗癌能力。研究表明，癌症患者经过手术等西医手段治疗后，中医能够辅助后期治疗，达到预防肿瘤复发和转移的效果。

中医理论认为，癌症是人体正气出现虚衰，体内存在邪毒、瘀血并且长期聚集的结果，在治疗上倾向于扶正攻邪的方法。许多中药在现代科学实验研究中被认可能够对癌细胞有一定杀伤作用，如：灵芝、白芍、人参、黄芩等。还有一些中药具有清热解毒（如：土茯苓、紫花地丁）、活血化瘀（如：海藻、丹参）、祛痰化湿（如：

白术、山楂）的作用。实验研究说明，引起肿瘤转移的重要原因之一是血液高凝结状态使得血管内形成血栓，由此导致血管内的癌细胞不能被化学药和免疫活性细胞所杀死。因此，如果能够改善癌症患者血液的高凝结状态，减少血管内血栓组织，就有治愈癌症的可能。在中药医学研究中，大部分中药正好具备疏通血管，促进血液循环，调节血功能紊乱和血黏稠度的作用，所以中药自然而然成了防治肿瘤的重要药物。

二、中西医联合治疗的优点

许多研究表明，癌症患者经过手术等西医手段治疗后，中医能够辅助后期治疗，达到预防肿瘤复发和转移的效果。

现在对肿瘤的治疗主要以西医为主，包括：药物治疗、外科手术、放疗、介入治疗等。虽然治疗效果迅速，但副作用很大，甚至有生命危险。例如化疗不良反应临床表现为：胃肠道毒性（主要表现为恶心、呕吐、食欲减退、腹泻、与便秘等症状），骨髓抑制（主要表现为红细胞、白细胞、血小板、血红蛋白等的减少），肝肾毒性（主要表现为肝硬化、黄疸、急性肾衰竭、肾炎、酸中毒等）、神经毒性（主要表现为肌无力、麻木、本体感觉和腱反射消失等），心脏毒性（主要表现为心内传导紊乱、心律失常、心肌病、心力衰竭等）等严重反应。而传统医学在补充体内缺失成分的同时，会协调各个脏器的自然运行，使其变得顺畅，往往效果很好，也有很好地预防及减轻副作用的效果。

许多临床资料证明，大多数肺癌患者依靠药物治疗，中医治疗中晚期肺癌。若辨证准确，用药得当，不仅能迅速地改善肺癌的症状如肺痛、发热、腹胀、腹水等，而且能有效地控制肿瘤的生长，无毒副作用，中医药在中晚期肺癌治疗过程中，都起到了明显的疗效，手术前后中医药治疗的作用近年来证实肺癌术前应用健脾益肾法治疗，能缩小瘤体，有利于切除和术后的恢复，近年来，在临床上如何将大肺癌变成小肺癌，使不能切除的肺癌变成可以切除这一特点，发现健脾益肾法治疗有显著的疗效。肺癌患者在术后使用中药可以减轻化疗的副作用，改善肺功能，提高免疫功能，有抑癌抗癌作用，有很强的保肺利胆作用，有利于手术保留更多的正常肺脏，利于术后的恢复，能最大限度地消灭瘤旁卫星病灶，加大了肺癌由不治变成可治的可能性。所以，中西医的结合对肿瘤的治疗前景非常广阔。并且在肿瘤预防方面，中医中药对健康保健也有很大的作用，因此可以大力推广，并通过定期检查身体，实现肿瘤早发现、早治疗。

三、中西医联合治疗的前景

由于中西医联合治疗肿瘤新成果的不断涌现，同时也随着医学的发展，由注重局部疗效转向整体调节，肿瘤的中西医结合治疗在我国已普遍被患者接受，并得到肿瘤学界的认可。孙燕扶正的观点对于肿瘤等均是中西医最好的结合点。对症治疗是中医药发挥作用的重要组成部分。例如癌症止痛是目前 WHO 对癌重症研究的重点项目之一。周岱翰认为，正在开展的应用基因组学探讨中医证候本质的研究是良好的开端。集中西医之长，在临床验证中充实和完善中西医结合肿瘤学的理论体系，有利于中西医结合研究由初级阶段向高级阶段的过渡。

21 世纪肿瘤防治的中国模式，是根据癌瘤的生物学特性和病程特点，将整体医学的理念和方法引入临床治疗，强调 5 个结合即微观与宏观、辨证与辨病、局部与整体、治标与治本、扶正与祛邪相结合，制定适合治疗对象个体的最佳治疗方案和客观的评价标准。有计划地把中药治疗和手术治疗、放疗、化疗、免疫疗法相结合，既可以增加疗效，又可减轻化疗药物带来的毒副作用。创造优于任何单一疗法或医学体系的新医学模式，提高现代癌症患者的生活质量、延长生存时间。手术、放疗、化疗与中医药的有机结合；姑息与对症、支持治疗的重视；扶正与祛邪中药的合理运用等，必将减轻癌症患者的痛苦，提高患者生活质量，提高治疗的有效率和癌症治愈率。

随着科学技术的不断融合，多学科的交叉渗透，中药的多层次、多环节、多靶点的作用机制有利于揭示扶正中药对免疫功能的双向调节机理。将使这一领域有更多、更新的进展，为人类健康做出更大的贡献。

总之，中西医联合治疗肿瘤的发展前景会越来越明朗，与此同时，为了提高治疗效果，要从全盘考虑，从整体考虑，科学的解决局部问题和全身问题。另外我们也都理解，治疗效果不是全靠医师和治疗方法，还与患者自己本身的心理和家庭情况有关。所以在医疗方面也要注意与患者本人及患者家属的沟通，根据每个家庭的情况来制定具体的治疗方案。

四、中药与化、放疗结合治疗肺癌

目前化疗药物还缺乏选择性，毒副作用较大，特别是对集体免疫功能有影响，有的药物还具有远期毒性。根据扶正祛邪相结合的原则，为了充分发挥化疗药物的杀癌作用，使用中药治疗减轻化疗药的毒副作用，维护和提高患者自身的抗癌能力和内环境的稳定，从而达到进一步提高疗效的目的。中药减少化疗毒副反应作用包括：

减少严重的全身反应、消化道反应、骨髓抑制、血项下降等情况发生。

放射治疗也是治疗肺癌的一种重要手段。随着放疗的不断改进，大面积区域照射、移动视野、适形放疗等都提高了疗效，扩大了适应证。然而放疗只能达到肿瘤的局部控制和杀灭，对全身来说，放疗会引起一系列的毒副反应与后遗症。在放疗同时结合中医药，实践证明有很好的疗效。放疗与中医药结合有以下优点：增强肿瘤组织对放射线的敏感性；防止和减轻放疗的毒副反应和后遗症，放疗后的巩固治疗、防止复发和转移，提高远期生存率。

（一）六君子汤加减联合吉非替尼片治疗晚期脾虚痰湿型非小细胞肺癌

中医学认为，肺癌属本虚标实之证，本虚以阴虚、气虚为主，标实以痰浊、血瘀、气滞为主，治疗多以益气养阴、健脾化湿、理气行气为主。六君子汤具有益气健脾、肃肺化痰等功效，同时在调节机体免疫功能方面具有一定效果。由于肺癌无典型临床表现，多发现时已是中晚期，错失最佳手术机会，而只能采取以化疗为主的综合治疗。以铂类为基础的联合化疗方案是当前治疗中晚期肺癌有效手段，如 DP 化疗方案，可通过杀伤肿瘤细胞发挥抗肿瘤作用。虽然化疗能有效杀灭肿瘤细胞，但同时也对人体正常细胞造成杀伤，进而损伤机体免疫系统功能，诱发多种毒副作用。

六君子汤联合化疗治疗肺癌不仅有杀灭肿瘤细胞的功能，中药中的有效成分不仅帮助减少毒副作用还增强了患者的免疫功能。

赵良辰等将 120 例非小细胞肺癌Ⅲ B～Ⅳ期脾虚痰湿型患者随机分为治疗组和对照组，每组各 60 例。对照组单纯采用分子靶向药物治疗（口服吉非替尼片），治疗组在服用分子靶向药物的同时给予加用中药汤剂（六君子汤加减）治疗，1 个月为 1 个疗程，持续用药 8～10 个月，直至肿瘤进展或出现严重不良反应无法耐受时停药。观察得出六君子汤加减配合靶向药物治疗非小细胞肺癌，可明显改善患者的临床症状，降低靶向治疗的毒副作用，提高患者的生活质量的结论。

（二）消岩汤联合 125I 粒子植入术治疗晚期非小细胞肺癌

以扶正解毒祛瘀为治疗大法的经验方消岩汤，经过细胞、动物实验及临床研究，证明其对 NSCLC 具有确切疗效。125I 粒子植入术属于内放射治疗的一种，以微创介入手术与放疗相结合的模式，于 B 超或 CT 引导定位下在患者体内植入放射性粒子，持久缓慢释放出低能量的 γ 射线，破坏肿瘤细胞 DNA 合成途径，并诱导肿瘤细胞凋亡，以达到抗肿瘤效果。因其放射能量低，穿透能力弱，照射距离短，作用时间长，可持续灭活肿瘤细胞，而对肿瘤附近正常组织损伤较小，已逐步应用于临床。消岩汤与 125I 粒子植入术联合使用不仅可以持续灭活肿瘤细胞，还可以减轻不良反应，提高患者的生存质量。

林鹏展等将 120 例经 125I 粒子植入术治疗的晚期 NSCLC 患者，根据是否服用消岩汤分为 2 组，对照组 60 例予 125I 粒子植入术治疗，治疗组 60 例在对照组治疗基础上口服消岩汤治疗，服用至术后 28 天。

结果治疗组实体瘤疗效优于对照组（$p < 0.05$）。治疗后 2 组 KPS 评分均较本组治疗前升高（$p < 0.05$），且治疗后治疗组高于对照组（$p < 0.05$）。治疗后 2 组中医证候评分均较本组治疗前降低（$p < 0.05$），且治疗后治疗组均低于对照组（$p < 0.05$）。治疗后治疗组 CD_3^+、CD_4^+、CD_4^+/CD_8^+、NK 细胞均较本组治疗前升高（$p < 0.05$），治疗后对照组 CD_3^+、CD_4^+/CD_8^+、NK 细胞均较本组治疗前升高（$p < 0.05$），治疗后治疗组 CD_3^+、CD_4^+、CD_4^+/CD_8^+、NK 细胞均高于对照组（$p < 0.05$）。治疗后 2 组 CEA、CYFRA21-1 水平均较本组治疗前降低（$p < 0.05$），且治疗后治疗组均低于对照组（$p < 0.05$）。所以，消岩汤联合 125I 粒子植入术可缓解 NSCLC 患者症状，稳定甚至缩小瘤体，提高 KPS 评分，改善免疫功能，降低肿瘤标志物，改善患者生活质量。

（三）参芪扶正注射液联合化疗治疗晚期肺癌

中医学认为，NSCLC 发病的根本在于正气不足，外感淫邪导致脏腑失调、血瘀痰凝互结于肺脏而发病，治则以扶正祛邪为原则。参芪扶正注射液由党参、黄芪组成，组方中党参归脾、肺经，为大补元气要药，补中、益气、生津，主治虚证。现代药理学研究发现，党参中所含党参苷、酚类等化学成分，具有通过增强非特异免疫细胞的吞噬能力来提高机体免疫水平的功能；另外可刺激机体造血功能，以对抗因放化疗造成的血液细胞下降的情况；还可调节胃肠道，对应中医中的补脾胃效应，可对抗化疗药物引起的胃肠道不适。黄芪归脾、肺经，功能益气固表、利水消肿，用治中气亏虚证。药理学研究发现，黄芪中具有黄芪多糖、皂苷类等多种有效成分，可以通过增加免疫球蛋白 M（IgM）、免疫球蛋白 G（IgG）等多种抗体水平而提高体液免疫功能；并能促进淋巴细胞成功转化以增强细胞免疫功能。

吉西他滨是利用核苷模拟出来的一种衍生物，对多种实性肿瘤具有杀伤作用，当药物进去机体后，其代谢物整合到机体 DNA 中，作用于细胞周期，抑制细胞的有丝分裂过程，但该药物具有骨髓抑制作用，且常引起消化道与全身反应等不良反应。顺铂为金属铂类络合物，为广谱非特异抗癌药，具有泛细胞毒性，作用于细胞分裂的细胞周期而发挥抑制增殖作用，虽对癌细胞杀伤更敏感，但仍然对正常细胞具有一定杀伤性，且为强蓄积性药物，容易产生肾毒性、血液系统与消化道等不良反应。参芪扶正注射液联合 GP 化疗治疗 NSCLC，可提高患者近期疗效，降低不良反应。

孔敏选取 92 例晚期肺癌患者作为研究对象，采用 1∶1 完全随机对照试验方法将患者分为对照组与观察组各 46 例。对照组采用顺铂 + 吉西他滨进行化疗，观察组在对照组治疗基础上联合采用参芪扶正注射液治疗。治疗后，观察组治疗总有效率与对照组比较差异无统计学意义（$p > 0.05$）；且观察组炎性因子 TNF-α、IL-6、S100A8 和 S100A9 水平均低于对照组（$p < 0.05$）；观察组 CD$_3^+$、CD$_4^+$、NK 细胞占比和 CD$_4^+$/CD$_8^+$ 均比对照组高（$p < 0.05$）；观察组躯体、心理、社会功能以及 QLQ-CCC 总分均高于对照组（$p < 0.05$）；观察组恶心呕吐、血小板减少等不良反应发生率明显低于对照组（$p < 0.05$）。

所以，中西医结合治疗晚期肺癌患者，可以明显改善机体的炎性反应状态，提升患者免疫功能和生活质量，减少不良反应的发生，临床疗效较好。

（四）清金扶正化痰汤联合盐酸埃克替尼治疗晚期肺癌临床观察

中医学将肺癌归属于"肺积""咳嗽""咯血""息贲"等范畴，认为肺咳之状甚则咳血，乃肺之息贲，喘息奔溢。病因病机为病邪积胸中而阻遏气道，气机不畅，化痰而食血，邪正相搏而邪胜，正虚无以制之。通过中医辨证方药内服，可清金化痰、益气扶正，清金扶正化痰汤方中黄芩、栀子、桑白皮可清泻肺热，配以瓜蒌、贝母、桔梗之品以化痰平喘，宣肺利气，天冬、麦冬、沙参、党参之品可养阴清肺，滋阴益气，清热之余顾护胃气，以防祛邪过而伤正气，黄芪配以陈皮、桔梗，可发挥补气而宣通气机，防肺气郁闭阻遏气机而生痰化热。诸药合用以清热扶正，祛邪消疲，下气化痰，止咳平喘，肺气疏通则痰热自消。

埃克替尼是一种表皮生长因子受体抑制剂化疗药物，虽可显著控制癌症细胞的分化及扩散程度，但其靶向效果已达平台期，尤其对于驱动突变基因个体化的针对性较差，并且大多数患者最终出现逐渐的疾病进展及耐药性。中西药物合用可有效改善患者化疗所致体质虚衰，提高生活质量，减轻癌性疲乏程度，杀菌解毒以改善患者的呼吸系统功能，调节机体局部的微环境和整体的免疫状态。对非小细胞肺癌晚期患者应用盐酸埃克替尼联合清金扶正化痰汤治疗可显著改善生活能力水平，改善患者因癌导致的疼痛及疲乏等症状。

孙超选取 2018 年 11 月—2019 年 11 月在抚顺市中医院肿瘤科病房接受治疗的晚期非小细胞肺癌患者，按照治疗方案的不同，将研究病例通过信封法随机分组。试验组 30 例，对照组 30 例，对照组应用盐酸埃克替尼口服方案，盐酸埃克替尼片，每次 125mg，每日 3 次口服。试验组在对照组基础上联合清金扶正化痰汤内服治疗方案，选方：黄芪、黄芩、白术、天冬、麦冬、栀子、红景天、沙参、党参、桑白皮、知母、浙贝母、瓜蒌、陈皮、甘草。上述方药煎煮，早晚 2 次饭前空腹温服。2 组患者均以 14 天为 1 个疗程，连续治疗 4 个疗程后观察临床疗效。

经临床治疗，试验组中医证候积分、PIPER 评分、稳定率均优于对照组，差异有统计学意义（$p < 0.05$）。本研究说明非小细胞肺癌晚期患者应用盐酸埃克替尼联合清金扶正化痰汤治疗可显著改善生活能力水平，改善患者因癌致疼痛及疲乏症状程度，益气养阴、清金化痰、扶正祛邪，临床效果显著。

（五）康艾注射液联合化疗治疗肺癌

康艾注射液方中黄芪、人参具有补气健脾、益气生津、养血等功效，具有提高免疫力、抗肿瘤、保护骨髓造血功能、提高应激力等多种作用；苦参素对肿瘤细胞诱导的血管内壁细胞增殖有稳定的抑制作用，且呈时间剂量依赖性，具有抑制肿瘤细胞的作用，能够有效降低化疗不良反应风险，同时增强机体免疫功能，提高患者生存质量，从而提高肿瘤患者的治疗效果。DP 方案（顺铂联合吉西他滨）是目前老年中晚期 NSCLC 常规化学治疗方案，现已证实可减缓疾病进展，但化学治疗在杀伤癌细胞的同时也会引起全身正常脏器及系统损害，降低机体免疫功能，从而使患者无法耐受，并可出现胃肠道反应和骨髓抑制等毒副反应，影响患者治疗效果及生存质量。二者联合使用治疗非小细胞肺癌不仅有效抑制癌细胞的增殖也降低了化疗带来的毒副作用，提高患者免疫功能。

王晓英选取了阳泉市肿瘤研究所肿瘤医院以 2016 年 8 月—2018 年 10 月所收治的 76 例肺癌患者，并将 76 例患者分为气虚型 30 例，阴虚型 20 例，气阴虚型 20 例，阴阳两虚型 6 例；排除存在肺功能障碍、肺部感染性疾病者，体力状况良好；且 76 例患者预计存活期均超过 3 个月，于治疗前 30 天停止放疗、化疗措施。对照组接受常规化疗方案：TP 方案：紫杉醇，$175mg/m^2$，首日，静脉滴注 3 小时，顺铂 $25mg/m^2$，静脉滴注 1～3 天，21 天/周期。GP 方案：吉西他滨 $1000mg/m^2$，添加生理盐水充分稀释，通过静脉滴注 30min，第 1 天、第 8 天，顺铂 $30mg/m^2$，静脉滴注 2～4 天，21 天/周期。观察组患者在对照组患者基础上，给予中西医联合疗法，完成 GP 和 TP 化疗后，选择单纯化疗加康艾注射液，康艾注射液药物成分包括黄芪、人参、苦参素等，选择剂量 60mL，同时选择 250mL 的 5% 葡萄糖溶液进行充分混合，随后给予静脉滴注，1 次/天，3 周/疗程，持续治疗 2 个疗程。

观察组患者经治疗后，综合有效率为 94.7%，对照组患者为 78.9%，组间对比，观察组显著高于对照组，$p < 0.05$。

显而易见，康艾注射液联合化疗治疗中晚期非小细胞肺癌的近期疗效优于单纯化疗组，能够在很大程度上改善患者生存状态，提升其生活质量，值得进一步推广研究。

（六）参一胶囊联合化疗改善晚期非小细胞肺癌

参一胶囊主要成分为人参皂苷 Rg3，是从中药人参中提取的，是中国批准上市的首个抗血管生成药物。人参本身有抑癌作用，在多种抗肿瘤的方剂中存在，同时人参还可以扶护正气，提高老年患者免疫功能，减轻化疗药物的毒性。相关研究认为，人参皂苷通过诱导肿瘤细胞凋亡来抑制其生长及转移，可协同提高化疗药物的活性，也可通过调节免疫功能而抑制肿瘤。参一胶囊通过促进一氧化氮的生成来抑制肿瘤细胞相互黏附、聚集，最终阻滞肿瘤新生血管形成。有相关报道显示，参一胶囊主要成分人参皂苷 Rg3 能够阻止肿瘤生长及转移，延长老年 NSCLC 患者的生存时间，其机制可能与抑制血管皮生长因子（VEGF）等促细胞生长因子表达有关。培美西塞或吉西他滨 + 顺铂方案化疗 + 参一胶囊治疗 NSCLC 患者的近期疗效、疾病控制率以及 1、2 年生存率均显著高于单用化疗患者，且安全性较好。

张英等采用多中心、大样本、随机双盲研究方法，入组 Ⅲ、Ⅳ 期非小细胞肺癌患者 414 例，其中治疗组 199 例，对照组 215 例。治疗组采用标准一线化疗方案联合参一胶囊口服，对照组采用相同的化疗方案联合安慰剂治疗。

结果治疗组和对照组患者的中位生存时间分别为 12.03 个月和 8.46 个月，差异有统计学意义（$p=0.012$）。化疗第 1、2 个疗程后，两组患者的血红蛋白和白细胞均有下降；化疗第 2 个疗程末，治疗组血红蛋白及白细胞下降水平均小于对照组，差异均有统计学意义（$p < 0.05$）。化疗第 2 个疗程末，治疗组和对照组患者的 KPS 评分分别为（78.95 ± 9.14）分和（76.77 ± 9.15）分，差异有统计学意义（$p < 0.05$）；治疗组和对照组患者的中医证候评分分别为（2.45 ± 1.73）分和（2.92 ± 2.06）分，差异有统计学意义（$p < 0.05$）。

结果表明，参一胶囊联合化疗的中西医结合疗法治疗晚期非小细胞肺癌，能够延长患者的生存时间，改善患者的症状，减轻化疗引起的骨髓抑制。

（七）六味地黄丸联合化疗治疗非小细胞肺癌

祖国医学认为，肺癌始于虚，邪毒乘虚入，导致津液不利，痰湿内生，痰瘀热结，日久成肿块。六味地黄丸由熟地黄、茯苓、茱萸肉、泽泻、山药及牡丹皮等组成，补肾健脾，补中有泻。现代药理学研究表明，熟地黄对淋巴母细胞转换具有促进作用，同时增加血小板及白细胞的数量；酒萸肉可有效改善化疗导致的白细胞减少状况；牡丹皮则对癌细胞具一定抑制作用。非小细胞肺癌患者普遍生存时间较短，EGFR–TKIs 类靶向药物的问世，为延长患者的生存时间带来了曙光，其代表药物有吉非替尼、厄洛替尼及由我国自主研发的新型 EGFR–TKIs 类靶向药物埃克替尼等。

与传统方法相比，应用 EGFR-TKIs 可显著改善部分非小细胞肺癌患者的生存时间和生存质量。然而不可忽视的是，尽管 EGFR-TKIs 的应用对改善患者的预后起到了一定的积极作用，但其高耐药率依旧限制了其疗效。二者联合使用显著提高患者的生存时间，降低了机体对化疗药物的耐受性。

肖保国选择河南省驻马店市第二中医院呼吸科 2015 年 6 月至 2017 年 6 月收治的明确诊断非小细胞型肺癌患者 76 例，采用随机数字表法将其分为对照组（38 例）与治疗组（38 例）。对照组患者口服吉非替尼片 250mg/ 天，4 周为 1 个疗程，或口服埃克替尼片 125mg/ 次，3 次 / 天，4 周为 1 个疗程。治疗组在对照组治疗基础上加用六味地黄丸口服 8 丸 / 次，3 次 / 天。六味地黄丸使用至患者无法用药或死亡。

结果治疗组 CR2 例、PR22 例、SD7 例、PD7 例、ORR 为 63.16%、DCR 为 81.58%。对照组 CR1 例、PR11 例、SD11 例、PD15 例、ORR 为 31.58%、DCR 为 60.53%。较对照组均显著升高（$p < 0.05$），76 例患者 PFS 为 4.19 ~ 18.32 个月，平均（10.03 ± 3.28）个月，OS 为 7.93 ~ 22.19 个月，平均（13.82 ± 4.19）个月；治疗组患者 PFS 为 5.19 ~ 18.32 个月，平均（11.78 ± 2.94）个月，OS 为 8.31 ~ 22.19 个月，平均（16.18 ± 3.99）个月；对照组 PFS 为 4.19 ~ 17.49 个月，平均（9.81 ± 2.27）个月，OS 为 7.93 ~ 19.29 个月，平均（12.29 ± 3.32）个月（$p < 0.05$）。

结果表明，六味地黄丸联合化疗治疗非小细胞肺癌有一定的疗效，延长了患者生存时间。

（八）参芪泻白散联合化疗治疗老年晚期非小细胞肺癌

中医学认为，人之所以患癌症，与人的正气虚有关。正如《素问·评热病篇第三十三》所曰："邪之所凑，其气必虚。"中医学理论认为，老年晚期非小细胞肺癌患者因器官功能减退，通常伴发多种疾病，耐受性差。均存在正气虚弱，邪犯内侵；而单纯化疗会进一步损伤正气，降低机体免疫功能。因此，采用中西医结合治疗方法，扶正培本以改善患者生活质量是重要原则。

参芪泻白散具有益气养阴，清肺化痰的功效。方中党参、黄芪补中益气，健脾养肺；五味子补肾益阴，敛肺定喘；杏仁、半夏降气润肺，燥湿化痰；桑白皮、地骨皮、枇杷叶、百合、芦根清肺泻火、止咳平喘。现代药理研究证实，党参、黄芪为常用补气中药，可以促进正常机体生长，抗氧化、抑制细菌的作用；两者还均具有促进造血、升高白细胞、增强机体免疫功能的作用；黄芪对胃癌、结肠癌、肝癌、肺癌等肿瘤均有明显的抗癌作用，同时可增强免疫细胞对肿瘤细胞的杀伤活性。地骨皮对物理性、化学性致痛均有明显的镇痛作用；半夏中提取的多糖具有较强的单核——吞噬细胞系统激活活性，能增强单核——吞噬细胞系统吞噬功能和分泌功能，抑制肿瘤的发生和增殖；瓜蒌壳、枇杷叶具有镇咳、祛痰及抗肿瘤作用；桑白皮丙酮提取物是通过提高气管———一氧化氮（NO）含量、松弛支气管平滑肌而产生镇咳、平喘作用；杏仁苷能抑制佐剂型炎症，增强巨噬细胞功能，具有调节免疫功能及缓解支气管平滑肌的痉挛作用；五味子多糖能抑制肿瘤的生长及增强细胞免疫力。诸药合用，补中有泻、泻中有补；既能扶助人体正气，提高机体的免疫功能，间接抑制肿瘤生长，又有直接的抗肿瘤作用。

黄智芬等选取 74 例 2017 年 3 月—2019 年 5 月在广西医科大学附属肿瘤医院中医科住院的老年晚期非小细胞肺癌患者，74 例按数字表法随机分成治疗组 37 例与对照组 37 例。

2 组患者均采用 GEM 单药方案化疗。具体为注射用盐酸吉西他滨 $1000mg/m^2$，第 1 天、第 8 天，静脉滴注。21 天为 1 个周期，连续 2～4 个周期。化疗期间予镇吐等药物，每周检查 2 次血常规，若出现 Ⅱ 度以上骨髓抑制，则予集落细胞刺激因子（G-CSF）至血常规恢复正常。治疗组在化疗前 2 天加用参芪泻白散治疗，药物组成：党参 30g、黄芪、百合、桑白皮、地骨皮、杏仁、半夏、枇杷叶、芦根、瓜蒌壳、五味子。随症加减：咯血者加仙鹤草、三七粉（冲服）；胸痛者加元胡、郁金，痰多而黄者加黄芩、川贝末（冲服）；发热者加石膏、知母；气喘者加炙麻黄、苏子；大便结者加大黄（后下）；大便溏烂者加薏苡仁、苍术。每日 1 剂，清水煎至 200mL，早晚分 2 次口服，21 天为 1 个疗程，2 个疗程评价疗效。

结果 2 组中医临床证候积分疗效显著改善率及总改善率比较，差异有统计学意义（$p < 0.05$），治疗组优于对照组；治疗组表现为社会功能、情绪功能、躯体功能、角色功能、疼痛、整体生活质量均改善，治疗组优于对照组，差异有统计学意义（$p < 0.05$）。

结果表明，参芪泻白散联合化疗治疗老年晚期非小细胞肺癌具有提高机体免疫功能，改善临床症状，减少不良反应，提高生活质量，延长生存期。体现扶正固本的中医中药防治老年晚期非小细胞肺癌的特色与优势。

（九）苓莲正积方联合化疗治疗晚期非小细胞肺癌

中医学认为肺癌是全身气血阴阳失衡，脏腑功能失调，及外邪入侵导致的一系列病理演变而发于局部的表现。肺癌的病机是本虚标实，或嗜烟、饮食不节等不良生活习惯耗损正气，脏腑功能失调，外邪入侵，气血不和，邪毒久蕴，邪盛正衰，血行淤滞，阻碍气机，津液不布，生成痰浊、瘀血等病理产物，最终瘀、痰、毒互结成块而发为肺癌。邪实型晚期肺癌主要辨证为痰瘀毒结证。

肺的主要生理功能是主气司呼吸，朝百脉，主行水，主治节，其主要通过宣发肃降来发挥其生理功能。毒邪入侵，首当犯肺，气机不畅，肺失宣降，引起血运失常和水液输布障碍。血行不畅，则生瘀血；水液不能正常布散，聚而为痰饮水湿。另外，长期吸烟者，烟毒久蕴肺中，炼液成痰，耗伤阴津，痰瘀毒邪交结于肺中，日久成积，发为肺癌。邪实型晚期肺癌主要辨证为痰瘀毒结证。因此，治宜化痰消瘀、解毒散结。芩莲正积方中黄芩为君药，燥湿解毒，清肺火；半枝莲为臣药，有化痰消瘀、解毒散结之功效。陈皮理气健脾、燥湿化痰；清半夏燥湿化痰、降逆止呕、消痞散结，二者联用，加强化痰燥湿之力。莪术消积止痛、破血行气；重楼化瘀止血、清热解毒；浙贝母散结消痈、清化热痰；厚朴燥湿化痰、下气除满；薏苡仁利水渗湿。以上均俱为佐药，助君药增强其消瘀、化痰、解毒之力。甘草具有益气补中、清热解毒、祛痰止咳之功效，为使药。诸药合用，共奏活血祛瘀、理气化痰之效。

目前对于晚期非小细胞肺癌患者，主要治疗手段之一为以顺铂为主的方案联合化疗，但是化疗药物不良反应较多，且生存率提高并不明显，不利于患者化疗周期的顺利完成和生存质量的改善。二者结合治疗肺癌具有更好的效果，表现在对化疗药物减毒增敏，延长疾病进展时间。

惠鹏利等选取2013年1月至2016年2月在安康市中医医院就诊的晚期非小细胞肺癌患者50例。随机分为观察组和对照组各25例。

对照组采用DP方案治疗，第1天静脉滴注多西紫杉醇$75mg/m^2$，第1~3天静脉滴注顺铂$25mg/m^2$，21天为1个周期。观察组在对照组基础上，给予苦参碱注射液静脉滴注，每日1次，每次150mg。从化疗前1天开始，连用7天，22天为1个周期，连用2~4个周期，并配合芩莲正积方口服，每日1剂，分早、晚2次空腹温服，服6剂休息1天，连服3个月。芩莲正积方药物组成：黄芩、半枝莲、清半夏、莪术、重楼、浙贝母、厚朴、薏苡仁、陈皮、甘草。治疗期间，所有患者不允许服用或注射其他中药或中成药，两组可使用相同的支持疗法。

结果观察组临床疗效明显优于对照组，生存质量大大提高。所以，中西医结合治疗方案可提高晚期非小细胞肺癌的肿瘤控制率，明显改善患者生存质量，提高晚期非小细胞肺癌的1年生存率，降低化疗不良反应。

（十）中西医联合治疗晚期非小细胞肺癌

李元滨等选取2013年5~9月广州中医药大学第一附属医院肿瘤科收入的11例患者。分为3组，肺癌组（晚期NSCLC初治者）3例，治疗组（接受中西医联合治疗且获益者）5例，对照组（健康体检者）3名。

治疗组：第1例：中医辨证为肺郁痰瘀型，以宣肺理气、化痰逐瘀为法，选用太子参、白术、茯苓、浙贝母、木香、姜厚朴、盐蛇干、蜈蚣、山慈菇、丹参、猕桃仁、川芎、薏苡仁、麦冬、炙甘草；每日1剂，分早、晚2次口服。同时予鹤蟾片6片，口服，每日3次。西医化疗：第1天多西他赛100mg静脉滴注；第1天顺铂40mg静脉滴注，第2~3天30mg静脉滴注。共4个疗程。

第2例：中医辨证为气阴两虚型，以益气养阴、化痰散结为法，选用熟党参、茯苓、法半夏、陈皮、枳壳、竹茹、牡蛎、浮小麦、麦冬、五味子、乌梅、炙甘草；每日1剂，分早、晚2次口服。同时予贞芪扶正颗粒1袋，口服，每日2次，鸦胆子油软胶囊4粒，口服，每日3次。西医化疗：第1天培美曲塞800mg静脉滴注；第1~3天奈达铂40mg静脉滴注；第1天贝伐珠单抗400mg静脉滴注；共2个疗程。

第3例：中医辨证为脾虚痰湿型，以健脾燥湿、理气化痰为法，选用熟党参、白术、茯苓、法半夏、浙贝母、陈皮、桔梗、盐蛇干、薏苡仁、鱼腥草、炙甘草；每日1剂，分早、晚2次口服。同时予康艾注射液50mL静脉滴注，每日1次，金龙胶囊4粒，口服，每日3次。西医化疗：第1天多西他赛110mg，静脉滴注；，第1天奈达铂30mg静脉滴注，第2~3天40mg静脉滴注。共2个疗程。

第4例：中医辨证为肺郁痰瘀型，以宣肺理气、化痰逐瘀为法，予安康欣胶囊5粒，口服，每日3次。西医化疗：第1天、第8天吉西他滨1.6g静脉滴注；第1天奈达铂50mg静脉滴注，第2~3天40mg静脉滴注；第1~14天重组人血管内皮抑制素注射液15mg静脉滴注。共2个疗程。

第5例：中医辨证为脾虚痰湿型，以健脾燥湿、理气化痰为法，选用熟党参、白术、茯苓、浙贝母、桔梗、枳壳、预知子、山慈菇、半枝莲、盐蛇干、炒僵蚕、地龙、蜈蚣、仙鹤草、红豆杉、甘草；每日1剂，分早、晚2次口服。同时予安康欣胶囊5粒，口服，每日3次。西医治疗：第1天、第8天吉西他滨1.7g静脉滴注；第1天奈达铂40mg静脉滴注，第2~3天50mg静脉滴注。共2个疗程。

结果与健康体检者比较，特异性上调的miRNAs经治疗后表达显著下调，而特异性下调的miRNAs经治疗后表达显著上调，说明中西医联合治疗或可双向调节特异性miRNA的表达，通过增加miR-127-3p、miR-182-5p、miR-382-5p、miR-409-3p表达，抑制miR-10a-5p、miR-21-5p、miR-141-3p、miR-342-3p表达来发挥抑癌基因作用，进而抑制肿瘤增殖。

（十一）华蟾素胶囊联合化疗治疗晚期肺癌

在肿瘤临床治疗中，中药蟾蜍的应用历史久远，据相关研究指出，蟾蜍皮肤对肿瘤的发生以及发展有抑制作用，可以使机体免疫力提高。华蟾素作为抗癌药物之一，其由中华大蟾蜍阴干全皮制成，主要成分涉及5-羟色胺、蟾酥毒基、酯蟾毒配基等，华蟾素对肿瘤细胞分化以及凋亡有诱导作用，利用对肿瘤细胞基因表达的影响，达到抗癌目的。虽然化疗抑制瘤体生长作用较好，但是会给机体带来毒副作用，生存质量降低。针对中晚期非小细胞肺癌患者来说，在化疗基础上给予华蟾素治疗，可以使瘤体复发以及转移得到有效抑制，使患者生存质量得到改善。

肖晓光等选取 2012 年 1 月—2014 年 1 月华中科技大学同济医学院附属同济医院肿瘤科收治的 130 例晚期肺癌患者，将入组患者采取随机盲法分为治疗组（华蟾素胶囊＋化疗）68 例和对照组（单纯化疗）62 例。

患者均接受以铂类药物为基础的联合化疗。常用的化疗方案包括：吉西他滨＋铂类，紫杉醇＋铂类，培美曲塞＋铂类，依托泊苷＋铂类等。化疗方案均为 21 天为 1 个疗程，每例患者接受 ≥ 2 个疗程化疗进行疗效评估，化疗的同时给予止吐、护胃、护肝及营养支持等常规治疗。其中治疗组是在化疗的基础上配合服用华蟾素胶囊 2 粒 / 次，3 次 / 天，从化疗当天开始给药，全程使用直至化疗终止。两组患者均不预防性使用低分子肝素。

结果两种治疗方案对患者凝血状态的影响本研究发现，治疗组给药治疗前、后血浆纤维蛋白原、血小板、D- 二聚体水平无明显变化，差异均无统计学意义（均 $p > 0.05$）；而对照组经治疗后血浆纤维蛋白原、血小板、D- 二聚体水平较前明显增高，差异均有统计学意义（$p < 0.05$）；与对照组比较，治疗组给药后血浆纤维蛋白原、血小板、D- 二聚体水平明显降低，差异同样具有统计学意义（$p < 0.05$）；两组患者治疗期间均未发生肺栓塞事件，但是治疗组深静脉血栓发生率明显要低于对照组（$p < 0.05$）。结果说明，华蟾素胶囊现代药理研究发现其可增强免疫功能，抑制肿瘤细胞增殖，保护骨髓造血细胞，镇痛，改善患者生活质量，放化疗期间应用其有增效、减毒作用。在恶性肿瘤的综合治疗中具有良好的效果。

（十二）固本解毒汤联合化疗晚期非小细胞肺癌

固本解毒汤益气补肾、健脾养血，太子参、生白术、茯苓、半夏、砂仁、木香、生甘草益气健脾、行气化痰，有效改善呕吐、倦怠；生熟地、当归补血养肝；枸杞子、茱萸肉补益肝肾；白芍配甘草缓解疼痛；莪术、猪苓、仙鹤草、半枝莲利水逐瘀、清热解毒，提高免疫力、白细胞。化疗易攻邪伤正，影响心、肝、肾等重要脏腑器官，造成气血津液受损，五脏六腑功能失调。二者联合使用攻邪且不伤正，效果佳。

杨杨等使用随机平行对照方法，将 84 例门诊及住院患者按病志号抽签法简单随机分为两组。对照组 42 例常规化疗；地塞米松，3mg/ 次，5 次 / 天，化疗前 1 天晚上 7 点及化疗当日 6 点口服；异丙嗪，25mL/ 次，化疗前 30min 肌注；西咪替丁，0.6mL/ 次，0.6mL/ 天，肌注；化疗期间予止吐补液。治疗组 42 例固本解毒汤（太子参、生白术、猪苓、茯苓、生地黄、熟地黄、当归、白芍、枸杞子、砂仁、木香、仙鹤草、莪术、甘草、半枝莲），1剂／天，水煎300mL，早晚口服；西药治疗同对照组。连续治疗21天为1个疗程。观测临床症状、肿瘤体积、生活质量评分、KPS评分、不良反应。连续治疗4个疗程（84天），判定疗效。结果如下：治疗组完全缓解14例，部分缓解25例，稳定1例，恶化2例，总有效率95.24%。对照组完全缓解8例，部分缓解17例，稳定8例，恶化9例，总有效率78.57%。治疗组疗效优于对照组（$p < 0.05$）。两组生活质量评分均有改善（$p < 0.01$），治疗组改善优于对照组（$p < 0.05$，$p < 0.01$）。KPS评分两组均有改善（$p < 0.01$），治疗组改善优于对照组（$p < 0.01$）。结果表明，固本解毒汤联合化疗治疗晚期非小细胞肺癌疗效较好，无严重不良反应，值得推广。

（十三）扶正补虚方联合化疗治疗肺癌

扶正补虚，化痰止咳平喘为肺癌主要治法，我们联合现代化学疗法，取得满意疗效。扶正，为保养正气，用于补阴、补阳和补气、补血治疗。扶正补虚方，当归、熟地、阿胶补血滋阴；山药、黄芪、党参益气健脾；生地、沙参、石斛润肺生津；茯苓、半夏平喘化痰；诸药相互调和，保持平衡，扶正补虚。扶正补虚药物通过抑制癌细胞基因，加速癌细胞凋亡，防止癌细胞恶性增殖。与化疗药剂相比，中药毒副作用小，而化疗药剂抑制癌细胞增殖，对健康细胞也具破坏作用。二者联合使用既能达到加速癌细胞凋亡又能减轻化疗带来的毒副作用。

胡传杏子等使用随机平行对照方法，将70例住院患者按住院病志号法简单随机分为两组。对照组35例常规化疗：PC治疗方案，化疗前一晚22点和当日凌晨4点地塞米松0.75mg+0.09%生理盐水250mL，静脉滴注，后紫杉醇和卡铂化疗。治疗组35例扶正补虚方（党参、茯苓、山药、熟地黄、黄芪、当归、白芍、半夏、阿胶、女贞子、川贝母、枸杞子、甘草、石斛、补骨脂、沙参、生地黄、麦冬、白术、陈皮、肉桂；食欲缺乏加麦芽、神曲；肠燥加郁李仁、火麻仁），1剂／天，水煎300mL，早晚口服；化疗治疗同对照组。连续治疗7天为1个疗程。观测临床症状、呕吐、骨髓抑制、骨髓白细胞、骨髓血小板、不良反应。连续治疗5个疗程，判定疗效。

观察结果显示，治疗组痊愈13例，显效13例，有效6例，无效3例，总有效率91.43%。对照组痊愈6例，显效10例，有效13例，无效6例，总有效率82.86%。治疗组疗效优于对照组（$p < 0.05$），生存质量评分治疗组优于对照组（$p < 0.05$），表明扶正补虚方联合西药治疗肺癌效果显著，值得推广。

（十四）裴氏升血颗粒联合化疗治疗肺癌

裴氏升血颗粒以补肾健脾、培补中气、调和营卫为治疗大法，扶正固本之功尤为卓著。化疗虽然近期效果较好，但生存质量和远期疗效不尽人意。二者联合使用，可减少患者化疗的不良反应、提高其生存质量、延缓肿瘤复发、延长其生存期、增加疗效。

赵孝鹏收集 2012 年 12 月—2013 年 12 月在甘肃省肿瘤医院中西医结合科符合纳入标准的肺癌住院病例 70 例，将其随机分入治疗组和对照组，每组 35 例。两组患者均给予基础治疗，即化疗的同时给予西医吸氧、抗感染等对症支持治疗。治疗组给予基础治疗加裴氏升血颗粒，化疗第一天开始口服，一次 15g，2 次/天；对照组给予基础治疗加贞芪扶正颗粒，化疗第一天开始口服，一次 15g，2 次/天。2 个化疗周期为 1 个疗程。

结果表明，在改善患者生存质量、增加其体重方面，治疗组优于对照组（$p < 0.05$），差异有统计学意义。在减少化疗药的不良反应骨髓抑制方面，治疗组优于对照组（$p < 0.05$），差异有统计学意义。在降低肿瘤标志物值（肺癌相关）方面，治疗组优于对照组（$p < 0.05$），差异有统计学意义。在肝肾功能方面，治疗组与对照组无明显差异（$p > 0.05$）。结论裴氏升血颗粒能改善肺癌患者的生存质量，并增加其体重；可明显减轻肺癌患者化疗的骨髓抑制；可有效降低肺癌患者 CA125、CEA、CYFRA21–1、NSE 的水平，增强机体抗肿瘤效应；无肝肾功能损害，安全性可靠。裴氏升血颗粒联合化疗为肺癌治疗的有效模式，裴氏特色的中西医结合方法较一般方法治疗肺癌更具优势。

（十五）肺瘤平膏联合化疗治疗中晚期非小细胞肺癌

中医中主张治疗肺癌应当益气养阴、解毒活血。肺瘤平膏是由西洋参、沙参、黄芪、麦冬、败酱草、白花蛇舌草、三七等药物组成，其中西洋参、麦冬补气养阴、清火生津，沙参治疗肺气阴不足者有良效，黄芪、败酱草泄热，败酱草还可祛痰排脓，三七消肿止血、散瘀祛痛，复药并用，有益气养阴、解毒活血之功效，可扶正抗癌，调息机体，益于提高患者免疫力，缓解患者的病痛。化疗过程需长期予患者大量化疗药物，且药物不能靶向，除对目标病灶作用外，还对周边组织器官产生严重损害，抑制细胞免疫功能，引起不良反应发生，给患者生存带来严重影响。肺瘤平膏联合化疗可有效提高肺癌临床疗效，调节机体免疫机制，降低炎症因子水平，缓解临床症状，降低不良反应情况发生。

张培彤等采用前瞻性随机对照的方法共观察中晚期非小细胞肺癌患者 119 例，分为 2 组，其中单纯化疗组 56 例、化疗＋肺瘤平组 63 例。两组采用国际通用的化疗方案治疗，化疗＋肺瘤平组同时合并服用肺瘤平膏，两组疗程均 42 天。以包含临床症状、瘤体、Karnofsky（KPS）评分、体重、免疫功能评价的中医治疗中晚期肺癌患者临床受益（疗效）评定标准和 WHO 实体瘤疗效评价标准同步进行疗效观察。结果按照 WHO 实体瘤疗效评价标准评价，两组疗效差异无统计学意义（$p > 0.05$）；按照中医治疗中晚期肺癌患者临床受益（疗效）评定标准评价，化疗＋肺瘤平组疗效优于单纯化疗组（$p < 0.05$）。化疗＋肺瘤平组在改善临床症状、免疫功能降低方面优于单纯化疗组（$p < 0.05$）。化疗＋肺瘤平能够改善化疗引起的白细胞、粒细胞降低、减少肺部症状（$p < 0.05$），并能显著改善便秘症状（$p < 0.01$）。两组在 KPS 评分、体重、中位生存期和 1 年生存率方面比较差异无统计学意义（$p > 0.05$）。结论中医治疗中晚期肺癌患者临床受益（疗效）评定标准与 WHO 实体瘤疗效评价标准相比更能反映中医治疗肿瘤的特色与优势，益气养阴活血解毒中药肺瘤平膏在治疗中晚期非小细胞肺癌方面具有增效减毒作用。

（十六）肺积饮联合化疗治疗晚期非小细胞肺癌

中医认为肺癌乃正虚邪实之候，临床上常采用益气养阴、化瘀散结，攻补兼施治之。而晚期肺癌发病，常见痰浊上泛，脉络瘀阻之咳痰、咯血、胸痛和脾肺气虚的神疲乏力、纳差等症，故以宣（宣肺）、降（降肺）、化（化痰）、散（散结）为治疗大法，拟"肺积饮"。方中用葶苈子、山慈菇攻逐痰饮，是因为结合苔腻脉濡滑，痰多，胸中气满，喘息不便等症，不难看出患者体内质稠之痰甚至质稀之饮为患，此又与西医的癌性胸水、恶性心包积液不谋而合；党参、茯苓、薏苡仁顾护脾胃，乃因脾胃为后天之本，气血生化之源，培补后天之本是扶正的关键。化疗治疗虽然祛邪效果较好，但是严重损害机体。二者联合治疗，在不伤正的前提下又达到了祛邪的效果。

邹银水等对 2009 年 8 月—2010 年 8 月期间在湖北省中医院肿瘤科就诊的 48 例符合晚期非小细胞肺癌诊断标准的住院患者进行前瞻性临床研究，中医证型为痰瘀证，按就诊先后顺序随机分为治疗组和对照组，治疗组 24 例，对照组 24 例。治疗组给予 GP 方案化疗，同时口服中药辨证论治（以"肺积饮"为基本方），一次 200 ~ 250mL，一日 2 次，21 天为 1 个疗程，连续 2 个疗程；对照组单用以上化疗方案。于治疗开始和结束时复查肺部 CT，记录并评价肺部病灶情况。

结果近期疗效比较治疗组肿瘤病灶的稳定率略优于对照组，但差异无统计学意义（$p > 0.05$）。除此，治疗组较对照组能更好地改善患者临床证候，差异有统计学意义（$p < 0.05$）。按照 KPS 评分标准，观察发现治疗组患者的生活质量较对照组明

显改善，差异有统计学意义（$p < 0.05$）。最后，两组患者经治疗 1 年生存率有显著性差异（$p < 0.05$）。结果表明，中药"肺积饮"联合化疗治疗非小细胞肺癌痰瘀证与单纯化疗比较，在近期疗效上 2 组并无显著差异，在患者中医证候、生活质量以及 1 年生存率上，优于单纯化疗。说明中药"肺积饮"能够提高总体疗效。

（十七）益肺散结方联合化疗治疗中晚期肺癌

肺癌属中医学"肺积"范畴。肺癌的形成主要是由于正气不足，脏腑功能失调，邪毒滞于肺，致肺气郁结，宣降失司，津液失布，停滞为痰，痰凝气滞，瘀阻络脉，痰瘀热交结，日久形成积块，也正如《医宗必读》："积之成也，正气不足而后邪气踞之。"临床以肺脾两虚、痰瘀互结者多见，而化疗药物属毒性药物，易耗伤正气，致使人体气血虚衰，导致气阴两虚，故我们认为气阴两虚、热痰瘀互结是中晚期肺癌发展变化的一个重要环节，治疗上强调扶正为主，佐以祛邪的基本治疗原则。益气散结方主要由黄芪、知母、百合、麦冬、白英、海浮石、浙贝母、白术、半边莲、蟅虫、水蛭、生牡蛎、炙甘草组成，方中重用黄芪、白术健脾益气，知母、麦冬、百合、浙贝母养阴益肺，蟅虫、水蛭破瘀通络，海浮石、浙贝母、生牡蛎软坚化痰散结，知母、白英、半枝莲清肺热，炙甘草调和诸药，全方共奏益气养阴、祛瘀散结化热之功，切合肺癌的病机，使补而不助邪，攻而不伤正，临床疗效颇佳。而现代医学研究证明，黄芪、白术具有升高白细胞，诱导人细胞产生干扰素，增加天然杀伤细胞（NK）和单核 – 巨噬细胞系统的活性，增强和调节机体免疫功能，防治化、放疗引起的骨髓抑制作用。

李斌等选取 72 例中晚期肺癌患者，均来自 2007 年 1 月—2010 年 1 月我院中医肿瘤科住院患者，临床随机分为 2 组，治疗组 38 例，对照组 34 例。对照组：采用常规化疗方案，小细胞肺癌采用 CE 方案：第 1 天，CBP300mg/m^2，静脉滴注，第 3 ~ 7 天，VP–16100mg，静脉滴注，每 21 天重复，连用 2 个周期；非小细胞肺癌（包括腺癌、鳞癌等）采用 NP 方案：第 1 天，DDP80mg/m^2，静脉滴注，第 1 天、第 5 天，NVB25mg/m^2，静脉滴注，每 21 天重复，连用 2 个周期。治疗组：在对照组基础上加服益肺散结方，煎煮装袋，每袋 100mL，每次饮用 1 袋，每天 2 次，于早晚餐后 30min 温服，21 天为 1 个周期，同化疗同步连用 2 个周期。

结果治疗组临床获益率为 89.47%，对照组为 70.59%，两组比较差异有统计学意义（X2=4.09，$p < 0.05$）。结论益肺散结方可明显改善中晚期肺癌的症状，减轻化疗的副反应。

（十八）补虚化毒方联合化疗治疗晚期非小细胞肺癌

中医认为肺癌是多种病理因素综合作用的结果，其中，虚、毒贯穿于肺癌的整个发病过程。虚主要表现为精气亏虚，是肺癌发病的内在病理基础；毒是癌毒，是肺癌发病的必然条件。正虚癌毒是肺癌最基本的病机特征，其贯穿了肺癌发病的始终。故在临证中采用补虚化毒法治疗晚期非小细胞肺癌有效。补虚化毒方是江苏省名中医根据中医理论在多年的临床实践中总结出的经验方，由灵芝、薏苡仁、虎眼万年青等组成。方中灵芝在抗肺癌实验中发现，灵芝能有效延长肺癌动物生存时间，增加存活率，显著降低动物死亡率。灵芝能起到抑制癌细胞增殖并促其凋亡的作用。灵芝中的抗癌有效成分主要为灵芝三萜和灵芝多糖。方中其他物质均有抗癌作用，全方有扶正固本、化毒散结之效。补虚化毒方联合化疗治疗将杀灭癌细胞作用达到最大，且提高了患者的生存质量。

章迅等选取 60 例病例，按随机原则将研究病例分为治疗组（补虚化毒方 + 化疗）和对照组（单纯化疗），每组 30 例。对照组：采用 GP（第 1 天、第 8 天，吉西他滨 1000mg/m^2；第 1~5 天，顺铂 20mg/m^2）或 TP（第 1~8 天紫杉醇 75mg/m^2；第 1~5 天顺铂 20mg/m^2）方案化疗，重复 28 天。患者每次在化疗前半小时均给予恩丹西酮 8mg 静推。治疗组：在对照组治疗的基础上服用补虚化毒方，以灵芝、薏苡仁、虎眼万年青等为基本方，口服汤药。连续 4 周为 1 个疗程，连续服用 2 个疗程。

结果治疗组和对照组的总有效率（CR+PR）分别为 40%、13.3%，疾病控制率（CR+PR+SD）分别为 86.7%、66.7%。在临床证候、体力状况、CEA 值变化、不良反应等方面，治疗组均优于对照组。表明补虚化毒方联合化疗在降低 CEA 水平方面优于单纯化疗。从临床观察来看，补虚化毒方治疗晚期 NSCLC 的效果良好，安全性高，能有效降低化疗的不良反应。

（十九）花边莲汤联合化疗治疗肺癌

肺癌多是本虚标实之证，即气阴两虚、阴阳失调为本，以气滞血瘀、痰瘀毒互结为标。花边莲汤以白花蛇舌草、半边莲、半枝莲消瘤散结、祛痰逐瘀；百合、天冬滋阴润肺；冬虫夏草温肾补肺；鱼腥草清肺化痰。单纯化疗的不良反应大，许多患者难以耐受，影响了患者的生存质量，且治疗效果不理想。花边莲汤辨证加减联合化疗治疗晚期非小细胞肺癌对于减小瘤体体积，改善患者临床症状，减轻化疗不良反应，提高患者生存质量等方面均明显优于单纯化疗。

李晴等选取 80 例病例，随机分为治疗组和对照组。治疗组 40 例，对照组 40 例。对照组化疗方案为 NP（NVB+DDP）或 GP（GEM+DDP）或 TP（TAX+DDP）或 DP

(DOC+DDP)，21～28 天为 1 个周期，2 个周期为 1 个疗程。完成 1 个疗程 4 周后复查，评价疗效。治疗组在对照组的基础上加用中药自拟花边莲汤（白花蛇舌草、半边莲、半枝莲、百合、冬虫夏草、天冬、鱼腥草）。辨证加减：肺脾气虚加黄芪、党参、白术；肺阴虚加麦冬、北沙参、玉竹；痰热淤毒加半夏、川贝、胆南星；肺肾两虚加山萸肉、明附片、五味子；气血两虚加红参、黄芪、当归。辨证加减：咯血加三七、黛蛤散；咳嗽加杏仁、百部；胸痛加香附、枳壳；痰多加半夏、桔梗；气短加麻黄、蛤蚧；化疗期间加旋覆花、鸡血藤。

结果治疗组病灶消退、症状改善、生存质量、无进展生存均明显优于对照组，化疗毒副反应治疗组较对照组明显少而轻。结论治疗组对减小晚期非小细胞肺癌瘤体体积，延长无进展生存，改善患者临床症状，减轻化疗不良反应，提高患者生存质量等方面均明显优于对照组，花边莲汤联合化疗是晚期非小细胞肺癌综合治疗中一种行之有效的治疗方法。

（二十）珍香胶囊联合化疗治疗中晚期肺癌

珍香胶囊以清热解毒、活血化瘀、清痰散结、扶正培本为治则。珍香胶囊能增强机体免疫功能，清除体内病毒和类病毒的物质。其机制主要是通过增强单核吞噬细胞系统的吞噬廓清能力，提高 NK 细胞的杀伤作用，促使其他静止淋巴细胞分裂，提高淋巴细胞数量和促进淋巴细胞的转化作用来提高机体细胞免疫水平。从而起到抑制肿瘤细胞的生长和转移的作用。珍香胶囊联合化疗有效控癌且增强患者免疫功能。

郭俊吉等选取确诊为中期或晚期肺癌的患者 70 例，随机分为治疗组与对照组；治疗组 35 例，对照组 35 例。对照组：第 1～8 天给予重酒石酸长春瑞滨注射液 25mg/m²，第 1～3 天给予顺铂 30mg/m²；治疗组：化疗方案同对照组，同时给予口服珍香胶囊连用 10 天为 1 个周期，每间隔 21 天重复治疗，共 3～4 个周期。结果：治疗组近期有效率为 69%。对照组近期有效率为 40%（$p < 0.05$）。结果表明，珍香胶囊可作为一种有效的配合化疗治疗中晚期肺癌的药物。

五、中医药与手术治疗结合

（一）术前中医治疗

术前扶正治疗目的是提高手术切除率及改善患者一般营养状况，有利于手术进行。术前进行抗癌治疗，目的在于控制癌症的发展。这种术前用药大多使用补气养血的药物或健脾益气、滋补肝肾的药物，如四君子汤、八珍汤、十全大补汤、保元汤等，或者结合辨证加以调整。许多等待手术的肿瘤患者都可以接受这样的治疗以改善患者的一般营养状况。

张士兵探讨肺癌患者围术期血液流变学的变化及川芎嗪的治疗作用。通过对 56 例行手术治疗的肺癌患者围术期血液流变学相关指标的监测并进行比较，其中 30 例应用中药川芎嗪（用药组），26 例作为对照组。结果认为肺癌患者围术期应用川芎嗪能明显改善患者的血液流变性，可以降低因血液流变性异常导致的并发症的危险，并可能在预防和减少癌细胞的血运转移和复发，对提高手术成功率有一定的作用。

梅宏将 32 例肺癌患者根据病理学结果随机分为治疗组和对照组，治疗组患者从手术前 3 天到术后 14 天，每天静脉滴注参附注射液 50mL，手术过程中静脉滴注 50mL；对照组除不用参附注射液外，其他条件与治疗组相同。于术前、术毕、术后 3 天、术后 14 天抽取静脉血监测补体 C3、C4，免疫球蛋白 IgG、IgA、IgM，C 反应蛋白（CRR）和血常规。结果：术后 3 天、7 天，治疗组患者血浆补体 C3、C4 和 C 反应蛋白、白细胞总数明显低于对照组（$p < 0.05$）；而免疫球蛋白 IgG、IgA、IgM 则明显高于对照组（$p < 0.05$）；中性粒细胞分类（N%）两组无显著性差异（$p > 0.05$）。结论：参附注射液对肺癌患者围术期免疫功能有较好的调节作用。

陈永东探讨康莱特联合术前新辅助化疗对 III A 期非小细胞肺癌手术后并发症的影响。将 47 例 III A 期非小细胞肺癌患者行康莱特联合新辅助化疗，选择同期 45 例单用新辅助化疗的患者做对照，所有病例均行肺叶或全肺切除术加纵隔淋巴结清扫术。结果发现康莱特联合术前新辅助化疗的病例术后总引流液量，肺部感染的发生率、需行药物治疗的心律失常发生率明显小于单用新辅助化疗的病例（$p < 0.05$），单用新辅助化疗的病例中有 3 例术后死亡。

一些学者就针刺治疗进行探讨，如周红、施伶俐、童稳圃等术前开始针刺肺癌患者，术后检测 T 细胞亚群、NK 细胞、肿瘤坏死因子、γ- 干扰素，结果显示针刺肺癌能调节免疫，增强免疫。

（二）术后中药治疗

中医认为手术导致耗气伤血，术后多数表现为气血双亏，或气阴两亏，或营卫失和，或脾胃失调。实践证明，术后配合中医治疗对机体的康复，以及术后放疗、化疗可达到增效、减毒的效果。术后使用中药一般分为以下 3 种情况：改善症状，配合化疗减毒增效；提高患者生存质量；预防复发转移及延长生存期。

1. 改善症状，配合化疗减毒增效

中医药治疗 NSCLC 术后患者能有效缓解症状，配合化疗减毒增效。

郑爱红等将 60 例 NSCLC 患者随机分治疗组和对照组各 30 例。对照组于术后给予常规化疗及对症支持治疗。治疗组在对照组治疗方法的基础上配合中药扶正抗癌汤

口服，疗程为 3 个月。结果表明扶正抗癌汤能明显改善术后患者的生活质量，同时还在一定程度上减轻了化疗药物的不良反应。

喻清和等选择 72 例患者随机分成观察组（42 例）和对照组（30 例），观察组服用益气补肾方，对照组服用金复康口服液，2 周后评定治疗效果。结果发现，治疗后观察组白细胞上升至 0 度患者明显多于对照组（$p < 0.05$），Ⅱ度患者明显少于对照组（$p < 0.05$）。治疗后观察组厌食、出汗症状明显改善，0 度患者明显多于对照组（$p < 0.05$）。

2. 提高生活质量

目前开展的中医药治疗肺癌研究十分关注生存质量的评价，多数研究直接引用国外即卡氏评分、NCI-L 评分、癌症患者生活质量问卷（QLQ-C30）等量表进行评价。

毛春晖将 60 例早期肺癌术后患者随机分为化疗结合中药组（MVP 化疗方案加益气补肺汤组）与单纯化疗组（MVP 化疗方案组）各 30 例，观察其对生存质量的影响。结果显示，2 组治疗后生存质量比较，在 NCI-L 评分、卡氏评分（KPS）和体重变化方面，差异均有统计学意义（$p < 0.01$）。

孙宏新观察Ⅰ、Ⅱ期 NSCLC 术后患者 26 例服用益肺清化膏 6 个月中医证候、生存质量的变化情况。另设对照组 25 例服用人参粉胶囊。结果发现，益肺清化膏可有效改善患者临床证候，明显提高生活质量并增强机体免疫功能。

谢永宏运用中药辨证治疗 26 例肺癌术后患者，观察治疗后心理健康及生活质量的改善情况，治疗 2 个疗程后，SCL-90 各大项评分明显低于治疗前（$p < 0.05$），QLQ-C30 量表显著高于治疗前（$p < 0.05$），认为中医药治疗可改善肺癌术后患者的精神心理状态和生活质量。

3. 预防复发转移及延长生存期

手术治疗失败的主要原因是局部复发和远处转移。大量临床实践表明，中医药具有预防复发转移及延长生存期的优势。张志娣等将 NSCLC 术后ⅡA ～ⅢA 期 68 例患者随机分为治疗组（38 例）与对照组（30 例），治疗组采用益肺颗粒加化疗，对照组采用单纯化疗。结果发现，治疗组术后 1 年内复发转移数为 11 例，占 28.95%；对照组为 16 例，占 53.33%，组间差异有统计学意义（$p < 0.05$），认为益肺颗粒联合化疗预防肺癌术后复发转移具有良好疗效。

刘宇龙等将 78 例肺癌根治术后患者分为 3 组。消积饮组 15 例，单纯用消积饮（由白花蛇舌草、莪术、全蝎、补骨脂、黄芪等组成）治疗；化疗组 31 例；消积饮加化疗组 32 例。结果显示，复发率、中位复发时间及远处转移率消积饮加化疗组（分别为 18.75%，532 天，46.88%）低于化疗组（分别为 25.81%，574 天，58.06%），

2 组比较差异无统计学意义（$p > 0.05$），但消积饮加化疗组中位转移时间（532 天）长于化疗组（400 天），认为消积饮协同化疗药在延迟肺癌术后远处转移方面有一定的优势。

王中奇等采用前瞻随机对照方法将 191 例 NSCLC 患者分为治疗组 97 例和对照组 94 例。对照组采用健择 + 顺铂化疗；治疗组在化疗期间服用抗瘤增效方，化疗结束后服用肺岩宁方。结果显示，治疗组中位无瘤生存期为 33.13 个月，1 年、2 年、3 年复发转移率分别为 27.84%、43.3%、57.73%；对照组中位无瘤生存期为 20.87 个月，1 年、2 年、3 年复发转移率分别为 29.79%、55.32%、73.4%；2 组中位无瘤生存期及 2 年、3 年复发转移率差异有统计学意义（$p < 0.05$）。认为中医药结合化疗能够延长 NSCLC 术后的无瘤生存期，抑制其术后复发转移。

林洪生等将 546 例 I ~ Ⅲ A 期 NSCLC 术后患者分为 3 组，在 NP 或 TP 方案术后常规化疗基础上，分别使用益肺清化膏（184 例）、参一胶囊（186 例）、安慰剂（176 例）治疗。结果显示，益肺清化膏组、参一胶囊组、安慰剂对照组 1 年生存率分别为 83.15%、89.19%、78.98%，参一胶囊组、安慰剂对照组间比较差异有统计学意义（$p < 0.05$）；2 年生存率分别为 52.17%、64.86%、47.16%，参一胶囊组、安慰剂对照组间比较差异有统计学意义（$p < 0.05$）；3 组复发转移率分别为 50.28%、45.11%、55.81%，益肺清化膏组、参一胶囊组优于安慰剂对照组，但差异无统计学意义（$p > 0.05$）。研究初步证明，采用参一胶囊、益肺清化膏辅助治疗，可以明显改善 NSCLC 术后患者临床症状，提高患者卡氏评分，增加患者体重，改善术后患者身体状况、功能状况及社会家庭状况等，延长患者 1 年及 2 年生存率，并有减少复发与转移的趋势。

参考文献

[1] 吴静. 中西医结合治疗肿瘤的现状 [J]. 现代医药卫生，2008（06）：867–868.

[2] 陈昊元. 中西医在肿瘤治疗中的应用 [J]. 科技风，2018（06）：48.

[3] 巩文花. 杵针对晚期非小细胞肺癌患者化疗不良反应的干预效果观察 [D]. 成都中医药大学，2019.

[4] 廖国荣. 中医药治疗肺癌的优势分析 [J]. 全科口腔医学电子杂志，2019，6（22）：154+159.

[5] 张仲海. 中西医结合治疗恶性肿瘤的现状与前景 [J]. 深圳中西医结合杂志，2003（03）：129–134.

[6] 黄火文，张蓓. 中西医结合治疗肿瘤病 [M]. 广东人民出版社，2000.

[7] 王昌平，黄珣，杨丽，李勇军. DP 方案联合肿瘤抗血管生成药物在非小细胞肺癌治疗中的效果研究 [J]. 实用临床医药杂志，2017，21（17）：58–60.

[8] 赵良辰，李陆振，袁锦辉，等. 六君子汤加减联合吉非替尼片治疗晚期脾虚痰湿型非小细胞肺癌的临床研究 [J]. 广州中医药大学学报. 2021，38（02）：250–256.

[9]张欣，贾英杰，杨佩颖．消岩汤对肺腺癌 A549 实体荷瘤小鼠肿瘤细胞凋亡干预机制的研究 [J]．中草药，2017，48（11）：2261–2265.

[10]李小江，张莹，杨佩颖，等．消岩汤对肺癌干细胞 TGF–β/Smad3/MMP–9 信号通路的影响 [J]．中草药，2018，49（05）：1110–1114.

[11]杨云龙，王薇，徐路平．（125）I 粒子植入术在肺癌综合治疗中的临床应用研究 [J]．中国初级卫生保健，2014，28（07）：153–154.

[12]潘平生，胡金花，陈丽萍．CT 导向下碘 125 粒子植入治疗中晚恶性肿瘤的临床分析 [J]．中外医疗，2018，37（15）：182–185.

[13]何诚，朱林海，林旭，等．粒子植入治疗联合 CT 引导下微波消融治疗中晚期肺癌及肺转移瘤的临床分析 [J]．中国肺癌杂志，2020，23（06）：419–423.

[14]林鹏展，田菲，林方圆，等．消岩汤联合（125）I 粒子植入术治疗晚期非小细胞肺癌疗效观察 [J]．河北中医，2020，42（12）：1830–1835.

[15]单魁中，姜子瑜，黄辉．中西医结合治疗中晚期非小细胞肺癌患者的疗效及对肿瘤标志物和细胞免疫功能的影响 [J]．世界中医药，2018，13（10）：2472–2475.

[16]罗扬，张湘茹．吉西他滨治疗晚期非小细胞肺癌的现状 [J]．中国癌症杂志，2001（01）：75–78+81.

[17]杨一昆，普绍平，高文桂．顺铂的应用及铂族金属抗癌药物的研究进展 [J]．中国新药杂志，1999（12）：797–800.

[18]黄圆圆，张元，康利平，等．党参属植物化学成分及药理活性研究进展 [J]．中草药，2018，49（01）：239–250.

[19]赵延龙．中药黄芪的临床应用及药理作用分析 [J]．中医临床研究，2018，10（11）：128–129.

[20]孔敏，李进冬，李智勤，等．中西医结合治疗晚期肺癌临床疗效观察 [J]．湖北中医药大学学报，2020，22（06）：61–64.

[21]马秀瑜，鲍军，陈敏方，等．用清金化痰汤预防肺癌根治术后肺不张的效果分析 [J]．当代医药论丛，2015，13（11）：20–21.

[22]李斌武，马彦俏．清金化痰汤联合西药治疗肺部感染临床观察 [J]．新中医，2015，47（06）：37–38.

[23]孙超．清金扶正化痰汤联合盐酸埃克替尼治疗晚期肺癌临床观察 [J]．光明中医，2020，35（18）：2910–2912.

[24]王晓英．中西医结合治疗晚期非小细胞肺癌的临床观察 [J]．世界最新医学信息文摘，2019，19（05）：164–165.

[25]赵庆大，孙利华．中西医结合治疗中晚期非小细胞肺癌患者的成本 – 效果分析 [J]．中国药物应用与监测，2016，13（02）：73–76.

[26]刘志．中西医结合治疗晚期非小细胞肺癌疗效观察 [J]．中国实用医药，2016，11（27）：247–248.

[27]罗林明，石雅宁，姜懿纳等．人参抗肿瘤作用的有效成分及其机制研究进展 [J]．中草药，2017，48（03）：582–596.

[28]刘睿，李迪，李勇．人参皂甙药理作用研究进展 [J]．中国食物与营养，2017，23（10）：68–72.

[29]景元明，杨飞英，叶民峰，等.人参皂甙 Rg3 联合化疗对老年胃癌患者血管内皮生长因子的影响及疗效 [J].中华老年医学杂志，2012（12）：1076–1078.

[30]焦东晓，孟玉新，乔敏，等.人参皂甙 Rg3 联合新辅助化疗对晚期乳腺癌患者的疗效及 VEGF 水平的影响 [J].实用临床医学，2017，18（09）：27–29.

[31]张英，王学谦，刘浩，等.参一胶囊联合化疗改善晚期非小细胞肺癌患者预后的多中心大样本随机临床研究 [J].中华肿瘤杂志，2018，40（04）：295–299.

[32]宁加亮，祝福琼，高迎春.吉非替尼联合康莱特治疗对晚期非小细胞肺癌患者免疫功能及生活质量的影响 [J].现代肿瘤医学，2015，23（14）：1976–1979.

[33]张亚龙，尤嘉琮.非小细胞肺癌 EGFR–TKIs 耐药分子靶向研究进展 [J].药品评价，2015，12（14）：14–18+32.

[34]纪红娟.自拟肺癌方加减联合 TP 方案治疗中晚期非小细胞肺癌患者的疗效观察 [J].云南中医中药杂志，2015，36（06）：34–35.

[35]李芹，汤劲松，仇姝，等.六味地黄丸联合克龄蒙治疗卵巢早衰临床疗效观察 [J].河北医学，2016，22（02）：339–341.

[36]卢健，梁茂新.基于数据挖掘探析牡丹皮及其复方的潜在功能 [J].广州中医药大学学报，2016，33（04）：603–606.

[37]肖保国.六味地黄丸联合化疗治疗非小细胞肺癌近期疗效研究 [J].陕西中医，2018，39（02）：193–195.

[38]李清云，卢宪媛，董雅倩，等.党参 – 黄芪药对不同配比的中医应用数据分析 [J].云南中医中药杂志，2018，39（08）：20–25.

[39]常馨予，郭桂明，范峥.肿瘤患者中药处方用药的回顾性分析 [J].世界中西医结合杂志，2016，11（02）：256–259.

[40]梅全喜.简明实用中药药理手册（2009）[M].北京：人民卫生出版社，2010：90，109，121，123，129，134，463.

[41]黄智芬，卢旭全，袁颖，等.参芪泻白散联合化疗对老年晚期非小细胞肺癌患者生活质量的影响 [C].中华中医药学会、北京中医药大学第三临床医学院.第四届全国肿瘤阳光论坛暨中西医肿瘤创新国际高峰论坛论文集.中华中医药学会、北京中医药大学第三临床医学院：中华中医药学会，2019：26–32.

[42]熊墨年，唐晓玲，余炅，等.中医益气清毒化瘀法治疗晚期非小细胞肺癌的临床观察 [J].中华中医药杂志，2012，27（10）：2743–2745.

[43]杨小兵.扶正抗癌方对吉非替尼治疗晚期非小细胞肺癌的增效研究 [D].广州中医药大学，2014.

[44]李秀荣，李慧杰，黄艳粉.芩莲正积方抑制 Lewis 肺癌模型小鼠转移及其机制研究 [J].山东中医杂志，2015，34（10）：780–782.

[45]齐元富，李秀荣，李慧杰，等.中西医结合治疗晚期非小细胞肺癌临床优化方案研究 [J].中华中医药学刊，2015，33（11）：2567–2569.

[46]李福艳.芩莲正积方联合化疗治疗邪实型晚期非小细胞肺癌的临床研究 [D].山东中医药大学，2013.

[47] 李秀荣，张盈盈，李慧杰，等．扶正法与祛邪法对肺癌 A549 细胞凋亡的影响及其机制研究 [J]．辽宁中医杂志，2016，43（02）：401-403+446.

[48] 胡兴胜，焦顺昌，张树才，等．培美曲塞及吉西他滨分别联合顺铂治疗初治晚期非小细胞肺癌安全性和有效性的随机对照研究 [J]．中国肺癌杂志，2012，15（10）：569-575.

[49] 刘艳霞．中药扶正法联合 DP 方案治疗晚期非小细胞肺癌的临床研究 [D]．山东中医药大学，2011.

[50] 张俊萍，毛光华，史天良，等．DC-CIK 联合化疗治疗晚期非小细胞肺癌的临床疗效 [J]．中国肿瘤生物治疗杂志，2011，18（04）：424-429.

[51] 姜恩顺．扶正培元方对非小细胞肺癌化疗患者生存质量影响的临床研究 [D]．北京：中国中医科学院，2013.

[52] 徐振晔．益气养精为主分阶段治疗晚期非小细胞肺癌的探索 [J]．上海中医药大学学报，2010，24（4）：1-4.

[53] 曹洋．晚期非小细胞肺癌的中医证候规律研究 [J]．中华中医药学刊，2011，30（4）：754-757.

[54] 华玲，韩克起．非小细胞肺癌中西医结合治疗概况 [J]．四川中医，2013，32（3）：153-155.

[55] 余均达．扶正抗癌方联合吉非替尼对比化疗治疗晚期非小细胞肺癌 [D]．广州：广州中医药大学，2014.

[56] 惠朋利，李英．芩莲正积方联合化疗治疗晚期非小细胞肺癌临床研究 [J]．中医学报，2017，32（01）：18-21.

[57] 李元滨，林丽珠，关洁珊，等．中西医联合治疗对晚期 NSCLCmiRNA 表达谱的影响 [J]．中国中西医结合杂志，2016，36（09）：1076-1081.

[58] 黄若尘，苏永华．华蟾素胶囊联合化疗药物治疗非小细胞肺癌临床疗效 meta 分析 [J]．临床药物治疗杂志，2018，16（05）：59-63.

[59] 石巍．华蟾素胶囊联合化疗对中晚期非小细胞性肺癌的疗效观察 [J]．中国医药指南，2017，15（05）：179-180.

[60] 肖晓光，梅齐，李扬，等．华蟾素胶囊联合化疗治疗晚期肺癌的临床研究 [J]．实用肿瘤杂志，2015，30（05）：469-473.

[61] 佐志刚，汤继英，蔡晓军．华蟾素胶囊联合紫杉醇、顺铂治疗中晚期宫颈癌的临床观察 [J]．中国药房，2017，28（24）：3350-3353.

[62] 陈娟，马小安，魏丹，等．华蟾素胶囊联合 PC 化疗方案对晚期非小细胞肺癌患者免疫功能、血清糖类抗原 125 水平及生存期的影响 [J]．实用心脑肺血管病杂志，2017，25（09）：162-164.

[63] 杨杨，严丹，王家晓．固本解毒汤联合西药治疗晚期非小细胞肺癌随机平行对照研究 [J]．实用中医内科杂志，2015，29（03）：109-111.

[64] 张阳，张伟．扶正补虚法在肺癌治疗中的应用探讨 [J]．中医学报，2014，29（01）：7-8.

[65] 裴正学．新编中医方剂学 [M]．兰州：甘肃科学技术出版社，2002：127-128.

[66] 胡传杏子．扶正补虚方联合西药治疗肺癌随机平行对照研究 [J]．实用中医内科杂志，2014，28（12）：70-72.

[67] 赵孝鹏．裴氏升血颗粒联合化疗治疗肺癌的临床研究 [D]．甘肃中医学院，2014.

[68]潘莹，龚五星，梁翠微，等.晚期非小细胞肺癌靶向治疗进展后的临床研究 [J].实用医学杂志，2016，32（03）：437-439.

[69]张培彤，林洪生，于明薇，等.中西医两种方法评价肺瘤平膏联合化疗治疗中晚期非小细胞肺癌疗效 [J].中医杂志，2012，53（05）：403-406.

[70]冯颖，宋卓，吴成亚，等.益肺清化法在肺癌防治中的应用及研究 [J].中国中医基础医学杂志，2017，23（08）：1099-1101.

[71]张培彤，林洪生，于明薇，等.中西医两种方法评价肺瘤平膏联合化疗治疗中晚期非小细胞肺癌疗效 [J].中医杂志，2012，53（05）：403-406.

[72]李振波，丘和明.活血化瘀法治疗恶性肿瘤的讨论 [J].中国中西医结合杂志，1996（09）：559-561.

[73]陈震，于尔辛，宋明志，等.健脾理气中药抗肿瘤肝转移及其机理初步研究 [J].中国临床医学，2002（01）：46-48.

[74]邹银水，周亚娜，王丹.肺积饮联合化疗治疗晚期非小细胞肺癌痰瘀证的临床观察 [J].湖北中医药大学学报，2012，14（02）：54-55.

[75]王锦鸿.新编常用中药手册 [M].北京：金盾出版社，2002：314

[76]李斌，张霄峰.益肺散结方联合化疗治疗中晚期肺癌的临床观察 [J].湖北中医杂志，2010，32（09）：14-15.

[77]章迅，叶丽红，彭海燕，等.补虚化毒方联合化疗治疗晚期非小细胞肺癌临床研究 [J].辽宁中医药大学学报，2010，12（09）：23-24.

[78]李晴，尹礼烘，郭春玲.花边莲汤联合化疗治疗肺癌临床疗效分析 [J].时珍国医国药，2010，21（03）：654-655.

[79]郭俊吉.珍香胶囊联合化疗治疗中晚期肺癌疗效分析 [J].中国误诊学杂志，2008（27）：6605-6606.

[80]张士兵，周汝元.肺癌患者围术期血液流变学的变化及川芎嗪的治疗作用 [J].安徽医科大学学报，2002，37（2）：129.

[81]梅宏，陈志昌，周涛，等.参附注射液对肺癌患者围手术期免疫功能的调节作用 [J].贵州医药，2003，27（9）：796.

[82]陈永东，王远东，邵中夫.康莱特联合新辅助化疗对ⅢA期非小细胞肺癌术后并发症的临床观察 [J].现代肿瘤医学，2004，12（4）：326.

[83]周红，童稳圃，施伶俐.针刺对肺癌手术患者T淋巴细胞免疫功能的影响 [J].上海针灸杂志，2003，22（1）：34.

[84]童稳圃，周红，施伶俐.针刺对肺癌手术患者自然杀伤细胞活性的影响 [J].上海针灸杂志，2003，22（6）：27.

[85]童稳圃，周红，施伶俐，等.针刺对肺癌手术患者肿瘤坏死因子的调节作用 [J].上海针灸杂志，2006，25（2）：17.

[86]周红，童稳圃，施伶俐，等.肺癌手术患者应用针刺对γ-干扰素的调节作用 [J].上海针灸杂志，2006，25（3）：27.

[87]李丛煌，花宝金.中医药防治非小细胞肺癌术后复发转移研究现状[J].北京中医药，2014，33（10）：794–796.

[88]郑爱红，吴国清，薛骞，等.扶正抗癌汤对肺癌术后的临床疗效观察[J].中华中医药学刊，2013，31（13）：698–700.

[89]喻清和，王鹏，邱志楠，等.益气补肾为主治疗肺癌患者术后化疗反应的临床研究[J].新中医，2009，41（3）：31–32.

[90]毛春晖.化疗结合中药治疗早期肺癌术后30例对其免疫功能及生存质量的临床观察[J].中医药导报，2007，13（5）：15–17.

[91]孙宏新，蒋士卿，朴炳奎，等.益肺清化膏对早期非小细胞肺癌术后患者治疗作用的随机对照研究[J].光明中医，2005，20（5）：55–57.

[92]谢永宏.中医辨证施治对肺癌术后患者心理健康及生活质量的影响[J].中国临床康复，2004，8（32）：7240–7241.

[93]张志娣，黄挺，杨少山，等.益肺颗粒联合化疗预防肺癌术后转移疗效观察[J].中华中医药学刊，2005，23（4）：643–644.

[94]刘宇龙，刘伟胜，徐凯，等.消积饮联用化疗药抗肺癌根治术后复发转移作用的临床研究[J].新中医，2004，36（11）：26–28.

[95]王中奇，徐振晔，邓海滨，等.中医药结合化疗防治非小细胞肺癌术后复发转移的临床研究[J].上海中医药杂志，2011，45（5）：36–39.

[96]林洪生，张英.非小细胞肺癌的中医循证医学研究[J].世界科学技术—中医药现代化，2008，10（4）：121–125.

（崔　勇）

第二篇
肺　炎

第一章　肺炎的分类及概述

第一节　肺炎的概述

一、西医对肺炎的研究进展

肺炎是一种常见的呼吸系统炎症疾病，临床表现主要为咳嗽或咳痰，常发生在终末气道、肺泡以及肺间质。主要由不同感染源或其他因素（过敏、重度受凉、免疫损伤和理化因素等）引起。细菌性肺炎是最常见的感染性疾病之一，也是最常见的肺炎。在抗菌药物应用之前，肺炎对健康的危害极大，在抗菌药物的普遍应用后，肺炎的病死率一度呈下降趋势。但近年来，随着抗菌药物的滥用，尽管强力抗菌药物不断被研发并应用于临床，肺炎的病死率非但无明显下降反而有所上升，目前其病死率、发病率及疾病负担仍保持在较高水平，尤其是在老龄、幼龄和免疫力低下的人群中，肺炎有很高的发病率和病死率，给社会及家庭带来沉重的疾病负担。因此，肺炎的预防措施、发病机制、影响因素和治疗一直是医学研究领域的热点问题。

肺炎成因复杂，发病周期短，如果不能确切选择合适的药物及时治疗，诊断肺炎感染源，不仅会导致误诊和延误患者治疗，进一步加剧病情的发展，还会给患者带来不必要的痛苦，如恶心、胸痛、腹痛、呕吐等。据研究统计报道，肺炎约影响全球4亿5000万人（7%的人口），导致每年约有400万人因罹患肺炎死亡。近年来，环境污染问题严重，空气污染程度也更加严重，致使肺炎发病率增高，免疫力较低的儿童和老年人成为肺炎疾病的高发人群，2015年全世界有近92万名儿童死于该病。据报道，全球5岁以下儿童中，每年发生约1.56亿例肺炎，超过200万儿童死于肺炎，占全球5岁以下儿童总死亡率的19%，其中1100～2000万儿童需住院治疗。儿童肺炎发病率及死亡率均较高，另外，重症肺炎可遗留一系列后遗症，如支气管扩张、闭塞性支气管炎、肺纤维化等，对儿童生活质量产生严重损害。儿童肺炎感染病原情况受年龄、地域、季节等多种因素的影响，构成有所不同，因此儿童肺炎需引起临床医师的高度重视。

　　我国每年有不少于 250 万人罹患肺炎，死亡人数约 12.5 万。由于，老年人基础疾病多，自身机体功能下降，使免疫功能降低，容易引发感染，其中肺部感染情况最为严重。据报道，老年人社区获得性肺炎死亡比例已达到 40% 以上，成为导致老年人死亡的重要原因。同时医院获得性肺炎的发生率也逐年增高，且病原菌耐药率明显增加。基于老年人的生理特殊性，肺炎迁延不愈，需反复使用抗菌药物，严重者多有气管切开、吸痰、气管插管、纤维支气管镜灌洗等有创操作，再次增加感染概率加重病情。由于老年人肺炎其临床表现为外周血象不典型、病原学检测阳性率低、临床症状与体征消失缓慢、肺部病变吸收延迟、相关并发病症及多器官衰竭等，所以患有肺炎的老年患者因发现不及时，常伴有呼吸衰竭等严重并发症，其病情危重，治疗困难。同时老年人多合并基础疾病，合并长期用药，其用药种类多，药物不良反应多，用药受限。随着抗菌药物的种类增多、广泛应用及滥用，造成临床老年患者肺炎治疗存在一定困难。

二、中医对肺炎的研究进展

　　中医关于肺炎病因病机的认识可谓内容颇丰。中医理论认为肺为多气多血之脏，全身的血液流聚于此，然后经肺布散至全身，这一过程与经脉支横别出，与广泛分布于肺内的肺络通路系统密切相关。肺络与现代医学的"微血管""微循环"在生理功能及形态结构上都具有高度一致性。

　　肺炎自古即为常见病、多发病，张仲景的《伤寒杂病论》有记载"余宗族素多，向余二百。建安纪年以来，犹未十稔，其死亡者，三分有二，伤寒十居其七"，因而该疾病自古就备受各医家关注。虽然对于肺炎一词的出处尚无从考究，但是祖国医学对于风温病与肺热病却早有记载，风温病作为病名最早出现在《伤寒论》太阳病篇第 6 条，记载如下："太阳病，发热而渴，不恶寒者为温病。若发汗已，身灼热者，名曰风温。"风温肺热病多因温热之邪犯肺，灼伤肺络，血脉凝滞不通，不通则痛，这与肺炎临床症状之一胸痛是高度吻合的。肺热病在《素问·刺热论篇》中记载曰："肺热病者，先浙然厥，起毫毛，恶风寒，舌上黄，身热。热争则喘咳，痛走胸膺背，不得大息，头痛不堪，汗出而寒。"虽然风温肺热病辨瘀血阻络证目前尚未达成共识，但瘀血阻络是风温肺热病的重要病机日愈明确，且古代文献对其早有认识，如《寿世新编》提到"肺主一身之气，肺气和，则血脉利；肺气病，则血脉瘀；血脉瘀，则肺病益甚，故肺病多夹瘀"；《血证论》"瘀血乘肺，咳逆喘促"，"人身气道不可有壅滞，内有瘀血则阻碍气道不得升降，是以壅而为咳"《金匮要略·肺痿肺痈咳嗽上气病脉证治第七》"热之所过，血为之凝滞"。

　　自然界有六气三阴三阳的变化，人也有三阴三阳六经之气的运动，自然气候变化影响于人六经之气的运动，而人的生命活动及疾病的产生与发展也取决于六经之气是否协调。《黄帝内经》中阐明自然界和人体之间气化活动和规律的六经排序为太阳—阳明—少阳—太阴—少阴—厥阴。《黄帝内经·素问·至真要大论》有文记载："厥阴司天，其化以风；少阴司天，其化以热；太阴司天，其化以湿；少阳司天，其化以火；阳明司天，其化以燥；太阳司天，其化以寒。以所临藏位，命其病也。"从六气司天角度来看，不同的气候对应不同的主气，其中少阴少阳司天皆从火化，肺为娇脏，喜润恶燥，而火邪最易耗伤津液，故诱发肺病。阳明司天，燥淫之邪直接损伤肺脏，肺津受损，易致肺病。燥胜则肺金克肝木，肝阴受损，故肺炎喘嗽后期会出现干咳，病情迁延不愈。而厥阴司天，肝木之气太过克脾土，脾土受损则无力生金，肺金之气不足，故易导致肺病喘咳，所以临床又可见虚证。太阴司天，湿土之气克于肾水，肾乃水之下源，肾水不足，不能上济心火，心火亢盛则肺金受邪。《素问·六微旨大论》曰："出入废则神机化灭；升降息则气立孤危。"内经以气一元立论，用阴阳化气之理说明了天地之间一气流行，是对天地一气升降出入的形象描述，指出万事万物的生长变化都因之于天地之气周流不息的圆运动。脏腑气机的开启都有一定的时序，内经曰："风气通于肝；寒气通于肾；暑气通于心；燥气通于肺；湿气通于肾。"肺炎的形成，与肺藏的气立密切相关，燥气通于肺，其中"燥"属六淫之一，肺为娇脏，喜润勿燥，故燥隐最易伤肺。六淫对人体的危害并不孤立，是通过扰乱人体脏腑的功能而起作用，外六淫内侵人体与脏腑病变相结合则转变成内六淫，因此要结合六淫与人体脏腑相通应的特点。

　　从中医运气学来分析，肺炎喘嗽的产生、发展和转归、预后皆受四时之气影响。《金匮要略》曰："人禀五常，因风气而生长。"风气既能生万物，亦能害万物。小儿时期，肺常不足，易受风邪侵袭，风邪不独伤人，常与热邪相合，风邪由表入里而侵袭肺卫，热邪夹风兼灼肺津，易于发生肺炎喘嗽。

　　《中医临床肺脏病学》指出肺炎常因劳倦过度、醉酒当风等人体正气不足时，感受风热之邪或风寒之邪入里化热所致；《中医内科疾病诊疗常规》认为本病多由风热毒邪自口鼻而入，首先犯肺，或肺本有伏热，复感外邪而发，肺卫受伤，邪正相搏，化热入里，里热亢盛，炼液成痰，痰热内阻，肺失清肃，发为喘咳、胸痛等症，甚至热闭心包、引动肝风，久则正虚邪恋，化燥伤阴；《现代中医内科诊断治疗学》指出该病由风热病毒犯肺，热壅肺气，肺失清肃所致，主要表现为骤起发热、咳嗽、烦渴、胸痛为主要表现的内脏瘴病（热病）类疾病，常有受寒、淋雨、手术、疲劳等诱因，或继发于麻疹、时行感冒等病；《中西医结合呼吸病学》指出肺炎多系温热之邪袭肺所致，病变部位主要在肺，病机以痰热交阻、肺失宣肃为主要变化，风热与痰热是本病的中心环节，其传变规律多遵循温病的卫气营血，但亦可出现热毒内陷、逆传心包、蒙蔽心窍、正虚欲脱等变证。

第二节　肺炎的分类

一、解剖学分类

肺炎按病变解剖分类可分为大叶性肺炎（肺泡性肺炎）和小叶性肺炎（支气管性肺炎）。

（一）大叶性肺炎

大叶性肺炎是由肺炎链球菌等感染引起的呈大叶性分布的肺部急性炎症，可为大叶性，也可为节段性。临床上多具有起病急骤、稽留高热、寒战、咳嗽、咯铁锈色痰、胸痛等表现，病情严重者可能伴有气促、发绀、肺实变的体征。病原体先在肺泡引起炎症，经肺泡间孔向其他肺泡扩散，致使整个肺段、肺叶或部分肺段发生炎症改变，通常并不累及支气管，典型者表现为肺实质炎症。X线片上可显示肺泡性或腺泡性、肺段或肺叶的急性炎性实变阴影，呈细小粟粒状、小片状、大片状、肺段性或大叶性分布。

大叶性肺炎的典型病理变化可以分为以下 4 期：充血水肿期、红色肝变期、灰色肝变期以及溶解消散期。充血水肿期一般是发病后第 1~2 天，红色肝变期一般是发病后第 3~4 天，灰色肝变期一般是发病后第 5~6 天，大多会持续 2~3 天，溶解消散期一般见于患病后的 1 周左右。

既往的研究大多认为本病全年散发，其中发病率最高的是冬、春季节。肺炎链球菌感染被视为大叶性肺炎的主要病原体。发病季节上，冬季仍为本病首要高发季节，与此同时秋季发病率已超过春季，成为大叶性肺炎的第二高发季节。

病原体感染上，大叶性肺炎已经不再单由肺炎链球菌感染为主，而是肺炎支原体及其他细菌、病毒所引起的大叶性肺炎不断增多。在发病年龄上，大叶性肺炎正逐渐向低龄化趋势发展，婴幼儿、儿童发病率较前明显增多。与成人相比，小儿大叶性肺炎起病较为隐匿，故极易误诊、漏诊，病原呈现出多样化和多重耐药性，同时容易引发较为严重的并发症，并且疗程较长。大叶性肺炎在临床中常见的并发症有：①中毒性休克：是大叶性肺炎中最为严重的并发症，治疗不当或抢救不及易引起死亡，常见于体质较弱的患儿。②肺肉质变：某些患者机体反应性较低，肺内的中性粒细胞以及巨噬细胞渗出减少，肺内渗出物的纤维素不能被蛋白酶溶解和消除，使得肉芽组织发生机化，多见于肺炎链球菌感染。③肺脓肿及脓胸：受累的肺组织出现坏死及液化后，形成肺脓肿。当出现严重的胸膜病变时，会形成化脓性胸膜炎，甚至脓胸。近年来，随着众多学者的研究发现肺炎支原体感染所引起的大叶性肺炎更容易合并肺外的并发症，可累及消化、循环等系统，病情严重时可导致多个系统功能的损害。④败血症或脓毒败血症：多见于金黄色葡萄球菌感染。当机体的抵抗能力和免疫功能降低时，细菌未得到有效的控制会经血液扩散引发全身败血症和脓毒血症。目前研究者多认为，大量广谱抗生素的使用，会导致抗药性的上升。此外，人口密度、居住环境等因素的改变，也是儿童大叶性肺炎发病率不断上升的重要原因。

（二）小叶性肺炎

小叶性肺炎又被称作支气管肺炎，是一种由杂菌引起以肺小叶为病变单位的灶状急性的化脓性炎症，病原体经支气管入侵，引起细支气管、终末细支气管及肺泡的炎症，常继发于其他疾病，如支气管炎、支气管扩张、上呼吸道病毒感染以及长期卧床的重症患者。X线片上可显示为沿肺纹理影分布的不规则小斑片、小斑点状阴影，边缘密度浅淡而模糊，常累及两肺下叶。其发病率高，发病迅猛，临床表现以发热、气喘、咳嗽等症状为主，严重时会引起呼吸衰竭，威胁到患者的生命安全，好发于寒冷或气温变化季节。

小叶性肺炎多为儿童发病，致病菌中流感嗜血杆菌和肺炎链球菌总占比达到60%以上，同时葡萄球菌也是一种引起肺小叶肺炎的主要细菌之一，而链球菌、大肠埃希菌、铜绿假单胞菌和肺炎杆菌等在婴幼儿肺炎中较少见。该病严重时会侵犯肺小叶，导致上皮细胞脱落，肺泡内充满渗出物并通过肺泡壁蔓延到周围组织，导致毛细支气管腔及肺泡腔阻塞，从而引起肺不张及肺气肿，诱发并发症，严重情况下会威胁到患者的生命安全。

二、病原体分

根据肺炎感染病原体的不同，可大致分为细菌性肺炎、病毒性肺炎、支原体肺炎。

（一）细菌性肺炎

细菌性肺炎的病原体主要包括肺炎链球菌、金黄色葡萄球菌、卡他莫拉菌、流感嗜血杆菌和铜绿假单胞菌等。近年来，随着抗生素的使用，研究者不断发现一些新型耐药菌株，如常见的耐药型肺炎链球菌和耐青霉素型金黄色葡萄球菌。除新生儿外所有年龄组肺炎最常见的细菌病原是肺炎链球菌，肺炎链球菌性肺炎约占细菌性肺炎病例的一半以上。流感嗜血杆菌约占细菌性肺炎病例的20%。细菌通常由肺部吸入，如果身体的其他部位被感染，可以通过血液到达肺部。通常，细菌生活在上呼吸道的某些部位，并不断被吸入肺泡，发生气体交换。一旦进入肺泡，细菌就通过连接毛孔进入细胞间以及相邻的肺泡间。这一入侵触发免疫系统做出反应，白细胞和中性粒细胞到肺部吞噬病原菌。来自周围血管的中性粒细胞、细菌和液体充满肺泡，导致氧运输受损，出现呼吸困难呼吸急促。中性粒细胞吞噬并杀死受感染的细胞，但也释放出导致免疫系统普遍激活的细胞因子。这会导致细菌性肺炎临床表现出发热、寒战和疲劳的症状。细菌可以从肺部传播到血液流（菌血症），并可能导致严重的疾病，如败血症和最终感染性休克，其中低血压导致身体的多个部位，包括大脑、肾脏和心脏受损。它们也可以进入肺和胸壁之间的区域，称为胸膜腔，造成严重的胸部感染和疼痛。

（二）病毒性肺炎

病毒性肺炎临床症状为发热、咳嗽、头痛、胸痛、喘息、乏力、全身酸痛等，严重者可发生呼吸困难甚至呼吸衰竭，听诊背部可闻及细湿啰音。既往观点认为肺炎多为原发性细菌感染，但近年来的研究显示，约40%的肺炎由病毒引起。病毒性肺炎易感人群为儿童、老人、免疫宿主损害者、心肺基础疾病患者。急性呼吸道窘迫综合征、多器官功能障碍综合征等并发症往往成为这些机体抵抗力较差的病毒性肺炎患者重要的致死因素。病毒性肺炎起病缓慢，病程长，预后较差，多合并感染细菌，此时病情往往比较严重，检查肺部有炎症改变。

病毒性肺炎病原体种类多、传染性强、四季均可发病、易感因素多样化、缺乏特效药，难防难控难治，发病率居高不下。目前国内外导致病毒性肺炎的病原体主要包括流感病毒、副流感病毒、冠状病毒、巨细胞病毒、腺病毒、呼吸道合胞病毒、鼻病毒和某些肠道病毒，如柯萨奇、埃可病毒等。

病毒性肺炎四季均可发病，每种病毒都有流行季节，但以冬春季节多见。据统计在北半球1~3月份是甲、乙型流感病毒呼吸道感染的好发季节；7月份和8月份肠道病毒感染好发；8~10月份是副流感型病毒感染好发；而11月份至翌年2月份则是呼吸道合胞病毒以及副流感病毒感染的好发季节。

病毒性肺炎致病病毒传染性强。从传染源到宿主之间有多种途径可以传播，如经空气传播、直接接触传播和间接接触传播等。病毒在空气中可保持分钟的活性，易感者吸入后即能感染，人群越拥挤其传播速度越快。在我国人员流动性大、活家禽市场普遍、好吃野生动物的陋习等诸多因素无疑极大加速了病毒的流行扩散。

（三）支原体肺炎

支原体肺炎又称原发性非典型肺炎。近年来，肺炎支原体感染呈上升趋势，是学龄儿童与青年常见的一种肺炎，婴幼儿也不少见。肺炎支原体是一类缺乏细胞壁、呈高度多形性、能通过滤菌器、且在无生命培养基中能自我复制生长繁殖的最小原核细胞型微生物，目前从人体分离出来且对人类有致病性支原体中的一种。至今，已有 16 种支原体被从人体分离。当机体免疫力下降或一次感染较多肺炎支原体病原菌时可引起肺炎支原体肺炎，它与肺炎衣原体、嗜肺军团菌等非典型病原菌感染引起的肺炎又称"非典型肺炎"，因其感染患者后，表现出的临床症状特征不同于其他细菌引起肺炎的临床症状而得名，其临床表现为剧烈的刺激性干咳、肺部啰音少，且经 β 内酰胺酶抗生素治疗无效，剧烈咳嗽与肺部啰音轻相矛盾，可持续性高热、咳嗽与肺部啰音少相矛盾，虽然持续性高热、咳嗽但是感染中毒症状相对于典型细菌性肺炎较轻，也是矛盾的，故称为非典型肺炎。肺炎支原体的作用机制目前并不十分清楚，近些年来主要倾向于呼吸道上皮细胞吸附损伤、直接侵入和免疫学发病机制等学说。

三、患者群分类

根据患有肺炎人群的不同可大致分为老年肺炎和儿童肺炎。

（一）老年肺炎

随着社会发展和医学的不断进步，全球各国人口老龄化问题日趋严峻，老龄人口增长迅速，预计 2030 年，我国 65 岁及以上人口占比将达 25% 以上，成为全球人口老龄化程度最高的国家，其中 80 岁及以上的高龄老人为人口增长最快的群体；预计 2050 年，社会将进入深度老龄化阶段，全世界 65 岁以上的人口占比将超 30%，≥ 80 岁的老年人数量将是现在的 2 倍以上。由于老年人呼吸道防御能力下降和机体免疫功能的衰退，肺炎已成为老年人的常见疾病之一。而研究表明，无论是在发达国家，还是在发展中国家，肺部感染为导致老年人死亡的主要原因之一。其中，医院获得性肺炎是我国最常见的院内感染形式，也是导致高龄老年人死亡的最常见原因。

临床上青壮年肺炎患者因咳嗽咳痰、发热、白细胞升高等症状较显著及胸部 X 线片呈明显的炎性浸润阴影容易确诊；而老年人肺炎患者多数呈潜伏经过、症状不典型，对于老年肺炎患者，通过详细询问病史、结合临床症状体征，必要的实验室检查，并且充分认识与理解肺炎的病理变化及其反映在胸部 X 线片上的表现，正确鉴别肺炎与肺结核、肺肿瘤等，进行综合分析判断，提高基层医院对老年人肺炎的确诊率，从而使患者得到及时有效治疗。

（二）儿童肺炎

小儿肺炎即肺部炎症，引发炎症的原因又有多种，如感染病原体，或吸入液体类物质，羊水、油类等均可引发肺部炎症，为常见的儿科呼吸系统疾病。在中国的住院儿童中，小儿肺炎是 1 个月—5 岁婴儿死亡的重要原因，严重影响了中国儿童的生命和健康。

根据 WHO 和联合国儿童基金会专家组报告，2010 年全球 5 岁以下儿童肺炎死亡总数约占感染性疾病的 1/3，2015 年全球 5 岁以下儿童肺炎死亡例数为 92 万，2016 年下降为 88 万，其中 98% 来自发展中国家。1996 年中国的儿童肺炎病死率为 11.5%。2015 年为 1.3%。虽然肺炎的病死率逐年下降，但仍是造成 5 岁以下儿童死亡的重要原因之一。由于患儿机体免疫系统薄弱，当炎性反应发展迅速，可累积全身其他组织器官，重症患儿可出现呼吸、循环、神经系统等多系统并发症，严重影响患儿生活质量，甚至威胁患儿生命安全，其中绝大部分儿童肺炎为社区获得性肺炎。儿童肺炎感染病原情况受地域、季节、年龄等多种因素的影响，构成有所不同，且随着时间的推移及抗菌药物的滥用，病原谱发生了一定的变化。近年来，随着肺炎疫苗的大力普及，细菌相关肺炎的发生比例有所下降，而病毒及非典型病原菌感染引起的肺炎有所上升。

肺炎作为儿童时期最常见的疾病之一，具有较高的病死率，严重威胁儿童生命健康。肺炎可有一系列并发症，除肺部并发症外还可有播散性脑炎、肝肾功能损害、荨麻疹、心包炎等其他肺外损害表现。

四、患病环境分类

根据患病环境不同，肺炎可分为医院获得性肺炎和社区获得性肺炎。

（一）医院获得性肺炎

医院获得性肺炎是肺炎按患病环境分类的，又称为医院内肺炎，常常是指患者在入院时未罹患，也不处于发病潜伏期，在住院后 48 小时内发病并表现出相关临床症状的肺实质炎症。随着医疗技术的不断提高，各种侵入性操作和抗生素的运用，有效诊断和治疗患者的同时，也给患者带来了新的问题。

　　医院获得性肺炎近年来发病率逐年上升，有研究表明，医院获得性肺炎已经成为发病率最高的医院内获得性感染。医院获得性肺炎发病在不同年龄段也有所区别，老年患者因体质较弱、呼吸道纤毛排除分泌物能力较差、免疫力低下等导致发病率较年轻人高。多项国内研究结果表明，在我国医院获得性肺炎发病率占院内感染的首位。在一项国内的临床研究中，神经外科患者因脑梗死或颅脑损伤等原因卧床或长期昏迷，易导致医院内获得性肺炎，而重症医学科患者病情严重，常行气管插管或气管切开，易导致医院内获得性肺炎。

　　呼吸机相关性肺炎是指经气管插管或气管切开进行机械通气 48 ~ 72 小时后发生的肺炎，是医院获得性肺炎中最常见的一种类型。呼吸机相关性肺炎在医院获得性肺炎中占重要地位，其中气管插管是医院获得性肺炎的重要危险因素，有报告表明呼吸机相关性肺炎占医院获得性肺炎的 90%，其中 9% ~ 40% 插管患者会发生呼吸机相关性肺炎。美国胸科协会也报告预防医院获得性肺炎发生的重要措施是尽量做到避免插管和再插管。

　　长期以来，国内医院获得性肺炎感染病原体以革兰阴性菌为主。随着抗生素的广泛使用，医院获得性肺炎病原体的构成发生了巨大变化。20 世纪 90 年代医院获得性肺炎感染主要病原体依次为铜绿假单胞菌（20.6%）、肺炎克雷白杆菌（10.1%）、金黄色葡萄球菌（5.9%）、大肠埃希菌（5.9%）、不动杆菌（4.6%）、嗜麦芽窄食单胞菌（1.7%）。2012 年一项在国内不同城市的 13 家教学医院进行的关于医院获得性肺炎微生物学及临床特点的调查研究显示，病原体依次是鲍曼不动杆菌（30%）、铜绿假单胞菌（22%）、金黄色葡萄球菌（13.4%）、肺炎克雷白杆菌（9.7%）、其他革兰阳性菌和白色念珠菌。鲍曼不动杆菌已取代铜绿假单胞菌成为最主要的病原菌，金黄色葡萄球菌所占比例亦有所升高。2013 年湘雅医院进行了一项回顾性研究证实了这一观点。国外近年医院获得性肺炎感染病原菌主要是金黄色葡萄球菌、铜绿假单胞菌、肺炎克雷白杆菌、大肠埃希菌、鲍曼不动杆菌，其中金黄色葡萄球菌位居首位（50% 以上为耐甲氧西林金黄葡萄球菌），但鲍曼不动杆菌感染所占比例明显较我国低。其他的病原菌如嗜麦芽窄食单胞菌、沙雷氏菌、变形杆菌及社区获得性肺炎中常见的肺炎链球菌、流感嗜血杆菌在医院获得性肺炎中占比例很小。肠球菌、棒状杆菌属、莫拉氏菌属为少见病原体。

（二）社区获得性肺炎

　　社区获得性肺炎是指可由细菌、病毒、非典型病原、真菌及寄生虫等引起的，在医院外罹患的感染性肺实质（含肺泡壁即广义上的肺间质）炎症，包括具有明确潜伏期的病原体感染而在入院后平均潜伏期内发病的肺炎。社区获得性肺炎在世界范围内病死率高，以社区获得性肺炎为代表的下呼吸道感染居全球范围内病死率第 4 位。全球每年有大约 320 万人死于社区获得性肺炎，在美国感染性所致死亡疾病中居首位，超过了其他感染性疾病，包括肺结核、艾滋病和疟疾等。肺炎也是引起阿尔茨海默病、肺癌和慢性阻塞性肺病死亡的直接原因。在亚洲一项研究中报道，社区获得性肺炎在亚洲的死亡率高达 7.3%。在美国，社区获得性肺炎每年约有 200 万患者就诊，是住院最常见的原因之一。英国每年住院治疗的社区获得性肺炎患者占总人口数的 0.1% 以上，中欧和东欧国家社区获得性肺炎的死亡率一般比西欧国家更高。我国上海地区的研究显示，成人社区获得性肺炎年发病率为 0.35%。由此可见，社区获得性肺炎发病率及病死率高，应引起全球学者重视。

引起社区获得性肺炎的病原体比较复杂，常见病原包括细菌（肺炎链球菌、流感嗜血杆菌、大肠埃希菌、卡他莫拉菌、鲍曼不动杆菌、金黄色葡萄球菌、肺炎克雷白杆菌等）和非典型病原体（支原体、衣原体等）和病毒（包括流感病毒、小核糖核酸病毒、呼吸道合胞病毒、副流感病毒、腺病毒）。既往研究显示，肺炎链球菌在社区获得性肺炎的病原学中占有主要地位，欧洲大规模研究结果显示，肺炎链球菌占所有病原体阳性的 30% 左右。后来，随着对非典型病原体的重视及检测方法的改进，非典型病原体在社区获得性肺炎中检出的比例不断增高。近年来，由于社会人口老龄化、免疫损害宿主增加及病原体的演变，革兰阴性菌如肺炎克雷白杆菌等在社区获得性肺炎中占有优势地位。其中，肺炎克雷白杆菌为主要致病菌，其次是肺炎链球菌、鲍曼不动杆菌和大肠埃希菌等。除了细菌和非典型病原体外，病毒具有易变性、传播能力强等特征，成为突发新发呼吸道传染病的主要病原体，其发病率近几年来呈升高的趋势，由于检测技术的限制，社区获得性肺炎的病毒病原引起的社区获得性肺炎的发病率被严重低估。2001 年首次报道的偏肺病毒，现在经常被确定为导致社区获得性肺炎的前 6 种病原体之一，虽然它通常引起的临床症状较轻，但是已经报道了偏肺病毒肺炎的致死病例。

五、其他

过敏性肺炎

过敏性肺炎也称为外源性过敏性肺泡炎，是易感的个体反复暴露于环境抗原，由Ⅲ型和Ⅳ型变态反应介导的临床表现、严重程度和自然病程各异的一组复杂的临床综合征。过敏性肺炎曾经被认为是一种罕见疾病，随着研究的深入，目前认识到过敏性肺炎是一种普遍存在的呼吸疾病，并在全球范围内产生重大的疾病负担。过敏性肺炎常见的致敏物质有 6 大类：细菌、真菌、动物蛋白、植物蛋白、低分子化学物质和金属，而鸟类相关抗原和微生物抗原是最容易致病的。

过敏性肺炎可分为急性、亚急性和慢性 3 种类型，但目前普遍认为 3 种类型在临床症状上有交叉重叠，所以也有学者认为亚急性过敏性肺炎较难界定。急性过敏性肺炎是敏感个体接触大量过敏原的急性反应，在接触 4~6 小时后，出现发热、寒战、头痛及肌肉酸痛等流感样症状，部分患者可伴有呼吸道症状，如咳嗽、胸闷和呼吸困难，6~24 小时达高峰，数小时或数天后上述症状缓解，但如果重新暴露于过敏原，症状会复发。亚急性过敏性肺炎起病隐袭，通常是由于较长时间低剂量暴露于过敏原所致，症状有咳嗽、呼吸困难、疲劳以及消瘦，病情呈逐渐进展趋势，通常会持续数周至数月，持续性咳嗽和呼吸困难，即使脱离过敏原也通常需要应用激素治疗，如果不经治疗，可能会发展为慢性过敏性肺炎。慢性过敏性肺炎病程往往持续数月至数年，是长期少量反复接触过敏原的结果，表现为缓慢进展的疲劳、消瘦、咳嗽、劳力性呼吸困难，脱离过敏原只能得到部分缓解，需要进行激素治疗。严重病例可以有杵状指，并且可能发展为终末期肺纤维化和肺动脉高压，预后较差，死亡率增加。由于慢性过敏性肺炎发病隐匿和缺乏急性发作表现，所以经常会被误诊为其他类型的间质性肺疾病，尤其是特发性肺纤维化。

参考文献

[1] Lozano R，Naghavi M，Foreman K，et al. Global and regional mortality from 235 causes of death for 20 age groups in 1990 and 2010：a systematic analysis for the Global Burden of Disease Study 2010. [J]. Lancet，2016，380（9859）：2095-2128.

[2] Shi T，Denouel A，Tietjen AK，et al. Global and regional burden of hospital admissions for pneumonia in older adults：a systematic review and meta-analysis.[J].J Infect Dis，2019，222（7）：S570-S576.

[3] Rider AC，Frazee BW. Community-acquired pneumonia[J]. Emerg Med Clin North Am，2018，36（4）：665-683.

[4] Lee MS，Oh JY，Kang CI，et al. Guideline for antibiotic use in adults with community-acquired pneumonia [J]. Infect Chemother，2018，50（2）：160-198.

[5] 中华医学会儿科分会呼吸学组，中华儿科杂志编辑委员会，儿童社区获得性肺炎管理指南（2013年修订）（上）[J]. 中华儿科杂志，2013，51（10）：745-752.

[6] 郝兵. 基于深度学习的肺炎检测方法研究 [D]. 北京工业大学，2019.

[7] Rudan I，Boschi-Pinto C，Biloglav Z，et al. Epidemiology and etiology of childhood pneumonia [J]. Bull World Health Organ，2008，86（5）：408-416.

[8] 钟莹. 儿童肺炎病原学临床特点回顾性分析 [D]. 南昌大学，2019.

[9] 邱虹，王卫彪，李岱，等. 老年社区获得性肺炎患者的病原菌种类及其耐药情况分析 [J]. 中华老年医学杂志，2018，37（12）：1365-1368.

[10]付伟，辛丽云，陈乾华.乙酰半胱氨酸溶液雾化吸入对 COPD 患者免疫功能及肺功能的影响 [J]. 实用药物与临床，2019，22（6）：597-600.

[11]Pieralli Filippo, Vannucchi Vieri, De Marzi Giulia, et al. Performance status and in-hospital mortality of elderly patients with community acquired pneumonia.[J]. Internal and emergency medicine，2018，13（4）：501-507.

[12]吕英.五运六气、六经辨证在儿科临床中的运用 [J].中国中西医结合儿科，2009（10）：440-442.

[13]苏颖，王利锋，刘派.五运六气医案评析 [M].北京：人民卫生出版社，2017：2.

[14]黄帝内经·素问 [M].上海：上海科学技术出版社，1990：34.

[15]黄涛，李坚，文玉冰.李阳波五运六气讲记 [M].北京：中国医药科技出版社，2012：225.

[16]刘力红，唐农，刘方.开启中医之门 [M].北京：中国中医药出版社，2004：92.

[17]黄仰模.金匮要略讲义 [M].北京：人民卫生出版社，2003：153.

[18]李建生.中医临床肺脏病学 [M].北京：人民卫生出版社，2015：419-421.

[19]朱文锋.中医内科疾病诊疗常规 [M].长沙：湖南科学技术出版社，1999：272-274.

[20]吴承玉.现代中医内科学诊断治疗学 [M].北京：人民卫生出版社，2001：661-675.

[21]刘延祯，李红.中西医结合呼吸病学 [M].兰州：甘肃科学技术出版社，2009：689-671.

[22]陆再英，钟南山.内科学 [M].7 版.北京：人民卫生出版社，2012：17-18.

[23]徐定元.老年人肺炎 52 例 X 线表现分析 [J].基层医学论坛，2020，24（26）：3803-3804.

[24]胡亚美，江载芳.诸福棠实用儿科学 [M].7 版.北京：人民卫生出版社，2003：1174—1295.

[25]贺国平，金伯平，王晓明，等.438 例肺炎支原体肺炎患儿临床及肺外并发症分析 [J].临床儿科杂志，2005，23（10）：723-726.

[26]Quinton LJ, Walkey AJ.Mizgerd JP.Integrative Physiology of Pneumonia[J]. Physiol Rev，2018，98（3）：1417-1464.

[27]Braun U, Gerspach C, Brammertz C. The frequency of abnormal ultrasonographic findings in the lungs of 129 calves with bronchopneumonia[J]. Schweiz Arch Tierheilkd，2018，160（12）：737-741.

[28]周颖，宋文琪.脓毒血症、细菌性肺炎患儿全血炎症损伤标志物水平变化及意义 [J].山东医药，2016，56（20）：54-55.

[29]Girish，B，Nair，等.Community-Acquired Pneumonia: An Unfinished Battle[J]. Medical Clinics of North America，2011.

[30]Sharma S, Maycher B, Eschun G. Radiological imaging in pneumonia: recent innovations.[J]. Current Opinion in Pulmonary Medicine，2007，13（3）：159-169.

[31]李丽娜，张英芝.儿童细菌性肺炎病原菌的临床分析 [J].临床肺科杂志，2012，17（01）：172+174.

[32]吴旭耀，沈彩燕，顾玲萍.儿童细菌性肺炎的病原菌及耐药分析 [J].中华医院感染学杂志，2011，21（10）：2124-2126.

[33]余如瑾，唐光华，姜良铎.浅谈中医防治呼吸道病毒感染性疾病的辨治及研究思路 [J].中国中医药信息杂志，2003，10（7）：79-80.

[34]陈激珠，林果为.实用内科学 [M].13 版.北京：人民卫生出版社，2010.

[35]刘杨、张泓.肺炎支原体的临床生物学特征[J].中华儿科杂志，2016，54（02）：88-90.

[36]Gendrel D, Raymond J, Moulin F, et al. Etiology and response to antibiotic therapy pf community-acquired pneumonia in French children[J]. Eur J Clin Microbiol Infect Dis 1997, 16: 388-391.

[37]辛德莉，李贵，李靖，等.北京地区肺炎支原体肺炎的流行状况[J].实用儿科临床杂志，2006，21（16）：1054-1055.

[38]Feng ZM, Cheng W, Zhou ZF, et al. The analyses of Mycoplasma pneumoniae antibody test results in patients with respiratory tract infection[J]. Zhonghua Shi Yan He Lin Chuang Bing Du Xue Za Zhi. 2011, 25 (2): 137-139.

[39]Touati A, Pereyre S, Bouziri A, et al. Prevalence of Mycoplasma pneumoniae-associated respiratory tract infections in hospitalized children: results of a 4-year prospective study in Tunis.[J]. Diagnostic Microbiology & Infectious Disease, 2010, 68(2): 103-109.

[40]N Petrosillo, Cataldo M-A, Pea F. Treatment options for community-acquired pneumonia in the elderly people[J]. Expert Rev Anti Infect Ther, 2015, 13(4): 473-485.

[41]N Ikeda, Aiba M, Sakurai T, et al. Death in geriatric pneumonia patients[J]. Nihon Ronen Igakkai Zasshi, 2011, 48(3): 282-288.

[42]Micek S T, Chew B, Hampton N, et al. A Case-Control Study Assessing the Impact of Nonventilated Hospital-Acquired Pneumonia on Patient Outcomes[J]. Chest, 2016: 1008-1014.

[43]徐定元.老年人肺炎52例X线表现分析[J].基层医学论坛，2020，24（26）：3803-3804.

[44]陈湘宇.清肺饮联合抗生素治疗小儿肺炎喘嗽（风热闭肺证）30例临床观察[D].长春中医药大学，2019.

[45]中华医学会儿科学分会.儿科呼吸系统疾病诊疗规范[M].人民卫生出版社，2015.

[46]Watkins K, Sridhar D. Pneumonia: a global cause without champions[J]. Lancet, 2018, 392(10149): 718-719.

[47]Berti E, Galli L, de Martino M, et al. International guidelines on tackling community-acquired pneumonia show major discrepancies between developed and developing countries[J]. Acta Paediatr, 2013, 102 (465): 4-16.

[48]Silaba M, Ooko M, Bottomley C, et al. Effect of 10-valent pneumococcal conjugate vaccine on the incidence of radiologically-confirmed pneumonia and clinically-defined pneumonia in Kenyan children: an interrupted time-series analysis[J]. Lancet Glob Health. 2019 Mar; 7(3): e337-e346.

[49]Zar HJ, Polack FP. Childhood pneumonia: the role of viruses[J]. Thorax, 2015: thoraxjnl-2015-207320.

[50]Kakihana Y, Ito T, Nakahara M, et al. Sepsis-induced myocardial dysfunction: pathophysiology and management[J]. Journal of Intensive Care, 2016, 4(1): 22.

[51]Tadyanemhandu C, Mukombachoto R, Nhunzvi C, et al. The prevalence of pulmonary complications after thoracic and abdominal surgery and associated risk factors in patients admitted at a government hospital in Harare, Zimbabwe-a retrospective study[J]. perioperative Medicine, 2017, 6(1): 11.

[52]Waites K B, Xiao L, Liu Y, et al. Mycoplasma pneumoniae from the Respiratory Tract and Beyond[J]. Clinical Microbiology Reviews, 2017, 30(3): 747-809.

[53] Metersky M L，Wang Y，Klompas M，et al. Trend in Ventilator-Associated Pneumonia Rates Between 2005 and 2013[J]. JAMA，2016.

[54] 吴凡，赵淑好，韩秋凤，等.我院神经科医院获得性肺炎 237 例危险因素分析 [J]. 福建医药杂志，2017，39（04）：150-152.

[55] 汤琳民，楼娟花，胡瑱臻. ICU 医院获得性肺炎感染病原菌耐药性及危险因素分析 [J]. 实用药物与临床，2016，19（03）：367-370.

[56] 刘蕴婷，林冠文，方晓琳等. 医院获得性肺炎的流行病学调查分析 [J]. 齐齐哈尔医学院学报，2015，36（14）：2126-2127.

[57] Niederman M S，Craven D E. Guidelines for the management of adults with hospital-acquired，ventilator-associated，and healthcare-associated pneumonia.[J]. American Journal of Respiratory & Critical Care Medicine，2005，171（4）：388.

[58] 刘又宁，曹彬，王辉，等.中国九城市成人医院获得性肺炎微生物学与临床特点调查 [J]. 中华结核和呼吸杂志，2012（10）：739-746.

[59] Enne VI，Personne Y，Grgic L，et al. Aetiology of hospital-acquired pneumonia and trends in antimicrobial resistance[J]. Current Opinion in Pulmonary Medicine，2014，20（3）：252-258.

[60] Zhang X，Wang R，Di X，et al. Different microbiological and clinical aspects of lower respiratory tract infections between China and European /American countries[J]. Journal of thoracic disease，2014，6（2）：134.

[61] 胡必杰，何礼贤，张杏怡等.我国医院内肺炎流行病学现状：20 世纪 90 年代发表论文的荟萃分析 [J]. 中华医院感染学杂志，2001，11（3）：117-180.

[62] 李茉莉，潘频华，胡成平，等.呼吸 ICU 医院获得性肺炎的病原学分布与致病菌耐药性的变迁 [J]. 中南大学学报，2013，38（3）：251-257.

[63] 贾军，祁惠燕，李生梅，等.医院获得性下呼吸道感染病原菌监测与危险因素分析 [J]. 中华医院感染学杂志，2014，24（5）：1149-1151.

[64] Quartin AA，Scerpella EG，Puttagunta S，et al. A comparison ofmicrobiology and demographics among patients with healthcare-associated，hospital-acquired，and ventilator-associated pneumonia：a retrospective analysis of 1184 patients from a large，international study[J]. BMC infectious Diseases，2013，13（1）：561.

[65] Lozano R，Naghavi M，Foreman K，et al. Global and regional mortality from 235 causes of death for 20 age groups in 1990 and 2010：a systematic analysis for the Global Burden of Disease Study 2010[J]. The lancet，2012，380（9859）：2095-2128.

[66] Kochanek KD，Murphy SL，Xu J，T，et al. Deaths：Final Data for 2014[J]. Natl Vital Stat Rep ，2016，65：1-122.

[67] Sharafkhaneh A，Spiegelman A M，Main K，et al. Mortality in Patients Admitted for Concurrent COPD Exacerbation and Pneumonia[J]. COPD：Journal of Chronic Obstructive Pulmonary Disease，2017，14（1）：23-29.

[68] Song J H，Oh W S，Kang C I，et al. Epidemiology and clinical outcomes of community-acquired pneumonia in adult patients in Asian countries：a prospective study by the Asian network for surveillance of resistant pathogens[J]. International journal of antimicrobial agents，2008，31（2）：107-114.

[69]Kronman MP, Hersh AL, Feng R, et al. Ambulatory visit rates and antibiotic prescribing for children with pneumonia, 1994-2007[J]. Pediatrics, 2011, 127(3): 411-418.

[70]Tichopad A, Roberts C, Gembula I, et al. Clinical and economic burden of community-acquired pneumonia among adults in the Czech Republic, Hungary, Poland and Slovakia[J]. PloS one, 2013, (8): 71375.

[71]程克文，周世彦，马佳韵，等.上海市宝山区门诊成人社区获得性肺炎的流行病学特征 [J]. 医学临床研究，2009，26（8）：1385-1387.

[72]Committee for the Japanese Respiratory Society Guidelines for the Management of Respiratory Infections. The Japanese Respiratory Society guidelines for the management of community-acquired pneumonia in adults[J]. Respirology, 2006, 11: 79-133.

[73]黄海辉，张婴元，黄绍光，等.上海地区社区获得性肺炎的病原学调查 [J]. 中国抗感染化疗杂志，2003，3（6）：321-324.

[74]Niederman M S, Mandell L A, Anzueto A, et al. Guidelines for the management of adults with community-acquired pneumonia: diagnosis, assessment of severity, antimicrobial therapy, and prevention[J]. American journal of respiratory and critical care medicine, 2001, 163(7): 1730-1754.

[75]刘向欣.唐山地区成人社区获得性肺炎致病菌流行病学调查 [J]. 天津医药，2013（12）：1160-1164.

[76]Van den Hoogen B G, de Jong J C, Groen J, et al. A newly discovered human pneumovirus isolated from young children with respiratory tract disease[J]. Nature medicine, 2001, 7（6）：719.

[77]Ohshimo S, Bonella F, Guzman J, et al. Hypersensitivity pneumonitis[J]. Immunol Allergy Clin North Am, 2012, 32(4): 537-556.

[78]Fishwick D. New occupational and environmental causes of asthma and extrinsic allergic alveolitis[J]. Clin Chest Med, 2012, 33(4): 605-616.

[79]Lacasse Y, Girard M, Cormier Y. Recent advances in hypersensitivity Pneumonitis[J]. Chest, 2012, 142（1）：208-217.

[80]Lacasse Y, Girard M, Cormier Y. Recent advances in hypersensitivity pneumonitis [J]. Chest, 2012, 142（1）：208-217.

[81]罗本涛，宇小婷，易祥华.外源性过敏性肺泡炎 21 例病理和临床分析 [J]. 同济大学学报（医学版），2015，36（3）：63-67.

[82]Paolo S, Athol UW, Harold RC. Pharmacological treatment of idiopathic pulmonary fibrosis: an update [J]. Drug Discov Today, 2015, 20(5): 15-27.

（张　林）

第二章　肺炎的病因及发病机制

第一节　西医病因及发病机制

一、大叶性肺炎

大叶性肺炎是由不同病原体感染引起的、呈大叶性分布的肺部急性炎症。既往，在临床上，大叶性肺炎多由肺炎链球菌引起，故又名肺炎球菌肺炎。随着时代的变迁和抗生素的广泛应用、耐药菌株的增多和临床检查技术的提高，大叶性肺炎的流行趋势及病原学发生了改变。由肺炎链球菌等细菌感染引起的大叶性肺炎现在已明显减少，而由肺炎支原体、肺炎衣原体等非典型病原体引起的大叶性肺炎则逐年增多。

大叶性肺炎的病理变化以肺泡炎为主，一般多局限于 1 个肺叶，偶可同时发生于几个肺叶，其中以右肺上叶或左肺下叶最为多见。主要原因在于右肺支气管较左侧粗，且又短又直，病菌更容易进入右肺内，而右下肺与上肺及中肺比较，由于重力原因，带菌痰液更易流入且不易排出，从而导致右下肺发生病变的概率增高。

大叶性肺炎一般按其病程发展的病理特点分为 3 个阶段：红色肝变期，灰色肝变期，消散期。在第一阶段，肺叶显著充血，并很快在肺泡内出现大量肺炎链球菌、纤维素渗出物。在第二阶段，肺泡内红细胞逐渐消失，但开始出现网状纤维素，少量中性粒细胞和大量红细胞附于其上，肺叶由红色转为灰色。到第三阶段后，蛋白溶解酶被激活，渗出物中的纤维被溶解。

大叶性肺炎主要有细菌性大叶性肺炎、支原体感染性大叶性肺炎、病毒感染性大叶性肺炎 3 类。

（一）细菌性大叶性肺炎

此种类型的大叶性肺炎的主要致病细菌为肺炎链球菌。肺炎链球菌存在于约半数的健康人的呼吸道中，所以肺炎链球菌性大叶性肺炎是典型的机会性感染疾病。主要病理改变为肺泡的弥漫渗出性炎症和实变。通常机体在免疫功能低下如受寒、过度疲劳、醉酒、感冒、糖尿病等的情况下，呼吸道防御功能被削弱，细菌侵入肺泡，通过变态反应使肺泡壁毛细血管通透性增强，浆液及纤维素渗出，富含蛋白的渗出物中细菌迅速繁殖，并通过肺泡间孔或细支气管向邻近肺组织蔓延，波及一个肺段或整个肺叶，引起纤维素渗出性炎症。

在阐述该疾病的发病机制时，我们常用机体免疫力的降低来解释。梁媛等则给出了另一角度的推理，即：病原体的感染依赖于人体内其所适应的繁殖条件的形成。由于所处的微生态环境的平衡，这些病原体的繁殖处于抑制状态。大叶性肺炎的患者发病时普遍存在体温降低的情况（淋雨、受寒、深度麻醉等），如此来看，体温降低更可能是导致肺炎链球菌快速繁殖的原因。而机体随后的发热反应则是通过升高温度抑制细菌增殖的防御行为。另一种可能的解释是，根据正常状态下呼吸道寄生的肺炎球菌处于增殖不活跃的冬眠状态，相对长寿。长寿的生物繁殖力低，这是生物圈的普遍规律。体温的突然降低打破了这种状态。这或许源于这种应激状态导致的免疫活性的改变对肺炎球菌的刺激。我们常用免疫机制和病原体的增殖平衡来理解感染性疾病的发生，认为免疫机能的降低导致了病原体的无度繁殖。

（二）支原体感染性大叶性肺炎

以贾占文的研究为例，大叶性肺炎在病原学上感染率最高的是肺炎支原体（MP），其次分别为肺炎链球菌、金黄色葡萄球菌、肺炎克雷白杆菌、血液链球菌、粪肠球菌、嗜血流感杆菌。支原体感染性大叶性肺炎多发于 3 岁以上儿童，其可能原因为：①3 岁以下儿童接触外界较少，感染支原体机会相对较少。②3 岁以上儿童多已入托或入学，更容易交叉感染到支原体。③婴幼儿感染支原体后，体内产生特异性抗体效价较低，故临床症状、体征较轻，恢复快；随着年龄的增长，反复支原体感染，特异性抗体效价升高，故年长儿症状、体征较婴幼儿明显。若反复感染 MP 可刺激免疫细胞的增殖，最终引起气道高反应性和慢性炎症，并有可能进一步发展为哮喘。

支原体肺炎（MPP）的发病机制倾向于肺炎支原体直接侵入呼吸道上皮细胞和免疫紊乱两种学说。多数研究认为 MPP 的发病原因与机体免疫调节相关。MPP 的发生为机体体液免疫、细胞免疫及相关炎症因子共同作用的结果，MP 表面附属细胞器顶部膜蛋白为引发感染的主要致病因子，可吸附纤毛上皮细胞受体，其一方面可直接分泌毒性物质，损害上皮细胞，破坏呼吸道黏膜清除功能；另一方面，MP 表面抗原刺激机体产生相应的免疫应答，过度的炎症因子的产生导致感染部位损伤引发不同范围的肺部炎症改变。MP 表面抗原可激活补体及体液免疫系统，B 淋巴细胞分泌免疫球蛋白，可与抗原特异性结合，发挥免疫效应。T淋巴细胞亚群在机体细胞免疫机制中发挥重要作用，MP作为特异性抗原可激活自身T淋巴细胞分化并破坏T淋巴细胞亚群的比例，导致机体免疫调节机能的紊乱。补体为机体的非特异性免疫系统，在感染初期即可发挥其非特异性保护作用，补体系统在MPP病程中可发挥连锁效应，促进机体对病原体的杀伤作用。但另一方面，补体结合免疫复合物后可产生大量中性趋化因子，这些因子可进入感染部位，造成组织的免疫损伤及多系统的损害，表现为局部或大片状的肺部损伤。在MPP的发病过程中，细胞因子网络在炎性反应过程中占据重要位置，当肺部感染后，细胞因子及趋化因子可被激活并吸引中性粒细胞在肺组织聚集，另外，细胞因子可诱导静止期中性粒细胞，引起细胞激活并提高其反应性。在正常状态下，细胞因子的增多对肺部感染具有保护性及自限性，但细胞因子应则可导致有害的炎症反应，造成组织损伤。

病原感染时，肺局部抗感染能力增强，极易出现较大的炎性病灶，可出现为一叶或多叶。MP可引起神经、消化、血液、心血管及皮肤肌肉、关节等器官疾病，并发消化系统、神经系统、循环系统等其他系统病变，严重者可危及生命，这是由于MP可通过血行到达肺外器官肺炎支原体抗原与人心、肺、肝、脑、肾及平滑肌组织存在相同抗原，当肺炎支原体感染机体后可产生相应组织的自身抗体，并形成免疫复合物，引起肺外的其他靶器官病变。

（三）病毒感染性大叶性肺炎

林琴等在2005年就曾提出，大叶性肺炎的病因不单是肺炎链球菌，而是支原体、病毒和副流感嗜血菌等多种病原体的混合感染；刘春艳等报道，病毒感染以腺病毒、呼吸道合胞病毒、副流感病毒、流感病毒为主。

1. 腺病毒（ADV）

ADV是DNA病毒，主要在咽部、眼结膜及淋巴组织繁殖，易引起婴幼儿呼吸道（尤其是下呼吸道）感染，亦可引起大叶性肺炎。幼儿孕妇和免疫低下的患者感染后可出现明显的症状，严重者可危及生命。ADV肺炎的病程中往往同时合并其他病原体感染，导致病情加重，病程延长。腺病毒感染多集中在冬、春季节。感染后可潜伏于淋巴组织、肾实质或其他组织，在免疫抑制状态下感染可被激活，各血清型可导致不同疾病。

2. EB病毒

EB病毒是一种常见的人类疱疹病毒，其感染在小儿时期非常普遍，可累及全身各个系统，诱发多种疾病，非典型EBV感染以呼吸道感染为主。考虑是否存在因EBV在咽部上皮细胞繁殖复制后，呈现隐性感染，并减弱了呼吸道黏膜上皮细胞的屏障功能，容易引起多种常见呼吸道致病菌侵袭感染，尤其多见于机体免疫力相对较低时。

二、细菌性肺炎

细菌性肺炎是最常见的肺炎，也是最常见的感染性疾病之一，它主要包括肺炎链球菌、金黄色葡萄球菌、肺炎克雷白杆菌、流感嗜血杆菌、铜绿假单胞菌等肺炎，多起病比较急骤，除咳嗽、咯痰、胸痛等呼吸道症状外，还伴有系统性炎症反应，尤对儿童及老年人健康威胁较大。

（一）易感人群

1. 儿童

细菌是小儿感染性肺炎最常见的病因，严重者可导致心力衰竭、多器官功能受损。小儿细菌性肺炎的病原菌多为细菌、病毒、衣原体、支原体、立克次体、真菌和寄生虫等，其中以细菌最为常见，多由体重低、呼吸中枢及呼吸器官发育不成熟、肺表面活性物质少、免疫功能低下等原因造成，易产生呼吸衰竭、心力衰竭等并发症。由于儿童机体内菌群结构尚未完善，受感染后容易发生正常菌群失调和条件致病菌繁殖，极易发生呼吸道感染。

新生儿细菌性肺炎可发生在产前、产时或产后，病原菌的分布随感染途径不同而有所差别。由于免疫系统发育不完善，机体抵抗力较差，胎膜早破至分娩以及分娩后时间是导致新生儿感染的重要环节。产前感染性肺炎的病原菌以肺炎克雷白杆菌、鲍曼不动杆菌、大肠埃希菌多见，产时感染性肺炎的病原菌以肺炎克雷白杆菌、大肠埃希菌多见，而产后感染性肺炎的病原菌主要为肺炎克雷白杆菌、阴沟肠杆菌、大肠埃希菌、金黄色葡萄球菌、铜绿假单胞菌。从病原菌的分布情况可以看出产前及产时感染性肺炎的病原菌以革兰阴性杆菌为主，尤其是孕母阴道内的常见细菌，而产后感染性肺炎的病原菌中条件致病菌明显增多。出于院外滥用抗生素等因素、条件致病菌如大肠埃希菌、肺炎克雷白杆菌成为新生儿细菌性肺炎的主要致病菌。

目前认为小儿气管、支气管管腔狭窄，黏液分泌少，纤毛运动差，肺弹力组织发育差，血管丰富，易于充血，间质发育旺盛，肺泡数少，肺含气量少，易被黏液阻塞，且免疫功能尚未充分发育皆为儿童发病的重要原因。此外，细菌性肺炎的治疗常出现抗菌药物滥用现象，造成肺炎致病菌的耐药率升高，扰乱了微生态平衡，促进条件致病菌生长繁殖，给临床治疗增加了难度。

随着抗菌药物的广泛使用，细菌性肺炎病原体从外源性致病菌向内源性致病菌转变，重症肺炎、难治性肺炎有增多趋势，因此对病原菌种类以及药物敏感情况进行监测对于提高临床疗效非常重要。

2. 老年人

老年细菌性肺炎的发生发展及转归和患者的机体免疫功能关系密切。细菌性肺炎采用适当的抗生素治疗一定疗程后，多可治愈。老年人基础疾病多，脏器老化，抵抗力差，且大多数人长期使用抗生素，对抗菌药物有较高的耐药性，容易患细菌感染性肺炎。老年肺炎严重影响老年人的生活质量和寿命且病死率高，是老年慢性阻塞性肺病及肺癌死亡的主要诱因，也是住院患者的主要并发症。

感染细菌机体后，细胞免疫是机体抗细菌感染的主要免疫反应。由于老年人的免疫力普遍偏低，使其容易患细菌感染性疾病，且患者感染后感染因素对患者的细胞免疫功能也具有抑制作用，因此老年肺炎患者的病情较重，病情常易迁延。白细胞介素 -2 在患者体内分泌水平较低，淋巴细胞间的信息传递频率降低，进而影响到淋巴细胞的增殖与分化，例如 T 细胞增殖能力降低，T 淋巴细胞随着胸腺细胞的减少而减少，且 T 淋巴细胞的增殖力和免疫活性也下降，亚群比例和表型发生变化，有 T 淋巴细胞产生的细胞因子的发挥免疫效应的功能也明显下降。

（二）细菌性肺炎分类

临床上细菌性肺炎主要有流感病毒继发细菌性肺炎和器官移植引发的肺炎。

1. 流感病毒继发细菌性肺炎

细菌性肺炎是流行性感冒（简称流感）重症患者最常见的并发症，多为继发细菌感染形成的肺炎，也是流感防治中使用抗生素的主要原因。继发细菌肺炎也是罹患流感后，发生危重症的主要原因。多种致病菌，如肺炎链球菌、流感嗜血杆菌等均是人上呼吸道正常定植菌群，在呼吸道黏膜免疫屏障作用下多数人呈无症状感染或携带。研究发现，流感病毒可通过多种途径和方式来削弱或抑制宿主的先天性免疫应答，增加细菌向下呼吸道侵袭的易感性并加快细菌性肺炎进展。

流感病毒在上呼吸道通过降低纤毛摆动频率、减缓呼吸道黏膜分泌液流动速率等破坏呼吸道清除病原体的首道屏障，同时，也能导致呼吸道小气管分泌释放纤维蛋白和黏蛋白，引起局部黏膜充血和水肿，并阻塞呼吸道。受感染的呼吸道黏膜发生变形、脱落和坏死，又进一步影响下呼吸道黏液分泌和纤毛的功能，促进下呼吸道细菌繁殖。此外，流感病毒还能破坏肺泡壁上皮细胞和毛细血管内皮细胞，导致肺泡间隔增厚并影响正常气体交换，进一步降低肺的清菌能力。

流感病毒在表面蛋白——血凝素（Hem Agglutinin，HA）与神经氨酸酶（Neur Aminidase，NA）的作用下进入细胞并大量复制。HA 蛋白和 NA 蛋白能够改变受感染细胞的表面蛋白受体,为细菌的黏附提供结合位点;部分受感染的呼吸道纤毛细胞发生脱落和死亡,上皮细胞和基底细胞层功能受损并被破坏,导致多种细菌结合位点暴露。细菌通过表达多种毒力因子与基底细胞黏附位点或细胞外纤连蛋白结合,造成呼吸道细菌的大量繁殖。另外,流感 NA 蛋白具有酶活性,除了裂解细胞表面唾液酸糖基部增加细菌黏附受体外,还能破坏具有细菌诱饵受体功能的唾液酸黏蛋白。在流感免疫应答中,机体产生并上调包括血小板活化因子受体(Platelet Activating Factor Receptor,PAF-R)在内的多种细菌黏附受体。同时,呼吸道恢复期的愈合部位也能为细菌的黏附提供结合位点。肺泡巨噬细胞(AM)、中性粒细胞(PMN)、自然杀伤细胞(NK)和树突细胞(DCs)等免疫细胞构成了人体抵抗细菌侵袭的第二道防线,它们通过吞噬、趋化反应以及胞内杀伤等作用来清除病原体,并同时招募多种细胞因子和趋化因子来加强清除。

正常情况下,宿主免疫系统可通过识别病原体表面的模式识别受体(Pattern Recognition Receptors,PRRs)来介导免疫应答。在继发感染过程中,流感和细菌免疫激活通路和信号转导分子非常相似,因而有研究认为流感的初始感染能导致细菌 PRRs 持续性的脱敏,正常的细菌识别功能和免疫应答持续性抑制数周或数月,继而增加细菌继发感染的风险。

由于免疫过程是一个复制的动态变化过程,迄今为止流感对免疫调节方面的影响并没有得到统一的结论,目前仍需收集不同实验条件下的不同研究结论,相关免疫细胞作用和免疫通路仍需进行进一步研究。

2. 器官移植引发的肺炎

实体器官移植(Solid Organ Transplantation,SOT)技术已经日臻成熟,但排斥反应和感染仍然是影响 SOT 受者术后生存率的两大主要因素。SOT 术后受者需要长期使用免疫抑制剂来预防和治疗排斥反应,而长期使用免疫抑制剂使受者的细胞免疫及体液免疫功能低下,继发各种病原体感染的风险显著增加,尤其在术后早期大剂量免疫抑制剂使用期或再次冲击治疗时期。SOT 术后约有 80% 以上的受者至少出现过 1 次临床感染,40% 的受者围术期死亡原因是感染,或其他并发症同时合并感染。感染的病原学中,细菌感染最为常见;感染的部位方面,以肺部感染最常见。

SOT 患者术后肺部发生感染的风险显著高于其他器官,究其原因,是肺脏本身属于与外界相通的开放器官,各种病原体容易侵犯气道黏膜屏障,尤其是围术期、大剂量使用免疫抑制剂期、患者所处的环境为院内医疗场所等情况。此外,心、肺等胸腔器官移植后易发细菌性肺炎的主要原因可能是:肺移植及心肺联合移植手术过程中的暴露、术后来源于供者肺及气道的病原体的感染;手术本身对气道黏膜屏障的破坏,导致气道黏膜肿胀、吻合口水肿,使气道分泌物增加,为细菌生长提供良好环境；疼痛刺激、神经受损等多种因素，使受者咳嗽、咳痰能力下降，痰液引流不畅，痰液是细菌良好的培养基，引流不畅可导致肺部感染发生率显著增加；手术导致相应的神经组织损伤，如膈神经、迷走神经、喉返神经等，气道纤毛的摆动能力显著下降，黏液和病原微生物的清除能力下降等多种因素，使肺移植术后肺部感染的发生率更高。

三、支原体肺炎

支原体肺炎是肺炎支原体引起的急性呼吸道感染伴肺炎，过去称为"原发性非典型肺炎"的病原体中，肺炎支原体最为常见。肺炎支原体（Mycoplasma Pneumoniae，MP），是介于细菌和病毒之间的能独立生活的病原微生物中最小者，兼性厌氧，含有 DNA 和 RNA，无细胞壁，主要通过呼吸道飞沫传播。可引起流行，约占各种肺炎的 10%，严重的支原体肺炎也可导致死亡。

一般认为，支原体肺炎的发病机制与支原体直接侵犯和免疫损伤均有关系。支原体通过媒介进入患者体内后，通过自身抗原的互补性，紧密结合在患者呼吸道黏膜上皮细胞的神经氨酸受体上，并产生黏性物质便于自身附着，然后释放对人体不利的自身代谢产物，对黏膜上皮细胞产生破坏作用。另外免疫炎性细胞聚集在炎症部位，会进一步激活释放炎性介质 IL-6、IL-2、TNF 和酶蛋白酶等。上述物质通过与相应受体结合而表现出强烈的生理生化反应，进一步导致组织损伤；此外，肺炎支原体抗原与人心、肺、肝、脑、肾及平滑肌组织存在相同抗原，当肺炎支原体感染机体后可产生相应组织的自身抗体，形成免疫复合物，导致患者受自身免疫所伤，出现多种并发症，如各型皮疹、消化系统改变、循环系统改变、神经系统改变、心电图异常、心肌酶谱异常、血清转氨酶增高等。

支原体肺炎在临床上常见小儿支原体肺炎和难治性支原体肺炎，大多成年人血清中都已存在抗体，所以很少发病。

（一）小儿支原体肺炎

支原体肺炎（Mycoplasma Pneumoniae Pneumonia，MPP）多发于小儿，有时具有社区性，其病原多呈地区上的倾向性，MPP 的临床流行病学特点随人群的不同而不同，国外早期文献报道认为，MPP 发病率属学龄儿童最高。支原体感染多发生于年长儿可能与早期抗体产生不足，进而影响随后的细胞免疫反应有关。

多数研究认为 MPP 的发病原因与患儿免疫调节相关，也与呼吸道上皮细胞吸附、免疫功能紊乱及病原体入侵等因素有关。

目前普遍认为免疫系统以及细胞因子在 MPP 发生、发展中发挥了重要作用。在人类单核细胞系 THP-1 中，促炎细胞因子的诱导依赖于肺炎支原体的细胞黏附特性。细胞黏附和炎症反应之间互相关联。MP 与许多细菌性病原体不同，肺炎支原体并不产生经典的内外毒素。Kannan 和 Baseman 发现了一种毒力因子（MPN372），该因子可能导致呼吸道细胞损伤和与人类肺炎支原体感染相关的其他并发症。学者将其命名为社区获得性呼吸窘迫综合征毒素（CARDS），结构与百日咳毒素类似，它可以绕过宿主防御，以便在体内定殖、繁殖、内化、持续和传播，导致机体组织紊乱、炎症和气道功能障碍以及细胞空泡化等。

细胞免疫在疾病发生过程中意义重大，T 淋巴细胞亚群在机体细胞免疫机制中发挥重要作用，MP 作为特异性抗原可激活自身 T 淋巴细胞分化并破坏 T 淋巴细胞亚群的比例，导致机体免疫调节机能的紊乱。在 MPP 的发病过程中，细胞因子网络在炎性反应过程中占据重要位置，当肺部感染后，细胞因子及趋化因子可被激活并吸引中性粒细胞在肺组织聚集，另外，细胞因子可诱导静止期中性粒细胞，引起细胞激活并提高其反应性。在正常状态下，细胞因子的增多对肺部感染具有保护性及自限性，但细胞因子瀑式反应则可导致有害的炎症反应，造成组织损伤。

（二）难治性肺炎支原体肺炎（Refractory Mycoplasma Pneumoniae Pn-eumonia，RMPP）

目前认为 MPP 是由于 MP 直接侵犯肺部和支气管组织以及 MP 激发机体的过度炎症反应两大主要原因造成，而 RMPP 发生的原因尚与 MP 型别与载量、MP 耐药、混合感染、黏液高分泌、高凝状态等有关。

MP 型别根据其 P1 基因分为 Ⅰ 型和 Ⅱ 型两个型，其中 Ⅰ 型分为 5 个亚型、Ⅱ 型分为 3 个亚型。研究表明，MP 的严重程度与 MP 的型别无关，与其呼吸道的 MP 载量有关。咽部高 MP 载量可伴随咽部高水平抗原，而过多的 MP 抗原可能诱发机体咽部更为严重的免疫炎症反应，这也可以解释重症 MP 肺炎患儿在有效抗生素治疗外加用糖皮质激素的原因。

MP 感染后刺激机体产生的一系列反应会引起黏液栓，造成肺通气不良，甚至形成肺不张。MP 感染后会刺激体内产生肿瘤坏死因子、IL-2、IL-6、IL-8 等各种细胞因子分泌增多，炎性细胞的浸润可使上皮细胞通透性增加，加重气道壁水肿狭窄，且细胞因子可促进杯状细胞增生，减少气道上皮细胞的数量，从而导致分泌物增多且不易排出，加重肺组织的损害，最终形成黏液栓堵塞气道。

MP 感染对患者凝血功能的影响是直接损伤血管内皮细胞或导致机体过度免疫反应，诱导机体转为高凝状态，易合并血栓栓塞而致 RMPP。机体在缺氧以及感染的情况下能够激活炎症介质和炎症因子释放，损伤某些毛细血管内皮组织，使一些抗纤溶、促凝的物质得到释放，从而造成血栓甚至肺栓塞形成，使肺组织局部缺血造成肺组织坏死。研究显示，MP 感染对患者凝血功能的影响主要源于 MP 直接损伤及其引发的过度免疫反应。

MP 能分泌一种细胞毒素，为 MP 的人表面活性蛋白 A 结合蛋白，即社区获得性呼吸窘迫综合征毒素（CARDSTx），其血清转化能力、免疫原性较强，从而导致上皮细胞损伤，进而使呼吸道黏膜与 MP 之间产生一定的相互作用，形成空泡，出现细胞死亡。

从 MP 的耐药性来看，国内外各种研究表明，儿童 MP 分离株耐药率逐年升高。由于 MP 缺乏细胞壁，因而对作用于细菌细胞壁的 β- 内酰胺类抗生素不敏感，而对影响细菌蛋白质合成的抗菌药敏感，常以大环内酯类药物为代表。但大量抗生素的应用促使 MP 为了生存而在其形态、结构、代谢等方面出现了改变，导致 MP 耐药。

目前普遍认为体液免疫和细胞免疫共同参与了 RMPP 进程，使 RMPP 患儿体内免疫应答失调。研究发现，RMPP 患儿体内无法产生有效数量的特异性抗体，导致体液免疫功能抑制；另一方面，RMPP 患儿体内存在高细胞因子血症，大量细胞因子与细胞膜上的受体结合后引起肺组织损害。此外，因 MP 与人体多种脏器存在共同抗原，感染后可诱导机体产生自身抗体，进而形成循环免疫复合物，沉积于肺外脏器，引起心肌炎、川崎病、过敏性紫癜、自身免疫性溶血性贫血、血小板减少性紫癜、肾小球肾炎等损伤。

MPP 早期临床表现可不典型，且血清 MP-IgM 抗体检测的最佳阳性时间为 1 周左右，难以早期进行检测；加之，部分患儿早期呼吸道症状轻而其他多系统损伤较重，因此常易误诊、漏诊而导致治疗延迟。及早诊治对于 RMPP 患儿有重要意义，治疗延误有可能导致致命性结局。有研究报道，RMPP 发生的重要因素之一为大环内酯类抗生素应用时间晚，当大环内酯类药物应用开始时间晚于临界值 6.5 天时，应注意发生 RMPP 的可能。RMPP 的主要发病机制与对大环内酯类抗生素耐药、过度的免疫与炎症反应参与、混合感染和治疗延迟等有关。了解 RMPP 的主要发病机制对于早期诊断、有效治疗及预防并发症等具有良好的指导意义。

四、病毒性肺炎

病毒性肺炎在免疫功能低下的患者中很常见，特别是在血液系统恶性肿瘤患者和移植受者中，可导致严重的呼吸系统疾病和死亡。在病毒性病原体中，流感病毒和冠状病毒是重要的病毒病因；其他常见的病毒病原体包括呼吸道合胞病毒（RSV）、副流感病毒（PIV）、偏肺病毒（HMPV）和腺病毒（ADV）等。

（一）流感病毒（Influenza Vims）

包括人流感病毒和动物流感病毒。根据核蛋白和内膜蛋白抗原的不同将人流感病毒分为甲（A）、乙（B）、丙（C）3型。在这3型中，甲型和部分乙型可引起流感病毒性肺炎。流感病毒感染通常很轻微，在慢性病患者、老年人和婴儿中，可发生甲型流感病毒的严重并发症，包括出血性支气管炎或暴发性肺炎（原发性病毒感染或继发性细菌感染）。流感病毒（IV）是引起上、下呼吸道感染的重要病原，是20世纪唯一反复造成世界性流行的呼吸道病毒。其致病机制是：病毒表面糖蛋白与易感细胞表面唾液酸糖链结合；病毒在宿主体内的转录和复制有赖自身表达的结构蛋白和非结构蛋白的调控；IV感染可促进细胞凋亡，亦可下调细胞凋亡，而凋亡又可被看作机体抵抗感染的一种保护机制；机体的抗感染免疫机制是多途径的，是各种细胞因子协同作用的结果。流感病毒的致病因素有以下几个方面：

1. 干预细胞抗病毒机制

机体的抗病毒机制主要是通过细胞分泌细胞因子诱导抗病毒反应。感染时白细胞产生炎性因子白介素–1（IL–1）、白介素–6（IL–6）、α肿瘤坏死因子（TNF–α），增强趋化因子MCP–1、MCP–3的基因表达，进一步增强炎性反应和抗原递呈表达过程；γ干扰素（IFN–γ）在炎性因子的刺激下，由活化的细胞和NK细胞产生的抗病毒因子可激活细胞调节免疫。α、β干扰素（IFN–α/β）受体主要是作为抗病毒干扰素系统而发挥作用，通过自分泌或旁分泌的方式来抑制病毒的复制与扩散。

2. 糖蛋白血凝素（HA）

HA作用是IV侵袭机体的重要环节流感病毒表面的两种最主要的糖蛋白之一，HA分为重链HA1和轻链HA2两个区，IV通过位于血凝素N端的受体结合部位HA1区与宿主细胞膜表面多糖受体末端的N–乙酰神经氨酸结合，使病毒附着于易感细胞表面而HA2区与宿主细胞表面发生膜融合从而使IV进入宿主细胞。病毒颗粒吸附后，经胞饮作用进入宿主细胞，开始病毒转录、翻译及后加工过程。

3. IV诱导宿主细胞凋亡

许多病毒的杀细胞作用往往是通过诱导细胞凋亡实现的。大量研究发现，由IV感染导致的宿主细胞死亡通常以凋亡形式表现，并受多种基因及蛋白因子调控。

（二）冠状病毒（Coronavirus）

冠状病毒共分为4个属，即α、β、γ和δ。2019年以前发现的人冠状病毒共有 6 种：包括 α 冠状病毒属的 HCoV–229E、HCoV–NL63 和 β 冠状病毒属的 HCoV–HKU1、HCoV–OC43、SARS–CoV 以及中东呼吸综合征冠状病毒（Middle East Respiratory Syndrome Coronavirus，MERS–CoV）。HCoV–229E、HCoV–NL63、HCoV–HKU1 和 HCoV–OC43 通常是上呼吸道感染的常见病原体，很少侵犯下呼吸道，且大部分仅引起轻度疾病。SARS–CoV 和 MERS–CoV 可以感染下呼吸道，且引起人类严重的呼吸综合征。

2002—2003 年期间，在中国广东省首次发现 SARS–CoV 病毒并导致全球爆发，血管紧张素转换酶 2（ACE2）和 CD209L（L–SIGN）是 SARS–CoV 的功能性受体，是影响血管通透性的肾素—血管紧张素系统的负调节因子。ACE2 在肺和肾脏中表达，SARS–CoV 通过作用于血管紧张素转换酶而导致肺损伤，从而导致肺泡弥漫性损伤。此外，SARS 冠状病毒编码的蛋白质诱导细胞凋亡，包括肺、肾和肝的细胞凋亡。SARS 死亡患者尸检肺组织的组织病理学显示不同阶段和严重程度的弥漫性肺泡损伤，与 ARDS 的病理表现一致。SARS 早期表现为纤维素渗出、透明膜形成、脱屑性肺炎以及灶性肺出血等；机化期可见肺泡内含细胞性的纤维黏液样渗出物及肺泡间隔的成纤维细胞增生，部分病例出现明显的纤维增生，导致肺纤维化甚至硬化，部分病例表现为间质炎症以及继发性细菌性肺炎，肺门淋巴结轻度肿大，心肌间质水肿、肌纤维变性及灶性肌溶解，少量胸腔积液或血性渗出。

MERS–CoV 是 β 属冠状病毒的新成员，不同于 SARS 和其他人 β 属冠状病毒（如 OC43、HKU1）。临床症状类似于其他下呼吸道疾病，包括发热、咳嗽、呼吸困难和肺炎。MERS–CoV 感染可迅速发展为 ARDS、多器官衰竭和死亡。与 SARS 相比，MERS 在呼吸衰竭方面进展更快，并导致急性肾损伤。MERS–CoV 受体同 SARS 完全不同。MERS–CoV 受体为二肽基肽酶 4（DPP4，也称为 T 细胞活化抗原 CD26），该受体与 ACE2 类似，主要分布于人下呼吸道组织。除肺上皮细胞外，DPP4 还分布于肾脏细胞。MERS–CoV 可以逃避免疫应答并导致宿主细胞转录组的严重失调，从而导致细胞凋亡。

此次引起 COVID–19 暴发的新型冠状病毒也属于冠状病毒 β 属，是目前已知的第 7 种可以感染人的冠状病毒。单股正链 RNA，有包膜，颗粒呈圆形或者椭圆形，常为多形性，直径 60～140nm。其基因特征与 SARS–CoV 和 MERS–CoV 有明显区别。目前认为 COVID－19 患者是主要传染源，病毒是直接传染人还是通过中间宿主传播目前还未有相关确切依据。主要的传播途径经呼吸道飞沫和密切接触传播，在相对封闭的环境中长时间暴露于高浓度气溶胶情况下存在经气溶胶传播的可能。

（三）其他常见病毒病原体

呼吸道合胞病毒（Respiratory Syncytial Virus，RSV）属副黏液病毒科，RNA病毒，是小儿病毒性肺炎最常见的病原体。婴幼儿症状较重，可有高热、鼻炎、咽炎及喉炎，严重者引起间质性肺炎及毛细支气管炎。

人偏肺病毒（Human Metapneumo Virus，HMPV）属副黏液病毒科，RNA病毒，病毒结构与RSV相似，可引起上下呼吸道感染。易感人群为小于5岁婴幼儿和免疫功能低下的成年人和老人，引起细支气管炎和肺炎，在下呼吸道感染中，仅次于RSV。

人副流感病毒（Human Parainfluenza Virus，HPIV）属副黏液病毒科，对于成人，HPIV主要侵犯呼吸道黏膜的表层组织，在上皮细胞内增殖引起的病变较轻，一般表现为上呼吸道感染。对于婴幼儿，特别是小于5岁的婴幼儿，HPIV感染在急性呼吸道感染住院的儿童中占9%~30%，常侵犯气管、支气管黏膜上皮细胞，引起细胞变性、坏死增生和黏膜糜烂。HPIV感染也是造血干细胞移植患者和恶性血液病患者常见的疾病和死亡原因。

人腺病毒（Adenovirus，ADV）是一种双链DNA病毒，占儿童所有呼吸道感染的5%~10%，多由ADV3、7型引起。在青年人腺病毒肺炎的病死率为8%~10%，也是急性呼吸道疾病、病毒性肺炎的一种严重表现。它可以引起呼吸道上皮细胞裂解并影响终末细支气管远端，导致咽炎、喉炎、气管支气管炎、细支气管炎或支气管肺炎。如果突发单核细胞减少、多叶浸润和胸腔积液则容易导致呼吸衰竭。

人鼻病毒（Human Rhinovirus，HRV）是小RNA病毒科鼻病毒属的一种，是导致四季感冒的主要原因，是CAP患者中儿童患者（18%~26%）和成人患者（2%~17%）检测到的呼吸道感染主要病原体，免疫缺陷患者更易感染。合并细菌感染并不常见（18.5%），在进入重症监护室的重症肺炎患者中，人鼻病毒是最常见的病毒病原体。HRV对呼吸道上皮细胞无破坏作用，但导致上皮屏障破坏，造成血管通透性和黏液分泌增加。

疱疹病毒（Herpes Virus）是一类具有包膜的DNA病毒，根据其理化性质分α、β、γ、未分类疱疹病毒4个亚科。α疱疹病毒（如单纯疱疹病毒、水痘—带状疱疹病毒）增殖速度快，引起细胞病变。β疱疹病毒（如巨细胞病毒），生长周期长，感染细胞形成巨细胞。γ疱疹病毒（如EB病毒），感染的靶细胞是淋巴样细胞，可引起淋巴增生。疱疹病毒具有在急性感染消退后在组织中保持潜伏的能力，可以通过内部或外部触发重新激活。

同一病毒科肺炎病毒在病理生理机制上具有明显的相似性。肺炎病毒的毒力、宿主的年龄、免疫功能状态等与病毒性肺炎的发生密切相关，其病理基础、发病机制和临床特征具有多样性，同时病毒的突变性特点使得人体很难形成稳定的、长期的特异性免疫，因此病毒性肺炎的发病率相对较高，早期的预防和诊断工作对病毒性肺炎的预后具有重要意义。

五、过敏性肺炎

过敏性肺炎（Hypersensitivity Pneumonitis，HP）也称外源性过敏性肺泡炎（Extrinsic Allergic Allveolitis，EAA），是指易感个体反复吸入有机粉尘、低分子量化学物质等抗原后诱发的一种主要通过细胞免疫和体液免疫反应介导的肺部炎症反应性疾病，小儿发病率不高。该病是以淋巴细胞渗出为主的慢性间质性肺炎，细胞性细支气管炎（气道中心炎症）和散在分布的非干酪样坏死性肉芽肿为特征性病理改变。习惯认为急性症状是由大剂量、间断接触抗原所致，慢性症状则由低水平、长时间接触所致，但是有关环境接触的数据甚少。况且接触环境中的抗原与症状发作之间的潜伏期不一，可从几周到几年，其确切的剂量—反应关系难以确定。环境中抗原的浓度、可溶性、颗粒的大小、接触抗原的频度、症状出现前的接触时间、呼吸系统的防护情况及工作中各种未知因素都可影响疾病的发病率、潜伏期及严重程度。过敏性肺炎发病与下列因素有关：①反复接触抗原；②宿主对抗原的免疫激活；③免疫介导的肺损伤。

HP 的暴露原较为隐匿，种类繁多，包括微生物、动植物蛋白及与宿主蛋白结合形成半抗原的低分子量化合物。生物抗原包括细菌、真菌或原生动物（如通风系统内污染水源的阿米巴）。常见的致病细菌是嗜热放线菌——一种革兰阳性丝状杆菌，在 50℃ ~ 60℃温暖和潮湿环境中生长，致病真菌包括曲霉菌、青霉菌、念珠菌属；动物抗原主要有鸟类血清、粪便和羽毛中的蛋白质及花粉，其他包括用于制造纽扣的软体动物外壳和用于制造服装的动物皮毛蛋白质；植物抗原包括日本食物结节根面粉和褐藻粉末中蛋白质；低分子量化合物与宿主蛋白结合形成半抗原从而引起 HP，常见的有异氰酸酯等。大量直径 < 5μm 的颗粒可达远端气道并在肺泡中沉积导致 HP。HP 相关抗原类型逐渐增多，但大多可由类似抗原引起，当人群暴露于有足够数量抗原的环境时可能罹患 HP。并且，HP 不总是由单一抗原引起，可以由多种抗原的混合物导致。

（一）过敏性肺炎的发病机制

研究发现并不是所有人接触致敏物质后都会罹患 HP，很多人接触致敏物质后，体内特异性 IgG 会增多，但是他们并没有 HP 的临床表现。只有少数人在暴露于过敏原后会发病，所以遗传易感性也是 HP 患者的发病原因之一。

一般认为 HP 是基因易感个体接触致敏原后，免疫球蛋白 G（IgG）类免疫复合物沉着引起的Ⅲ型变态反应，为辅助性 T 淋巴细胞（Th1）类细胞反应。对于直径为 $1 \sim 3\mu m$ 的在空气中传播的粒子，它们的空气动力学特征使其可到达肺泡并在此处聚集，在肺泡水平造成明显的病理改变，从而导致肺泡炎。如鸽尘的大小接近该尺寸，是由直径为 $1\mu m$ 的角蛋白颗粒等混合而成。角蛋白是一种耐酶的极性疏水蛋白，再加上粉尘作为可溶性抗原的载体，使其可到达下呼吸道，作为炎症异质体引起肺肉芽肿。

在单核细胞和中性粒细胞趋化因子作用下，相关炎症因子巨噬细胞、中性粒细胞和大量 Th1 和细胞毒性 T 细胞（Tc 细胞）聚集气道壁、肺泡间质。肺组织活检显示，HP 的组织学损害在急性期是以肺泡壁为主的淋巴细胞浸润，继而是单核细胞浸润和散在的非干酪化性巨噬细胞肉芽肿，后期是肺组织纤维化和机化的阻塞性细支气管炎。此外，有研究显示，Ⅱ型变态反应及非免疫学机制均参与其发病，补体系统激活有其重要意义，而激活的肺泡巨噬细胞可能是发病机制的中心环节。有文献报道，组织相容性抗原（HLA）系统与 HP 的发生有一定关联。

HP 患者中 80% ~ 95% 为不吸烟者，可能与吸烟对免疫系统有着一定的抑制作用有关。研究发现，吸烟者的肺泡巨噬细胞表面的某些与 T 细胞之间的信息传递有关的辅助刺激分子（CD80 和 CD86）的表达减少；吸烟者血浆中对吸入性鸽源性抗原所诱发的抗体反应（IgG1、IgG2 和 IgA）显著低于不吸烟的暴露者。

（二）生活中过敏性肺炎的常见病因

家庭环境中真菌暴露可引起家庭型 HP。家庭中患 HP 与羽绒被暴露、受污染的加湿器和大量真菌暴露有关，这些室内抗原经常难以辨认。儿童罹患 HP 可能与室内水栽植物和真菌暴露有关。

食品加工厂中香菇和做香肠的工人患 HP 风险增高，可能与潜在抗原混合物及青霉菌暴露有关。

温室玫瑰种植工人及空调暴露人群 HP 病原体常为黑曲霉菌；尼加拉瓜甘蔗种植工人及加湿器暴露人群病原体常为普通嗜热放线菌。

热浴盆肺可因在热水浴缸、温泉、治疗水池、淋浴、室内游泳池的温热水雾中接触鸟分枝杆菌而引起，是非结核分枝杆菌所致的 HP 类型。

吹奏乐器也可能是 HP 的病因，曾有病例报道"长号肺"和"萨克斯肺"。1 例 35 岁男性患者，为专业长号演奏者，其长号中存在白色斑块提示乐器被污染，患者在演奏过程中吸入抗原物质而致病，包括分枝杆菌、镰刀菌属、嗜麦芽寡养单胞菌、大肠埃希菌等。1 名 48 岁白领工人喜爱吹奏萨克斯，无宠物、鸟类、药物或家中真菌接触史，在萨克斯中发现单格孢属、葡萄孢属、茎点霉属。

（三）临床常见亚型

常见的临床亚型有农民肺和饲鸽者肺 2 种，均与病原种类及患者的生活和工作环境密切相关。农民暴露于发霉干草，农民肺患病率为 1% ~ 19%；人群暴露于鸟类的羽毛和粪便，饲鸽者肺患病率为 6% ~ 20%。饲鸽者肺易发生在细菌、真菌生长和鸟类饲养环境中，主要暴露是鸟类蛋白和真菌。鸽子和长尾鹦鹉（包括虎皮鹦鹉）是饲鸟者肺最常见的致病鸟类，其他如家禽、雀类、斑鸠、金丝雀等也可以导致 HP。据统计，英国鹦鹉饲养者的肺在饲养鹦鹉人群中患病率为 0.5% ~ 7.5%。饲鸟者的肺还与使用羽毛枕、羽绒被、宠物鸟羽毛制作的花环及清洗鸽子饲养员的工作服有关。

六、社区获得性肺炎

社区获得性肺炎（Community Acquired Pneumonia，CAP）指在医院以外所患的感染性肺实质性（包含肺泡壁，即肺间质）的炎症，其包括明确的潜伏期病原体感染且在进入医院以后平均潜伏期以内所发生的肺炎。社区获得性呼吸道感染的致病原构成情况复杂，且常因地区、人群、季节的不同而变化。随着检测手段的不断提高，肺炎支源体（MP）、肺炎衣原体、军团菌等非典型病原体在社区获得性肺炎（CAP）中的检出率增加，成为主要致病源之一。

社区获得性肺炎的病原主要涉及细菌、病毒和非典型病原体 3 大类。

（一）CAP 常见的细菌病原

CAP 常见的细菌病原包括肺炎链球菌（Streptococcus Pneumonia，SP）、大肠埃希菌（Escherichia Coli，E.coli）、鲍曼不动杆菌（Acinetobacter Baumanii，AB）、肺炎克雷白杆菌（Klebsiellia Pneumonia，KPN）、流感嗜血杆菌（Haemophilus Influenzae，HI）、金黄色葡萄球菌（Staphylococcus Aureus，SA）、卡他莫拉菌（Moraxelle Catarrhalis，MC）、表皮葡萄球菌（Staphylococcusepidermidis，SE）、铜绿假单胞菌（Pseudomonas Aeruginosa，PA）等。除结核杆菌和军团菌可直接通过飞沫将菌吸入到肺实质，假单胞菌可直接定居于气管外，其余均为通过吸入来自自体咽喉部的感染因子而获得的。在世界范围内，SP 和 HI 是引起 CAP 的最主要细菌病原。但进入 20 世纪 80 年代以来随着抗生素的广泛应用、人类机体同病原体的相互作用以及检测技术的不断提高等因素，CAP 的病原谱构成正在逐渐发生改变。

(二) CAP 常见的病毒病原

CAP 常见的病毒病原包括：流感病毒（Influenza Virus，IFV）、呼吸道合胞病毒（Respiratory Syncytial Virus，RSV）、副流感病毒（Parainfluenza Virus，PIV）、腺病毒（Adenovirus，ADV）、人鼻病毒（Human Rhinovirus，HRV）、埃可病毒（Echovirus，ECHO）、人巨细胞病毒（Cytomegalovirus，CMV）、冠状病毒（Coronavirus，CoV）、柯萨奇病毒（Coxsackievirus，CA）等。全球每年近 2 亿人发生病毒相关性肺炎，儿童和成人各占一半。

(三) CAP 常见的非典型病原

近年来非典型病原体 CAP 发病率有上升趋势，受成为 CAP 主要病原体之一。非典型病原体主要指肺炎支原体（Mycoplasma Pneumoniae，MP）、肺炎衣原体（Chlamydia Pneumoniae，CP）和嗜肺军团菌（Legionella Pneumophila，LP）等。美国感染疾病学会公布的 CAP 非典型病原体在病原体构成中占 3%~40%，多见于儿童及青壮年。

目前，CAP 病原体混合感染逐渐受到人们的关注，检出率为 8%~40%。儿童 CAP 混合感染病原以细菌－病毒混合感染检出率最高，其中以 SP 合并 RSV 感染最多见；其次为细菌－肺炎支原体混合，其中以 SP 合并 MP 感染最多见；再次为病毒－肺炎支原体混合，以 ADV 合并 MP 感染最多见。多种病原菌混合感染以婴儿最多见。刘又宁等认为成人 CAP 混合感染病原以细菌－非典型病原体感染为常见，MP 是最常见的混合感染病原体。

七、医院获得性肺炎

医院获得性肺炎（Hospital Acquired Pneumonia，HAP）是指患者住院期间没有接受有创机械通气、未处于病原感染的潜伏期，而于入院 48 小时后新发生的肺炎。呼吸机相关性肺炎（Ventilator-Associated Pneumonia，VAP）是指气管插管或切开患者接受机械通气 48 小时后发生的肺炎。机械通气撤机、拔管后 48 小时内出现的肺炎也属于 VAP 范畴。HAP 是国内最常见的院内感染，占 30%。重症 HAP 常见的病原体包括：以革兰阴性杆菌为主的肠杆菌属细菌，尤其是不动杆菌属、铜绿假单胞菌、嗜麦芽窄食假单胞菌、耐甲氧西林金黄色葡萄球菌（Methicillin-Resistant Staphylococcus Aureus，MRSA）、厌氧菌。

（一）医院获得性肺炎的易感人群

老年患者是医院感染的高危人群，特别是其呼吸器官功能退化，纤毛运动能力减弱、支气管、肺泡弹力减退，分泌物易淤积，特别是老年慢性阻塞性肺疾病患者，以上症状更为明显，尤其易反复发作、周期性感染，住院期间，常接受呼吸机、气管切开、人工气道等机械通气疗法，极易发生医院肺炎，且病情迁延不愈，常成为致死性感染。

器官移植（SOT）受者在术后早期 3 个月内，HAP 的发生率显著高于术后远期，而且其严重程度及并发血流感染的概率也显著高于普通人群；另外，SOT 受者的 HAP 和 VAP 以多重耐药菌感染多见，病死率高。作为免疫抑制人群，SOT 受者属于 HAP 高发的危险人群。

合并慢性肺部疾病或其他器官功能不全、昏迷、误吸、近期呼吸道感染、长期住院及长期使用抗生素的受者，尤其是久住 ICU、人工气道和机械通气、长期留置胃管、近期胸腹部手术、接受大剂量免疫抑制剂或冲击治疗受者，或应用胃酸分泌抑制剂（如 H2 受体拮抗药）时，更容易罹患 HAP 或 VAP。

（二）医院获得性肺炎的常见病原体

从病原体分布与临床状况来看，金黄色葡萄球菌多见于昏迷、近期流感病毒感染、合并糖尿病、肾衰竭者等。铜绿假单胞菌常见于长期入住 ICU、长期应用糖皮质激素、长期应用抗生素、支气管扩张症、粒细胞缺乏者等，为重要的机会致病菌。厌氧菌感染多见于腹部手术、返流误吸等。多重耐药菌（ESBLs）主要由肠杆菌科细菌产生，尤以大肠埃希菌和肺炎克雷白杆菌为代表菌，是医院感染常见致病菌。近年来，鲍曼不动杆菌引发的感染和耐药有明显上升趋势，其具有很强的获得外源性耐药基因的能力，表现为对常用抗菌药物的耐药率逐年升高，极易在医院环境中播散流行。此外，产 ESBLs 菌往往携带多种耐药基因，对多种抗菌药物交叉耐药。

八、老年肺炎

老年肺炎是老年人呼吸系统的常见病、多发病，主要指老年人（年龄 > 65 岁）因细菌、病毒、支原体、真菌等各种病原体引起的肺部感染性疾病。老年肺炎的发病率增高，主要为老年人肺生理特征的改变所致，随着其呼吸道中，纤维毛细运动能力的下降、支气管壁以及肺泡组织出现弹性性能减弱，其气道分泌物无法得到及时排出，气道出现淤积现象，致使患者出现较为明显的呼吸不畅与阻碍，而分泌物久积无法排除，是坠积性肺炎的主要诱因，长此以往，患者容易出现反复且长期的肺炎，这会使其肺部出现细菌感染的概率大大提高。老年肺炎的各种类别在前文中已分述过，故在此不做展开。

老年人肺炎的发病机制是致病源、宿主和环境3者相互影响的结果。老年人呼吸系统生理功能退化，基础储备能力下降，内环境稳定性差，免疫调节功能减弱，加之合并多种基础疾病，多系统多脏器损伤，营养状态不良，在受到生存空间各种致病因素及诱因影响下，细菌侵入或体内细菌繁殖，导致或加重肺炎的发生、发展。影响老年肺炎预后的原因是多方面的，主要来看有以下几点：

1. 上气道口腔病原菌侵入、定植

由于口腔疾病、营养缺乏、药物影响，胃食管反流污染口腔等因素，或不关注口腔卫生的原因，老年人口腔内的菌群发生改变。如果能加强口腔卫生的管理，老人和住院患者的肺炎发生率也能随之降低。

2. 呼吸道组织结构改变

老年人呼吸道黏膜、腺体萎缩，唾液、黏液分泌减少，上呼吸道保护性反射减弱，病原体易在其定植并繁殖；支气管表面的黏液纤毛活动下降，喉头反射与咳嗽反射减弱，清除病原体或异物等能力下降；老年人骨质疏松，呼吸肌萎缩，肺组织弹性减退，胸廓桶状改变，活动受限，使肺通气功能下降，这些呼吸道功能、结构的改变不利于排痰，易诱发感染。

3. 气管误吸增加

老年肺炎患者病情重，住院常需各种侵入性操作，如留置胃管、气管插管、气管切开，加上老年患者咳嗽反射减退、吞咽障碍及反流性食管炎等因素，特别是合并脑血管疾病的老年患者，胃内容物容易误吸入下呼吸道，引起吸入性肺炎。其中，呼吸机相关性肺炎（VAP）的发病率较高，可能与呼吸机的大量运用有关。纤维支气管镜检查、吸痰过程中，通过鼻腔、咽部及支气管，易将致病菌带入呼吸道，导致下呼吸道感染；在鼻饲过程中易发生反流，容易引起患者呛咳导致流食吸入气管内合并感染。吞咽困难也是老年肺炎发生的重要机制，吞咽反射可以防止异物进入下呼吸道，老年人由于口咽部黏膜萎缩，感觉减退，吞咽障碍，易发生误吸；口腔、牙齿等疾患使唾液中的细菌数量增加，引起口咽部定植菌的改变；加之老年人基础病多，服药种类，一些药物（如利尿剂、三环类抗抑郁药、抗组胺药、止吐药、抗精神病药等）也会减少唾液的分泌，这些因素均会导致气管误吸，增加吸入性肺炎的发生率。

4. 并发症慢性心血管疾病（心力衰竭、缺血性心脏病等）

慢性肾脏疾病、慢性肝脏疾病、慢性呼吸道疾病［慢性阻塞性肺疾病（COPD）、支气管哮喘等〕、脑血管疾病〔脑梗死、帕金森病（PD）、痴呆、多发性硬化等〕、肿瘤、不良生活方式（如吸烟、酗酒）及免疫抑制如自身免疫性疾病、接受类固醇治疗、免疫抑制治疗、生物治疗、癌症、器官移植；免疫功能不全如无脾或脾功能不全、自身免疫性疾病；人类免疫缺陷病毒（HIV）等使老年患者肺炎患病率和病死率明显升高。

5. 医源性因素

人工气道的建立如气管切开、气管插管，使用呼吸机，反复吸痰、导尿、插入胃管，手术、介入治疗，血液透析，肿瘤放化疗等诊疗操作，使自身天然的免疫防御屏障消失，易发生肺部感染，其中呼吸机的应用、气管切开尤其增加了老年真菌性肺炎的风险。药物影响：H2 受体阻滞剂升高了胃液的 pH 值，利于革兰阴性菌的生长繁殖，使胃液的含菌量增高；反复使用抗生素使机体易产生耐药，诱发二重感染；激素、免疫抑制剂的不合理应用，使机体免疫力减弱，易诱发条件致病菌的感染；长期使用安眠药等均增加肺部感染的风险。此外，大部分老年人在进行重症消耗性疾病的治疗时，常使用多种侵入性操作和广谱抗菌药物，从而损失了其自身固有的免疫屏障。

九、小儿肺炎

小儿肺炎是婴幼儿时期的常见病，我国北方地区以冬春季多见，是婴幼儿死亡的常见原因。肺炎是由病原体感染或吸入羊水及油类和过敏反应等所引起的肺部炎症。肺炎支原体、肺炎衣原体及嗜肺军团菌为急性呼吸道感染的重要病原体，3 者检出率以肺炎支原体最高、肺炎衣原体次之、嗜肺军团菌最低。3 者在性别分布及季节分布上无明显差异。肺炎支原体年龄分布差异明显，而肺炎衣原体及嗜肺军团菌年龄分布差异不明显。小儿肺炎的其余各种类别在前文中已分述过，在此只详述小儿衣原体肺炎和嗜肺军团菌肺炎，其他不做展开。

（一）衣原体肺炎

肺炎衣原体是一种专营寄生生活的微生物，介于病毒和细菌之间，人类是其唯一宿主，其传染途径是呼吸道分泌物的人与人的传播，其扩散较为缓慢，潜伏期平均30 天左右。机体感染肺炎衣原体后，体内能产生特异性的细胞免疫和体液免疫，但是这种免疫力不强，因此易造成持续感染和反复感染。有研究表明肺炎衣原体持续感染可达 9 年，甚至在用抗生素治疗的情况下仍可以发生持续感染，原因是衣原体新陈代谢不活跃并且在感染新细胞之前能够在体内存留很长时间。

肺炎衣原体主要引起急性呼吸道感染，同时可能与其他多种疾病相关，如哮喘等。常在儿童和成人中产生上呼吸道和呼吸道感染。5 岁以下儿童极少受染，8 岁以上儿童及青年易被感染，尤其是人群聚集处，如家庭、学校、兵营中易于流行。但生物活性相较于肺炎支原体较差。

（二）嗜肺军团菌肺炎

嗜肺军团菌（Legionella Pneumophila，LP）是一种细胞兼性寄生的细菌，能够入侵至机体巨噬细胞内，其致病性直接依赖于胞内寄生能力，且受机体免疫系统制约，当宿主机体免疫能力下降时才会发病。军团菌为需氧革兰染色阴性杆菌，是一种人类单核细胞和巨噬细胞的兼性细胞内寄生菌。污染有军团菌的直径 $< 5\mu m$ 的小颗粒气溶胶可直接穿入支气管和肺部造成感染，含菌微粒的危害性取决于细菌的存活与稳定状态，后者则取决于细菌本身若干因素以及有无其他微生物或原虫，尤其是阿米巴的混合感染，LP 侵入并在阿米巴体内繁殖为细菌传播疾病提供了良好的条件。军团菌产生的有害物质可造成组织损伤：外膜蛋白 MIP 可促进吞噬细胞对细菌的摄入并破坏细胞的杀菌功能；脂多糖（Lps）作为内毒素有利于细菌黏附宿主细胞，保护细菌免受细胞内酶的破坏，促进单核吞噬细胞对细菌的摄入，阻止吞噬体与溶酶体的融合；LP 的外毒素有消化卵黄囊和灭活 α- 抗糜蛋白酶的作用；磷酸酶和蛋白酶影响吞噬细胞的杀菌功能。此外，由于吞噬细胞在吞噬细菌时细胞的裂解作用，可使其内的一些酶类物质及氧化代谢产物进入细胞外，引起组织的广泛损伤。

参考文献

[1]陈文 . 中西医结合治疗小儿大叶性肺炎的临床观察 [J]. 中国中医急症，2015，24（3）：441，449.

[2]张艳丽，宋丽，王秀芳，等 .218 例婴幼儿与年长儿大叶性肺炎的比较 [J]. 中国妇幼保健，2011，26（18）：2763-2764.

[3]黄佩华 . 儿童大叶性肺炎 90 例临床分析 [J]. 中国医药科学，2015，5（8）：156-158.

[4]潘洪秋，陈永忠，张海燕 .66 例结核性大叶性肺炎分析 [J]. 华北煤炭医学院学报，2004，6（4）：439.

[5]梁媛，覃君慧，王瑞安 . 大叶性肺炎的起因推理 [J]. 医学争鸣 .2016，7（01）：23-24

[6]谭向丽 . 痰热清注射液辅助治疗小儿大叶性肺炎 230 例疗效观察 [J]. 河北中医，2011，33（8）：1216-1217.

[7]覃君慧，梁媛，李成有，等 . "生物相对论"在生物医学中的意义 [J]. 生物学通报，2014，49（1）：16-17.

[8]Wang RA，Ke ZY，Liang Y，et al. Why is mycobacterium tuberculosis hard to grow? The principle of biore

lativity explains[J]. J Clin Exp Pathol, 2014, 4 (3): 176.

[9]贾占文. 小儿大叶性肺炎 106 例临床特点分析 [J]. 中国中西医结合儿科学, 2012, 4 (2): 147-149.

[10]孙芳芳, 王婧, 李小丽, 等. 肺炎支原体肺炎的流行病学现状 [J]. 中国医刊, 2009, 44 (11): 12-13.

[11]孙慧明, 季伟, 蔡利红, 等. 不同年龄肺炎支原体肺炎患儿胸片与实验室检查特点比较 [J]. 临床儿科杂志, 2012, 30 (4): 342-346

[12]张晗, 尚云晓. 支原体感染与支气管哮喘 [J]. 国外医学儿科学分册, 2003, 30 (5): 236-238.

[13]陈辉, 杨波, 章学英, 等. 肺炎支原体感染患儿抗体滴度变化趋势的免疫功能研究 [J]. 中国地方病防治杂志, 2016, 31 (3): 326-327.

[14]刘丽君, 凌继祖, 赵福林. 急性呼吸道感染患儿肺炎支原体和肺炎衣原体病原学特征分析 [J]. 中国病原生物学杂志, 2017, 12 (2): 174-177.

[15]Nolan T J, Morris A C, Rossi A, et al. Role of nonpneumoniae mycoplasma in the pathogenesis of ventilator-associated pneumonia: anin vitroassessment[J]. Critical Care, 2014, 18 (Suppl 2): 68-70

[16]Lee W J, Huang E Y, Tsai C M, et al. Role of serum mycoplasma pneumoniae IgA, IgM, and IgG in school-age children and adolescents[J]. Clin Vaccine Immunol, 2017, 24 (1): e00471-16.

[17]马庆庆, 宋芳, 陈林利, 等. 肺炎支原体感染婴幼儿血清免疫球蛋白、补体及促炎 / 抗炎细胞因子水平的动态变化 [J]. 临床儿科杂志, 2013, 31 (1): 26-29.

[18]Odeh A N, Simecka J W. Regulatory CD_4^+ CD_{25}^+ T cells dampen inflammatory disease in murine mycoplasma pneumonia and promote IL-17 and IFN-γresponses[J]. PLoS ONE, 2016, 11 (5): e0155648.

[19]张新星, 陈正荣, 顾文婧, 等. 难治性肺炎支原体肺炎患儿肺泡灌洗液中 sB7-H3 及细胞因子表达 [J]. 临床儿科杂志, 2016, 34 (8): 561-565.

[20]张鹏, 王永才, 张喜报, 等. 血清降钙素原、炎症细胞因子及超敏 C- 反应蛋白联合检测放射性肺炎合并肺部感染的诊断价值 [J]. 中华医院感染学杂志, 2017, 27 (23): 5322-5324

[21]丁圣刚, 王亚亭. 258 例儿童 MP 肺炎临床表现及并发症分析 [J]. 临床肺科杂志, 2007, 12 (7): 741-742

[22]林琴, 余更生, 田杰. 儿童大叶性肺炎病原学变迁的临床分析 [J]. 重庆医学, 2005, 34 (2): 214-215.

[23]刘春艳, 谢正德, Richard G, 等. 小儿下呼吸道感染病原学研究 [J]. 中华儿科杂志, 2009, 24 (4): 270-273

[24]杨莹, 章伟, 王云霞, 等. 80 例大叶性肺炎患儿肺泡灌洗液病原及临床分析 [J]. 临床儿科杂志, 2016, 34 (5): 348-350.

[25]张翊, 石磊. 小儿 EB 病毒感染临床分析 [J]. 当代医学, 2010, 22 (8): 92-93.

[26]Wyrwich KW, Yu H, Sato R, et al. Community-acquired pneumonia: symp-toms and burden of illness at diagnosis among US adults aged 50 years and older[J].Patient, 2013; 6 (2): 125-34.

[27]李杨方, 吴茜, 倪林仙, 等. 新生儿感染性肺炎病原学检测及临床研究 [J]. 中国新生儿科杂志, 2008, 23 (3): 137-140.

[28]马晓路，徐迎春，郑季彦，等.新生儿肺炎的病原及临床研究[J].浙江预防医学，2005，17（1）：6–8.

[29]沈晖，刘兴，谭鑫.206例儿童细菌性肺炎病原菌分布及耐药性分析[J].实用预防医学，2010，17（2）：358–360.

[30]叶青，程永樟，陈学军.儿童细菌性肺炎常见病原菌分布及耐药性分析[J].浙江检验医学，2008，6（3）：38–39.

[31]刘艳，郑晓明，李小林，等.胎膜早破与新生儿感染的临床与病原菌分析[J].中华医院感染学杂志，2013，8（23）：1848.

[32]蒋鸿超，黄海林，奎莉越，等.3205例新生儿细菌性肺炎病原学检测及药敏分析[J].临床儿科杂志，2013，31（7）：695.

[33]刘华，林迪.新生儿重症监护病房病原菌分布、耐药性及多重耐药菌感染/定植状况调查[J].现代预防医学，2012，14（39）：3517.

[34]廖国林，谢跃文.临床常见革兰阴性杆菌的分布及耐药性分析[J].实用医学杂志，2008，24（4）：662.

[35]周菁菁.78例住院儿童肺炎支原体肺炎耐药情况及临床特点分析[D].遵义：遵义医学院，2018.

[36]薛继红.儿童下呼吸道感染病原菌分布及耐药性[J].中国微生态学杂志，2016，28（2）：192–194.

[37]靳翠梅，王贞艳，徐冰.小婴儿肺炎67例临床分析[J].中华现代儿科学杂志，2005，2（5）：429.

[38]卓安山，曾葭，李奕，等.难治性肺部感染患者病原菌分布及耐药性分析[J].中华全科医学，2011，9（12）：1887–1888.

[39]谭江源，刘俊峰，杨宇.327例儿童细菌性肺炎病原体分布及耐药性分析[J].中国医药导报，2013，10（9）：90–92.

[40]王志勇，王爱中.N–乙酰半胱氨酸对老年肺炎患者的免疫调节作用[J].内科急危重症杂志，2013；19（3）：157–159.

[41]赵晟珣，王桦，杨帆，等.高龄老年肺部感染应用胸腺肽α1的免疫调节疗效[J].武汉大学学报（医学版），2014；35（3）：407–409.

[42]谢梓正，刘华.老年肺炎发病危险因素的研究进展[J].中国当代医药，2011，18（33）：13—15.

[43]Salva S，Borgatta B，Rello J. Pneumonia in immunocompetent patients：combination antibiotic therapy [J]. Minerva Anestesiol，2014；80（4）：495–503.

[44]Schürmann M，Schürmann D，Schindler R，et al. Impaired thymic function and CD4+ T lymphopenia，but not mannose–binding lectin deficiency，are risk factors for pneumocystis jirovecii pneumonia in kidney transplant re–cipients[J]. Transpl Immunol，2013；28（4）：159–163.

[45]Khailova L，Baird CH，Rush AA，et al. Lactobacillus rhamnosus GG im–proves outcome in experimental pseudomonas aeruginosapneumonia：po–tential role of regulatory T cells[J]. Shock，2013；40（6）：496–503.

[46]流行性感冒诊断与治疗指南（2011年版）[J].社区医学杂志，2011，9（5）：66–74.

[47]Chertow DS，Memoli MJ. Bacterial coinfection in influenza：a grand rounds review[J]. JAMA.2013，309（3）：275-282.

[48]Loosli CG，Stinson SF，Ryan DP，et al. The destruction of type 2 pneumocytes by airborne influenza PR 8-A virus；its effect on surfactant and lecithin content of the pneumonic lesions of mice[J]. Chest，1975，67（2 Suppl）：7S-14S.

[49]Bartelt MA，Duncan JL. Adherence of group A streptococci to human epithelial cells[J]. Infect Immun，1978，20（1）：200-2008.

[50]Van Dersluijs KF，Van Elden LJ，Nijhuis M，et al. Involvement of the platelet-activating factor receptor in host defense against Streptococcus pneumoniae during postinfluenza pneumonia[J]. Am J Physiol Lung Cell Mol Physiol，2006，290（1）：L194-199.

[51]Sun K，Metzgerd W.Inhibition of pulmonary antibacterial defense by interferon-gamma during recovery from influenza infection[J]. Nat Med，2008，14（5）：558-564.

[52]Chen WH，Toapanta FR，Shirey KA，et al. Potential role for alternatively activated macrophages in the secondary bacterial infection during recovery from influenza[J]. Immunol Lett，2012，141（2）：227-234.

[53]Mcnamee LA，Harmsen AG. Both influenza-induced neutrophil dysfunction and neutrophil-independent mechanisms contribute to increased susceptibility to a secondary Streptococcus pneumoniae infection[J]. Infect Immun，2006，74（12）：6707-6721.

[54]Karlstrom A，Heston SM，Boyd KL，et al. Toll-LikeReceptor 2 Mediates Fatal Immunopathology in Mice During Treatment of Secondary Pneumococcal Pneumonia Following Influenza[J]. J Infect Dis，2011，204（9）：1358-1366.

[55]Small CL，Shalercr，Mccormick S，et al. Influenza Infection Leads to Increased Susceptibility to Subseq uent Bacterial Superinfection by Impairing NK CellResponses in the Lung[J]. J Immun，2010，184（4）：2048-2056.

[56]Mccullers JA. Insights into the interaction between influenza virus and pneumococcus[J]. Clin Microbiol Rev，2006，19（3）：571-582.

[57]Mossad SB. Management of infections in solid organ transplant recipients[J]. Infect Dis Clin North Am，2018，32（3）：xiii-xvii. DOI：10.1016/j.idc.2018.06.001.

[58]Singh NC，Garrison G. Pneumonia infection in organ transplant recipients. 2017[EB/OL].（2018-04-11）. http://www.antimicrobe.org/t35.asp.

[59]Guenette A，Husain S.Infectious complications following solid organ transplantation[J]. Crit Care Clin，2019，35（1）：151-168. DOI：10.1016/j.ccc.2018.08.004.

[60]中华医学会器官移植学分会. 实体器官移植术后感染诊疗技术规范（2019 版）——总论与细菌性肺炎 [J]. 器官移植第 10 卷第 4 期 2019 年 7 月 343-351

[61]韩宏阳，韩晓燕，冯义明，等. 儿童大叶性肺炎 158 例临床分析 [J]. 中国实用医药，2008，3（36）：110.

[62]Chaudhry R，Ghosh A，Chandolia A.Pathogenesis of Mycoplasma pneumoniae：An update[J].Indian J Med Microbiol，2016（34）：7-16.

[63] Yavlovich A, Tarshis M, Rottem S.Internalization and intracellular survival of Mycoplasma pneumoniae by non-phagocytic cells[J]. FEMSMicrobiology Letters, 2004 (233): 241-246.

[64] 刘勇. 大叶性肺炎 120 例的临床疗效分析 [J]. 当代医学, 2009, 15 (12): 46-47.

[65] Waites KB, Talkington DE. Mycoplasma pneumoniae and its role as a human pathogen[J]. Clin Microbiol Rev, 2004, 17 (4): 697-728.

[66] 孙慧明, 季伟, 蔡利红, 等. 不同年龄肺炎支原体肺炎患儿胸片与实验室检查特点比较 [J]. 临床儿科杂志, 2012, 30 (4): 342-346.

[67] 陈辉, 杨波, 章学英, 等. 肺炎支原体感染患儿抗体滴度变化趋势的免疫功能研究 [J]. 中国地方病防治杂志, 2016, 31 (3): 326-327.

[68] BodhankarS, SunX, WoolardMD, et. al. Interferon gamma and interleukin 4 have contrasting effects on immunopathology and the development of protective adaptive immunity against myco-plasma respiratory disease[J]. JInfectDis, 2010, 202 (1): 39-51.

[69] Woolard MD, Hodge LM, Jones HP, et al. Theupperandlower respiratory tracts differ in their requireme nt of IFN-gamma andIL-4incontrollingrespirat orymycoplasmainfectionand disease[J]. Jimmunol, 2004, 172 (11): 6875-6883.

[70] HONG SJ. The Role of Mycoplasma pneumoniae Infection in Asthma[J]. Allergy Asthma Immunol Res, 2012, 4 (2): 59-61.

[71] Mehta VB, Hart J, Wewers MD.ATP-stimulated release of interleukin (IL)-1beta and IL-18 requir es priming by lipopolysaccharide and is independent of caspase-1 cleavage[J]. Biol Chem, 2001, 276: 3820-3826.

[72] ODEH A N, SIMECKA J W. Regulatory CD_4^+ CD_{25}^+ T cells dampen inflammatory disease in murine mycop lasma pneumonia and promote IL-17 and IFN-γresponses[J]. PLoS ONE, 2016, 11 (5): e0155648.

[73] 张新星, 陈正荣, 顾文婧, 等. 难治性肺炎支原体肺炎患儿肺泡灌洗液中 sB7-H3 及细胞因子表达 [J]. 临床儿科杂志, 2016, 34 (8): 561-565.

[74] 张鹏, 王永才, 张喜报, 等. 血清降钙素原、炎症细胞因子及超敏 C- 反应蛋白联合检测放射性肺炎合并肺部感染的诊断价值 [J]. 中华医院感染学杂志, 2017, 27 (23): 5322-5324.

[75] NILSSON A C, BJ RKMAN P, WELINDER-OLSSON C, et al.Clinical severity of Mycoplasma pneumo niae (MP) infection is associated with bacterial load in oropharyngeal secretions but not with MP genotype [J]. BMC Infect Dis, 2010, 10: 39. doi: 10.1186/1471-2334-10-39.

[76] Chu HW, BreedR, Rino JG, et al. Repeated respiratory Mycoplasma pneumoniae infections in mice: eff ect of host genetic background[J]. Microbes Infect, 2006, 8 (7): 1764-1772.

[77] Thavagnanam S, Parker JC, McBrien ME, et al. Effects of il—13 on mucociliary differentiation of pediat ric asthmatic bronchial epithelial cells[J]. PediatrRes, 2011, 69 (2): 95-100.

[78] Graw-Panzer KD, Verma S, Rao S, et al. Venous thrombosis and pulmonary embolism in a child with pn eumonia due to mycoplasma pneumoniae[J]. J Natl Med Assoc, 2009, 101 (9): 956-958.

[79] Senda J, Ito M, Atsuta N, et al. Paradoxical brain embolism induced by mycoplasma pneumoniae infecti on with deep venous thrombus[J]. Intern Med, 2010, 49 (18): 2003-2005.

[80]Takahashi I，Ishihara M，Oishi T，et al. Common carotid arteritis and polymyalgia with mycoplasma pneu moniae infection[J]. J Infect Chemother，2019，25(4)：281–284.

[81]Nagashima M，Higaki T，Satoh H，et al. Cardiac thrombus associated with mycoplasma pneumoniae infe ction[J]. Interact Cardiovasc Thorac Surg，2010，11(6)：849–851.

[82]Brown SM，Padley S，Bush A，et al. Mycoplasma pneumonia and pulmonary embolism in a child due to acquired prothrombotic factors[J]. Pediatr Pulmonol，2008，43：200–202.

[83]Yan T. Role of anti–inflammatory cytokines in pathogenesis of pediatric mycoplasma pneumoniae pneumo nia[J]. J Biol Regul Homeost Agents，2016，30(2)：541–545.

[84]Shi S，Zhang X，Zhou Y，et al. Immunosuppression reduces lung injury caused by mycoplasma pneumon iae infection[J]. Sci Rep，2019，9(1)：7147–7147.

[85]Shan LS，Liu X，Kang XY，et al. Effects of methylprednisolone or immunoglobulin when added to standa rd treatment with intravenous azithromycin for refractory mycoplasma pneumoniae pneumonia in children [J]. World J Pediatr，2017，13(4)：321–327.

[86]Liu JR，He RX，Wu RH，et al. Mycoplasma pneumoniae pneumonia associated thrombosis at Beijing chi ldren's hospital[J]. BMC Infect Dis，2020，20(1)：51–51.

[87]MARGETIE S. Inlfammation and haemostasis[J]. Biochem Med，2012，22(1)：49–62.

[88]Tashiro M，Fushimi K，Kawano K，et al. Adjunctive corticosteroid therapy for inpatients with MPP[J]. BMC PulmMed，2017，17(1)：219–219.

[89]KANNANTR，BASEMAN J B. ADP ribosylating and vacuolating cytotoxin of Mycoplasma pneumoniae represents unique virulence determinant among bacteiral pathogens[J]. Proc Natl Acad Sci USA，2006，103(17)：6724–6729.

[90]Zhang Y，Zhou Y，Li S，et al. The clinical characteristics and predictors of RMPP in children[J]. PLoS One，2016，11(5)：e0156465–e0156465.

[91]辛德莉，史大伟. 耐药肺炎支原体感染的抗生素治疗进展 [J]. 中华实用儿科临床杂志，2013，28 (22)：1695–1697.

[92]Liu Y，Ye X，Zhang H，et al. Antimicrobial susceptibility of mycoplasma pneumoniae isolates and mole cular analysis of macrolide–resistant strains from Shanghai，China[J]. Antimicrob Agents Ch，2009，53 (5)：2160–2162.

[93]Xin D，Mi Z，Han X，et al. Molecular mechanisms of macrolide resistance in clinical isolates of mycopla sma pneumoniae from China[J]. Antimicrob Agents Ch，2009，53(5)：2158–2159.

[94]Yang HJ，Song DJ，Shim JY. Mechanism of resistance acquisition and treatment of macrolide–resistant mycoplasma pneumoniae in children[J]. Korean J Pediatr，2017，60(6)：167–174.

[95]肖光文，李舟文，张国维，等. 儿童肺炎支原体对大环内酯类药物耐药机制研究 [J]. 中国热带医 学，2017，17(11)：1067–1071.

[96]郑宝英，闫超，薛冠华，等. 耐药肺炎支原体肺炎患儿的临床特点及流行基因型特征分析 [J]. 中 华实用儿科临床杂志，2017，32(10)：735–735.

[97]郭艳霞，冯艳芳，沈丹华，等. DNA 载量和基因型检测在 MP 肺炎患儿治疗中的临床作用研究

[J]. 广西医科大学学报，2019，36（6）：904-908.

[98]唐愈菲，胡新年，欧广利，等．次抑菌浓度大环内酯类药物诱导肺炎支原体耐药机制研究 [J]. 中国病原生物学杂志，2016，11（1）：25-29.

[99]Esposito S, Droghetti R, Bosis S, et al. Cytokine secretion in children with acute mycoplasma pneumoni ae infection and wheeze[J]. Pediatr Pulmonol, 2002, 34(2)：122-127.

[100]吴琼，李艳华，廖震，等．儿童难治性支原体肺炎感染病原菌特点和耐药性分析及血清白细胞介素 18、33 变化研究 [J]. 中国基层医药，2019，26（21）：2607-2611.

[101]张静，张双，田玲，等．痰热清注射液辅治肺炎支原体肺炎疗效及对血清瘦素、hs-CRP、IL-8 及 IL-18 的影响 [J]. 现代中西医结合杂志，2016，25（17）：1892-1894.

[102]林洁如．IL-33/ST2 信号通路在肺炎中的研究进展 [J]. 医学研究生学报，2017，30（12）：1332-1335.

[103]Wang M J, Wang Y Q, Yan Y D, et al. Clinical and laboratory profiles of RMPP in children[J]. Int J Infe ct Dis, 2014, 29：18-23.

[104]严永东．RMPP 患儿免疫功能变化及匹多莫德的治疗作用 [J]. 临床儿科杂志，2008，26（7）：570-572.

[105]俞珍惜，刘秀云，江载芳．儿童重症肺炎支原体肺炎急性期的相关因素分析 [J]. 中华实用儿科临床杂志，2011，26（4）：246-249.

[106]潘曌曌．流感病毒感染机制及中西医防治研究现状（J）．中医儿科杂志，2007，3（1）：46-49.

[107]Kaufmann A, Salentin R, Meyer R G, et a1. Defense against influenza a virus infection：essential role of the chemokine system[J]. Immunobiology, 2001, 204(5)：603-613.

[108]Stenbauer D A. Role of bemagglutinin cleavage for the pathogenicity of influenza virus[J]. Virol, 1999, 258：1-20.

[109]Skebel J J, Wileg D C.Receptor binding and membrane fusion in virus entry：the influenza bemagglutinin [J]. Annu Rev Biochem, 2000, 69：531-569.

[110]Takizawa T, Matsukawa S, Higuchi Y, et al. Induction of programmed cell death（apoptosis）by influen za virus infection in tissue culture cells[J]. J Gen Virol, 1993, 74(11)：2350-2355.

[111]Zhong N S, Zheng B J, Li Y M, et, al. Epidemiology and cause of severe acute respiratory syndrome （SARS）in Guangdong. People's Republic of China in February, 2003[J]. Lancet, 2003, 362：1353-1358.

[112]Ksiazek T G, Erdman D, Goldsmith C S, et, al. A novel coronavirus associated with severe acute respir atory syndrome[J] N Engl J Med, 2003, 348：1953-1966.

[113]Drosten C, Gntherr S, Preiser W, et al. Identification of a novel coronavirus in paiens with severe acute respiratory syndrome[J]. N Engl J Med, 2003, 348：1967-1976.

[114]Zaki A M. van Boheemen S, Bestebroer T M, et al. Isolation of a novel coronavirus from a man with pne umonia in Saudi Arabia[J]. N Eng J Med, 2012, 367：1814-1820.

[115]Zhu N, Zhang D, Wang W, et al. A novel coronavirus from patents with peumonia in China, 2019[J]. N Engl J Med, 2020, 382：727-733.

[116]Chan J F，Lau S K，To K K，et al. Midde East respiratory syndrome coronavirus：another zoonotic beta coronavirus causing SARS-like disease[J] Clin Microbiol Rev，2015，28：465.

[117]Imai Y，Kuba K，Rao S，et al. Angiotensin-conver-ting enzyme，2 protects from severe acute lung failu re[J]. Nature，2005，436（7047）：112.

[118]Hui DS，Memish ZA，Zumla A. Severe acute respir-atory syndrome vs.the Middle East respiratory synd rome[J]. Curr pin Pulm Med，2014，20（3）：233.

[119]Farrag MA，Almajhdi FN. Human respiratory syncytial virus：tole of innate immunity in clearance and diseaseprogression[J]. Viral Immunol，2016，29（1）：11.

[120]朱汝南，钱渊. 人偏肺病毒的研究进展 [J]. 中国病毒病杂志，2012，2（2）：145.

[121]陈骦，王睿. 人类呼吸道感染相关副黏病毒病原学特点与防治 [J]. 中华医院感染学杂志，2004，14（2）：237.

[122]Shah DP，Shah PK，Azzi JM，Chemaly RF.Parain-fluenza virus infections in hematopoietic cell transp lant recipients and hematologic malignancy patients：a sys-tematic review[J]. Cancer Lett，2016，370（2）：358.

[123]Buckw Alter SP，Teo R，Espy MJ，Sloan LM，et al. Real-time qualitative PCR for 57 human adenovir us types from multiple specimen sources[J]. J Clin Mi-crobiol，2012，50（3）：766.

[124]Yoon H，Jhun BW，Kim SJ，Kim K.Clinical character-istics and factors predicting respiratory failure in adeno-virus pneumonia[J]. Respirology，2016，21（7）：1243.

[125]Choi SH，Hong SB，Kim T，et al. Clinical and molecular characterization of rhinoviruses A，B，and C in adult pa-tients with pneumonia.[J]. J Clin Virol，2015（63）：70.

[126]Choi SH，Huh JW，Hong SB，et al. Clinical characteris-tics and outcomes of severe rhinovirus-associated pneu-monia identified by bronchoscopic bronchoalveolar lavage in adults：comparison with severe influenza virus-associi-ated pneumonia[J]. J Clin Virol，2015（62）：41.

[127]Kaufmann A，Salentin R，Meyer R G，et a1. Defense against influenza a virus infection：essential role of the chemokine system[J]. Immunobiology，2001，204（5）：603-613.

[128]王东梅，胡大勇，汪滢滢，等. 浅谈布鲁氏杆菌病的危害和预防措施 [J]. 吉林畜牧兽医，2014，35（2）：64-65.

[129]Zacharisen MC，Fink JN. Hypersensitivity pneumonitis and related conditions in the work environment. Immunol Allergy Clin North Am，2011，31：769-786.

[130]Hirschmann JV，Pipavath SN，Godw in JD. Hy persensitiv ity pneumonitis：a historical，clinical，and radiologic review[J]. Radiographics，2009，29（7）：1921-1938.

[131]Morell F，Roger A，Reyes L，et al. Bird fancier's lung：a series of 86 patients[J]. Medicine（Baltimore），2008，87（2）：110-130.

[132]Pimentel J C.Furrier's lung[J]. Thorax，1970，25（4）：387-398.

[133]Orriols R，Aliaga J L，Anto J M，et al. High prevalence of mollusc shell hypersensitivity pneumonitis in nacre factory workers[J]. Eur Respir J，1997，10（4）：780-786.

[134]Ohshimo S，Bonella F，Guzman J，et al. Hypersensitivity pneumonitis[J]. Immunol Allergy Clin North

Am, 2012, 32(4): 537-556.

[135]Cormier Y, Letourneau L, Racine G. Sig-nificance of precipitins and asymptomatic lymphocytic alveolit is: a 20-yr follow-up[J]. Eur Respir J, 2004, 23(4): 523-525.

[136]Mcsharry C, Anderson K, BoydG. A revi ew of antigen diversity causing lung disease among pigeon bree der[J]. Clin ExpAllergy, 2000; 30(9): 1221.

[137]McSharry C, Anderson K, Bourke SJ, et al. Takes your breath away-the immunology of allergic alveolitis [J]. Clin Exp Immunol, 2002, 128(1): 3-9.

[138]Yi ES. Hypersensitivity pneumonitis[J]. Crit Rev Clin Lab Sci, 2002, 39(6): 581-629.

[139]Ohshimo S, Bonella F, Guzman J, et al. Hypersensitivity pneumonitis[J]. Immunol Allergy Clin North Am, 2012, 32(4): 537-556.

[140]Slavin RG. What the allergist should know about hypersensitivity pneumonitis. Allergy Asthma Proc, 2007, 28: 25-27.

[141]Israel-Assayag E, Dakhama A, Lavigne S. Expression of costimulatory molecules on alveolar macropha ges in hypersensitivity pneumonitis. Am J Respir Crit Care, 1999, 159: 1830-1834.

[142]Araiza MT, Aguilar León DE, Retana VN, et al. IgM, IgG, and IgA rheumatoid factors in pigeon hyper sensitivity pneumonitis. J Clin Lab Anal, 2007, 21: 315-321.

[143]Baur X, Richter G, Pethran A, et al. Increased prevalence of IgGinduced sensitization and hypersensit ivity pneumonitis (humidifier lung) in nonsmokers exposed to aerosols of a contaminated air conditioner [J]. Respiration, 1992, 59(4): 211-214.

[144]Unoura K, Miyazaki Y, Sumi Y, et al. Identification of fungal DNA in BALF from patients with home-related hypersensitivity pneumonitis[J]. Respir Med, 2011, 105(11): 1696-1703.

[145]Fishwick D. New occupational and environmental causes of asthma and extrinsic allergic alveolitis[J]. Clin Chest Med, 2012, 33(4): 605-616.

[146]Moraga-McHaley S A, Landen M, Krapfl H, et al. Hypersensitivity pneumonitis with Mycobacterium avium complex among spa workers[J]. Int J Occup Environ Health, 2013, 19(1): 55-61.

[147]Metersky ML, Bean SB, Meyer JD, et al. Trombone player's lung: a probable new cause of hypersensitivity pneumonitis[J]. Chest, 2010, 138(3): 754-756.

[148]Metzger F, Haccuria A, Reboux G, et al. Hypersensitivity pneumonitis due to molds in a saxophone pla yer[J]. Chest, 2010, 138(3): 724-726.

[149]Costabel U, Bonella F, Guzman J. Chronic hy persensitiv ity pneumonitis[J]. Clin Chest Med, 2012, 33 (1): 151-163.

[150]李研, 佟飞, 张秋, 等. 中西医结合治疗非重症社区获得性肺炎疗效观察[J]. 疾病监测与控制, 2016, 10(2): 151-152.

[151]Ruuskanen O, Lahti E, Jennings LC, et al. Viral pneumonia[J]. Lancet, 2011, 377(9773): 1264-1275.

[152]Yu Y, Fei A. Atypical pathogen infection in communityacquired pneumonia[J]. BioScience Trends, 2016, 10(1): 7-13.

[153]舒林华，许姜姜，王淑，等.儿童社区获得性肺炎致病微生物分布及与临床特征的相关性 [J]. 中国当代儿科杂志，2015，17（10）：1056-1061.

[154]张永平，牛得水，徐锦华，等.社区获得性肺炎住院儿童呼吸道分泌物和血清病原学检测病例流行病学分析 [J]. 宁夏医科大学学报，2015，37（8）：931-937.

[155]马慧轩，孙琳，吴喜蓉，等.北京单中心社区获得性肺炎住院患儿病原学分析 [J]. 中国循证儿科杂志，2015，10（5）：361-365.

[156]刘又宁，陈民钧，赵铁梅，等.中国城市成人社区获得性肺炎 665 例病原学多中心调查 [J]. 中华结核和呼吸杂志，2006，29（1）：3-8.

[157]Guenette A，Husain S. Infectious complications following solid organ transplantation[J]. Crit Care Clin，2019，35（1）：151-168. DOI：10.1016/j.ccc.2018.08.004.

[158]Giannella M，Muñoz P，Alarcón JM，et al. Pneumonia in solid organ transplant recipients：a prospective multicenter study[J]. Transpl Infect Dis，2014，16（2）：232-241. DOI：10.1111/tid.12193.

[159]Prieto Amorin J，Lopez M，Rando K，et al. Early bacterial pneumonia after hepatic transplantation：epidemiologic profile[J]. Transplant Proc，2018，50（2）：503-508. DOI：10.1016/j.transproceed.2017.11.047.

[160]Kritikos A，Manuel O. Bloodstream infections after solid-organ transplantation[J]. Virulence，2016，7（3）：329-340. DOI：10.1080/21505594.2016.1139279.

[161]Giannella M，Muñoz P，Alarcón JM，et al. Pneumonia in solid organ transplant recipients：a prospective multicenter study[J]. Transpl Infect Dis，2014，16（2）：232-241..

[162]费明茂，陈敬松.老年患者肺部感染铜绿假单胞菌的危险因素及耐药性分析 [J]. 中华医院感染学杂志，2011，21（5）：1023-1024

[163]Alves GB，Pinho FA，Silva SM，et al. Cardiac and pulmonary alterations in symptomatic and asymptomatic dogs infectednaturally with Leishmania（Leishmania）chagasi[J]. Braz J Med Biol Res，2010，43（3）：310-315.

[164]郭晓菊，郭晓燕.老年肺部感染 80 例的整体护理 [J]. 中国误诊学杂志，2009，9（32）：7959-7960

[165]董碧蓉.老年肺炎现代诊治与预防策略 [J]. 中国实用内科杂志，2011，31（1）：22-24.

[166]胡振宇.老年呼吸机相关性肺炎的临床分析 [J]. 临床肺科杂志，2013；18（4）：595-6.

[167]Sue Eisenstadt E. Dysphagia and aspiration pneumonia in older adults[J]. J Am Acad Nurse Pract，2010；22（1）：17-22.

[168]谢梓正，刘华.老年肺炎发病危险因素的研究进展 [J]. 中国当代医药，2011，18（33）：13-14.

[169]董碧蓉.老年肺炎现代诊治与预防策略 [J]. 中国实用内科杂志，2011，31（1）：22-24.

[170]段效军，陈艳萍，黄建宝，等.100 例急性呼吸道感染住院患儿肺炎支原体、肺炎衣原体及嗜肺军团菌分布特点分析 [J]. 中国中西医结合儿科学，2017，9（6）：513-515.

[171]胡彦宏.小儿衣原体肺炎的诊治 [J]. 中国临床医生，2010，38（5）：18-21.

[172]朱利明，罗浩元，刘集鸿，等.急性呼吸道感染患儿非典型病原体特异性 IgM 抗体检测结果分

析 [J]. 国际检验医学杂志，2017，38（11）：1537-1539.

[173]耿佳，郭万亮，张学兰 . 苏州儿童医院住院儿童呼吸道合胞病毒流行特点及与气候因素相关性研究 [J]. 中国当代儿科杂志，2015，10（5）：482-486.

[174]AbukwaikY，VenkatammanC，HarbOSetalSignaltransduction in the protozoanhost Hartmannllaver miform is upon attachment and inva sion by Legionellamicdadie Appl Environ Microbiol，1998，64：31-34.

第二节　中医病因病机

肺炎属中医肺炎喘嗽范畴。其病因病机为肺脾生克失常、气机失调。传统上认为肺炎喘嗽常证分为风热闭肺证、风寒闭肺证、痰热闭肺证、毒热闭肺证，湿热证（此类较少）。由于中西医理论体系不同，不同病种有太多交叉联系，且各家学说纷纷。为方便中西医对照，本书将中医病机按照西医类别进行分类。

一、大叶性肺炎

大叶性肺炎可属中医学"咳嗽""风温""肺炎喘嗽""肺痈"范畴，其发病机制为外邪犯肺，肺气郁闭、肺热熏蒸、炼液灼津、痰热阻肺、郁结胸中壅塞气道、痰气交阻、肺失宣降、气血运行不畅、血瘀阻络所致。本病病位在肺，病机关键为肺气郁闭，痰热是其主要病理产物，病变部位主要在肺，常累及心肝，以实者居多。外邪内侵，邪郁于肺，化热、生痰、酿毒，三者互结于肺，发为本病。须及时有效救治，否则易致各种变证。

本病主要由热邪为患，热毒侵袭，热炼痰凝，气滞血瘀，热毒、痰毒、瘀毒环环相连，互相影响。病因病机可概括为热邪致病，由热生痰，由热致瘀，毒邪留恋。

二、细菌性肺炎

肺炎喘嗽主要病因包括外因及内因两大类。感受风寒为外因，肺气娇嫩，气血未充为内因，肺脏为五脏六腑之华盖，位高主气。风邪由口鼻而入，首先侵袭肺卫，导致肺气闭而不宣、清肃之令不行。内因上，肺炎喘嗽可伴脾系心肝系表现。《素问·咳论》谓："五脏六腑皆令人咳，非独肺也。"正如《幼幼集成·咳嗽证治》曰："虽五脏六腑皆令人咳，然必脏腑各受其邪而与之，要终不离乎肺也。但因痰而嗽者，痰为重，主治在脾；因咳而痰者，咳为重，主治在肺。"分析其原因，脾与肺本为母子关系，肺金已损，肺气不利，子盗母气，肺病及脾，肺脾两伤。细菌性肺炎发病常以肺系症状为主，常伴脾及心肝系症状表现为主，亦可同时出现。脾、心肝系症状为重要兼证，需配合主证，合而治之，方能取效。

婴幼儿肺脏娇嫩，卫外不固，易为外邪所中，且小儿"阳常有余，阴常不足"，感受风寒后肺气郁闭，阳气易化为热，酿生肺热，热邪炼津成痰，阻塞肺络，气滞血瘀而致呼吸不畅、咳嗽不止，致肺气郁闭。因此年龄越小发病率越高。加之小儿神气怯弱，肝气未充，筋脉未盛，邪热扰动心肝，而致心神不宁。而肺为娇脏，不耐寒热，气温的骤升骤降，最易伤肺；小儿脏腑娇嫩，肺常不足，风寒之邪外侵，而致风寒闭肺，但此阶段相对时间较短，常被家长忽视，很快入里化热，故入院以风热闭肺之证为多。风热闭肺常见恶寒轻，咳嗽，气促，此时虽表证未解，但肺热已炽，可迅速发展为痰热闭肺证，而当治疗有效地遏制这种传变趋势时，风热之邪亦易于从表而解。痰热闭肺证乃因邪热郁闭于肺，痰堵于胸，热毒壅盛，气滞血瘀，较难化解，故时间较长。婴幼儿期住院天数高于其他年龄患儿，考虑年长儿以大叶性肺炎及混合感染患儿为多，故住院时间较长。

三、支原体肺炎（MPP）

支原体肺炎病因属湿热病邪，表现为：生存环境属湿热、感邪途径属湿热、易感人群属湿热、临床表现属湿热、病程缠绵属湿热。其病程中的痰浊和瘀血既是病理产物，又是重要的致病因素，二者一经生成，即可产生新的病理循环，且多杂合致病。

施益农将 MPP 主要病因病机演变可归纳为肺气不足，疫气所凑，肺气郁闭，其气上逆，邪伤津气，金不克木，肝气横逆，木火刑金，气滞生瘀，木乘脾土，升降失常，运化失健，正气益虚；较为基础性的中医病机环节是肺脾不足，木火刑金。

肺失宣降，肺气闭塞则水液凝聚为"痰"，或肺病及脾，脾失健运，聚湿成"痰"，痰邪壅盛，更阻塞气道，加重了肺气的郁闭，故"郁"是"痰"产生的病理基础，而"痰"是"郁"导致的病理产物。肺气郁闭，郁而生热，灼津成痰，痰阻肺络，壅塞气道。《血证论》云："痰亦可化为瘀。"气为血之帅，气行则血行，气滞则血滞。肺主治节，肺气郁闭，则气滞血瘀，MPP 轻症仅表现为肺内血络的郁塞不通，咳嗽咳痰，血瘀之象不显；重症则表现为脉道涩滞，心血运行不畅，而见发绀，舌质紫暗等气滞血瘀的征象。外邪入侵机体，与自身气血相搏，正邪相争，邪入营血将使疾病发展恶化，同时肺为娇脏，易虚易实，易寒易热，又是多血多气之脏，外邪入侵，邪毒恋肺，入里化热，热灼阴津，易出现血瘀气郁。肺炎喘嗽病程日久可伤及肺脾，且小儿脏腑娇嫩，形气未充，肺、脾、肾三脏功能不足，"肺为贮痰之器""脾为生痰之源""肾为生痰之根"，若肺脾肾三脏功能失调，可致水液代谢障碍，痰饮内聚。其中又与脾的关系更为密切，临床上观察大多患儿症见咳嗽，咳声重浊，痰多色白，伴脘腹胀满、纳少、舌苔白腻等症，多偏于脾虚生痰。MPP 病机为病邪侵肺，致肺气失宣，由于小儿肺脾薄，藩篱疏，肺脾气虚，邪毒侵袭，痰热内伏，气血痰瘀交织，迁延反复所致。MP 感染后期，邪气内伏，瘀久生热，损伤肺阴，咳久不愈，气阴两伤，形成虚实夹杂之证；或正气耗伤，肺病及脾，又因小儿为"稚阴稚阳之体"，"脾常不足"，故而出现一些脾虚中寒的临床证候。

在中医诊断方面，根据症状体征，多把本病归属于中医咳嗽、肺炎喘嗽的范畴，证型分布以痰热阻肺和痰湿阻肺最为常见，缘为小儿肺脏娇嫩，易感外邪，外邪袭肺，肺失宣肃，肺气郁阻，日久生热，肺热熏蒸，灼津为痰，痰阻肺络而发本病，故而痰热、痰湿是主要病理因素。患儿在疾病发展及治疗过程中出现证候转化，其中大部分向痰湿阻肺转化，还有部分患儿出现了虚证或虚实夹杂证，其中虚证以肺脾气虚常见。此外，MPP 患儿发病年龄趋小，且存在暴发流行，患儿存在心脏、肝脏的肺外损害，中医诊断以咳嗽为主，证型以痰热阻肺和痰湿阻肺常见，后期虚证以肺脾气虚常见。

四、病毒性肺炎

病毒性肺炎是中医治疗优势病种，祖国医学称流感为"时行感冒"，属外感热病中的"时气病"。时行感冒是指时行疫疠邪毒侵犯肺卫而引起流行的重症感冒，发病突然，症见身热、恶寒，甚则壮热，微恶寒，头痛重胀，肢体骨节酸痛，呼吸气粗，咳嗽重浊，咽喉肿痛，神疲乏力，苔薄，脉数等。时行感冒临床上具有传染性、流行性和证候相似性的特点，如《诸病源候论》中所述："是以一岁之中，病无长少，率相近似者，此则时行之气也。""病者多相染者"。其描述与"疠气"致病特点相似，亦可归属于"疫疠"范畴。中医认为时行感冒的发生多因四时六气失常，非其时而有其气，如《诸病源候论·时气病诸候》中云："时行病者，是春时应暖而反寒，夏时应热而反冷，秋时应凉而反热，冬时应寒而反温。"机体卫外薄弱或功能失调，时行疫疠之气乘袭所致。因此，中药抗流感病毒的基本作用机理为扶正祛邪。

中医对于小儿病毒性肺炎的分析与治疗尤其有独到的见解。《素问·通评虚实论》曰："乳子中风热，喘鸣息肩者，脉何如？岐伯曰，喘鸣肩息者，脉实大也。缓则生，急则死。"描述了婴儿外感风热后喘鸣息肩的病证，提出病情轻重的判断与脉搏缓急相关，若脉搏急促者则预后不良，这与病毒性肺炎出现心力衰竭时的症状相似。《金匮要略·肺痿肺痈咳嗽上气篇》中有"上气喘而躁者，属肺胀"的记载。《诸病源候论·气病诸候·上气鸣息候》中指出："肺主于气，邪乘于肺则肺胀，胀则肺管不利，不利则气道涩，故气上喘逆，鸣息不通。"进一步阐述了外邪犯肺，气道阻塞，肺闭咳喘的病机，与肺炎喘嗽的发病机制相近。《小儿药证直诀·肺盛复有风冷》有"胸满短气，气急咳嗽上气"的描述。在小儿病毒性肺炎的现代研究中，学术界已经达成共识，应当发挥中医学辨证论治的特色指导本病的中医治疗。关于本病的证候分类，儿科学术界现已基本统一，划分为风寒闭肺证、风热闭肺证、痰热闭肺证、阴虚肺热证、肺脾气虚证 5 个主要证候。

2020 年，新型冠状病毒肺炎肆虐，中医在抗击新冠肺炎中做出了突出贡献，在治疗和预防中均取得良好效果。中医认为新冠肺炎属瘟疫称为疫毒，就其整个病程而言，疫毒闭肺是其核心病机。一般是从口鼻而入，通过呼吸道侵入人体，患者常表现有发烧、咳嗽，这是肺的症状，另外有腹泻、乏力，这是脾的症状。国外新冠患者早期有嗅觉、味觉丧失。嗅觉主要是肺开窍于鼻，味觉主要是脾开窍于口。中医认为新冠肺炎病变部位还是在肺和脾。通过临床观察和总结，新冠肺炎早期是以湿毒为主，中期有化热倾向，后期就耗伤正气。

五、过敏性肺炎

中医对于过敏性肺炎的论述较少，景菲等曾尝试从"肺毒"角度试论 HP 发病机制：

（1）肺毒伏藏致病：若患者先天禀赋不足，肺脏虚损，卫外不固，则容易感受外邪，但并不即时发病，而是蓄积为毒，等量变达到质变而发病。

（2）肺毒损伤正气：肺毒损伤正气可改变肺脏的结构，如肺泡毛细血管充血、水肿。肺气肿或纤维化等。另一方面肺气亏虚，后期可累及脾、肾、心等脏腑，影响全身正常的生理机能。此外，中医认为肺为阳脏，容易与热邪相互引触。HP 急性重症和慢性进展的患者需用激素治疗，而激素在中医看来为阳热之品，易助热化火，因此，HP 的病性以热性为主。

（3）肺毒顽恶，病情难愈：肺毒的顽恶性主要变现为病情易反复或难以根治。HP 患者若不能完全脱离抗原环境或未及时治疗，则易反复发作或加重，虽然应用激素治疗近期疗效尚可，但远期疗效还未确定。

六、社区获得性肺炎

社区获得性肺炎（CAP）归属于中医学"喘嗽"范畴，其主要病因病机为外邪袭肺、肺失宣降，内邪伤肺、脏腑功能失衡。中医学认为其为本虚标实之证，本虚以气虚、血虚、阳虚为主，标实则以痰浊、热盛、气滞、血瘀为主。小儿由于脏腑柔弱、气血未充，如果先天不足或后天失养，可导致正气虚弱，卫外不固，腠理不密，容易为外邪所中，热邪侵袭，肺热气郁，气滞血瘀，同时热毒耗伤人体气阴，引起脏腑功能紊乱，气血运行不利，易于淤滞。CAP患者中医证候以风热闭肺、风寒袭肺以及痰湿蕴肺为主证，皆为实证，中医认为肺炎初期病在表（风寒闭肺、风热闭肺），急性期病在里（痰热壅肺、毒热闭肺），病变迁延则阴虚邪恋，缓解期邪祛正虚（肺脾气虚、阴虚肺热），危重症可见心阳虚衰、内陷厥阴等，寒热互结，虚实转化，累及脏腑不同，致各种变证，病情各异；治则有宣肺化痰、清热解毒、活血化瘀等，同中有异。由于CAP发病主要为外邪侵袭，肺卫受感或正气内虚，感受风热之邪经口鼻侵袭肺脏，或风寒之邪入里化热，炼津为痰，痰热壅肺，病理过程中可化火生痰、伤津耗气或风热邪盛而逆传心包。在老年人发病过程中，由于年老体弱，多罹患慢性疾病，体内常积生痰湿、瘀血等，在此基础上易感受外邪而使病情发作，故以痰热壅肺或痰浊阻肺为主，常兼有气阴两虚、肺脾气虚、血瘀等。

七、医院获得性肺炎

从近代伏邪理论看，HAP的病原体在体内定植的过程与伏邪藏匿于体内的过程如出一辙。HAP中外源性病原体可视为外感之伏邪，其侵入并定植的过程即为潜伏的过程，加之素体正气不足，邪伏正虚之所，人体不能清除伏邪，待机而发，伺机而作。HAP中内源性的机会致病菌可视为内伤之伏邪，原本定植潜伏于人体，由于脏腑功能失调，自气生毒，遇因而发病。

伏邪致病有着复杂的机制，受邪气性质、正气虚实及外界环境的影响。《黄帝内经》有云"正气存内，邪不可干"。《素问·评热病论》又云"邪之所凑，其气必虚"。伏邪理论的核心病机是"正气不足，邪气内伏"。在伏邪发病的过程中，邪气伏藏是伏邪发病的先决条件，正气不足是伏邪发病的根本条件。近代中医学认为"正气"是人体的机能活动和对外界环境的适应能力、抗病能力及康复能力。正气实，邪气不能侵犯人体；正气虚，则正气不能御邪于外。正气的虚实决定着人体疾病的发生和发展。人体的防御功能与正气对外界环境的适应能力、抗病能力相类似，其可视为人体正气功能的其中一部分。因此，人体防御机制的受损，代表着人体正气的虚损。正常生理状态下，呼吸道有过滤吸入气体的作用；呼吸道表面有防止细菌黏附的功能；呼吸道中的正常菌群形成的微生物屏障也会制约外来病原体的定植。这些呼吸道的防御机制正常时，则"正气存内，邪不可干"；呼吸道的防御机制异常时，则如《温疫论》说所的"本气亏虚，呼吸之间，外邪因而乘之"。HAP 的病原体侵入并定植于人体的过程，就是伏邪理论中邪气潜伏人体的过程。HAP 的"伏邪"即病原体侵入与定植也与以下危险因素相关：住院时间、误吸或呛咳、侵入性操作、抗生素的使用等。感染后抗生素的不合理使用，容易诱发出现耐药菌，耐药菌伏留体内，成为《伏邪新书》所说的"初感治不得法，正气内伤，邪气内陷，暂时假愈，后仍作"的伏邪。还有抗生素的使用可能会对人体正常菌群产生影响，导致菌群紊乱，机会致病菌伺机发病，内毒自生，出现"已治愈，而未能除尽病根，遗邪内伏，后又复发"的伏邪。这些危险因素共同为 HAP 病原体的侵入与定植提供条件，病原体借机潜伏于呼吸道，"因加而发"。

八、老年肺炎

老年肺炎的发生主要有两个方面，一为正气不足，二为温邪袭肺。老年肺炎的核心病机为热毒炽盛、痰瘀互结、正气亏虚，故应治以扶正祛邪。相应的治法为清热解毒、活血祛瘀化痰、益气养阴，概括为扶正解毒化瘀法，临证时常兼顾并行。

温病学理论认为人体卫气营血 4 者之间有着不可分割的密切关系。叶天士说："卫之后方言气，营之后方言血。"就是从卫气营血的生理、病理方面，概括了温病病邪入侵的浅深层次、病变证型轻重及其相互传变。温邪多从卫分开始，而后向里传变，即由卫到气，进而内陷营血，为温病传变的一般顺序。老年人因正气抵御外邪的能力降低，对病原微生物的防御机能减弱，大大增加了肺部感染的发病率和死亡率。且老年人因为肾精不足，阴气损耗，患温病后易转成危重证候。原因是其营卫枯涩，下元亏虚，正气不足以抗邪，病邪易于长驱直入，而致病。情急骤变化，更易逆传心包和内陷营血。老年细菌性肺炎临床一般分为 4 期：潜伏期、前驱期、症状明显期、恢复期。此 4 期分别相当于中医理论的风温卫、气、营、血病变证型。

前驱期一般 1~2 天，因邪气过盛，正不胜邪所致。症状较轻，无特异性，如发热、畏寒、咳嗽等伴有呼吸道系统的症状。此期以上呼吸道炎症及体表神经及血管反应为主。此期相当于风温之邪袭肺卫证型。这时，卫气被郁，开合失司，由此出现发热恶寒症状。肺气失于宣畅则咳嗽，热邪郁于表，可见舌边尖红，苔薄，脉浮数。

前驱期之后为症状明显期，病情进一步发展，温度继续升高，临床出现特有症状，免疫力产生。病由轻转重。呼吸系统感邪后，出现咳嗽等症状，是支气管黏膜的炎症反应。此期临床表现为壮热烦渴，不恶寒反恶热，咳，喘，口干苔黄，相当于邪在气分风温邪热炽盛之邪热壅肺证型。此期以毒血症引起的症状及由于高热而引起的体液与电解质代谢紊乱为主，往往伴有中度或重度的失水、中度酸中毒等。这一方面是由于肠肌运动机能紊乱出现麻痹性胀气，另一方面是由于高热失水、大肠重吸收水分增加，黏液分泌减少而致大便燥结，相当于风温之肺热腑实证。如果毒血症表现为中枢神经系统的变性与坏死较为突出，凝血系统变化、毛细血管壁的中毒性损害，可出现充血、点状出血、脑组织变性、坏死等病变。临床表现为烦躁，神昏谵语或昏聩不语，四肢厥冷，舌绛，脉细数，出现热入心包的症状。热入心包证多因气、营、血分邪热传入心包所致，也可于病变之初，肺卫之邪直入心包所致，重证肺炎可出现缺氧、休克、少尿、甚至肾衰竭。

恢复期：体温降至正常，症状消失，体力、食欲逐步恢复，直至完全康复。体内病理变化和功能紊乱也逐步恢复，病原体被消灭，相当于风温恢复期之肺胃阴伤证，以干咳，口干，咽燥为主症。肺阴耗伤，不能润养肺金，肺气失于宣降，表现为干咳，肺胃阴伤，则见口干，舌干红少苔。脉细为阴液不足之象。

耐药细菌作为风热之邪，侵袭人体，首先犯肺，导致肺失宣降而成为风温肺热病。其病位在肺，病性属热，因虚邪相合，痰瘀互阻，肺脏功能失常而发病。风温肺热病之病位在肺，病理机制为痰热瘀毒互阻，肺脏功能失常，其传变多循卫气营血，肺为多气少血之脏，把好气分关，是治疗成功的关键。由于耐药菌毒邪的特殊性，在疾病中易化痰生瘀，影响到肺络血分，出现痰瘀互阻于肺，使得肺络不通，病程延长，缠绵难愈，有的病例则反复发作，肺炎链球菌肺炎的病理特点是细菌进入肺泡后在肺泡内繁殖，导致肺泡毛细血管充血扩张，引起黏液性水肿及中性粒细胞、吞噬细胞、少量红细胞渗出，坏死的细菌、呼吸道渗出的黏液和浆液，以及中性粒细胞、吞噬细胞、红细胞、免疫球蛋白、补体、溶菌酶等构成中医的痰浊之邪，痰液阻塞呼吸道，影响肺的通气、换气功能。

姜春华教授指出，老年患者因多种宿疾缠绵不愈，久病入络，致瘀血内停；又正气虚衰，气血运行不畅，加之风热毒邪炽盛，血液黏稠，致气血运行更加不通畅，导致瘀血更加顽固；体弱和宿疾使老年人肺脾肾功能下降，水液代谢异常，聚津成痰；风热毒邪内炽，又炼液成痰。痰瘀互阻，病情缠绵难愈。

九、小儿肺炎

小儿具有肺脾肾不足、稚阴稚阳的生理特点，患肺炎后多表现为正虚邪恋过程。

肺炎易感人群及肺炎恢复期的发病机制均属于"正气虚弱"，正气的强弱与肺、脾、肾有关。本病外因责于感受风邪，内因责于小儿形气未充，肺脏娇嫩，卫外不固；另外，研究表明，小儿肺炎与湿热内蕴证有密切联系。小儿肺常不足，卫外不固，若再加之调护不当，增衣减衣不及时，故较成人更易于感受外邪。另外小儿脾常不足，更易为湿邪所困，若喂养不当，或贪凉饮冷，则脾失健运，水湿内停。随着生活水平的提高，家长往往过于溺爱，而致小儿过食肥甘厚味（高脂、高糖、煎炸类食物），碍脾伤胃，湿邪内生，蕴而生热。可见小儿生理特点及其调护的特殊性形成了湿热证形成的前提因素。

参考文献

[1]左满凤，罗望梅，舒琼璋.激素在儿童支原体感染性大叶性肺炎中的应用[J].临床肺科杂志，2012，17（4）：610-611.

[2]李新民，马莉婷，孙丹，等.小儿肺炎喘嗽湿热内蕴证证治探讨[J].中华中医药杂志，2018，33（11）：5117-5121.

[3]夏菲，李殊阳，廖永州.从培土生金法论治肺炎喘嗽恢复期[J].辽宁中医药大学学报，2018，20（3）：176-179.

[4]叶飞.436例小儿肺炎的中西医结合治疗[J].上海中医药杂志，2003，37（9）：42-43.

[5]周婧媛，韩新民.《小儿药证直诀》对肺炎喘嗽诊治的启示[J].浙江中医药大学学报，2018，42（8）：613-615.

[6]李巧特，杨燕青，李巧尔，等.磷酸肌酸钠治疗小儿肺炎合并心衰的研究及对患儿睡眠的影响[J].世界睡眠医学杂志，2018，5（4）：430-432.

[7]邵艳，刘伟东，季伟.不同年龄社区获得性肺炎住院儿童的病原学及临床特征研究[J].中国儿童保健杂志，2017，25（8）：846-849.

[8]肖爱红，田朗，旷寿金.儿童大叶性肺炎150例回顾性分析[J].湖南师范大学学报（医学版），2016，13（2）：66-68.

[9]施益农.小儿肺炎支原体肺炎常证与变证的分型论治探讨[J].四川中医，2010，28（10）：31-32.

[10]姜永红，虞坚尔，姜之炎.从络病理论解析小儿支原体肺炎及其变证[J].上海中医药，2013，47（5）：27-28.

[11]吴艳明.汪受传教授治疗小儿支原体肺炎经验[J].中华中医药杂志，2012，27（3）：649-651.

[12]张锐.中西医结合治疗支原体肺炎疗效研究[J].辽宁中医杂志，2009，36（3）：416-417.

[13]方芳，王明明.活血化瘀法治疗小儿支原体肺炎[J].河南中医，2013，33（2）：211-212.

[14]刘晓红，崔红，韩伟娟.李贵教授中西医结合治疗小儿迁延性难治性支原体肺炎的经验总结[J].首都医科大学学报，2012，33（3）：311-314.

[15]左爽，裘雷鸣，潘月丽.小儿支原体肺炎风痰辨证浅析[J].江西中医药，2010，41（327）：25.

[16]许志荣.谈中医治疗小儿肺炎支原体感染性咳嗽[J].中医儿科杂志,2013,9(2):27-28.

[17]师长丽,程燕,刘薇薇等.从"培土生金"论治小儿支原体感染性肺炎恢复期脾虚综合征[J].辽宁中医药杂志,2013,40(8):1603-1605.

[18]徐春燕.中医药治疗小儿支原体肺炎的现状与展望[J].时珍国医国药,2006,17(12):2591.

[19]吴润秋.中华医书集成·素问[M].北京:中医古籍出版社,1999.32.

[20]路振平.中华医书集成·金匮要略方论[M].北京:中医古籍出版社,1999.15.

[21]何清湖,周慎.中华医书集成·诸病源候论[M].北京:中医古籍出版社,1999.82.

[22]汪受传.中医药治小儿病毒性肺炎的研究[J].南京中医药大学学报,2009,25(5):338-341.

[23]景菲.从"肺毒"角度试论过敏性肺炎的发病机制.内蒙古中医药,2017,36(5):141-142

[24]杨爱君,姜俊杰,谢雁鸣,等.社区获得性肺炎患者发病及中医证候特点分析[J].中医杂志,2014,55(22):1961-1965.

[25]何权瀛.支气管哮喘临床诊治:现状与未来[J].中国呼吸与危重监护杂志,2019,18(1):1-4.

[26]杨俊杰.免疫低下与肺部感染[J].西南国防医药,2001,11(2):140-142.

[27]董康影.影响疾病传变的因素[J].光明中医,2005,1(20):4.

[28]赵东红.儿科学讲座(12)肺炎(下)[J].中国乡村医药,2001,8(1):47-48.

[29]姜春华.扭转截断重祛邪先证而治勿因循[J].中国社区医师,2003,18(11):21-22.

[30]李新民,马莉婷,孙丹,等.小儿肺炎喘嗽湿热内蕴证证治探讨[J].中华中医药杂志,2018,33(11):5117-5121.

（张　林）

第三章　肺炎的临床诊断

第一节　临床表现

一、大叶性肺炎

大叶性肺炎属于一种肺部炎性病症,致病原因主要为患者肺部受到各种细菌的侵染,肺泡发生炎性病变,导致单叶肺组织或多叶肺组织受到影响发生炎性反应。大叶性肺炎多发于细菌滋生、早晚温差较大的春冬两季。引发大叶性肺炎的因素较多,有研究依旧认为细菌病原主要是肺炎链球菌,其次为流感嗜血杆菌及非发酵革兰阴性杆菌。大叶性肺炎患者可出现高热、咳嗽、嗜睡等症状,严重者甚至会发生败血症、肺脓肿和脓胸等,不利于预后恢复。肺炎链球菌感染的大叶性肺炎的发病过程及症状较典型，主要有以下特征：起病急、病情进展迅速，病情严重，发病早期无典型症状，部分患者有肺部体征或症状，病情发展至 1 周左右开始出现大叶性肺炎的典型症状且易合并胸膜疾病。此病在临床上有群体发病现象，主要集中在儿童容易聚集的场所，并且发病症状有相似性，表明此病有一定的传染性，且经病原学检查后，没有统一病原体出现。研究显示，肺泡内弥漫性纤维素渗出性炎症是大叶性肺炎的主要病变，多累及一个及以上肺段。大叶性肺炎已成为由支原体、病毒、细菌等混合感染的多病原体疾病，应加强实验室检测及治疗上的重视；从临床分析与国内外报道来看目前大叶性肺炎以病毒和支原体感染为主，细菌占次要地位；漏诊的原因主要是症状不典型，因此病早期无明显症状，听诊无明显湿啰音，与上呼吸道感染症状类似在诊疗过程中易被误诊。既往研究发现肺炎链球菌为该病的主要病原，近年来随着时代的变迁及抗生素的广泛应用，耐药菌株越来越多，病原谱也发生了较大变化，这就使病原菌的检测成为必要。为防误诊、漏诊应详细询问患者病史并结合实验室检查结果助于诊疗；以往大叶性肺炎流行少，近两年流行趋势多，流行期间病例是以往数倍；当患者仅有单一的临床症状，如咳嗽或发热等，即使肺部听不到干湿口罗音，也要及时拍胸片。

二、细菌性肺炎

细菌性肺炎的主要感染病原菌有肺炎链球菌、流感嗜血杆菌、铜绿假单胞菌及金黄色葡萄球菌。细菌性肺炎属于一种常见的肺炎疾病，该病对人的健康造成巨大威胁，这些病原菌侵入人体，在体内大量生长繁殖，并产生细菌毒素，破坏机体免疫系统，疾病常见的症状多是咳嗽、咳痰、伴或不伴胸痛、寒战、高热和咯脓性或铁锈色痰等，然而这一疾病的症状变化却往往比较大，可轻也可重，具体取决于病原体以及宿主当时的状态。临床确诊为细菌性肺炎的患者多伴有呼吸道感染病史，早期起病隐匿，不易发现。随着病情发展才出现明显症状，因此多数患者就诊时病情较重。主要发病机制为定植在肺部的细菌损伤肺泡壁引起的渗出性炎性反应，病理上表现为细支气管及肺泡内被大量渗出物所充填，继而出现不同程度的肺实变。细菌性肺炎的及时诊断对于疾病的治疗有很大的帮助，在疾病诊断上一般是在门诊检查，对于疾病的早期诊治有很大帮助。

三、支原体肺炎

肺炎支原体介于细菌与病毒之间，大小约 200nm，可通过分泌物和空气传播，引发局部流行。支原体肺炎的发病与肺炎支原体感染密切相关，全年均可发病，且近年来发病率呈上升趋势，越来越引起临床的重视。支原体肺炎患者伴随的症状轻重不一，多起病缓慢，表现为发热、厌食、咳嗽、畏寒、头痛、咽痛、胸骨下疼痛等症状，以发热和咳嗽为主要表现。若不及时治疗，随着病情的进展，可引起胸膜炎、心肌炎、心包炎等严重并发症，给患者及其家属带来沉重的心理负担和经济压力。支原体肺炎的患者发热和咳嗽症状重，而体征表现相对较轻，缺乏特异性。单纯支原体肺炎感染患者肺部体征几乎正常，肺炎支原体感染波及其他系统、器官者会出现其他异常体征，如心动过缓等，但与伤寒、军团病、鹦鹉热病、立克次体感染等其他非典型感染相比，肺炎支原体感染所致心动过缓并不常见。此外，肺炎支原体患者发热程度变化较大（从低热至超高热）、发热前常出现畏寒症状。

四、病毒性肺炎

病毒性肺炎在临床上并不少见，主要致病源为流感病毒、副流感病毒、腺病毒、冠状病毒及巨细胞病毒等，成人中流感病毒感染最为常见。病毒性肺炎患者的临床表现多样，大多为发热、鼻塞、流涕等卡他症状，可伴全身肌肉关节酸痛、头痛和乏力，偶有皮疹，咽痛、咳嗽，主要是干咳，偶尔咯血。严重肺炎可发生在儿童或老年人，如持续高热、胸闷气短、呼吸困难、发绀、意识障碍、甚至心力衰竭、呼吸衰竭、休克等。就临床表现而言，病毒性肺炎与细菌性肺炎在发病起始阶段并无明显差异，很难从症状、体征，以及除病原学检查外的实验室检查及影像学表现上区分致病源。所以，临床诊断常常需要结合病原学检查，特别是借助敏感性和特异性均较高的分子诊断学方法。同时，某些临床特征仍然可以为诊断提供线索及方向。如病毒的流行常常具有明显的季节性、聚集性等。此次新型冠状病毒肺炎疫情中，患者多发于30~79岁，人群普遍易感，目前发现年龄最小的患者为1个月龄。部分患者病情进展较快，发病到出现呼吸困难仅7天左右。危重症病例约占15%，多为老年、肥胖和有高血压、心脏病等基础疾病患者。临床症状方面，以发热、乏力、干咳为早期主要表现，上呼吸道症状较轻。当首诊患者以咳嗽、咳痰及卡他样等症状就诊时，若实验室检查外周血白细胞及中性粒细胞百分比无明显升高，淋巴细胞计数有所升高，降钙素原 < 0.1μg/L，胸部影像学仅表现为多叶段间质改变或磨玻璃影，抗菌药物治疗效果不佳，诊断要倾向于病毒性肺炎，并进一步行病原学检查搜集支持病毒性肺炎诊断的证据。须警惕的是，一些重症和危重症病例在病程中仅表现为中低热，甚至无明显发热，容易造成病情的误判。近期多项研究提示无发热症状的新型冠状病毒肺炎患者比例高于 SARS-CoV（1%）和 MERS-CoV（2%）感染者，如果监测病例的定义侧重于发热，患者可能会被漏诊。

五、过敏性肺炎

过敏性肺炎（HP）是一种少见的间质性肺病，是机体反复吸入各种有机物或化学活性物质所引起的变态反应所致的肺部疾病，致病物质可以是微生物、动植物、低分子化合物或者药物，鸟型结核分枝杆菌复合物也可致病。过敏性肺炎可分为急性、亚急性和慢性 3 种类型，但目前普遍认为 3 种类型在临床症状上有交叉重叠，所以也有学者认为亚急性 HP 较难界定，倾向于分为急性/亚急性和慢性两种类型。在临床诊疗工作中，HP 特别是慢性 HP 的诊断无论在临床、影像及病理上均存在巨大挑战。慢性 HP 患者由于吸入微量过敏原，常常与其生活环境有关，且习以为常，不易引起注意。过敏原暴露史和呼吸道症状时间上的相关性是诊断 HP 的重要依据，有助于避免漏诊和误诊。急性 HP 是敏感个体接触大量过敏原的急性反应，在接触 4~6 小时后，出现发热、寒战、头痛及肌肉酸痛等流感样症状，部分患者可伴有呼吸道症状，如咳嗽、胸闷和呼吸困难，6~24 小时达高峰，数小时或数天后上述症状缓解，但如果重新暴露于过敏原中，症状会复发。由于有明确的接触史及短期缓解，急性 HP 很少做病理活检。亚急性 HP 起病隐袭，通常是由于较长时间低剂量暴露于过敏原所致，症状有咳嗽、呼吸困难、疲劳以及体重下降，通常会持续数周至数月，病情呈逐渐进展趋势，持续性咳嗽和呼吸困难，即使脱离过敏原也通常需要激素治疗，如果不经治疗，可能会发展为慢性 HP。由于界定困难，有学者建议废除亚急性，把其归为急性。对于每一型 HP 的确切定义，特别是慢性 HP，存在争议。慢性 HP 病程往往持续数月至数年，是长期少量反复接触过敏原的结果，表现为缓慢进展的咳嗽、劳力性呼吸困难、疲劳和体重下降，脱离过敏原只能得到部分缓解，需要进行激素治疗。严重病例可以有杵状指，预后较差，并且可能发展为终末期肺纤维化和肺动脉高压，死亡率增加。由于慢性 HP 发病隐匿和缺乏急性发作表现，所以经常会被误诊为其他类型的 ILD，尤其是特发性肺纤维化（IPF）。关于慢性 HP 定义业内有两种观点，一种观点是根据出现症状的时间或病程来定义，文献分别描述为大于 3 个月、4 个月或 1 年以上；另一种观点认为慢性 HP 应依据影像学或病理上出现纤维化来定义，文献报道伴有纤维化的患者预后明显差于无纤维化的患者，从病理角度来看，用纤维化来界定慢性 HP 可能更合适。Morell 等研究发现约半数（20/46）患者根据 2011 年指南诊断的 IPF 随后被修正诊断为慢性 HP，诊断方法包括专业设计的寻找隐匿过敏原的标准化调查问卷、疑似过敏原的吸入激发试验、支气管镜肺泡灌洗液检测和开胸肺活检。

六、社区获得性肺炎

社区获得性肺炎（CAP）的常见临床表现包括发热、咳嗽、咳痰、胸痛和呼吸困难。其中，呼吸困难在年龄大于 65 岁患者中更多见。伴随症状可表现为食欲减退、恶心、呕吐等消化道症状；乏力、头痛、肌肉酸痛等全身症状；严重者可出现嗜睡、浅昏迷等意识障碍；还可表现为原有基础疾病恶化。在 CAP 患者中，老年人需要引起临床医生的足够重视。老年人由于吞咽功能减退，细菌易随吞咽物呛入气道，并因重力作用滞留于肺基底部，使肺基底部毛细血管淤血及小气道内痰液淤积，更有利于细菌生长繁殖，所以老年人吸入性肺炎发病率更高，且临床表现往往不典型。许多 CAP 临床表现常不典型或与基础疾病的表现相混淆，因此极易漏诊和延误诊断，丧失治疗的时机。有研究发现，40%~60% 的老年 CAP 患者缺乏呼吸道症状和发热，故常用"沉默""非特异性""亚急性"来描述老年肺炎患者的临床特征。CAP 的致病微生物包括细菌、病毒、支原体等，受各地气候、环境、季节以及用药情况的影响，病原菌构成有所不同，导致 CAP 临床症状也存在差异。因此，了解 CAP 患者临床特点对于疾病的早期诊断和合理治疗具有重要意义。与此同时，临床医师面对老年患者要注意体格检查，尤其是注意呼吸频率和心率，出现原发病和患者出现不能解释的气促与心率加快要警惕肺炎，应进行相应的辅助检查。

七、医院获得性肺炎

医院获得性肺炎（HAP）是临床上常见的院内感染，占中国医院感染的首位，多由细菌感染所致。近年来，尽管多种新的抗菌药物应用于临床，但 HAP 的病死率依然居高不下，给患者、家庭及社会带来沉重的负担。医院获得性肺炎诊断标准：①咳嗽、咳痰的近期内发生或原来的呼吸道疾病在近期加重并还有脓痰、胸痛；②发热；③肺出现实变和（或）湿啰音；④血项指标高，白细胞 > 10×10^9/L 或 < 4×10^9/L，以上其中任意一项加之 X 线片发现胸部有实质浸润或间质改变，部分伴胸腔积液，并于入院 48 小时后发生的感染即可诊断为 HAP，同时需去除心力衰竭、肺结核、肺部肿瘤、肺水肿、肺不张和肺栓塞等，粒细胞严重缺乏、严重脱水患者并发 HAP 时 X 检查可以阴性，卡氏肺孢子虫肺炎有 10%~20% 患者 X 线片检查完全正常。HAP 主要的诊断分为两个过程，一为确认 HAP 的诊断，二为对病原菌学诊断。HAP 的诊断主要为临床症状诊断以及影像学诊断，但因为两者均缺乏特异性，故而该病种的诊断仍较为困难。病原菌学的检测诊断有助为临床抗生素的选择提供有

利依据。不同的病原菌学检测方式，对病原菌的检测的特异性以及阳性率不同。临床对病原菌检测现仍有镜下直接检查、细菌培养的检测以及基因检测等等。HAP 的诊断包括临床诊断和病原学诊断。根据患者发热、咳嗽、气急、肺部湿性啰音等临床表现，结合实验室检查和影像学所见可以做出 HAP 的临床诊断。

八、老年肺炎

老年慢性肺炎严重影响着老年人的生命健康，因早期症状不明显，误诊的概率较高。因老年人基础病较多，加之免疫功能减退，气管炎慢性支气管炎、肺结核都会增加老年人患肺炎的概率。老年慢性肺炎患者无典型的临床症状。部分患者在发病的早期会发生干咳，随着病情的发展，患者会慢慢咳出痰液，但其痰量不定，少量患者会出现咯血的症状。部分患者还会感到胸部、肩部或腹部疼痛，临床医师易将其病情误诊为急腹症。据有关数据显示，国内老年肺炎死亡率高达 5% ~ 13%，且随着年龄的增长有上升的趋势。慢性肺炎病程长且易反复，临床中多以抗生素进行治疗，老年患者还需提高抵抗力，加强营养及体育锻炼。老年人群因防御功能、免疫功能及黏膜清除能力降低、咳嗽反射减弱、基础疾病增多等原因，导致老年肺炎发生率增加。因此，早诊断、早治疗对降低老年肺炎患者死亡率显得至关重要。

九、小儿肺炎

小儿肺炎是临床上常见的一种呼吸道感染性疾病。相关的研究资料显示，此病是导致我国 5 岁以下儿童死亡的主要原因之一。小儿的抵抗力较成年人差，肺炎性疾病不及早发现并给予有效控制，很有可能引发患儿其他的疾病。小儿肺炎的类型包括了细菌性肺炎、肺炎支原体肺炎以及病毒性肺炎等，其中又以细菌性肺炎最为常见，而病原菌感染类型的不同其治疗的方法也存在很大的差异，早期治疗方式不当，不会达到预期的治疗效果，甚至可能会给患儿带来危险。该病的发病率极高，而且流行性很强，对我国儿童的身体健康与生命安全造成了严重的威胁。对小儿肺炎患儿的病情进行准确地鉴别诊断并对其进行有针对性的治疗，对改善其预后具有十分重要的意义。目前，临床诊断及指导治疗小儿重症肺炎主要依赖病原微生物鉴定，但实际应用过程中，仍存在操作复杂、标本易受污染、血培养阳性率较低等局限性。因此，找到一种更科学、更准确的临床诊断，提高小儿肺炎的诊断准确率，并对肺炎的具体类型进行准确鉴别，为患儿的对症治疗提供可靠的临床依据一直都是儿科临床高度关注的研究内容。

参考文献

[1]刘新锋，赵志妙，张中平，等．儿童大叶性肺炎病原学分析 [J]．河北医药，2014，36（20）：13．

[2]刘钢，李然然，李萍萍，等．炎症因子在大叶性肺炎患儿支气管肺泡灌洗液及血清中的表达及临床意义 [J]．现代生物医学进展，2017，17（20）：3917-3920．

[3]肖爱红，田朗，旷寿金．儿童大叶性肺炎 150 例回顾性分析 [J]．湖南师范大学学报（医学版），2016，13（2）：66-68．

[4]Kim T, Hong SI, Park SY, et al. Clinical features and outcomes of spontaneous bacterial peritonitis caused by Streptococcus pneumoniae: A matched case-control study[J]. Medicine, 2016, 95(22): e3796.

[5]程君，马雪娇，周翔天，等．老年肺部感染病原菌及耐药性分析 [J]．中华传染病杂志，2014，24（7）：41-44．

[6]Xiang-Yang W, Pediatric D O.Clinical Value of Hypersensitive C-reactive Protein and Blood Routine in the Diagnosis of Bacterial Pneumonia in Pediatric[J]. World Latest Medicine Information, 2018, 7(15): 84-85.

[7]Tamayo E, Montes M, Vicente D, et al. Streptococcus pyogenes pneumonia in adults: Clinical presentati on and molecular characterization of isolates 2006-2015[J]. PLoS One, 2016, 11(3): e0152640.

[8]张秀芸，董春华，于柯．胸部 CT 鉴别小儿支原体肺炎合并链球菌肺炎 116 例结果分析 [J]．影像研究与医学应用，2019，3（2）：114-115．

[9]Miyashita N, Ouchi K, Kawasaki K, et al. Mycoplasma pneumoniae pneumonia in the elderly[J]. Med Sci Monit, 2008, 14(8): 387-391.

[10]Wei M, Yuan J, Liu Y, et al. Novel coronavirus infection in hospitalized infants under 1 year of age in China[J]. JAMA, 2020. DOI: 10.1001/jama.2020.2131.

[11]Han W, Quan B, Guo Y, et al. The course of clinical diagnosis and treatment of a case infected with coronavirus disease 2019[J]. J Med Virol, 2020. DOI: 10.1002/jmv.25711.

[12]Huang C, Wang Y, Li X, et al. Clinical features of patients infected with 2019 novel coronavirus in Wuhan, China[J]. Lancet, 2020, 395(10223): 497-506.

[13]Li Q, Guan X, Wu P, et al. Early transmission dynamics in Wuhan, China, of novel coronavirus-infected pneumonia[J]. N Engl J Med, 2020. DOI: 10.1056/NEJMoa2001316.

[14]Chen N, Zhou M, Dong X, et al. Epidemiological and clinical characteristics of 99 cases of 2019 novel coronavirus pneumonia in Wuhan, China: a descriptive study[J]. Lancet, 2020, 395(10223): 507-513.

[15]Lacasse Y, Girard M, Cormier Y. Recent advances in hypersensitivity pneumonitis[J]. Chest, 2012, 142（1）: 208-217.

[16]Lacasse Y, Selman M, Costabel U, et al. Classification of hypersensitivity pneumonitis: a hypothesis[J]. Int Arch Allergy Immunol, 2009, 149: 161-166.

[17]罗本涛，宇小婷，易祥华．外源性过敏性肺泡炎 21 例病理和临床分析 [J]．同济大学学报（医学

版），2015，36（3）：63–67.

[18]Paolo S, Athol UW, Harold RC. Pharmacological treatment of idiopathic pulmonary fibrosis：an update [J]. Drug Discov Today, 2015, 20（5）：15–27.

[19]Spagnolo P, Rossi G, Cavazza A, et al. Hypersensitivity pneumonitis：a comprehensive review[J]. J Inve stig Allergol Clin Immunol, 2015, 25（4）：237–250.

[20]WangP, JonesKD, UrismanA, etal.Pathologicalfindingsand prognosis in a large prospective cohort of chr onic hypersensitivity pneumonitis[J]. Chest, 2017, 152（3）：502–509.

[21]Falup–Pecurariu O G, Diez–Domingo J, Esposito S, et al. Clinical and laboratory features of children with communityacquired pneumonia are associated with distinct radiographic presentations[J]. Eur J Pedia tr, 2018, 177（7）：1111–1120.

[22]Kumar K J, Ashok Chowdary K V, Usha H C, et al.Etiology of community acquired pneumonia among children in India with special reference to atypical pathogens[J]. Lung India, 2018, 35（2）：116–120.

[23]黄芳，陈兴峰，王燕萍 . 医院获得性肺炎的流行病学特点及预防措施研究 [J]. 中华医院感染学杂志，2018，28（13）：2053–2055

[24]吴天文 . 对于老年慢性肺炎患者的影像诊断分析 [J]. 影像技术，2015，2（30）：5–7+15.

[25]杨秀智，张海邻 . 老年肺炎患者血清降钙素原水平检测分析 [J]. 中华医院感染学杂志，2015，25（12）：2658–2660.

[26]谢楠楠，贺焱 . 检测血清 C 反应蛋白在小儿支原体肺炎中的诊断价值分析 [J]. 中国实验诊断学，2014，18（11）：1864–1865.

[27]李萍 . 超敏 C 反应蛋白和白细胞计数联合检测在儿童细菌性感染诊断中的意义 [J]. 中国药物经济学，2015，31（3）：351–352.

[28]方敏 . CRP 检测在诊断小儿细菌性肺炎中的应用价值 . 当代医药论丛，2018，16（23）：172–173.

[29]任亚青 . 血清降钙素原与 C 反应蛋白联合检测在细菌性肺炎诊断中的临床价值 . 河南医学研究，2018，27（8）：1504–1505.

[30]童超强 . 血清 C 反应蛋白检测在小儿支原体肺炎诊断中的临床价值 [J]. 临床肺科杂志，2014，19（8）：1411–1413.

[31]丁婕，何维恒，杨利莉，等 . ASi R–V 联合 70k V 个性化轴扫在小儿肺炎 CT 扫描中的可行性探究 [J]. 中国临床医学影像杂志，2018，29（7）：475–478.

[32]李艳丽 . 两种炎症标志物在小儿肺炎诊断中的临床价值 . 中国疗养医学，2018，27（3）：282–283.

[33]栾艳，胡云清，陈兰兰 . CRP、降钙素原、铁蛋白联合检测对肺炎患儿病因诊断的价值 . 甘肃医药，2018，37（3）：254–256.

第二节　影像学检查

一、大叶性肺炎

随着微电子学和计算机技术的快速发展，胸部 CT 检查已成为肺部疾病患者常用检查方法，其可用于诊断大叶性肺炎患者病变的具体位置及其与附近组织的关系，在一定程度上增大了疾病定位诊断准确率。但相较于单层螺旋 CT，MSCT 扫描速度更快，可不间断采集投影数据，且密度分辨率高。采用 MSCT 对肺炎患者进行检查，能够清楚显示肺炎病灶和周围组织关系，可提高肺炎定位诊断准确性。卢喜祥等研究发现，胸部 CT 平扫诊断准确性较高，可准确判断大叶性肺炎病变所在位置，为疾病的治疗及疗效判断提供重要的依据。周毅等研究显示，100 例大叶性肺炎患者 MSCT 影像表现中，90 例患者为单肺受累，10 例患者为双肺受累，分别占比 90% 和 10%。在 54 例单独右肺受累患者中，累及右上叶 25 例，累及右中叶 16 例，累及右下叶 21 例，而 36 例单独左肺受累患者中，累及左上叶 23 例，累及左下叶 17 例，不仅证实了大叶性肺炎病变累及一个及以上肺段，也说明了右侧肺叶为主要受累区。刘行仁等研究结果显示，67 例大叶性肺炎患者中处于渗出期、实变期、消散期的患者分别有 14 例、48 例和 5 例，所占比例依次为 20.9%、71.64%、7.46%，表明实变期最为常见。MSCT 具有多角度、多方位、高分辨率等优点，采用 MSCT 检查大叶性肺炎患者，能够准确显示病变部位、形态、大小及其与周围组织的关系，并且可以进行病变分期评估。分析不同分期的 MSCT 影像表现，渗出期为病变早期，病灶区透明度降低，呈磨玻璃样影，内部肺纹理增强，此时炎症还未进行大面积扩散，暂无高密度影，病灶周围可见模糊云雾状影。实变期为病变进展期，炎症扩散，MSCT 影像显示病变区呈高密度影，且实变部位多呈大叶性，部分病灶内可见支气管充气征象。消散期为最后阶段，炎症吸收消散，MSCT 影像表现主要为斑点 / 斑片状影。待治疗一定时间时，患者的 MSCT 检查结果显示病变区高密度影消失或基本消失，病灶基本完全吸收。综上所述，MSCT 还能够反映患者治疗情况，对其后期治疗具有较好指导作用，因此可将 MSCT 作为大叶性肺炎诊断、疗效评估的重要手段。

二、细菌性肺炎

细菌性肺炎是最为常见的肺炎类型，它是由不同菌种感染而导致的肺部炎性反应。肺炎不同类型影像表现存在一定差异，在 CT 下病毒性肺炎常为重叠、多样的、无法定义的小叶性肺炎变化、毛玻璃样影的按叶分布、弥漫毛玻璃样影，同时存在增浓的间质变化或段的实变也在病变范围内。其分布呈现出中心、外围式，同时伴有程度不同的小叶中心结节、间质增厚、纤维化。小叶分布的毛玻璃样影、网织条索、毛玻璃样影为病毒性繁衍影像主要的表现。赵志勇等研究发现，细菌性肺炎组 57.1% 存在肺实变征象，48.8% 存在含气支气管征，均高于其余 2 组，这些 CT 征象提示细菌性肺炎以肺实质受累为主要表现，与细菌性肺炎的病理特征相符。肺炎若为细菌性，肺实质为其主要病变位置，支气管、大叶肺炎为其表现。大量炎性的分泌物充满细支气管和肺泡。在大片肺实变影的衬托下，未充填渗出物的支气管穿行其中，表现为含气支气管征。赵安学等研究发现，细菌性肺炎显现为含气的支气管征，肺实质（单侧或多侧）多受累及，常有脑膜炎存在，且白细胞数常增多，在病程上，细菌性肺炎若接受抗生素治疗可快速治愈，并伴有急性的呼吸衰竭出现。

三、支原体肺炎

支原体肺炎的确诊依赖于特异性抗体检测，但其早期常呈阴性，因此，CT 检查对早期诊断具有的重要意义。Reittner 等对 28 例支原体肺炎的 HRCT 研究表明，支原体肺炎的主要影像表现为磨玻璃影、实变影、结节影及支气管血管束增粗，分别占 86%、79%、89% 及 82%。与胸部 X 线片相比，CT 能够更加准确地显示出结节影的存在和范围以及实变影和磨玻璃影的小叶性分布。赵志勇等研究发现，在支原体肺炎患者中，分布上与细菌性肺炎和病毒性肺炎存在统计学差异，主要以双下肺分布居多（62%）。成人支原体肺炎的 CT 特点主要为病变范围广泛，常累及多个肺叶，单侧或双侧的磨玻璃影及实变影，以双肺下叶多见，多呈小叶性分布。同时，患者的临床症状与 CT 改变不匹配，即临床症状明显好转或消失但肺部阴影吸收不明显。CT 征象上，支原体肺炎与病毒性肺炎在磨玻璃影、间质增厚等征象上存在重叠，没有显著性差异，这给鉴别造成了一定困难，但支原体肺炎的支气管壁增厚这一征象与其余 2 组存在显著差异，其病理基础可能与支原体侵犯肺间质、导致细支气管黏膜水肿、多核细胞和中性粒细胞浸润有关。王孝恒等研究发现，CT 检查的检出率高于 X 线检查，CT 检查结果确诊单侧及双侧肺叶发生病变的准确率均明显高于

X线检查，表明CT检查扫描诊断支原体肺炎的临床应用价值极高，可提高检出率，且可清晰直观地显示单侧及双侧肺叶发生的病变征象，与张楚和等的研究结果相似。这些特点可为临床早期诊断成人支原体肺炎提供重要信息。同时，应结合患者年龄、临床表现及对抗生素治疗的反应进行综合判断，最终诊断须建立在血清学检查的基础上。

四、病毒性肺炎

病毒性肺炎的放射影像学表现以多灶性及弥散性病变沿支气管血管束周围及胸膜下分布为特征，可能是病毒经气道侵犯末梢气道及相邻肺泡，炎性细胞浸润、渗出，肺泡细胞改变，均以肺换气部位为主，大气道受累较少见。由于病毒性肺炎传染性强、病情进展快、重症患者病死率高，早期病毒核酸检测常较困难。所以，对病毒性肺炎的早期诊断尤为重要。赵志勇等研究发现，病毒性肺炎组的CT征象中，肺磨玻璃影（51.7%）、碎石征（44.8%）及间质增厚（55.2%）征象均多于另外2组，这与病毒性肺炎的组织病理学特征相符。喻昌利等临床总结，胸部X线片无明显特异性，仅可见肺纹理增多或无异常发现，胸部CT表现依据感染病毒不同，表现不一，常伴有磨玻璃影，斑片状实变影，肺间质改变，严重者病灶常多发，双肺广泛浸润，病灶进展迅速，胸腔积液少见，几乎不形成空洞，病情较长者可出现条索影，甚至出现肺纤维化。病毒性肺炎影像表现具有以下普遍特征：CT表现是多样和重叠的，病变包括难以定义的小叶性肺炎改变，按叶分布的毛玻璃样影，段的实变或弥漫毛玻璃样影伴有增浓的间质改变。呈中心及外围部分布，同时伴有不同程度的间质增厚及纤维化、小叶中心结节及沿小叶中心散在分布的"树芽征"。此次新型冠状病毒肺炎患者，胸部影像学早期多呈现为多发小斑片影、磨玻璃影、间质改变为主，肺外带明显。进展迅速者，可发展为双肺弥漫的渗出性病变或实变，个别病例可见胸腔积液。在肺部CT扫描中，新型冠状病毒肺炎往往表现为双侧、胸膜下、磨玻璃样混浊、伴有支气管充气征、边界不清、稍好发于右下叶。相比细菌性肺炎，病毒性肺炎常有体征与影像相分离的特点，累及双肺多叶，表现为多叶分布的毛玻璃影及多发点状结节病灶，大片渗出实变影和充气支气管征少见。阮祥林等研究发现，病毒性肺炎主要以间质性病变为主，可不同程度累及肺实质，CT检查主要以磨玻璃影、碎石征为特征，病变分布无特异性，结合临床症状可进一步明确诊断。因此诊断过程中，要认识到病毒性肺炎是一种常见病，密切结合其临床特征及各项特异性检查，可早期明确诊断。

五、过敏性肺炎

影像学检查包含有胸部 X 线以及胸部 CT 2 种，在胸部 X 线检查方面，慢性过敏性肺炎患者肺野存在有纤维影、网状影和结节影，亚急性患者可见网结节影，有细线条纤维束和结节组成，急性患者 X 线下可见双侧肺野存在弥漫性边界不清结节影。HP 患者的胸部 X 光片表现通常是非特异性的，尤其是在急性和亚急性患者中，有可能是正常的，也有可能表现为小结节影和弥漫性磨玻璃影。在胸部 CT 检查方面，慢性患者可见肺纤维化，支气管扩张等，亚急性患者存在有肺中央下叶结节，边缘较为模糊，急性患者存在有磨玻璃影，表现为弥散性或者未均匀分布，位置不固定。急性 HP 患者常在吸入变应原后 4 ~ 8 小时出现发热、咳嗽、呼吸困难等症状，病理改变表现为肺间质多量中性粒细胞、嗜酸性粒细胞浸润及小血管炎，肺泡腔内炎性渗出、水肿和肺透明膜形成。CT 表现为病变区模糊，细结节影及气腔实变影，Lynch 认为 CT 上小叶中心结节和磨玻璃影的同时存在，被认为是急性 EAA 的特征性表现。慢性 HP 病理上通常是在亚急性病变的基础上出现纤维组织增生（纤维化），其纤维化类型可为 UIP 样、NSIP 样、桥接（或桥状）纤维化或细支气管中心纤维化伴细支气管化生。上述病变可同时出现，也可单独出现或以不同组合出现，因此，慢性 HP 病理呈现出多样性及复杂性。亚急性 HP 的 HRCT 表现更具特异性，可见边界不清的结节、磨玻璃影和低衰减区。边界不清的结节直径 < 5mm，数量众多，通常呈小叶中心分布（偶尔会有不规则分布），是亚急性 HP 主要的甚至是仅有的影像学表现。呼气相 CT 扫描显示低衰减区呈小叶状分布，反映了小气道内抗原沉积导致的气体潴留，在 90% 以上的病例中可以观察到这种现象，虽然在范围和程度上不如闭塞性细支气管炎等疾病。慢性 HP 胸部 CT 缺乏特征性，特别是要注意与特发性肺纤维化 / 普通型间质性肺炎（Idiopathic Pulmonary Fibrosis/Usual Interstitial Pneumonia，IPF / UIP）进行鉴别。不同的是 IPF 病变常分布在两下肺及胸膜下，而 HP 主要累及中肺野或全肺，肺尖、肺底、肋膈角区域相对正常。急性 HP 常常发生于致敏人群短时间内暴露于大量抗原后数小时内，以突然发作为特征。急性 HP 影像学或表现为弥漫性磨玻璃或气腔实变灶，或类似急性肺水肿，表现不具有特异性。由于典型的临床表现和症状快速缓解，HRCT 很少用于评估这些患者。

六、社区获得性肺炎

CAP 的辅助检查包括血常规和胸部 X 线片。对于住院患者，建议患者检查尿、便常规，肝肾功能，电解质，血糖，凝血功能，D-二聚体，体表血氧饱和度，并进行相应的病原学检查。胸部X线检查常显示片状、斑片状浸润性阴影或间质性改变，伴或不伴胸腔积液。临床实践层面上，对于免疫缺陷患者和有基础结构性肺病患者而言，以新增肺部阴影为核心诊断依据，不能涵盖可能的影像学征象延迟出现，或基础肺病进展，如移植物抗宿主病所造成的肺损害等，而急性呼吸窘迫综合征形成过程中的影像改变必然会干扰肺炎的诊断，需要重视非感染性炎症性或非炎症性肺部阴影的识别，避免临床误诊、误治。胸部X线片是肺炎诊断基本的和必须的辅助检查，对于了解病变的范围和性质、与其他肺部疾病相鉴别以及是否需要尽快做出经验性治疗决策都是十分重要的。目前肺炎诊断的主要困难在于影像学诊断特异性低，受读片医师判断能力等主观因素影响，很多非感染性肺部疾病影像学表现与肺炎相似，不易鉴别。临床医师不应该忽略对病史的完整获取，对宿主背景（年龄、基础病、免疫功能状态、用药经过等）的充分了解，应细致全面地进行体格检查，结合辅助检查和专科执业经验进行综合判断，特别是对于鉴别诊断疾病相关的高危因素和临床表现特征需要一并把握，如呼吸道症状、体征与影像学和理化指标以及功能指标之间的关联性。

七、医院获得性肺炎

HAP的辅助检查包括血常规、X线片检查和病原学检查。表现为白细胞增高和肺部浸润影。但粒细胞缺乏、严重脱水患者并发HAP时，X线片检查可以阴性，卡氏肺孢子虫肺炎有10%～20%患者X线检查完全正常。经验性抗感染治疗的指征是：影像学见肺部新出现的或渐进性渗出灶加4项临床表现（发热、咳嗽、脓性痰、白细胞增高或减少）中的2项。因其他基础疾病的影响，HAP的临床诊断特异性不高，还应注意排除肺不张、心力衰竭、肺水肿、肺栓塞和ARDS等。

八、老年肺炎

老年肺炎患者通常是利用临床表现、实验室检查、影像学检查、病史、细菌学检查等方式进行诊断。老年慢性肺炎患者的病灶大多在其下肺部，形态不定，边缘清晰度不定，密度不定。通过肺窗能清楚观察到部分患者的病灶周围存在小薄片影。一般来说，球块状病变的宽基底贴近胸膜，并且延伸到两侧，会形成胸膜尾征。同时老年患者咯痰、寒战、咳嗽、胸痛、发热等临床表现的特征性不足，据相关研究指出，仅有50%的老年肺炎患者会出现咳嗽、咯痰等典型症状，26%患者的主要临床表现以恶心、腹泻、腹胀、食欲不振等消化道症状为主，另外因老年肺炎患者起病隐匿等因素影响，这也使得临床诊断困难程度增加，所以针对老年肺炎诊断应选择更加灵敏以及更具特异性的临床指标。老年慢性肺炎患者病变位置多为下肺部，通过影像学检查得知患者病灶边缘多模糊，但也有部分患者病灶边缘清晰，病灶的密度表现也不同。对老年慢性肺炎患者使用 X 线联合 CT 技术进行检查，可根据其影像学表现对该病与多种肺部疾病进行鉴别诊断：①对肺结核与老年慢性肺炎的鉴别诊断。②对肺癌与老年慢性肺炎的鉴别诊断。③对肺脓肿与老年慢性肺炎的鉴别诊断。④对肺血栓栓塞症与老年慢性肺炎的鉴别诊断。虽然可检测出局灶性病变，但诊断符合率较低，应用于诊断老年慢性肺病效果不佳。老年慢性肺炎患者的发病部位主要在下肺部，一般不存在钙化病灶或空洞。慢性肺炎患者的发病部位虽然主要在下肺部，但其界限并不是很明确。肺血栓栓塞症患者的区域性肺血管纹理明显减少，有时可见尖端指向肺门的楔形阴影。老年慢性肺炎患者的肺纹理会增加。肺结核患者的病变部位大多在肺尖部或锁骨附近，密度不均匀，有钙化病灶，可能会发生肺内扩散或形成空洞。肺脓肿患者在发病早期也会有炎症表现，但其炎症病灶的影像学表现为大面积浓密的模糊形态，其边界较模糊，分布在单个或数个肺段，其脓腔内会有气液平影及圆形透亮区等。老年慢性肺炎患者则无上述影像学表现。综合性诊断通过询问患者病史及症状结合患者的影像学检查结果进行分析，精准度更高。综上所述，使用 X 线联合 CT 技术诊断老年慢性肺炎的效果显著，值得在临床上推广应用。

九、小儿肺炎

影像学检查也是临床诊断肺部疾病常用的检查手段，目前已有学者将影像学手段与传统实验室指标联合应用于肺炎的诊断及预后观察中。CT 扫描图像分辨率高，可多角度清晰显示肺部组织结构、病灶大小。饶静等应用超声联合 PCT、CRP 检测对社区获得性肺炎（Community Acquired Pneumonia，CAP）进行诊断，发现联合应用对 CAP 的敏感性为 99.06%，特异性为 92.59%。重症肺炎患儿的 CT 征象主要表现为肺内可见稍高密度的斑片状、团簇状或结节状影，边缘模糊，强化均匀；部分可见小空洞影或含气支气管影，支气管变窄，边缘模糊，呈不均匀高密度斑片状影；纵隔内气肿，可见结节状影，边缘清晰。元文琪等回顾性分析 82 例重症肺炎的临床资料，认为多层螺旋 CT 联合乳酸、CRP 对重症肺炎的诊断效能高于单一 CT、乳酸及CRP 检查。利用 CT 的多平面重建技术可判断肺炎的感染部位、形态及与周围组织关系，鉴别不同类型的肺炎。因此，重症肺炎患儿的血清 PCT、CRP 和 WBC 等生化指标及胸部 CT 表现具有一定特征性，胸部 CT 联合血清 PCT 可提高临床诊断小儿重症肺炎的灵敏度和特异度，为小儿重症肺炎的临床诊疗工作提供了依据。

参考文献

[1]王利，郑莉萍，吴彪，等.儿童大叶性肺炎45例临床分析[J].中国基层医药，2017，24（2）：225-227.

[2]张纪伟，李新.儿童大叶性肺炎112例分析[J].中国实用医药，2016（6）：60-61.

[3]何强.CT多种重建技术在儿童气管X线阴性异物诊断中的价值[J].中国医学影像学杂志，2014，22（8）：610-612.

[4]李莉，贺兰，李淑明，等.MSCT后处理技术对真菌性肺炎的诊断及鉴别诊断价值[J].放射学实践，2014，29（3）：292-295.

[5]卢喜祥.探讨大叶性肺炎治疗前后胸部CT平扫特征比照观察[J].影像研究与医学应用，2018，2（01）：164-165.

[6]周毅.MSCT在大叶性肺炎患儿诊治中的应用[J].中国CT和MRI杂志，2020，18（11）：70-72.

[7]刘行仁，邓菲，邹俊，等.大叶性肺炎治疗前后胸部CT平扫特征对比分析[J].中国CT和MRI杂志，2017，15（7）：33-35.

[8]窦艳云，黄葵，蓝珂，等.艾滋病合并细菌性肺炎的影像学及临床特点分析[J].新发传染病电子杂志，2019，4（1）：20-23.

[9]赵志勇，郑昊宇，张巍.细菌性、病毒性及支原体肺炎的高分辨率CT征象分析与鉴别[J].武警医学，2020，31（09）：774-777.

[10]高丽群.胸部CT早期诊断小儿支原体肺炎合并链球菌肺炎的价值[J].中国医师进修杂志，2017，40（3）：208-210.

[11]徐化凤，杨雁，张新荣，等.儿童肺炎支原体性肺脓肿的CT表现（附12例分析）[J].放射学实践，2017，32（10）：1057-1059.

[12]Walker C M，Abbott G F，Greene R E，et al. Imaging Pulmonary infection：classic signs and patterns[J]. Am J Roentgenol，2014，202（3）：479-492.

[13]赵安学.细菌性肺炎与病毒性肺炎的CT特点与临床表现[J].影像研究与医学应用，2020，4（16）：119-120

[14]曲丹，林琳，李胜歧.成人肺炎支原体肺炎的CT影像特点[J].中国医学影像技术，2010，26（2）：269-271.

[15]Reittner P，M ller NL，Heyneman L，et al. Mycoplasma pneu-moniae pneumonia：radiographic and high-resolution ct features in28patients. AJR AmJ Roentgenol，2000，174（1）：37-41.

[16]赵志勇，郑昊宇，张巍.细菌性、病毒性及支原体肺炎的高分辨率CT征象分析与鉴别[J].武警医学，2020，31（09）：774-777.

[17]王孝恒.CT诊断支原体肺炎的临床价值[J].医疗装备，2020，33（20）：15-16.

[18]Marc L，Ted C，Ben C，et al. Transmission dynamics and control of severe acute respiratory syndrome[J]. Science，2003，5627：1966-1970.

[19]Tsang K W, Ho P L, Ooi G C, et al. A cluster of cases of severe acute respiratory syndrome in Hongkong [J]. N Engl J Med, 2003, 348 (20): 1977-1985.

[20]赵志勇，郑昊宇，张巍. 细菌性、病毒性及支原体肺炎的高分辨率 CT 征象分析与鉴别 [J]. 武警医学，2020, 31 (09): 774-777.

[21]喻昌利，那雪峰，王红阳，等. 病毒性肺炎胸部 CT 特点分析 [J]. 现代预防医学，2013, 40 (23): 4464-4465, 4468.

[22]Kim EA, Lee KS, Primack SL, et al. Viral pneumonias in adults: radiologic and pathologic findings[J]. Radiographics, 2002, 22 Spec No: S137-S149.

[23]宝源然. 116 例甲型 H1N1 流感疑似病例临床分析 [J]. 中外医学研究，2010, 8 (20): 159.

[24]蔡后荣，陈明，张古田，等. 肾移植后巨细胞病毒肺炎的 X 线和 CT 表现 [J]. 中国医学影像学杂志，2005, 13 (2): 92-94.

[25]Fouchier RA, Kuiken T, Schutten M, et al. Aetiology: Koch's postulates fulfilled for SARS virus[J]. Nature, 2003, 423 (6937): 240.

[26]张朝桐，蔡小琴，陈曼琼，等. 肺局灶性磨玻璃密度影 12 例 CT 分析 [J]. 中国误诊学杂志，2006, 6 (15): 3022-3023.

[27]Kothe H, Bauer T, Marre R, et al. Outcome of community-acquired pneumonia: influence of age, resid ence status and antimicrobial treatment[J]. Eur Respir J, 2008, 32 (1): 139-146.

[28]Howard LS, Sillis M, Pasteur MC, et al. Microbiological profile of community-acquired pneumonia in adults over the last 20 years[J]. J Infect, 2005, 50 (2): 107-113.

[29]阮祥林. 56 例病毒性肺炎行 CT 检查的特征及表现 [J]. 齐齐哈尔医学院学报，2019, 40 (21): 2702-2704.

[30]Hansell DM, Wells AU, Padley SP, et al. Hypersensitivity pneumonitis: corelation of individual CT pat erns with functional abnormalities[J]. Radiology, 1996, 199: 123-128.

[31]王岩，佟凤芝，佟静，等. 老年社区获得性肺炎患者降钙素原、D- 二聚体、超敏 C 反应蛋白水平分析 [J]. 社区医学杂志，2016, 14 (16): 64-66.

[32]高胜新. 使用 X 线联合 CT 技术诊断老年慢性肺炎的效果分析 [J]. 当代医药论丛，2015, 13 (23): 39-40.

[33]蒋锋锐. 老年慢性肺炎影像诊断临床分析 [J]. 医学信息，20105 (18): 1252-1253.

[34]李慧，刘华，等. 评价影像检查在老年慢性肺炎诊断及鉴别诊断中的作用 [J]. 北京医学，2011, 1 (20): 74-75.

[35]饶静，尹立雪，杨红梅，等. 肺部超声检查联合血浆降钙素原，C 反应蛋白检测对社区获得性肺炎的诊断价值 [J]. 山东医药，2017, 57 (4): 40-42.

[36]元文琪，母文龙，孙鹏，等. 高分辨率多层螺旋 CT 扫描联合乳酸、CRP 对重症肺炎的诊断价值分析 [J]. 中国 CT 和 MRI 杂志，2020, 18 (1): 75-78.

[37]李燕，何玲，陈欣，等. 56 例儿童重症腺病毒肺炎的胸部 CT 影像表现特点 [J]. 第三军医大学学报，2012, 34 (6): 558-560.

[38]张颖，尚伟，宋喜明，等. 儿童肺炎支原体肺炎与肺炎支原体合并链球菌感染肺炎的胸部 CT 鉴

别诊断研究 [J]. 中华医院感染学杂志，2017，27（6）：1391–1393，1397.

第三节　实验室检查

一、大叶性肺炎

大叶性肺炎是肺泡炎性病变，起病急，病程长，易发生并发症，痰液作为下呼吸道的分泌物，是临床检测病原微生物最方便易得的标本，为目前临床常规使用的病原检测方法。痰液是临床工作中用来检测病原微生物常用的标本，但机体自身口腔及鼻咽部都有正常菌群，这些菌群会对痰液进行病原检测时的成分有一定影响，但因其既方便又易得，所以痰培养仍作为目前临床最常使用的病原检测方法。有研究称肺炎支原体、肺炎衣原体为大叶性肺炎的主要病原体，尤其是肺炎支原体感染所致大叶性肺炎。目前认为肺炎支原体感染导致的大叶性肺炎发病率最高，呼吸道飞沫为其主要的致病传播途径，感染人体后的致病方式主要为免疫介导、直接损伤等。此外现有研究认为病毒已超过其他病原体升至大叶性肺炎致病源第一位，因其在大叶性肺炎患者的血液中检测出的血清病毒抗体阳性率超过了其他病原体。目前诊断支原体感染，临床主要依靠血清学方法，但由于支原体抗体产生时间较晚，在急性期该方法灵敏度欠佳，难以满足早期诊断要求，钟礼力等的研究表明，荧光实时定量 PCR 检测肺泡灌洗液 MPP–DNA 是早期 MPP 特别是难治性 MPP 病原诊断的可靠方法，优于血清 MPP 抗体检测。目前 EB 病毒感染在儿科较为多见，同肺炎支原体感染类似，亦可导致全身多脏器损伤。近年，肺炎支原体（MP）与 EB 病毒双重感染率的增加已受到临床医师的重视。因大叶性肺炎患儿通常都可检测出肺炎支原体（MP）与 EB 病毒 2 种病原微生物，其混合感染可加重肺内外的损伤，较为单一的肺炎支原体感染，感染症状更重。血液中 EB 病毒 Ig M 是 EB 病毒感染的早期诊断指标，在感染早期即产生，感染后 1～2 周达高峰，感染后 4～8 周消失。既往认为大叶性肺炎病原菌以肺炎链球菌多见，近年来，国内外专家学者发现，随着抗生素的广泛应用，耐药菌株的不断增加，以及实验室检查技术的提高，由肺炎链球菌感染引发的大叶性肺炎已逐渐减少，而由肺炎支原体、其他细菌及病毒等病原体感染引起的大叶性肺炎正在逐渐增多，尤其是肺炎支原体（MP）。此外鼻咽部定植细菌与肺炎病原体有一定的关联，国内外均肯定了合格的痰标本在病原学诊断中的意义的报道。目前病毒检查主要以流感病毒（FIU）、呼吸道合胞病毒（RSV）、EB 病毒及腺病毒为主。刘新锋等研究亦显示，单纯支原体感染率较低，仅为 25.2%，支原体合并细菌感染率较高，临床上应注意大环内酯类与 β- 内酰胺类药物的联合应用。目前，β- 内酰胺类联合大环内酯类药物是北美和欧洲 CAP 指南中最经典且一致的经验性治疗方案，优点在于能覆盖细胞外病原体（包括耐药株）和细胞内非典型病原体，目前此种方案在上述国家已经过多次临床使用且评价良好，能够减少住院时间、降低病死率，但在我国尚缺乏相应的统计和评估资料。目前检测呼吸道病毒的实验室方法检测出的病毒特异性抗体与抗原的结果虽有差异，但对感染呼吸道病毒病原的早期诊断有一定的应用价值，可为临床医师的诊断及治疗提供参考。医师通常无法仅靠经验诊断，所以临床上高度怀疑是大叶性肺炎的患者应要求进行影像学检查，及时应用实验室检查方式辅助检查，确认感染病菌或菌群。目前检测呼吸道病毒的方法很多，但都存在局限性，且对病原体的阳性率存在一定争议，据宋秦伟等的研究，在呼吸道病毒感染病原诊断中，血清特异性抗体检测虽与抗原检测的结果有差异，但对呼吸道感染的早期快速诊断有一定的应用价值，可供临床医师参考。此外，也有研究认为，大叶性肺炎患者病原菌以鲍曼复合醋酸不动杆菌最为常见，其属于革兰阴性菌。因此，在临床医师对大叶性肺炎患者选择药物进行治疗时，应根据细菌培养及药物敏感试验的结果应用抗菌药。

二、细菌性肺炎

炎症因子水平是临床诊断机体细菌性肺炎严重程度的重要指标之一，临床常用炎性指标包括白细胞介素、PCT、CRP 及内皮素。PCT 是降钙素的前肽，是一种内源性非类固醇类抗炎物质，当受检者血清 PCT 水平升高时，表明患者体内已经产生炎症。PCT 生成的合成受到降钙素 I 的基因所调控，降钙素 I 基因蛋白质发生溶解，则降钙素原会被分离生成降钙素氨基 PCT 以及降钙素 I 降钙蛋白。主要由甲状腺细胞合并分泌，正常生理状态下含量很低，在遭受细菌、真菌感染时升高。PCT 受细菌生长繁殖过程中释放的内毒素、感染类型、细菌种类及免疫功能影响，其表达水平可反映机体炎症反应强弱。一旦受到内毒素等其他因素影响时，上述分离过程会被抑制，使降钙素原进入血液循环中，使人体血液中 PCT 水平上升。C 反应蛋白是临床最为常见的一种急性时相反应蛋白，人体一旦出现感染或者炎症情况，CRP 水平会在 12 小时以内上升。虽然痰细菌学检查操作简单，但是因为阳性率低且培养结果滞后，因此不便施行，相比之下，开展血常规与 C 反应蛋白检查具有更好的效果。LTB4 属白三烯家族，是一种可诱导中性粒细胞活化的强效化学物质。能使中性粒细胞释放大量活性氧，加速炎症反应进程。同时 LTB4 可增加毛细血管和小静脉血管的通透性，造成局部水肿。鲁广建等研究发现，观察组细菌性肺炎患者治疗前血清 LTB4 与 PCT 表达量均较高，表明细菌性肺炎患者由于细菌感染，确实存在 LTB4 与 PCT 升高情况，提示两者表达量可能与细菌性肺炎患者病情发展的严重程度有关。有大量文献报道，细菌性感染以及病毒性感染的患者血清 CRP 水平存在明显的差异，尽管 CRP 检测有时会出现假阳性结果，但总体上也可以较好地鉴别病毒性感染与细菌性感染。WBC 也是临床上一种常见的感染指征，可以较好地识别出细菌性感染。为了提高细菌性肺炎检出率，陆仕勇等对 60 例细菌性肺炎患者实施不同联合检测方式，并将检测结果与病毒性肺炎、健康体检者指标进行比较，发现细菌组患者 CRP、WBC 以及 PCT 水平显著高于健康组。由此可见，CRP、WBC、PCT 联合诊断细菌性肺炎检出率较高，效果良好。

三、支原体肺炎

支原体肺炎的检测方法较多，主要包括间接血凝试验、被动凝集法、冷凝集试验、酶联免疫吸附试验、间接免疫荧光法及核酸扩增技术等。研究表明，约 75% 的支原体肺炎患者于支原体感染后 7~10 天冷凝集素滴度至少为 1∶32，并通常于支原体感染后 6~8 周逐渐恢复正常，因此冷凝集试验虽不能直接检测支原体，但提示肺炎患者冷凝集素滴度越大（＞1∶64）则支原体肺炎感染的可能性越大。支原体肺炎病原学诊断包括直接镜检、抗原检测、核酸检测、分离培养、血清学试验，其中前 3 种因耗时长、费用贵、条件要求高及对临床诊断价值不大等原因，临床主要采用咽拭子培养和血清学试验检测肺炎支原体，咽拭子分离培养是诊断微生物的金标准，检测血清中支原体抗体 IgM 和 IgG，单次混合抗体滴度 ≥ 1∶160 或单次 IgM 抗体阳性提示近期感染，无论何种抗体，恢复期和急性期滴度呈 4 倍或 4 倍以上增高或减低时，支原体肺炎感染可确诊，抗体 IgM 基本 4~5 天出现，1~3 个月甚至更长时间仍可检测到。冷凝集素也可能存在于 EB 病毒、巨细胞病毒中，因此采用冷凝集试验诊断支原体肺炎感染时需结合临床表现以鉴别 EB 病毒、巨细胞病毒感染。支原体肺炎感染的临床表现缺乏特异性，多数患者发病初期临床表现类似于普通呼吸道感染，很少伴有大量气道脓性分泌物或颈部浅表淋巴结肿大。急性期和恢复期双份血清 MP-IgM 抗体滴度出现 4 倍及以上改变是临床诊断 MP 感染的"金标准"，且血清 MP-IgM 抗体滴度诊断 MP 感染的灵敏度随症状持续时间延长而升高，发病 1 周左右 MP 感染患者 IgM 阳性率约为 80%。此外，抗生素治疗也可能影响支原体肺炎血清学检测结果，但 PCR 却不受抗生素治疗的影响，因此 PCR 与血清学检测结合能更可靠、准确地诊断支原体肺炎感染。细菌培养通常耗时较长且不易获得满意结果，故临床上较少用于诊断支原体肺炎感染。

四、病毒性肺炎

目前有 4 种方法可以用来检测呼吸道病毒：病毒培养、快速抗原检测、血清学检查及核酸扩增技术。检测标本有鼻咽拭子、鼻腔冲洗液、痰液、支气管肺泡灌洗液及静脉血等。除外细菌、病毒性病原体等引起的肺炎及继发性肺炎即可考虑病毒性肺炎。确诊有赖于病原学检查，而病毒分离是诊断的金标准，但因为检验条件要求高及耗时长等原因，不能广泛应用于临床。病毒性肺炎的病原学检查常常依赖于呼吸道标本（包括上呼吸道及下呼吸道标本）的病原检测。上呼吸道标本因其微生态复杂，假阳性率及假阴性率较高，常常给检测结果的判断带来困难，故临床上诊断病毒性肺炎时最好能获得下呼吸道标本（如痰、支气管吸出物、支气管肺泡灌洗液等）。病理检查见到病毒包涵体可明确诊断为病毒性肺炎。因病理检查需用气管镜活检而不能广泛应用于临床，还可进行血清学检测，血清学检测分为免疫学方法和分子生物学方法。病毒分离培养是传统的病毒学诊断方法，为诊断病毒感染的金标准。但由于病毒分离整个过程费时费力，对早期诊断帮助不大，临床上未广泛应用。分子生物学方法主要包括核酸扩增实验，聚合酶链反应、多重 PCR、巢式 PCR、实时定量 PCR、反转录 PCR 等。PCR 检查比传统病毒培养和病毒抗原检测更敏感，且速度快，特异性较高，成为临床最常用的检测方法。核酸扩增技术，主要是聚合酶链反应，敏感性和特异性高，而且快速。实时聚合酶链反应可同时检测病毒载量，为研究病毒载量与疾病严重程度相关性提供技术支持。牟文凤等通过实验证实 EB 病毒血清学及 PCR 检测对于 EBV 感染的诊断及病情评估意义重大，提倡病毒性肺炎进行病毒血清学及 PCR 检测。

五、过敏性肺炎

急性过敏性肺炎患者实验室检查，C 反应蛋白及血沉可见明显升高，外周血嗜酸性粒细胞以及中性粒细胞含量会轻微上升。检测患者特异性抗体，患者血清 IgE 水平未出现异常，IgG、IgA、IgM 水平会存在一定的升高，可作为过敏性肺炎的一项重要诊断依据。在急性 HP 中，因为激活的 B 细胞释放出特异性 Ig G，故特异性 IgG 的测定对诊断 HP 是有价值的，其可以识别导致疾病发生的过敏原。如果特异性 IgG 的滴度增高同时存在临床上和病理上的特征，就可高度支持 HP 的诊断。在进行肺活检之前，仔细的体格检查、肺功能测试、胸部 HRCT 及 BAL 细胞学分类（如果有的话）并不能确诊 HP。Vasakova 及 Salisbury 均明确指出了组织病理学在对患者进行最合适的诊断决策过程中具有不可取代的地位。在缺乏经支气管肺活检（TBLB）诊断样本的情况下，应考虑使用经支气管冷冻活检（TBLC）或手术肺活检（SLB）。随着肺纤维化技术的发展，患者会出现有通气功能障碍等表现，肺弹性回缩较为明显，容积减少，气流流速增加。部分患者存在有一定程度的气道阻塞表现，主要与过敏性肺炎患者的肺气肿以及支气管炎有关。少数患者会出现明显气道高反应性表现，给予支气管激发试验，试验结果呈阳性。相反，如果脱离过敏原后，特异性 IgG 的滴度呈下降趋势，也可支持 HP 的诊断。特异性 IgG 测定的局限性主要是很多已知的可能导致 HP 的抗原无法制备。SLB 是获得足够的肺组织样本进行组织病理学评估的一种成熟方法，对 HP 的最终诊断有很大帮助，特别是在慢性 HP 病例中。TBLB 和最近引入的 TBLC 比 SLB 创伤性更小，尽管在某些中心，TBLC 在 ILD 中的诊断阳性率与 SLB 相当，但 TBLC 诊断阳性率的 Meta 分析仅局限于少数几个中心，关于 TBLC 诊断疗效的证据正在积累中。支气管肺泡灌洗液检测是诊断 HP 的最敏感的方法，总细胞数增高，100mL 的灌洗液里会有超过 2000 万个的细胞数。在典型的 HP 中，通常是淋巴细胞数增高，一般大于 20%，也有很多大于 50%。主要存在有 T 淋巴细胞增多，多为 $CD8^+T$ 细胞。另外，慢性过敏性肺炎患者行 BAL 检测，患者淋巴细胞数量相对较少，嗜中性粒细胞计数存在明显增加。最近 Ley 等发现 rs35705950 黏蛋白 5B（MUC5B）基因多态性及端粒长度与慢性 HP 肺纤维化的程度相关，端粒缩短与出现病理 UIP 可以使生存率下降；Okamoto 等发现血清 KL-6 和 SP-D 是区分急慢性 HP 与其他 ILD 的精确生物标志物；高水平的 KL-6 和 CCL17 与当前或未来 HP 加重相关；血清中 YKL-40 低水平与 HP 不良预后相关。目前观点认为部分生物标志物以及 PFT 结果可能与预后相关，或可对诊断有一定的指导价值。与此同时，HP 是一个临床—影像—病理诊断综合诊断，病理医师需要了解患者的临床和影像学综合资料，并需要与 IPF/UIP、特发性 NSIP、结缔组织病继发间质性肺疾病、结节病、特殊感染、吸入性肺炎等相鉴别。

六、社区获得性肺炎

中华医学会呼吸病学分会，在 2016 年明确提出了社区获得性肺炎诊断标准：

（1）肺炎相关临床表现：①新近出现的咳嗽、咳痰或原有呼吸道疾病症状加重，伴或不伴脓痰、胸痛、呼吸困难及咯血；②发热；③肺实变体征和（或）闻及湿啰音；④外周血白细胞 $> 10 \times 10^9/L$ 或 $< 4 \times 10^9/L$，伴或不伴细胞核左移。

（2）胸部影像学检查显示斑片状浸润影、叶或段实变影、磨玻璃影或间质性改变，伴或不伴胸腔积液。

符合（2）及（1）中任何一项，并除外肺结核、肺部肿瘤、非感染性肺间质性疾病、肺水肿、肺不张、肺栓塞、肺嗜酸粒细胞浸润症及肺血管炎等，可建立临床诊断。

赵静等提出，CAP 确切的评估指标，国际上广泛应用的 2 项为 CURB-65 和肺炎严重指数（PSI）。CURB-65 评分包括 5 项指标（意识改变、血尿素氮 > 7.0mmol/L、呼吸频率 ≥ 30 次 /min、收缩压 < 11.97kPa（90mmHg）或舒张压 < 7.98kPa（60mmHg）、年龄 ≥ 65 岁），每项 1 分。0～1 分的患者门诊治疗；2～3 分的患者住院治疗；4～5 分的患者则需要入住 ICU 治疗。CURB-65 评分条目简单，直接与 CAP 病情严重程度相关，门诊、急诊应用比较方便。PSI 评估系统包括 3 个人口学数据、5 种合并的基础疾病、5 项体格检查、7 项实验室数据，共分 V 级。第一步是确定 I 级患者，即年龄 < 50 岁且无评分系统中所提及的基础疾病和生命体征异常。剩余患者进行第二步评定。第二步评定采用积分法，具体评分标准见表 1。分值 ≤ 70 为 II 级；分值 71～90 为 III 级；分值 91～130 为 IV 级；分值 > 130 为 V 级。如不属于 I 级，则进行第二步分级。II～III 级患者属于低危，建议门诊治疗；IV～V 级则建议入院治疗。但是 PSI 评分条目复杂，不易记忆，不适宜门诊医师应用。研究显示，大约 70% 的 CAP 患者可以在门诊接受治疗。PCT 是一种全身炎症反应标志物，在机体受到细菌感染后，甲状腺 C 细胞诱导降钙素的表达，促进血中 PCT 水平显著升高。PCT 是临床上感染性疾病诊断和治疗的重要参考指标，其表达水平与机体炎症状况也存在密切关系。吴洁等研究发现，PCT 在一定程度可以区分重症社区获得性肺炎与普通社区获得性肺炎，并且可以用于评估重症社区获得性肺炎抗生素疗效，指导抗生素的运用。HBP 在早期诊断社区获得性肺炎的灵敏度及特异性均较高，优势较 PCT 明显。CRP 由肝脏合成，属于经典的急性时相反应蛋白，介导炎症和促进炎症反应的发生，是目前临床常用的感染指标。Fariba 等研究表明，CRP 在 CAP 患者中可以作为一个首选的炎症指标。Saori 等的研究中对 CRP 在不同时段血流动力学曲线表明，CRP 在达峰值后的下降过程中呈正态分布，这与通常对 CRP 结果呈偏态分布的认识略有不同。与此同时，李鹏等也研究发现，CRP 有较好的诊断敏感度和特异度。Masaki 等研究表明，PCT 水平从感染起至到第 3 天都会发生变化，可以预测 CAP 患者 30 天的死亡率和治疗效果。Schuetz 等对 1359 例 CAP 患者（入院时和第 3 天、第 5 天、第 7 天）的 PCT 进行了连续测量，发现幸存者每天 PCT 中位数高于非幸存者。因此，在 CAP 患者中行 PCT 检测可作为一项重要的感染评估指标。指南中还提出了基于诊断和病情评估、病原学及耐药风险预测、微生物检测和经验性抗感染治疗、疗效评估与治疗方案调整，加上随访与健康宣教的 6 步法诊治思路，普遍适用于 CAP 的防治。因此，在社区获得性肺炎的实验室检测中，CRP、SAA、PCT 等炎症指标的敏感度、特异度可以满足临床对 CAP 患者诊断的应用，在 CAP 患者出现相应的临床症状及进行影像学检查的同时，可以作为临床诊断、治疗及判断预后的有效补充。

七、医院获得性肺炎

病原学诊断与 CAP 的要求与步骤相同，准确的病原学诊断对于治疗 HAP 极为重要，最好在抗生素使用前留取血标本和痰标本。必须特别强调：①准确的病原学诊断对 HAP 处理的重要性甚过 CAP。② HAP 患者除呼吸道标本外常规做血培养 2 次。③呼吸道分泌物细菌培养尤需重视半定量培养。我国对 HAP 的病原菌学的标本采集常规使用方法为非侵入性方法，但也有专家认为不能否定侵入性操作的临床价值。有学者认为支气管肺泡灌洗液的检查可以直接反映出炎症部位的细菌变化情况，故而更值得在临床推广。对于细菌的定量问题，专家建议使用半定量细菌检测法。由于口咽部正常菌群污染，普通咳痰培养不能正确反映肺炎的真正病原菌，因此可以通过下呼吸道分泌物定量培养来明确肺炎病原菌。细菌生长的浓度高于诊断阈值，可认为是病原菌，否则认为是定植或污染。因此，寻找一种对 HAP 早期诊断、判断预后的简单有效方法，为及时、正确地选取抗菌药物治疗方案提供依据，从而降低病死率，一直是临床工作者探讨的热点问题。病原菌学的检测方式有许多种，但临床常用的使用方式为有镜下直接检测、细菌 / 真菌培养 + 药敏以及基因学的检测等。曾有相关人员对细菌培养 + 药敏和基因芯片法检测做对比试验得出，基因芯片法检测操作快速、简便，可同时检测 13 种病原体，且病原体检出率高于培养法。在免疫损害宿主应重视特殊病原体（真菌、卡氏肺孢子虫、分枝杆菌、病毒）的检查。为减少上呼吸道菌群污染，在选择性病例应采用侵袭性下呼吸道防污染采样技术，如人工气道吸引、经纤维支气管镜行支气管肺泡灌洗（BAL）、保护性毛刷（PSB）。近年来，降钙素（PCT）、C- 反应蛋白（CRP）与 D- 二聚体（D-D）联合检测 ICU 医院获得性肺炎（HAP）受到广泛关注，该诊断具有较高的敏感性及准确性，更好地反映了肺炎严重程度。在 ICU 内 HAP 患者应进行连续性病原学和耐药性监测，指导临床治疗。不推荐对无感染迹象者行常规气道分泌物的细菌培养，因其结果只能产生误导。此外还有临床证明，联合检测血清可溶性髓样细胞触发受体（s TREM-1）和 PCT 有助于早期诊断重症社区获得性肺炎，动态监测 s TREM-1 水平变化对疗效的评价、指导抗生素的使用和患者预后的判断具有重要的临床意义；Ⅱ型肺泡细胞表面抗原（KL-6）与 D- 二聚体（D-D）在医院获得性肺炎（HAP）早期诊断及预后评估中可能存在应用价值。在 HAP 早期诊断中，除确诊疾病与病情轻重外，临床上更为关注另一个方面就是 HAP

的预后评估。研究报道，急诊感染患者可能发生凝血障碍与脓毒症，并且治疗预后较差。根据临床诊断治疗后 2~3 天，需依据患者对治疗的反应及病原学结果进行重新评估，决定抗菌药物的使用。HAP 的病原学诊断相对特异性较高，是选择抗感染方案和决定治疗成败的关键。因此，应尽可能在应用抗菌药物之前多次留取痰液标本进行病原微生物的培养及药敏试验，以指导临床进行有针对性的治疗。KL-6 主要分布于 Ⅱ 型肺泡上皮细胞与支气管上皮细胞表面。当机体肺泡上皮细胞遭受一定程度的损伤时，一方面，Ⅱ 型肺泡上皮细胞增生并激活，对 KL-6 的分泌快速增加；另一方面肺间质基底膜通透性增加，使 KL-6 开始向血液循环扩散，血清 KL-6 水平也出现一定程度的升高。D-D 是交联纤维蛋白在纤溶酶作用下降解的一种产物，是体内高凝状态与纤溶亢进的重要分子标志物，广泛用于肺栓塞及凝血疾病的诊断中。目前，感染导致 D-D 水平升高已被普遍接受。鄂维建等研究发现，KL-6 水平在一定程度上反映 HAP 患者的病情轻重程度要是因为 HAP 多为数种病原体同时感染，尤其是病毒、支原体或者衣原体同时感染，病毒及支原体感染患者肺泡有大量单核细胞浸润，肺泡水肿，病变多为局灶性或者弥漫性，表现出间质性病变，偶尔也有实质性病变，病变吸收后多留有肺纤维化，因此患者 KL-6 水平显著升高。综上所述，HAP 患者 KL-6 与 D-D 水平显著高于健康者，且随着病情的加重而呈现上升趋势，两者可以作为 HAP 的早期诊断及预后评估指标应用于临床。基因芯片法检测也存在价格较贵、培养检测的菌种种类较少的劣势。随着科技的发展，现出现一种名为感染病原高通量基因检测的新型检测方式，它可以一次检测更多病原菌，但未有研究对该检测方式对病原菌学的检测方法进行研究。在临床上，应联合其他指标进行 HAP 的早期诊断及预后判断，以提高灵敏性和特异性，指导临床用药。我国指南建议对于确诊为 HAP 的患者应尽早使用抗生素，但未对时效进行明确规定，国内指南指出抗生素疗程一般为 7 天，但若存在耐药性极强的细菌可考虑延长至 14 天，再次根据多次细菌培养结果，来调整治疗方案。

八、老年肺炎

有学者认为老年肺炎病原体主要是流感嗜血杆菌、肺炎链球菌，也有研究指出肺炎链球菌也是一种病原体，超敏 C 反应蛋白是急性炎症期产生的一种球蛋白，这一物质具有激活补体的作用，同时可以促进吞噬，另外可以调控其他免疫，如果发生细菌感染，超敏 C 反应蛋白水平将会在短时间内提高。正常人血清中 PCT 含量极微，但当机体发生感染后将释放大量 PCT，因此其可作为一种鉴别感染炎症的标志。此外，其能诊断和鉴别细菌性和非细菌性感染，机制与细菌内毒素在诱导过程中发挥的重要作用有关。有研究指出，超敏 C- 反应蛋白检测可以作为呼吸道感染患者临床诊断的一个重要指标，同时也可以作为区分低水平炎症状态的一种检测指标。当机体发生细菌性感染时，PCT 水平于感染 2 小时明显升高，在 24 小时内上升至最高。PCT 水平与感染严重程度呈正相关，即血清 PCT 水平越高，说明患者感染越严重。此外，血清 PCT 水平可用于判定病情的进展及转归情况。CRP 是一种急性时相非特异性蛋白，机体感染时短时间内其水平将上升，是诊断临床炎症的常用指标；血乳酸是组织缺血程度或灌注不足的敏感标记物；PCT 是对早期细菌感染进行判断的敏感指标，可提高鉴别非细菌感染及细菌感染的准确性。据相关报道指出，超敏 C- 反应蛋白与血常规联合检测在新生儿细菌感染性疾病诊断中的应用，阳性率明显比单独应用超敏 C- 反应蛋白检测或单独应用血常规检测的阳性率高，由此可见超敏 C- 反应蛋白与血常规联合检测在临床中的应用效果更为显著。卢星文等研究发现，血清 LAC 水平与患者预后密切相关，对病情预后的评价具有一定意义。肺炎患者的炎性反应易导致肺部局部肺不张或肺气肿，进而加重气体弥散或通气阻力，导致肺组织发生缺氧或缺血再灌注损伤。肺部感染患者的全身炎症反应综合征会导致血液循环障碍，从而导致组织缺氧。CRP 可将补体激活，增加吞噬细胞的吞噬作用，进而将侵入机体的病原微生物及坏死、损伤、凋亡的组织细胞清除，在免疫过程中有极为重要的作用。Joha-nsson 等研究发现，脓毒症病死组患者血清 PCT 水平显著高于存活组，提示 PCT 水平可能与脓毒症病情转归存在一定联系。正常机体内，CRP 水平较低，但当机体出现损伤或炎症时，其水平将大幅度上升，是诊断机体急性感染及慢性炎症的敏感指标。PCT 是血清中的感染学标志物，当细菌感染出现时 PCT 将在 2 小时内升高，24 小时内达到最高水平，且其水平与感染程度呈正相关。CRP 在正常机体血清中浓度极低，当出现炎症或受到损伤后，CRP 水平会迅速大幅度升高，48 小时内即可达峰值，随着病程恢复降至正常水平，因此也可作为鉴别慢性炎症及急性感染的敏感指标应用于临床诊断。血清乳酸是早期机体代谢的指标，亦是评价疾病严重程度及预后的指标，主要在肝脏代谢，经肾脏排出。刘勇等研究发现，存活患者病例的血清乳酸水平明显低于死亡病例，证实血清乳酸可反映老年肺炎患者预后。原因为老年肺炎患者病情加重，将造成组织缺氧，进而升高血清乳酸水平。由此可以说明，病情较严重和预后情况较差患者的 CRP、PCT 水平较高，其可反映肺炎患者的病情严重程度和预后情况。综上所述，血清乳酸、PCT 及 CRP 水平可有效判断老年肺炎患者预后情况，且联合血清乳酸、PCT 及 CRP 诊断可提高老年肺炎的敏感性及特异性。同时，相比于血常规单独检测，超敏 C- 反应蛋白与血常规联合检测的阳性率更高，同时也高于超敏 C- 反应蛋白单独检测阳性率，由此可见超敏 C- 反应蛋白与血常规联合检测可以使阳性率提高。采用 ROC 曲线分析结果显示在联合检测 LAC、PCT、CRP 时，诊断试验灵敏度、特异度、阳性预测值、阴性预测值等评价指标都优于各项指标单独使用时的检测效果，由此提示 3 个指标联合检测能获得更佳的临床诊断效果。另外操作简单，取血量少，患者依从性和配合度均比较高，可以作为老年肺炎患者临床诊断的常规项目，以此来提高临床诊断阳性率，使患者及时、准确地得到确诊，为下一步临床治疗提供参考。针对老年肺炎患者来说，如果单独应用血常规检测阳性率比较低，敏感性不足，则可以联合应用超敏 C- 反应蛋白检测，尤其是体温无明显升高、红细胞计数无明显提高、免疫低下的患者，可以通过超敏 C- 反应蛋白与血常规联合检测的方式进行诊断，此种方式不仅具有较高的经济性，而且效率比较高。CRP 由肝细胞合成，作为一种能与 C- 多糖体反应形成复合物的急性时相反应蛋白被发现，目前作为炎症和组织损伤的非特异性标志物大量应用于临床。对于老年肺炎患者来说，超敏 C- 反应蛋白与血常规联合检测可以为临床诊疗提供参考，可作为老年肺炎诊断的常规检测项目，临床价值显著。

九、小儿肺炎

病原学检测是临床对小儿肺炎进行鉴别、诊断的金标准，可靠性高，且可以将肺炎具体的病原菌感染类型显示出来，但是这种诊断方法需要花费很长的时间，而且操作人员的专业技能、检验环境的干净度及检验设备等方面的要求非常高，使用的局限性较强。血常规检查虽是感染性疾病常见检查指标、操作简便，但易受到运动、饱餐、寒冷、高温等多种因素干扰，不利于儿童肺炎早期诊断与临床治疗。临床发现部分肺炎患儿治疗时虽积极控制感染，但效果欠佳。近年来随着免疫学介入，研究显示，感染引起的炎症反应与免疫反应具有一定相关性，包括 T 淋巴细胞介导的细胞免疫和 B 淋巴细胞介导的体液免疫。CRP 是肝脏组织在人体遭受微生物入侵或发生组织损伤时产生的一种急性时相反应蛋白。相关的研究资料显示，95% 以上的小儿细菌性肺炎患儿会出现 CRP 水平显著上升的情况。全血 C- 反应蛋白是一种急性时相反应蛋白，当体内的组织出现炎症时，由巨噬细胞释放白细胞介素，进而刺激患儿体内的肝细胞合成全血 C- 反应蛋白，且细菌感染阳性率极高。近年来，随着对 CRP 和PCT 研究深入，发现 CRP 作为一种由肝细胞产生的非特异性急性时相反应蛋白，参与机体各种炎性反应；通常情况下健康人群中水平低，而在各种感染状态下，其水平快速升高，且不易受到抗菌药物、免疫抑制剂和糖皮质激素等因素影响，同时该指标会随着病情控制，其水平随之下降。CRP 可与细菌磷脂蛋白上的磷脂酰胆碱相结合。有研究指出，CRP 可作为诊断人体进入细菌感染急性期的有效指标。白细胞计数是临床上诊断细菌感染的常用指标。血清降钙素原作为一种糖蛋白，是无激素活性的降钙素前肽物质，与感染所致的炎性反应综合征、脓毒症等全身感染的严重程度和预后具有明确的相关性，在临床上逐渐推广，其临床应用价值已经获得相关研究人员的一致认可。当机体处于异常应激状态，自身免疫功能明显下降，大量的感染炎症反应发生时，患者血清 CRP 含量会迅速升高，且因病情加重而上调，因此 C- 反应蛋白常用作检测患者机体感染和延展性疾病的诊断和监测，对疾病的病情和严重程度具有有效的评估作用。蒋金香等研究发现，CRP 检测不仅可以作为小儿肺炎诊断的重要标志物，还可以用来对细菌性肺炎、病毒性肺炎以及支原体肺炎进行鉴别，以此为判断患儿的肺炎类型提供更为科学、有效的依据。因此，CRP 可以作为机体急性期判定的重要指标，而且 CRP 的普适性很高，不容易被受检者的年龄、性别、高球蛋白血症及贫血等因素影响，与其他同类的急性期反应物相比敏感度更高。综上所述，CRP 检测在诊断小儿细菌性肺炎中的应用价值较高。此法值得在临床上推广应用。

参考文献

[1]肖爱红，田朗，旷寿金 . 儿童大叶性肺炎 150 例回顾性分析 [J]. 湖南师范学报（医学版），2016，13（2）：66-67.

[2]马庆庆，宋芳，陈林利，等 . 肺炎支原体感染婴幼儿血清免疫球蛋白、补体及促炎 / 抗细胞因子水平的动态变化 [J]. 临床儿科杂志，2013，31（1）：26-29.

[3]郑茂，杨岚 . 4430 例儿童大叶性肺炎的临床分析 [J]. 西安交通大学学报（医学版），2013，34（3）：20.

[4]钟礼立，彭力，黄寒，等 . 支气管肺泡灌洗液荧光定量 PCR 对儿童肺炎支原体肺炎诊断研究 [J]. 中国当代儿科杂志，2011，13：191-194.

[5]王美娟，季伟，周卫芳，等 . 大叶性肺炎与支气管肺炎的临床表现和病原学差异 [J]. 实用儿科临床杂志，2010，25：246-292.

[6]刘新锋，赵志妙，张中平，等 . 儿童大叶性肺炎病原学分析 [J]. 河北医药，2014，36（20）：3126-3127.

[7]宋秦伟，朱汝南，邓杰，等 . 血清特异性抗体检测在儿童呼吸道病毒感染病原诊断中应用的探讨 [J]. 中华儿科杂志，2012，50：440-444.

[8]宋谦，赵淑珍，杨靖 . 细菌性肺炎患儿病原菌分布及炎症因子表达情况检测分析 [J]. 国际检验医学杂志，2018，39（14）：1712-1714，1717.

[9]王小芳，奉万盛，周红翠，等 . 血清降钙素原、白细胞计数、C- 反应蛋白与细菌血培养联合检测在感染患者中的应用价值 [J]. 中国医药导报，2018，15（19）：75-78.

[10]郭天柱，麦岚 . 降钙素原变化率在重症肺炎中的诊断价值 [J]. 深圳中西医结合杂志，2019（7）：23-25.

[11]Liu Y, Yang W, Wei J. Guiding effect of serum procalcitonin(PCT)on the antibiotic application to patients with sepsis[J]. Iran J Public Health, 2017, 46(11): 1535-1539.

[12]Pontrelli G, De Crescenzo F, Buzzetti R, et al. Accuracy of serum procalcitonin for the diagnosis of sepsis in neonates and children with systemic inflammatory syndrome: a meta-analysis[J]. BMC Infect Dis, 2017, 17(1): 302.

[13]鲁广建, 狄文玉, 张群妹, 等. 血清 LTB4 和 PCT 在细菌性肺炎患者中的表达及其与预后的相关性 [J]. 中国微生态学杂志, 2020, 32(12): 1419-1422.

[14]董亚宁, 房娟. 全血 C- 反应蛋白与白细胞计数联合检测在儿童细菌性感染性疾病中的诊断价值 [J]. 检验医学与临床, 2019, 16(14): 2083-2085.

[15]董亚宁, 房娟. 全血 C- 反应蛋白与白细胞计数联合检测在儿童细菌性感染性疾病中的诊断价值 [J]. 检验医学与临床, 2019, 16(14): 2083-2085.

[16]郭莉. CRP 与 WBC 联合检测在鉴别诊断儿科细菌性疾病与病毒性疾病中的应用价值 [J]. 当代医药论丛, 2018(11): 216-217.

[17]陆仕勇, 孙天丹. CRP、WBC、PCT 联合诊断细菌性肺炎的效果 [J]. 中国继续医学教育, 2020, 12(13): 76-78.

[18]Waites K B, Xiao L, Liu Y, et al. Mycoplasma pneumoniae from the Respiratory Tract and Beyond[J]. Clin Microbiol Rev, 2017, 30(3): 747-809. DOI: 10.1128/CMR.00114-16.

[19]赵会玲. 血清学快速检测和微生物快速培养检测方法对小儿肺炎支原体感染的诊断价值 [J]. 医学检验与临床, 2017, 28(4): 60-62.

[20]File T M Jr, Segreti J, Dunbar L, et al. A multicenter, randomized study comparing the efficacy and safety of intravenous and/or oral levofloxacin versus ceftriaxone and/or cefuroxime axetil in treatment of adults with community acquired pneumonia[J]. Antimicrob Agents Chemother, 1997, 41(9): 1965-1972.

[21]计花敏, 魏路清. 腺病毒肺炎的诊断及治疗进展 [J]. 武警后勤学院学报: 医学版, 2015, 24(10): 845-848.

[22]牟文凤, 杨丽, 于华, 等. PCR 和血清学检测在儿童 EB 病毒感染诊断中的意义 [J]. 中华医院感染学杂志, 2017, 27(1): 208.

[23]Morell F, Villar A, Ojanguren I, et al. Hypersensitivity Pneumonitis: Challenges in Diagnosis and Management, Avoiding Surgical Lung Biopsy[J]. Semin Respir Crit Care Med, 2016, 37: 395-405.

[24]MyersJL. Hypersensitivitypneumonia: theroleoflungbiopsyin diagnosis and management[J]. Mod Pathol, 2012, 25 Suppl 1: S58-67.

[25]TomassettiS, WellsAU, CostabelU, etal. BronchoscopicLung Cryobiopsy Increases Diagnostic Confidence in the Multidisciplinary Diagnosis of Idiopathic Pulmonary Fibrosis[J]. Am J Respir Crit Care Med, 2016, 193: 745-752.

[26]CasoniGL, TomassettiS, CavazzaA, et al. Transbronchiallung cryobiopsy in the diagnosis of fibrotic interstitial lung diseases[J]. PLoS One, 2014, 9: e86716.

[27]Pajares V, Puzo C, Castillo D, et al. Diagnostic yield of transbronchial cr yobiopsyininterstitiallungdisease: arandomizedtrial[J]. Respirology, 2014, 19: 900-906.

[28]Johannson KA，Marcoux VS，Ronksley PE，et al. Diagnostic Yield and Complications of Transbronchial Lung Cryobiopsy for Interstitial Lung Disease. A Systematic Review and Metaanalysis[J]. Ann Am Thorac Soc，2016，13：1828-1838.

[29]LeyB，New tonCA，ArnouldI，et al. TheMUC5Bpromoter polymorphismandtelomerelengthinpatientsw ith chronic hypersensitivitypneumonitis：anobservationalcohort-control study[J]. Lancet Respir Med，2017，5：639-647.

[30]Okamoto T，Fujii M，Furusawa H，et al. The usefulness of KL-6 and SP-D for the diagnosis and manage ment of chronic hypersensitivity pneumonitis[J]. Respir Med，2015，109：1576-1581.

[31]Miyazaki Y，Unoura K，Tateishi T，et al. Higher serum CCL17 may be a promising predictor of acute exa cerbations in chronic hypersensitivity pneumonitis[J]. Respir Res，2013，14：57.

[32]LongX，HeX，OhshimoS，et al. SerumYKL-40aspredictorof outcome in hypersensitivity pneumonitis[J]. Eur Respir J 2017，49.

[33]中华医学会呼吸病学分会. 中国成人社区获得性肺炎诊断和治疗指南（2016 年版）[J]. 中华结核和呼吸杂志，2016，39（4）：253-279.

[34]赵静，王晶. 肺炎的临床特点及诊治. 第 2 讲. 社区获得性肺炎的诊治[J]. 中国临床医生，2011，39（02）：23-26.

[35]Ito A，Ishida T，Tachibana H，et al. Utility of procalcitonin for differentiating cryptogenic organising pne umonia from community-acquired pneumonia[J]. Clin Chem Lab Med，2019，57（10）：1632-1637.

[36]Neeser O L，Vukajlovic T，Felder L，et al. A high C-reactive protein/procalcitonin ratio predicts Mycopl asma pneumoniae infection[J]. Clin Chem Lab Med，2019，57（10）：1638-1646.

[37]吴洁，立彦，朱功民，等. HBP、PCT 在社区获得性肺炎早期辅助诊断及病情评估中的价值比较[J]. 标记免疫分析与临床，2020，27（09）：1482-1486.

[38]叶应妩，王毓三，申子瑜. 全国临床检验操作规程[M]. 3 版. 南京：东南大学出版社，2006：355-590.

[39]Takata S，Wada H，Tamura M，et al. Kinetics of c-reactive protein（CRP）and serum amyloid A protein（SAA）in patients with community-acquired pneumonia（CAP），as presented with biologic half-life times[J]. Biomarkers，2011，16（6）：530-535.

[40]李鹏，杜园园，郭旭霞. C- 反应蛋白、血清淀粉样蛋白 A、血清降钙素原在社区获得性肺炎临床诊断中的应用价值[J]. 中国卫生检验杂志，2020，30（17）：2111-2113.

[41]Tamura M，Watanabe M，Nakajima A，et al. Serial quantification of procalcitonin（PCT）predicts clinic al outcome and prognosis in patients with community-acquired pneumonia（CAP）[J]. J Infect Chemother，2014，20（1/2）：97-103.

[42]Schuetz P，Suter-Widmer I，Chaudri A，et al. Prognostic value of procalcitonin in community-acquired pneumonia[J]. Eur Respir，2011，37：384-392

[43]中华医学会呼吸病学分会感染学组. 中国成人医院获得性肺炎与呼吸机相关性肺炎诊断和治疗指（2018 年版）. 中华结核和呼吸杂志，2018，41（4）：255-280.

[44]佚名. 恒温扩增芯片法在儿童下呼吸道感染性疾病中的应用价值评估[J]. 中国循证儿科杂志，

2018，13（3）：21–24.

[45] 苏大林. PCT、CRP 与 D–D 联合检测对 ICU 医院获得性肺炎患者的诊断及预后价值评价 [J]. 中外医学研究，2018，16（23）：58–59.

[46] 艾学才. PCT、CRP、D–D 联合检测对 ICU 医院获得性肺炎患者的诊断及预后价值 [J]. 临床肺科杂志，2017，22（10）：1791–1794.

[47] 李冀，黄奕江，吴海洪，等. 可溶性髓样细胞触发受体 1 和降钙素原联合检测在重症社区获得性肺炎中的应用价值 [J]. 海南医学，2017，28（11）：1782–1785.

[48] 鄂维建. Ⅱ型肺泡细胞表面抗原与 D– 二聚体在医院获得性肺炎早期诊断及预后评估中的应用价值研究 [J]. 中国现代医学杂志，2015，25（26）：86–89.

[49] 陈晓祺. 血常规联合超敏 C– 反应蛋白检测在诊断感染性疾病中的价值 [J]. 当代医药论丛，2017，15（13）：129–130.

[50] 刘静波，黄萍. 动脉血乳酸和 C– 反应蛋白对老年肺炎预后的影响 [J]. 临床肺科杂志，2011，16（12）：1947–1948.

[51] 宓宇仙，才丽，赵佳怡，等. 降钙素原、白细胞计数、中性粒细胞百分比在高龄老人细菌性肺部感染患者中的临床观察 [J]. 中国实验诊断学，2015，19（6）：992–994.

[52] 朱一川，徐太静，沈建，等. 血清降钙素原、肾上腺髓质素浓度变化在老年肺炎患者诊断中的临床意义 [J]. 中国综合临床，2013，29（8）：821–824.

[53] 哈迪娜·热马赞，张建军，王晓敏，等. 老年重症肺炎接受机械通气患者血清超敏 C– 反应蛋白与短期预后的关系 [J]. 现代生物医学进展，2016，16（26）：5077–5080.

[54] 卢星文，吴阳，张东辉. 联合检测血清乳酸、降钙素原及 C– 反应蛋白在诊断老年肺炎中的应用价值 [J]. 中国药物经济学，2016，11（12）：186–189.

[55] 林化，马春林，王荣辉，等. 参附注射液对重症肺炎患者血乳酸及预后的影响 [J]. 中国中医急症，2013，22（2）：199–200.

[56] 艾学才. 血清 PCT、CRP 联合检测对老年肺炎病情诊疗及预后的价值探究 [J]. 临床肺科杂志，2016，21（6）：1045–1048.

[57] Johansson N, Kalin M, Backman–Johansson C, et al. Procalcitonin levels in community–acquired pneumonia–correL ACtion with aetiology and severity[J].Scand J Infect Dis, 2014, 8（2）：96–98.

[58] 刘勇. 血清乳酸、降钙素原及 C– 反应蛋白检测在老年肺炎诊断中应用研究 [J]. 现代诊断与治疗，2017，28（11）：2096–2097.

[59] 晏燕，魏宇鹏，丁晓燕. 探讨肺炎支原体患者检测超敏 C– 反应蛋白的临床意义分析 [J]. 中国医药指南，2017，15（21）：170–171.

[60] Zagli G, Cozzolino M, Terreni A, et al. Diagnosis of venti LACtorassociated pneumonia: a pilot, exp loratory analysis of a new score based on procalcitonin and chest echography[J]. Chest, 2014, 10（2）：75–78.

[61] 董西华，阿布都外力·吐尼牙孜，杜毅鑫. PCT 和 CRP 联合检测在细菌性肺炎和支原体肺炎鉴别诊断中的价值 [J]. 广东医学，2014，35（10）：1532–1534.

[62] 黄晓妹. 降钙素原、C– 反应蛋白、白细胞计数在小儿肺炎诊断中的实用价值分析 [J]. 中国实用

诊断学，2015，19（1）：53-54.

[63]Su H，Chang SS，Han CM，et al. Inflammatory markers in cord blood or maternal serum for early detecti on of neonatal sepsis–a systemic review and meta–analysis[J]. J Perinatol，2014，34（4）：268–274.

[64]赵翊，洪理泉 . 支原体肺炎患儿免疫功能检测及分析 [J]. 中国卫生检验杂志，2012，22（1）：112-113.

[65]林海波，郭丽华，黄义双，等 . 超敏 C– 反应蛋白检测在支原体肺炎诊断中的应用 [J]. 白求恩军医学院学报，2013，11（4）：329-330

[66]孔维香 . 血清降钙素原检测在 COPD 急性加重期患者抗菌药物应用中的指导作用 [J]. 山东医药，2014，54（39）：104–105.

[67]杨朵，胡梅，李莉 . C– 反应蛋白及降钙素原在血流细菌感染诊断中的应用价值 [J]. 中华医院感染学杂志，2013，23（22）：5632-5643.

[68]李新梅，劳永光，黄庆，等 . 动态检测降钙素原在感染性休克中的意义及评估预后的价值 [J]. 实用医学杂志，2013，29（13）：2147-2149.

[69]陈小艳 . 小儿肺炎患者血清降钙素原及 C– 反应蛋白的检测分析 . 微循环学杂志，2012，22（2）：78.

[70]林宏 . 探讨 C– 反应蛋白对活动性肺结核的诊断价值分析 . 中国医学创新，2013，10（31）：73-74.

[71]蒋金香 . 血清 CRP 检测在小儿肺炎诊断中的临床价值研究 [J]. 中国实用医药，2020，15（35）：65-67.

[72]田梅，陈启斌，李雪梅，等 . CRP、血清淀粉样蛋白 A 和 YKL-40 在小儿复发性肺炎中的联合检测作用 . 标记免疫分析与临床，2018，25（1）：69-72，77.

[73]王瑞 . CRP、降钙素原在小儿肺炎的临床价值 . 世界最新医学信息文摘，2017，17（99）：129-130.

[74]邝健强 . CRP 测定应用于小儿肺炎临床诊断的价值 . 黑龙江医药，2017，30（5）：1082-1084.

（张彬彬）

第四章　肺炎的治疗

第一节　肺炎的中医治疗

一、大叶性肺炎

对于大叶性肺炎的中医治疗，按照卫气营血辨证，大叶性肺炎可以分为以下 4

型：表证型（邪犯在肺卫）、痰热壅肺型、热入营血型、正虚邪恋型，并且可以分为内治法和外治法治疗，其中内治法可以分为以下 3 种方式：

1. 健脾祛湿，排脓解毒

脾土乃肺金之母，培土有益于生金，所以使用太子参补气健脾，生津润肺，陈皮健脾补中以温养肺体，使脾能转输精气以上承，另外肾为气之根，淫羊藿可以补肾气，强筋骨。恢复期虽属邪衰正虚，阴气内伤，应以清养补肺为主，扶正以托邪，仍需防其余毒不净，适当佐以排脓之品，所以运用鱼腥草、金荞麦清热解毒，冬瓜子、芦根、天花粉等共用可清肺热，润肺燥，解毒排脓。

2. 养阴补气，清肺化痰

《医门法律·肺痿肺痈门》："……以清肺热，救肺气，稗其肺叶不致焦腐，其声乃全。故清一分肺热，存一分肺气。"运用南、北沙参养阴清肺，气阴两补，现代药理研究表明沙参有修复损伤脏器，降低毒素，调节机体免疫等作用。桑白皮可清泻肺中虚火，炙枇杷叶、化橘红，橘络行气通络，理气化痰，炙紫菀、炙冬花润肺下气，开肺郁，化痰浊，海蛤粉、川贝母化痰止咳，清化郁热，散结通络，具有松弛气道平滑肌的作用。总之补肺气，养肺阴，益肺气之虚，润肺金之燥，以通肺之小管，以复肺之清肃。

3. 益气通络，活血化瘀

叶天士言"初病在气，久病在血"。肺宣降功能失常，影响行血，血滞为瘀，也会阻碍肺气，且气阴亏导致推动血脉无力，故临床辨治时，即使未明显表现血瘀征象，仍然应该益气活血，标本兼顾，从而促进局部炎症尽快吸收。僵蚕益气健脾，软坚散结配合蝉蜕宣散透发，宣发肺气，升降同施，调畅气血。可运用川白芍行气通络，加之桃仁，赤芍活血祛瘀消微，补气而不壅滞，活血又不伤正。牛大力补虚润肺，活中寓养，活血破瘀而不耗伤阴血，气行络通，使得肺气宣降，肺体得以濡养。

外治法可以分为以下 9 种，分别为中药灌肠疗法、贴敷疗法、气雾疗法、微波疗法、拔罐疗法、推拿疗法、针刺疗法、中医定向透药疗法、熏洗疗法。

（1）拔罐疗法：拔罐又称"角法"，通过物理现象产生负压作用促进局部微循环，从而调节全身气血流畅，调和营卫，具有活血化瘀之功，拔罐法是通过负压作用吸附于体表，通过产生的压力和温热刺激，促使局部瘀血，通过温热刺激作用，促进血液及淋巴液的循环，促进炎症吸收。

（2）熏洗疗法：本疗法是中医外治法的重要组成部分，把中药煎煮后，通过热气熏和蒸，药汁浸泡、洗浴来治疗疾病的一种方法。

（3）气雾疗法：药物经超声震荡成极小的微粒，通过呼吸将药物输送全身，有效成分可直接作用于局部，药物浓度高，促进炎性物质的液化、排出，迅速发挥其作用。可加速对炎症控制。

（4）针刺疗法：本疗法是在人体特定的穴位上施行针刺的一种治疗方法，它具有疏通经络、活血化瘀、调整阴阳的作用。

（5）中药灌肠疗法：最早在张仲景《伤寒论·辨阳明病脉证并治》中出现，用猪胆汁灌肠治疗便秘的记载。中药灌肠疗法是将药物经肛门注入肠道，来治疗疾病的一种方法。能刺激肠蠕动，清洁肠道，并有降低体温、催产、稀释和清除肠内有害物质等作用，亦可达到提供药物、营养、水分等治疗目的。

（6）微波疗法：微波能够使得照射下的组织从表皮到深部组织均产生微波效应，促进人体新陈代谢，改善局部组织，除此之外，微波疗法具有杀菌效果并加快新陈代谢。通过加快血液循环可以让抗感染的药物更快进入到肺组织中去，从而提高治疗效果。

（7）贴敷疗法：贴敷疗法历史悠久，是将药物制成膏药贴敷于体表的特定穴位上，通过皮肤吸收，然后进入血络经脉，从而输达全身，起到平衡阴阳、纠正脏腑、调节气血、扶正祛邪的作用。

（8）推拿疗法：提高机体抵抗力。本疗法轻快柔和，患儿易于接受，是通过推、揉、捏脊、推脊等手法作用于体表相应部位，以达到活血化瘀、舒经活络的作用。

（9）针刺疗法：本疗法是在人体特定的穴位上实行针刺的一种治疗方法，它具有疏通经络、活血化瘀、调整阴阳的作用。

二、细菌性肺炎

基于基本认识，可发现扶正祛邪当是细菌性肺炎的基本治疗原则，且针对不同的病理因素、体质，及病机特点有与之相应的治疗方法，可分为内治法和外治法，内治法如下：①补肺健脾：肺气虚则卫外不固，而容易受外邪侵袭，脾虚则运化失司。"子盗母气"，肺病日久会影响脾的健运，故在细菌性肺炎的治疗中除顾护肺气外，还应注重健脾益气以"培土生金"。②通腑行气：在细菌性肺炎的病程中，热邪化燥可以导致腑气不通，大便秘结，可加用清热泻下药来通腑行气泻热，釜底抽薪。肺与大肠相表里，老年多重耐药菌肺炎常肺气壅滞与腑气不通兼见，二者相互影响，因而有"清肺需通腑、腑气通肺气宣"的治法。③清肺化痰：清肺化痰法包括清热解毒、清热化痰。"毒寓于邪，毒随邪入，热由毒生，毒不除热不去，生变"。针对细菌性肺炎痰浊、痰热、热毒壅肺的病机，治疗上主张清肺化痰。④益气养阴：正虚之气阴亏虚是耐药菌肺炎发病的主要病理基础，由于气血不充、肌肤脆弱、肺卫亏虚、卫外不固、风热毒邪侵袭肺脏，风寒之邪入里化热、炼津成痰、痰热郁肺、肺失清肃，若治疗不当或正不胜邪，可使病情迁延难愈，后期导致肺气、肺阴耗损，证见气阴虚两虚，一则补充阴液的亏耗，二则补不足之水以制过盛之火，养阴以托邪。老年多重耐药菌肺炎患者本身气阴亏虚更甚，故益气养阴为关键。⑤宣肺祛邪：细菌性肺炎在早期以肺卫表证为主，在早期，治疗方法以祛邪为主，可用麻黄解表邪、宣肺平喘，如邪热较盛时用麻杏石甘汤，亦可用止嗽散祛风解表、宣肺利气。⑥活血化瘀："气为血之帅，血为气之母"，气行则血行，气郁、气虚会导致血瘀，细菌性肺炎患者肺为邪闭，宣降功能失常，气机阻滞，病程日久可导致肺络瘀血，血瘀又加重肺疾，痰瘀同源，瘀去则痰消，所以治疗中常可加用活血化瘀药。

外治法是中医治疗中的特色疗法，在治疗肺炎喘嗽方面有着操作简便、绿色安全、无毒副作用的优点，主要包括：气雾疗法、推拿疗法、针刺疗法、中药灌肠疗法、水浴疗法、贴敷疗法、拔罐疗法、气雾疗法等，在临床应用广泛。

三、支原体肺炎

支原体肺炎的中医治疗法如下：

1. 化痰通络

小儿MPP中，痰者为先，治者必先以除其痰，安效先教授认为，在MPP急发之时，风热、痰热郁闭肺气为主要病机，故以"清、宣、降"为法，疏风宣肺，清热化痰。

2. 活血化瘀

气为血之帅，气行则血行，气滞则血滞。肺主治节，肺气郁闭，则气滞血瘀。痰瘀热闭，为小儿MPP重要病机，痰阻气闭，久则为瘀，故非独化其痰，必佐以行其瘀。痰热交阻于气道，壅滞于肺，而见支原体肺炎诸症如壮热烦燥、喘嗽多痰、喉间痰鸣等。支原体肺炎轻症仅表现为肺内血络的郁塞不通，咳嗽咯痰，血瘀之象不显。宋惠霄认为，小儿MPP病久痰盛，痰瘀为患，不除肺络难通，气机失调，宣降难复，故多痰瘀并治，邪去则正自安，诸症得安。

3. 疏肝行气

《丹溪心法》曰："善治痰者，先治其气，气顺则津液亦随气而顺矣。"徐嘉辉认为，应用补肺益气、健脾化痰、养阴清热之法，或未验效，乃不知病久气之为药，气不顺，则肺无力除邪，周身气机，依赖肝之疏泄，且小儿"肝常有余，肺脾常虚"，又肝气盛而侮肺乘脾，克肺脾之气，终成两虚，故治之以疏肝行气，常以四逆散之类。

4. 清热解毒

《成方便读》云："毒者，火邪之盛也"，《重订通俗伤寒论》亦云："火热者，必有毒。"小儿重症支原体肺炎热毒相合，热毒淤滞，灼烧肺金，宣肃失度，气机失调，风痰上攻；或热毒集聚，耗伤阴气，炼津成痰，胶着难除。罗磐真认为，重症支原体肺炎以"毒"为源，以"变"为末；故而以"毒"论治为其要旨。

5. 扶正补虚

古有"肺无补法"之论，乃省后人，疗肺之疾，不可骤补，易成留寇之患，而非不用补。陈慧教授认为，小儿 MP 感染后，脾虚当固其元，健脾以补肺，培土生金，复其正气，方可"正气存内，邪不可干"。小儿 MPP 多为风热、风温，或风寒化热，日久耗伤气阴，故病久者，或益气养阴，或补肺健脾。肺脾气虚，可予参苓白术散；肺络阴虚，可用百合固金之类。

与此同时，从古至今支原体肺炎的外治法也有许多记载：

（1）推拿不仅是一种常用的养生保健方式，也能通过对相应经络穴位的推、按、揉、捏等治疗多种疾病。

（2）拔罐是一种传统的理疗方式，利用罐器内外的压力差，使其吸在人体皮肤表面，常结合经络俞穴理论达到治疗作用。

（3）经皮治疗是使药物通过皮肤毛细血管进入体循环，使药物发挥治疗作用。

（4）足浴能刺激足部及小腿部的相应反射区，调节脏腑功能，促进全身气血运行，作为中医常用外治法之一，可以有效预防和改善临床症状。足浴治疗支原体肺炎有一定疗效，有助于缩短患儿的住院时间，对难治性支原体肺炎的恢复具有一定的积极意义。

（5）穴位贴敷法有着上千年的历史，操作简单，适于治疗多种疾病。医家们常将药材通过研末、调和等程序制备成糊状、膏状或丸饼状，敷贴于相应穴位，在穴位和药效的双重引导下，发挥综合治疗作用。并且穴位贴敷法经过多年发展与实践，制作工艺成熟，在用药和选穴准确的基础上，均可发挥疗效，且依从性高、无痛苦。

（6）刮痧是用特定工具蘸取适量药油或植物油，于机体表面施以刮、摩等手法，此法在经络俞穴理论的指导下，可针对多种疾病起治疗作用。

四、病毒性肺炎

1. 初期

即风热闭肺轻症，治疗宜清热宣肺，降气化痰，方药选用麻杏甘石汤加减。药物组成：麻黄、生石膏、知母、黄芩、桑白皮、钩藤、大青叶、甘草、牡丹皮、葶苈子、鱼腥草、蝉蜕、杏仁、菊花。当风热闭肺轻症向风热闭肺重症发生转变时，应在清热宣肺的基础上加用清热解毒之品，如清代吴鞠通《温病条辨》银翘散，功效为清热解毒，疏风散热，在内用来解除肺系之热，病情加重时可加大黄芩、鱼腥草、大青叶等药物剂量，增强清肺泻热解毒的功效。

2. 中期

即痰热闭肺期，临床证见高热不退，咳嗽深重，痰多、呼吸急促喘息、苔黄腻、脉滑数，咽红、舌质红，此期痰热深重、痰瘀阻肺、肺失宣降较为明显。治疗上宜清热解毒，豁痰化瘀主。常用代表方选用苏葶丸合黛蛤散加减，银翘散，药物选用金银花、淡竹叶、鱼腥草、紫苏子、青黛、海蛤壳、大青叶、连翘、玄参、石膏、牛蒡子、葶苈子、黄芩、牡丹皮等。

3. 极期

即热毒闭肺证，治疗上应重用清肺解毒，凉血熄风配以活血化瘀、除痰化浊的中药，选用黄连解毒汤合羚角钩藤汤，选用莪术、牡丹皮、红花、桃仁、丹参等活血化瘀中药。黄连解毒汤出自《外台秘要》，又可促进肺部循环和改善换气功能，是临床上最常用、最有效的清肺解毒代表方，使机体致炎和抗炎平衡的破坏得以恢复，治疗热毒内蕴所产生的脏腑损伤，使邪气有出路，热毒得以清除，津液可以产生，痰瘀可以消除，既可改善临床症状，有利于缩短病程，减少预后不良，既可治标，又能治本，达到标本兼治的目的。

4. 恢复期

该期主要表现在痰热蕴肺、阴虚肺热、气阴两虚等几个方面，热退后有长时间咳嗽、口干、舌红、咽红、纳少、乏力、痰多、苔白或黄、脉滑细数等。治疗上宜选用清燥救肺汤、生脉散、沙参麦冬汤，常用中药有太子参、杏仁、川贝母、五味子、北沙参、鸡内金、桑白皮、牡丹皮、龙利叶、枇杷叶、石斛、知母、麦冬、冬瓜仁等。

还有中成药口服法、中药静脉注射法、中药雾化吸入法、中药外敷法、捏脊法、中药灌肠法、中医药综合治疗法等方法。

五、过敏性肺炎

1. 风寒型

证属风寒犯肺，治宜疏散风寒，宣通肺气，止咳化痰平喘。常用止嗽散合二陈汤加减：桔梗 10g、紫苏叶 8g（或荆芥 6g）、陈皮 6g、紫菀 10g、前胡 10g、枳壳 10g、法半夏 10g、甘草 6g。体虚纳呆者加党参 15g，胸闷气紧加麻黄 8g、杏仁 10g，表虚汗出畏风用桂枝汤加黄芪 15g，若鼻塞头痛重者加细辛 3g、白芷 6g、川白芍 6g；口苦加柴胡 10g、黄芩 10g。全身酸累加防风 7g、葛根 12g。

2. 风热型

证属风热袭肺，治以宣肺疏表，清热止咳平喘。常用桑菊饮合麻杏石甘汤加减：桑叶 10g（或桑白皮 10g）、菊花 10g、连翘 10g、杏仁 10g、薄荷（后下）6g、麻黄 8g、生石膏 40g、甘草 8g。若咳嗽剧烈加川贝 6g（或浙贝母 10g）、枇杷叶 10g；痰多而稠加竹黄 8g、浮海石 10g、瓜蒌仁 10g；热盛者加金银花 10g、黄芩 10g；胸痛者加瓜蒌壳 10g、枳壳 10g、丝瓜络 12g。口干而渴加天花粉 10g、麦冬 10g；咽痛加玄参 12g、桔梗 10g、牛蒡子 10g，呕吐加竹茹 10g、半夏 10g。

六、老年肺炎

研究表明，中医药治疗老年性肺炎的疗效显著，不良反应少，具有抗炎、祛痰、镇咳、解痉等作用。现代各医家对老年性肺炎的辨证论治多种多样。

1. 清热宣肺，益气养阴

扶正祛邪老年患者虽平素体质多虚多寒，但当外邪束肺，郁闭化热，出现肺炎时往往虚实并见。老年肺心病合并肺部感染者，因痰热伤阴耗气或病久邪恋，气虚多汗伤阴，故多见气阴两虚之证。因此在治疗上不宜单用补、温。宜在清热宣肺中合益气养阴之品，如西洋参、太子参、沙参、麦冬草、天冬、芦根等。久病卧床的老年患者可重用黄芪、仙鹤草等，以达扶正祛邪、增强肺之宣降及防御功能的目的。

2. 清热泄肺，利水化痰

畅通气道老年患者大多有"慢支""肺气肿"的病史。这些患者长期痰浊阻肺，肺气虚损，肃降失职。治以清热宣肺，化痰降气为主。常用千金苇茎汤和清气化痰汤加减；体质差者常无发热或仅有低热、痰白而稀或稠白，多数伴有浮肿、舌淡、苔白腻或薄黄、脉细滑。在辨证基础上除选用二陈、小青龙汤等方加车前子、葶苈子等燥湿化痰利水外，再适当选用黄芩、鱼腥草、板蓝根、大青叶等清热之品以增强清肺化痰，畅通气道之功用。

3. 活血化瘀，通腑泄热

肺主气，心主血，肺气贯心脉以行营血。老年性肺部感染长期痰热互结，肺气壅塞，累及于心，不能助心以贯脉行血，心脉运行不畅，脉络瘀阻，出现血瘀之征。所以对老年性肺炎的治疗在不同的病例中加入活血化瘀的药品，伴有大便秘结者，可少佐通腑泄肺之品。但须适可而止，不可久用，以防伤阴破气。

在治疗上，因老年性肺炎以虚证里证为主，故治疗以扶正祛邪，益气养阴，清热化痰为主。须注意以下几点：

（1）注重通腑。肺经实热，清泄大肠使实热从大肠下泄而气得肃降。大肠不通会影响肺气肃降，肺之肃降失常又可导致腑气不通，故老年性肺炎治疗时要注重通腑。六腑以通为顺。当滋养肺气使津液下布以润肠通便，故在老年性肺炎的治疗中，通腑应贯彻始终，初以泄热为主，后以滋润为法。

（2）驱邪不宜太过苦寒。肺为娇脏不耐寒热，用药不可过偏。老年人脾胃虚弱，药性寒凉易伤脾胃。老年人肺炎邪实以肺热为主，热症易伤津液，苦寒药物又易化燥伤阴。故驱邪时不能太过苦寒以防伤正。

（3）扶正不宜滋补太过。明《图书编治肺病要法》中云："凡肺之得病，必先观心脾二脏虚实，盖心火克肺，脾土生金，子母鬼贼之义也。"肺为清虚之脏，方药多宜轻清，不宜重浊。老年人脾胃虚弱，滋补太过容易造成脾失运化，中焦阻塞，容易耗伤肺气，补虚药不能发挥其作用。且病初以驱邪为主，扶正为辅，不宜滋补太过。

（4）扶正以益气养阴为主。刚开始感受外邪，正虚不能驱邪外出，治以驱邪为主，辅以益气养阴，以防伤正。病邪未被除尽时，老年人津液被消耗，肺失濡养而致肺阴虚，感受外邪，耗伤肺气，而致肺气阴两虚。故益气养阴贯穿治疗始终。益气养阴以取"扶正祛邪"。后期，一定要扶正固表，防邪再入。

七、小儿肺炎

（1）化瘀通络法：肺主气而朝百脉，心主血而行营阴，气为血帅，血为气母，气行则血行，气滞则血瘀，外邪闭肺，闭阻气道，心血不畅，脉道奎滞，痰阻肺络，肺气不宣，肃降无权。宜化瘀通络，止咳平喘法。用千金苇茎汤加味。

（2）健脾益气法：脾为生痰之源，肺为贮痰之器，脾肺气虚，输化失权，卫外不固，肺失宣降，清肃失职，气逆喘咳。宜益气健脾，宣肺敛气。用人参五味子汤加减。

（3）清热宣肺法：外感风热，风温闭肺，或风寒化热，内犯于肺，肺气被邪所遏，宣降清肃失权，气逆喘咳。治宜解表宣肺、化痰止咳法。用桑菊饮合麻杏石甘汤加减。

（4）清营开窍法：邪毒炽盛，留连不解，传于营血，内闭心包，津伤肺闭，肃降失权。治宜滋阴清热，清营开窍法。用清营汤加减，送服安宫牛黄丸。

（5）清热豁痰法：邪热炽盛，炼液成痰，遭受外邪，闭郁肺经，痰热奎盛，气机不通，壅塞肺络，阻于气道，以致肺失肃降，气逆喘咳。治宜清热豁痰，宣肺平喘法。用尊劳大枣泻肺汤合五虎汤加减。

（6）扶正驱邪法：体质素虚或肺炎喘嗽久病迁延不愈，余邪逗留，耗气伤津，而致正虚邪恋。阴虚邪恋者，治宜养阴清肺法。用沙参麦冬汤加减。阳虚邪恋者，宜调和营卫，扶正护阳为主，佐以肃肺化痰。用桂枝加龙骨牡蛎汤再加人参、紫菀。

（7）宣发清热法：素体阳盛，里热内伏，外邪袭肺，寒邪闭郁，肺失宣降，气逆喘咳。证见发热恶寒无汗，咳嗽喘急，烦躁不安，口渴，舌苔黄，脉浮紧指纹紫色。治宜解表宣肺，清热平喘法。用大青龙汤加减。

（8）宣肺解表法：外感风寒之邪，寒邪外束，肺气闭塞，宣降无权。治宜宣肺解表，化痰止咳法。用三拗汤加减。

（9）回阳固脱法：正气素虚，外邪过盛，肺气闭塞，正不抵邪，心阳虚衰，肺失宣降。治宜回阳固脱，宣肺平逆法。用参附汤合生脉散加减。

（10）导滞平喘法：脾胃为后天之本，气血生化之源，乳食不节，食滞内停，痰浊内生，中焦奎滞，上焦不通，枢机不利，易招外邪，风寒外客，肺失宣降，清肃无权，气逆喘咳。治宜消食导滞，宣肺平喘法。用保和丸合麻杏石甘汤加减。

（11）宣肺化饮法：证见发热恶寒无汗，咳逆倚息不得卧，口不渴，舌质淡红苔白滑或腻，脉弦紧，指纹青红。治宜解表化饮，止咳平喘法。用小青龙汤加减。

（12）健脾益气法：脾为生痰之源，肺为贮痰之器，脾肺气虚，输化失权，卫外不固，肺失宣降，清肃失职，气逆喘咳。宜益气健脾，宣肺敛气。用人参五味子汤加减。

对于小儿肺炎的中医治疗，通常配合外治法一起治疗：

①经皮：经皮给药系统是近十几年广泛受到大家的关注，它不同于传统外用制剂，通过特殊技术，使药物以恒定速度通过皮肤各层或黏膜，进入机体组织而发挥药物的治疗作用。②贴敷：中医穴位贴敷疗法，是中药通过对腧穴的刺激能够起到调节经络的作用。③穴位注射：穴位注射疗法，又称"水针疗法"，是选用中医药注入相应穴位以治疗疾病的方法。④推拿：小儿推拿又称为"推惊""摩惊""掐惊"，它是以各种推拿方法为主要治疗手段，达到防治疾病目的的一种方法的总称，属于祖国医学外执法的范畴。⑤穴位红外线疗法：该法又称红外线灸疗法，是指利用红外线辐射器，照射人体的经络穴位，产生温热效应，从而达到温通经脉、行气活血的一种穴位刺激疗法。⑥灌肠：灌肠法是用导管自肛门经直肠插入结肠灌注液体，以达到治疗疾病的方法。通过直肠给药，绕过肝脏直接进入大循环，可以减少不必要的代谢，使得吸收更完全，直接到达病灶，利于祛邪。⑦拔罐：拔罐疗法是将罐吸附于体表选定部位，借助热力或利用机械抽气原理，排除罐中的空气，形成负压，使得局部皮肤充血、瘀血，从而产生刺激，以达到疏通经络、行气活血、促进新陈代谢，进而防治疾病目的的方法。

八、社区获得性肺炎

对于社区获得性肺炎，中医治疗主要以中药口服为主：

（1）疏风解毒胶囊：由虎杖、板蓝根、连翘、柴胡等中药组成。李颖等发现其疏风解毒清肺热的效果甚佳，与CAP热邪内盛之病机契合，将其用于CAP的治疗。经研究证实，疏风解毒胶囊联合西医常规治疗能明显减少患者症状积分，减少抗生素使用，安全有效。

（2）竹叶石膏汤合麦门冬汤：李炬明认为CAP微生物耐药问题多出现疾病中后期，此时疾病虚实夹杂。一方面热邪留恋，余热未清焦灼肺脏，肺失宣降，上逆而咳；另一方面正气内耗，肺脾气阴两虚，虚火上炎，炼液为痰，发为咳嗽。其研究在常规基础抗感染治疗基础上，尽早口服竹叶石膏汤合麦门冬汤治疗，不仅可明显促进临床症状的减少，还可显著减少细菌耐药的产生。

与此同时，还包括中医其他治疗方法，如中药雾化、中药灌肠、拔罐等也都具有良好疗效。

九、医院内获得性肺炎

（1）活血法：从血瘀论治肺胀是治疗肺胀的根本方法，因为"瘀"在肺胀的发病中占有重要地位，而它是由痰浊、瘀血导致的。"肺朝百脉"，可见肺主一身之气，在五脏中与气关系密切。血液正常运行于脉管中，和心、肺功能有紧密的联系。肺作为气之主，气作为血之帅，气行便血行，气滞便血瘀。

（2）益气法：气亏虚的表现主要是气阴两伤，益气法着重注意保存阴液，以防耗气伤阴，要注意在治疗老年肺炎过程中扶助正气。在中期和初期阶段，针对风温肺热病可以采用清热法，但是对于肺炎后期存在阴已伤的患者，我们应该采用益气养阴法。

（3）益气活血法：气阴两虚多导致老年肺炎为主且是易导致血瘀证发生，气行便血行，气虚、气滞便血瘀。久咳损伤肺，久病脾肾阳气亏虚，气行无力，血液凝滞，形成瘀血。肺失宣降由外邪闭肺或痰郁阻肺导致，不能助心治节，可产生瘀血；因此，活血化瘀中益气活血是中医方面的重要指导理论。

（4）宣肺化痰法：针对耐药细菌性肺炎基本病机中的肺失宣降可以针对性使用宣肺化痰法。肺系遭受温热毒侵入，汇聚于肺经，肺气存在贲郁，水道不能通调，随着津液不断聚成痰液，以此痰热结合，发生痰热壅肺证，表现为咳吐黄热痰等症状，所以治疗应该遵循宣肺化痰的原则。

第二节 肺炎的西医治疗

一、大叶性肺炎

1. 一般治疗护理

保持病室环境整洁安静，勤开窗通风，每天用空气消毒机消毒室内2次，每次1小时，室温保持在18℃~22℃，相对湿度在50%~60%。保持呼吸道湿润，痰液易于排出。做好呼吸道隔离措施，避免交叉感染。饮食：患病初期食欲减退，应给予清淡、容易消化的食物，病情好转、食欲恢复后可逐渐给予高营养饮食。

2. 免疫疗法

流感病毒感染：口服磷酸奥司他韦。人免疫球蛋白是从大量健康人的混合血浆中纯化出来的血液制品，其主要成分为蛋白质，具有广谱抗细菌、病毒或病原体的IgG抗体免疫球蛋白独特型与独特型抗体而构成复杂免疫网络，静脉注射免疫球蛋白对严重感染有良好的治疗作用，所以在治疗小儿重症肺炎时，可以在常规抗感染对症治疗的基础上，加用丙种球蛋白静脉滴注，能够显著提高临床疗效率，可在临床上予以推广应用。

3. 抗生素疗法

根据患儿病情、年龄，选择相应的抗感染药物。抗生素使用原则：①有效和安全是首要原则。②根据致病菌选择敏感药物。田惠中等在临床大叶性肺炎的抗生素治疗中，取得显著成效。

4. 抗病毒疗法

适合的给药方式、适宜的剂量、适当的疗程，即轻症者口服，重症者联合用药，经静脉给药。如利巴韦林：可口服或静脉滴注，剂量为10~15mg/（kg·d），可抑制多种DNA和RNA病毒；2α-干扰素：5~7天为1个疗程，亦可雾化吸入。

5. 对症治疗

退热与镇定：一般先使用物理降温，如头部温敷、冰枕或口服布洛芬、对乙酰氨基酚等药物退热，对高热严重者可用氯丙嗪或异丙嗪肌注。

氧疗：有烦躁、口唇发绀等缺氧表现时需吸氧。大多采用鼻前庭导管给氧，氧流量为0.5~1L/min，氧浓度不超过40%。当吸入氧浓度≥50%，动脉血氧分压仍<0.78kPa（60mmHg）或血样饱和度<92%，可考虑使用CPAP。

止咳平喘的治疗：一般痰稠不易咳出者，可用祛痰剂，痰多稀薄者，可反复翻身拍背以利于痰液排出。咳重时可雾化吸入（0.5~1mg/次，每日2次）或丙酸氟替卡松（4~16岁1mg/次，每日2次）联用β2-受体激动剂及抗胆碱类药物。由于吸入疗法，药物直接作用于气道黏膜，局部作用强，而全身副作用小。出现严重喘憋症状者，可短期应用肾上腺皮质激素，可静点氢化可的松每次5mg/kg，每6~8小时1次，连用2~4次；或甲泼尼龙每次1~2mg/kg。

腹胀的治疗：重症肺炎易致腹胀，多见于婴幼儿，可用开塞露灌肠以排气。低钾血症者，应补充钾盐。有呕吐、腹胀、肠鸣音消失等症状时，应禁食和胃肠减压，可使用酚妥拉明，0.3~0.5mg/（kg·次），加入5%葡萄糖注射液20mL中静脉滴注，每次最大量不超过10mg。

心衰的治疗：除吸氧、祛痰止咳、镇静等一般处理外，应早用强心苷类药物，如毒毛花苷K、毛花苷C和地高辛等；血管活性药物，如酚妥拉明、卡托普利和硝普钠；必要时加用利尿剂。

6.物理疗法

可短期应用激素，可用甲泼尼龙、琥珀酸氢化可的松或用地塞米松静脉滴注，疗程3~5天。可以直接对肺部的炎性物质及痰栓等进行冲洗，快速缓解肺部的大面积炎症，可以将化痰、抗炎等药物在灌洗时注入病变部位，直接抵达病所，作用更直接。

7.激素治疗

酚妥拉明及山莨菪碱等扩张血管，三磷酸腺苷、维生素B_1、维生素B_6等促进脑细胞恢复等治疗，甘露醇脱水，改善患儿通气，糖皮质激素减少血脑屏障通透性。予小剂量的糖皮质激素联合用药，可缓解炎症细胞向炎症区域移动，缓解气管痉挛，改善血管的通透性和微循环，促进肺功能的改善，减轻咳嗽等症状。

二、细菌性肺炎

（1）基础治疗：患者生命体征监护，监测血细胞分析、血气分析、生化、凝血功能、C—反应蛋白、降钙素原等检查。

（2）维持血糖、酸碱及水盐平衡；对高血糖者给予超短效/短效胰岛素控制并严密监测血糖；对低血钠/低血钾/低血钙者补充适量电解质至正常；对酸碱失衡者予以对症/机械通气纠正。

（3）呼吸道分泌物处理：雾化吸入、湿化气道、拍背（振动）排痰等方法利于排出呼吸道分泌物；纤维支气管镜结合肺泡灌洗治疗术。

（4）机械通气：低氧血症或呼吸困难患者，应该谨慎试用无创通气，针对急性肺损伤、ARDS 等引起的呼吸衰竭者，保持气道通畅，清理呼吸道；对于 ARDS 等危重患者，机械通气时可采用低潮气量方式辅助通气。

（5）抗菌治疗：早发/无 MRD 菌感染危险因素患者，选用广谱青霉素/P-内巧胺酶抑制剂或二代、H 代头孢菌素。晚发/有 MRD 菌感染危险因素患者选用三代或四代头孢菌素，或碳青霉烯类，或 P-内酰胺类/P-内酰胺酶抑制剂。

（6）纠正凝血功能：存在高凝危险因素/静脉血栓时，适量应用肝素/低分子肝素抗凝；弥漫性血管内凝血者，补充有效血容量，且有出血倾向者，输注血小板。

（7）营养支持：根据患者的胃肠功能，酌情选用肠内营养；符合指征者，可予肠外营养。必要时用肠内营养时，可以采用胃管注射方式；血容量不足、微循环障碍者，应当补充适量晶体及胶体扩容，血管活性药物改善微循环。

三、支原体肺炎

1. 免疫治疗

MP 感染是由于病原体本身及其激发的免疫反应所致，故 MP 感染也是自身免疫性疾病，免疫治疗主要有特异性免疫防治和非特异性免疫防治 2 种，临床上常用的丙种球蛋白具有调节免疫和抗感染的双重作用，部分临床研究表明，当 MP 感染后出现重症感染且机体组织出现迅速而严重的损伤时，选择丙种球蛋白治疗有可改善患者预后。在常规治疗基础上联合免疫治疗将有助于提高重症肺炎的临床疗效，肺炎支原体感染后，会产生特异性的抗体，对肺炎支原体的再繁殖及感染有一定的保护作用，故而可以通过疫苗来减少或防治肺炎支原体的感染。

2. 纤维支气管镜下支气管肺泡灌洗术的应用

通过纤维支气管镜，我们可以直观观察病变情况，并可直接对病灶进行治疗，可有效地使气道通畅，改善肺的通气，纠正呼吸衰竭问题，可使患者的临床症状迅速缓解。

3. 激素治疗

多项临床研究表明，应用糖皮质激素仍是个具有争议的治疗方法。但相关专家共识中建议 MPP 的治疗在抗支原体感染治疗的同时可给予雾化吸入糖皮质激素，它不仅可以起到减轻气道炎症反应的作用，同时还能促进支气管纤毛上皮细胞功能的恢复，从而减轻气道高反应和非特异性炎症，具有良好效果。

4. 抗生素治疗

我们可以选择大环内酯类抗生素。它具有易吸收、抑制作用强、不良反应相对较少等特点。临床上常用的有阿奇霉素、罗红霉素等，但两者药物疗效不尽相同。但因为阿奇霉素的抗菌谱相对更广，同时副作用较小，故对具有良好耐受性和依从性的患者，目前已成为临床医师治疗 MP 感染的首选药物。然而阿奇霉素虽相对副作用小，但阿奇霉素的不良反应涉及面广，并可累及全身多个系统。单纯使用抗感染药物，虽然可以缓解部分临床症状，但往往都很难达到治愈效果。

四、病毒性肺炎

目前除流感病毒性肺炎有经批准的抗病毒药物外，绝大多数病毒性肺炎无特效治疗方法，治疗方案主要以对症和支持治疗为主。轻、中度患者应注意休息，监测指标，维持内环境稳定，气道护理。危重症病例的治疗原则为：在对症治疗的基础上，防治并发症和继发性感染，并进行器官功能支持。

1. 抗病毒药物

对流感病毒性肺炎，目前推荐神经氨酸酶抑制剂，包括奥司他韦、扎那米韦和帕拉米韦。布里福韦是西多福韦的口服生物利用脂类结合物，有望成为治疗重症腺病毒感染的药物。利巴韦林静脉制剂或气雾剂已被用于治疗 RSV 感染，特别是肺移植和 HSCT 受者。瑞德西韦在体外显示对 SARS-CoV-2 具有抗病毒活性，但其有效性和安全性尚未在临床试验中得到验证。阿比多是一种广谱抗病毒化合物，对 SARS-CoV-2 的抗病毒活性已在体外得到证实，被推荐用于临床治疗。西多福韦对所有腺病毒血清型都有良好的体外活性，但其使用受到毒性和低质量证据的限制。

2. 糖皮质激素、IVIG 和恢复期血浆

全身糖皮质激素治疗未能改善预后，相反它可能与延长病毒血症、增加病死率有关。故不推荐常规使用，但对下列重症患者可考虑应用：①中毒症状明显、合并缺氧性中毒性脑病等并发症；②间质性肺炎、气促明显；③重症腺病毒肺炎合并高细胞因子等。一般为短期使用。

五、过敏性肺炎

治疗方法是早期避免与过敏原接触。在明确过敏原之后，完全避免与过敏原的接触。糖皮质激素治疗过敏性肺炎已达到广泛应用的共识。皮质激素治疗通常维持到患者临床症状、放射学检查和肺功能明显改善。

六、老年肺炎

HAP 的早期易选择广谱高效抗生素或联合用药，并要求覆盖所有可能的致病菌。用药时可参考选择：第 3 代或第 4 代头孢菌素；新型碳青霉烯类抗生素；内酰胺类抗生素与喹诺酮类抗生素或氨基糖苷类抗生素联合用药。

对于既往体健、无基础疾病的轻中度感染的老年患者，可以使用青霉素静脉滴注，新型大环内酯类抗生素阿奇霉素静脉滴注，对于伴有基础疾病的轻、中度感染的老年患者，可考虑选择：第 2 代头孢菌素如头孢辛静脉滴注；高龄老年患者、重症肺炎及同时伴有多种基础疾病的患者，应及时选择 β- 内酰胺类抗生素与喹诺酮类抗生素或氨基糖苷类抗生素联合用药。

肺炎球菌是引起老年性肺炎最多的菌种，接种肺炎球菌疫苗和流感疫苗能有效地预防肺炎。老年性肺炎往往合并并发症，如胸腔积液、心力衰竭、电解质紊乱、休克、消化道出血、多脏器功能衰竭等。在老年性肺炎的治疗过程中，应给予全身支持疗法，以达到标本兼治。

七、小儿肺炎

小儿肺炎的西医治疗应该掌握以下原则，要对症下药，而且要防止并发症的发生，要针对具体的症状，进行化痰、解热、定喘，要杀灭和抑制病原微生物。

1. 对症治疗

对于有发热症状的儿童，我们采用物理降温的方法，如果咳嗽厉害的患儿，可以酌情采用一些镇静剂。当患儿的气管痉挛时，甚至产生了喘憋现象时，还可以采用一些受体阻断剂和受体激动剂。

2. 抗生素治疗

目前绝大多数小儿肺炎仍然是以社区获得性肺炎为主，大部分还是由于肺炎链球菌感染引起，在对支原体肺炎进行西医治疗的时候，可以采用一些抑制蛋白质合成的抗生素，这样做的目的是抑制支原体病菌蛋白质的合成，主要以大环内酯类抗生素为主，同时有一部分社区获得性肺炎是由于肺炎支原体感染引起，虽然支原体肺炎是一种自限性疾病，但是在患儿服用抗生素以后，依然可以达到化痰、止咳、平喘的目的。但不建议在儿童期使用四环素类药物。

3. 一般治疗

患儿在婴儿时期只表现为上呼吸道感染症状，然后再发生重复感染，然后才发生肺炎，呼吸道隔离一般肺炎的感染都会引起传染，久治不愈。因此，密切接触的婴儿必须进行隔离。

八、社区获得性肺炎

对于小儿社区获得性肺炎的西医治疗，除注意休息、保持空气流通等一般治疗外，需根据不同病原体、病情轻重等选择治疗对策。

1. 免疫疗法

目前认为，大剂量免疫球蛋白静脉注射具有广谱抗病毒、抗细菌及抗其他病原体的作用，故对严重感染有良好治疗作用。但其属于血液制品，不仅价格昂贵，还有一定的输注风险。在防治感染中，或可使用某些单克隆抗体，如帕利珠单抗，但因成本及技术等原因，尚未在我国施行。

2. 抗生素治疗

目前国内外均提倡抗菌药物序贯疗法，即对 CAP 患儿，首先静脉使用 2~3 天抗菌药物，若临床症状得到改善，病情得到控制后，再改为口服抗菌药物。临床研究结果表明，对比传统治疗方法，该疗法疗效显著。

3. 抗病毒治疗

国内外指南建议可考虑使用奥司他韦、扎那米韦等神经酰胺酶抑制剂，在疾病早期应用可得到一定疗效。有抗病毒作用的药物还有左旋咪唑、聚肌胞注射液、干扰素等。

4. 雾化吸入治疗

雾化吸入是儿童 CAP 的一种常用辅助治疗手段，其使用药物剂量小，全身反应轻，可使药物能达到深部呼吸道而起效。一般认为氧气驱动雾化方式更适合于肺炎的治疗。

5. 激素治疗

一般肺炎不需要用肾上腺皮质激素，严重的细菌性肺炎，用有效抗生素控制感染的同时，在下列情况下可加用激素：①中毒症状严重。②支气管痉挛明显，或分泌物多。③早期胸腔积液，为防止胸膜粘连也可局部使用。具有部分的自身免疫性疾病特点，而激素可抑制该免疫炎性介质作用，故而特别是在难治性 MPP 患儿的治疗中，使用激素有一定的意义。

九、医院内获得性肺炎

1. 抗菌药物的使用原则

确诊后，应尽快在治疗前进行标本送检，然后立即给予初始抗菌药物治疗。在未明确病原菌时，经验性初始抗菌药物治疗推荐使用广谱抗菌药物。

2. 器官功能支持治疗

（1）血糖控制，目标为 ≤ 10mmol/L。

（2）液体复苏和血流动力学监测：患者早期，有效循环血容量常不足，容易联合感染性休克，故应监测血流动力学，及时进行液体复苏。

（3）持续肾脏替代治疗：合并感染性休克、急性肾衰竭的 SHAP 患者应考虑进行 CRRT，能更好地进行纠正酸碱平衡紊乱，纠正水电解质失衡，液体容量管理，给予营养支持治疗及清除机体代谢产物、部分炎症介质。

（4）预防应激性溃疡：SHAP 患者若存在应激性溃疡危险因素，需使用胃黏膜保护剂（如硫糖铝）保护胃黏膜及抑酸剂减少胃酸分泌。

3. 免疫调节剂

SHAP 患者往往存在细胞免疫失衡，体液免疫功能也会明显降低。α1 胸腺素可调节胸腺依赖性免疫应答，从而改善细胞和体液免疫功能。免疫功能得到改善，炎症反应减少，临床症状减轻，反复呼吸道感染的发生率降低。

4. 抗菌药物选择及阶梯治疗策略

（1）抗菌药物选择：推荐初始可给予抗铜绿假单胞菌 β- 内酰胺酶抑制剂合剂或抗铜绿假单胞菌碳青霉烯类，以上药物联合一种抗铜绿假单胞菌喹诺酮类或氨基糖苷类。患者器官功能不全时，使用抗菌药物需要结合药物的 PK/PD 参数、血浆蛋白结合率等优化治疗。临床上常用毒副作用小、稳定性高的碳青霉烯类抗生素治疗重症肺炎。

（2）抗菌药物疗程：免疫功能正常，对治疗反应好的 HAP 患者，疗程为 7～8 天。SHAP 应酌情延长疗程。一般情况下，体温正常和主要呼吸道症状明显改善后 3～5 天停药。

第三节 肺炎的中西医结合治疗

一、大叶性肺炎

1. 充血期（病理上的渗出期）

主证以发热、咳嗽、胸痛、唇红、苔薄黄或白黄相兼，脉数。此期双肺听诊呼吸音模糊，或可闻及细湿啰音，多有双肺呼吸音不对称。证型多为风寒闭肺和风热闭肺。起病急，病程短。此期运用中医药治疗可达到良好的疗效，若积极口服中药大多都能痊愈。中药以清肺解毒为治则，可选用五虎汤合葶苈大枣泻肺汤、甘露消毒丹、藿朴夏苓汤、三仁汤、千金苇茎汤作为主方，随症加减。

2. 实变期（病理上的红色肝样变和灰色肝样变期）

主证以高热、咳嗽、胸痛、气促、咯铁锈色痰，口干欲燥或苔黄腻，脉滑数或洪数。中医以清肺化痰、活血化瘀解毒为治则，可辨证给予紫雪散或安宫牛黄丸以解毒退热，也可辨证选用清营汤清透营热；啰音明显的患儿，予芥末敷胸，并可辨证应用喜炎平注射液/炎琥宁注射液/热毒宁注射液等以助清热解毒。此期病情变化较快应随时监测病情，必要时住院治疗，加用抗感染等西医治疗（根据痰培养或血培养选择敏感药物），配合理疗，效果更加。

3. 恢复期（病理上的恢复期）

本期患者多是正气已虚，毒邪留恋。证型多为肺脾气虚、阴虚肺热、气虚血瘀。多见低热、盗汗、手足心发热、咳嗽痰少、乏力、动则汗出、脉细数、舌红少苔。中医以滋阴清热，活血化瘀为则，可选用六君子汤、沙参麦冬汤、竹叶石膏汤、人参五味子汤、黄芪当归汤等作为主方，随症加减，并可予丹参冻干粉针助活血通络。总之余邪得清，肺阴得养，肺气得降，经络得通，病情得愈。

二、支原体肺炎

1. 中成药联合西药治疗

朱红霞等将 92 例支原体肺炎患儿随机分为治疗组 46 例和对照组 46 例，治疗组在对照组用阿奇霉素静脉滴注的基础上加用复方丹参注射液静脉滴注。两组比较有显著性差异，罗艳梅等提出痰热清联合阿奇霉素序贯疗法治疗小儿支原体肺炎是一种安全、有效的方法。

2. 辨证论治联合西医治疗

冯璐璐等中医辨证治疗小儿支原体肺炎 38 例。治疗组在对照组静脉滴注阿奇霉素的基础上根据辨证加用中药汤剂治疗。风热偏盛加金银花、黄芩；风寒偏盛去连翘加紫苏叶；痰湿型降气化痰，用半夏、茯苓、紫苏子、杏仁、桔梗、莱菔子、地龙、葶苈子；痰热偏盛加黄芩、川贝母、鱼腥草；肺阴不足型治宜滋阴润肺，方用沙参、麦冬、川贝母、地龙、桔梗、百部；肺脾气虚型治宜益气健脾，用太子参、白术、茯苓、陈皮、地龙、紫苏子、甘草。两组差异有显著性意义。

3. 其他治疗

敷贴疗法是将药物敷贴于穴位或病变相对应的体表部位来达到治疗目的的一种疗法。药物经皮肤吸收，通过经络传导而充分发挥治疗作用。陈拥等用白芥子、吴茱萸热敷法辅助治疗小儿支原体肺炎 70 例。治疗组在用罗红霉素等大环内酯类药物基础上加用白芥子、吴茱萸热敷，将白芥子、吴茱萸、食盐放入锅中热炒，2～3min后，将药物及食盐全部倒入自制布袋中，敷贴于肺的体表投影部位。结果治疗组咳嗽消失时间、肺部啰音消失时间均较对照组短。

三、小儿肺炎

1. 中药汤剂联合西药治疗

林丽云等给予中医分期治疗，初期治则为清热化痰、解表祛邪以及和解少阳为主，服用麻杏石甘汤合二陈汤加减或小柴胡汤；中期以二陈汤加味为主，治则以活血化瘀，理气化痰为主，清热解毒为辅；后期分别采用生脉饮、黄芪桂枝五物汤与生脉散交替使用，结果表明中西医结合治疗效果良好。

2. 中药针剂联合西药治疗

目前常用的中成药针剂主要有喜炎平注射液、热毒宁注射液、炎琥宁注射液、川芎嗪注射液等。

（1）喜炎平注射液：喜炎平注射液为穿心莲内酯磺化物制成的现代中药注射剂，具有清热解毒、止咳止痢功效，对流感病毒、呼吸道合胞病毒、腺病毒、柯萨奇病毒等多种病毒具有抑制作用。有实验研究表明，喜炎平注射液与阿奇霉素联合治疗支原体肺炎，能够有效改善患者的临床症状，治疗效果明显。

（2）热毒宁注射液：热毒宁注射液（原国药二类新药）由青蒿、金银花和栀子3 味常用中药精制而成，青蒿具有清热、凉血、退蒸、解暑、祛风、止痒功效；栀子具有解毒、清热、凉血、清泄心肺胃的功效。金银花的主要成分为环烯醚萜片、绿原酸，也具备良好的抗微生物之效，临床主要用于治疗外感风热所致的感冒、咳嗽及上呼吸道感染、急性支气管炎等，目前针对热毒宁注射液治疗肺炎支原体肺炎患儿的报道表明，该药不仅有抑制炎症反应还有修复免疫功能作用。

（3）炎琥宁注射液：炎琥宁注射液是从天然植物穿心莲叶中提取有效成分经现代工艺精制而成的纯中药注射液，主要成分为穿心莲内酯，穿心莲内酯具有抗炎、抗菌、抗病毒、免疫调节等作用能够有效地抑制金黄色葡萄球菌、肺炎链球菌、肺炎克雷白杆菌等。研究表明，炎琥宁注射液联合阿奇霉素治疗小儿肺炎支原体肺炎能够缓解症状，效果显著，同时两种药物联用并未发生不良反应，值得临床推广。

3. 中医外治法联合西药治疗

（1）推拿：推拿通过刺激小儿肺经、脾经及肾经等腧穴，发挥补肺、脾、肾脏气的作用，推拿法对行医者的手法要求高，但是无须服药、不需开创、副作用极小，也得到越来越多医家的肯定。

（2）刮痧：刮痧也是中医特色疗法之一，通过疏通经络腧穴为理论指导，对大肠经、手太阴肺经等进行反复摩擦，配合对大椎、天河水、太溪、合谷、曲池等穴位进行刮痧操作，可用于治疗一切热性疾病。

（3）灌肠：灌肠法是用导管自肛门经直肠插入结肠灌注液体，以达到治疗疾病的方法。中医辨证认为"肺与大肠相表里"，腑气不通则肺气不降，用灌肠疗法治疗小儿支原体肺炎不仅能解决患儿口服中药的困难，还能减少药物对肝脏造成的伤害。

（4）拔罐：拔罐法是通过负压作用吸附于体表，通过产生的压力和温热刺激，促使局部瘀血，通过温热刺激作用，促进血液及淋巴液的循环，促进炎症吸收。不仅能够促进肺部啰音吸收，还能缩短住院时间，每天 5~10min 的治疗时间，患儿依从性好，家长也易接受。

（5）穴位贴敷：贴敷疗法历史悠久，是将药物制成膏药贴敷于体表的特定穴位上，通过皮肤吸收，然后进入血络经脉，从而输达全身，起到平衡阴阳、纠正脏腑、调节气血、扶正祛邪的作用。实验研究发现，使用中医辨证论治联合外治法治疗小儿支原体肺炎，观察组患儿临床症状消失时间显著短于对照组。具有明显效果。

四、社区获得性肺炎

1. 中成药注射剂

（1）鱼腥草注射液：鱼腥草注射液是纯中药制剂，对肺脓肿、尿路感染有明显的治疗效果，但常发生不良反应，临床已停止使用。崔小花等通过临床实验研究表明，鱼腥草注射液组总有效率高于联用抗病毒抗生素组。临床现已将鱼腥草注射液做雾化吸入剂使用。

（2）喜炎平注射液：喜炎平注射液（XYP）是纯中药制剂，主要成分为穿心莲内酯总磺化物，具有良好的解热止咳、抗炎、抗菌、抗病毒的作用，有清热解毒，止咳止痢的功效。汪凤山等通过临床实验研究表明，喜炎平注射液对病毒性肺炎有治疗作用。王潞的研究表明，喜炎平能明显抑制巨噬细胞释放炎性细胞因子 TNF-A、IL-6 和 NO，能减少炎性因子的致炎性，从而能改善肺部炎症。

（3）痰热清注射液：由黄芩、熊胆粉、山羊角、金银花和连翘5味中药组成，具有清热解毒、止咳化痰的功效，黄芩味苦，清热泻火，解毒消肿；金银花、连翘发散风热，清热解毒；山羊角清热解毒，散瘀止痛；熊胆粉清热解毒，息风止痉。张峰等通过临床实验研究表明，痰热清注射液与抗生素联合用药治疗，比对照组仅用抗生素治疗肺炎的疗效明显。

2. 中药雾化

（1）痰热清注射液雾化吸入：张妍通过临床实验研究表明，痰热清注射液雾化吸入的疗效优于庆大霉素合并糜蛋白酶雾化吸入，在症状方面，可明显改善患者咳嗽、气喘、肺部啰音等症状。洪清淡等通过临床观察表明，痰热清注射液雾化吸入治疗小儿肺炎疗效确切。

（2）化痰平喘汤雾化吸入：李贵平等通过泸州医学院附属中医医院化痰平喘汤（炙麻黄5g、杏仁8g、地龙8g、僵蚕8g、红花10g、细辛5g、款冬花10g、射干10g、白果10g、葶苈子10g），雾化吸入治疗小儿肺炎有效率92.4%，效果显著。

（3）鱼腥草注射液雾化吸入：路璐等通过临床实验研究表明，应用抗生素加鱼腥草注射液雾化吸入治疗小儿支气管肺炎治疗效果明显。林海燕等通过临床实验研究表明，鱼腥草雾化吸入与静脉滴注治疗下呼吸道感染的疗效相比均有较好的疗效。

3. 注射剂中西医结合治疗

（1）痰热清联合抗生素：万会云等通过临床实验研究表明，阿奇霉素与痰热清联合使用治疗肺炎链球菌导致的 CAP，治疗效果明显高于单用抗生素，效果显著。陈瑶等通过临床实验研究表明痰热清注射液联合头孢哌酮、舒巴坦静脉滴注治疗老年社区获得性肺炎比单一使用头孢哌酮、舒巴坦粉针剂静脉滴注疗效更佳。

（2）热毒宁联合抗生素：李晶等通过数据分析表明，热毒宁联合喹诺酮类药物治疗比单用喹诺酮类药物治疗效果更佳，分析指出热毒宁联合喹诺酮类药物在临床症状及体征方面都比单用抗生素效果明显。陈斌等通过临床实验研究表明，阿糖腺苷联合热毒宁注射液的治疗效果明显优于利巴韦林治疗组。

参考文献

[1] 孙洁，赵坤.赵坤教授中药治疗儿童大叶性肺炎恢复期经验 [J]. 中医临床研究，2012，4（22）：63-64.

[2] 周仲英.中医内科学四 [M]. 北京：中国中医药出版社，2003.1：107.

[3] 章晓雪.麻芩清肺汤配合中药塌渍治疗小儿大叶性肺炎（痰热闭肺证）的临床观察 [D]. 长春中医药大学，2019.

[4] 左雪.清散/清透方对细菌性肺炎患者体温的影响及清透方抗 S.a 生物膜初探 [D]. 北京中医药大学，2018.

[5] 李国勤.临床辨治细菌性肺炎的体会 [A]. 中国中西医结合呼吸病专业委员会.第十次全国中西医结合防治呼吸系统疾病学术研讨会论文集 [C]. 中国中西医结合呼吸病专业委员会：中国中西医结合学会，2009：3.

[6] 林朝亮，朱红林，成向进，等.ICU 老年多重耐药菌肺炎中医辨治思路探讨 [J]. 山东中医杂志，2017，36（11）：926-928.

[7] 颜田贩，刘宝山，马融.益气养阴法在泛耐药菌肺炎治疗中的应用 [J]. 湖南中医杂志，2013，29（04）：139-140.

[8] 阳曦.加味参苓白术散治疗小儿迁延型难治性支原体肺炎肺脾两虚证的临床观察 [D]. 湖南中医药大学，2019.

[9] 宋惠霄，曹宏.从痰瘀论治小儿支原体肺炎 [J]. 光明中医，2012，25（12）：2192-2193.

[10] 徐嘉辉，余德钊.从肝肺脾论治小儿支原体肺炎久咳 [J]. 中医儿科杂志，2014，10（1）：28-30.

[11] 罗磐真.难治性小儿支原体肺炎的中医治疗思路 [J]. 现代中医药，2013，27（3）：50-53.

[12] 师长丽，刘薇薇，陈慧，等.从"培土生金"论治小儿支原体感染性肺炎恢复期脾虚综合征 [J]. 辽宁中医杂志，2015，38（4）：87-88.

[13] 胡秋爽.中医治疗小儿肺炎支原体肺炎进展探究 [J]. 中国疗养医学，2018，27（10）：1028-1030.

[14] 黄维良，许爱婷.中医药治疗小儿病毒性肺炎的思路与方法 [J]. 河南中医，2015，35（12）：3061-3062.

[15] 任现志，汪受传，韩新民，等.小儿病毒性肺炎中医证治规律研 究目标与思路 [J]. 中医杂志，2003，44（7）：544-545.

[16] 田祺，魏媛，封继宏.老年性肺炎中医药诊疗研究进展 [J]. 光明中医，2017，32（19）：2887-2889.

[17] 李德时.小儿肺炎的中医治疗方法 [J]. 中医函授通讯，1982（06）：26-27.

[18] 远颖.成人社区获得性肺炎中医药研究 [J]. 医学信息，2018，31（23）：55-57.

[19] 李颖，贾明月，张静，等.疏风解毒胶囊治疗社区获得性肺炎临床疗效及对抗生素使用时间的影响 [J]. 中华中医药杂志，2015，30（6）：2239-2242.

[20] 李炬明.竹叶石膏汤联合麦门冬汤治疗耐药社区获得性肺炎临床研究 [J]. 四川中医，2017，35（2）：81-83.

[21]王智.医院获得性肺炎中医临床治疗综述 [J].现代医学与健康研究电子杂志,2018,2（14）: 201+203.

[22]华丽.90 例儿童大叶性肺炎的临床护理 [J].CHINESEGENERALPRACTICENURSING,2014,12 （7）：608.

[23]焦书丽.丙种球蛋白辅助治疗小儿重症肺炎的效果分析 [J].中西医结合心血管病杂志2017,5 （19）：178.

[24]田惠中,李今子.儿童大叶性肺炎 67 例临床分析 [J].延边大学医学学报,2020,43（03）：196- 198.

[25]韩丽红.纤维支气管镜肺泡灌洗术在儿童大叶性肺炎治疗中的临床效果 [J].内蒙古医学杂志, 2015,47（10）：1182-1184.

[26]吴跃进,孙节,张建华,等.糖皮质激素辅助治疗儿童肺炎支原体大叶性肺炎的疗效 [J].中国当 代儿科杂志,2014,16（4）：401-405.

[27]唐虎.扶正祛邪法治疗多重耐药细菌性肺炎的临床研究 [D].成都中医药大学,2016.

[28]许秋艳.儿童肺炎支原体肺炎形成气道黏液栓的危险因素分析 [D].苏州大学,2016.

[29]Tsiodras S, Kelesidis I Kelesidis T, el a1 Central nervous system manifestations of myeoplasma pneumon iae infections[J]. J Infect 2005, 51（5）：343-354.

[30]杨红霞,夏芳.经纤维支气管镜支气管肺泡灌洗治疗重症肺部感染的临床观察 [J].当代医学, 2011,1（724）：90-91.

[31]申昆玲,李云珠,李昌崇,等.糖皮质激素雾化吸入疗法在儿科应用的专家共识 [J].临床儿科杂 志,2011,29（1）：86-91.

[32]Bradley JS, Byington CL, Shah SS, et al. The management of community-acquired pneumonia in infants and children older than 3 months of age：clinical practice guidelines by the Pediatric Infectious Diseases Society and the Infectious Diseases Society of America[J]. Clin Infect Dis,2011,53（7）：25-76.

[33]陈荟仿,罗浩波.阿奇霉素不良反应分析 [J].中外医学研究,2014,2（12）：4.

[34]李红.支炎合剂治疗热毒闭肺型支原体肺炎的临床研究 [D].湖南中医药大学,2016.

[35]朱雪梅,陆国平.儿童重症病毒性肺炎的诊治 [J].现代实用医学,2020,32（05）：463-466+458.

[36]张永远,李晓红,潘家华.儿童过敏性肺炎的诊治 [J].临床肺科杂志,2010,15（05）：704-705.

[37]朱树丽,王媛媛,张晓春.中医及中西医结合治疗小儿支原体肺炎进展 [J].辽宁中医药大学学 报,2012,14（06）：250-252.

[38]陈兰波,董波.老年性肺炎的临床表现、诊断和治疗 [J].中国医药指南,2011,9（04）：5-6.

[39]何礼贤.重症医院获得性肺炎的诊治及控制 [J].中华内科杂志,2001,40（3）：145.

[40]万鸿.浅谈小儿肺炎的治疗方法 [J].名医,2019（10）：96.

[41]黄邦.中医内外合治方案治疗儿童社区获得性肺炎的临床研究 [D].广州中医药大学,2015.

[42]陈瑞用,周明鸣.重症医院获得性肺炎诊治进展 [J].中外医学研究,2021,19（04）：184-187.

[43]中国医师协会急诊医师分会.中国急诊重症肺炎临床实践专家共识 [J].中国急救医学杂志, 2016,36（2）：97-107.

[44]血液净化急诊临床应用专家共识组.血液净化急诊临床应用专家共识 [J].中华急诊医学杂志,

2017，26（1）：24-36.

[45]Torres A，Niedennan M S，Chastre J，et al. International ERS/ESICM/ ESCMID/ALAT guidelines for the management of hospital-acquired pneumonia and ventilator-associated pneumonia[J]. Eur Respir J，2017，50（3）：1700582.

[46]郭彦荣，赵坤．中西医结合治疗儿童大叶性肺炎浅谈[J].中国中西医结合儿科学，2009，1（04）：326-327.

[47]朱红霞，黄鸣剑，谢金华，等．阿奇霉素联合复方丹参注射液 治疗小儿支原体肺炎临床疗效观察[J].辽宁中医药大学学报，2008，10（7）：89-90.

[48]冯璐璐．中医辨证联合西药治疗小儿支原体肺炎38例[J].陕西中医，2008，29（3）：282-283.

[49]崔瑞绒，刘秀霞．阿奇霉素联合炎琥宁治疗小儿支原体肺炎临床观察[J].中国妇幼保健，2010，16（25）：2305-2306.

[50]陈拥，顾明达，朱盛国，等．白芥子吴茱萸热敷法辅助治疗小儿支原体肺炎70例[J].上海中医药杂志，2003，37（9）：40-41.

[51]李志亨，路新华，龙晓英，等．穿心莲总内酯的研究进展[J].时珍国医国药，2012，23（11）：2854-2857.

[52]王刚，孙丹丹，耿子凯，等．穿心莲抗病毒作用研究进展[J].辽宁中医药大学学报，2019，21（7）：108-111.

[53]蒋道国，尤家平．清金解毒液灌肠治疗小儿支原体肺炎临床研究[J].湖北中医杂志，2001，7（23）：10-11.

[54]热毒宁：病轻病重皆可用[N].中国中医药报，2014-3-21（1）.

[55]乔杨．2016年小儿肺炎支原体肺炎中西医临床用药回顾性分析[D].长春中医药大学，2020.

[56]林丽云，吕勤，林翔，等．中西医结合分期治疗儿童肺炎支原体感染咳嗽的临床观察[J].中华中医药学刊，2019，37（03）：730-733.

[57]陈婉姬．拔罐疗法促进小儿肺炎罗音吸收的作用评价[J].中国中医药科技，2013，20（05）：509.

[58]彭淑琴，黄智锋，彭连共．吴茱萸穴位贴敷在儿科临床应用的解析[J].海峡药学，2017，29（04）：89-91.

[59]史双秀．肺俞穴中药离子导入联合推拿对小儿支原体肺炎疗效及免疫功能的影响[J].中国民间疗法，2019，27（09）：28-30.

[60]徐士象．肩井穴刮痧治疗小儿外感发热30例临床疗效及时效性观察[J].江苏中医药，2012，44（10）：60-61.

[61]郑金粟，顾立刚．痰热清注射液对流感病毒FM1感染小鼠抗病毒作用的研究[J].中华中医药杂志，2009，24（7）.851-854.

[62]崔小花，王莉，李幼平等．鱼腥草注射液治疗呼吸系统疾病有效性评价[J].中国循证医学杂志，2011，11（7）：786-798.

[63]李冰昱，万启南．鱼腥草注射液治疗老年人肺炎的临床观察[J].国际中医中药杂志，2006.28（3）：151-154.

[64]张开宇，童佳兵，季红燕，等．中医药及中西医结合治疗社区获得性肺炎研究进展[J].中国民族

民间医药，2014，23（05）：28-29.

[65]张峰.痰热清注射液治疗老年性肺炎 41 例 [J]. 中国中医急症，2007，16（12）：1533.

[66]汪凤山，赵旭伟，唐惠林，等.喜炎平注射液治疗小儿肺炎的系统评价 [J]. 中国药房，2011，22（39）：3722-3725.

[67]路璐.鱼腥草注射液雾化吸入治疗小儿支气管肺炎 55 例 [J]. 医学信息，2008，21（12）：2331.

[68]林海燕，曾洁，傅岳平.鱼腥草雾化吸入与静脉滴注治疗下呼吸道感染疗效比较 [J]. 中成药，2001，23（10）：727-728.

[69]张妍，杨毅恒，刘芳.痰热清注射液雾化吸入治疗呼吸系统疾病的系统评价 [J]. 中国医院用药评价与分析，2010，10（6）：483-487.

（张彬彬）

第三篇
肺间质纤维化

第一章　概述

　　肺间质纤维化（Pulmomary Fibrosis，PF）是由多种病因引起的一种慢性、进行性、纤维化性、间质性肺疾病，是各种不同肺间质疾病的共同结局，其主要病变部位为肺泡、肺间质及细支气管，以弥散性的肺泡炎、肺间质炎症和间质纤维化为主要特征，按病因可分为继发性和特发性两大类，特发性肺纤维化（Idiopathic Pulmonary Fibro-sis，IPF）目前发病机制尚未明确；继发性肺纤维化主要是由结缔组织疾病、感染、药物、肿瘤、放射等多种因素影响引起。其中以 IPF 最常见，也是肺间质纤维化的主要原因。肺纤维化是一种致命性的肺部疾病，其病理特征为肺泡上皮细胞的损伤和异常增殖，以及细胞外基质（Extracellular Matrix，ECM）的沉积和成纤维化细胞的增殖和活化，导致肺部结构破坏和呼吸功能的丧失。其主要临床表现为进行性加重的呼吸困难、喘息、气短、刺激性干咳、肺功能下降，最终导致呼吸衰竭。50% 的患者有杵状指，大多数患者双下肺部可闻及爆裂音，也称为 Velcro 啰音，晚期常出现发绀、呼吸衰竭、肺心病右心功能不全等。随着我国环境污染日益严重以及人们生活方式的改变，肺纤维化的发生率及死亡率也在不断增长，患者的平均生存周期仅为 2.8 年，5 年内生存率不足 40%，10 年内生存率仅为 30%，其死亡率甚至高于大多数肿瘤，被称为"类肿瘤疾病"。目前肺纤维化对人类身体健康已经造成了严重危害，正引起全世界研究者的广泛关注及深入研究。

（郭隽馥）

第二章　中医对肺间质纤维化的认识

第一节　病名归属

　　中医古籍中虽没有"肺间质纤维化"病名，但根据其临床表现及现代医学描述可将其归列为"咳嗽""喘证""气短""痰饮""肺胀""肺痿""肺痹"等病证中，其中以"肺痿"或者"肺痹"为多，也有人认为肺痿和肺痹是肺间质纤维化的两个不同阶段。

一、从肺痹论肺间质纤维化

"肺痹"病名出自《黄帝内经》，焦扬等《素问·四时刺逆从论》曰："少阴有余，病皮痹隐疹，不足病肺痹。"《素问·五脏生成》曰："喘而虚，名曰肺痹，寒热，得之醉而使内也。"《素问·玉机真脏论》曰："风寒客于人，使人毫毛毕直，皮肤闭而为热……弗治，病入舍于肺，名曰肺痹，发咳上气。"《素问·痹论》曰："风、寒、湿三气杂至，合而为痹……皮痹不已，复感于邪，内舍于肺……凡痹之客五脏者，肺痹者，烦满喘而呕……淫气喘息，痹聚在肺……其入脏者死。"并结合肺间质纤维化的发病特点、病史、症状、体征及舌脉象将本病归为"肺痹"的范畴。焦扬等认为在"痹"乃闭阻不通之意，外感邪气或内生邪气闭阻于肺络，肺络不通，肺失宣降，可以导致多种肺部疾病。肺主气，司呼吸，五脏六腑升降功能正常与否受肺节律的呼吸调节。肺为水之上源，主通调水道，水液运行代谢与肺的宣发肃降功能密切相关，肺气虚则宣降功能失常，无力推动水液运行，水液停聚为痰，导致痰阻肺络；肺朝百脉，血液的运行依赖肺气推动调节而输布全身，"气为血之帅"；肺气虚则无力推动血行，血液淤滞形成瘀血；痰浊与瘀血为痹阻肺的基本病理产物，二者相互影响，相合为病，阻滞肺络，进一步加重肺气郁闭，肺失宣降，使肺功能逐渐减退，肺气不能顺降上逆而引发咳嗽，喘憋，气不得吸等临床症状，"久病及肾"后期疾病迁延到肾脏，形成肺肾两虚，肾不纳气，肺气虚衰，则气短不足以吸、气短、神疲乏力等，病情严重者可见口唇、爪甲青紫、舌质紫暗或瘀斑等瘀血阻滞肺络之象。

根据肺痹临床常见证候，焦扬等将肺痹分为气虚肺痹型、阴虚肺痹型、络阻肺痹型、痰热肺痹型和精亏肺痹型。气虚肺痹型在典型症状的基础上出现喘息气短、活动加重、自汗、神疲乏力等气虚兼证；阴虚胸痹型主要表现为刺激性干咳，口干喜饮、不思饮食、舌红少苔脉细数；络阻肺痹型主要表现为喘息气短、关节肿痛、痹痛、皮肤发黑或者粗糙等瘀血兼证；痰热肺痹型多由外感邪气或者过度疲劳导致肺部感染，主要表现为发热、咳嗽、咳吐黄黏或白黏痰等；精亏胸痹型累及肾脏，出现喘息气短、呼吸困难甚则喘息不能平卧、张口抬肩等危重症状。

二、从肺痿论肺间质纤维化

结合临床肺间质纤维化呈慢性进行性加重，与中医学认识肺痿多咳不愈、渐进加重的慢性衰弱性疾病相符，根据张仲景《金匮要略·肺痿肺痈咳嗽上气病脉证治第七》"寸口脉数，其人咳，口中反有浊唾涎沫者何？师曰：为肺痿之病"及清·李用粹在《证治汇补·胸膈门》"久咳肺虚，寒热往来，皮毛枯燥，声音不清，或咳血线，口中有浊唾涎沫，脉数而虚，为肺之病"。故将肺间质性纤维化归为"肺痿"的范畴。杨淯等认为肺痿是肺纤维化中特发性肺纤维化的缓解期，首先，从肺的功能及形态上看，中晚期特发性肺纤维化的患者由于肺的体积缩小导致肺功能下降而出现肺活量及肺总量明显减小，与"肺痿"的肺叶萎用、不用相符合；其次，特发性肺纤维化为久病不愈，肺病及肾，导致肺肾两虚，日久气血虚耗，不能濡养肺络而致肺叶枯萎，肺痿的基本病机特点为肺气虚弱津气虚衰，肺络失养以致肺叶枯萎，二者的病机特点相似，均属肺叶枯萎，萎弱不用；其三特发性肺纤维化病程长且迁延不愈，中晚期肺部多呈蜂窝状，严重者可出现肺损毁，由于肺部形态改变及功能障碍，导致双通肺、换气功能严重受损，病情危重，大多患者预后不良这与肺痿肺叶萎弱不用，咳喘少气，病程缠绵反复难愈的特点十分相似，由此推断肺痿为特发性肺纤维化的缓解期。

朱玉龙等根据肺间质纤维化患者的临床表现及体格检查，认为多数肺间质纤维化患者可参照中医肺痿进行辨证施治，提出将该病分为风热犯肺证、痰热壅肺证、心肺气虚血瘀证、气阴两虚、血脉瘀阻证，心脾肾阳虚、水泛血瘀证及阴阳俱虚证6个证型。

第二节　病因病机

外来邪气侵犯人体，损伤正气，正虚不运，内生痰浊、瘀血；痰浊、瘀血日久化热，痰、瘀、热相互搏结进一步损伤正气，形成恶性循环；同时肺间质纤维化患者素体亏虚，加上长期服用激素，致使机体抗邪能力下降，易于感受外邪，更加损伤正气，从而形成了本虚标实的局面。纵观本病，气虚血瘀，痰热互结，痹阻肺络是本病的主要发病机制。

肺间质纤维化属于沉疴痼疾，疾病的病机纷繁复杂，不少医家在前人的经验基础上，结合临床体会对本病的病因病机提出不同的观点。

一、病因

姜良铎等认为反复感受外邪、环境毒邪、肺肾亏虚是导致特发性肺间质纤维化的发病原因。

（一）反复感受外邪

反复感受外邪是特发性肺纤维化发病的主要诱因。大多是临床患者多以反复感受外邪，感受风寒病邪蕴而化热，或感受温热邪气为主，病邪来势迅猛，肺为娇脏，易受病邪侵袭，一旦遭受温热毒邪侵犯，势必导致肺津耗伤。

（二）环境毒邪

环境毒邪是特发性肺纤维化发病的外因，环境污染属于致病的外因之一，其不同于六淫杂，而是一种新的病邪"环境毒"。存在空气的毒性物质称为"气毒"，常见"气毒"包括二氧化硫、一氧化氮、飘尘等。无论人体正气是否亏虚，"环境气毒"吸入人体后均能损伤肺气，若正气盛，毒虽伤肺但肺能抗邪外出；若正气不足，毒滞于肺而肺无力托毒外出，损伤肺气，肺气不畅，气血运行失常，久之形成痰浊瘀血阻滞肺络，肺络闭阻，肺失宣降。

（三）肺肾亏虚

肺肾亏虚是特发性肺纤维化的内因。肺气虚，卫外不固，易受外邪侵袭，亦易吸入气毒而致病，因此处于同一环境中，感受同样的病邪，有的人发病，有的人不发病。肾气亏虚，肾不纳气，则表现出呼吸表浅，动则尤甚与特发性肺纤维化相似的临床症状。由此可见特发性肺纤维化与肺肾亏虚密切相关，在肺肾亏虚的基础上，某些致病因素作用人体，或者由于肺对于某些病邪的易感性，发为肺纤维化。

二、病机

（一）肺肾亏虚为本

《素问·评热病论》曰："邪之所凑，其气必虚。"庞立健等认为，虚往往是导致各种疾病的主要原因，对于肺纤维化来说，虚源于肺、脾、肾，尤其是肺肾气阴两虚为主，是致病之本。

1. 肺肾气虚

《类证治裁·喘》曰"肺主出气，肾主纳气"，说明人体呼吸功能是由肺肾二脏协同完成的，表现在气的出入与运输两个方面。肺主气，司呼吸，行营卫是人体气机调节的枢纽。正常情况下肺脏通过呼吸运动将卫气宣发到体表，来保卫机体，抵御外邪。《周氏医学丛书·幼科要略》"肺位最高，邪必先伤"。外邪侵袭，首先犯肺，肺气损伤；外界等不洁气体通过呼吸道直接进入肺脏也可直接损伤肺气；饮食情志劳倦等内伤因素也可致肺气亏虚。肺气亏虚，卫外不固，更易受外邪侵袭，肺失宣降，日久导致肺络痹阻而出现咳嗽、气促、甚则喘息不得卧、口唇青紫等肺气郁闭、肺络闭阻的证候，因此说明肺气虚是肺纤维化的重要病因。

呼出浊气在于肺，吸入清气并使呼吸深度达到肾，"肺为气之主，肾为气之根"，肺的呼吸功能达到一定深度赖于肾的纳气作用。肺气虚日久累及肾气虚，肾虚则纳气失常。肺纤维化的一些临床表现如呼吸困难进行性加重，呼吸浅促，动则尤甚等与肾不纳气的临床表现相似。可见肾气亏虚，失于摄纳也是肺纤维化的病因病机之一。同时肺纤维化的患者发病年龄多在 50 岁以上，此时肾气渐衰；二七、二八以下者，肾气未充，也有发病者；青壮年时期肾气充，则少有发病者，也提示着肾气虚在本病中的重要地位。

2. 肺肾阴虚

肺主气，司呼吸，通过肺的呼吸功能，吸入清气，为精气产生提供基本原料；排出浊气，为精气产生创造条件。肺主宣发肃降，气血津液依赖肺气推动布散全身，以濡养脏腑、经络、肌肉、皮毛。《素问·逆调论》称"肾者水脏，主津液"，说明肾脏与体内水液分布和排泄密切相关。若肺肾气虚，津血生化乏源，加之肺气亏虚，无力布散津血，则阴液亏虚，肺失濡润出现干咳，咽干，低热等阴液亏损征象。此外在肺纤维化形成的过程中，邪毒侵袭或慢性虚损等原因，也可以导致肺阴甚至全身阴液亏损，阴虚阳盛，燥热内生，灼伤肺叶，日久肺叶萎缩变性，与唐容川所说的"痿者，萎也，如草木之萎而不荣，为津涸而肺焦也"相合。肺纤维化日久累及肾脏，导致肾脏气阴两虚，《金匮要略·肺痿肺痈咳嗽上气病脉证并治》也指出："热在上焦者，因咳而为肺痿"，肾阴为一身阴液根本，肾阴亏虚，上焦失养，肺叶萎弱，出现喘促，呼吸浅表，动则尤甚等肾不纳气征象，加上干咳少痰，声音嘶哑，形体消瘦，舌红少苔等肺肾阴虚之征。

（二）痰瘀阻络为标

1. 痰湿阻络

姜良铎等认为痰湿是由于肺、脾、肾三脏亏虚产生的病理产物，肺在上焦，为水之上源，主通调水道，水的运行依赖肺气推动及肺的宣发肃降功能。肺气亏虚则津液运行失常，凝聚成痰；脾在中焦，主运化水湿，脾气亏虚，健运失常，聚湿成痰，上归于肺，引发咳嗽咳痰；肾居下焦，肾阳虚衰，气化失常，水泛为痰，肾阴亏虚，阴虚内热，水沸为痰。付念紫等认为肺脏受损，酿生痰浊，痰即是病理产物也是致病因素，加重病情。方勇奇等发现肺间质纤维化患者血液的浓稠性、黏滞性、聚集性和凝固性增高，也提示着痰在肺间质纤维化发病中的重要作用。

2. 血淤滞络

《血证论》云"瘀血乘肺，咳逆喘促"，孟丽红等认为瘀血是肺纤维化的重要病理产物，贯穿于疾病始终。《素问·经脉别论》云："脉气流经，经气归于肺，肺朝百脉输精于皮毛。"说明全身血液依赖肺的呼吸功能布散全身；肺气参与宗气的生成并推动血行。瘀血停滞肺络，影响肺的宣发肃降功能，肺络中的气血津液难以濡养肺脏，以致肺脏失养；瘀血日久，化热生毒，损伤肺中气血津液，导致肺气阴两虚，发为肺纤维化。现代医学有研究发现，在本病早期有小动脉和微血管的特征性改变，表现为动脉内膜胶原和基质增殖甚至管腔严重狭窄，血液流变学表现为血液黏度增高，也说明瘀与本病的发展密切相关。

（1）气滞血瘀：《张氏医通》曰"气之与血，两相维附。气非血不和，血非气不运。气为血之帅，血随之运行，血为气之守，气得之而静谧""气不得血，则散而无经，血不得气，则凝而不流"。气行则血行，气滞则血瘀，忧愁思虑等导致气机郁滞，血液运行不畅，凝结为瘀；脾失健运，肺失宣降，痰浊内生，蕴而成毒，痰湿毒阻滞肺络，肺络瘀滞形成肺纤维化。如《血证论》所说："人身气道，不可有壅滞，内有瘀血则阻碍气道不得升降，是以壅而为咳。"

（2）气虚血瘀：王清任云"元气既虚，必不能达于血管，血管无气，必停留为瘀"。说明久病气虚，无力推动血行，血流不畅，聚而成瘀；叶天士所说："凡气既久病，血亦应病，循行之脉络自痹。"肺纤维化相当于中医肺痿的范畴，肺痿的发生往往是肺系疾病发展的终末端，是各种肺系疾病的最终转归。肺主气，肺气虚弱，则一身之气不足，气虚则统血无权，血溢脉外，离经之血形成瘀血，影响肺功能。杨睿等认为，上焦阳虚，肺为娇脏，不耐寒热，则肺部虚寒，肺的功能受损形成痰浊、瘀血相互搏结，蕴而化热，灼伤肺叶，发为肺痿。

（3）痰浊致瘀：脾为生痰之源，肺为储痰之器，脾主升清，脾气亏虚则清阳不升浊阴不降；脾失健运，水谷精微不得运化则停聚中焦，酿生痰浊，痰阻气滞形成血瘀；脾主统血，脾虚则统血无权，血溢脉外亦可形成血瘀。痰瘀可以互化并见，若痰浊已成，阻于血脉，脉道壅塞，血行不畅，则形成血瘀。痰瘀相互化生，形成痰滞则血瘀，血瘀则痰滞的恶性循环。《丹溪心法》亦云："嗽，……此痰挟瘀血碍气而病。"

（4）外邪致瘀：肺为华盖，居于五脏六腑之上，外邪侵袭，首先犯肺；肺为娇脏，外合皮毛，外邪经皮毛犯肺。张锡纯在《医学衷中参西录》中指出："肺脏有所损伤，其微丝血管及肺泡涵津液之处，其气化皆淹瘀凝滞，致肺失其玲珑之体，则有碍子阖辟之机，呼吸则不能自如矣"，说明外邪犯肺，影响肺的功能，气血不畅，郁滞肺络，肺气上逆则表现为呼吸困难、咳吐唾涎等临床症状。《类证治裁》曰："诸痹良由营卫先虚，腠理不密，风寒湿乘虚内袭，正气为邪所阻而不能宣行，因而留滞，气血凝滞，久而成痹"。也说明外邪侵袭，正气被邪气阻滞不能运行气血而形成淤滞。同时外感六淫中，感受燥热之邪损伤肺络，血溢脉外；寒性收引，感受寒邪则血液凝脂成瘀。

（5）肾虚致瘀：肾虚与血瘀的关系密切相关，肾津亏虚，则血中津液亏虚，血液黏稠运行不畅；肾气虚推动血行无力，气虚血瘀；肾阳虚衰，血液失于温养，血液因寒而凝滞；肾阴不足，虚火内生，灼伤血液，血液黏滞而成瘀，或虚火灼伤脉络，迫血妄行而形成血瘀。因而有人提出肾虚必兼血瘀，血瘀加重肾虚，肾虚与血瘀共同组成了多种疾病的特定阶段即"及肾"的共同病理基础。

（三）虚实夹杂贯穿肺纤维化始终

在肺纤维化的早期往往可见肺络痹阻，气血不通，络脉淤滞，多将其归为肺痹；而疾病后期，肺叶萎弱不用，气血不充，络虚不荣，多将其归为肺痿。中医学认为"久病多虚多瘀"，在肺间质纤维化发展的整个过程中，由于气滞血瘀日久累及肺叶萎弱不用，也可因为肺叶萎弱不用导致肺的功能失常导致气滞血瘀，即所谓痿中见痹，痹中见痿的虚瘀并见的复杂病证，两者相互影响，贯穿疾病的始终。武维屏等认为肺脾肾气虚、阴虚或气阴两虚、阴阳两虚为本虚一方，痰浊（痰饮及痰热）、瘀血为标实一面，正虚与邪实相互影响，互为因果，形成因虚致实、因实致虚、虚者更虚、实者更实的病理特点，起病之初，多为六淫邪气反复袭肺，宣解不彻，邪滞气道，痹阻肺络，或因饮食情志所伤，内生痰瘀阻肺，肺失宣肃，继而病变迁延，痰夹瘀血碍气，津液不归正化，虚者更虚，实者更实，日久肺脾肾阳虚水泛，水饮瘀血凌心犯肺，渐成肺水、肺衰等危候，病机总以虚痰瘀为关键，寒热为其病性的主要临床转化。滑振等通过数据挖掘研究肺纤维化中医证候，发现肺纤维化最常见的证素为"气虚""血瘀""阴虚"为主，病位证素以肺、肾为主。证素组合中按以双因素证组合最多，以"虚实夹杂"的证素组合为主，具体组合为"气虚+阴虚""气虚+血瘀""气虚+血瘀+阴虚+痰浊"最为常见。王培等认为肾虚与血瘀相互影响，导致肺纤维化虚实错杂的病机变化。

（四）因实致虚，虚实夹杂

肺纤维化存在早期肺痹向晚期肺痿的临床演变过程，即由实致虚，最终以虚实夹杂为主要病机特点。刘旻等在论述特发性肺纤维化中认为瘀血不去，新血不生致脏器亏虚，瘀血阻滞肺络，日久耗伤气血，新血难生则脏腑失养，使特发性肺纤维化患者肺脏难以正常修复，导致间质中原组织增生，更加加重了气血运行障碍，恶性循环，则形成了"因虚致瘀"，累及"肺、脾、肾"三脏。崔红生等根据临床诊疗经验，将肺纤维化分为早期、慢性迁延期和晚期，认为肺纤维化的不同临床阶段的证候学分布各有特点，早期以络脉痹阻，气血不通为基本病机特点；慢性迁延期证属本虚标实，虚实夹杂，肺痹与肺痿并存，以气虚（肺气虚、脾气虚、肾气虚）血瘀痰阻之证最为常见。肺纤维化晚期本虚至极，由肺及肾至心，以肺肾两虚、痰瘀阻络为其常见证型，以气血不充、络虚不荣为其病机实质特征。由此可见，肺纤维化的发生发展存在着由肺痹→肺痿的临床演变过程，二者互为因果，恶性循环。

（五）因虚致实，虚实夹杂

疾病发展过程中"至虚之处，便是留邪之地"，肺气亏虚，肺叶萎弱不用无力推动气血运行，导致气滞血瘀痰浊等实邪阻滞脉络，脏器失于精血津液濡养而成病，即所谓的肺痿并见肺痹，即是由虚致实的过程。李佩等认为，气虚在肺纤维化的发生发展过程中起重要作用，正因为人体正气亏虚，导致外邪入侵，形成肺纤维化发生的基础，随后由于肺、脾、肾气虚，津液气化不利，血液运行无力，导致痰瘀和瘀血等病理产物的产生，加重病情，因此从气虚方面论治肺纤维化有重要意义。

三、辨证分型研究

基于病因病机辨证

1. 以"虚证"为主辨证

董瑞等将特发性肺间质纤维化分为 6 型：肺气虚型、肺阳虚型、脾肺气虚型、肺肾阴虚型、毒损肺络型、络虚不荣型，6 型的共性之处均为阴虚、气阴两虚为主。

2. 以"实证"为主辨证

崔红生等认为，肺络痹阻是肺间质纤维化的基本病机特点，但在不同时期的侧重不同，急性期（肺泡炎期）多由外感六淫诱发，尤以风寒袭肺、风热犯肺、风燥伤肺之证最为多见；慢性迁延期以虚实夹杂为病机特点。苗青等将肺间质纤维化分为风热闭肺型、湿热郁肺型、肝郁气滞、痰饮内阻型、燥热伤肺型、气虚血瘀型、肺肾两伤型、痰瘀内阻型，以实证为主进行辨证分型。

3. 以"虚实夹杂"为主辨证

郭明霞等将肺间质纤维化分为气阴两虚、气滞血瘀证、脾肾阳虚、气血凝滞证，阴阳俱虚、血脉瘀阻证，认为肺间质纤维化以虚为本，"瘀"作为病理产物贯穿疾病始终进行辨证分型；姚景春认为肺间质纤维化乃本虚标实，虚实夹杂之病，将肺间质纤维化分为邪在肺卫证、痰热郁肺证、痰湿蕴肺证、肺气虚耗证、肺肾两虚证等 5 个证候。

第三节 基于病情分期辨证

一、依急、慢性分期辨证

吴河山等认为，特发性肺间质纤维化的病机为肺气虚 – 血脉瘀阻 – 痰浊凝聚 – 痰瘀伤气 – 虚及脾肾，且贯穿疾病始终，根据病情程度，将特发性肺间质纤维化分为急性加重期和慢性进展期，急性加重期以气虚血瘀痰热证为主，慢性进展期以气虚血瘀痰阻证为主，两期两证交替或贯穿出现。

二、依早、中（慢性迁延期）、晚三期辨证

张勇根据肺间质纤维化的临床表现将其分为早期、迁延期、晚期；早期患者常以憋闷性的干咳为主症，迁延期患者可见胸闷气紧，咳嗽不利，尤其可见动则心累，气紧加重；晚期患者多出现低氧血症为主的呼吸衰竭，证见面色白、呼吸急促、动则喘甚、行走困难、腰膝酸软等肺肾两虚、肾不纳气的证候。崔红生等认为肺间质纤维化早期以标实为主，未见到虚证，风寒袭肺和风热犯肺为肺纤维化急性发作的常见诱因，痰热郁肺与痰瘀阻络贯穿肺纤维化各个阶段；慢性迁延期标实与本虚并见，痰湿蕴肺较早期明显增多，血瘀痰阻之证最为常见；晚期以肺肾气虚为主且有心气虚，病情危重，预后不良。

三、依夹感发作、慢性迁延、重症三期辨证

岳会杰认为特发性肺纤维化应以辨证施治为核心，以虚证为主，本虚而标实，将特发性肺纤维化分为 3 期 6 型，3 期即夹感发热期；慢性迁延期；重证多变期；夹感发作期分为气虚风寒犯肺型，阴虚燥热伤肺型；慢性迁延期分为气阴两虚痰喘型、气阴两虚瘀喘型；重症多变期分为阳虚水泛型、阴阳两虚型。

四、依西医病理变化分期辨证分型

郭素芳将本病按肺泡炎、纤维化、肺纤维化 3 期进行辨证论治。按发生发展的

进程共分6型，即：风热犯肺型、痰热壅肺型、肺气虚血瘀型、气阴两虚、血脉瘀阻型，心脾肾阳虚、水泛血瘀型以及阴阳俱虚型。贾新华将其分为肺泡炎、纤维化两期论治。前者多见风热、燥热、痰热为主，亦可同时兼夹气虚、阴虚之络阻证。后者辨证为正虚邪实，虚实夹杂。气血亏虚，络脉不荣为正虚，邪实主要是痰瘀阻络。有肺脾两虚证；肺肾两虚；阴阳两亏证之分。

五、继发性肺纤维化的辨证分型

李松伟等认为，结缔组织病相关肺间质病变以本虚和标实互为因果，相互影响，互相转化，临床主要以痰热蕴肺型、寒湿痹阻型、气阴两虚型、肺肾两虚等4型，痰热壅肺型见于肺间质病变肺泡炎期，常合并有肺部感染，相当于中医肺痹的范畴；寒湿痹阻型常常既有肺泡炎又有间质纤维化，多见于系统性硬化症和类风湿关节炎，相当于中医肺痹阶段；气阴两虚型在临床最为多见，以肺间质纤维化为主，相当于中医肺痿阶段；肺肾两虚型最为危重，属肺痿阶段，预后极差，易危及生命。施光其对类风湿肺间质纤维化进行卫气营血辨证，外感风寒湿邪，从阳化热，肺失宣降，属卫分证；卫分不解，痹阻经络，可见气分证；气分不解，邪热深入，灼伤营阴，扰乱心神，属营分证；营分不解，邪热深入，化瘀伤血，属血分证。

（郭隽馥）

第三章　现代医学对肺间质纤维化的认识

第一节　肺间质纤维化相关因素

一、遗传

特发性肺纤维化的易感性可能与基因变异和转录变化所致的遗传特征有关，结果导致上皮丧失完整性。特发性肺纤维化通常为散发，也可能发生在家族中，家族性特发性肺纤维化在总特发性肺间质纤维化的 0.5% ~ 2.2%。许多特发性肺纤维化患者没有吸烟史和职业暴露史，说明遗传是特发性肺纤维化的一个关键因素。大多数家族性特发性肺纤维化患者的编码表面活性蛋白 C、表面活性剂蛋白 A2、端粒酶组件（端粒酶逆转录酶和端粒酶 RNA 组分）和与端粒生物学相关的基因发生突变，具体来说，衰老和受损上皮细胞得到缺陷端粒酶维持。研究表明，家族性的特发性肺纤维化中存在 hTERT 和 hTR 基因的变异，hTERT 和 hTR 基因作为调节端粒酶逆转录酶及端粒酶 RNA 的基因，它的变异会导致端粒酶的缩短，引起 DNA 和肺泡上皮损伤，导致肺纤维化。

二、吸烟

香烟中含有大量刺激物质，长时间吸烟会因为烟草中含有尼古丁等成瘾性物质而使人对烟草形成依赖。目前认为，吸烟引起特发性肺纤维化的主要原因是由于吸烟引起肺内氧化应激反应及炎症，而肺内炎症和氧化应激也是加重特发性肺纤维化患者的纤维化程度的重要原因。一项针对特发性肺纤维化的荟萃分析表明，特发性肺纤维化患者中吸烟者发病的风险性与发病率显著高于未吸烟者，主动吸烟者或曾经吸烟者患特发性肺纤维化的风险是非吸烟者的 1.6 倍。赵炎等以博来霉诱导大鼠肺间质纤维化为模型，经研究发现，吸烟能够加重肺间质纤维化大鼠肺组织的炎症、氧化应激反应，但同时减轻或延缓纤维化改变。

三、年龄

特发性肺纤维化是一种老年化疾病，其发病率随年龄的增加而增长，被认为是特发性肺纤维化发生的高风险因素之一。研究表明，65 岁以上的人群特发性肺纤维化的发病率及风险性较高。DNA 甲基化在特发性肺纤维化的发生发展中起到重要作用，DNMT3a、DNMT3b 也被认为是 DNA 甲基化的关键限速因子，袁耀等研究发现，老年肺纤维化小鼠模型组肺组织内 DNMT3a、DNMT3b 水平低于青年肺纤维化小鼠模型组，间接表明老年小鼠组肺内 DNA 甲基化程度强于青年小鼠组，肺纤维化可能更重。另有研究表明，特发性肺纤维化患者的端粒相对长度较短，随年龄增长呈下降趋势。

四、病毒感染

许多特发性肺纤维化患者在发病之初都有一个类似感冒的症状，提示特发性肺纤维化的发生发展与病毒感染有一定关系。且许多学者在特发性肺纤维化患者体内检测出乙肝病毒、腺病毒、EB 病毒等。通过多聚酶链式反应（PCR）或免疫组化技术发现，高达97%被检测的特发性肺纤维化患者肺中能够探测到这些病毒中的一类或多种。慢病毒感染是一种强有力的免疫刺激剂，因此在理论上可激发起慢性增值性或炎症性环境，促进肺纤维化的进展。病毒通过不断复制使感染的细胞溶解导致肺泡上皮损伤从而引起肺纤维化，且肺泡上皮的损伤与特发性肺纤维化的病理特点相符。研究发现，6150例丙型肝炎病毒患者经8年多观察，最终有15例发展成为特发性肺纤维化患者，且发生率随年龄增长而增加。

五、空气污染

空气污染是威胁人类健康的主要问题。大量研究表明，可吸入粗颗粒物可导致肺系疾病的发病率和病死率增加。空气污染伴随着各种各样的细胞毒性，包括炎症、DNA损伤和纤维化。暴露于空气污染颗粒总是伴随着呼吸道纤维化以外的肺实质纤维化反应。空气污染还与特发性肺纤维化急性加重有关，一项研究发现，暴露于臭氧环境与特发性肺纤维化急性加重有关，暴露于PM10和PM2.5与特发性肺纤维化的病死率升高有关。

六、胃食管反流

近年来，多项研究表明，特发性肺纤维化患者常合并胃食管反流，而胃食管反流所致的反复微小吸入可能与特发性肺纤维化发生有关，提示着胃食管反流可能是特发性肺纤维的潜在病因。胃食管反流导致肺部疾病的可能与少量胃酸进入呼吸道和肺实质，引起炎症的发生与加重；以及迷走神经支配食管和支气管反射性收缩，从而导致发病或疾病恶化。同时特发性肺纤维患者由于肺纤维化的进展，导致肺的顺应性降低及胸腔负压增加，反而促进胃酸等胃内容物反流到食管。舒艳梅等研究发现，抑酸治疗能在一定程度上减轻肺纤维化大鼠肺纤维化严重程度及脂质氧化反应，此研究支持胃食管反流与肺纤维化相关的理论。

七、药物

许多药物可引起肺纤维化，其中有些药物如博莱霉素、胺碘酮等有已知的作用机制和相当高比率的肺纤维化副作用，其中博莱霉素用于制造肺纤维化小鼠模型来研究肺纤维化的发病机制及药物治疗作用已得到广泛应用。根据定义，作为对这类药物反应的肺纤维化不能标记为特发性，而且这些药物应用较少，不大可能在特发性肺纤维化病因学中起重要作用。但相对这些药物，一些使用频率高，但致纤维化隐匿需要特定程度敏感性的药物具有极大的危害。研究发现，可致肺纤维化的药物还包括 β 受体阻断剂，抗惊厥药物及非甾体类抗炎药物等，但这些药物副作用的机制尚不清楚，也许涉及与其他致纤维化触发因子如吸烟的相互作用。

第二节　肺间质纤维化中的关键细胞

一、肺泡上皮细胞（Alveolar Epithelial Cells，AECs）

肺泡上皮细胞在正常人的肺部有 2 种类型，AEC Ⅰ 和 AEC Ⅱ。ACE Ⅰ 基底膜和毛细血管内皮细胞融合，形成气体的交换的主要屏障，促进有效气体交换。ACE Ⅱ 交错排列在 ACE Ⅰ 之间，参与肺表面活性物质的产生，分泌和再摄取，调节正常肺泡液和肺水肿消退。肺泡上皮细胞参与肺纤维化的机制为：遗传易感性、年龄相关因素及触发因素等，多种因素结合导致肺泡上皮损伤，重复损伤／应激／凋亡和随后的异常修复反应和基质积累，导致进行性纤维化和肺功能随时间减弱甚至丧失。研究表明，肺纤维化过程涉及异常活化的肺泡上皮细胞，主要以 AEC Ⅰ 为主，受损的 AEC Ⅰ 内质网发生应激，开始自我修复并且凋亡数目增加，同时细胞衰老是肺纤维化进程的关键步骤之一，而肺泡 Ⅱ 型上皮细胞的衰老则可能通过与巨噬细胞、成纤维细胞的交互作用，形成了肺纤维化壁龛，从而加速了肺纤维化进展，以抑制肺泡 Ⅱ 型上皮衰老作为肺纤维化治疗的靶点可能成为今后的策略之一。

二、肺泡巨噬细胞（Alveolar Macrophage，AM）

生理条件下，肺泡巨噬细胞主要参与机体炎症、免疫以及清除组织内细胞碎片等，在不同微环境条件下巨噬细胞向 M1（经典激活的巨噬细胞）和 M2（非经典激活的巨噬细胞）2 种不同表型极化。M1 巨噬细胞在肺纤维化的作用与其分泌 TNF-α 有关。研究表明，M1 巨噬细胞分泌的 TNF-α 有利于肺泡上皮细胞损伤修复，有利于肺纤维化的恢复；TNF-α 抑制肺部促纤维化巨噬细胞的功能，进而减缓纤维化进展和促纤维化巨噬细胞的功能。炎症消退后的肺纤维化后期，肺组织内主要以 M2 巨噬细胞为主，一项研究发现，TGF-β 抑制剂能够阻断 M2 巨噬细胞促进上皮细胞发生上皮间质转换（EMT），从而说明 M2 巨噬细胞分泌的 TGF-β 是引起肺泡上皮细胞上皮间质转换并导致肺纤维化的重要因素之一，M2 巨噬细胞增多和激活意味着纤维化的加重和不良预后。

三、血管内皮细胞（Endothelial Cells，EC）

血管内皮细胞是一层血管内皮的扁平细胞，由于气体交换需要肺组织中存在大量微小血管，单层血管内皮细胞构成的毛细血管是肺泡壁的主要组成部分，因此最易受到体内外致病因子的损害。大量肺血管内皮损伤可以直接引起细胞外基质代谢紊乱，肺组织内有大量纤维蛋白增生和胶原沉积，同时通过凝血、纤溶、补体及炎症免疫系统和自身病理结构改变，共同促进肺间质纤维化的形成。研究发现，博来霉素诱导的肺间质纤维化模型其病理变化和人类的肺间质纤维化十分相似，首先损伤肺毛细血管；同样百草枯加纯氧吸入引起的肺间质纤维化大鼠模型最早看到的也是肺泡上皮细胞不可逆的严重损伤，进一步说明血管内皮细胞损伤在肺间质纤维化形成的过程中起到关键作用。

四、肌成纤维细胞（Myofibroblast，MB）

肌成纤维细胞是由肺内原有的成纤维细胞（Fibroblast，FB）和肺泡上皮细胞（Alveolar Epithelial Cells，AECs）转化而来，在超微结构和功能上与肺内原有的成纤维细胞和平滑肌细胞（Smooth Muscle Cells，SMC）均有不同，能够特征性表达 α- 平滑肌肌动蛋白（α-Smooth Muscle Actin，α-SMA）。肺间质纤维化是以肺泡上皮损伤、成纤维细胞增殖及大量细胞外基质（Extracellula Matrix，ECM）聚集为主要特征的病变，肌成纤维细胞是造成 ECM 异常沉积的主要细胞。近几年肌成纤维细胞在肺间质纤维化中的作用已开始受到重视。研究发现，肺间质纤维化患者肺内成纤维细胞大多是肌成纤维细胞，有特征性 α-SMA 表达。同时肌成纤维细胞还通过降低肺的顺应性、诱导肺泡上皮细胞凋亡、加重炎症反应等加重病延续肺纤维化的病程。

五、中性粒细胞

正常人下呼吸道和肺部炎症免疫调节异常时（如肺炎，特发性肺纤维化及囊性纤维化等），下呼吸道聚集大量中性粒细胞，不断产生白细胞介素（IL-8），IL-8 能够引导毛细血管中的中性粒细胞向肺部移动，从而引起中性粒性细胞肺泡炎，形成恶性循环，中性粒细胞能够产生白三烯、蛋白水解酶及氧自由基等，损伤肺实质及肺泡结构，在此过程中肺泡炎症得不到控制，最终形成肺纤维化。韩文铭等实验表明，特发性肺纤维化患者支气管肺泡灌洗液中细胞总数及中性粒细胞百分比均明显高于正常人，还有研究表明，支气管肺泡灌注液中增多的中性粒细胞会导致肺间质纤维化早期死亡率增加，进一步说明中性粒细胞在肺间质纤维化中可能起到一定作用。

六、淋巴细胞

淋巴细胞是特异性免疫反应的主要参与者。目前研究发现，T 淋巴细胞聚集是各种肺纤维化的共同病理基础之一，因其表型及肺组织环境不同，在肺间质纤维化发生发展的过程中起到促进或抑制等不同作用。根据淋巴细胞功能不同划分出 Th 细胞亚群，主要包含 Th1 和 Th2 两类，Th1/Th2 平衡在肺纤维化炎症阶段起着重要的调节作用。Th1 细胞因子 γ 干扰素（Interferon-γ，IFN-γ）和白细胞介素 -12 可以减轻肺纤维化，然而 Th2 细胞因子 IL-4、IL-5 和 IL-13 能刺激成纤维细胞增殖，并向肌成纤维细胞活化，促进胶原蛋白产生，促进肺纤维化的发生发展。另有研究表明，B 淋巴细胞活化异常也与肺纤维化的发生发展密切相关，与健康人相比，特发性肺纤维化患者外周单核细胞可以产生更多的 B 细胞生长和分化因子 CD_{20}^+ 的 B 淋巴细胞在 IPF 患者的肺组织中数量明显升高，从而产生更多的 IgM 和 IgA。也有研究显示 B 淋巴细胞能够抑制纤维化的发生。目前针对 B 淋巴细胞在特发性肺纤维化的作用机制仍需进一步研究。

第三节　肺间质纤维化的发病机制

肺纤维化是一种慢性、进行性和破坏性的间质性肺病，属于纤维增殖性疾病的范畴，其特征常见于间质性肺炎（UIP）的影像学和组织病理学模式。目前特发性肺纤维化的发病机制尚未明确，但人们认为，疾病发病机制涉及基因易感肺泡上皮反复发生亚临床损伤，随后肺泡再上皮化和修复失败，肺泡内激活的细胞释放大量细胞因子和生长因子，促进肺成纤维细胞的聚集、增殖和分化为肌成纤维细胞，导致过多的胶原沉积，肺实质的进展性瘢痕和不可逆转的功能丧失。

一、始动触发因素

肺纤维化中的特发性肺纤维化与吸烟、病毒感染、环境污染、遗传易感性等多种危险因素有关，但这些危险因素不能对特发性肺纤维化进展性或肺纤维化发病率与年龄之间的正相关性进行充分的解释。

大量研究表明，表观遗传改变在特发性肺纤维化发病机制中发挥核心作用，而吸烟和衰老是表观遗传修饰的主要影响因素。研究发现，DNA 组蛋白修饰和甲基化可能参与遗传和环境对基因表达和疾病特征的影响，2130 个基因组中约有 738 个甲基化区域与特发性肺纤维化常见的遗传变异基因表达有密切关系。

病毒、真菌、细菌在特发性肺间质纤维化中发挥着潜在的作用。病毒，如 EB 病毒、丙型肝炎病毒、巨细胞病毒等在疾病的进展中发挥着辅助因子的作用，研究发现，健康小鼠感染鼠型疱疹病毒 –68 时不会引起肺纤维化，而小鼠在鼠型疱疹病毒 –68 和博来霉素共同刺激下会增加肺纤维化的严重程度。Chioma OS 等发现，间质性肺病患者肺内可观察到异常细菌菌落，通过微生物生物组成分析可用于解释本病的发病机制，为提供新的治疗靶点奠定基础。同时已有研究证实，特发性肺纤维化患者经抗生素治疗后，可有效减少呼吸道感染，降低患者病死率，提高药物疗效等。

二、细胞因子

（一）转化生长因子 –β（TGF–β）

TGF–β 是促进纤维化关键性的细胞因子，通过促进间质细胞增殖和分化，诱导细胞外基质沉积，抑制肺间质细胞外基质降解，从而产生纤维化，被认为是肺纤维化发生的诱导和启动因子。刘炜等研究发现，补肺汤可通过抑制 TGF–β/Smad3 信号通路，抑制成纤维细胞的活化和 Collagen I 的表达，从而改善肺组织纤维化和肺泡炎的情况，抑制了小鼠的肺纤维化的进展。TGF–β 有 3 种异构体，其中 TGF–β1 被认为是肺纤维化进展中最重要的细胞因子。TGF–β1 能作用于胶原的转录与翻译，诱导胶原 mRNA 的形成，还能抑制胶原酶的合成，从而导致胶原降解减少，代谢失衡，导致肺内胶原蛋白沉积，促进肺纤维化的进展。

（二）TNF–α

TNF–α 是一种来源于单核 – 巨噬细胞的细胞因子，是临床检验肺纤维化的重要指标之一，在炎症反应中具有多效性，可以促进中性粒细胞和嗜酸性粒细胞激活，并刺激其产生超氧化物，释放溶酶体酶，对周围组织细胞产生毒性作用，同时 TNF–α 还可以介导其他细胞因子和炎症因子的表达，促进炎症反应及成纤维细胞增殖，增加肺成纤维细胞合成 I、III 型前胶原，肺内形成大量胶原，进一步促进肺纤维化。刘新民等研究证明，甘草能够有效降低博来霉素诱导的大鼠肺纤维化模型肺泡灌洗液中血小板衍生因子（PDGF）和 TNF-a 水平，从而抑制大鼠肺纤维化的发生与发展。

（三）核转录因子 kappa B（NF-κB）

NF-κB 作为核转录因子在体内炎症反应调控中起到重要作用，在肺纤维化过程中，NF-κB 可促进 TNF-α、IL-1β、TGF-β 等细胞因子的基因转录，在肺纤维化中发挥着重要作用。正常情况下，NF-κB 以无活性状态存在于巨噬细胞、气管和肺泡上皮细胞内，当肺内细胞受到炎症等刺激时，与 NF-κB 的抑制剂被降解，NF-κB 被激活，促进肺泡巨噬细胞、转化生长因子 -β1、成纤维细胞等多种细胞因子表达增加，导致其过度增生和增多，最终形成肺纤维化。刘娜等研究发现，当归补血汤可通过调节 NF-κB 等线粒体抗氧化通路，提高机体的抗氧化能力、减轻氧化损伤，调节氧化 / 抗氧化失衡状态进而抑制肺纤维化的病理进展。

（四）血小板衍生因子（PDGF）

血小板衍生生长因子又称为血小板源性生长因子，在生理条件下，是一种由肺泡上皮细胞、巨噬细胞及血管内皮细胞合成的多肽类调节因子。TNG-β 及 TNF 可以调节 PDGF 的表达。在肺纤维化的进程中，血小板衍生因子主要由肺组织损伤部位的巨噬细胞产生，一方面能够穿过受损的肺上皮细胞，进入到肺间质内；另一方面促进成纤维细胞的增殖和分化，使其胶原蛋白分泌增加。肖伟利等研究发现特发性肺纤维化患者经吡非尼酮治疗后，PDGF 等细胞因子表达水平下降，肺功能改善，因此 PDGF 等细胞因子可作为吡非尼酮治疗效果指标。

（五）白细胞介素（IL）

白细胞介素是一类由淋巴细胞、单核 / 巨噬细胞产生，在炎症反应和免疫调节中发挥着重要作用的细胞因子。目前已命名的白细胞介素共计 38 种，各类白细胞介素之间的作用各不相同。在肺纤维化的发病过程中，T 淋巴细胞一方面参与肺损伤，另一方面调节疾病的发展。研究发现，T 淋巴细胞中的辅助性 T 细胞（Th）的异常活化在肺纤维化的发生发展过程中发挥重要作用。Th 分泌的细胞因子分为 Th1 型细胞因子和 Th2 型细胞因子。IL-2 是 Th1 细胞衍生的细胞因子，诱导 CD4+ 和 CD8+ 淋巴细胞增殖和活化，调节 T 淋巴细胞的增至与转移。IL-5 是 Th2 型细胞的衍生的细胞因子。已知嗜酸性粒细胞能够促进肺纤维化细胞因子的表达，而 IL-5 可以通过调节嗜酸性粒细胞炎症反应，促进具有嗜酸性粒细胞依赖性的纤维发生因子的产生，从而促进肺纤维化的产生。研究发现囊性纤维化患者气道中检测到 IL-17 存在，且痰液中 IL-17 的浓度更高，IL-17 的水平与患者病变程度成正相关，给予治疗后 IL-17 的水平有所下降，由此表明 IL-17 可能参与肺纤维化的发生发展过程。

（六）趋化细胞因子（CXC）

CXC 趋化因子家族是多效性的细胞因子，主要由巨噬细胞、树突状细胞等合成分泌，在炎症反应中起到核心作用。根据其分子氨基端半胱氨酸残基的位置，数量和排列顺序将趋化因子分为 CXC、CC、CX3C、C 共 4 个亚族。其中 CXC 和 CC 在肺纤维化中起到关键作用。趋化细胞因子在炎症反应中能够诱导白细胞向炎症反应区移动，调节血管的生成与重构，在肺纤维化及其他纤维增生紊乱疾病中起到关键作用。CXCL12-CXCR4 生物轴和其他趋化因子和趋化因子受体相互作用也是十分重要，它们诱导纤维细胞进入肺组织，分化为成纤维细胞，引起胶原和细胞外基质大量累积在肺组织内，在肺纤维的发生发展中起到重要作用。

（七）干扰素（IFN）

干扰素可分为 IFN-γ、IFN-α、IFN-β 共 3 类，其中 IFN-γ 在肺纤维化中发挥重要作用。IFN-γ 是一种重要的 I 型细胞因子（Th1），具有抗病毒、免疫调节等作用，有研究发现特发性肺纤维化患者血清中 IFN-γ 表达水平较低。支政等认为特发性肺纤维化患者 TGF-β 水平较高，IFN-γ 水平较低，临床可通过使用 TGF-β 拮抗剂及外源性给予 IFN-γ 从而延缓特发性肺纤维化疾病进程。陈冰等由博来霉诱导肺纤维化大鼠为模型，经研究发现，滇龙血竭能够显著降低肺纤维化大鼠血清 IL-4 水平，提高大鼠血清 IFN-γ 水平，使 IL-4 与 IFN-γ 免疫趋于平衡，从而抑制成纤维细胞及胶原纤维增殖与沉积，减轻肺组织损伤引起的过度修复，最终降低肺纤维化程度。

（八）结缔组织生长因子（CTGF）

结缔组织生长因子也称为 CCN 家族蛋白 2（CCN2），在机体内发挥多种生物学功能，包括调节血管生成、伤口修复，参与调节细胞黏附、增殖、迁移及分化，促进细胞外基质重构，参与纤维化修复功能。研究发现，CTGF 不仅参与炎症反应过程，而且对肺纤维化有调节作用，在正常的肺组织中 CTGF 呈低水平表达，而在特发性肺纤维化的肺泡灌洗液、间质成纤维细胞及 II 型肺泡上皮细胞中 CTGF 蛋白表达显著增高。CTGF 作为 TGF-β 下游效应因子，在纤维化的过程中主要促进成纤维细胞的增生、趋化、黏附以及 ECM 的合成，通过促进细胞外基质形成和胶原蛋白沉积促进肺纤维化。

（九）集落刺激因子

粒细胞－巨噬细胞集落刺激因子（CM-CSF）是肺纤维化中一种重要的前炎症因子，可活化 T 细胞、B 细胞、单核－巨噬细胞、成纤维细胞等，在肺纤维化中可能起到重要作用。黄絮等研究发现，特发性肺纤维化患者支气管肺泡灌洗液（BALF）中粒细胞－巨噬细胞集落刺激因子增高。且博来霉素致诱导大鼠肺纤维模型中也已发现粒细胞－巨噬细胞集落刺激因子 mRNA 在肺泡巨噬细胞、嗜中性粒细胞及全肺表达增加。

三、免疫学与肺纤维化

肺纤维化以慢性炎症为基本病理基础，其过程大致可分为 3 个阶段：肺纤维化损伤、肺泡的免疫和炎症反应和受损肺泡修复（纤维化）。免疫学与肺纤维化密切相关，在 3 个阶段中，任何一项或多项失调，都会导致纤维化的形成。损伤阶段：肺部遭受有害刺激或损伤时，激活成纤维细胞，释放大量细胞外基质；肺泡炎症与免疫反应阶段：NF-κB 和促分裂素原活化蛋白激酶（MAPK）通路被激活，促进细胞因子大量产生，进一步刺激成纤维细胞的增殖和分化等；修复阶段：肺成纤维细胞继续被激活，导致肺组织 ECM 沉积和炎症加重，最终导致肺纤维化的形成。

四、氧化应激（OS）

氧化应激是机体氧化物和抗氧化系统之间失衡而造成的应激状态。活性氧（ROS）是体内氧化还原反应的正常产物，但当活性氧过度产生超出了抗氧化系统的清除能力，或者机体的抗氧化物减少，甚至两者同时存在，都将导致氧化/抗氧化失衡，进而引起氧化应激的损伤。肺脏相较于其他器官更易暴露于更高浓度的氧中，也更容易受到氧化应激的损伤，当体内活性氧产生过多或者抗氧能力不足时，过量的活性氧存在于肺组织内，可引起肺泡上皮细胞过度凋亡，诱发氧化应激，导致肺组织损伤与重构。SOD 是清除自由基的主要酶，具有超强的抗氧化作用，可以间接反应机体清除自由基的能力。韩冰等发现，丹芍化纤胶囊能够提高肺组织内 SOD 酶的水平，对抗氧化应激并减轻内质网应激反应，可能与干预肺纤维化的基质有关。

五、自噬

自噬是一种进化保守、遗传程序化的细胞内降解途径，是真核细胞内一种重要的细胞稳态机制，通过多种途径调节细胞生长、代谢和存活，在维持内环境平衡中起着重要作用。mTOR 的自噬在肺纤维化中起到重要作用，参与细胞生长、存活和凋亡，研究表明，在肺纤维化疾病中 mTOR 通路异常激活发挥重要作用，由于 AKT 活化，在Ⅰ型胶原上培养的特发性肺纤维化成纤维细胞中 mTOR 活性增加，相反，由于 AKT 的抑制，非特发性肺纤维化成纤维在胶原蛋白上培养时 mTOR 活性降低。自噬缺陷广泛存在于 ECM 富集、肺上皮细胞功能障碍、凋亡、TGF-β 信号刺激等促进肺纤维化的发生、发展的生物学活动中。Nho 和 Hergert 发现，肺纤维化中病理性肌成纤维细胞表型 ECM 的分泌能力更强。当正常成纤维细胞受到大量的胶原聚合刺激时，自噬被激活；然而，特发性肺纤维化患者肺中的肌成纤维细胞没有这种应激反应。

参考文献

[1]彭文藩，徐泳，韩迪，等.基于网络药理学和实验验证探讨陈皮抗肺纤维化的分子机制 [J] 中药药理与临床，2021.

[2]孙佳，张广平，李晗，等.肺纤维化发病机制的研究进展 [J]. 国际呼吸杂志，2019，39（13）：1004-1008.

[3]Rockey D C, Bell P D, Hill J A. Fibrosis-a common pathway to organ injury and failure[J]. N Engl J Med, 2015, 372（12）: 1138-1149.

[4]Sgalla G, Iovene B, Calvello M, et al. Idiopathic pulmonary fibrosis: pathogenesis and management[J]. Respir Res, 2018, 19（1）: 32. Doi: 10.1186/s12931-018-0730-2.

[5]Barratt S L, Creamer A, Hayton C, et al. Idiopathic pulmonary fibrosis（IPF）: an overview[J]. J Clin Med, 2018, 7（8）: 201. Doi: 10.3390/jcm7080201.

[6]焦扬，周平安.肺间质纤维化的病因病机和辨证论治述要 [J]. 北京中医 . 2007，（10）：651-652.

[7]Lederer D J, Martinez F J. Idiopathic Pulmonary Fibrosis[J]. The New England journal of medicine, 2018, 379（8）: 797-798.

[8]Chanda D, Otoupalova E, Smith S R, et al. Developmental pathways in the pathogenesis of lung fibrosis [J]. Mol Aspects Med, 2018. Doi: 10.1016/j.mam.2018.08.004.

[9]孙晴波，林炳静，徐寒梅，等.肺纤维化的发病机制及其治疗药物研究进展 [J]. 药学进展，2018，42（11）：71-76.

[10]赵阳，何海浪，肖娜，等.不同分期肺间质纤维化中医证型与 CRP 及圣乔治评分相关分析 [J].

山西中医 . 2020，36（11）：51-53.

[11]李玲 . 肺间质纤维化的治疗及进展 [J]. 临床急诊杂志 . 2010，11（05）：317-320.

[12]Watters LC，King TE，Schwarz MI，et al. A clinical，Radiographic and physiologic scoring system for the longitudinal assessment of patients with idiopathic pulmonary fibrosis[J]. Am Rev Respir Dis，1986，133（1）：97-103.

[13]鲁建锋，沈跃飞，杨珺超 . 补肺汤治疗肺纤维化的分析 [J]. 中华中医药学刊 . 2012 30（11）：2495-2497.

[14]杨淦，张先元，曹栀，等 . 特发性肺纤维化与肺痹、肺萎关系浅谈 [J]. 亚太传统医药 . 2015，11（02）；52-53.

[15]朱玉龙，徐卫方 . 中医对"肺间质纤维化"的认识 [J]. 河南中医 . 2005 25（12）：36-37.

[16]赵仲雪，吕晓东，陈霞，等 . 肺间质纤维化中医证候学研究进展 [J]. 时珍国医国药 . 2017 28（6）：174-176.

[17]焦扬，孙海燕 . 中医对肺间质纤维化的认识 [J]. 中华中医药学刊 . 2007，（05）：1000-1001.

[18]庞立健，王琳琳，吕晓东 . 肺纤维化（肺痿）中医病机初探 [J]. 中华中医药学刊 . 2011，29（7））：1596-1597.

[19]蒋宁 . 保肺方对肺间质纤维化大鼠模型细胞外基质代谢影响的实验研究 [D]. 北京中医药大学博士学位论文，2003：14.

[20]姜良铎，张晓梅，肖培新 . 特发性肺间质纤维化的病因病机探讨 [J]. 中华中医药杂志 . 2008 23（11）：：984-986.

[21]付念紫，张芬，谭漪 . 从虚、瘀、痰探讨肺间质纤维化的病因病机 [J]. 湖南中医杂志 . 2013，29（09），6-8.

[22]方永奇，黄可儿，李小兵 . 痰证的血液循环特征初探 [J]. 湖北中医杂志，1992，14（6）：33.

[23]孟丽红，姜良铎，张晓梅 . 肺间质纤维化瘀血证微观探讨 [J]. 环球中医药 2017，10（10）：1202-1204.

[24]黄会英 . 肺血瘀阻探讨 [J]. 中国社区医师（医学专业本月刊），2009，11（4）：8.

[25]李松伟，王济华 . 结缔组织病相关肺间质病变的中医探讨 [J]. 中华中医药杂志，2010，25（4）：543-546.

[26]赵克明，鞠宝兆，曲妮妮，等 . 加味肖柴胡汤对哮喘大鼠血清中 IL-4 和 IFN-γ 水平影响 [J]. 中华中医药杂志，2015，30（6）：2076-2078.

[27]杨睿，曲妮妮 . 从瘀探讨特发性肺间质纤维化中医病因病机 [J]. 亚太传统医药 . 2019，15（05），188-189.

[28]王国力，邓虎，徐艳玲 . 补肾中药复方联合舒利迭治疗慢性持续期支气管哮喘患者疗效观察 [J]. 世界中西医结合杂志 . 2016，11（10）：1380-1382.

[29]中医之毒的现代诠释 [D]. 中国中医科学院 2003 级博士研究生学位论文，2003：11.

[30]庞立健，臧凝子，王琳琳，等 . 肺间质纤维化重症病机内涵（肺虚络瘀）初探 [J]. 中华中医药杂志 2013，28（12）.

[31]陈银玲 . 从现代研究论"痰瘀同源"[J]. 内蒙古中医药，1994，2：33-34.

[32] 闫玉琴，贾琦，苏惠萍. 中医对肺纤维化病因病机的探讨 [J]. 西部中医药. 2018 31（12）.

[33] 武维屏，赵兰才. 肺间质纤维化中医证治探析 [J]. 中医杂志 2002，43（5）：325-326.

[34] 王培，张伟. 肾虚血瘀与特发性肺纤维化的相关性 [J]. 陕西中医，2016，37（8）：1060-1062.

[35] 滑振，吕晓东，庞立健，等. 基于现代文献的肺纤维化中医证候及证素特征数据挖掘 [J]. 世界中西医结合杂志，2015，10（9）：1188-1191.

[36] 崔红生，谢淑华，靳锐锋. 肺间质纤维化临床分期与证候分布规律探讨 [J]. 中华中医药杂志，2012，27（05）：1443-1445.

[37] 刘旻，赵启亮，刘贵颖，等. 从"邪伏肺络、因瘀致虚"析特发性肺纤维化 [J]. 世界中医药，2016，11（8）：1559-1560.

[38] 李佩，张伟. 由气虚阐述肺纤维化的病机变化 [J]. 江苏中医药，2014，46（9）：12-13.

[39] 郭明霞，徐梅. 肺间质纤维化的中医辨证治疗 [J]. 中国医药指南，2013，11（20）：266.

[40] 张勇. 肺间质纤维化的中医辨治探讨 [J]. 四川中医. 2016，34（07），45-46.

[41] 姚景春. 中医对间质性肺疾病认识浅析 [J]/ 实用中医内科杂志，2009，23（4）：36.

[42] 崔红生，邱冬梅，武维屏. 肺间质纤维化从络病辨治探析 [J]. 中医杂志，2003（12）：67-68.

[43] 苗青，张燕萍，张文江，等. 肺间质纤维化的中医治疗 [J]. 中国临床医生，2003，31（2）：25.

[44] 董瑞，秦洪义，刘苹. 通络益肺协定方特发性肺纤维化单元疗法临床研究 [J]. 中医中药，2008，35（5）：363.

[45] 岳会杰. 辨证治疗特发性肺间质纤维化 [J]. 河南中医，2005，25（4）：34.

[46] 吴河山，康永，高玉林. 中医分期论治结合西药治疗特发性肺纤维化临床研究 [J]. 新中医，2012，44（4）：28.

[47] 郭素芳. 中医药疗法在特发性肺纤维化治疗中的应用 [J]. 中国中医药信息杂志，2008，15（2）：90.

[48] 贾新华，陈宪海，张兴彩，等. 弥漫性间质性肺病中医辨证探析 [J]. 中医药学报，2012，40（5）：3.

[49] 李松伟，王济华. 结缔组织病相关肺间质病变的中医探讨 [J]. 中华中医药杂志，2010，25（04）.

[50] 施光其. 类风湿肺间质纤维化卫气营血辨证经验 [J]. 四川中医，2007，25（12）：26.

[51] 郭玉娟，李瑞，颜天华. 肺纤维化的相关机制及研究进展 [J]. 西北药学杂志 2020，35（04），624-629.

[52] Attanoos R L，Alchami F S，Pooley F D，et al. Usual interstitial pneumonia in asbestos exposed cohorts-concurrent idiopathic pulmonary fibrosis or atypical asbestosis?[J]. Histopathol，2016，69（3）：492-498.

[53] Spagnolo，P.，& Cottin，V.（2017）. Genetics of idiopathic pulmonary fibrosis：From mechanistic pathways to personalised medicine[J]. Journal of Medical Genetics，54，93-99.

[54] Bellaye，P. S.，& Kolb，M.（2015）. Why do patients get idiopathic pulmonary fibrosis? Current concepts in the pathogenesis of pulmonary fibrosis[J]. BMC Medicine，13，176.

[55] 刘建，王玥，王玉光. 特发性肺纤维化发病机制及药物研究新进展 [J]. 医学综述，2020，26（11），2111-2116.

[56] Marshall RP，McAnulty RJ，Laurent GJ. The pathogenesis of pul-monary fibrosis：Is there a fibrosis gene

[J]. Int J Biochem Cell Biol, 1997, 29（1）: 107–120.

[57]Naik PK, Moore BB. Viral infection and aging as cofactors for the development of pulmonary fibrosis[J]. Expert Rev Respir Med, 2010, 4（6）: 759–771.

[58]Chioma OS, Drake WP. Role of Microbial Agents in Pulmonary Fibrosis[J]. Yale J Biol Med, 2017, 90（2）: 219–227.

[59]Han MK, Zhou Y, Murray S, et al. Lung microbiome and disease progression in idiopathic pulmonary fib rosis: An analysis of the COMET study[J]. Lancet Respir Med, 2014, 2（7）: 548–556.

[60]Huang Y, Ma SF, Espindola MS, et al. Microbes Are Associated with Host Innate Immune Response in Idiopathic Pulmonary Fibrosis[J]. Am J Respir Crit Care Med, 2017, 196（2）: 208–219.

[61]Lok SS, Haider Y, Howell D, et al. Murine gammaherpes virus as a cofactor in the development of pulmonary fibrosis in bleomycin resistant mice[J]. Eur Respir J, 2002, 20（5）: 1228–1232.

[62]Mora AL, Woods CR, Garcia A, et al. Lung infection with gamma– herpesvirus induces progressive pulmonary fibrosis in Th2–biased mice[J]. Am J Physiol Lung Cell Mol Physiol, 2005, 289（5）: L711–721.

[63]Wilson EC, Shulgina L, Cahn AP, et al. Treating idiopathic pul– monary fibrosis with the addition of co–trimoxazole: An economic evaluation alongside a randomised controlled trial[J]. Pharmaco–economics, 2014, 32（1）: 87–99.

[64]Yang IV, Schwartz DA. Epigenetics of idiopathic pulmonary fibrosis[J]. Transl Res, 2015, 165（1）: 48–60.

[65]Yang IV, Pedersen BS, Rabinovich E, et al. Relationship of DNA methylation and gene expression in idi opathic pulmonary fibrosis[J]. Am J Respir Crit Care Med, 2014, 190（11）: 1263– 1272.

[66]Liu F, Killian JK, Yang M, et al. Epigenomic alterations and gene expression profiles in respiratory epith elia exposed to cigarette smoke condensate[J]. Oncogene, 2010, 29（25）: 3650–3664.

[67]Issa JP. Aging and epigenetic drift: A vicious cycle[J]. J Clin Invest, 2014, 124（1）: 24–29.

[68]王焱, 李侠, 李淑岷, 等. HO-1、NF-κB 在矽肺纤维化中作用机制的实验研究 [J]. 中国预防医学杂志, 2014, 15（05）, 266–270.

[69]田莉, 王献华, 马小兵, 等. TNF-α 介导的 NF-κB 信号通路在肺纤维化中的作用 [J]. 现代预防医学, 2011, 38（12）: 361–365.

[70]金晓光, 代华平, 庞宝森, 等. 博来霉素致大鼠肺纤维化模型肺组织的动态病理变化及其发生机制 [J]. 中国病理生理杂志, 2009, 25（4）: 708–714.

[71]LIU T, DE LOS S F, PHAN S H. The bleomycin model of pulmonary fibrosis[J]. Methods Mol Biol, 2017, 1627: 27–42.

[72]徐叔云. 药理实验方法学 [M]. 3 版. 北京: 人民卫生出版社, 2002: 1937.

[73]SZAPIEL S V, ELSON N A, FULMER J D, et al. Bleomycin–induced interstitial pulmonary disease in the nude, athymic mouse[J]. Am Rev Respir Dis, 1979, 120（4）: 893–899.

[74]Hu X, Shen H, Wang Y, et al, Liver X receptor agonist TO901317 attenuates paraquat–induced acute lung injury through inhibition of NF-kB and JNK/p38 MAPK signal pathways[J]. Biomed Res Int, 2017,

49（4）：693–699.

[75]张伟，郑建，朱雪，等.益气类中药对肺纤维化大鼠模型肺组织中 TNF–α，IL–8 的影响 [J]. 中华中医药学刊，2014，32（10）.

[76]Piquet PF, Collart MA, Grau GE, et al. Tum or necrosis factor /ca chec–ctin plays a key role in bleomycin–induced pneumopathy and fibrosis[J]. Exp Med, 1989, 170: 655–663.

[77]JI Y, DOU Y, ZHAO Q, et al. Paeoniflorin suppresses TGF–βmediated epithelial–mesenchymal transition in pulmonary fibrosis through a Smad–dependent pathway[J]. Acta Pharmacologica Sinica, 2016, 37（6）：794–804.

[78]刘炜，骆新，沈静.补肺汤通过 TGF–β/Smad3 信号通路抑制小鼠肺纤维化的研究 [J]. 医学导报，2020，39（06）.

[79]冯银合，刘元元，史雅旭.特发性肺纤维化患者病情程度与血清 TGF–β1、STAT1 水平的相关性 [J].贵州医科大学学报.2020，45（07）：864–868.

[80]周钱辉，彭红，颜又新，等.TGF–β1 及其信号通路对话在肺纤维化中的研究进展 [J]. 国际呼吸杂志，2018，38（4）：315–320.

[81]张秀莉，邱静，李万成.肺纤维化中 microRNA–29 对 TGF–β1/Smad3 通路调控机制 [J]. 国际呼吸杂志，2018，38（8）：627–630.

[82]王源，代文静，高瑕，等.特发性肺纤维化患者血清 HIF–1α、TGF–β1 的表达及临床意义 [J]. 国际呼吸杂志，2019，39（24）：1848–1852.

[83]刘新民，黄晶，刘晓刚，等.甘草对大鼠肺纤维化 PDGF 和 TNF–α 影响的研究 [J]. 光明中医2020，35（16），2467–2469.

[84]刘娜，王杰鹏，鲁辰希.当归补血汤对博莱霉素致肺纤维化大鼠 PKD1/NF–κB/MnSOD 信号通路的影响 [J]. 中国实验方剂学杂志，2020，26（13），66–72.

[85]毛雪丽，张娜，赵鹏飞，等.细胞因子对肺纤维化的影响及机制研究进展 [J]. 临床肺科杂志.2020，25（05）：778–781.

[86]SATO S, SHINOHARA S, HAYASHI S, et al. Anti–fibrotic efficacy of nintedanib in pulmonary fibrosis via the inhibition of fibrocyte activity[J]. Respir Res, 2017, 18（1）：172.

[87]肖伟利，王海超，裴复阳，等.TGF–β1、PDGF、VEGF 评估吡非尼酮治疗特发性肺纤维化的临床疗效观察 [J]. 临床肺科杂志，2020，25（02）：209–213.

[88]景海卿，付义，杨春艳，等.滇龙血竭对肺纤维化大鼠 IL–2、IL–5 的影响 [J]。中华中医药学刊 2019，37（05），1068–1070.

[89]杜丽娟，何成诗，由凤鸣，等.辅助性 T 细胞应答在肺纤维化发生、发展过程中作用的研究进展 [J]. 山东医药，2016，56（28）：103–105.

[90]Sharma R, Sharma PR, Kim YC, et al. IL–2–controlled ex–pression of multiple T cell trafficking genes and Th2 cytokines in the regulatory T cell–deficient scurfy mice: implication to multiorgan inflammation and control of skin and lung inflamma–tion[J]. J Immunol, 2011, 186（2）：1268–1278.

[91]Gharaee–Kermani M, McGarry B, Lukacs N, et al. The role of IL–5 in bleomycin–induced pulmonary fi brosis[J]. J Leu– koc Biol, 1998, 64（5）：657–666.

[92] 武琦，周瑶，冯凡超，等. IL-17 在肺纤维化中的作用研究进展 [J]. 转化医学电子杂志 2018，5 (10)：66-69.

[93] Dubin PJ，McAllister F，Kolls JK. Is cystic fibrosis a TH17 disease[J]. Inflamm Res，2007，56（6）：221-227.

[94] 曾省都，张伟. CXC 趋化因子在肺纤维化中的作用 [J]. 实用临床医学. 2008，9（02）：125-127.

[95] Poon AH，Chouiali F，Tse SM，et al. Genetic and histologic evidence for autophagy in asthma pathogenesis [J]. J Allergy Clin Immunol，2012，129（2）：569-571.

[96] 项轶，黄绍光，万欢英，等. 吸烟者肺泡破坏指数的测定及其与肺功能损害的相关性研究 [J]. 中国呼吸与危重监护杂志，2004，3（06）：376-379.

[97] Jolly MK，Ward C，Eapen MS，et al. Epithelial-mesenchymal transition，a spectrum of states：Role in lung development，homeostasis，and disease[J]. Developmental dynamics：an official publication of the American Association of Anatomists，2018，247（3）：346-358.

[98] Milara J，Peiró T，Serrano A，et al. Epithelial to mesenchymal transition is increased in patients with COPD and induced by cigarette smoke[J]. Thorax，2013，68（5）：410-420.

[99] Sohal SS，Reid D，Soltani A，et al. Reticular basement membrane fragmentation and potential epithelial mesenchymal transition is exaggerated in the airways of smokers with chronic obstructive pulmonary disea se[J]. Respirology（Carlton，Vic），2010，15（6）：930-938.

[100] 余其梅. 结缔组织生长因子抗体在石英粉尘致大鼠肺部纤维化过程中的作用 [D]. 武汉科技大学硕士学位论文，2020.

[101] 黄絮，李振华. 结节病和特发性肺纤维化患者支气管肺泡灌洗液中 IL-6 和 GM-CSF 测定分析 [J]. 中日友好医院学报 2004，18（03）：138-140.

[102] Daniele A，Giulio G，Pascal N，Early granulocyte-macrophage colony-stimulating factor expression by alveolar inflammatory cells during bleomycin-induced rat lung fibrosis[J]. Lab Invest，1998，78（12）：1493-1503.

[103] Wallace W A，Ramage E A，Lamb D，et al. A type 2（Th2-like）pattern of immune response predomin ates in the pulmonary interstitium of patients with cryptogenic fi- brosing alveolitis（CFA）[J]. Clin Exp Immunol，1995，101（3）：436-441.

[104] 支政，房保栓，方朝义. 特发性肺纤维化患者血清 TGF-β、IFN-γ 水平及中药治疗效果观察 [J]. 解放军医药杂志. 2019，31（01）：83-86.

[105] 陈冰，杨春艳，曾科星，等. 滇龙血竭分期干预对肺纤维化大鼠白细胞介素-4 与干扰素的影响 [J]. 中华中医药杂志. 2020，35（07）：3611-3613.

[106] NITA M，GRZYBOWSKI A. The role of the reactive oxygen species and oxidative stress in the pathomechanism of the age-related ocu-lar diseases and other pathologies of the anterior and posterior eye segments in adults[J]. Oxid Med Cell Longev，2016，2016：3164734.

[107] Fois A G，Paliogiannis P，Sotgia S，et al. Evaluation of oxi- dative stress biomarkers in idiopathic pulm onary fibrosis and thera-peutic applications：A systematic review[J]. Respir Res，2018，19（1）：51.

[108] 刘洪艳，伍义兰，谢婷婷等. 氧化应激和自噬在特发性肺纤维化中的研究进展 [J]. 临床肺科杂

志 2019.24（01）：166-170.

[109]李今朝，李艳杰，李振华，等 . 实验性肺纤维化细胞凋亡及 Fas/FasL 基因变化 [J]. 中华结核和呼吸杂志，2005，28（03）：184-187.

[110]韩冰，张成俊，何小飞，等 . 内质网应激与氧化应激在肺纤维化中的作用及中药丹芍化纤胶囊对它的影响 [J]. 重庆医科大学学报 . 2011，36（07）：805-809.

[111]JIA J，ABUDU Y P，CLAUDE-TAUPIN A，et al. Galectins Control MTOR and AMPK in Response to Lysosomal Damage to Induce Autophagy[J]. Autophagy，2018，15（1）：169-171.

[112]HAN Q，LIN L，ZHAO B，et al. Inhibition of mTOR ameliorated bleomycin-induced pulmonary fibrosis by regulating epithelial-mes-enchymal transition[J]. Biochem Biophys Res Commun，2018，500（4）：839-845.

[113]Nho RS，Im J，Ho YY，et al. Microrna-96 inhibits FoxO3a function in ipf fibroblasts on type i collagen matrix. Am J Physiol Lung Cell Mol Physiol，2014，307 L632-L642.

[114]刘卫东，刘函晔，张婧瑶，等 . 自噬在特发性肺纤维化中作用的研究进展 [J]. 生理科学进展 . 2019，50（06）：439-443.

[115]欧文芳，刘刚，王亚红，等 . 自噬在肺纤维化中的作用机制 [J]. 医学综述 2019，25（09）：1683-1687.

[116]Nho RS，Hergert P. IPF fibroblasts are desensitized to type I collagen matrix-induced cell death by suppressing low autophagy via aberrant Akt/mTOR kinases[J]. PLoS One，2014，9（4）：e94616.

[117]何巧，特发性肺纤维化机制研究进展 [D]. 重庆：重庆医科大学硕士学位论文，2019.

[118]Marshall RP，Puddicombe A，Cookson WO，et al. Adult familial cryptogenic fibrosing alveolitis in the United Kingdom[J]. Thorax，2000，55（2）：143-146.

[119]王小华，段军 . 特发性肺纤维化病因学的新进展 [J]. 医学综述 . 2014，20（03）：414-417.

[120]Ding Q，Luckhardt T，Hecker L，et al. New insights into the pathogenesis and treatment of idiopathic pulmonary fibrosis[J]. Drugs，2011，71（8）：981-1001.

[121]Armanios MY，Chen JJ，Cogan JD，et al. Telomerase mutations in families with idiopathic pulmonary fibrosis[J]. N Engl J Med，2007，356（13）：1317-1326.

[122]杨伟强，赵峰 . 特发性肺纤维化发病机制的研究进展 [J]. 医学综述 . 2020，26（09）：1684-1689

[123]Armanios MY，Chen JJ，Cogan JD，et al. Telomerase mutations in families with idiopathic pulmonary fibrosis[J]. N Engl J Med，2007，356（13）：1317-1326.

[124]Armanios M，Blackburn EH. The telomere syndromes[J]. Nat RevGenet，2012，13（10）：693-704.

[125]丘韶校，徐平，宋卫东 . 特发性肺纤维化的研究进展 [J]. 罕见疾病杂志 . 2009，16（02）.

[126]Taskar VS，Coultas DB. Is idiopathic pulmonary fibrosis an envi-ronmental disease?[J]. Proc Am Thorac Soc，2006，3（4）：293-298.

[127]Baumgartner KB，Samet JM，Stidley CA，et al. Cigarette smoking：A risk factor for idiopathic pulmonary fibrosis[J]. Am J Respir Crit Care Med，1997，155：242-248.

[128]于睿智，吕晓东，庞立健 . 论中医戒烟预防特发性肺纤维化 [J]. 辽宁中医药大学学报 . 2020，22（01）：96-98.

[129]冯双双，陈刘通，廖晨，等.吸烟慢性阻塞性肺疾病患者肺组织中 OLA1 表达与氧化应激、内质网应激的相关性分析 [J]. 中华肺部疾病杂志（电子版），2018，11（06）：654-658.

[130]杨丽，吕晓东，王斯涵，等.中医药抗氧化治疗肺纤维化研究概况 [J]. 辽宁中医药大学学报，2017，19（6）：59-62.

[131]赵炎，何平.吸烟及戒烟对博莱霉素肺间质纤维化大鼠肺组织炎症及纤维化变化的影响 [J]. 中国现代医学杂志 .2009，19（20）：3095-3098.

[132]Pardo A，Selman M. Lung Fibroblasts, Aging, and Idiopathic Pul- monary Fibrosis[J]. Ann Am Thorac Soc，2016，13 Suppl 5：S417-421.

[133]Coultas DB，Zumwalt RE，Black WC，et al. The epidemiology of interstitial lung diseases[J]. Am J Respir Crit Care Med，1994，150（4）：967-972.

[134]黄琼晓 . DNA 甲基化的研究方法学 [J]，国外医学遗传学分册，2004，27（6）：354-358.

[135]袁耀，钱力.年龄因素对小鼠肺纤维化模型中 DNMT3a DNMT3b 及 CDH1 表达的影响 [J]. 中国药物与临床 .2018，18（10）：1684-1685.

[136]Deng Y，Li Z，Liu J，et al. Targeted resequencing reveals genetic risks in patients with sporadic idiopathic pulmonary fibrosis[J]. Hum Mutat，2018，39（9）：1238-1245.

[137]Garantziotis S，Schwartz DA. Host-environment interactions in pulmonary fibrosis. Semin Respir Crit Care Med，2006，27（6）：574-580.

[138]White ES，Lazar MH，Thannickal VJ. Pathogenetic mechanisms in usual interstitial pneumonia/idiopathic pulmonary fibrosis. J Pathol，2003，201（3）：343-354.

[139]Hayashi S，Hogg JC. Adenovirus infections and lung disease[J]. Curr Opin Pharmacol，2007，7（3）：237-243.

[140]舒艳梅，杨兴娜，王金粱.抑酸治疗对肺纤维化大鼠的影响研究 [J]. 实用心脑肺血管病杂志 .2019，27（09），45-49.

[141]SALVIOLI B，BELMONTE G，STANGHELLINI V，et al. Gastrooesophageal reflux and interstitial lung disease[J]. Dig Liver Dis，2006，38（12）：879-884. DOI：10.1016/j.dld.2006.05.012.

[142]梁秀霞，尚占民，代华平，等.胃食管反流病与特发性肺间质纤维化的关系 [J]. 中华内科杂志，2010，49（4）：293-296. DOI：10.3760/cma.j.issn.0578-1426.2010.04.007.

[143]Gao F，Hobson A R，Shang Z M，et al. The prevalence of gastro-esophageal reflux disease and esophageal dysmotility in Chinese patients with idiopathic pulmonary fibrosis[J]. BMC Gastroenterol，2015，15：26. DOI：10.1186/s12876-015-0253-y.

[144]Allaix M E，Fisichella P M，Noth I，et al. Idiopathic pulmonary fibrosis and gastroesophageal reflux. Implications for treatment[J]. J Gastrointest Surg，2014，18（1）：100-105. DOI：10.1007/s11605-013-2333-z.

[145]Emilsson OI，Gíslason T，Olin AC，et al. Biomarkers for gastroesophageal reflux in respiratory diseases [J]. Gastroenterol Res Pract，2013，2013：148086.

[146]Bonner JC，Rice AB，Moomaw CR，et al. Airway fibrosis in rats induced by vanadium pentoxide[J]. Am J Physiol Lung Cell Mol Physiol，2000，278（1）：L209-L216.

[147]Sesé L, Nunes H, Cottin V, et al. Role of atmospheric pollution on the natural history of idiopathic pulmonary fibrosis[J]. Thorax, 2018, 73 (2)：145-150.

[148]王辰. 呼吸与危重症医学 [M]. 人民卫生出版社，2015：1707.

[149]Hubbard R, Venn A, Smith C, et al. Exposure to commonly prescribed drugs and the etiology of cryptogenic fibrosing alveolitis：a casecontrol study. Am J Respir Cri, Care Med, 1998, 157 (3 Pt 1)：743-747.

[150]吕凌燕，李瑞琴，孙春霞，等. 肺纤维化中的关键细胞及细胞外基质的研究进展 [J]. 当代医学 2020，26 (12)：192-194.

[151]Xie T, Wang Y, Deng N, et al. Single-Cell Deconvo - lution of Fibroblast Heterogeneity in Mouse Pulmonary Fibrosis[J]. Cell Reports, 2018, 22 (13)：3625.

[152]何巧，熊简. 肺纤维化机制的研究进展 [J]. 重庆医学，2019，48 (20)：3553-3557.

[153]张乙，徐洪. 肺泡 II 型上皮细胞衰老与肺纤维化研究进展 [J]. 临床荟萃，2020，35 (10)：939-942.

[154]杨李杰，刘刚. 巨噬细胞在肺纤维化中的作用及研究进展 [J]. 中国呼吸与危重监护杂志. 2020，19 (06).

[155]Redente EF, Keith RC, Janssen W, et al. Tumor necrosis factor-α accelerates the resolution of established pulmonary fibrosis in mice by targeting profibrotic lung macrophages. Am J Respir Cell Mol Biol, 2014, 50 (4)：825-837.

[156]Zhu L, Fu X, Chen X, et al. M2 macrophages induce EMT through the TGF-beta/Smad2 signaling pathway. Cell Biol Int, 2017, 41 (9)：960-968.

[157]Wang L, Zhang Y, Zhang N, et al. Potential role of M2 macrophage polarization in ventilator-induced lung fibrosis. Int Immunopharmacol, 2019, 75：105795.

[158]茹永新，张华梅，刘杰文. 血管内皮细胞与肺纤维化形成的关系 [J]. 中国冶金工业医学杂志，18 (03)：142-143.

[159]茹永新，刘杰文. 肺纤维化模型与中药活血化瘀治疗. 中国医基础医学杂志，1998；4 (增)：206.

[160]Willis BC, DuBois RM, Borok Z. Epithelial origin of myofibroblasts during fibrosis in the lung[J]. Proc Am Thorac Soc, 2006, 3 (4)：377-382.

[161]魏锦锦，李佳鑫，刘巨源. 肺间质纤维化中肌成纤维细胞的来源及调控因素 [J]. 新乡医学院学报，2009，26 (06)：633-636.

[162]Lynch JP, St andiford TJ, Rolf e M W, et al. Neu trophilic alveolitis in id- iopathic pulmonary fib ros is：the role of int erleukin-8. Am Rev Respir Dis, 1992, 145：1433-1439.

[163]李振华，陈巍，侯显明，等. 肺结节病支气管肺泡灌洗液中肿瘤坏死 因子和中性粒细胞趋化因子水平及临床意义. 中华结核和呼吸杂志，1999，22：37-39.

[164]韩文铭，何丽娜，黄燕. 中性粒细胞与白细胞介素 -8 在特发性 肺间质纤维化中的作用 [J]. 临床内科杂志，2002，19 (02)：144-145.

[165]LO RE S, LISON D. CD4+ T lymphocytes in lungfibrosis：diversesubsets, diverse functions[J]. Journal

of Leukocyte Biology, 2013, 93 (4): 499–510.

[166] 李婷，邓树豪，刘永骏，等. 免疫因素在肺纤维化疾病中的研究进展 [J]. 昆明医科大学学报，2019, 40 (08): 1–5.

[167] Luzina IG, Todd NW, Iacono AT, et al. Roles of T lymphocytes in pulmonary fibrosis[J]. J Leukoc Biol, 2008, 2 (83): 237–244.

[168] Wynn TA. Integrating mechanisms of pulmonary fibrosis[J]. J Exp Med, 2011, 7 (208): 1339–1350.

[169] 李高鹏，房冉，饶琳，等. 免疫细胞在特发性肺纤维化发病机制中的作用研究进展 [J]. 中国免疫学杂志 2019, 35 (11), 1385–1389.

[170] Todd NW, Scheraga RG, Galvin JR, et al. Lymphocyte aggregates persist and accumulate in the lungs of patients with idiopathic pulmonary fibrosis[J]. J Inflamm Res, 2013, 6: 63–70.

[171] Arras M, Louahed J, Simoen V, et al. B lymphocytes are critical for lung fibrosis.

第四节 肺间质纤维化相关信号通路

一、TGF-β/Smad 信号通路

TGF-β/Smad 信号通路中转化生长因子（Transforming Growth Factor，TGF）-β 是一种细胞外基质沉积促进剂、关键的致纤维化因子，其通过刺激成纤维细胞来合成细胞外基质成分、诱导肺部结缔组织生长因子及基质金属蛋白酶（Matrix Metallo Proteinase，Mmp）等表达而造成促纤维化形成。一般上皮细胞、肺泡巨噬细胞和成纤维细胞等细胞中表达 TGF-β1，通过有害物质刺激（二氧化硅、博来霉素等）而活化，与 TGF-βRII（II 型受体）结合并募集 TGF-βRI（I 型受体），进而磷酸化下游相关 Smads 受体（R-Smads）即 Smad2、Smad3，后与 Smad4 结合形成低聚物复合体，促进细胞外基质沉积，加快纤维化进程。Smad7 与 R-Smads 竞争活化受体，对 TGF-β/Smad 通路进行负反馈调节。

聂莉等研究表明，肺纤维化疾病发展进程与 TGF-β/sMADs 信号通路有关。龙血竭对实验性大鼠具有抗肺纤维化作用，其机制可能与抑制 TGF-β R II mRNA 的表达而减少 I 型胶原的过度沉积有关。杨礼腾等也在研究中发现，草菌粉抑制 TGF-β1 mRNA 表达的上调而影响 TGF-β-Smads 信号通路对靶基因的激活从而抑制胶原纤维过度沉积。穆茂等进一步研究发现，阿魏酸钠减轻大鼠肺纤维化程度的作用机制为抑制 TGF-β R II、TGF-β1 和 Smad4 的 mRNA 表达上调，进而干扰 TGF-β1/Smad4 信号通路。李玉花等研究发现，大黄素抗博莱霉素诱导的大鼠肺纤维化的作用机制与调

控 TGF-β1 的 Smad3/7 信号转导蛋白的表达有关。唐志宇等也在研究中发现，鳖甲煎丸抗博来霉素诱导的大鼠肺纤维化的作用机制与调控 TGF-β1 的 Smad3/7 信号转导蛋白表达有关。徐少群等研究发现，内毒素所致肺损伤早期纤维化大鼠 TGF-β1/Smad2 信号被激活，与肺毛细血管通透性、肺损伤纤维化的严重程度密切相关。刘理静等研究发现，Res 通过 TGF-β1/ADAMTS-1 信号通路降解肺组织 I 型和 III 型胶原（Collagen I，III）发挥抗肺纤维化的作用。杨礼腾等研究发现，迷迭香二萜芬提取物在肺纤维化中通过抑制 TGF-β1、TGF-β R II mRNA 表达的上调，干扰 TGF-β-Smad 信号通路对 I 型前胶原靶基因的激活，从而调节胶原代谢失衡，抑制胶原纤维的过度沉积。王杰鹏等研究发现，遢肺饮治疗博来霉素致肺纤维化大鼠是通过调控 TGF-β1/Smads 信号通路抑制其肺纤维化进程。付钰等研究发现，甘草查尔酮 A 治疗博来霉素诱导肺纤维化小鼠作用机制可能为阻断 Smad 相关信号通路，抑制成纤维细胞的转化。秦静等研究发现，早期应用丹参素可减轻博来霉素诱导的大鼠肺纤维化程度，其机制可能为抑制 TGF-β1、Smad3 mRNA 表达、促进 Smad7 mRNA 的表达。刘炜等研究发现，补肺汤改善博来霉素诱导大鼠肺纤维化机制可能为抑制 TGF-β/Smad3 信号通路。刘涓、柴立民等研究发现，补肾益肺消癥方可以通过下调 IL-4 的含量、干预 IL-4 信号传导通路、调控 TGF-b1 信号传导通路来治疗博莱霉素诱导的肺纤维化大鼠模型，缓解炎症反应，抑制其肺组织纤维化进程。彭艳芳等研究发现，紫檀芪可通过调控 NF-κB/TGF-β1/Smad3 信号转导蛋白表达，减轻博莱霉素诱导的大鼠肺纤维化程度。胡丽研究表明，红霉素可缓解肺泡炎和肺纤维化程度并调节博来霉素致大鼠肺纤维化组织中细胞外基质的含量，起预防和延缓作用。其防治肺纤维机制可能与抑制成纤维细胞增殖转型，抑制 TGF-β1/Smad3 信号通路的激活有关。

细胞实验

曾雪华等研究发现，囊素五肽（BP5）可能通过抑制 TGF-β1/Smads 信号通路激活，下调人肺成纤维 HLF 细胞的 collagen-I 及 α-SMA 蛋白的表达。邵笑等研究发现，丹参酮 II A 抑制 TGF-β1 诱导的大鼠肺成纤维细胞增殖的作用机制可能与抑制 Smad2、TGF-β1 受体表达，增强 Smad7 的表达有关。

郭兆娟等研究发现，在特发性肺纤维化中，巨噬细胞中的 M1，M2 表型极化机制与 TGF-β1/Smad 通路关系密切，阻断 Smad3，Smad4 对 TGF-β1 通路的信号传导有利于抑制肺泡巨噬细胞（Alveolar Macrophage，AM）的极化，进而抑制特发性肺纤维化进展。张倩研究发现，真核翻译起始因子 3（Eukaryotic Initiation Factor，eIF3）参与肺纤维化肺泡上皮细胞 EMT 进程与 TGF-β1 介导的激活 Notch-1 信号通路有关。张亚丹等研究发现，羟基红花黄色素 A（HSYA）抑制 TGF-β1 诱导的 NIH/3T3 细胞的作用靶点可能为 TGF-β RII，从而改善肺纤维化。邵松军等研究发现激活 TGF-β1/Samd3 信号通路可导致赖氨酸羟化酶 2（Lysyl Hydroxylase 2，LH2）表达增多。米诺地尔减轻肺纤维化病变机制可能是通过抑制 TGF-β1/Samd3 信号通路转导，减少 LH2 的表达和羟基化胶原吡啶链的合成而实现。王聪捷等研究发现，博来霉素诱导的肺纤维化大鼠模型出现肺泡上皮细胞异型增生、间隔增宽，p-Smad3 和 α-SMA 含量增加的情况。紫杉醇可抑制 TGF-β1/Smad3 通路活性，通过上调 E-cadherin 表达、下调 vimentin、p-Smad3、Smad3 表达来抑制 TGF-β1 诱导的 A549 细胞上皮 - 间充质转化。

孙金玲等研究发现，柴胡皂苷 D（SSD）对 TGFβ1 诱导人胚肺成纤维细胞（HELF）模型作用机制为调控 TGF-β1/Smads 信号通路，改善肺纤维化。李水芹研究发现，补阳还五汤可通过抑制 TGF-β1 /Smad/ERK 信号转导通路中的 Smad3、ERK1/2、TGF-β1、TGF-β1 mRNA 等关键细胞因子的过度表达及信号传递而发挥抗肺纤维化作用。

二、MAPK 信号通路

MAPK 家族主要分为 3 大类：p38MAPK、细胞外信号调节激酶（Extracelluar-signal-Regulated Kinases，ERK）和 e-Jun 氨基末端激酶（e-Jun N-terminal Kinases，JNK）。MAPK 信号通路促进形成纤维化可通过多种途径，包括新生血管、介导炎症反应和细胞凋亡等。

p38MAPK 在肺泡上皮细胞损伤中发挥作用，p38MAPK 参与肺泡上皮细胞的上皮间质转化过程，调节补体的激活，导致肺纤维化的发生；其通路抑制剂可通过抑制 Snail（E- 钙粘连蛋白的转录抑制因子）的表达而改善纤维化。p38MAPK 在炎性细胞浸润中也发挥作用，p38MAPK 在通路下游聚合转录水平调控核因子 κB（Nuclear Fa-ctor Kappa B，NF-κB），调控中性粒细胞、单核 / 巨噬细胞和内皮细胞中肿瘤坏死因子（Tumor Necrosis Factor-α，TNF-α）、白介素 -1β（Interleukin，IL-1β）及黏附分子的表达，使炎性反应调控失衡；并通过上游监管因子 MKK3、MKK6 参与 IL-1β 诱导的前列腺素合成，从而参与肺纤维化过程。p38MAPK 在成纤维细胞的增殖分化和细胞外基质沉积中发挥作用，上调 IL-1β 诱导的血小板源生长因子受体（Platelet-Derived Growth Factor Receptor-α，PDG-FR-α）、促进基质金属蛋白酶（MMP-1、MMP-3）mRNA 的表达、激活 PRAK（MAPKAPK5）等蛋白激酶，进而激活 p38MAPK 下游热休克蛋白 27（Heat Shock Protein-27，HSP27），HSP27 C 端含有 α- 晶状体蛋白域，可通过与 Snail1 转录因子稳定结合而参与肺纤维化的 EMT；成纤维细胞生长因子 -2（Fibro-Blast Growth Factor-2，FGF-2）可使 p38MAPK 磷酸化，并通过 MAPKs

诱导成纤维细胞有丝分裂而导致肺纤维化的发生。p38MAPK 也与细胞凋亡密切相关，p38MAPK 通过介导 TGF-β 诱导 I 型纤溶酶原激活物抑制剂（Plasminogen Activator Inhibitor 1，PAI-1）表达、参与 II 型肺泡上皮细胞（Type II Alveolar Epithelial Cells，AE-CII）型细胞凋亡信号的转导，促进肺纤维化产生。

ERK 信号通路的核心为 Raf/MEK/ERK 3 种蛋白激酶，分别对应 MAPK 信号通路中 MAPKKK/MAPKK/MAPK 家族三级核心成员。ERK 信号通路分别与 TGF-β、血管紧张素 II（Angiotensin II，Ang II）、血小板源生长因子（Platelet-Derived Growth Factor，PDGF）密切相关，因此有学者推测，ERK 信号途径极可能作为多种细胞因子和蛋白激酶作用的交汇点参与肺纤维化的发病过程。TGF-β、基质金属蛋白酶、成纤维细胞生长因子等因子可激活 ERK1/2 信号通路，进而促进 I 型胶原沉积与成纤维细胞增殖，ERK 通路参与 TGF-β 诱导 I 型胶原增强子及纤溶酶原激活物的生成，从而促进纤维化的发展。

JNK 信号通路为促进细胞凋亡通路，可通过上调 TNF、p53 等促凋亡蛋白的表达，激活 Caspase-3 级联反应来促进细胞凋亡，进而促进肺纤维化。

（一）动物实验

徐芳等发现，博来霉素诱导大鼠肺纤维化的发病过程与 ERK 信号通路有关。龚婕宁研究发现，中药肺活血方治疗博来霉素诱导大鼠肺纤维化可能是通过 ERK1/2 和 NFκ-B 信号通路实现的。陈晓琴研究发现，罗格列酮可改善糖尿病大鼠的肺纤维化可能是通过调控 TGF-β1/JNK 信号转导通路实现的。

张彩霞研究发现，在博来霉素诱导的肺纤维化大鼠模型的 α-SMA 与 p-JNK 蛋白表达明显增多，其动态表达说明 α-SMA 与 p-JNK 的表达与肺纤维化有关。胡月媛等实验结果证实，JNK 通路可调控肺纤维化中 ECM I 型胶原的过度分泌。JNK 信号通路可能作为肺纤维化干预治疗的潜在靶点，但具体调控机制仍不清楚，有待进行进一步研究。钱力等研究发现，沙利度胺可能通过下调 JNK 信号通路抑制博来霉素诱导大鼠肺纤维化 I 型胶原蛋白的过度表达。胡月媛研究发现，JNK 抑制剂 SP600125 可减少 p-JNK、I 型胶原的表达，说明 JNK 信号通路可能参与调控 I 型胶原的分泌与肺纤维化进程。

刘卫东等研究表明，FTY-720 可通过抑制 TGF-β1/P38 MAPK/NF-κB 信号通路抑制博来霉素诱导大鼠的肺纤维化进程。杜全宇等研究发现，补阳还五汤含药血清可抑制高迁移率族蛋白 Box-1（High Mobility Group Box-1 Protein，HMGB1）刺激的人肺成纤维细胞（HFL1）中 ERK1/2 /NF-κB 信号通路的活化，减少 IL-1β 等炎症因子分泌。

（二）细胞实验

解克芳用 TGF-β1 联合结缔组织生长因子构建体外细胞纤维化模型，并发现姜黄素通过 ERK1/2 途径来抑制结缔组织生长因子（Connective Tissue Growth Fact or, CTGF）的表达。孟莹研究发现血管紧张素Ⅱ（Angiotensin Ⅱ, Ang Ⅱ）可以经过 AT1 受体诱导人胚肺成纤维细胞（HFL-1）表达纤维化有关细胞因子 TGF-β1、CTGF、细胞间黏附分子 -1（Intercellular Adhesion Molecule-1, ICAM-1），并促进 α1-I 型胶原合成。参与作用的信号通路为 MAPK、RhoA-Rock、Smad、NF-KB。其中 p38 MAPK/RhoA-Rock 通路诱导 TGF-β1 的表达；p38 MAPK/RhoA-Rock、ERK MAPK/RhoA-Rock 通路诱导 CTGF 的表达；p38 MAPK、ERK MAPK 通路诱导 α1-I 型胶原表达；ERK MAPK/NF-κB、p38 MAPK 通路诱导 ICAM-1 表达。而信号通路之间存在相互作用。其中 MAPK 中的 p38 特异抑制剂 SB203580 可以抑制 Smad、RhoA-Rock 信号通路的激活。ERK 中 ERK1/2 特异抑制剂 PD98059 可以抑制 RhoA-Rock、Smad、NF-kB 信号通路的活化与激活。血管紧张素（1-7）的双重作用，可以激活 ERK MAPK、RhoA-Rock、Smad、NF-κB 通路，同时拮抗 Ang Ⅱ 诱导的 Smad 通路激活，拮抗 Ang I 的作用。王莎莎研究发现，TRB3 基因为 TGF-β1 的上游调控因子，TRB3、TGF-β1 通过 MAPK/ERK 通路促进小鼠 MLE-12 细胞的 EMT 进程，TRB3 表达上调可加速 MAPK/ERK 通路活化，进而促进肺间质纤维化的发生、发展。

三、Notch 信号通路

Notch 信号通路的组成主要为 Notch 受体、配体、细胞内效应分子（CSL-DNA 结合蛋白）、转录因子等。Notch 信号转导通路与肺的发育密切相关，在肺发育的不同时期都有相应体现，Notch 信号通路决定早期肺部血管的发育，调节细胞增殖与分化过程并决定细胞定向分化。作为 TGF-β 超家族的重要成员之一，转化生长因子 -β1（TGF-β1）不仅为重要的促纤维化因子、致 EMT 产生的最强细胞因子，还是激活 Notch 信号通路的关键细胞因子，Notch 信号通路可直接诱导 EMT 产生，也可协同其他信号通路而诱发 EMT 过程，主要为 TGF-β/Smad 信号通路。Notch 信号通路可通过多种途径参与肺间质纤维化的发生、发展，Notch 信号通路可通过 TGF-β1 诱导 Notch1、Notch4 的表达上调，导致肺泡上皮细胞发生 EMT，进而导致纤维化发生。有总结发现，Notch 信号通过调节炎症反应、端粒酶活性等调控肺纤维化，在肺纤维化中发挥重要作用。Notch 信号通路阻断剂 DAPT 可以通过阻断肺泡上皮细胞 EMT 的发生，从而改善肺纤维化的发生、发展。

（一）动物实验

谢晗等研究发现内皮抑素可通过 Notch1/ 血小板源生长因子（Notch1/PDGF）通路抑制肌成纤维细胞生成，从而影响小鼠肺纤维化进程。高云星等研究发现，吴茱萸次碱的治疗机制可能为通过抑制 Notch1/ 真核翻译起始因子 3a（eIF3a）信号通路，减缓肺泡上皮细胞间质转分化（Epithelial-Mesenchymal Transition，EMT）进程来缓解博来霉素诱导的大鼠肺纤维化程度。符策富研究表明，助阳补肺除痹颗粒可通过降低 Notch1、Jagged1、ADAM17、VCAM-1、CD54 蛋白的表达，升高 Peroxiredoxin3 蛋白表达来降低博来霉素诱导大鼠的肺纤维化程度，阻止肺纤维化发展。

（二）细胞实验

谢晗研究发现，内皮抑素抗纤维化作用机制为通过 Notch1/PDGF-B 信号通路抑制周细胞的转分化而发挥作用。于秀文研究发现 TGF-β1 可以诱导肺成纤维细胞转化，其中多种蛋白 Notch1、Jagged1 和 α-SMA mRNA 表达均升高。DAPT 可抑制 Notch 信号，下调 Notch1、Jagged1 和 α-SMA mRNA 表达后，并阻止肺成纤维细胞转化成为肌成纤维细胞，从而改善肺纤维化。

四、PI3K/Akt 信号通路

磷脂酰基醇 3 激酶（Phosphoinositide 3-Kinase，PI3K）是信号转导酶可促进形成 PI（3，4，5）P3，能被 G 蛋白偶联受体 / 细胞因子受体和 GDP 酶受体激活，促进细胞增殖分化与黏附。蛋白激酶 B（Protein Kinase B，PKB，又称 Akt）是 PI3k 下游的丝氨酸 / 苏氨酸激酶，能与 PI（3，4，5）P 结合形成复合体，复合体与 3- 磷脂酰肌醇依赖性蛋白激酶 1 结合可促进 Akt 磷酸化，而激活下游中的缺氧诱导因子来参与细胞的增殖分化。

（一）动物实验

马爱平等通过对博来霉素诱导的大鼠肺纤维化模型研究中发现，肺纤维化形成与 PI3K/Akt/HIF-1α 信号通路的异常活化有关。张艳霞等研究发现，补气活血通络方可通过干预 PI3K/AKT 信号通路而起到对抗大鼠肺间质纤维化模型纤维化作用。董梅等研究发现，参七虫草胶囊延缓博来霉素诱导大鼠肺间质纤维化病程的作用机制可能为抑制 PI3K/Akt 信号通路激活而发挥抗肺纤维化作用。

（二）细胞实验

董素素研究发现，含I型血小板结合蛋白基序的解聚蛋白样金属蛋白酶（Adistintegrin and Metalloprotease with Thrombospondin Type 1 Motifs，ADAMTS-1）可降低成纤维细胞中COLI的表达并抑制成纤维细胞的生长，其机制可能与下调TGF-β1、PI3K/AKT信号通路有关。胡媚研究发现，外源性硫化氢可抑制小鼠胚胎肺成纤维细胞（NIH3T3细胞）增殖，其机制可能为下调ρ-AKT、HIF-1α的表达，调控TGFβ-PI3K/AKT-HIF-1α信号通路。罗馨研究发现，TGF-β1诱导Human Embryonic Lung Fibroblasts（HELF）细胞模型中microRNA-199a-3p（miR-199a-3p）表达升高，抑制HELF细胞表型转化，其作用机制可能通过PI3K/Akt/mTOR信号通路实现。

五、NF-κB信号通路

NF-κB是由5种亚单位构成的二聚体蛋白质，IκB是NF-κB的抑制蛋白IKK（IκB kinase）作为IκB分子的上游蛋白激酶，有3种亚基。其中IKKα和IKKβ亚基具有激酶活性，IKKγ为调节亚基。IKKα和IKKβ亚基可磷酸化IκBα、IκBβ分子残基来激活NF-κB信号途径。NF-κB信号通路与炎症反应密切相关。特发性肺纤维化重要病因为肺泡巨噬细胞诱发的炎症反应，而TNF-α的高表达与炎症反应密切相关。TNF-α含有NF-κB的位点，作为基因启动子区域激活IKK，进而激活NF-κB信号通路。NF-κB活化调控肺成纤维细胞（Fibroblast，FB）胶原合成，TNF-α、TGF-β、IL-1β和PDGF等炎症介质对FB具有促有丝分裂作用，刺激其合成胶原。有总结发现，TNF-α为重要的炎症介质，可促进间质细胞增殖分化，并通过与其他细胞因子的作用促进ECM的合成。NF-κB信号通路从多方面参与FB的激活及肺纤维化的形成。NF-κB通路作为急性炎症反应及肺纤维化形成的关键环节。

（一）动物实验

简悦发现，二甲双胍治疗博来霉素诱导的中晚期大鼠肺纤维化是通过调节AMPK/NF-κB信号通路实现的，提示AMPK通路可能成为治疗肺纤维化的一个靶点。延光海等研究发现，Pyrin重组蛋白可通过阻断NF-κB信号通路抑制博来霉素诱导的大鼠肺纤维化的发生。刘娜等研究发现，当归补血汤治疗博来霉素致大鼠肺纤维化机制，可能是通过肺组织病理及蛋白激酶D1（PKD1）/核转录因子-κB（NF-κB）/锰超氧化物歧化酶（MnSOD）介导的线粒体核抗氧化通路，提高抗氧化能力而减轻肺纤维化程度。赵朝华等研究发现，阿奇霉素可通过抑制Toll样受体4（Toll-like recep tor，TLRs）TLR4/NF-κB 信号通路激活来改善慢阻肺模型大鼠肺纤维化，抑制其氧化应激。赵印敏等研究表明，博来霉素诱导的人肺泡上皮细胞 HPAEpiC 中 NF-κB 表达量增加而抑制前后核因子 2 相关因子 2（Nrf2）功能。而 Nrf2 通过 PI3K 途径并降低 Keap1-Cul3-RBx1 的表达而活化，可能是启动其下游的抗氧化反应而减少氧自由基对细胞的损伤。李成城研究发现，藻蓝蛋白延缓博来霉素诱导大鼠肺纤维化的进展，其机制为抑制 TLR2-MyD88-NF-kB 通路激活，减少炎性细胞因子释放及成纤维细胞的增生，抑制 EMT 的发生。

（二）细胞实验

李婷研究发现，TGF-β1 诱导的 MRC-5 细胞纤维化过度表达 TLR4，而 TLR4 可通过调节炎症通路关键信号分子 NF-κB 促进 MRC-5 细胞纤维化及促进胶原分泌。因此其作用机制可能为 TLR4/NF-κB 调控 IL-1 发挥细胞纤维化作用。

六、Wnt/β-catenin 信号通路

Wnt/β-catenin 通路为生物体内的重要信号通路，生理状态下是诱导正常组织分化的信号，可诱导间充质细胞向肌成纤维细胞转化，促进纤维化的发生。β-catenin 水平决定其传导，当机体受到刺激时，Wnt 信号活化而激活下游因子，减少 β-catenin 降解，导致 β-catenin 在细胞质和细胞核中聚集，调控 Wnt 信号通路的下游靶基因转录，如 MMP-7、分泌型卷曲相关蛋白等，从而影响细胞增殖分化、凋亡等功能。岳彩芳等研究发现 TGFBR1 基因在结缔组织病相关性疾病（Connective Tissue Disease Interstitial Lung Disease，CTD-ILD）患者的肺组织中表达升高，降低 CTD-ILD 纤维化的发生可通过下调 Wnt/β-catenin 信号通路来抑制 TGFBR1 表达而实现。Königshoff 等对肺间质纤维化的研究发现，特发性肺纤维化患者肺间充质 Wnt 信号通路异常活化导致肺纤维化，其中 β-catenin，GSK-3β 以及 LEF1 表达明显增加，β-catenin 的靶基因 cyclin D1 及 MMP-s 增加。

（一）动物实验

石超文研究发现，抑制 Wnt/β-catenin 信号通路可促进肺间质干细胞（Lung Resident Mesenchymal Stem Cells，LR-MSCS）分化，激活 Wnt/β-catenin 信号通路可促进其向成纤维细胞分化。而特异性抑制高表达的关键 Wnt 蛋白 Wnt8b 可抑制 LR-MSCS 的分化，抑制 Wnt/β-catenin 信号通路而改善博来霉素诱导小鼠的纤维化进程。刘成城研究阐明，miR-154 通过直接靶向降解 Wnt/β-catenin 信号通路的负性调控因子

DKK2 而上调 Wnt/β-catenin 通路，从而促进肺纤维化进程。

（二）细胞实验

刘理静等研究发现，miR-27a-3p 可抑制肺成纤维细胞（MRC-5）对 Col Ⅰ、Col Ⅲ的合成，其作用机制可能与拮抗 Wnt3a/β-catenin 信号通路有关。

张彩霞研究表明，大鼠肺成纤维细胞表达 CXXC5（CXXC Finger Protein 5），CXXC5 过表达可抑制成纤维细胞的增殖。TGF-β1 诱导大鼠肺成纤维细胞的 CXXC5 表达减少，激活 Wnt-catenin 信号通路，从而促进细胞外基质产生成纤维细胞向肌成纤维细胞转化，导致肺纤维化的发生。林泉士研究发现，TGF-β1 诱导 L929 肺肌成纤维细胞中 miR-154 表达升高，其机制可能为通过激活 Wnt/β-catenin 信号通路而促进 L929 细胞的表型转化。

樊茂蓉等研究发现，特发性肺纤维化发病可能与肺泡上皮细胞损伤后的 EMT 密切相关，EMT 为激活转化生长因子 β1/Snail 和 Wnt/β- 链蛋白信号通路的关键环节。宋萍研究发现，激活 Wnt/β-catenin 信号通路能诱导成纤维细胞增殖分化，促进细胞外基质沉积与 EMT 的发生，参与早期肺纤维化的发生发展。而沉默 β-catenin 基因可改善肺纤维化。

七、Fas/FasL 通路

Fas/FasL 通路为细胞凋亡通路，与肺纤维化的发病密切相关，细胞凋亡异常也会导致纤维化的发生。Wynes 等研究发现，TNF-α 和 IFN-γ 诱导的肺成纤维细胞 MRC5、Fas 表达增加了 6 倍，使用特异性针对 Fas 的 siRNA 来降低 Fas 的表达可阻断 Fas / FasL 诱导的成纤维细胞凋亡。李莉等研究表明，细胞死亡 Fas-FasL 分子通路在炎症反应中起重要作用。Fas 在成人肺中固有表达，各种化学和感染因素刺激肺上皮细胞和肺泡巨噬细胞时表达 FasL，Fas-FasL 结合则导致细胞凋亡及嗜中性粒细胞的外渗。

动物实验

王瑶研究表明，加味补阳还五汤可通过抑制 Fas/FasL mRNA 信号通路，减少 Fas、FasL mRNA、TNF-α、TGF-β、HMGB1 等因子的表达，抑制 Caspase-3 释放，改善细胞外基质的异常代谢，抑制成纤维细胞的增殖来改善博来霉素大鼠肺纤维化进程。翟声平等研究发现，博来霉素诱导肺纤维化大鼠的细胞凋亡和氧自由基水平上升，大鼠发生肺纤维化的机制可能与 Fas/FasL 系统与氧自由基有关。张效云等研究表明，阻断内源性 IL-17 可能显著改善博来霉素诱导的肺纤维化，降低细胞凋亡率和 Fas/FasL 表达。说明阻断 IL-17 可能是通过 Fas/FasL 凋亡通路来改善博来霉素诱导的大鼠纤维化程度。李博等研究发现，应用抗 Fas 抗体诱导大鼠产生肺纤维化，可作为一种替代博来霉素诱导肺纤维化的符合其发病机制的动物模型。研究表明抗 Fas 抗体可通过提高 TGF-β1 水平和抑制 TNF-α 生成，增加 Fas/FasL、Caspase-3 的表达来诱导细胞凋亡，从而导致大鼠肺纤维化的发生。干预诱骗受体 -3（Decoy Receptor 3，DcR3）可抑制的 TNF-α、TGF-β 炎症因子产生。研究还表明，DcR3 抑制抗 Fas 单克隆抗体诱导的大鼠肺纤维化的形成机制可能是通过抑制 Fas/FasL 信号传导通路实现的。

八、Rho/Rock 信号通路

Rho/Rock 信号通路为重要的信号转导通路，由 Rocks、Rho CTP 酶和肌球蛋白轻链磷酸酶（Myosin Light Chain Phosphatase，MLCP）等构成。Rho/Rock 信号通路可介导炎症反应和氧化应激反应，调控细胞的迁移及诱导 EMT 的发生。Rho/Rock 信号通路可被 TNF-α、TNF-β、Ang-Ⅱ、ET-1、IL-1 等细胞因子，在肺纤维化进程中发挥重要作用。研究显示，肺组织氧化应激与 Rho/Rock 信号通路与密切相关，抑制 Rho/Rock 信号通路可减轻氧化应激反应，提高活性氧（Reactive Oxygen Species，ROS）活力。组织的纤维化进程与 Rho/Rock 信号通路介导的细胞迁移密切相关。Rho 传递外界信号给下游的靶效应分子 Rock 来改变肌球蛋白轻链（Myosin Light Chain，MLC）磷酸化水平，为调控细胞肌动蛋白微丝的聚合与解聚。在诱导 EMT 的发生方面，有研究表明，Rho/Rock 信号通路可促进细胞外基质和成纤维细胞胶原的产生，表达特异表型 α-SMA，并能促进成纤维细胞向肌成纤维细胞的转化。因此，抑制 Rho/Rock 信号通路可改善纤维化的发生发展。邢西迁等总结发现，Rho/Rho 通过激活其下游靶分子，从而调节细胞的收缩、黏附、增殖、凋亡等多种生物学行为和功能，在特发性肺纤维化中起重要作用。

（一）动物实验

陈莹莹等研究发现，阿托伐他汀通过 ROCK Ⅱ 信号通路来减轻博来霉素诱导大鼠肺纤维化的进程。漆秀洁等研究发现，法舒地尔可改善高氧致新生大鼠肺纤维化，其机制可能为抑制 Rho/Rock 信号通路活化，抑制 TGF-β1 诱导的肌成纤维细胞的产生从而改善高氧致新生大鼠肺纤维化。马丹丹研究发现脂多糖通过激活大鼠体内的 RhoA/ROCKI 信号通路，上调 GTP-RhoA，小 G 蛋白 Rho 相关激酶 1（Rho Associated

Kinase1，ROCKI）及肌球蛋白轻链磷酸酶靶亚单位 1（Myosin Phosphatase-Targeting Subunit 1，MYPTI）的磷酸化水平、增加小鼠肺组织中 α-SMA 的表达，法舒地尔可通过抑制该作用而抑制肺纤维化进程。朱军研究发现，硫化氢可通过抑制 Rho/Rock 信号通路来抑制 TGF-β 诱导的小鼠肺成纤维细胞增殖。李勇铭研究发现，益气消癥通络方能够减轻博来霉素诱导肺纤维化大鼠模型肺纤维化相关症状。其减轻大鼠肺纤维化程度的作用机制为下调 Rho/Rock 通路中 Rock-1 含量及 Rock-1 mRNA 的表达，减少模型大鼠肺组织中 Ⅰ、Ⅲ 型胶原产生。郑金旭研究发现，小鼠肺纤维化中 Rock-1 表达增高。随着 Rock-1 的增高，出现 α-SMA 水平逐步上升，上皮钙黏素 （E-Cad）水平逐步下降的情况。因此说明 Rock-1 可能为肺纤维化形成的促进因子，推测的 Rock-1 通过促进 EMT 产生来导致肺纤维化形成。田高润研究表明，在肺纤维化的形成过程中，Rock-1 的高表达与上皮 - 间充质转化密切相关，研究还发现法舒地尔可治疗早期肺纤维化。

（二）细胞实验

高艳等研究发现，人胚肺成纤维细胞（MRC-5）低氧培养 24 小时后 CTGF 的高表达，增加肺成纤维细胞细胞外基质的表达等一系列促纤维化反应可能是通过激活 Rho/Rho 激酶信号通路导致。

九、其他通路

（一）mTOR 信号通路

哺乳动物西罗莫司靶蛋白（Mammalian Target of Rapamycin，mTOR）是 PI3K/Akt 信号通路下游的丝氨酸 - 苏氨酸蛋白激酶。PI3K/Akt/mTOR 信号通路在自噬中有关键调节作用。mTOR 是自噬的负性调控分子。激活 mTOR 可以抑制自噬的发生，mTOR 能够通过调控自噬调节特发性肺纤维化进程。有研究观察到肺纤维化患者的肺成纤维细胞 mTOR 通路持续激活。异常激活的 mTOR 通路参与肺纤维化的机制可能与肺部纤维化细胞因子表达增加、肌成纤维细胞增生、胶原蛋白的合成有关。PTEN （Phosphatase and Tensin Homolog Deleted on Chromosome 10）为 mTOR 信号通路上游的调节蛋白。研究表明，当 PTEN 表达过度时，可抑制成纤维细胞向肌成纤维细胞转化的过程，而肺纤维化患者成纤维细胞 PTEN 表达下调，影响肺纤维化进程。这说明 mTOR 信号通路作为 PTEN 下游可能参与了肌成纤维细胞的转分化过程。有研究表明 TGF-β1 激活 PI3K/AKT/mTOR 信号通路，促进 Twist、Snail1、Snail2 和 E 盒结合锌指蛋白（ZEB1、ZEB2）等因子的表达，导致皮细胞标志物 E- 钙黏蛋白（E-cadherin）

的表达抑制，而导致 EMT 的发生。另外 PI3K/AKT/mTOR 信号通路还可使基质金属蛋白酶水平上升，降解 E-cadherin 而促进 EMT 的发生。

林艺凯通过对博来霉素诱导大鼠肺纤维化研究发现，mTOR 信号通路的异常活化可促进肺纤维化形成。任培中等研究发现，应用肺络补宗气方治疗博来霉素诱导的大鼠肺纤维化，其机制可能与调控 mTOR/p70S6K 信号通路，从而减少 I 型和 III 型胶原透明质酸（Hyaluronic Acid，HA）等细胞外基质（Extracellular Matrix，ECM）的过度沉积。潘怡研究发现，PTEN/mTOR 信号通路活化导致自噬不足来参与特发性肺纤维化进程。补阳还五汤治疗博来霉素诱导的大鼠肺纤维化的纤维化机制为抑制 PTEN/mTOR 通路激活细胞自噬来发挥治疗作用。

（二）PPARγ

过氧化物酶体增殖物激活受体（Peroxisome Proliferators-Activated Receptor，PPAR）作为由配体激活的核转录因子，II 型核受体超家族成员，具有 3 种表型：PPAR α、PPAR β 和 PPAR γ。肺组织主要表达 PPAR γ，而 PPAR γ 可调节肺纤维化进程。章琳等研究发现，特发性肺纤维化患者支气管肺泡灌洗液（Bronchoalveolar Lavage Fluid，BALF）中出现 PPAR-γ 表达下降、NF-κB 表达上升、中性粒细胞百分比增高的情况。PPAR γ 调节肺纤维化进程是通过调节炎症反应及基底膜增厚反应、促进细胞凋亡、参与免疫和细胞外基质沉积等多种途径来实现促进肺纤维化。调节炎症反应方面，PPAR γ 可竞争性抑制 NF-κB 和 AP-1 信号通路、JAK-STAT 信号通路、活化 T 细胞核因子（Nuclear Factor of Activated T Cell，NrAT）等信号通路及抑制锌指转录因子早期生长反应基因（Egr-1）来抑制炎症反应，减少炎性细胞因子和趋化因子的生成。免疫反应方面，PPAR γ 参与 T 细胞、NK 细胞等免疫细胞的分化。有研究表明，PPAR γ 可能是 2 型 T 细胞分化所必需的转录因子。细胞凋亡方面，PPAR γ 可抑制单核 – 巨噬细胞功能来促进细胞凋亡，而 PPAR7 的配体也可激活内皮细胞、成纤维细胞、淋巴细胞和肿瘤细胞等多种细胞系来促进细胞凋亡，也可诱导内皮细胞产生 caspase 依赖性的细胞凋亡。细胞外基质沉积方面，有研究认为，PPAR7 配体罗格列酮与 PPAR γ 结合，可通过抑制 TGF-β 诱导的肺脏肌纤维母细胞的活化增殖及胶原合成来抑制肺纤维化进程。

Patricia J.Sime 发现，利用过氧化物酶体增殖物激活受体 γ（PPAR γ）信号通路治疗肺纤维化的新疗法。龚玲等研究发现，姜黄素可抑制 TGF-β2 诱导的小鼠肺成纤维细胞增殖和胶原合成，其机制可能与 PPAR-γ 表达上调及 PDGF-β 表达下调相关。PPAR-γ 配体罗格列酮抑制 TGF-β2 诱导的肺成纤维细胞纤维化机制可能为抑制黏着斑激酶（FAK）的表达而抑制肺纤维化进程。刘宏旭等研究发现，PPAR γ 配体抑制

TGF-β1 诱导的肌纤维母细胞分化和细胞纤维化效应是通过阻断 TGF-β1/Smad3 信号通路来实现的。潘晓娟研究发现，由于 PPARγ 在 CTD-ILD 中的表达下调，不能发挥抗纤维化及抗炎作用而导致发生肺纤维化。PPARγ 通过与 Smad3 竞争性结合活化因子 P300 来实现抗肺纤维化效应。

（三）Toll 样受体 4

Toll 样受体（Toll-like Receptor，TLR）是免疫系统中的一种细胞跨膜受体和病原膜识别受体，识别外来病原体后可发出信号激活机体产生免疫应答。TLR-4 作为膜识别受体与相应配体的结合，可激活机体固有免疫反应，调节炎症反应、细胞信号转导与自噬。肺纤维化发生的重要病理基础持续存在基础就是炎症反应导致的各细胞因子异常分泌。而 TLR-4 可通过激活 HMGB1 促进肺纤维化发展，通过抑制 NF-κB、MyD 88 通路减轻肺纤维化发展。TLR-4 可通过调节自噬与炎症因子参与肺纤维化进程。有研究表明，TLR-4 基因敲除小鼠相比较正常小鼠，肺组织胶原的表达明显减少、纤维化程度降低，同时 TLR-4 基因敲除的小鼠在经博来霉素诱导后相较于正常小鼠的肺纤维化程度进一步加重，说明表达 TLR-4 有助于肺纤维化的发展，缺失 TLR-4 影响了组织的炎症反应，促进了肺损伤后组织纤维化的发展。在细胞自噬方面，有研究指出，TLR-4 通过抑制 PI3K/Akt/mTOR 信号通路诱导自噬的发生来减轻博来霉素诱导的肺纤维化进程，参与肺纤维化发生。激活 TLR-4 介导的自噬作用与肺组织的损伤、炎症反应和纤维化密切相关。缺乏 TLR-4 的会导致炎症的无法消退，促进形成损伤肺部的免疫抑制微环境，并抑制肺部细胞的凋亡自噬作用，进一步推进肺组织炎症和纤维化进程。廖谷清等研究发现，Toll 样受体 9（TLR-9）及 Toll 样受体 4（TLR-4）基因可能调控炎症反应并参与肺纤维化的发生发展。赵丹等研究发现，博来霉素诱导的纤维化小鼠模型 TLR-4 蛋白表达增加，因此推测，TLR-4 的表达与肺纤维化和炎症反应密切相关。

（四）P2X7r-NLRP3、NOX4/NALP3 信号通路

核苷酸结合寡聚化结构式受体 3（CNLR Family，Pyrin Domain Containing 3，NLRP3）作为一种炎症小体由 ASC 寡聚体、NLRP3、半胱氨酸蛋白水解酶 -1（Cysteinyl Aspartate Specific Proteinase 1，Caspase-1）等组成。嘌呤能 P2X7 受体（Purinergic Ligand-Gated Ion Channel 7 receptor，P2X7r）为 NLRP3 炎性小体的上游，主要表达于免疫细胞，调节炎症反应和先天免疫。肺纤维化常伴有炎症产生，肺纤维化与炎症反应密切相关。P2X7r 激活后可诱导产生促炎因子，进而激活 NLRP3。NLRP3 活化后可活化 Caspase-1 而剪切 IL-1 成为有活性的 IL-1β 和 IL-18 等炎症因子，导致

炎症反应的发生。活性氧自由基（Reactive Oxygen Species，ROS）ROS 的过度产生可导致细胞功能紊乱及组织损伤。而 NADPH 氧化酶（NADPH Oxidase，NOX）和线粒体氧化呼吸链是其产生的主要来源。NOX4 通常被认为是 ROS 生成的最主要来源之一。

范滢研究发现，桔梗可能通过介导 TLR4 和 P2X7r-NLRP3 信号通路，下调 α-SMA、Collagen-1 的表达，抑制 IL-1β、IL-18 等促炎细胞因子的释放，减轻香烟烟雾诱发的小鼠肺纤维化程度。

陈燕研究表明，Ang Ⅱ 促纤维化的机制为激活 NOX4/NALP3 信号通路而促进原代肺成纤维细胞合成胶原。Ang（Ⅰ–Ⅶ）可通过拮抗 Ang I，抑制 Ang Ⅱ 激活的 NOX4/NALP3 炎症体通路来抑制肺纤维化进程。张沂等发现通过补肾益肺消癥方的治疗，Ⅱ型肺泡上皮细胞中的内质网应激，以及诱导 Caspase-12 凋亡信号通路表达关键蛋白的情况可缓解，因此 Ⅱ 型肺泡上皮细胞凋亡减少，肺纤维化进程可延缓。杨颖溪等研究表明，补肾益肺消癥方改善特发性肺纤维化病理进程的作用机制可能为，调控肺泡上皮细胞内质网应激反应，干预 Caspase-12 通路表达关键分子来抑制肺纤维化。

（五）JAK-STAT 信号通路

蛋白酪氨酸激酶 JAK 及其底物信号转导子和转录活化子（STAT），二者构成的 JAK-STAT 通路是最重要的信号转导通路之一，可通过调控基因进而调节靶细胞的增殖。EGF、PDGF 受体和 MAPK 均可磷酸化 STATs，多种细胞分子均可参与 JAK-STAT 信号通路的激活。李龙等对特发性肺纤维化患者肺组织标本研究发现，表皮生长因子受体（Epithelial Growth Factor Receptor，EGFR）/ 信号传导转录激活因子（Signal Transducer and Activator of Transeription，STAT1）信号通路活化与特发性肺纤维化的发生发展密切相关。

罗静莉等研究发现，山莨菪碱（ADM）抑制 TGF-β 诱导的肺纤维化的机制可能是通过 JAK2/STAT3 磷酸化来保护肺组织结构。雷雯等研究发现，外源性白细胞介素（IL）-27 减轻博来霉素诱导小鼠的肺纤维化机制可能是通过抑制 JAK/STAT 通路相关蛋白的磷酸化而实现的。马秀琴等研究发现，肺间质纤维化导致 JAK、STAT1、STAT3 过度表达，苦参碱的抗肺纤维化作用机制可能是通过抑制 JAK-STAT1 和 JAK-STAT3 信号传导通路而发挥作用。刘金苹等研究发现，肺纤维化的形成可能与 JAK/STAT1 信号转导通路调节 STAT1、PDGF 和 PAI-1 表达有关。

黄晓燕等研究表明，JAK-STAT 信号通路特异性抑制剂 AG490 可抑制 JAK-STAT 信号通路参与的人结缔组织生长因子（Recombinant Human，CTGF）诱导 HFL-I 转分化为肌成纤维细胞的过程。卢森研究表明，Ang Ⅱ 诱导小鼠肺泡上皮细胞间质转分化过程与 JAK2/STAT3 信号通路有关，下调 STAT3 表达可减轻间质转分化过程。

杨伟源等前期研究证实了 EGFR-TKI 可通过下调 EGFR/Akt 信号通路活性，减少 EMT 间质标志物及 α-SMA 的表达，转录因子叉头盒 O3a（Foxo3a）活化上调。其研究阐明，Foxo3a 在肺纤维化中的作用机制为，上调 Foxo3a 活性使 α-SMA 表达降低，下调 Snail1、提高 E-cadherin 的表达来减轻博来霉素诱导的大鼠肺纤维化进程。安钟健等研究发现，Pyrin 重组蛋白抗博莱霉素诱导的大鼠肺纤维化作用机制可能为通过下调血管内皮生长因子（VEGF）、血管内皮生长因子受体 2（VEGF R2）、MMP-9 蛋白信号通路。栾智华等研究发现，黄芪甲苷可通过降低 VEGF、VEGFR2 基因表达水平，来发挥抗肺纤维化的作用。崔新健研究发现，黄芩素抑制肺成纤维细胞转化及胶原合成的作用机制是通过 STAT3/miR-21/Spry1 和 Smad2/CTGF 通路发挥作用的。

（六）HMGB1/RAGE 信号通路

RAGE 是免疫超家族中的一种多配体受体的细胞表面分子，RAGE 在肺组织中持续表达。相关研究表明，特发性肺纤维化的发病与 RAGE 水平下降有关，其抗纤维化机制可能与 RAGE 和晚期糖基化终产物结合干扰 EMT 进程有关。HMGB1 为一种非组蛋白，能与酪氨酸氨基转移酶激素反应元件（TAT-GRE）等特殊序列的 DNA 结构域相结合而发挥激活转录作用，坏死细胞释放的蛋白分子可诱导新生血管形成。因此推测 HMGB1 可能是肺纤维化病理过程中是链接异常纤维化修复与内源性免疫炎症损伤的关键分子。

孙中莉等研究发现，补阳还五汤冻干粉改善肺纤维化机制可能为干预人非小细胞肺癌细胞（A549）及人肺成纤维细胞（HFL1）细胞中 HMGB1/RAGE/CDc42 信号通路来实现的。王振兴等研究也发现，补阳还五汤治疗肺纤维化机制可能为阻断 HMGB1/RAGE 信号通路，抑制 HMGB1 在人肺成纤维细胞（HFL1）中的晚期糖基化终产物受体（Receptor of Advanced Glycation Endproduct，RAGE）和 α-SMA 的表达增加，减少生成肌成纤维细胞，防治肺纤维化。蔡琳研究发现，HMGB1 的诱导表达在肺纤维化发病过程中发挥了重要的作用。HMGB1 可能为特发性肺纤维化病程中肺损伤和异常修复的关键信号分子。HMGB1 蛋白的截断分子 HMGB34367 可与 α-SMA 启动子特异性结合，诱导活化 α-SMA 基因的转录。通过 NF-κB 介导的 TGF-β1 诱导释放 HMGB1，HMGB1 与 RAGE 受体的减少与肺纤维化的发病机理密切相关。陈昱晓研究发现，博来霉素诱导的肺纤维化模型组大鼠肺组织中 HMGB1、TGF-β1 等蛋白信号略微增强，金橘精油改善博来霉素诱导的肺纤维化进程通过抑制 Col-Ⅲ、LN、HA、IL-1B、TNF-α、b-FGF、Caspase3 及 α-SMA 的表达发挥作用。

梁大成研究证明，RanBP8 基因与肺纤维化关系密切，体外实验中干扰 RanBP8

基因表达可能有抗肺纤维化作用。

参考文献

[1]简悦.二甲双胍调节 AMPK/NF-κB 信号通路对大鼠肺纤维化的影响 [D]. 遵义医学院，2017.

[2]张沂，吴甜甜，高伟华，等.补肾益肺消瘕方对 TGF-β_1 诱导的 A549 细胞凋亡及 Caspase12 信号通路关键蛋白表达的影响 [J]. 中医学报，2019，34 (v.34；No.259)：2588-2592.

[3]Patricia j.sime. 利用过氧化物酶体增殖物激活受体 γ（PPAR γ）信号通路治疗肺纤维化的新疗法 [C]. 中西医结合实验医学创新与发展国际研讨会论文集，2007：38-40.

[4]聂莉.龙血竭对肺纤维化大鼠肺组织 TGF-β/SMAD 信号通路分子 mRNA 表达的影响 [D]. 四川大学，2006.

[5]徐芳，徐启勇，叶燕青.ERK 信号通路与肺纤维化中细胞因子相互关系的研究 [J]. 国外医学. 呼吸系统分册，2005，(5)：334-336.

[6]杨礼腾，程德云，聂莉，等.虫草菌粉对肺纤维化大鼠肺 TGFβ_1 及其信号通路分子 mRNA 表达的影响 [J]. 四川中医，2006，(2)：23-25.

[7]徐芳.氟伐他汀对肺纤维化大鼠 ERK 信号通路的影响 [D]. 武汉大学，2005.

[8]徐芳，徐启勇，叶燕青.ERK 信号通路在肺纤维化大鼠中的研究 [J]. 武汉大学学报（医学版），2005，(3)：322-325.

[9]穆茂，程德云，杨礼腾，等.阿魏酸钠对肺纤维化大鼠肺组织转化生长因子 β_1 信号通路分子 mRNA 表达的影响 [J]. 中国呼吸与危重监护杂志，2007，(2)：110-113，161.

[10]李莉，宋鑫，王殿华.Fas-FasL 信号通路与肺炎性疾病 [J]. 中国误诊学杂志，2007，(13)：2956-2957.

[11]邢西迁，甘烨，吴尚洁.Rho/Rho 激酶信号通路与肺部疾病 [J]. 国际病理科学与临床杂志，2007，(1)：85-88.

[12]梁大成.RanBP7，8 基因在 TGF-β/BMP 信号通路中的功能研究及其对肺成纤维细胞的作用 [D]. 沈阳药科大学，2007.

[13]聂莉，郑碧霞，程德云，等.龙血竭对肺纤维化大鼠肺组织 TGF-β/Smads 信号通路分子 mRNA 表达的影响 [J]. 四川大学学报（医学版），2007，(5)：802-805.

[14]解克芳.姜黄素对肺纤维化中 ERK1/2 信号通路和 CTGF 生成的作用机制 [D]. 北京中医药大学，2008.

[15]孟莹.血管紧张素 II 对肺成纤维细胞纤维化相关信号通路的影响及 ACE2-Ang（1-7）-Mas 受体轴对其抑制作用的研究 [D]. 南方医科大学，2009.

[16]Melanie Königshoff et al. Functional Wnt signaling is increased in idiopathic pulmonary fibrosis.[J]. PLoS ONE，2017，3（5）.

[17]龚婕宁，郭海，魏凯峰，等.养肺活血方对肺纤维化大鼠细胞外信号调节激酶 1/2 和核因子 κ-B 信号通路的影响 [J]. 中国中医药信息杂志，2009，16（11）：21-22.

[18]田莉，王献华，马小兵，等.TNF-α介导的NF-κB信号通路在肺纤维化中的作用[J].现代预防医学，2011，38（2）：361-363，365.

[19]李玉花，许先荣，潘庆，等.大黄素对肺纤维化大鼠TGF-β_1及smad_（3/7）信号通路的影响[J].中华中医药学刊，2010，28（2）：346-347.

[20]高艳，谢敏，石俊青.Rho/Rho激酶信号通路在低氧致肺纤维化中的作用及法舒地尔的干预效应[J].第三军医大学学报，2010，32（22）：2378-2382.

[21]唐志宇，李天朗，唐小宾，等.鳖甲煎丸对肺纤维化大鼠TGF-β_1及smad_（3/7）信号通路的影响[J].四川中医，2011，29（2）：26-28.

[22]陈晓琴.TGF-β1/JNK信号通路在OLETF大鼠肺组织中的表达变化及干预研究[D].天津医科大学，2010.

[23]于秀文，曾林祥.Notch信号通路与肺纤维化[J].生命的化学，2012，32（2）：155-158.

[24]张彩霞.JNK信号通路对肺纤维化大鼠成纤维细胞表型的影响[D].山西医科大学，2012.

[25]胡月媛，刘学军，杜毓锋，等.JNK信号通路对大鼠肺纤维化Ⅰ型胶原的影响[J].中国药物与临床，2012，12（3）：306-313.

[26]孟莹，余常辉，蔡绍曦.血管紧张素1-7抑制血管紧张素Ⅱ诱导人胚肺成纤维细胞表达纤维化相关因子的信号通路机制初探[C].中华医学会呼吸病学年会——2011（第十二次全国呼吸病学学术会议）论文汇编，2011：285-286.

[27]徐少群，曾素冰，高巨，等.内毒素所致肺损伤纤维化时转化生长因子-β_1/Smad2信号通路的变化[J].广东医学，2012，33（2）：185-187.

[28]刘涓，柴立民，王珍，等.补肾益肺消癥方对肺纤维化大鼠IL-4信号通路关键分子表达的影响[J].中华中医药杂志，2013，28（2）：520-522.

[29]漆秀洁，方芳，李静，，等.Rock抑制剂法舒地尔及Rho/Rock信号通路在高氧致新生大鼠肺纤维化中的作用[C].中华医学会急诊医学分会第17次全国急诊医学学术年会论文集，2014：801.

[30]王聪捷，刘伟丽，宋晓东等.紫杉醇对TGF-β1/Smad3信号通路的调节及其抗纤维化作用研究[C].中华医学会呼吸病学年会——2013第十四次全国呼吸病学学术会议论文汇编，2013：633.

[31]柴立民，刘涓，王珍，等.补肾益肺消癥方干预肺纤维化大鼠TGFβ信号通路的作用机制[J].中国中医基础医学杂志，2013，19（9）：1022-1024，1030.

[32]杨礼腾，刘欣，程德云，等.迷迭香二萜芬提取物对肺纤维化大鼠肺组织TGF-β_1及其信号通路分子mRNA表达的影响[J].中国中西医结合杂志，2013，33（6）：819-824.

[33]刘理静，于小华，张平.白藜芦醇通过TGF-β1/ADAMTS-1信号通路抑制肺纤维化[J].中国药理学通报，2013，29（3）：425-431.

[34]曾雪华，张德平.囊素五肽对人肺成纤维细胞细胞外基质及转化生长因子β_1/Smad信号通路的影响[J].中国呼吸与危重监护杂志，2013，12（2）：158-162.

[35]Patricia j.sime.利用过氧化物酶体增殖物激活受体γ（PPARγ）信号通路治疗肺纤维化的新疗法[C].中西医结合实验医学创新与发展国际研讨会论文集，2007：38-40.

[36]王杰鹏，王少贤，方倩，等.通肺饮及其拆方对博来霉素致肺纤维化大鼠TGF-β1/Smads信号通路的影响[J].中华中医药杂志，2019，34（v.34）：5400-5403.

[37]谢晗，陈琼，王懿春.内皮抑素通过 Notch1/ 血小板源生长因子信号通路对大鼠肺纤维化的抑制作用 [J]. 中华危重症医学杂志（电子版），2019，12（v.12）：361–366.

[38]赵印敏，汤中文，郑卉，等.博来霉素诱导人肺泡上皮细胞过程中核转录因子 –κB 对核因子 2 相关因子 2 信号通路的调控机制 [J]. 中华实验外科杂志，2014，31（8）：1650–1653.

[39]钱力，刘学军，南昊宇，等.沙利度胺下调 JNK 信号通路抑制肺纤维化大鼠 Ⅰ 型胶原蛋白的过度表达 [J]. 中华老年医学杂志，2013，32（12）：1351–1355.

[40]郭兆娟，翟华强，王宁宁，等.巨噬细胞极化在肺纤维化中的作用及信号通路研究 [J]. 中国中药杂志，2018，43（v.43）：4370–4379.

[41]高云星，蒋莉莉，张倩，等.吴茱萸次碱通过抑制 Notch1/eIF3a 信号通路保护博来霉素诱导的大鼠肺纤维化 [J]. 中国中药杂志，2018，43（v.43）：3530–3538.

[42]龚玲，刘代顺，林江，等.姜黄素对 TGF–β_2 刺激下小鼠肺成纤维细胞 PPAR–γ/PDGF–β 信号通路的影响 [J]. 中国中西医结合杂志，2015，35（10）：1249–1254.

[43]Robert M. Strieter and Borna Mehrad. New Mechanisms of Pulmonary Fibrosis[J]. Chest，2009，136（5）：1364–1370.

[44]Fengyun Xu et al. TGF–β/SMAD Pathway and Its Regulation in Hepatic Fibrosis[J]. Journal of Histochemistry & Cytochemistry，2016，64（3）：157–167.

[45]Xiao–Ming M，Ming–Kuen T P，Jun L，et al. TGF–β/Smad signaling in renal fibrosis[J]. Frontiers in Physiology，2015，6：82.

[46]刘理静，钱红，胡柯，等. miR–27a–3p 通过 Wnt3a/β–catenin 信号通路抑制肺成纤维细胞 Ⅰ、Ⅲ 型胶原合成 [J]. 中国药理学通报，2019，35（v.35）：229–234.

[47]刘卫东，高歌，刘函晔，等.FTY–720 通过 TGF–β1/P38 MAPK/NF–κB 信号通路对小鼠肺纤维化模型的影响 [J]. 中国药理学通报，2020，36（v.36）：250–256.

[48]安钟健，金燕，延光海，等.Pyrin 重组蛋白对肺纤维化大鼠 VEGF/VEGFR2/MMP–9 信号通路的影响 [J]. 中国药理学通报，2016，32（2）：234–238.

[49]杜全宇，王振兴，孙中莉等.HMGB1 对人肺成纤维细胞 ERK1/2–NF–κB 信号通路的影响及补阳还五汤含药血清的干预作用 [J]. 中国实验方剂学杂志，2017，23（13）：153–157.

[50]刘娜，王杰鹏，鲁辰希，等.当归补血汤对博来霉素致肺纤维化大鼠 PKD1/NF–κB/MnSOD 信号通路的影响 [J]. 中国实验方剂学杂志，2020，26（v.26）：66–72.

[51]王振兴，孙中莉，王明杰，等.补阳还五汤对肺纤维化中 HMGB1–RAGE 信号通路的调控作用 [J]. 中国实验方剂学杂志，2017，23（13）：138–144.

[52]MacDonald Bryan T, Tamai Keiko, He Xi. Wnt/beta–catenin signaling：components，mechanisms，and diseases.[J]. Developmental cell，2009，17（1）：9–26.

[53]Wang Yiping et al. Wnt and the Wnt signaling pathway in bone development and disease.[J]. Frontiers in bioscience（Landmark edition），2014，19：379–407.

[54]Aoyagi–Ikeda Kana et al. Notch induces myofibroblast differentiation of alveolar epithelial cells via transforming growth factor–{beta}–Smad3 pathway.[J]. American journal of respiratory cell and molecular biology，2011，45（1）：136–14.

[55]付钰，吴瑕，陈随清.甘草查尔酮 A 通过调节 TGF–β/Smad 信号通路抑制小鼠肺纤维化 [J]. 中国实验方剂学杂志，2019，25（v.25）：94–100.

[56]岳彩芳，付冰冰，骆鹏.TGFBR1 基因调控 Wnt/β–catenin 信号通路对结缔组织病相关的肺间质病变中抗纤维化的机制研究 [J]. 中国免疫学杂志，2018，34（v.34）：1394–1399.

[57]林艺凯，马爱平，周伟跃，等.mTOR 信号通路在博来霉素诱导小鼠肺纤维化中的作用机制研究 [J]. 中国呼吸与危重监护杂志，2018，17（v.17）：178–182.

[58]马爱平，高云周，兰文斌，等.PI3K/Akt/HIF–1α 信号通路在博来霉素诱导小鼠肺纤维化中的作用机制研究 [J]. 中国呼吸与危重监护杂志，2016，15（1）：34–38.

[59]Spangle Jennifer M and Roberts Thomas M and Zhao Jean J. The emerging role of PI3K/AKT–mediated epigenetic regulation in cancer. [J]. Biochimica et biophysica acta，2017，1868（1）：123–131.

[60]Fruman David A et al. The PI3K Pathway in Human Disease. [J]. Cell，2017，170（4）：605–635.

[61]邵松军，方海燕，叶贤伟，等.TGFβ1/Smad3 信号通路介导的赖氨酸羟化酶 2 活性变化在肺纤维化胶原沉积中的作用 [J]. 中国病理生理杂志，2019，35（v.35）：1858–1863.

[62]秦静，赵铭山，李君.丹参素干预对肺纤维化大鼠 TGF–β1/Smads 信号通路的影响 [J]. 中国病理生理杂志，2013，29（5）：937–940，946.

[63]邵笑，祝骥，赵峻峰等.丹参酮ⅡA 对大鼠肺纤维化细胞 TGF–β1/Smads 信号通路的影响 [J]. 浙江中西医结合杂志，2016，26（5）：414–417.

[64]符策富（Mr.ChartChai Fujaroensup）.基于"Notch/Jagged"信号通路助阳补肺除痹颗粒对肺纤维化大鼠的保护作用及机制研究 [D]. 长春中医药大学，2019.

[65]王瑶.基于温肺补气通络法加味补阳还五汤对肺纤维化大鼠模型细胞凋亡及 Fas/FasL mRNA 信号通路介导的 HMGB1 因子的影响 [D]. 长春中医药大学，2019.

[66]刘炜，骆新，沈静.补肺汤通过 TGF–β/Smad3 信号通路抑制小鼠肺纤维化的研究 [J]. 医药导报，2020，39（v.39；No.344）：747–752.

[67]延光海，齐鹏，祝家彬，等.Pyrin 重组蛋白对小鼠肺纤维化 NF–κB 信号通路的作用 [J]. 延边大学医学学报，2014，37（4）：239–241.

[68]范滢.桔梗介导 P2X7r–NLRP3 信号通路调控肺纤维化作用机制的研究 [D]. 延边大学，2019.

[69]张倩.TGF–β1/Notch–1/eIF3a 信号通路在肺纤维化肺泡上皮细胞 EMT 进程中的作用机制研究 [D]. 皖南医学院，2020.

[70]彭艳芳，张莹雯，赵映前，等.紫檀芪对肺纤维化大鼠 NF–κB/TGF–β1/smad3 信号通路的影响 [J]. 天津中医药大学学报，2019，38（v.38）：53–58.

[71]孙中莉，王振兴，康雯霖，等.补阳还五汤冻干粉对 HFL1 细胞 HMGB1/RAGE/CDc42 信号通路的干预作用 [J]. 时珍国医国药，2018，29（v.29；No.279）：2606–2608.

[72]张亚丹，潘瑞艳，臧宝霞，等.羟基红花黄色素 A 抑制转化生长因子 –β1 诱导的与肺纤维化相关信号通路的机制研究 [J]. 心肺血管病杂志，2016，35（2）：145–149.

[73]赵朝华，廖和和，王甲林，等.阿奇霉素对慢阻肺大鼠肺脏病理损伤、氧化应激及 TLR4/NF–κB 信号通路的调节作用 [J]. 西部医学，2019，31（12）：1831–1836.

[74]李龙，杨兰生，李慧，等.EGFR/STAT 信号通路相关蛋白在特发性肺纤维化中的表达及临床意

义 [J]. 西安交通大学学报（医学版），2013，34（4）：500-502，553.

[75]唐姣，何振华．MAPK 信号通路与肺纤维化研究进展 [J]. 现代医药卫生，2016，32（12）：1841-1844.

[76]Chuan-jiang, Zhu, Qing-qing, et al. The mineralocorticoid receptor-p38MAPK-NFκB or ERK-Sp1 signal pathways mediate aldosterone-stimulated inflammatory and profibrotic responses in rat vascular smooth muscle cells.[J]. Acta Pharmacologica Sinica, 2012.

[77]Guan Z, Buckman S Y, Miller B W, et al. Interleukin-1β-induced Cyclooxygenase-2 Expression Requires Activation of Both c-Jun NH 2 -terminal Kinase and p38 MAPK Signal Pathways in Rat Renal Mesangial Cells.[J]. Journal of Biological Chemistry, 1998, 273（44）：28670-28676.

[78]Guillaume Wettstein et al. Inhibition of HSP27 blocks fibrosis development and EMT features by promoting Snail degradation[J]. The FASEB Journal, 2013, 27（4）：1549-1560.

[79]孙金玲，郑金旭，史小东，等．柴胡皂甙 D 通过调控 TGF-β1/Smads 信号通路抑制人胚肺成纤维细胞增殖和胶原蛋白产生 [J]. 细胞与分子免疫学杂志，2019，35（v.35）：256-261.

[80]陈莹莹，周妍，谭明旗，等．阿托伐他汀在 C57BL/6 小鼠肺纤维化 ROCK Ⅱ 信号通路中的作用 [J]. 陕西医学杂志，2015，44（1）：7-11.

[81]胡月媛．JNK 信号通路对大鼠肺纤维化 Ⅰ 型胶原的影响 [D]. 山西医科大学，2012.

[82]马丹丹．RhoA/ROCK1 信号通路在脓毒症相关性 ARDS 及肺纤维化中的作用及干预研究 [D]. 山东大学，2017.

[83]张彩霞．CXXC5 表达变化对小鼠肺成纤维细胞分化及 Wnt/β-catenin 信号通路的影响 [D]. 青岛大学，2018.

[84]谢晗．内皮抑素通过 Notch1/PDGF-B 信号通路对小鼠肺纤维化的抑制作用 [D]. 南华大学，2020.

[85]于秀文．Notch 信号通路在肺成纤维细胞表型转化中的作用及机制研究 [D]. 南昌大学，2012.

[86]Perdigoto Carolina N and Schweisguth Francois and Bardin Allison J. Distinct levels of Notch activity for commitment and terminal differentiation of stem cells in the adult fly intestine. [J]. Development（Cambridge，England），2011，138（21）：4585-4595.

[87]Aoyagi-Ikeda Kana et al. Notch induces myofibroblast differentiation of alveolar epithelial cells via transforming growth factor-{beta}-Smad3 pathway. [J]. American journal of respiratory cell and molecular biology，2011，45（1）：136-144.

[88]董素素．ADAMTS-1 对体外小鼠成纤维细胞 COLI、TGF-β1 及信号通路 PI3K/AKT 的影响 [D]. 南华大学，2014.

[89]胡媚．外源性硫化氢通过下调 TGF β-PI3K/AKT-HIF-1α 信号通路抑制 NIH3T3 细胞增殖 [D]. 南华大学，2020.

[90]罗馨．MicroRNA-199a-3p 调控 PI3K/Akt/mTOR 信号通路对 HELF 细胞表型转化的作用及机制 [D]. 南昌大学，2020.

[91]张艳霞，史利卿，杨效华，等．补气活血通络方干预肺纤维化大鼠 PI3K/AKT 信号通路研究 [J]. 北京中医药大学学报，2018，41（v.41）：905-909，917.

[92]董梅，张念志，陈炜，等．参七虫草胶囊干预肺间质纤维化大鼠模型 PI3K/Akt 信号通路实验研

究 [J]. 安徽中医药大学学报，2020，39（v.39；No.202）：76–79.

[93]Vallabhapurapu Sivakumar and Karin Michael. Regulation and function of NF–kappa B transcription fact ors in the immune system.[J]. Annual review of immunology，2009，27：693–733.

[94]Pasparakis M. Rgulation of tissue homeostasis by NF–kapppa B signaling：implication for inflammatory distress [J]Nat Rev Immunol，2009，9（11）：778–788.

[95]李婷 .TLR4/NF–κB 信号通路调节 IL–1β 分泌在肺纤维化形成中的作用研究 [D]. 昆明医科大学，2020.

[96]李成城 . 钝顶螺旋藻藻蓝蛋白通过调节 TLR2–MyD88–NF–κB 信号通路减轻博莱霉素诱导的小鼠肺纤维化 [D]. 滨州医学院，2017.

[97]石超文 . Wnt 信号通路参与肺间质干细胞分化的分子机制探讨及特发性肺纤维化干预的基础研究 [D]. 南京大学，2016.

[98]林泉士 . miR–154 上调 Wnt/β–catenin 信号通路在小鼠肺成纤维细胞 L929 表型转化中的作用及机制 [D]. 南昌大学，2016.

[99]樊茂蓉，王冰，高金柱，等 . TGF–β1/Snail 与 Wnt/β–catenin 信号通路在特发性肺纤维化中的作用 [J]. 江苏医药，2018，44（v.44）：194–196.

[100]宋萍 . Wnt/β–catenin 信号通路在肺纤维化形成中的机制研究 [D]. 江苏大学，2014.

[101]刘成城 . miR–154 上调 Wnt/β–catenin 信号通路在博来霉素诱导的小鼠肺纤维化中的作用机制研究 [D]. 南昌大学，2018.

[102]Wynes Murry W et al. Increased cell surface Fas expression is necessary and sufficient to sensitize lung fibroblasts to Fas ligation–induced apoptosis：implications for fibroblast accumulation in idiopathic pul monary fibrosis.[J]. Journal of immunology（Baltimore，Md.：1950），2011，187（1）：527–537.

[103]Mitsutomo Kohno et al. Attenuation of Lung Ischemia–Reperfusion Injury by Rho–Associated Kinase Inhibition in a Rat Model of Lung Transplantation[J]. Annals of Thoracic and Cardiovascular Surgery，2014，20（5）：359–364.

[104]Vardouli Lina et al. A novel mechanism of TGF beta–induced actin reorganization mediated by Smad pro teins and Rho GTPases.[J]. The FEBS journal，2008，275（16）：4074–4087.

[105]Jixiang Ni et al. The role of RhoA and cytoskeleton in myofibroblast transformation in hyperoxic lung fibrosis[J]. Free Radical Biology and Medicine，2013，61：26–39.

[106]李贵芝，周红，房彩霞，等 . 法舒地尔抑制氧化应激反应减轻 2 型糖尿病大鼠心肌纤维化 [J]. 基础医学与临床，2014，34（02）：216–221.

[107]Cavin Sabrina，Maric Darko，Diviani Dario. A–kinase anchoring protein–Lbc promotes pro–fibrotic signa ling in cardiac fibroblasts.[J]. Biochimica et biophysica acta，2014，1843（2）：335–345.

[108]朱军 . 外源性硫化氢通过下调 Rho/Rock 信号通路抑制 TGF–β 诱导的小鼠肺成纤维细胞增殖 [D]. 南华大学，2020.

[109]白俊，吴也可，吴克明，等 . 雷公藤甲素通过 PI3K/AKT/mTOR 通路诱导卵巢颗粒细胞自噬的实验研究 [J] 中国中药杂志，2019，44（16）：3429–3434.

[110]Richard Seonghun Nho and Polla Hergert. IPF fibroblasts are desensitized to type I collagen matrix–

induced cell death by suppressing low autophagy via aberrant Akt/mTOR kinases.[J]. PLoS One, 2017, 9(4).

[111]Baosong Xie et al. Effects of the tumor suppressor Pten on the pathogenesis of idiopathic pulmonary fibrosis in Chinese patients[J]. Molecular Medicine Reports, 2016, 13(3): 2715-2723.

[112]Sotetsuflavone suppresses invasion and metastasis in non-small-cell lung cancer A549 cells by reversing EMT via the TNF-α/NF-κB and PI3K/AKT signaling pathway[J]. Cell Death Discovery, 2018, 4: 26.

[113]潘怡. 基于自噬相关 PTEN/mTOR 信号通路探讨补阳还五汤对博来霉素所致小鼠肺纤维化干预机制研究 [D]. 成都中医药大学, 2019.

[114]龚玲, 刘代顺, 张龙举. PPAR-γ/FAK 信号通路在 C57BL/6 小鼠肺成纤维细胞中的抗纤维化作用 [J]. 临床肺科杂志, 2020, 25 (v.25): 820-824.

[115]栾智华, 张东坡, 刘必旺, 等. 黄芪甲苷对肺纤维化小鼠 VEGF/VEGFR2 信号通路的影响 [J]. 时珍国医国药, 2019, 30 (v.30; No.287): 1611-1613.

[116]陈燕. Ang Ⅱ、Ang (1-7) 通过调节 NOX4/NALP3 炎症体信号通路对肺纤维化的影响及其机制 [D]. 南方医科大学, 2015.

[117]杨颖溪, 柴立民, 吴甜甜, 等. 补肾益肺消癥方对特发性肺纤维化大鼠 Caspase-12 信号通路关键分子基因和蛋白表达的影响 [J]. 北京中医药大学学报, 2016, 39 (7): 575-579.

[118]孙中莉. 补阳还五汤对 HMGB1 诱导的特发性肺纤维化相关细胞中 RAGE/CDc42 信号通路的调控作用 [D]. 成都中医药大学, 2018.

[119]Sato Norio et al. Peroxisome proliferator-activated receptor gamma mediates protection against cyclooxygenase-2-induced gut dysfunction in a rodent model of mesenteric ischemia/reperfusion.[J]. Shock (Augusta, Ga.), 2005, 24(5): 462-469.

[120]Salvatore Cuzzocrea et al. Rosiglitazone, a ligand of the peroxisome proliferator-activated receptor-gamma, reduces acute pancreatitis induced by cerulein[J]. Intensive Care Medicine, 2004, 30(5): 951-956.

[121]Wung B S et al. 15-Deoxy-Delta(12, 14)-prostaglandin J(2) suppresses IL-6-induced STAT3 phosphorylation via electrophilic reactivity in endothelial cells.[J]. Life sciences, 2006, 78(26): 3035-3042.

[122]Jie Tian et al. The Effects of Hydroxyethyl Starch on Lung Capillary Permeability in Endotoxic Rats and Possible Mechanisms[J]. Anesthesia & Analgesia, 2004, 98(3): 768-774.

[123]Denise Kelly et al. Commensal anaerobic gut bacteria attenuate inflammation by regulating nuclear-cytoplasmic shuttling of PPAR-γ and RelA[J]. Nature Immunology, 2004, 5(1): 104-112.

[124]Norio Sato et al. Immune-Enhancing Enteral Nutrients Differentially Modulate the Early Proinflammatory Transcription Factors Mediating Gut Ischemia/Reperfusion[J]. The Journal of Trauma: Injury, Infection, and Critical Care, 2005, 58(3): 455-461.

[125]Chung Su Wol, Kang Bok Yun, Kim Tae Sung. Inhibition of interleukin-4 production in CD4[+] T cells by peroxisome proliferator-activated receptor-gamma (PPAR-gamma) ligands: involvement of physical association between PPAR-gamma and the nuclear factor of activated T cells transcription factor. [J]. Molecular pharmacology, 2003, 64(5): 1169-1179.

[126]M. Sánchez-Hidalgo et al. Rosiglitazone, an agonist of peroxisome proliferator-activated receptor ga mma, reduces chronic colonic inflammation in rats[J]. Biochemical Pharmacology, 2005, 69（12）: 1733-1744.

[127]章琳，李秀丽，杨渭临. 特发性肺纤维化患者 BALF 中 PPAR-γ、NF-κB 表达及细胞学分类与肺动脉高压相关性研究 [J]. 山西医科大学学报，2013，44（6）：431-434.

[128]刘宏旭，周睿，姜学东，等. PPARγ 配体抑制气道肌纤维母细胞分化的作用机制 [J]. 中国医科大学学报，2010，39（07）：511-514.

[129]潘晓娟. PPARγ 在结缔组织病相关的肺间质病变中抗纤维化作用研究 [D]. 南方医科大学，2013.

[130]李勇铭. 基于 Rho/Rock 信号转导通路探讨益气消癥通络方对大鼠肺纤维化模型的干预研究 [D]. 北京中医药大学，2018.

[131]郑金旭，田高润，夏德刚，等. Rho 激酶 -1 在肺纤维化小鼠肺组织中的表达变化与上皮 - 间充质转化 [J]. 解剖学报，2010，41（06）：891-896.

[132]田高润. Rho/Rock 信号转导通路在小鼠肺纤维化模型中的作用及干预研究 [D]. 江苏大学，2010.

[133]翟声平，柴文戍，任美华. Fas/FasL 与氧自由基在肺纤维化大鼠细胞凋亡中的作用研究 [J]. 中国全科医学，2007，10（9）：711-713.

[134]张效云，宋桂芹，辇晓峰，等. 阻断白介素 -17 对博来霉素诱导小鼠肺纤维化及肺组织 Fas/FasL 表达的影响 [J]. 南京医科大学学报（自然科学版），2017，37（05）：584-587+624.

[135]李博. Fas/FasL 介导的大鼠肺纤维化动物模型及 DcR3 对其的影响 [D]. 吉林大学，2015.

[136]李博，马忠森，任锦，等. 通过抗 Fas 抗体诱导肺泡上皮细胞凋亡从而诱发大鼠肺纤维化的新的模型的建立 [A]. 中华医学会、中华医学会呼吸病学分会. 中华医学会呼吸病学年会——2013 第十四次全国呼吸病学学术会议论文汇编 [C]. 中华医学会、中华医学会呼吸病学分会：中华医学会，2013：1.

[137]Martinon Fabio, Burns Kimberly, Tschopp Jürg. The inflammasome: a molecular platform triggering activation of inflammatory caspases and processing of proIL-beta.[J]. Molecular cell, 2002, 10(2): 417-426.

[138]Sarah Doyle and Matthew Campbell and Ema Ozaki. Targeting the NLRP3 inflammasome in chronic inf lammatory diseases: current perspectives[J]. Journal of Inflammation Research, 2015, 2015(default): 15-27.

[139]James E. Vince and John Silke. The intersection of cell death and inflammasome activation[J]. Cellular and Molecular Life Sciences, 2016, 73(11-12): 2349-2367.

[140]Sergey Dikalov. Cross talk between mitochondria and NADPH oxidases[J]. Free Radical Biology and Me dicine, 2011, 51(7): 1289-1301.

[141]Corrine R. Kliment and Tim D. Oury. Oxidative stress, extracellular matrix targets, and idiopathic pulm onary fibrosis[J]. Free Radical Biology and Medicine, 2010, 49(5): 707-717.

[142]杨伟源，李理，郑林鑫，等. EGFR/Foxo3a/Snail1 通路在博来霉素肺纤维化小鼠中的作用机制探讨 [J]. 中国呼吸与危重监护杂志，2020，19（04）：371-378.

[143]李伟峰，李理，袁伟锋，等. 吉非替尼抑制博来霉素诱导的小鼠肺纤维化. 中国病理生理杂志，2010，26（8）：1565-1569.

[144]李理，李伟峰，蔡琳，等.吉非替尼对博来霉素致肺纤维化大鼠 α 平滑肌肌动蛋白的抑制作用.南方医科大学学报，2010，30（12）：2675-2678.

[145]彭婷，杜海坚，李理，等.吉非替尼通过增加 Foxo3a 活性抑制肺纤维化小鼠上皮 – 间质转分化.中国病理生理杂志，2014，30（3）：444-448.

[146]罗静莉，袁利，明玥，等.山莨菪碱抑制 JAK2/STAT3 的磷酸化缓解博莱霉素诱导的大鼠肺纤维化及病理损伤 [J/OL].中国免疫学杂志：1-14[2021-03-07].

[147]雷雯，张涛，赵晓远，等.IL-27 调控 JAK/STAT 通路在博来霉素诱导肺纤维化中的作用 [J].中国老年学杂志，2017，37（04）：781-783.

[148]马秀琴，陈如华，刘秀芳，等.苦参碱对肺间质纤维化 JAKs/STATs 通路的影响 [J].中国医院药学杂志，2014，34（08）：629-633.

[149]黄晓燕，廉姜芳，金丽华，等.JAK-STAT 通路参与 CTGF 诱导人胚肺成纤维细胞转分化的研究 [J].医学研究杂志，2012，41（08）：88-91.

[150]刘金苹，翟乃亮，范贤明，等.JAK/STAT1 信号转导通路在博莱霉素致肺纤维化大鼠中的作用 [J].山东医药，2008（34）：4-6.

[151]卢森.乙酰化修饰 JAK2/STAT3 对 Ang Ⅱ 诱导大鼠肺泡上皮细胞间质转分化影响的机制研究 [D].东南大学，2015.

[152]蔡琳.HMGB1 在肺纤维化中作用的研究 [D].广州医学院，2009.

[153]Stephen T. Buckley, Carsten Ehrhardt, Karl Chai. The Receptor for Advanced Glycation End Products（RAGE）and the Lung[J]. Journal of Biomedicine and Biotechnology, 2010.

[154]Queisser Markus A et al. Loss of RAGE in pulmonary fibrosis：molecular relations to functional changes in pulmonary cell types.[J]. American journal of respiratory cell and molecular biology, 2008，39（3）：337-345.

[155]Markus A，Queisser，Fotini M，et al. Preissner Loss of RAGE in pulmonary fibrosis：molecular relations to functional changes in pulmonary cell types.[J]. American journal of respiratory cell and molecular biology，2008，39（3）：337-345.

[156]Mitola Stefania et al. Cutting edge：extracellular high mobility group box-1 protein is a proangiogenic cytokine.[J]. Journal of immunology（Baltimore，Md.：1950），2006，176（1）：12-15.

[157]陈昱晓.金橘精油对 LPS 致肺炎小鼠与 BLM 致肺纤维大鼠的保护作用研究 [D].广西医科大学，2019.

[158]Liang，Zhang，Yunxia，Ji，Zechun，et al. Lv，Wanglin，Jiang. Protocatechuic aldehyde ameliorates experimental pulmonary fibrosis by modulating HMGB1/RAGE pathway.[J]. Toxicology and applied pharmacology，2015，283（1）：50-56.

[159]崔新健.黄芩素抑制肺成纤维细胞转化的分子机制研究 [D].苏州大学，2019.

[160]Kensuke，Miyake. Innate immune sensing of pathogens and danger signals by cell surface Toll-like receptors.[J]. Seminars in immunology，2007，19（1）：3-10.

[161]Queisser Markus A et al. Loss of RAGE in pulmonary fibrosis：molecular relations to functional changes in pulmonary cell types.[J]. American journal of respiratory cell and molecular biology，2008，39（3）：

337–345.

[162]Yang Hong–Zhen et al. TLR4 activity is required in the resolution of pulmonary inflammation and fibros is after acute and chronic lung injury.[J]. The American journal of pathology, 2012, 180 (1)：275–292.

[163]廖谷清，赵红，邓立普，等 . Toll 样受体 4 和受体 9 基因在肺纤维化大鼠的表达和意义 [J]. 北方药学，2017，14（02）：137–138.

[164]赵丹，匡冬梅，张秀芳，等 . TLR4 在博莱霉素诱导的肺纤维化小鼠模型肺组织中的表达 [J]. 中华临床医师杂志（电子版），2016，10（01）：68–71.

[165]王莎莎 . TRB3 表达通过 MAPK/ERK 依赖信号通路对 TGF–β 刺激后大鼠 Ⅱ 型肺泡上皮细胞 EMT 影响 [D]. 青岛大学，2016.

[166]胡丽 . 红霉素对博来霉素诱导的肺纤维大鼠肺组织 TGF–β/Smad 信号通路的影响 [D]. 南华大学，2012.

[167]李水芹 . 补阳还五汤大鼠含药血清对肺成纤维细胞 TGF–β1/Smad/ERK 信号通路调控研究 [D]. 成都中医药大学，2014.

（郭隽馥）

第四章　肺间质纤维化的诊断

第一节　临床表现

肺间质纤维化患者常以干咳、进行性呼吸困难，活动后更明显为主要症状来院就诊。典型症状可多为隐匿起病，主要表现在干咳、进行性呼吸困难，活动后更明显。部分还可见杵状指（趾）。终末期可有头晕，口唇、指甲发紫，活动受限等缺氧的表现。可伴有食欲减退、体重减轻、消瘦、乏力等全身症状。

在传统中医学中没有肺纤维化的病名，大部分肺纤维化患者以进行性呼吸困难、胸痛、咳嗽、咯痰、呕吐、气短乏力、口干咽燥等主要表现，多属于我国中医所说"肺痹""肺痿"病证的范畴。

第二节　肺间质纤维化的诊断标准

一、中医诊断

（一）根据病性辨证（应该具备 3 个或 3 个以上）

（1）气虚：神疲乏力、气短懒言、面白少华、自汗、动则加重、舌淡嫩、脉虚等。

（2）阳虚：畏寒肢冷、气短自汗、面色㿠白、口淡不渴或喜热饮、小便清长、大便溏薄、舌淡胖苔白滑、脉沉迟而无力等。

（3）阴虚：出现潮热盗汗、五心烦热、口燥咽干、大便干结、舌红少苔、脉细数等。

（4）血虚：面白无华，眼、睑、口唇、爪甲等淡白，健忘、心悸、头晕眼花、手足发麻，妇女月经量少且淡或延期或闭经、脉细等。

（5）痰湿：量多且黏稠痰易咯、胸脘痞闷、肢体困重、苔白腻、脉濡缓等。

（6）气滞：胸胁脘腹胀闷、走窜、疼痛时轻时重、痛无定处、按之无形、疼痛随气行而舒、或随思虑心情不畅而加重、脉弦等。

（7）痰热：咯吐黄痰、发热口渴、舌红且苔黄腻、脉滑数等。

（8）血瘀：刺痛或如刀割、痛处固定且拒按、肿块质硬、面舌唇紫暗、出血紫暗、脉涩等。

（二）根据脏腑辨证（应该具备 3 个或 3 个以上）

（1）肝病：精神抑郁、心情烦躁易怒、胸胁或少腹胀痛疼痛、头目晕眩、抽搐、月经不调、睾丸疼痛等。

（2）心病：心悸怔忡、口舌生疮、失眠多梦、神志错乱、脉结代或促等。

（3）脾病：腹胀腹痛、食少便溏、水肿、内脏下垂等。

（4）肺病：咳嗽气喘、胸痛、鼻塞流涕、咽喉痒痛等。

（5）肾病：腰膝酸软或疼痛、耳聋耳鸣、阳痿遗精、妇女经少、出现水肿、呼吸气短而喘、二便排泄异常等。

二、西医诊断

肺间质纤维化西医诊断标准：符合 1 条即可诊断。
（1）胸部 HRCT 显示存在肺发生纤维化改变。
（2）肺组织活检病理结果明确诊断。

第三节　不同类型肺间质纤维化的诊断

一、特发性肺间质纤维化（IPF）

在影像学中临床表现主要为由不明原因所引发的磨玻璃状、片状、网状、条索状、蜂窝状阴影。在 X 线片检查中，由于一般生理状态下肺间质组织较薄，所以 X 线片检查较为困难，只有当厚度＞0.3cm 时才能识别出来，并需要对周围充满空气的肺泡进行分析。在宋承东的研究中可发现，IPF 患者胸片主要临床表现为双肺基部周围磨玻璃影，以网状、网状影为特征，不对称，肺体积明显缩小，但胸部 X 线片检查结果正常是很难排除 IPF 疾病的，要结合 HRCT、BLA、肺生理功能检查和肺组织病理活检来进行综合判断和评价，虽然胸部 X 线片检查具有成本低、辐射剂量少的优势，但由于胸部 X 线片检查缺乏特异性，导致 IPF 诊断十分困难；还根据吴宏等的研究可指出，X 线片的具体临床表现主要为双侧弥漫性分布，相对对称，多位于基部、周围或胸膜下网状或网状结节影，通常还可伴有肺体积缩小。随着病情进展，随后还可出现多发囊性半透明影（蜂窝状肺）。在 CT 检查中，根据吴宏等的研究可知，病变部位集中于在两下肺外围，有时还发现可涉及肺中央，从胸膜下至肺门，在早期 IPF 时：主要为肺泡炎症，在 CT 中显示双肺下部有弥漫性斑片状颗粒状高密度影，两侧大约呈对称分布，胸膜病变越近，病变越强，HRCT 显示斑片状影主要为小叶实变或小叶融合病变，可见含气支气管影。玻璃尘影是早期 CT 最常见的表现之一，它们分布在相同的阴影中，但密度低于小叶实变影。早期间隔增厚主要见于胸膜下区。薄层 CT 示垂直胸膜平行胸膜的线影，长 1~2cm，边缘光滑；在 IPF 晚期时：以慢性肺纤维化为主。各种 CT 表现在各方面反映出肺间质纤维化的过程或不同的组织结构。纤维的不同表现为：胸膜下弓线影、小叶间隔增厚扭曲、网状粒状影、肺界面征、蜂窝状影、肺气肿、支气管扩张、局灶性肺密度。

对于 IPF 诊治方法主要依据美国胸科学会、欧洲呼吸学会、日本呼吸学会和拉丁美洲胸腺学会共同制定的关于特发性肺纤维化诊断及管理的国际诊治指南，其首次提出了依据 UIP HRCT 特征性表现作为诊断 IPF 的一种独立性手段，具有 UIP 典型 HRCT 的患者，诊断时可不做肺活检组织病理检查进行诊断。

（一）IPF 的诊断

IPF 的诊断标准为：

（1）排除其他的已知性间肺病的原因（例如家庭和职业环境的接触、药物毒性、结缔组织病等）。

（2）未接受手术性肺活检患者，在高分辨计算机断层扫描（HRCT）上存在 UIP 模式。

（3）手术肺活检和 HRCT 模式在接受手术性肺活检的患者中的具体诊断。在 2000 年《ATS/ERS 共识声明》已经提倡取消。其中确定 UIP 模式 HRCT 是以肺基底部以及胸膜下分布为主的网格影和蜂窝影，并伴有或者不伴有牵拉性支气管扩张，磨玻璃样改变不明显为主要临床表现，其中蜂窝影是诊断 UIP 模式的重要依据。在诊断时应重点考虑包括其他临床环境中的 UIP，如结缔组织疾病、慢性过敏性肺炎（外向过敏性肺气管炎）等。

白皮书首先强调了临床评估的重要性，第一步是获得结缔组织疾病阶段的临床信息相关的 ILD，慢性过敏性肺炎，药物性肺损伤和石棉粉尘肺等，进一步通过临床评估要求有关粉尘、职业接触、吸烟史、结缔组织疾病伴随症状如排除其他类型间质性肺疾病可发挥着至关重要的作用。年龄 > 60 岁并有吸烟史的男性被认为是存在 IPF 的高危险因素。

（二）IPF 与其他疾病的鉴别诊断

（1）肺结节病：病理表现为非干酪样肉芽肿和间质纤维化。纤维化改变通常始于外周肉芽肿，并向中心发展，导致完全纤维化和玻璃样变性。肉芽肿性炎症的特征表现在支气管血管周围、胸膜下和小叶间隔内的淋巴管。肺结节疾病类型的 HRCT 外观为圆形小结节，分布于淋巴管内，直径 2~4cm，双侧对称分布，大结节逐渐消失，大约 20% 的患者在晚期呈现纤维化形态，主要分布于中上叶。肺部疾病的阶段Ⅳ结部分的 HRCT 表现包括线性他的影子，牵拉性支气管扩张、肺结构变形、纤维化、囊肿、肺大泡，旁边的间隔肺气肿。肺中偶见蜂窝状囊肿肺中上叶位于胸膜下，但肺基部未受累。沿支气管血管束分布的纤维化密度不均匀是鉴别诊断的关键。

（2）慢性过敏性肺炎（CrHP）：其病理特征较复杂，多种病理改变可能重叠。UIP 型、NSIP 型、机化性肺炎和伴有或不伴有肉芽肿的小叶中心性纤维化。HRCT 表现为：马赛克征、网状影、磨玻璃密度影、小叶间质增厚、小叶间隔不规则增厚、支气管扩张、中央小叶结节、蜂窝状。HRCT 表现为纤维蛋白化。典型的纤维化征象包括蜂窝状结构、牵引性支气管扩张和网状结构，二者密切相关。慢性过敏性肺炎 CT 表现可以与 UIP、纤维化 NSIP 相类似。主要鉴别处为小叶中央磨玻璃结节和小叶性马赛克征及下肺未受累，小叶中心结节代表细支气管中心的感染，但是慢性过敏性肺炎患者出现肺气肿的情况不多见。

（3）非特异性间质性肺炎（NSIP）：最初，它指的是一种短暂的纤维化过程。病理表现为肺泡壁和小叶间隔均匀增厚。纤维化区域不可见正常肺组织，炎症细胞浸润可能存在也可能不存在。纤维性 NSIP 比细胞性 NSIP 更常见。位置异质性、时间异质性和蜂窝状结构一般不可见。多数 NSIP 患者 HRCT 表现为均匀的玻璃影，牵引性支气管扩张，主要分布于双肺下叶。UIP 和 NSIP 均以两肺下叶分布为主，但与 UIP 相比，NSIP 一般不累及胸膜下。NSIP 也可显示为网状、牵引性支气管扩张、Salvatore 等明显的分界，指出早期 UIP 分布较不均匀，可位于基部、胸膜下、间隔旁 NSIP 分布更均匀，未见胸膜下受累。早期的 UIP 与 NSIP，特别是纤维化型 NSIP 的鉴别诊断比较困难。NSIP 的病理和影像学表现差异很大，一部分 NSIP 患者在病理上诊断为 UIP。Zhang 等发现，HRCT 未呈现"直缘征"有利于鉴别 NSIP 与 UIP。

二、继发性肺间质纤维化（SPF）

由明确原因所引发，继发性肺纤维化的诊断标准为：在确诊肺纤维化的情况下，有明确的病因（如职业暴露、结缔组织疾病、药物性肺损伤等）而导致肺部影像改变，可诊断其为继发性肺间质纤维化。

三、特殊：弥漫性肺纤维化（DPF）

由明确原因或不明原因所引发，明确原因可为无机粉尘（煤、石棉等）、有机粉尘（棉尘等）、SO_2、病毒细菌微生物感染、药物等，以发病隐秘且进行性加重为特点，干咳少痰、进行性气急等为主要临床表现，晚期可出现呼吸衰竭；X 线片检查早期可见毛玻璃样，弥漫性线条状、云絮状、结节状、网状阴影、肺功能检查可表现出肺容量减少、弥漫功能减弱以及可出现低氧血症。由于 DPF 病因较复杂、治疗较困难，DPF 诊断时要格外与肺炎等其他肺疾病相区分。胸部 X 线片检查是 DPF 的首选，有效的胸也片具有较高的分辨能力，可作为 DPF 早期初步诊断依据；但在某些症状不明显时，X 线片就成为诊断 DPF 的唯一手段，但不是决定手段，临床诊断中应结合其他检查综合判断。

参考文献

[1]ATS /ERS /JRS /ALAT Committee on Idiopathic PulmonaryFibrosis.An official ATS/ ERS / JRS / ALAT sta tementidiopathic pulmonary fibrosis evidence-based guidelines fordiagnosis and management[J]. Am J Res pir Crit Care Med, 2011, 183(6): 788.

[2]陆嘉玮. 肺间质纤维化中西医临床特征研究 [D]. 南京中医药大学，2018.

[3]李想，常虹，石松利，等. 肺纤维化的中医病机及中医药治疗研究进展 [J/OL]. 中药药理与临床，2021.01(12): 1-14.

[4]诸荣恩，中华结核和呼吸系疾病杂志，1979，2 (4): 255.

[5]Jeong YJ, Lee KS, Chung MP, et al. Chronic hypersensitivity pneumonitis and pulmonary sarcoidosis: differentiation from usual interstitial pneumonia using high-resolution computed tomography[J]. Semin Ultrasound CT MR, 2014, 35(1): 47-58.

[6]Salvatore M, .Smith ML. Cross sectional imaging of pulmonary fibrosis translating pathology into radiology [J]. Clinical Imaging, 2018, 51(9): 332-336.

[7]Walsh SL, Sverzellati N, Devaraj A, et al. Chronic hy persensitivi-ty pneumonitis: high resolution computed tomography pa tternsand pulmonary function indices aas prognostic determinants[J]. Eur Radiol, 2012, 22 (8): 1672-1679.

[8]Dias OM, Baldi BG, Pennati F, et al. Computed tomography inhypersensitivity pneumonitis: main findings, differential diagnosisand pitfalls[J]. Expert Rev Respir Med, 2018, 12(1): 5-13.

[9]Kusmirek JE, Martin MD, Kanne JP. Imaging of idiopa thic pulmo-nary fibrosis[J]. Radiol Clin North Am, 2016, 54(6): 997-1014.

[10]Zhan X, Koelsch T, Montner SM, et al. Differentiating usual in-terstitial pneumonia from nonspecific interstitial pneumonia usinghigh-resolution computed tomography the" straight-edge sign[J]. J Thorac Imaging, 2018, 33(4): 266-270.

[11]刘寅，蔡后荣. 特发性肺纤维化的 HRCT 诊断新观点 [J]. 中国临床新医学，2019，12 (01): 13-17.

[12]宋承东. 特发性肺间质纤维化 X 线及 HRCT 的诊断价值分析 [J]. 临床肺科杂志，2013，18 (07): 1350-1351.

[13]吴宏，张会存. 特发性肺纤维化的 X 线及 CT 诊断 [J]. 吉林医学，2012，33 (18): 3923-3924.

第四节　肺间质纤维化的诊断方法

一、CT

肺纤维化中特发性肺纤维化（IPF）分为家族性和散发性，目前尚无办法分清 IPF 种类。在排除其他的已知性间肺病的原因的情况下，高分辨率 CT（HRCT）呈现 UIP 模式是诊断 IPF 的金标准，诊断率高达 90% 以上。

（一）高分辨率 CT UIP 模式的鉴别标准

1. UIP 模式

病变部位分布不均，以下肺部以及胸膜下为主，一般双肺对称分布，并出现蜂窝影，可出现外周分布的牵张性支气管或细支气管的扩张。①蜂窝影指聚集的薄壁囊腔，一般大小相同，常伴有牵张性支气管或细支气管扩张、网格影；同时蜂窝影需要与牵张性细支气管扩张、胸膜下肺大泡、间隔旁肺气肿进行鉴别分析。②牵张性支气管或细支气管扩张：临床可表现为细支气管或支气管腔直径不减小，或者支气管或支气管腔出现十分明显地扩张变形。③玻璃影：即肺透过度下降，但是支气管血管束隐隐可见；同时注意单纯磨玻璃影与细网格影基础上的磨玻璃影的鉴别，单纯的磨玻璃影并非是 UIP 型 ILD 特征性表现，如果 IPF 患者出现需要考虑是否为急性加重，这类患者往往同时伴随着牵张性支气管或细支气管扩张。

2. 可能 UIP 模式

胸部 HRCT 病变的分布与典型 UIP 一致，呈现网格影并且出现外周分布的牵张性支气管或细支气管的扩张，还可伴有轻微磨玻璃影。

3. 不确定模式

表现不典型，病变部位主要为下肺、胸膜下有细网格影，可伴有少量磨玻璃影及条影索（早期 UIP 型），出现纤维化病灶特征和（或）不符合间质性肺疾病 CT 的任何一项特征。可以做俯卧位 CT 进行进一步诊断，以排除因通气不充足或坠积而导致的伪影。

4. 其他

弥散性马赛克征、大叶中心性结节、多发囊泡影、大量微结节、结节影；病变部位与 UIP 模式不同为沿支气管血管束分布或上中肺分布等；出现胸膜斑，血管扩张，胸腔积液；胸膜增厚等。总体大致分为两种情况：①临床表现以及血清学检查疑似 IPF，但是 HRCT 不符合 UIP 模式或可能 UIP 模式或不确定模式。② HRCT 符合 UIP 模式或可能 UIP 模式或不确定模式，在临床或其他辅助检查中发现可导致肺纤维化的病因。

（二）高分辨率 CT 注意事项

首先在进行 CT 扫描之前对检查过程进行解释以及指导呼吸方式，减少第一次扫描因吸气不充足而造成的影响，以便于检查顺利进行。扫描时，扫描速度越快效果越好，即速度越快成像受呼吸运动的影响越小；在 CT 扫描过程中先在吸气末呈仰卧位时采集第一次图像，为容积扫描，然后再在深呼气之后呼气末呈仰卧位时采集第二次图像，为容积或序列扫描（第二次扫描是为了排除呈仰卧位对成像的影响，可以为整体肺部的扫描也可以为下肺部的扫描。对于近期出现呼吸困难加重的 ILD 患者，必要时需要安排 CT 肺血管重建来判断是否出现肺栓塞的情况，同时要注意是否有新发磨玻璃影来判断是否出现急性加重。

1. IPF 急性加重

IPF 急性加重是可发生在病程任意阶段，在没有明确病因的情况下的呼吸功能恶化。IPF 急性加重时 HRCT 表现为在纤维化前提下双肺呈现磨玻璃影或实变影，如果没有高分辨率 CT，在 UIP 型 CT 中表现在肺纤维化的前提下呈现双肺磨玻璃影或实变影，也高度提示为 IPF 急性加重。

其诊断标准为：①1 个月内出现不明病因的呼吸困难明显加重。②新出现肺泡浸润影。③低氧血症逐渐加重或者出现气体交换功能严重受损的表现。④不能用感染、肺栓塞、心力衰竭等病因来解释临床出现呼吸功能恶化的表现。⑤原有 UIP 病变的前提下，出现弥散性肺泡损伤，少数在远离纤维化最重的区域表现为机化性肺炎。

2. IPF 预后与 HRCT 的联系

IPF 预后较差，HRCT 诊断为 UIP 模式或者可能 UIP 模式患者比不符合 UIP 模式患者生存时间短。Arcadu 等对 IPF 患者进行了不同的研究，HRCT 表型与肺功能的关系显示，肺功能检测结果与不同 UIP 类型无显著相关性，但与疾病范围有很好的相关性。纤维化进展速度也是一个重要的预后因素。Kondoh 等发现，HRCT 也显示出"可能的 UIP"有 IPF 的患者预后高于无 IPF 的患者（如 NSIP、CRHP 和非 IPF）。分类 IIPS）较差。HRCT 表是 NSIP，病理表是不一致 UIP 患者的生存率高于其他患者对 UIP 患者来说。尽管 IPF NSIP，CrHP，Ⅳ期部分疾病的 HRCT 表现在重叠，但一些特征有助于进行鉴别诊断。由此可见 IPF 预后与 HRCT 表现存在联系。

（三）HRCT 在诊断 IPF 的优势与不足

根据刘荣梅等的研究发现，在肺纤维化的诊断中，应用 HRCT 诊断，可在很大程度上保证诊断结果，为今后患者的治疗提供强有力的参考，HRCT 对肺纤维化的诊断具有较高的分辨率。肺纤维化胸膜下肺气肿、小叶肺气肿、网格变化以及磨砂玻璃样等都可以清楚地显示出来。

但由于在临床实践中，HRCT 显示确定 UIP 模式仅占 IPF 的比例不到 1/3，由此可见比例很小，而且已经确定为 UIP 模式的患者此时往往病情已经处于肺纤维化末期，对于可能 UIP 模式或者疑似 IPF 的患者，可以进行肺活检手术进一步确诊，但可能肺活检手术会伴随一些并发症甚至出现致死的危险，在临床诊断中因临床的种种因素，一些患者还不能接受肺活检手术或者一些患者由于自身身体原因而不能进行肺活检手术，因此也无法对疾病进行确诊，与此同时这样也就会不利于对疾病的诊治以及对病情的控制。因此如何能尽早确诊特发性肺纤维化也是当今的一大医学难题。

（四）临床试验 ARTEMIS-IPF 评估 HRCT 预测

最近，有研究人员使用了一项早期的随机、双盲、多中心研究关于 AnLiSheng-IPF 评价 HRCT 对疑似 IPF 患者的预测价值。在本试验中，HRCT 被用作筛选的一部分，肺活检为临床诊断的一部分，研究者对于已经由组织学证实的不同分型的 UIP 测试其阴性预测值以及阳性预测值，ARTEMIS-IPF 实验结果显示阳性预测值高达 94.0%。

根据吴宏等的研究可知，病变部位集中于在两下肺外围，有时还发现可涉及肺中央，从胸膜下至肺门，在早期 IPF 时：主要为肺泡炎症，在 CT 中显示双肺下部有弥漫性斑片状颗粒状高密度影，两侧大约呈对称分布，胸膜病变越近，病变越强，HRCT 显示斑片状影主要为小叶实变或小叶融合病变，可见含气支气管影。玻璃尘影是早期 CT 最常见的表现之一，它们分布在相同的阴影中，但密度低于小叶实变影。早期间隔增厚主要见于胸膜下区。薄层 CT 示垂直胸膜平行胸膜的线影，长 1~2cm，边缘光滑；在 IPF 晚期时：以慢性肺纤维化为主。各种 CT 表现在各方面反映出肺间质纤维化的过程或不同的组织结构。纤维的不同表现为：胸膜下弓线影、小叶间隔增厚扭曲、网状粒状影、肺界面征、蜂窝状影、肺气肿、支气管扩张、局灶性肺密度。肖振平等认为 IPF 的 HRCT 以胸膜下弧形影和蜂窝状影为特征，但这一特征表现时已经演变为晚期肺纤维化，这时诊断 IPF 就并不困难了，而急进期 IPF 的 HRC 则会呈现出肺中下部位斑片状、磨玻璃影或实变影，并非特异性表现，需要与肺炎、肺结核、肺梗死、肺水肿、过敏性肺泡炎等疾病进行鉴别，通过结合既往病史、细菌学、血清学及肺功能检查，可排除肺结核、肺水肿、肺梗死等疾病。

二、X 线片检查

在一般生理状态下肺间质组织较薄，所以 X 线片检查较为困难，只有当厚度＞ 0.3cm 时才能识别出来，并需要对周围充满空气的肺泡进行分析。在宋承东的研究中可发现 IPF 患者胸部 X 线片的主要临床表现为双肺基部周围磨玻璃影，以网状、网状影为特征，不对称，肺体积明显缩小。但胸部 X 线片的检查结果正常是很难排除 IPF 疾病的，要结合 HRCT、BLA、肺生理功能检查和肺组织病理活检来进行综合判断和评价。虽然胸部 X 线片检查具有成本低、辐射剂量少的优势，但由于胸部 X 线片检查缺乏特异性，导致 IPF 诊断十分困难。根据吴宏等的研究指出 X 线片的具体临床表现主要为双侧弥漫性分布，相对对称，多位于基部、周围或胸膜下网状或网状结节影，通常还可伴有肺体积缩小。随着病情进展，随后还可出现多发囊性半透明影（蜂窝状肺）。在贾志福等的统计影像中发现：中、下两个肺野病变多于上两个肺野病变，呈弥漫性、边缘性分布，病变累及肺内、肺中、肺外部分；病灶边缘模糊，界限不清，呈间质磨玻璃样改变，纤维状或结节状影，点状。由于密度分辨率胸部 X 线片与病变图像会出现重叠，对于慢性支气管炎、煤工尘肺与肺纤维化的鉴别就会比较困难，而如果在 IPF 的早期并不表现为肺泡炎症时，就只有当病情发展到中晚期时，X 线片才可出现网状阴影、云雾状阴影等。所以胸部 X 线片检查结果正常是很难排除 IPF 疾病，必须要结合 HRCT、BLA、肺生理功能检查和肺组织病理活检来进行综合判断和评价。

参考文献

[1]美国胸科学会，欧洲呼吸学会，日本呼吸学会等.特发性肺纤维化诊断临床指南（摘译）[J].中华结核和呼吸杂志，2018，41（12）：915-920.

[2]中华医学会病理学分会胸部疾病学组.中国特发性肺纤维化临床－影像－病理诊断规范[J].中华病理学杂志，2018，47（2）：81-86.

[3]Raghu G，Collard HR，Egan JJ，et al. An official ATS/ERS/JRS/ALAT statement：idiopathic pulmonary fibrosis：evidence-based guildelines for diagnosis and management[J]. Am J Respir Crit Care Med，2011，183（6）：788-824.

[4]Collard HR，Moore BB，Flaherty KR，et al. Acute exacerbations of idiopathic pulmonaryfibrosis[J]. Am J Respir Crit Care Med，2007，176（7）：636-643.

[5]吴运瑾，易祥华.美国胸科学会／欧洲呼吸学会（2013）特发性间质性肺炎的国际多学科分类解

读 [J]. 中华病理学杂志，2015，（3）：158-163.

[6]Azma A，Nukiwa T，Tsuboi E，et al. Double-blind，placebo-controlled trial of pirfenidone in patients with idiopathic pulmonaryfrbrosis[J]. Am J Respir Crit Care Med，2005，171（9）：1040-1047.

[7]Ambrosini V，Cancellieri A，Chilosi M，et al. Acute exacerbation of idiopathic pulmonary fibrosis：report of a series[J]. Eur Respir J，2003，22（5）：821-826.

[8]赵大伟，房学梅，付维林. 高分辨率 CT 在特发性肺纤维化诊断中的研究进展 [J]. 放射学实践，2019，34（09）：1044-1048.

[9]Arcadu A，Byrne SC，Pirina P，et al. Correlation of pulmonaryfunction and usual interstitial pneumonia co mputed tomog raphypatterns in idiopathic pulmonary fibrosis[J]. Respir Med，2017，129（1）：152-157.

[10]Kondoh Y，Taniguchi H，Kataoka K，et al. Clinical spectrum andprognstic factors of possible UIP pattern on high-resolution CTin patients who underwent surgical lung biopsy[J]. PLoS One，2018，13（3）．

[11]刘荣梅，邵元伟. 磁共振成像（MRI）、高分辨率 CT（HRCT）肺纤维化诊断价值分析 [J]. 影像研究与医学应用，2019，3（11）：61-63.

[12]陈学武，李立峰，曹军林. 肺纤维化的 CT 和 MRI 诊断价值 [J]. 中国 CT 和 MRI 杂志，2015，13（08）：36-39.

[13]刘寅，蔡后荣. 特发性肺纤维化的 HRCT 诊断新观点 [J]. 中国临床新医学，2019，12（01）：13-17.

[14]陈起航. 胸部高分辨率 CT 新分型对特发性肺纤维化早期诊断的影响 [J]. 中国实用内科杂志，2018，38（11）：1005-1008.

[15]吴宏，张会存. 特发性肺纤维化的 X 线及 CT 诊断 [J]. 吉林医学，2012，33（18）：3923-3924.

[16]肖振平，李琳. 急进期特发性肺纤维化的高分辨 CT 表现 [J]. 中国冶金工业医学杂志，2000（05）：52-53.

[17]宋承东. 特发性肺间质纤维化 X 线及 HRCT 的诊断价值分析 [J]. 临床肺科杂志，2013，18（07）：1350-1351.

[18]吴宏，张会存. 特发性肺纤维化的 X 线及 CT 诊断 [J]. 吉林医学，2012，33（18）：3923-3924.

[19]唐建明，周毅，何东. 3 种不同影像学检查方法诊断特发性肺纤维化的比较 [J]. 实用医院临床杂志，2010，7（03）：82-84.

（郭隽馥）

第五章　肺间质纤维化的治疗

第一节　中医治疗

一、治疗法则

（一）扶正补虚法

1. 温肺扶阳

张仲景有云："病痰饮者当以温药和之。"肺系疾病多发于秋末冬春季节，这与肺脏生理特性有关。肺为娇脏，肺体属金，体寒而恶寒，寒邪最易伤及于肺，肺外合皮毛，反复感受寒邪由表入里，加之感染、发热疾病依赖抗生素、激素、冰敷退热的治疗现状，致使患者肺阳受损、布津障碍、津液凝聚而吐涎沫。《千金要方·道林养性》曰："冬时大地气闭，血气伏藏，人不可作劳汗出，发泄阳气，有损于人也。"秋凉冬寒易伤阳，加之素体阳虚，正气虚损，阴寒内生，内外寒邪相搏于肺脏而易加重病情变化。故此时，患者应重视防寒保暖，适时增添衣物，生活起居宜早睡晚起，不可疲于劳作，保持充足的休息时间，以固护人体阳气。

针对肺纤维化患者，若辨证其为肺阳虚冷型，在治疗过程中应尤为注意以温肺扶阳为要。秋冬寒凉，患者阳气不足可致痰凝血瘀，故饮食宜温补，如用山药、大枣等，不可妄投寒凉之品。春夏暑热，不可贪凉饮冷而伤阳，宜多吃一些当季瓜果蔬菜，选择一些温和的补阳之品，如韭菜、生姜等，同时要兼顾补阳又不伤阴的原则，以助阳养气。

2. 气阴双补

肺纤维化的病程一般较长，若感受外邪或内伤虚火灼肺，迁延反复致气津两伤，治宜气津双补之法。气阴双补为治法，为补气滋阴并用之法，多用于气阴两虚之证。《金匮要略·肺痿肺痈咳嗽上气病脉证并治》云："肺为娇脏，热则气烁，故不用而痿。"清代尤在泾又注云："痿者萎也，如草木之萎而不荣，为津烁而肺焦也。"仲景认为，虚热肺痿由于汗出、呕吐、小便多、腹泻等原因引起津液重亡，阴虚火旺，肺中虚热，肺受熏灼，久则痿弱不用，肺叶枯萎。而在后世医家对肺痿病机的论述来看，认为肺痿已不再单独强调津伤，阴虚的一面，还强调了有关气虚的病理因素。

针对气阴两伤型的肺纤维化，中医临床中常应用益气养阴药物治疗，若患者出现干咳无痰或少痰，咯血等症状，则应配伍滋阴清热、养阴生津、化痰止咳、通瘀解毒等药物。

3. 益气健脾

肺与中焦脾胃在五行上是为"母子"关系，肺属金为子，脾属土为母。是故历代医家对二者在生理、病理等多方面曾做理论探讨，进而提出培土生金的治法。《医门法律》有言："凡肺病得胃气则生，无胃气则死。"从生理上看，肺气的散布依赖于胃气的输注，其生理基础可从经络循行中看出：手太阴肺经"还循胃口"，足阳明胃经"起于鼻，交頞中，下循鼻外"，故太阴肺经亦络中焦脾胃。亦有研究指出：宗气亏虚是导致特发性肺间质纤维化的始动和关键因素。宗气是心肺活动的原动力，肺脏的功能依赖宗气的调节与维持。而宗气的产生与脾胃密切相关。由此可见，治肺病者必当从脾胃着手。

肺纤维化的患者除咳喘最为常见之外，咳痰亦是高频出现的症状，且不易消除。这是由于气虚的根本原因在脾，脾虚无以化津，水行不畅，聚而生痰，贮存于肺，而"脾为生痰之源，肺为贮痰之器""金不扣则不鸣"，痰浊阻滞，肺气失宣，势必咳嗽、咳痰，甚则喘息。因此，在治疗过程中应注意肺脾兼顾，培土生金，固护中焦脾胃，扶助后天之本，脾气健运则痰浊自去，肺气继而得以宣发。

4. 补肾纳气

肺属金，肾属水，金与水在五行之中属相生相克的关系，肺金与肾水在生理上则体现为互相滋生、互相依赖之脏，而在病理及病机传变上又相互影响。肾为气之根，主纳气，具有升清降浊贮存精气之功。肺肾经脉连贯，肺以降为顺，肾以纳为和，共同维持呼吸运动。肾为一身阴阳之根本，肺为肾之母，肾阴充足，可化生津液润于肺阴，不至于发生肺叶焦枯，肺之阴液充足，又可以下输充盈肾阴。肾之阳气充足，可以温肺化气，推动肺中津液输布，不至于致其宣肃失职，肺之阳气旺盛，也可以助生肾气。由此可知，肺肾母子相生，在呼吸运动、水液代谢、阴阳互资等方面相互依赖、相互滋生，维持五脏的正常转运。

进行性呼吸困难是肺纤维化患者的典型症状之一，多表现为呼吸浅快，动辄气喘。结合其他症状如持续性干咳、间歇性咳痰等可看出肺纤维化的临床症状与中医理论中的肺肾二脏气机失调，水液输布障碍密切相关。现代临床研究中亦证实应用补肺肾法治疗肺纤维化对于减轻患者的临床症状具有明显疗效。从肺肾同源，金水相生的角度辨证论治肺纤维化对于临床诊疗具有一定的参考意义。

（二）祛邪通络法

益气活血，祛痰通络

肺纤维化的病性一般被认为是本虚标实，肺中络气乏源，痰瘀阻络，二者相互影响形成痰湿、痰浊、瘀血等病理产物；故治疗应从虚实两端着手。肺气、宗气虚应补气，气旺则血行；脉络痹阻则应活血化痰通络。肺主一身之气，同时肺亦多血，"肺为血脏"，说明肺对全身血液的生成和运行具有重要的意义。肺既为血脏，肺又易生瘀；肺纤维化患者多数病势缠绵，"久病多瘀""久病入络"，最终导致瘀血内停、瘀热结聚。临证时应配伍活血化瘀之品，如川芎、地龙、丹参、赤芍等，活血行气，泻血中瘀热，舒壅遏之肺气，复其肃降之职。脾胃为后天之本，脾胃不运，痰湿内生，脾胃健运则五脏得养、气血充盛，病势能缓。配伍如炒白术、茯苓、炒白扁豆、薏苡仁、醋鸡内金、砂仁等一系列培补脾胃的药物，可助中焦升清降浊之力。同时脾胃功能健旺也是患者预后良好的重要提示。正如《医学真经》云："通络之法各有不同，调气以和血，调血以和气，通也；下逆者使之上行，中结者使之旁达，亦通也，虚者助之使通。"

二、治疗肺间质纤维化常用的单味中药药材及方剂

（一）常用的单味药材

1. 黄芪

黄芪为多年生草本，为豆科植物，味甘，性微温，归肺、脾、经。具有补气升阳，固表止汗，利水消肿，生津养血，行滞通痹，托毒排脓，敛疮生肌之功。现代药理学研究发现皂苷类，多糖类，黄酮类为黄芪主要的有效成分。其中，黄芪糖蛋白（Huang Qi Glycoprotein，HQGP）、黄芪总黄酮（Total Flavonoids of Astragalus，TFA）、黄芪甲苷（Astragaloside IV，AS IV）均被证实对肺纤维化具有一定的治疗缓解作用。栾智华等以 1mg/kg 浓度注射小鼠腹腔 HQGP14 天，发现 HQGP 能够减轻博来霉素（Bleomycin，BLM）诱导肺纤维化小鼠的肺泡炎症、肺纤维化程度，并表明 HQGP 通过下调各时间点的肺纤维化小鼠肺组织中的 α- 平滑肌肌动蛋白（alpha-Smooth Muscle Actin，α-SMA）的表达而具备一定的抗间质纤维化作用。另一项动物实验研究以 25mg/kg 浓度灌胃小鼠黄芪甲苷 14 天，发现与模型组相比，黄芪甲苷组小鼠的肺泡炎症及肺纤维化程度减轻，肺组织的血管内皮生长因子（Vascular Endothelial Growth Factor，VEGF）、血管内皮细胞生长因子受体 2（Vascular Endothelial Growth Factor

Receptor 2，VEGFR2）mRNA 表达下降，证实了黄芪甲苷能通过降低 VEGF、VEGFR2 基因表达，发挥抗纤维化作用。黄霖晗等以 60mg/kg 浓度分别灌胃小鼠 14 天，28 天。与模型组相比，病理学观察下黄芪甲苷组炎性表达抑制明显，胶原蛋白表达显著降低；利用蛋白印迹法发现黄芪甲苷组小鼠体内 α-SMA、COL1、COL3 蛋白表达较模型组下降明显，推测黄芪甲苷通过减少成纤维细胞的形成与胶原蛋白的沉积，从而对 BLM 诱导的肺纤维化存在抑制作用。徐昌君等以 43mg/kg 黄芪甲苷水溶液灌胃处理小鼠 28 天，发现黄芪总黄酮通过抑制特发性肺纤维化 miRNA-21 的表达，增强 smad7 对 smad 信号抑制作用，阻止上皮细胞间质转分化（Epithelial-Mesenchymal Transition，EMT）的发生从而具备了治疗 BLM 诱导的肺纤维化的作用。

2. 三七

三七为五加科植物三七的干燥根，味甘，性微苦，温。归肝，胃经。具有散瘀止血，消肿定痛之功，主要化学成分含有三七皂苷类、黄酮类、三七素、三七多糖等。研究显示以 0.5mg/kg 灌胃小鼠三七醇提取物 7 天、14 天、21 天，发现三七醇提取物对 BLM 所致肺纤维化小鼠有抑制作用，作用机制可能与降低肿瘤坏死因子 -α（Tumor Necrosis Factor，TNF-α）、转化生长因子 -β1（Transforming Growth Factor-β，TGF-β1）、白细胞介素 -1β（Interleukin-1β，IL-1β）和 IL-6 的水平有关。透明质酸（Hyaluronic Acid，HA）是存在于肺间质中的一种主要的氨基聚糖，其能够影响肺泡与血液间的气体交换，降解后的 HA 片段还可诱导 I 型、III 型胶原的合成；纤维粘连蛋白（Laminin，LN）为构成基底膜的成分，可诱导细胞的增殖，诱发炎症反应，二者均能促进肺纤维化发生、发展。孙晓芳等以 60mg/kg 三七总皂苷（Panax Notoginseng Saponins，PNS）灌胃处理小鼠 28 天，于第 7 天、第 14 天、第 28 天分别取样，采用放免法检测血清中 LN，HA 含量，发现与对照组相比，PNS 组小鼠体内 LN，HA 含量显著降低，推测 PNS 通过上调肺纤维化小鼠肺组织蛋白酶 K（Cathepsin K，CatK）的表达，从而促进细胞外基质的降解，进而对肺纤维化产生抑制作用。此外，PNS 的抗纤维化机制也可能与 TGF-β1 信号通路有关，研究推测 PNS 能够显著降低 TGF-β1 诱导的肺纤维化大鼠组织中 α-SMA 的含量，抑制肺部成纤维细胞的增殖分化，抑制上皮 - 间质的转化过程，同时减少 I 型、III 型胶原蛋白的形成，增加肺组织中明胶酶 B（Gelatinase B，MMP-9）的表达，MMP-9 作为基质金属蛋白酶的一种，能够降低细胞外基质，减少细胞外基质的沉积，从而发挥抗纤维化作用。

3. 麦冬

麦冬，为百合科植物麦冬的干燥块根，味甘，性微苦，微寒。归心、肺、胃经，有养阴生津，润肺清心之功，多用于肺燥干咳，阴虚痨嗽等证。现代药理研究发现，麦冬的有效成分包括甾体皂苷类、高异黄酮类、多糖类、挥发油类等。张心月等以生药 1.02g/kg，灌胃小鼠 28 天，并分别于第 7 天、第 14 天、第 21 天取样，发现麦冬发挥抗纤维化作用是通过降低 BLM 诱导大鼠肺组织中 MMP-9 及基质金属蛋白酶组织抑制剂 1（Tissue Inhibitor of Metalloproteinase1，TIMP-1）的合成分泌，并调节二者的比值所实现的。

4. 丹参

丹参，为唇形科植物丹参的干燥根和块茎，味苦，性微寒，归心、肝经。具有活血祛瘀，通经止痛，清心除烦，凉血消痈之功效。现代研究发现，丹参能有效抵抗多种组织器官纤维化疾病，可通过抑制肌成纤维细胞激活和 ECM 沉积等，在一定程度上可恢复纤维化的病理生理学改变；同时丹参对纤维化发病过程中的氧化应激、炎性损伤、微循环障碍等环节均可发挥保护作用，在防治纤维化方面具有良好的应用前景。丹参中主要的活性成分为脂溶性的丹参酮类和水溶性的丹酚酸类。脂溶性成分属于二萜醌型结构，主要包括丹参酮 IIA（Tanshinone IIA，Tan IIA），丹参酮 IIB（Tan IIB），隐丹参酮（CTS），丹参酮 I（Tan I），二氢丹参酮 I（DHTS）等。水溶性成分主要有丹参酚酸 A（Salvianolic Acid A，Sal A）、丹参酚酸 B（Sal B）、迷迭香酸、紫草酸，咖啡酸等酚酸类成分。林军等通过灌胃小鼠大 / 中 / 小（160/80/40mg/kg）3 种浓度的丹参总酚酸，以肺指数（肺质量 mg/ 体重 g）为实验参考指标，于第 7 天、第 14 天、第 28 天分别取样观察发现丹参总酚酸可明显降低经 BLM 诱导肺纤维化的小鼠肺指数，结合镜下病理学观察发现，经丹参总酚酸治疗的小鼠肺纤维化程度有所降低。羟脯氨酸（Hydroxyproline，Hyp）是机体胶原蛋白的主要成分之一，主要出现在胶原蛋白中，占胶原蛋白氨基酸总量的 13%，故其水平的高低可作为胶原组织代谢的重要指标。研究发现，与模型对照组相比，经丹参总酚酸治疗的小鼠在晚期肺纤维化程度减轻，肺组织 Hyp 水平显著低于对照模型组，表明丹参总酚酸对 BLM 诱导的小鼠肺纤维化的发生发展具有一定抑制作用，其机制可能与其抗氧化活性及抑制成纤维细胞分泌胶原蛋白有关。ECM 沉积增多是肺纤维化的典型病理表现之一，其降解平衡主要由尿激酶型纤溶酶原激活物（Urokinase-type Plasminogen Activator，UPA）及其抑制物 -1（Plasminogen Activator Inhibitor-1，PAI-1）所调控。田淑霞等以 10mg/kg 浓度腹腔注射小鼠 Tan IIA 28 天，观察到经 Tan IIA 治疗的相关组小鼠肺泡间隔扩大，炎性细胞浸润程度减轻，肺组织损害较少，纤维化评分较低，且与地塞米松联合用药效果更加显著。推测丹参酮抑制 BLM 诱导的肺纤维化的机制可能与升高 UPA 抑制 PAI-1 的表达从而产生抗纤维化作用有关。此外，体外细胞模型实验研究表明：Tan IIA 能够在 TGF-β1 诱导的成纤维细胞激活模型中抑制成纤维细胞向肌成纤维细胞的异常分化，并降低成纤维细胞的增殖敏感性；在丹参酚酸中，Sal A 通过抑制细胞周期蛋白 D1（Cyclin D 1），Cyclin E 1 和 Cyclin B 1 的表达，可诱导细胞周期阻滞和凋亡，对成纤维细胞的增殖、黏附和迁移有明显抑制作用；Sal 则能够降低内源性 TGF-β1 的生成以及 I 型胶原蛋白，α-SMA 的表达，抑制成纤维细胞增殖和迁移。这些都为进一步临床探究丹参治疗肺纤维化作用机制提供了实验依据。

5. 当归

中药当归，为伞形科植物当归的干燥根，味甘，辛，性温，归肝、心、脾经。具有补血活血，调经止痛，润肠通便之功。常用于治疗眩晕心悸，血虚萎黄，月经不调，虚寒腹痛等证。现代药理学研究中，归主要成分有挥发油类，有机酸类，黄酮类，多糖类等，具有增强免疫，抗血栓，抗氧化，抗肿瘤及抗炎的作用。实验研究发现当归治疗肺纤维化的机制主要分为以下几类，即：抑制肺纤维组织再生，改善肺部病理学；降低肺指数，改善肺功能；下调 TGF-1/ 结缔组织生长因子（Connective Tissue Growth Factor，CTGF）的表达，抑制肺纤维组织的增生；改善血液流变学，与激素配伍增效且减轻激素不良反应；提高氧化酶活性，缓解脂质过氧化损伤。阿魏酸作为当归有机酸类的有效成分之一，在近些年来的动物实验中被证实其可抑制肺纤维化模型大鼠肺组织内的 I 型胶原纤维表达，阻止 I 型胶原纤维过度沉积，从而减轻肺纤维化的程度。韩静茜等在临床试验中，在原有西医常规治疗的基础上，加服阿魏酸钠片（100mg/ 片，3 片 / 天，1 片 / 天）疗程 6 个月，用于治疗由肺纤维化所导致的尘肺病。结果表明，临床在治疗尘肺病肺纤维化上，中西医结合应用阿魏酸治疗肺尘病较常规西医治疗的疗效更加显著，能显著增加患者肺通气功能，降低患者肺纤维化指标，推测其作用机制可能是通过拮抗内皮素（Endothelin，ET）原蛋白的生成所实现。

6. 甘草

甘草，为豆科植物甘草、胀果甘草、光果甘草的干燥根和块茎，是《伤寒论》中使用频率最高的药物之一，味甘，性平，归心、肺、脾、胃经。具有补脾益气，清热解毒，祛痰止咳，缓急止痛，调和诸药之功。多用于脾胃虚弱，倦怠乏力，心悸气短，痈肿疮毒之证。甘草的主要化学成分分为三萜类、黄酮类、多糖类。其中，三萜类的甘草酸（Glycyrrhizic Acid，GA）又称甘草酸、甘草皂苷，黄酮类的甘草查尔酮 A（Licochalcone A，Lico A）被证实可改善肺损伤及纤维化程度。付钰等通过灌胃小鼠不同剂量的 Lico A，观察到 Lico A 组与吡非尼酮组均明显降低了小鼠肺组织的肺指数，同时发现经 Lico A 治疗的小鼠 Hyp 水平下降，I 型胶原蛋白（Collagen I）与 α-SMA 水平降低，肺组织胶原含量减少，p-smad2/3 水平被显著抑制，TGF-β1 诱导成纤维细胞形成能力下降，推测 Lico A 可通过抑制 TGF-β1/Smad 信号通路阻止成纤维细胞活化，下调细胞外基质 Collagen I 等表达，从而发挥治疗肺纤维化小鼠的疗效。GA 作为从甘草茎中提取的一种有效成分，具有抗炎、免疫调节、抗肿瘤、抗病毒、保护膜结构等广泛作用。目前临床上主要将纯品甘草酸与其他物质制成复合制剂使用，研究表明，甘草酸制剂对防治肺纤维化具有良好的疗效，其作用机制主要通过调节体内自由基代谢；抑制 TGF-β1 表达，调控 TGF-β1/smad 信号通路；上调干扰素 -γ（Interferon-γ, INF-γ）表达；调控 p38 丝裂原活化蛋白激酶（Mitogen-Activated Protein Kinase, MAPK）/Akt/Nox4 信号通路；调节 MMPs/TIMPs 比例等途径所实现。

（二）常用的中药复方

1. 麦门冬汤——气阴两虚型

麦门冬汤出自《金匮要略·肺痿肺痈咳嗽上气病脉证治第七》，原方中所用麦门冬 7g、半夏 1g、人参 100g、甘草 100g、粳米 3g、大枣 12 枚，具有滋养肺胃、降逆和中、止逆下气、降火利咽、生津救燥、养胃除烦之功。方中重用麦门冬滋养肺胃，清降虚火为君；人参益气生津为臣；半夏降逆化痰为佐；甘草、大枣、粳米益胃气，生津液为使。诸药合用，使肺胃气阴得复，则虚火平，逆气降，痰涎清，咽喉利，咳喘自愈。

《金匮要略》中记载麦门冬汤可用于虚热肺痿。仲景在其书中所云：热在上焦者，因咳而肺痿，证明虚热肺痿的主要病机为阴虚肺燥。后世医家在分析麦门冬汤的药物组成时认为该方除麦冬一味补阴药外，使用了多味补气药（人参、大枣、粳米、甘草）。虽然传统的观点认为麦门冬汤是一首以培土达到生金效用的滋养肺阴方，但比较分析单纯阴虚肺燥设立的代表方养阴清肺汤（生地黄、麦冬、生甘草、玄参、贝母、丹皮、薄荷、白芍）、百合固金汤（生地黄、熟地黄、麦冬、百合、白芍、当归、贝母、生甘草、玄参、桔梗）等可知，其纯从养阴清肺润燥入手与本方的气阴双补有明显的不同，从方剂的临床适用范围来看本方更宜于气阴两虚证，这种解释并且可以使方中半夏的配伍获得进一步的解释：半夏性燥，多为湿痰而非燥痰而设，之前注家多从麦冬与半夏的 7∶1 药量之比，以麦冬制约半夏燥性；结合现代肺纤维化临床表现多伴有咳痰症状可知，半夏的作用正是用于因气虚使痰湿内生，用于燥湿化痰所用。

在《金匮要略心典》注释麦门冬汤条目中，其认为："火热夹饮致逆，为上气，为咽喉不利，与表寒夹饮上逆者悬殊矣，故以麦冬之寒治火逆，半夏之辛治疗饮气，人参、甘草之甘以补益中气。盖从外来者，其气多实，故以攻发为急；从内生者，其气多虚，则以补养为主也。"又如《阴虚证治》一书对于风温后期，余邪未清，气阴两伤者，主张以竹叶石膏汤治疗，该方即麦门冬汤加竹叶、石膏而成。方中以竹叶、石膏清解余热，则补气养阴之功必由麦门冬汤所主。中医基本理论中亦指出：

气旺生津，气随液脱，津液的丢失也必然带来气的损伤。故时至今日，现代学者提出麦门冬汤的适应证是：气液两亏，肺胃阴伤，出现虚羸少气，咳逆上气，并伴有痰涎凝聚，以致咽喉不利和呕恶等症，并在临床应用的过程中随证适当加减其他药物。

现代临床，实验研究均证实，麦门冬汤对肺纤维化具有良好的缓解治疗作用：临床试验中瓮恒等用麦门冬汤加减治疗 IPF，治疗组 32 例口服麦门冬汤加生晒参，其中显效 3 例，有效 23 例，无效 6 例，总有效率 81.25%；对照组 16 例应用糖皮质激素，口服泼尼松片治疗，其中显效 1 例，有效 8 例，无效 7 例，总有效率 56.25%。白文梅等运用加味麦门冬汤（原方基础上加黄芪、五味子、山茱萸、蛤蚧、川芎）联合吡非尼酮治疗 42 例 IPF 患者，以参照《中药新药临床指导原则》的有关 IPF 症状的量化评分标准，肺功能指标，用力肺活量（Forced Vital Capacity，FVC），用力呼气量占用力肺活量比值（FEV1/ FVC），一氧化碳弥散量（Carbon Monoxide Diffusing Capacity，DLCO）等为治疗指标，发现加味麦门冬汤对 IPF 具有明显治疗作用。与对照组吡非尼酮胶囊治疗相比，麦门冬汤联合吡非尼酮治疗组各项治疗指标均有所改善，提示麦门冬汤与西药联合应用于 IPF 治疗中可使患者临床症状明显减轻，肺功能及生活质量显著提高，且肺纤维化进程被有效阻断。申萌萌等通过运用麦门冬汤灌胃处理肺纤维化大鼠模型，发现麦门冬汤可减轻模型组小鼠的肺功能损伤，同时发现大枣用量与麦门冬的质量比为 1∶20 时效果较 1∶4 显著提升。对大鼠肺组织病理进一步观察发现，麦门冬汤治疗组小鼠由肺纤维化所导致的肺实变大面积减少，肺泡结构渐愈，肺泡间隔变薄，间质炎性细胞明显减少，提示肺泡结构正在恢复；运用 Western blot 和免疫组织化学染色分析发现，麦门冬汤组大鼠肺组织中由肺纤维化所引起的 GRP78、CHOP 蛋白过度表达被抑制，实变区中 CHOP 蛋白强阳性的 AEC Ⅱ s 的细胞数量减少，推测麦门冬汤改善大鼠肺功能，减少肺间质胶原沉积可能与调节纤维化肺组织实变区内 AEC Ⅱ s 的 GRP78 和 CHOP 蛋白表达有关，从而缓解 AEC Ⅱ s 的 ERS 压力，帮助 AEC Ⅱ s 恢复正常功能，但麦门冬汤抑制 ERS 的具体信号通路仍有待进一步研究。其他动物实验亦证实麦门冬汤可通过影响 TGF-β1、MMP-9、TIMP-1、Smad3、Smad7、TNF-α 等的表达，从而对肺纤维化起到治疗作用。

2. 补肺汤——肺气亏虚

补肺汤出自《永类钤方》，是中医治疗肺气亏虚的经典方剂，具有补益肺气，止咳平喘的作用，主治短气，喘咳，少气不足以息，是历代医家常用的治疗肺系疾病的方剂。原方由人参、黄芪、熟地黄、五味子、紫菀、桑白皮组成。其中人参、黄芪益气固表，补肺益脾，人参长于补气固脱、生津，黄芪长于利尿行水、固表扶阳，二者同为补气要药，二药合用，走守兼顾，益阴扶阳，鼓舞中气，补气固卫，强心助肺。现代药理研究表明，人参可全面增强机体的免疫功能，其活性成分是皂苷和多糖，人参皂苷可促进小鼠血清 IgG 的生成及淋巴细胞的转化，黄芪能显著增加血液中的白细胞总数，促进中性粒细胞及巨噬细胞的吞噬和杀菌能力，对感染性疾病中的虚证疗效较好。"肺为气之主，肾为气之根"熟地黄补肺阴滋肾阴，金水相生，五味子酸温而润，敛肺滋肾，紫苑温肺下气，止咳化痰。桑白皮甘寒泻肺，降气消痰，且黄芪配合五味子，互补为用，气阴兼顾，益气收敛效力增强。现代研究证明黄芪、人参、五味子等有增强垂体 – 肾上腺功能的作用，可提高 T 淋巴细胞在体液中的含量，促进健康人淋巴细胞的转化，参与细胞免疫，具有"类激素"样作用。此外人参、黄芪等还能降低中性粒细胞活性，抑制其释放毒素，以减少对肺间质细胞内胶原和基底膜的破坏。诸药合用补益肺气，提高正气，适宜用于治疗肺气虚所引起的相关疾病。

现代动物实验，临床研究均证实，补肺汤对于肺纤维化的发生发展具有一定的抑制作用：宋康、杨珺超等通过动物实验发现补肺汤可通过调节肺纤维化大鼠体内 IFN-γ、IL-4、TGF-β1、MMP-9、TIMP-1 的表达水平发挥抗肺纤维化发生发展的作用，刘炜等将补肺汤灌胃处理肺纤维化小鼠 28 天，处死后发现小鼠肺组织中由肺纤维化所引起的 TGF-β、p-Smad3、α-SMA、Collagen I 等蛋白表达水平显著降低，与吡非尼酮组结果一致，且疗效更为显著；分析血清中 HYP、HA、LN 的含量，发现补肺汤组该三项指标均有所降低，提示胶原沉积与纤维增生程度减轻，通过进一步研究，推测补肺汤通过抑制 TGF-β/Smad3 信号通路，下调血清纤维化指标 HYP、HA、LN 的含量，抑制成纤维细胞的活化和 Collagen I 的表达，从而改善其肺组织纤维化和肺泡炎情况，抑制小鼠的肺纤维化的进展。肺纤维化临床治疗试验中，刘宁等在乙酰半胱氨酸胶囊基础上，给予患者补肺汤进行治疗，通过对比治疗前后中医症状积分、尼莫地平法中医证候积分、治疗前后患者呼吸程度、6min 步行实验结果比较等指标，发现补肺汤及其加味治疗肺间质纤维化呼吸困难具有一定疗效，能明显改善临床症状，对患者呼吸困难及肺功能的恢复产生了积极影响。

3. 甘草干姜汤——肺气虚冷

甘草干姜汤，为仲景所创，原方由甘草、干姜二味药组成，出自《金匮要略·肺痿肺痈咳嗽上气》，原文曰："肺痿吐涎沫而不咳者，其人不渴，必遗尿，小便数，所以然者，以上虚不能制下故也，此为肺中冷，必眩，多涎唾，甘草干姜汤以温之。"书中规定用量"炙甘草 200g，干姜炮制 100g"其用量比例为 2∶1，主治上焦阳虚，肺中虚冷所致肺痿。因此类患者除了咳吐涎沫外，还有上虚不能制下的遗尿、小便数等症状，故清·尤怡在《金匮要略心典》解释道"盖肺为娇脏，热则气烁，故不用而痿。冷则气沮，故亦不用而痿也。遗尿、小便数者，肺金不用而气化无权，斯膀胱无制而津液不藏也。头眩、多涎唾者，经云上虚则眩，又云上焦有寒，其口多涎也。甘草、干姜，甘辛合用，为温肺复气之剂"。《胡庚辰评注金匮要略》说："若因素体阳虚，或形寒饮冷伤肺，或因病失治、误治以致阴损及阳致上焦阳虚，肺中虚冷。"

动物实验中，陆国辉等将甘草干姜汤灌胃处理肺纤维化大鼠，发现甘草干姜汤组大鼠体内 HYP、ROS、MDA 含量显著降低，且外表一般状态较肺纤维化模型组良好，进一步病理观察甘草干姜汤组大鼠肺泡结构正常，炎症细胞浸润减少，经 Mass-on 染色后发现甘草干姜汤组大鼠肺泡结构域基本正常，蓝色胶原纤维显著减少。采用免疫印迹法检测大鼠肺组织上清液发现甘草干姜汤组大鼠肺组织中 TGF-β1 和 Smad3 蛋白表达降低，同时 Smad7 蛋白和 SIRT1 蛋白表达增加。推测甘草干姜汤可能通过抑制 TGF-β/Smad 信号通路并上调 SIRT1 蛋白表达，使肌成纤维细胞和 Col Ⅰ 蛋白显著减少，从而使大鼠的肺纤维化程度降低。肺气虚冷型肺纤维化患者，临床中可与甘草干姜汤加减，如伴有慢性肺部感染，可添加适当金荞麦，血瘀明显者可加红景天，组方遣药上亦可以本方为基础方，合升陷汤、金匮肾气丸等，对肺纤维化均具有重要的治疗意义。

4.血府逐瘀汤——气郁血瘀

血府逐瘀汤出自清代医家王清任所著《医林改错》，王清任认为膈膜的低处如池，满腔存血，名曰"血府"，根据"血府"产生"血瘀"的理论，创立了"血府逐瘀汤"。方中包含川芎、当归、桃仁、红花、赤芍、枳壳、生地黄、柴胡、甘草、桔梗、牛膝 11 味中药，其中以川芎、当归、桃仁、红花、赤芍为基础药物，活血祛瘀、行气止痛，牛膝祛瘀血，通血脉，引血下行；柴胡疏肝解郁，升达清阳；桔梗开宣肺气，载药上行，合枳壳升降气机，开胸行气，使气行则血行；生地凉血清热，合当归又能养阴润燥，使祛瘀而不伤阴血；甘草调和诸药。诸药相合，共奏活血祛瘀，行气止痛之功，临床中主治各种血瘀证，如：冠心病心绞痛、高血压、脑血栓、神经官能症、肋软骨炎等，也包括肺间质纤维化。

现代药理研究表明：川芎、当归、桃仁、红花、赤芍等药物对防治肺间质纤维化均具有良好作用。俞发荣等采用川芎嗪-双黄连-利巴韦林联合治疗肺间质纤维化，不但可抑制炎症和模型动物肺组织羟脯氨酸，胶原蛋白的合成，起到预防肺纤维化作用，还可避免单一治疗的不足和治疗中出现的不良反应，证实川芎嗪-双黄连-利巴韦林方案治疗肺间质纤维化，可使已形成的肺纤维化逆转，起到治疗肺纤维化作用。魏文军等采用益气活血化痰方（桃仁、红花、川芎、丹参、黄芪、瓜蒌、法半夏、大贝母、党参等）配合西药治疗肺间质纤维化 30 例，总有效率达 90%。张欣等探讨由川芎、丹参、黄芪、白术等中草药提纯的芪丹颗粒对大鼠肺间质纤维化的疗效及其转化生长因子、肿瘤坏死因子表达的影响，结果显示中药芪丹颗粒可以减少肺组织转化生长因子、肿瘤坏死因子的表达量，减弱了细胞因子网络对于肺间质纤维化形成的促进作用，从而减轻和抑制了纤维化的发展。

有关血府逐瘀汤的临床试验与实验研究亦表明：其对肺纤维化治疗具有积极作用，武运邦等通过血府逐瘀汤灌胃处理肺纤维化大鼠，发现血府逐瘀汤可通过干预EMT 来减轻模型大鼠的肺纤维化，推测其机制可能与抑制 TGF-β1/Smad3 信号通路有关。王丽丽在临床中将泼尼松与血府逐瘀汤联合应用治疗肺纤维化，结果显示患者CRP 评分中各项评分、总评分及总中医证候积分均显著降低，FEV1、FVC、PEF%等肺功能指标水平较单用泼尼松均显著升高，证明泼尼松联合血府逐瘀汤能显著提升改善肺纤维化患者肺功能，减轻其临床症状。袁杰等在临床中将 N-乙酰半胱氨酸联合血府逐瘀汤治疗肺纤维化患者 50 例，以患者治疗前后用力肺活量，用力呼气第 1秒的容积，1s 率，炎症因子水平以及不良反应的发生情况为观察指标，治疗有效 47例，总有效率 94%，较单纯 N-乙酰半胱氨酸胶囊治疗高出 24 个百分点。

5. 补阳还五汤——气虚血瘀

补阳还五汤为清代医家王清任所创，是治疗半身不遂、瘫痪不用诸症的首选方。原书中该方由黄芪 200g、当归尾 10g、川芎 5g、赤芍 7.5g、桃仁 5g、红花 5g、地龙5g 组成，其中黄芪为君，大补元气，当归尾、赤芍、桃仁、红花活血化瘀，地龙通络。根据药物组成可知，补阳还五汤主要包括 3 个方剂要素即：益气，活血，通络。此外，本方配伍中将大量补气药与少量活血药配伍，使气旺则行血，活血而不伤正，诸药合用共奏补气活血通络之功。肺纤维化发生的核心病机之一是肺脏气虚血瘀、肺络闭阻，这与补阳还五汤的配伍功效是一一对应的，提示其可被应用于肺纤维化的相关治疗当中。

现代药理研究发现，补阳还五汤具有抗血栓形成、改善血液流变学、清除自由基和抗氧化等药理作用。临床研究发现，补阳还五汤能够改善肺纤维化患者的肺功能指标，改善患者的生活质量，延长生存期。研究证实，补阳还五汤在抗肺纤维化方面有多机制、多通道、多靶点的作用，在目前的临床应用中正逐渐成为治疗肺纤维化的研究热点。

有关补阳还五汤治疗肺纤维化的作用机制研究主要包括以下几大方面。改善病理学：肺纤维化病理特征是肺泡上皮的损伤和成纤维细胞增殖并形成成纤维细胞灶。肺指数是动物肺湿重与体质量的比值，肺部早期急性炎症、后期肺内逐渐形成胶原纤维沉积等因素均可导致肺实质重量的增加，并能使肺指数增加，故可见肺指数是反应肺实变及肺纤维化程度的最直观指标之一。研究显示，补阳还五汤能够降低博莱霉素所致肺纤维化大鼠的肺指数，抑制早期肺泡炎和中后期肺纤维化，且在中后期肺纤维化的抑制效果明显优于泼尼松。王宣等发现，补阳还五汤可降低肺纤维化大鼠肺系数，同时减轻大鼠肺泡炎及肺纤维化程度。

抑制炎症因子：TNF-α 具有聚集炎症细胞因子的作用，在肺损伤早期可诱导黏附因子和化学趋化分子造成炎症细胞浸润，从而影响肺纤维化损伤的发生发展。王飞等发现，补阳还五汤能抑制博来霉素 A5 诱导的肺纤维化大鼠释放 TNF-α，推测抑制 TNF-α 可能是补阳还五汤抗肺纤维化的机制之一。核因子-κB（NF-κB）主要是由 p50、p65 亚基组成的异二聚体，激活 NF-κB 后促使其由胞质向细胞核转移，与特异性 κB 进行结合，能够促进诱导 TNF-α、IL-6 等炎性细胞因子的释放。杨昆等通过动物实验发现补阳还五汤能够有效降低博来霉素所致的肺纤维化大鼠肺泡灌洗液炎性指标 TNF-α、IL-1β、HMGB1 的浓度，进而减轻肺泡炎症和肺纤维化。

抑制胶原蛋白：研究表明，肺纤维化发生时可见肺泡内大量的胶原蛋白生成和沉积，血清Ⅲ型前胶原（PC Ⅲ、Ⅳ型胶原蛋白（IV-C）是细胞外基质的主要成分，在肺纤维化发展进程中，PC Ⅲ、IV-C 的含量、分布及血清浓度值均可发生改变，与肺纤维化发生发展关系密切相关。Ⅲ型前胶原（type Ⅲ，Procollagen，PC Ⅲ）是Ⅲ型胶原的前身。PC Ⅲ在肺纤维化的研究中，能够反映肺内成纤维细胞的活化状态。杨晗等通过动物实验证实补阳还五汤能降低肺纤维化大鼠血清 PC Ⅲ含量，抑制肺组织中胶原纤维的增殖及细胞外基质的沉积，延缓肺纤维化的发生。尚磊等发现，补阳还五汤可以有效降低染尘大鼠血清 PCIII、IV-C 的含量，抑制硅肺纤维化。

调节 ERK 信号通路：细胞外调节蛋白激酶（Extracellular Regulated Protein Kinases，ERK）是丝氨酸 / 苏氨酸残基蛋白激酶，属于 MAPKs 家族，活化后的 ERK 能够通过磷酸化形式，将生长因子、细胞因子等多种细胞外信号传递至细胞核，促进细胞分裂以及调节细胞间功能等。肺纤维化模型大鼠肺组织中，ERK1 及 ERK2 的蛋白表达量明显高于空白组，提示 ERK 信号通路与肺纤维化发生发展密切相关。ERK 被活化后能通过层粘连蛋白 B 及胶原酶基因等调控细胞增殖分裂及分化，促进大量细胞增殖和细胞外基质的积聚。体外实验中，杜全宇等发现，补阳还五汤含药血清可抑制人肺成纤维细胞中 ERK1/ERK2 信号通路的活化，推测补阳还五汤发挥抗纤维化作用机制可能与调控人肺成纤维细胞中 ERK1/ERK2 信号通路有关。

调节 TGF-β/Smad 信号通路：研究表明，TGF-β1 介导的 Smad 通路是纤维化发生的可能机制之一，Smads 基因编码的蛋白都是 TGF-β 家族的特异性细胞内信号传导分子，不同的 Smads 基因编码在信号传递中发挥的作用也不同，其中 Smad3 是 TGF-β/Smads 信号通路中主要的活化蛋白，Smad3 蛋白被活化后具有很强的活性，可诱导肺纤维化的发生，而 Smad3 的损失也能阻断上皮间质转化（EMT），进而减弱纤维化的发展。李水芹等通过动物实验证实补阳还五汤可通过抑制 Smad3 的表达，从而阻断 TGF-β1 信号通路传导，进而发挥抗纤维化作用。

调节 HMGB1 信号通路：目前，随着对炎症损伤的研究进一步深入，高迁移率族蛋白 B1（High Mobility Group Protein B1，HMGB1）的致炎作用逐渐成为研究的热点方向。有研究显示，在肺纤维化患者肺组织中可见 HMGB1 的表达明显增多。在特发性肺纤维化发病期间，成纤维细胞暴露在促纤维化的介质中，并促使成纤维细胞生成细胞外基质向肌成纤维细胞转化。此外 HMGB1 还通过晚期糖基化终产物特异性受体（the Receptor of Advanced Glycation and products，RAGEs）促进成纤维细胞的增殖和迁移，进而引起肺成纤维细胞的增殖及活化。研究表明：补阳还五汤可抑制 HMGB1 在大鼠肺组织中和人肺成纤维细胞中所引起的 RAGE，α-SMA 表达增加，提示补阳还五汤可能通过阻断 HMGB1/RAGE 信号通路，从而对肺纤维化的发生发展起防治作用。

调节 PI3k/Akt 信号通路：蛋白激酶 B（Protein Kinase B，PKB）又名 Akt 是 P13k 下游中一种丝氨酸/苏氨酸激酶，有 Akt1、Akt2、Akt3，3 种异构体，Akt 的氨基酸末端具有 PH 结构域，能与细胞膜附近的 PI（3、4、5）P3 结合形成复合体，并与 3 磷脂酰激酶依赖性蛋白激酶 1（3-Phosphoinositide Dependent Protein Kinase1，PDK1）结合可诱导 Akt 的氨基酸磷酸化，从而激活下游中的相关细胞因子参与肺纤维化的发生。结缔组织生长因子（Connective Tissue Growth Factor，CTGF）与肺纤维化的发生密切相关，当结缔组织生长因子 5（CCN5）过度表达时，可通过下调 CCN2 来抑制 Akt 信号通路，进而延缓肺纤维化的发生发展。现代研究证实：补阳还五汤能够降低 CTGF 和 p-Akt 蛋白的表达，抑制 CTGF 和 p-Akt mRNA 的表达，发挥抗纤维化作用。

调节 mTOR 信号传导通路：哺乳动物西罗莫司靶蛋白（Mammalian Target of Rapamycin，mTOR）是一种非典型丝氨酸/苏氨酸蛋白激酶，是磷脂酰肌醇激酶相关激酶（Phosphatidylin-Ositol Kinase-Related Kinase，PIKK）蛋白家族中的一员。其有 2 种不同的多蛋白复合体 mTORc1、mTORc2，可受到细胞内外多种因素如激素、生长因子、能量转化等的影响，其介导的信号通路在生命过程中发挥着重要作用。近年来研究发现，肺成纤维细胞及肺泡上皮细胞内 mTOR 信号通路活化与肺纤维化的发生发展有着密切联系。mTORc1 可直接磷酸化蛋白核糖体 S6 蛋白激酶（Ribosomal Protein Subunit 6 Kinase 1，S6K1）和真核翻译起始因子 4E 结合蛋白 1（Recombinant Eukaryotic Translation Initiation Factor 4E Binding Protein 1，EIF4EBP1），调控 mRNA 蛋白的合成。S6K1 是核糖体 S6 蛋白（Ribosomal S6 Protein，S6）的激酶，S6 蛋白的活化反映了 mTOR 蛋白的激活。动物实验中，潘怡等证实，补阳还五汤能够降低肺纤维化大鼠体内 mTOR、S6 蛋白的表达，从而发挥抗肺纤维化的作用。

有关补阳还五汤临床治疗肺纤维化的研究当中，彭锐等通过联合糖皮质激素、补阳还五汤，结合高流量湿化仪治疗肺纤维化患者 20 例，总有效率达 95%，乔志羽等在糖皮质激素治疗基础上，加用补阳还五汤治疗肺纤维化患者 27 例，疗效显著。

6. 瓜蒌薤白白酒汤——痰浊内阻

瓜蒌薤白白酒汤亦出自张仲景《金匮要略》，原书中条目曰："胸痹之病，喘息咳唾，胸背痛，短气，寸口脉沉而迟，关上小紧数，瓜蒌薤白白酒汤主之"，是我国历代医家治疗胸痹证的代表方剂，也是多年来临床用于治疗冠心病、心绞痛、心肌梗死的基本方剂之一。方中由瓜蒌、薤白二味药组成，瓜蒌擅长利气散结以宽胸，稀释软化稠痰以通胸膈闭塞，理气宽胸，涤痰散结为君，薤白通阳散结，行气止痛为臣，二药合用行气与祛痰并行，宽胸与通阳相协，共为治疗胸部疾病之要药。

胸痹证多见胸背疼痛、痰多喘闷、气短不得卧、苔白腻而滑、脉沉弦等，为胸阳不振、痰浊内阻所致。其中喘息咳唾、短气的症状与痰浊内阻型肺纤维化患者临床症状相似。《王旭高医书六种·退思集类方歌注》云："胸中阳也，而反痹，则阳不用矣。阳不用则气上下不相顺接，其津液必凝滞而为痰，故喘息咳唾，胸背痛，短气等证见矣，脉紧沉迟为阳虚之验，故主以通阳。"故对于临床上胸阳不振、痰浊内阻型肺纤维化，可予瓜蒌薤白散加减。

现代药理研究、实验研究亦证实，瓜蒌薤白白酒汤对肺纤维化具有积极治疗作用。研究表明，瓜蒌薤白白酒汤可降低肺纤维化大鼠的肺系数，改善其肺部的形态学变化。研究者通过进一步观察发现，瓜蒌薤白白酒汤可降低肺纤维化大鼠肺组织中 p–PERK、p–IRE1α、GRP78 和 ATF6α 的表达水平，具有改善肺纤维化的功能，其机制可能与抑制内质网应激有关。研究发现瓜蒌薤白白酒汤可使肺纤维化大鼠体内 TGF–β、Smad3 表达水平下降，而 Smad7 表达增高，结合大鼠整体形态、病理观察，证实瓜蒌薤白白酒汤能够有效调控 TGF–β/Smad 信号通路介导肺纤维化的作用，进而起到防治肺纤维化的作用。宋建平等发现瓜蒌薤白白酒汤具有减轻肺纤维化模型形成阶段肺病理改变的作用，肺纤维化形成阶段肺中多巴胺（Dopamine，DA）、去甲肾上腺素（Norepinephrine，NE）、5– 羟色胺（5–Hydroxytryptamine，5–HT）升高，瓜蒌薤白白酒汤能抑制模型大鼠肺中 DA、5–HT 含量的升高，增加模型肺中 NE 含量，为进一步研究肺纤维化临床用药提供了参考。

三、肺康复治疗肺间质纤维化

（一）常规治疗

肺康复训练最早兴起于 20 世纪 40 年代的欧美国家，在 20 世纪 70 年代逐渐获得临床康复医师的认可，到 20 世纪 90 年代随着肺康复循证医学的开展，肺康复指南应运而生，为临床肺康复开展提供了有力的参考依据。2011 年、2014 年，欧美等国相继推出诊疗指南，专门针对肺纤维化提出建议，建议大部分肺纤维化患者，同时包括活动能力受限的患者，接受肺康复治疗。肺康复方案内容主要包括：运动训练（抗阻训练、柔韧性训练、胸廓放松训练、呼吸体操、姿势纠正、传统四肢的耐力肌力训练等）；呼吸训练（训练呼吸、腹式呼吸、呼吸肌训练、缩唇呼吸、反馈式呼吸电刺激等）；心理治疗（支持性心理治疗、认知行为治疗、放松疗法、生物反馈治疗、音乐治疗等），这些在一定程度上均可改善肺纤维化患者的活动耐量和生活质量。

呼吸训练：呼吸训练是肺康复中一种重要的康复方式，研究显示，临床中为肺纤维化患者进行长期呼吸训练对患者的临床症状、一般生活质量、血气分析指标等具有明显改善作用，有学者通过将呼吸训练与常规治疗结合治疗肺纤维化患者 35 例，结果表明呼吸功能锻炼可以提高肺纤维化患者的生活质量，改善其呼吸困难症状，提高肺纤维化患者的运动能力，并且可以降低患者的焦虑情绪。由此可见，呼吸功能训练康复处方在稳定期的管理中具有重要意义，其在充分发挥患者能动性的基础上，不但可以改善患者的肺活量，增强呼吸肌肉力量，也能较好地调节心理情绪，实现身心同调。

运动康复训练：运动康复训练是肺康复的基石，一项临床研究显示：将肺纤维化患者随机分为康复组和对照组，康复组在前 14 个疗程中增加了跑步机锻炼，结果表明，肺康复有效地维持了中、重度肺纤维化患者 3 个月以上的运动摄氧量，延长了恒负荷运动时间。另一项研究表明，经过 10 周的肺康复运动训练方案，受过肺康复治疗的肺纤维化患者，其运动能力与其他健康相关的生活质量得到明显改善。从运动康复的时间上来看，目前对于传统有氧运动训练时间并没有一个统一的标准，不同的运动康复训练时间在临床中均取得了相应的治疗效果，如每周 2 次，60min/ 次，为期 12 周；90min/ 周 / 次，为期 3 个月等；综合分析来看，临床康复时间计划大多在 6 ~ 12 周，每次 0.5 ~ 1h。从运动康复受益上来看，积极的运动康复能够在短期内使患者的症状、运动能力、生活质量得到改善，但对于长期预后治疗并不突出。

综合性肺康复：综合性肺康复是包括传统运动训练、呼吸康复训练、健康宣教、心理指导等合为一体的肺康复计划。在肺纤维化治疗中，Wallaert B 等对 176 例患者进行了为期 4 年的基于家庭的综合肺康复管理，结果表明，患者在不增加体力活动的情况下，从肺康复计划中可获得锻炼耐力、焦虑、抑郁和生活质量方面的改善效果。Sevgi O 等对肺纤维化患者开展了 12 周的家庭督导式肺康复治疗，结果显示治疗后患者的呼吸困难感、腿部疲劳感明显减轻，6min 步行距离、一般健康相关生活质量评分明显提高。修簏璐等将肺纤维化患者随机分为康复组与对照组，采用督导家庭康复疗法辅助治疗，2 组均采用常规治疗，康复组由医师共同评估患者情况，并针对性制定康复锻炼计划，住院期间对患者进行不少于 1 周的康复锻炼指导，内容包括传统运动训练康复及呼吸训练等综合康复措施。研究者经过 6 个月的康复锻炼后发现，督导家庭康复锻炼后患者 6min 步行距离明显延长，呼吸症状改善明显，运动耐量明显提高。综上所述，经过综合性肺康复后，患者不仅能在症状、运动能力、生活质量上获得改善，而且在缓解焦虑和抑郁上也获得一定疗效，为更好地预防、治疗肺纤维化提供了思路。

（二）中医特色肺康复治疗肺间质纤维化

中医特色肺康复源于中医康复学，是具有中医特色优势的现代康复治疗手段，它注重对患者全方位进行分析评估、多学科合作、全面康复的整体观念，通过康复评定，明确患者的功能障碍，并以此为依据制定康复方案，选择合适的康复治疗手段，最终实现患者在精神、形体、生活等各部分功能最大限度的恢复，达到提高或改善患者生活质量的目的。在进行肺康复时应遵循中医康复治疗的基本原则，即整体康复原则、辨证康复原则、功能康复原则、综合康复原则。整体康复原则是指在肺康复治疗过程中，对肺功能的恢复应从整体出发，采取全面而有效的康复措施，在肺康复过程中，使患者身、心、神相统一，天、地、人相平衡，以人为本，顺应自然，从而改善肺功能；辨证康复原则是指在肺康复治疗过程中，注重中医辨证思维的应用，从证出发，分析病情、做出判断、给予相应的康复治疗手段，使肺康复治疗方案更加具有专门性和针对性，其中辨证是肺康复的前提和基础，而肺康复是依据辨证所确定的康复治疗原则和方法，此外还需注意，辨证康复原则在辨病的同时，更加重视辨证，对于同病异证，康复亦异；异病同证，康复亦同；功能康复原则是指充分训练"神"对"形"的统一支配作用，从而达到心身统一、生理与心理功能恢复，它除了针对肺组织的生理功能调节以外，在日常行为生活和社会职业工作中，运用形与神俱的康复方法，在详细的评估和个体化诊疗基础上，合理运用多学科全面规范的综合干预措施，改善患者的肺功能；综合康复原则是指多中心、多靶点、综合性的中医综合康复疗法，其特点是联合运用中医综合康复疗法，充分发挥各自之所长，辨证论治，从整体改善患者的肺功能，制定出合理而有效的最佳综合康复方案，使机体各部分逐渐康复，以弥补单一的中医疗法或者康复锻炼往往不能达到显著的临床治疗效果的缺点。

肺康复是对慢性呼吸系统疾病患者通过多学科综合干预，以求缓解其现有症状、提高日常生活质量、防止疾病再次发作，被越来越多应用于慢性复杂性肺疾病的治疗中及护理当中。中医特色肺康复技术是运用"治未病"思想和现代康复学理论，整合中医内科学和中医养生学方法，针对慢性复杂性肺疾病痰瘀阻滞肺络和肺络气血亏虚的病机，对肺系疾病进行预防和病后巩固治疗，其主要特点与优势是操作简便、成本低、患者依从性佳等。现代常用的中医特色肺康复技术除了包括药膳、针灸、功法训练等传统技术，还包含穴位贴敷、离子导入等现代技术，这些技术一般都具有化痰通络、补虚通络的功效。

结合肺纤维化"病机特点"及临床症状可知，中医特色肺康复术在肺纤维化治疗中具有重要意义。临床实践中已证实采用针灸刺激人体特定穴位可起到活血化瘀、调和气血的作用，对特发性肺纤维化的治疗具有一定的疗效，研究表明：针灸（针刺少商、商阳；艾灸肺俞、膏肓俞）联合糖皮质激素治疗肺纤维化，可显著改善肺纤维化患者的肺功能，对改善患者呼吸困难症状及影像学具有一定作用。徐慧卿通过观察针灸（刺血少商、商阳穴；针刺太渊、膻中、气海、定喘穴；艾灸双侧肺俞、膏肓俞、四花穴、肾俞）联合中药及激素治疗肺纤维化发现，针药并用能显著改善肺功能，促进肺泡间炎症吸收，减轻肺纤维化程度，改善临床症状，同时可拮抗长期使用激素对身体的损害，远期疗效显著，意义重大。埋线疗法作为针刺手法的延伸与改进，其主要通过药线、针具在穴位中产生的生物物理作用及生物化学变化，将特定的能量和中药通过经络传输到患者体内，进而达到治疗疾病的目的，具有平衡阴阳、协调脏腑、调和气血、疏经通络、补虚泄实的治疗作用，临床治疗中，李海刚通过乙酰半胱氨酸泡腾片联合埋线（取膻中、大椎、定喘、足三里、风门、脾俞、肺俞、肾俞）治疗肺纤维化患者 75 例，并根据患者的症状随证治之，如患者咳嗽，加孔最穴，喘息加鱼际穴，痰多加丰隆穴，肺虚加膈俞穴，脾虚加阴陵泉穴，肾虚加关元穴，血瘀加血海穴，发现埋线疗法可明显改善各期肺纤维化患者的临床症状，增强患者肺功能，提高生活质量。王艳梅等使用糖皮质激素联合埋线疗法（针刺肺俞、膏肓、肾俞、脾俞、足三里、丰隆、气海、内关、膈俞、胆俞、定喘）治疗气滞血瘀型肺纤维化患者 19 例，总体治疗有效率为 94.74%，发现埋针疗法能有效提高患者生活质量，控制病情发展，改善肺功能及动脉氧分压，减少肺纤维化急性发作次数，同时操作方便，安全性高，毒副作用少。

此外，对于患者生活起居，情志的恢复，中医特色肺康复治疗也有着良好的效果，针对不同病情程度的患者，在护理治疗中，根据"药食同源"的理论，可适当调整饮食的量、次、质、性等，如患者肺纤维化病症属肺热津伤，则在临床饮食中应多食清淡甘寒凉润之品，且每餐进食整体宜少不宜多，质软易消化，早餐时，可将天花粉、知母、麦门冬水煮 30min，去渣取汁，粳米洗净入锅煮粥，待将熟时加入药汁共煮而成天花粉粥，具有清热润肺、生津止渴之功；午餐可食甲鱼、木耳、鱼肚等清凉滋补之品保证营养；晚餐则可根据患者自身需求或偏清或偏补，三餐之间亦可根据具体病情情况适当加减；如使用激素治疗，在患者激素治疗期间可适量增加牛奶、鱼、虾皮、橘子汁等含钙、钾较高的食物，防治低钙低钾血症的出现。《素问·汤液醪醴论》中云："精坏神去，荣卫不可收也"，强调了精神情志对于患者康复的重要性。临床中，患者较健康人更易产生焦虑、抑郁、烦躁、忧愁等不良情绪，而情绪的波动均可导致气机失调，对于"肺主气"功能受到限制的肺纤维化患者来说尤为不利。治疗过程中，除了"以情胜情法""移情易性法""说理开导法"等常规情绪疗法外，还可适当加入功法、导引、太极拳、八段锦等传统中医疗法，这些疗法简单易学，操作方便，训练时多配合呼吸运动，对治疗肺纤维化具有得天独厚的优势，长期练习也可调畅情志，帮助患者树立信心，调整心态，对治疗康复具有重要意义。

第二节　西医治疗

一、药物治疗

近年来，现代医学对于肺纤维化的治疗多从特发性肺间质纤维化（Idiopathic Pulmonary Fibrosis。IPF）入手，对于 IPF 的治疗讨论已取得初步共识。早在 2000 年，美国胸科学会（The American Thoracic Society，ATS）和欧洲呼吸学会（European Respiratory Society，ERS）便联合发表了首个 IPF 诊疗指南。2011 年，由 ATS、ERS、日本呼吸学会（Japanese Respiratory Society，JRS）、拉丁美洲胸科协会（Latin American Thoracic Association，ALAT）联合制定了以循证为依据的 IPF 诊治指南。随着临床越来越多的肺纤维化治疗证据的出现，2015 年 ATS/ERS/JRS/ALAT 联合颁布了新的 IPF 治疗指南，新的治疗指南对原有的治疗方案进行了再评估，并在此基础上提出了新的药物治疗建议，将原有 IPF 治疗药物分为 3 级，即强烈不推荐使用的药物；有条件不推荐使用的药物；有条件推荐使用的药物。近年来，越来越多的临床研究显示，吡非尼酮、尼达尼布等抗纤维化药物以及抗酸药物等可明显改善临床 IPF 所致的肺功能下降，延缓疾病发展，对患者的死亡率有一定的影响，这些药物在指南中均被推荐使用。但由于缺乏更多的临床治疗研究数据，缺乏更深入的研究，对 IPF 患者的非药物治疗如肺移植及合并肺动脉高压治疗、肺康复治疗、氧疗、机械通气治疗、急性加重治疗等在本次指南中并未提出新的建议。我国中华医学会呼吸病学分别在 2016 年、2019 年制定了有关 IPF 及其加重期的诊断治疗专家共识，大体上根据多数 IPF 患者病情特点，及近年来临床试验结果，将药物治疗分为可使用和不推荐使用两类，其中可使用类包括：吡非尼酮、尼达尼布、抗酸药物、N- 乙酰半胱氨酸，不推荐使用类包括：泼尼松、抗凝类药物、西地那非、波生坦、马西替坦、伊马替尼，非药物治疗中包括戒烟、氧疗、机械通气、肺移植等。随着临床对 IPF 疾病本质的不断深入认识，有关 IPF 的未来治疗策略可能侧重于针对 IPF 不同靶点采用多种药物的联合治疗，更高效、直接的治疗方案尚在临床研究探索中。

（一）推荐药物类

1. 吡非尼酮

吡非尼酮（Pirfenidone），别名哌非尼酮，化学名 5- 甲基 -1- 苯基 -2（1H）- 吡啶酮，分子式 $C_{12}H_{11}NO$，CAS：53179-13-8，是一种具有多效抗纤维化的、抗炎和抗氧化作用的吡啶酮类化合物。吡非尼酮可通过口服摄入，在人体内可调节许多细胞因子，包括转化生长因子β、结缔组织生长因子、血小板衍生因子和肿瘤坏死因子，通过改变胶原表达合成和累积，抑制细胞外基质增殖和表达，发挥抗纤维化作用。临床研究显示：吡非尼酮作用在 IPF 患者可减少患者用力肺活量的下降幅度，延缓疾病的发展，使疾病无进展，延长生存期，在一定程度上可降低肺纤维化患者的死亡率，但本质上并不能逆转 IPF 所造成度肺损伤。

吡非尼酮自身具有吸收快、分布广、生物利用度高的特点。研究人员运用放射性研究方法在小鼠试验中发现，小鼠灌胃吡非尼酮处理后，在肝脏、肾脏、心脏以及肾脏中均可观察到吡非尼酮的残留。吡非尼酮的消除半衰期，吸收半衰期，最大血浆浓度，达到最大血浆浓度的时间还被证实与患者是否空腹有关，研究表明，空腹老人口服吡非尼酮 30min 后，吡非尼酮最大血浆浓度为 15.4μg/mL，消除半衰期为 2.54h，吸收半衰期为 0.375h；在和食物一同服用 3.5h 后，方达到最大血浆浓度 7.23μg/mL，吸收半衰期为 1.88h，证明在饱食状态下，吡非尼酮的最大血浆浓度有所下降，吸收速率减慢，综合吡非尼酮自身具有致人光敏感、疲乏、腹部不适和厌食等不良反应，临床中应用吡非尼酮的剂量，时间应尤为注意。在人和动物体内，吡非尼酮主要被 CYP1A2 所代谢，代谢的主要位置位于吡啶酮的 5 位甲基，形成 5- 羟基吡啶酮和 5- 羧基代谢物，其中 5- 羧基代谢物居多，可达 95%，最终通过尿液排出体外。

临床研究中，为了进一步确定吡非尼酮改善 IPF 患者肺功能的效果，2011 年，由 CAPACITY（Clinical Studies Assessing Pirfenidone in Idiopathic Pulmonary Fibrosis: Research of Efficacy and Safety Outcomes）组织了两个相似的，包含 110 个治疗中心，32 个国家参与的随机双盲安慰剂对照的Ⅲ期临床试验，即 CAPACITY1（006 实验），临床试验注册号 NCT00287729；CAPACITY2（004 实验），临床试验注册号 NCT00287716。

004 实验将 435 例 IPF 患者按照 2：1：2 分别给予吡非尼酮 2.403g/ 天（n=174），吡非尼酮 1.197g/ 天（n=87）和安慰剂（n=173），3 次 / 天，为期 72 周，研究效果指标以 FVC 为主。72 周后，高剂量吡非尼酮组（2.403g/ 天）FVC 平均降低

（8±16.5）%，安慰剂对照组平均降低（12.4±18.5）%，证明吡非尼酮可显著降低患者 FVC（$p=0.001$）。

实验将 344 例 IPF 患者按照 1∶1 比例分别给予吡非尼酮 2.403g/ 天（$n=171$）和安慰剂（$n=173$），3 次 / 天，为期 72 周。主要研究终点是 72 周后的患者 FVC 指标。实验结果表明：吡非尼酮 2.403g/ 天组 FVC 平均变化为（$-9.0±19.6$）%，安慰剂对照组 FVC 平均变化（$-9.6±19.6$）%，两组间之间并没有显著差别（$p=0.501$），也正是基于该实验结果可能说明吡非尼酮在改变 FVC 上缺乏效能以及生存效益，2011 年美国食品与药品监督管理局并未批准吡非尼酮用于治疗 IPF。然而在事后对 006 实验的分析过程中发现，006 实验中的安慰剂组有很大一部分患者患有阻塞性的气道疾病，这与 FVC 的下降密切相关。基于此，临床中再次开展了为期 52 周的 ASCEND 实验（试验注册号 01366209），该实验最终证实，高剂量的吡非尼酮在治疗 13 周后开始显效，能够降低肺功能的恶化程度（FVC 减少 193mL），降低患者死亡率（较对照组减少 47.9%），改善 6min 步行距离，延长疾病无进展生存期。2014 年，FDA 正式批准了 ASCEND 研究的吡非尼酮治疗 IPF 方案。目前，吡非尼酮已经在欧洲、美国、中国、日本、印度等被长期应用于 IPF 的治疗当中。但作为公认的延缓肺纤维化的药物之一，吡非尼酮的副作用包括光过敏、乏力、皮疹、胃部不适、厌食、肝功能紊乱，无法逆转肺损伤，对于重度肺损伤患者的治疗效果尚不明确等弊端使得临床使用该药具有一定的局限性。目前，一般共识仅推荐吡非尼酮用于轻度、中度的 IPF 患者，对于严重肺功能损伤及严重并发症的 IPF 并不推荐使用。

2. 尼达尼布

尼达尼布（Nintedanib），别名 BIBF1120，分子式为 $C_{31}H_{33}N_5O_4$，CAS：928326-83-4。尼达尼布是勃林格殷格翰（Boehringer Ingelheim）公司在进行细胞周期蛋白依赖性激酶 4 的酶抑制剂项目中发现的一种多重酪氨酸激酶受体抑制剂，美国 FDA 和欧盟（The European Medicines Agency，EMA）分别于 2014 年 10 月和 2015 年 1 月批准将其用于 IPF 的治疗当中，成为全球继吡非尼酮第二个特异性治疗肺纤维化的药物。尼达尼布 2017 年于中国上市，是 ATS/ERS/JRS/ALAT 官方临床实践指南制定的治疗肺纤维化的推荐用药。尼达尼布本质上是一种多靶点酪氨酸蛋白激酶细胞内抑制剂，主要竞争性结合受体的三磷酸腺苷位点，阻碍后者酪氨酸激酶磷酸化和二聚体化，阻断血小板衍生生长因子受体（PDGFR）、血管内皮生长因子受体（VEGFR）以及成纤维细胞生长因子受体（FGFR）在细胞内的信号转导通路，达到抑制成纤维细胞增殖、迁移和转化为肌成纤维细胞的目的，从而发挥减轻肺纤维化程度的作用。研究显示：尼达尼布能够通过抑制 PDGF-BB 诱导人肺成纤维细胞 NHLF 中 PDGFRα 和 PDGFRβ 磷酸化及 NHLF 的细胞增殖，当 PDGF-BB 引起的 PDGFRα

和 PDGFRβ 磷酸化被完全阻断时，其对 NHLF 成纤维细胞增殖抑制率可达 70%；对于 IPF 患者和非肺纤维化供体来源的体外培养肺成纤维细胞，尼达尼布都能够抑制 PDGF-BB，bFGF-2 和 VEGF 的促增殖作用，减少 TGF-β 诱导的胶原分泌，上调 MMP-2 的表达，提高 MMP-2 的活性，同时抑制 TIMP-2 的表达。尼达尼布还能够抑制 TGF-β 所诱导的人原代培养肺成纤维细胞转化标志物 α-SMA 基因 mRNA 表达水平的上调，这一点在以人胚肺成纤维细胞 IMR-90 和肺纤维化患者来源的人原代培养肺成纤维细胞为研究对象的实验中被加以证实。此外，尼达尼布还被证实可通过 Becline-1 依赖、ATG-7 非依赖的自噬途径减少 ECM 沉积。

在药代动力学方面，尼达尼布（胶囊 100mg）口服的绝对生物利用度为 5%，服用后吸收较快，平均吸收时间小于 2h，在 4h 内可达到最大血浆浓度，呈剂量线性药代动力学；血浆中药物浓度下降较快，体内消除半衰期在 7～19h 之间，口服给药 24h 后便几乎完全从血浆中清除。研究显示种族、低体重、高龄和吸烟与否对尼达尼布体内分布影响不大，在临床治疗中无须调整剂量。尼达尼布在肝细胞中通过葡萄糖醛酸转移酶进行去甲基酯代谢，约有 93.4% 经胆道和肠道系统排出体外，清除时间在 100h 以上，轻度肝功能或肾功能不全者仍可安全代谢该药。尼达尼布是 P- 糖蛋白转运的底物，在被人体吸收后表现出广泛的组织分布，在重复给药在第 6 天时可达到稳定状态。合用 P- 糖蛋白抑制类药物（如酮康唑、红霉素）会提高尼达尼布在人体内的分布状态，合用 P- 糖蛋白强效诱导剂（如利福平、卡马西平）则相反。尼达尼布不良反应较少，常见腹泻和转氨酶升高，通常为轻到中度，在减量或停药后即可消失。目前尚未观察到心血管毒性或明确的药物相关性出血性反应。

2011 年，为了探究尼达尼布针对 IPF 的具体疗效，Richeldi 等开展了有关尼达尼布的随机双盲、安慰剂对照、多中心联合的 Ⅱ 期临床试验 TOMORRO。本轮试验招募患者年龄均大于 40 周岁并在 5 年内确诊患有 IPF，在试验前用力肺活量 FVC 大于预计值 50%、肺一氧化碳的扩散能力（DLCO）为预计值的 30%～79%。试验中，将患者随机分配到安慰剂、尼达尼布的 4 种给药剂量（50mg，qd；50mg，bid；100mg，bid；150mg，bid）5 组中，以 FVC 的年递减率为主要观察指标，连同患者的急性加重率、生活质量的变化（通过圣乔治呼吸问卷 SGRQ 评分）进行观察比较。12 个月后，服用 150mg（bid）的尼达尼布治疗组，FVC 的年平均下降率为 60mL，对比安慰剂组 190mL，肺 FVC 年平均下降率相对减少 68%，同时，患者肺纤维化急性发作发生率降低，SGRQ 评分也表明该治疗组患者生活质量优于安慰剂组。

为了进一步验证尼达尼布对肺纤维化的良好疗效，临床中又开展了 2 项重复的、随机、双盲、为期 52 周的 Ⅲ 期临床试验即 INPULSIS-1 和 INPULSIS-2，旨在对服用尼达尼布 150mg（bid）对 IPF 患者治疗效果进行扩大研究。2 项研究共纳入 IPF 患者

1066 例。纳入标准依旧为患者年龄 ≥ 40 岁，并在过去 5 年内被诊断患有 IPF，FVC 为预计值 50% 或以上，DLCO 为预计值的 30% ~ 79%，同时，在过去 12 个月内对胸部进行过 HRCT 检查。通过筛选后，合格的受试者以 3：2 的比例被随机分配到 150mg（bid）尼达尼布治疗组和安慰剂组，分别在第 2 周、第 4 周、第 6 周、第 12 周、第 24 周、第 36 周、第 52 周以及在后续访问中进行了肺活量测定，并且在 52 周的治疗期结束后进行 4 周的随访，FVC 的年递减率依旧作为主要的治疗指标。关键次要指标以患者第一次急性恶化时间及反应患者生活质量的圣乔治呼吸问卷 SGRQ 评分变化为主，这 2 项也都是在 52 周的治疗时间内进行评估。

在 INPULSIS-1 中共计 513 例患者，其中 309 例服用尼达尼布，204 例服用安慰剂，INPULSIS-2 中共计 548 例患者，其中 329 例接受尼达尼布治疗，219 例接受安慰剂。实验结果表明，在这 2 个试验中，排除 FVC 实验数据丢失的患者，尼达尼布治疗组 FVC 的年变化率显著低于安慰剂组。在 INPULSIS-1 中尼达尼布的调整后 FVC 年变化率为 –114.7mL，安慰剂组为 –239.9mL，相差 125.2mL。在 INPULSIS-2 中尼达尼布治疗组调整后 FVC 年变化率为 –113.6mL，安慰剂组为 –207.3mL，两组每年相差 93.7mL。FVC 的下调证明尼达尼布可使肺纤维化的进程减慢。但在患者第一次恶化时间，以及 SGRQ 评分变化方面，尼达尼布组与肺纤维化组并无显著差异，原因尚在研究之中。针对 INPULSIS 试验的亚组分析数据显示：比较尼达尼布治疗对于 FVC 预测值 > 90% 和 FVC 预测值 ≤ 90% 的 IPF 患者肺功能下降率影响，发现二者 FVC 下降率相近，故建议无论保存肺功能基线如何，在 IPF 早期即可应用尼达尼布进行抗纤维化治疗；此外，该亚组实验还证实，患者性别、种族（高加索人、亚洲人）、年龄（< 65 岁，≥ 65 岁）、吸烟与否、系统性皮质类固醇使用与否，生活质量的高低等对尼达尼布治疗 IPF 的效果并无显著影响，FVC 指标的变化，第一次急性加重时间在统计学上无显著差异。

安全性方面，有关尼达尼布临床不良反应报道较多为腹泻、恶心和呕吐等胃肠道症状以及肝脏转氨酶升高。不良反应中以胃肠道症状为主，腹泻发生概率最高，在 INPULSIS-1、INPULSIS-2 试验中分别占发生总数的 61.5%、63.2%，而安慰组仅为 18.6% 和 18.3%。发生的腹泻多为轻中度，一般很容易通过洛哌丁胺进行控制，效果较好。在 INPULSIS 试验中同时观察到了患者肝脏转氨酶的升高，故不建议中、重度肝损伤患者进行尼达尼布治疗；此外，治疗过程中还发现有少量患者出现心肌梗死的症状，约占整体的 1.5%，提示临床对心血管病变风险高，或有冠状动脉病史的患者在使用尼达尼布时必须小心谨慎。

目前，尼达尼布已经获批在美国、欧洲以及其他多个国家用于 IPF 的治疗；其 II、III 期临床研究证实，对于轻、中度 IPF 患者，每天 2 次服用 150mg，能有效减缓轻、中度 IPF 患者肺功能下降速度，延缓病情的发展。与另一种临床常用药吡非尼酮比较发现，尼达尼布可能会降低 IPF 患者急性加重的风险，从而使重症患者受益，但结合总体大数据看，吡非尼酮降低全因患者死亡率略有优势，除此之外，两药在药效性及部分不良反应上较为相似。吡非尼酮对尼达尼布的血药浓度有影响，有学者认为这 2 种药物的治疗机制和代谢途径不同，可以联合使用，且安全性和耐受性较好，但也有临床试验显示两者联合用药疗效没有明显增加，且存在不良反应风险重叠。有关吡非尼酮、尼达尼布临床联合用药是否可行尚在研究之中。

3. 抗酸药物

胃食道反流病（Gastroesophageal Reflux Disease，GERD）是 IPF 的常见伴随病症，研究发现，87% 的 IPF 患者患有 GERD，高于一般人群，其机制可能与肺纤维化导致肺容积缩小、胸内负压增大、跨膈压增加有关。这种机制导致胃内容物反流，且随肺纤维化的加重而更为频发，同时慢性微性吸入包括胃食道反流也是继发气道和肺脏炎症的危险因素。90% 的由 IPF 导致的 GERD 患者临床中并无显著症状。比较单纯 GERD 及肺纤维化合并 GERD 发现，两组食管下段的括约肌张力和蠕动均正常，但 IPF 合并 GERD 的患者食管上段括约肌张力更低、近端食管酸液暴露更加严重，提示 IPF 患者吸入的风险更高。此外，GERD 还被证实与肺移植患者的闭塞性细支气管炎（Bronchiolitis Obliterans Syndrome，BOS）有关。经过肺移植后合并 GERD 的患者具有更高的 BOS 发病率，且 BOS 的发病程度与 GERD 的严重程度呈正相关。

在治疗 IPF 过程中所应用的抗酸药物包括质子泵抑制剂或组织胺 2 受体抑制剂，对降低胃食管反流所造成的肺损伤、延长患者生命时间具有一定的作用，有临床数据表明：未使用抗酸药物治疗的 IPF 患者平均生存期为 896 天，而使用抗酸治疗的患者平均生存期为 1967 天，同时经过抗酸治疗的患者还有更低的放射学纤维化评分。但抗酸药物对 IPF 整体有无具体疗效尚处于争议之中。有学者在临床治疗 IPF 中应用抗酸治疗 52 周，结果显示与对照组相比，患者的疾病进展、全因病死率、肺纤维化病死率、FVC 变化及入院率方面并无显著差异；另一组研究显示，对存在 GERD 的 IPF 患者使用抗酸治疗，对于其中的部分患者，质子泵抑制剂的作用并不显著，分析原因可能与药物剂量，以及胃食道反流的性质有关。临床中也有应用抗酸药物治疗后患者酸反流现象减少，但非酸反流现象增多情况的出现，这提示了抗酸治疗无法解决返流所带来的所有临床问题。

总之，抗酸药物对于减轻 IPF 的并发症 GERD 所带来的负面作用具有治疗效果，IPF 患者也可从抗酸药物治疗中获益，2015 年 ATS/ERS/JRS/ALAT 联合发布的 IPF 治疗指南中将抗酸药物列为有条件推荐使用。但抗酸药物本身存在的治疗最佳剂量尚未明确，对非返流作用无效、副作用可致肺部感染等弊端也限制了其在临床的广泛应用。目前，有关抗酸治疗的有效性、安全性，能否与抗纤维化药物联合使用等问题有待进一步研究。

4. N-乙酰半胱氨酸

N-乙酰半胱氨酸（N-Acetylcysteine，NAC），为 L-半胱氨酸的乙酰化产物，最早被应用于 20 世纪 60 年代，是一种经典的化痰药物。NAC 是左旋精氨酸的天然衍生物，分子式为 $C_5H_9NO_3S$，相对分子质量为 163.19。分子内含有活性巯基基团（-SH），可打断黏液蛋白的二硫键（-S-S），分解黏蛋白，从而降低痰液的黏滞性；此外 NAC 还能增强呼吸道纤毛系统的生理转运能力，促进黏液的清除。在抗氧化方面，NAC 自身作为一种直接的抗氧化物，可通过自身的活性巯基基团氧化还原生物大分子中的二硫键，保护生物大分子的活性，起到清除体内自由基的作用；同时，NAC 还作为还原型谷胱甘肽的前体，通过补充细胞内谷胱甘肽的水平进而发挥抗氧化作用，NAC 亦存在抗血小板凝集、扩血管、抗诱变、抗癌等药理作用。

NAC 治疗 IPF 可能通过抗氧化作用、抗炎作用、抑制成纤维细胞增殖和细胞外基质沉积 3 种途径进行实现。动物实验证实，NAC 可通过提高肺纤维化大鼠肺组织内的谷氨酰胺水平来抑制赖氨酰氧化酶的活性，从而减轻肺纤维化的程度，赖氨酰氧化酶的活性与 TGF-β、α-SMA 等通路密切相关。在抗感染方面，NAC 可抑制 TNF-α、IL-1β、IL-8、TGF-β1 和 TNF 受体包括 sTNFR1 和 sTNFR2 以及巨噬细胞炎症蛋白 -1α（MIP-1α）等炎性因子的上调，进而抑制早期炎症反应及后期纤维化过程，改善 IPF 症状。此外，大剂量 NAC 可通过阻止核因子（NF）-κB 通路的激活进而抑制 TGF-β1、TNF-α、白介素等致纤维化因子，抑制炎症反应的发生。NAC 还可通过抑制 TGF-β1 和基质金属蛋白酶的表达，抑制成纤维细胞增生和细胞外基质沉积；通过抑制细胞周期蛋白的表达，使细胞阻滞于 G1 期，抑制胶原合成，整体上达到抑制肺纤维化的治疗效果。

临床试验中，NAC 常被用于辅助治疗 IPF，与糖皮质激素、细胞毒性药物等合用。一项多中心临床研究显示，在治疗 IPF 方案泼尼松、硫唑嘌呤中加入高剂量的 NAC 可延缓 IPF 患者肺活量以及一氧化碳弥散量的下降，且总体疗效优于单纯的泼尼松和硫唑嘌呤治疗；该研究共纳入 182 例 IPF 患者，其中 92 例予在原有泼尼松，硫唑嘌呤治疗的基础上予以大剂量的 NAC（600mg，tid）治疗，其余 90 例在原有治疗基础上添加安慰剂作为对照组。随访 1 年后，实验结果显示，NAC 组 IPF 患者的肺活量及一氧化碳弥散量下降指数较对照组分别高出 9% 和 24%，同时，NAC 治疗组患者体内的骨髓毒性反应发生率显著低于对照组。另一项 NAC 与泼尼松联合应用的临床研究也表明，泼尼松加大量的 NAC 对 IPF 的疗效明显好于泼尼松加环磷酰胺，或常规的泼尼松单药治疗；具体体现在患者临床症状的缓解程度，肺部影像学检查的改变，肺功能的是否显著改善，以及副作用的出现等方面。有关 NAC 的前瞻性研究表明 NAC 的单药吸入治疗是治疗某些特定患者 IPF 早期的有效手段之一，NAC 的早期干预治疗可延缓肺纤维化的进展，尤其在患者全血谷胱甘肽处于高水平状态，此外部分 TOLLIP 基因表型的 IPF 患者，NAC 的单药治疗具有一定疗效。在与糖皮质激素联合应用方面，研究发现小剂量的糖皮质激素与 NAC 联合使用，较 NAC 单独治疗疗效更好，安全性更高；与 NAC 单药治疗相比，小剂量的糖皮质激素与 NAC 联合应用可明显降低患者体内 PO_2 及肺弥散功能下降速度，改善症状，减少不良反应的发生，是一种对于 IPF 具有明显改善作用并且相对安全的治疗方案。

目前，鉴于 NAC 单药治疗 IPF 对于多数患者而言疗效并不显著，故在临床使用中多与其他抗肺纤维化药物联合使用，通过辅助治疗的方式以增加治疗效果，如与吡非尼酮，中药类合用等；有关这一方面的实验结果也表明，联合应用 NAC 可提高治疗 IPF 的疗效和安全性。

（二）不推荐药物类

以下药物或治疗方案在诊疗指南中对于大多数的 IPF 患者并不推荐使用，多数疗效不显著或伴有强烈的副作用，临床使用时应分析具体病情，酌情考虑剂量，谨慎使用。

1. 泼尼松、硫硫嘌呤、N- 乙酰半胱氨酸的联合使用

泼尼松（糖皮质激素）联合硫硫嘌呤、N- 乙酰半胱氨酸曾一度被认为是治疗 IPF 的标准治疗方案。但 IPF 本身以肺部的纤维化病变为主要病理表现，激素联合免疫抑制剂目前缺乏足够的理论依据支持。同时，该三药合用可能导致原有 IPF 并发症糖尿病、心血管疾病和骨质疏松等恶化，具有诸多副作用，并且对 IPF 的疗效相对有限，故临床中对于一般病情的稳定期 IPF 患者，不推荐将泼尼松、硫硫嘌呤、N- 乙酰半胱氨酸联合使用。

2. 抗凝类药物

IPF 形成中一般伴有血管内皮损伤、凝血系统激活、纤维蛋白沉积和纤溶异常等情况的出现。研究发现，口服华法林等抗凝药物治疗 IPF 有可能增加患者的病死率，增加出血等副作用的发生。对于没有合并静脉血栓栓塞症或心房颤动的 IPF 患者，不推荐长期应用抗凝类药物进行治疗。

3. 西地那非

西地那非是一种磷酸二酯酶 5 抑制剂，两项研究的汇总分析表明，西地那非无法降低 IPF 患者的病死率（RR 为 0.51；95%CI 为 0.12～2.72）或急性加重（RR 为 0.34；95%CI 为 0.04～3.22），对 IPF 的疾病进程也没有相应的延缓作用；此外，西地

那非对 FVC、一氧化碳弥散量（DLco）、Borg 呼吸困难评分、血氧饱和度及 6min 步行距离亦无明显改善作用。目前除圣乔治呼吸问卷（SGRQ）评估西地那非可显著改善 IPF 患者的生活质量外，暂没有证据表明 IPF 患者可从其他方面获益。同时，西地那非自身存在一定的副作用，且治疗费用较为昂贵，故不推荐一般的 IPF 患者使用。

4. 波生坦和马替生坦

波生坦和马替生坦是双重内皮素 –A，内皮素 –B 拮抗剂，常用于肺动脉高压的治疗。3 项临床研究结果表明，接受双重内皮素受体拮抗剂治疗的 IPF 患者，疾病进展有所改善，但总死亡率未见显著降低（RR 为 1.13；95%CI 为 0.57～2.27），FVC 改变量、不良反应或严重不良反应发生率与对照组相比并无显著差异。尽管波生坦、马替生坦对肺动脉高压具有治疗作用，合并肺动脉高压也作为 IPF 患者死亡的独立危险因素之一，但目前临床有关二者的治疗资料十分有限，其治疗效果尚不明朗，其安全性、有效性需进一步研究。不建议使用波生坦或马西替坦治疗 IPF。

5. 伊马替尼

伊马替尼是一种酪氨酸激酶抑制剂，主要抑制 PDGFR，抑制成纤维细胞向肌成纤维细胞的分化与增殖，抑制细胞外基质的产生，从而发挥抗纤维化的作用。研究表明，口服伊马替尼对肺纤维化缺乏疗效，无法缓解 IPF 的进展，降低其病死率，同时副作用较多。目前，强烈不推荐伊马替尼应用于 IPF 治疗。

二、肺纤维化急性加重治疗

IPF 的自然病理进程一般分为 3 种，即长期稳定、缓慢进展，以及快速进展。特发性肺间质纤维化的急性加重（Acute Exacerbation of Idiopathic Pulmonary Fibrosis，AE–IPF）是指 IPF 患者在自然病程的某一时间内突然发生难以预测的呼吸衰竭，甚至死亡；在 IPF 患者中具有很高的发生率、病死率。目前临床中有关 AE–IPF 的主要诊断标准为是否出现弥散性肺损伤（Diffuse Alveolar Damage，DAD）的临床表现及影像学特点，其根本的发生机制可能与炎症反应及免疫失调密切有关。

针对 AE–IPF 的治疗，近几年的临床研究多为小样本的回顾性临床试验，缺乏多中心、大样本的临床随机对照实验研究进行支撑，目前为止，尚无最佳治疗方案。临床中一般在常规 IPF 的治疗基础上，对症治疗，加用激素冲击，抗感染药物，结合机械通气、肺移植等手段对其加以干预。

激素冲击：目前，国际上和国内有关 IPF 的治疗指南中均推荐酌情使用糖皮质激素对急性加重的患者加以干预，常与免疫抑制剂如环磷酰胺、环孢素 A 联合使用。糖皮质激素能够抑制核因子受体和其他促炎细胞因子的调控转录，减少炎性介质的释放以及抑制成纤维细胞增生，减少胶原沉积，进而抑制弥散性肺损伤的发展。有关糖皮质激素的作用机制研究表明：其主要通过基因组机制进、非基因组机制发挥作用；其中快速有效的抑制炎症作用主要依赖其非基因组作用机制。糖皮质激素本身并不参与细胞的转录过程，可通过受体和细胞膜直接发挥作用，故激素的水平浓度是使非基因组参与治疗的作用前提。

但基于糖皮质激素治疗本身带来的副作用，及对肺纤维化并发症的影响，临床中建议根据 AE-IPF 患者是否存在已知原因（如感染、手术操作后、药物毒性、误吸等），是否存在并发症、疾病的严重程度等因素综合考虑，制定最适合患者的激素治疗方案。糖皮质激素中一般应用泼尼松，其剂量范围可从口服（1mg/kg/ 天）到静脉注射甲泼尼龙（500 ~ 1000mg/ 天、连用 3 个月），再减为泼尼松或等效剂量激素，并根据患者的病情进展和治疗反应，在 4 ~ 8 周内逐步减至维持量。对激素治疗起到一定效果的患者，在数周到数月内要缓慢减少药量，并且密切随访，防止副作用或肺纤维化复发等情况的发生。

抗感染治疗：越来越多的证据表明病毒或细菌感染可能与 AE-IPF 密切相关。故多数临床医师在治疗 AE-IPF 时都会遵循应用不同种类的抗生素或抗病毒药物进行预防或干预的治疗思路。我国有关 AE-IPF 的诊疗指南建议抗生素的使用在开始时应广泛覆盖，包括兼顾非典型病原体，如果培养或检测鉴定出某种特殊病原体，则应缩小抗生素的使用范围，进而针对性使用相应抗生素。对于病原体检测阴性的患者，建议抗生素的使用时间在 1 ~ 2 周之内。另有研究显示：AE-IPF 患者外周血中的降钙素原（Procalcitonin，PCT）水平对抗生素的使用具有一定的参考指导作用，临床中其对抗生素的使用疗程具有重要意义。

三、其他非药物治疗

（一）戒烟

吸烟是导致肺部疾病的主要诱因之一，戒烟对于 IPF 患者的疾病进展具有重要意义。一项针对肺纤维化的荟萃分析表明，肺纤维化的发病率增加与吸烟有关。以往研究也发现，主动吸烟或曾吸烟者患 IPF 的风险是非吸烟者的 1.6 倍。在 IPF 患者中，戒烟者的生存时间较非吸烟者和吸烟者更短，但诊断 IPF 的吸烟者明显较非吸烟者和戒烟者年轻，分析原因可能是吸烟者因吸烟而较早注意到身体出现的相关症状，但往往疾病进展到无法吸烟时方引起重视。动物实验表明，吸烟可加重博来霉素诱导小鼠的肺纤维化程度，其中，香烟烟雾提取物可通过 TGF-β1，Smad2/3 和蛋白激酶 B 信号通路诱导肺成纤维细胞和胸膜间皮细胞中 Smad2/3 磷酸化，蛋白激酶 B 的活化以及 I 型胶原合成和细胞增殖。对于吸烟的 IPF 患者，必须帮助和劝导其戒烟。

（二）氧疗

氧疗可以改善患者的缺氧情况。间断氧疗和长期氧疗（Long Term Oxygen Therapy，LTOT）对 IPF 患者的影响尚没有准确的研究，在日本的一项小型随机研究中，IPF 患者呼吸室内空气与间断性进行氧疗的患者相比，未显示出相关呼吸困难的症状。在对 487 例患者进行的非随机回顾性研究中，IPF 患者接受氧疗与未接受氧疗的患者生存率相比并无明显差异。虽然目前有关 LTOT 针对肺纤维化的治疗效果尚未明确，但从慢性阻塞性肺疾病得出的间接证据表明，LTOT 对于缺氧性患者的预后具有明显改善作用，可在其他以慢性低氧血症为特征的肺部疾病患者中获益。IPF 与慢性阻塞性肺病的相似症状中包括缺氧，故 LTOT 在国际指南中被推荐用于在静息状态下有临床显著的低氧血症的 IPF 患者，针对静态状态低氧血症（$PaO_2 \leqslant 55mmHg$，$1mmHg=0.133kPa$，或 $SaO_2 \leqslant 88\%$）的患者，临床中应接受长期氧气治疗，氧疗时间应 > 15h/ 天。

对于 AE-IPF 患者而言，氧疗则是一种确切有效的治疗措施；AE-IPF 患者多伴有呼吸困难，故临床治疗中往往需要通过高浓度吸入较高浓度的氧气来维持动脉血氧饱和度处于 90% 以上的水平。标准的经鼻吸氧导管通常难以满足 AE-IPF 患者的氧气需求量，故对于这些缺氧性呼吸困难且不伴有高碳血症的患者而言，可适当采用经鼻导管的高流量氧疗，以维持其动脉血氧饱和度进而改善呼吸困难和咳嗽的症状。若患者病情严重，可考虑采用面罩供氧或无创呼吸机进行纯氧供给。

（三）机械通气

目前，有关机械通气的研究表明，对于终末期的 IPF 患者，气管插管通气治疗并不能降低其病死率。普遍研究表明，对于 AE-IPF 并伴有呼吸衰竭的患者而言，有创机械通气能否使其获益尚存争议；但无创机械通气对于出现部分呼吸衰竭的 AE-IPF 患者具有一定作用，特别是呼吸末正压通气可使处于该时期的患者血内 PaO_2，FiO_2 明显上升，改善患者的氧合状态。机械通气一般伴有高昂的费用支出，故临床使用机械通气时，需要临床医师权衡利弊，与患者本人或家属充分沟通后方可执行。对于满足肺移植条件的肺纤维化患者而言，单独机械通气或联合体外膜肺氧合（Extracorporeal Membrane Oxygenation，ECMO）是其能够顺利过渡到肺移植阶段的重要保证，为可能死亡的患者提供生存的机会。

（四）肺移植

随着科学技术的不断发展，肺移植技术应用于各种终末期肺部疾病的技术日益完善。目前，肺移植是唯一一种能够治愈 AE-IPF，并延长患者寿命的治疗手段。研究显示，肺移植可改善 IPF 患者的生存质量，提高患者生存率，其中 5 年生存率可达 50%～56%。目前，国内已有多家机构开展肺移植治疗，供体捐赠和资源共享网络构建逐渐健全，脏器移植准入制度日益完善；但对于 IPF 患者而言，由于肺源的限制，以及疾病进展情况未知等因素，推荐应尽早到肺移植中心进行评估登记，以便今后病情加重时尽早进行肺移植治疗。有关 IPF 进行肺移植的最佳治疗时机以及单肺，双肺移植对患者预后的影响还在进一步研究中。

参考文献

[1] 胡李慧，朱伟，张元兵，等. 温肺化纤汤的组方原则与临床应用 [J]. 时珍国医国药，2016，27 （05）：1168-1169.

[2] 清·喻昌. 医门法律 [M]. 上海：上海科学技术出版社，1983：7，59，216.

[3] 樊茂蓉，韩克华，王冰，等. 通肺络补宗气方对特发性肺间质纤维化患者血清 TGF-β、TNF-α、CTGF 及 PDGF 的影响 [J]. 辽宁中医杂志，2017，44 （12）：2572-2575.

[4] 张纾难，疏欣杨，韩春生，等. 131 例特发性肺纤维化患者中医证候聚类分析 [J]. 环球中医药，2011，4 （01）：20-22.

[5] 从肺肾相关论治特发性肺间质纤维化 [J]. 中华中医药杂志，2019，34 （10）：4668-4670.

[6] 张溪，张忠德. 调补肺肾法治疗特发性肺间质纤维化的临床研究 [J]. 广州中医药大学学报，2010，27 （06）：559-561.

[7] 中华人民共和国药典 [M]. 中国医药科技出版社，国家药典委员会，2015.

[8] 栾智华，任晋宏，薛慧清，等. 黄芪糖蛋白对肺纤维化小鼠肺组织中 α-SMA 表达的影响 [J]. 中华中医药学刊，2020，38 （06）：197-200+274-276.

[9] 栾智华，张东坡，刘必旺，等. 黄芪甲苷对肺纤维化小鼠 VEGF/VEGFR2 信号通路的影响 [J]. 时珍国医国药，2019，30 （07）：1611-1613.

[10] 黄霖晗，韩佳，徐昌君，等. 黄芪甲苷对肺纤维化小鼠 α-SMA、Ⅰ型和Ⅲ型胶原表达影响 [J]. 辽宁中医药大学学报，2019，21 （01）：47-50.

[11] 徐昌君，王鹏飞，黄雅薇，等. 黄芪总黄酮对特发性肺纤维化 miRNA-21、let-7 d 及 TGF-β/smad 信号干预作用 [J]. 中华中医药学刊，2018，36 （06）：1308-1311.

[12] 李志红. 中药三七的化学成分和药理作用 [J]. 内蒙古中医药，2014，33 （26）：37.

[13] Kuen-Daw Tsai, Shu-Mei Yang, Jen-Chih Lee, Ho-Yiu Wong, Chuen-Ming Shih, Ting-Hui Lin, Min-Jen Tseng, Wei Chen. Panax notoginseng Attenuates Bleomycin-Induced Pulmonary Fibrosis in Mice [J]. Evidence-Based Complementary and Alternative Medicine, 2011, 2011.

[14] Li Y, Rahmanian M, Widström C, et al. Irradiation-induced expression of hyaluronan (HA) synthase 2 and hyaluronidase 2 genes in rat lung tissue accompanies active turnover of HA and induction of types I

and III collagen gene expression[J]. American Journal of Respiratory Cell and Molecular Biology, 2000, 23(3): 411–418.

[15]孙晓芳，杨会慈，段斐，等.三七总皂苷对肺纤维化小鼠肺组织蛋白酶 K 表达的影响 [J]. 时珍国医国药，2014，25（01）：53–55.

[16]任周新，余海滨，李建生，等.三七总皂苷对人肺泡上皮细胞间质转化的抑制作用 [J]. 中国中药杂志，2015，40（23）：4667–4671.

[17]耿德海，郭文龙，王强，等.三七总皂苷对转化生长因子 –β 诱导人胚肺成纤维细胞增殖分化及胶原蛋白合成的影响 [J]. 中国药业，2019，28（02）：14–17.

[18]范明明，张嘉裕，张湘龙，等.麦冬的化学成分和药理作用研究进展 [J]. 中医药信息，2020，37（04）：130–134.

[19]张心月，李慧，尹亚慧，等.连翘、麦冬对肺纤维化大鼠 TIMP–1 表达的影响 [J]. 山东中医药大学学报，2019，43（02）：175–180.

[20]郑琦，樊慧婷，张英，等.丹参化学成分分析及其抗肿瘤药理作用的研究进展 [J]. 中华中医药学刊，2020，38（04）：112–116.

[21]林军，冯一中，顾振纶，等.丹参总酚酸对博莱霉素致肺纤维化小鼠的治疗作用 [J]. 中草药，2008（03）：400–403.

[22]Bowler Russell P, Crapo James D. Oxidative stress in airways: is there a role for extracellular superoxide dismutase. American Journal of Respiratory and Critical Care Medicine, 2002, 166(12 Pt 2): S38–43.

[23]李玉娟，杜冠华.总丹酚酸和银杏叶提取物对血管平滑肌细胞保护作用的比较 [J]. 中国药学杂志，2003（11）：28–31.

[24]田淑霞，陈珺明，韩永龙，等.丹参酮对肺纤维化大鼠的干预作用及其机制研究 [J]. 世界中医药，2014，9（12）：1647–1650.

[25]Lin, An, Li–Ying, et al. Tanshinone IIA Activates Nuclear Factor–Erythroid 2–Related Factor 2 to Restrain Pulmonary Fibrosis via Regulation of Redox Homeostasis and Glutaminolysis.[J]. Antioxidants & Redox Signaling, 2018.

[26]Prevention of pulmonary fibrosis with salvianolic acid A by inducing fibroblast cell cycle arrest and promoting apoptosis[J]. Journal of ethnopharmacology, 2014, 155(3): 1589.

[27]Zhang M, Cao S R, Zhang R, et al. The inhibitory effect of salvianolic acid B on TGF–β1–induced proliferation and differentiation in lung fibroblasts[J]. Experimental Lung Research, 2014

[28]赵静，夏晓培.当归的化学成分及药理作用研究现状 [J]. 临床合理用药杂志，2020，13（06）：172–174.

[29]志旺，付晓艳.当归及其复方防治肺纤维化实验研究概况 [J]. 甘肃中医药大学学报，2017，34（02）：98–101.

[30]韩静茵，贾仰民，王淑娟.阿魏酸钠治疗尘肺病肺纤维化的效果及其作用机制的临床研究 [J]. 中国临床药理学与治疗学，2016，21（05）：553–557.

[31]李倩，高海荣，郭九峰.甘草主要化学成分及药效活性与环境关系研究进展 [J]. 黑龙江农业科学，2019（09）：150–154.

[32] 李想，常虹，石松利，等.肺纤维化的中医病机及中医药治疗研究进展 [J/OL].中药药理与临床：1-14[2021-01-22].https://doi.org/10.13412/j.cnki.zyyl.20201216.001.

[33] 付钰，吴瑕，陈随清.甘草查尔酮 A 通过调节 TGF-β/Smad 信号通路抑制小鼠肺纤维化 [J].中国实验方剂学杂志，2019，25（04）：94-100.

[34] 黄云鉴，龚婕宁.中医治疗肺纤维化方药规律的文献分析 [J].中国实验方剂学杂志，2016，22（15）：206-210.

[35] 甘草酸制剂防治肺纤维化的研究进展 [J].西北国防医学杂志，2020，41（11）：718-723.

[36] 瓮恒，曲中平.麦门冬汤加减治疗特发性肺间质纤维化 32 例临床观察 [J].国医论坛，2008，23（1）：6-7.DOI：10.3969/j.issn.1002-1078.2008.01.004.

[37] 白文梅，王兵，廖春燕.麦门冬汤对特发性肺纤维化患者一氧化碳弥散量、血清 HA 水平及中医证候积分的影响 [J].四川中医，2019，37（08）：92-95.

[38] 申萌萌，南亚楠，唐磊，等.麦门冬汤对肺纤维化大鼠肺功能及内质网应激作用的影响 [J].北京中医药大学学报，2019，42（01）：37-43.

[39] 刘锐，何嘉，梁梓扬，等.麦门冬汤对肺纤维化模型大鼠肺组织转化生长因子β1 和基质金属蛋白酶 9 及基质金属蛋白组织抑制剂 1 表达的影响研究 [J].中国全科医学，2018，21（29）：3590-3596.

[40] 杜光明.麦门冬汤对肺纤维化大鼠肺肠组织形态学、TNF-α 等的影响 [D].河南中医学院，2015.

[41] 沈映君.中药药理学 [M].上海：上海科学技术出版社，1997：160-162，164-166.

[42] 智屹惠.曹世宏教授论治肺间质纤维化 [J].南京中医药大学学报（自然科学版），2001（03）：185-186.

[43] 张弘，夏永良，杨珺超，等.补肺汤对肺纤维化大鼠肺组织 MMP-9、TIMP-1 蛋白表达影响 [J].中华中医药学刊，2011，29（12）：2673-2679.

[44] 杨珺超，宋康，鲁建锋，等.补肺汤对肺纤维化大鼠肺组织 TGF-β_1 表达影响的研究 [J].中国中医药科技，2010，17（04）：291-292+303+280.

[45] 宋康，杨珺超，陈君峰，等.补肺汤对肺纤维化大鼠血清 INF-γ IL-4 表达水平影响的实验研究 [J].中华中医药学刊，2010，28（03）：456-458.

[46] 刘炜，骆新，沈静.补肺汤通过 TGF-β/Smad3 信号通路抑制小鼠肺纤维化的研究 [J].医药导报，2020，39（06）：747-752.

[47] 刘宁，李青玉，焦扬.补肺汤加味治疗肺间质纤维化呼吸困难 30 例 [J].临床医药文献电子杂志，2019，6（17）：156-157+159.

[48] 陆国辉，李艳茹，高健美.甘草干姜汤对博莱霉素诱导的大鼠肺纤维化 SIRT1 和 TGF-β1 蛋白表达的影响 [J].中药药理与临床，2014，30（06）：25-28.

[49] 郝伟欣，董振华.升陷汤加味治疗结缔组织病合并肺间质纤维化体会 [J].中华中医药杂志，2008，23（8）：707-709.

[50] 胡晓波，杨礼腾.红景天对大鼠肺纤维化治疗作用初探 [J].四川医学，2006，27（7）：673-674.

[51] 王媛媛，王庆.红景天对肺纤维化大鼠 MMP-2 与 TIMP1 表达关系的影响 [J].重庆医科大学学报，2010，35（5）：680-691.

[52] 任德权，高云艳，许青峰，等.临床实用中成药 [M].北京：人民卫生出版社，2002：478

[53] 俞发荣，魏克强，石军年，等.川芎嗪－双黄连－病毒唑对大鼠肺间质纤维化作用及其机理研究 [J].兰州大学学报，2002（05）：82–86.

[54] 魏文军，李学明.益气活血化痰方配合西药治疗肺纤维化 30 例 [J].陕西中医，2009，30（08）：950.

[55] 张欣，辛洪涛，李怀臣，等.芪丹颗粒对鼠肺间质纤维化转化生长因子 β_1mRNA 和肿瘤坏死因子 $\alpha mRNA$ 表达的影响 [J].中国临床康复，2005（31）：144–146.

[56] 武运邦，谢红，王金义，等.血府逐瘀汤对肺纤维化大鼠肺组织上皮间质转化的影响及其机制研究 [J].中国民族民间医药，2020，29（17）：11–16.

[57] 王丽丽.强的松联合血府逐瘀汤治疗特发性肺纤维化疗效分析 [J].实用中医药杂志，2017，33（10）：1147–1148.

[58] 肖美凤，刘金玲，杨岩涛，等.补阳还五汤的研究现状及其新药创制关键技术 [J].中草药，2018，49（07）：1688–1694.

[59] 谭支奎，田正鉴.田正鉴教授运用补阳还五汤加减方治疗特发性肺纤维化疗效观察 [J].四川中医，2014，32（10）：113–114.

[60] 杨昆，龚新月，王飞.补阳还五汤治疗肺纤维化作用机制研究进展 [J].中国中医基础医学杂志，2020，26（07）：1034–1036+1040.

[61] 魏茂提，王世鑫，张国辉，等.染矽尘大鼠肺脏器系数和肺胶原含量的变化 [J].工业卫生与职业病，2001（06）：351–353.

[62] 杨晗，王飞，王全林，等.补阳还五汤对博莱霉素所致肺纤维化大鼠肺指数及肺组织病理的影响 [J].中国实验方剂学杂志，2014，20（22）：142–146.

[63] 王宣，王丽娜，杨学，等.补阳还五汤对肺纤维化大鼠血清 HYP 含量、肺系数及肺部病理形态学的影响 [J].时珍国医国药，2017，28（07）：1555–1558.

[64] 王飞，陈平，曹国平，等.补阳还五汤对肺纤维化大鼠肺泡巨噬细胞肿瘤坏死因子的影响 [J].中药药理与临床，2005（03）：5–7.

[65] 孙中仪，田纪伟.NF–kB 信号通路与椎间盘退变的研究进展 [J].中国矫形外科杂志，2012，20（23）：2162–2164.

[66] 杨昆，李勇华，王飞，等.补阳还五汤防治特发性肺纤维化的作用及机制探讨 [J].北京中医药大学学报，2017，40（07）：550–557.

[67] 郝小惠，张丽，王献华.胶原与肺间质纤维化的研究进展 [J].华北煤炭医学院学报，2005（01）：43–45.

[68] 郑金旭，贾友明，韦光龙，等.间质性肺疾病支气管肺泡灌洗液胶原基质成份研究 [J].中华结核和呼吸杂志，2000（07）：45.

[69] 杨晗，王飞，王全林.补阳还五汤对肺纤维化大鼠血清Ⅲ型前胶原氨端肽和Ⅳ型胶原氨端肽含量的影响 [J].中国中医药信息杂志，2014，21（10）：64–66.

[70] 尚磊，李侠，宋占帅，等.补阳还五汤对矽尘所致肺纤维化大鼠血清 PCⅢ和Ⅳ–C 含量的影响 [J].预防医学论坛，2018，24（01）：16–19.

[71]李鑫，朱文浩，高颖. ERK1/2 通路及其介导多发性硬化发病的研究进展 [J]. 世界科学技术 – 中医药现代化，2015，17（04）：880–884.

[72]杜全宇，王振兴，孙中莉，等. HMGB1 对人肺成纤维细胞 ERK1/2–NF–κB 信号通路的影响及补阳还五汤含药血清的干预作用 [J]. 中国实验方剂学杂志，2017，23（13）：153–157.

[73]inhibits fibroblast TGF–β production and signaling in pulmonary fibrosis[J]. The Journal of Clinical Investigation，2002，109（7）：931–937.

[74]李水芹，李学君，王飞，等. 补阳还五汤大鼠含药血清对肺成纤维细胞 TGF–β1/Smad/ERK 信号通路的影响 [J]. 辽宁中医杂志，2015，42（12）：2436–2439.

[75]HAMADAN，MAEYAMA T，KAWAGUCHI T，et al. The role of high mobility group box1 in pulmonary fibrosis[J]. Am J Respir Cell Mol Biol，2008，39（4）：440–447.

[76]王振兴，孙中莉，王明杰，等. 补阳还五汤对肺纤维化中 HMGB1–RAGE 信号通路的调控作用 [J]. 中国实验方剂学杂志，2017，23（13）：138–144.

[77]Enrico Conte et al. Inhibition of PI3K prevents the proliferation and differentiation of human lung fibroblasts into myofibroblasts：the role of class I P110 isoforms.[J]. PLoS ONE，2017，6（10）：e24663.

[78]Wang Xuan et al. Buyang Huanwu Decoction Ameliorates Bleomycin–Induced Pulmonary Fibrosis in Rats via Downregulation of Related Protein and Gene Expression.[J]. Evidence–based complementary and alternative medicine：e CAM，2018，2018：9185485.

[79]林艺凯，马爱平，周伟跃，等. mTOR 信号通路在博来霉素诱导小鼠肺纤维化中的作用机制研究 [J]. 中国呼吸与危重监护杂志，2018，17（02）：178–182.

[80]Ma Xiaoju Max and Blenis John. Molecular mechanisms of mTOR–mediated translational control.[J]. Nature reviews. Molecular cell biology，2009，10（5）：307–18.

[81]潘怡，王振兴，郭静，等. 补阳还五汤对肺纤维化小鼠中介导细胞自噬的 mTOR 蛋白的调控机制探讨 [J]. 中国实验方剂学杂志，2019，25（06）：23–31.

[82]彭锐，杨学会，李玲，等. 补阳还五汤联合高流量湿化仪治疗特发性肺纤维化合并呼吸衰竭的临床效果观察 [J]. 北方药学，2020，17（08）：108–110.

[83]乔志羽. 补阳还五汤加减治疗特发性肺纤维化 27 例 [J]. 中国民间疗法，2019，27（03）：47–48.

[84]林家猛，李立华. 瓜蒌薤白汤对博来霉素致大鼠肺纤维化内质网应激反应的影响 [J]. 安徽中医药大学学报，2019，38（05）：71–76.

[85]宋建平，谢忠礼，李伟，等. 瓜蒌薤白汤对肺纤维化形成阶段的干预作用 [J]. 中国实验方剂学杂志，2011，17（10）：140–143.

[86]孟申. 肺康复的研究进展 [J]. 中华医学信息导报，2007（10）：20+22.

[87]曾明耀. 特发性肺间质纤维化患者的护理 [J]. 护士进修杂志，2010，32（9）：34–35.

[88]Jackson RM，Gmezma Rnow，Ramos CF，et al. Exercise limitation in IPF patients：a randomized trial of pulmonary reha–bilitation[J]. Lung，2014，192（3）：367–376.

[89]Nishiyama O，Kondoh Y，Kimura T，et al. Effects of pul–monary rehabilitation in patients with idiopathic pulmonary fibrosis[J].Respirology，2008，13（3）：394–399.

[90]Wallaert B，Masson N，Rouzico L，et al. Effects of pul–monary rehabilitation on daily life physical

activity of fibrotic idi-opathic interstitial pneumonia patients[J]. Erj Open Research, 2018, 4（2）: 00167-2017.

[91]Sevgi O, Kul KH, Duygu I, et al. Effect of home-based pulmonary rehabilitation in patients with idiopat hic pulmonary fibrosis[J] Multi-disciplinary Respiratory Medicine, 2010, 5（1）: 31-37.

[92]修麓璐，李暘. 督导家庭康复疗法辅助治疗特发性肺纤维化 30 例 [J]. 山东医药，2014，54（11）：102－104.

[93]冯晓东. "中医康复学专业" 建设思考 [J]. 康复学报，2017，27（05）：1-4.

[94]李黎，周雍明. 中医康复学概念内涵与外延探究 [J]. 中国中医药图书情报杂志，2015，39（06）：49-51.

[95]许明，张泓，谭洁，祁芳，等. 基于现代康复医学理论体系对中医康复的应用与研究之思考 [J]. 湖南中医药大学学报，2017，37（10）：1161-1165.

[96]王天娇，庞立健，于睿智. 中医特色肺康复技术在慢性复杂性肺疾病康复中应用 [J]. 辽宁中医药大学学报，2020，22（12）：78-81.

[97]潘怡，毛兵. 中医肺康复技术的应用现状与展望 [J]. 河北中医，2016，38（11）：1733-1738.

[98]胡健，李泽庚，童佳兵，等. 中医特色肺康复技术对 COPD 稳定期的疗效研究进展 [J]. 亚太传统医药，2018，14（08）：104-107.

[99]杜科涛，胡婷. 中西医肺康复治疗慢性阻塞性肺疾病研究进展 [J]. 湖南中医杂志，2017，33（04）：172-175.

[100]李戎，闫智勇，李文军，等. 针灸治疗特发性肺纤维化临床观察 [J]. 针灸临床杂志，2004（02）：13-14+59.

[101]徐慧卿. 针药并用治疗特发性肺纤维化疗效观察 [J]. 上海针灸杂志，2010，29（10）：641-642.

[102]Raghu G, Rochwerg B, Zhang Y, et al. An official ATS/ERS/JRS/ALAT clinical practice guideline: treatment of idiopathic pulmonary fibrosis. An update of the 2011 clinical practice guideline[J]. Am J Re spir Crit Care Med, 2015, 192（2）: e3-e19.

[103]中华医学会呼吸病学分会间质性肺病学组，中国医师协会呼吸医师分会间质性肺疾病工作委员会. 特发性肺纤维化急性加重诊断和治疗中国专家共识 [J]. 中华医学杂志，2019，99（26）：2014-2023. DOI：10.3760/cma.j.issn.0376-2491.2019.26.005.

[104]中华医学会呼吸病学分会间质性肺疾病学组. 特发性肺纤维化诊断和治疗中国专家共识 [J]. 中华结核和呼吸杂志，2016，39（6）：427-432. DOI：10.3760/cma.j.issn.1001-0939.2016.06.005.

[105]Chan AL, Raifii R, Louie S, et, al. Therapeutic update in idiopathic pulmonary fibrosis [J] Clin Rev Allergy Immunol, 2013, 44（1）: 65-74.

[106]邵明香，王维亭，赵专友，等. 抗肺纤维化新药吡非尼酮 [J]. 现代药物与临床，2013，28（3）：409-414. DOI：10.7501/j.issn.1674-5515.2013.03.040.

[107]Chen, J., Lu, M.-M., Hu, G.-Y., et al.Synthesis and structure-activity relationship of 5-substitue nt-2（1H）- pyridone derivatives as anti-fibrosis agents[J]. Bioorganic and Medicinal Chemistry Letters，2012, 22（6）: 2300-2302.

[108]Azuma A. Pirfenidone: antifibrotic agent for idiopathic pulmonary fibrosis.[J]. Expert review of respiratory

medicine，2010，4（3）：301–310.

[109]Noble P W，Albera C，Bradford W Z，et al. Pirfenidone in patients with idiopathic pulmonary fibrosis（CAPACITY）：two randomised trials [J]. Lancet，2011，377（9779）：1760–1769.

[110]King Talmadge E，Bradford Williamson Z，Castro–Bernardini Socorro，et al. A phase 3 trial of pirfenidone in patients with idiopathic pulmonary fibrosis.[J]. The New England Journal of Medicine，2014，370（22）：2083–92.

[111]Richeldi，L.，DuBois，R.M.，Raghu，G.，et al. Efficacy and safety of nintedanib in idiopathic pulmonary fibrosis[J]. The New England journal of medicine，2014，370（22）：2071–2082.

[112]L. Pan，D.W. Ruhrmund，C.J. Schaefer，et al. Antifibrotic activities of pirfenidone in animal models[J]. The European Respiratory Review，2011，20（120）：85–97.

[113]Raghu G，Rochwerg B，Zhang Y，et al . An official ATS/ERS/JRS/ALAT clinical practice guideline：treatment of idiopathic pulmonary fibrosis. An update of the 2011 clinical practice guideline. Am J Respir Crit Care Med，2015，192（2）：e3–e19.

[114]Richeldi L，Costabel U，Selman M，et al. Efficacy of a tyrosine kinase inhibitor in idiopathic pulmonary fibrosis. N Engl J Med，2011，365（12）：1079–1087.

[115]WOLLIN L，MAILLET I，QUESNIAUX V，et al. Antifibrotic and anti–inflammatory activity of the tyrosine kinase inhibitor nintedanib in experimental models of lung fibrosis[J]. J Phar–macol Exp Ther，2014，349（2）：209 –220.

[116]Hostettler Katrin E，Zhong Jun，Papakonstantinou Eleni，et al. Anti–fibrotic effects of nintedanib in lung fibroblasts derived from patients with idiopathic pulmonary fibrosis.[J]. Respiratory Research，2014，15（3）：157.

[117]Knüppel Larissa，Ishikawa Yoshihiro，Aichler Michaela，et al. A Novel Antifibrotic Mechanism of Nint edanib and Pirfenidone. Inhibition of Collagen Fibril Assembly.[J]. American Journal of Respiratory Cell and Molecular Biology，2017，57（1）：77–90.

[118]Rangarajan Sunad，Kurundkar Ashish，Kurundkar Deepali，et al. Novel Mechanisms for the Antifibrotic Action of Nintedanib.[J]. American Journal of Respiratory Cell and Molecular Biology，2016，54（1）：51–9.

[119]Wind S，Schmid U，Freiwald M，et al. Clinical pharmacokinetics and pharmacodynamics of nintedanib. Clin Pharmacokinet，2019，58（9）：1131–1147.

[120]Dallinger C，Trommeshauser D，Marzin K，et al. Pharmacokinetic properties of nintedanib in healthy vo lunteers and patients with advanced cancer[J]. Clin Pharmacol，2016，56（11）：1387–1394.

[121]Richeldi L，DU Bois RM，Raghu G，et al. 2014. Efficacy and safety of nintedanib in idiopathic pulmonary fibrosis[J]. N Engl J Med，2014，370：2071–2082.

[122]Kolb M，Richeldi L，Behr J，et al. Nintedanib in patients with idiopathic pulmonary fibrosis and preserv ed lung volume[J]. Thorax，2017，72（4）：340–346.

[123]陈海红，杨军，陈召慧，等 . 抗肺纤维化药物尼达尼布的研究进展 [J]. 中国新药杂志，2020，29（10）：1131–1135.

[124]Wuyts WA, Kolb M, Stowasser S, et al. First data on efficacy and safety of nintedanib in patients with idiopathic pulmonary fibrosis and forced vital capacity of ≤ 50% of predicted value. Lung, 2016, 194 (5): 739-743.

[125]Rogliani P, Calzetta L, Cavalli F, et al. Pirfenidone, nintedanib and N-acetylcysteine for the treatment of idiopathic pulmonary fibrosis: a systematic review and meta-analysis. Pulm Pharmacol Ther, 2016, 40: 95-103.

[126]Loveman E, Copley VR, Scott DA, et al. Comparing new treatments for idiopathic pulmonary fibrosis——a network metaanalysis. BMC Pulm Med, 2015, 15: 37.

[127]Ogura T, Taniguchi H, Azuma A, et al. Safety and pharmacokinetics of nintedanib and pirfenidone in idiopathic pulmonary fibrosis. Eur Respir J, 2015, 45(5): 1382-1392.

[128]Flaherty K, Fell C, Huggins J, et al. Safety of combined pirfenidone and nintedanib in patients with idio pathic pulmonary fibrosis. Thorax, 2017, 72: A253-A256.

[129]Raghu G, Freudenberger T D, Yang S, et al. High prevalence of abnormal acid gastro-oesophageal reflux in idiopathic pulmonary fibrosis[J]. European Respiratory Journal, 2006, 27(1): 136-142.

[130]Lee Chang Min, Lee Dong Ho, Ahn Byung Kyu, et al. Protective Effect of Proton Pump Inhibitor for Survival in Patients with Gastroesophageal Reflux Disease and Idiopathic Pulmonary Fibrosis.[J]. Journal of Neurogastroenterology and Motility, 2016, 22(3): 444-451.

[131]Allaix ME, Fisichella PM, Noth I, et al. Idiopathic Pulmonary Fibrosis and Gastroesophageal Reflux. Implications for Treatment[J]. Gastrointest Surg, 2014, 18(1): 100-105.

[132]Bobadilla JL, Jankowska-Gan E, Xu Q, et al. Reflux-Induced Collagen Type V Sensitization Potential Mediator of Bronchiolitis Obliterans Syndrome[J]. Chest, 2010, 138(2): 363-370.

[133]Lee JS, Collard HR, Anstrom KJ, et al. Anti-Acid Therapy and Disease Progression in Idiopathic Pulmonary Fibrosis: an analysis of data from three randomized controlled trials[J]. Lancet Respir Med, 2013, 1 (5): 369-376.

[134]Lee JS, Ryu JH, Elicker BM, et al. Gastroesophageal reflux therapy is associated with longer survival in patie nts with idiopathic pulmonary fibrosis[J].Am J Respir Crit Care Med, 2011, 184 (12):1390-1394.

[135]Kreuter M, Wuyts W, Renzoni E, et al. Antacid therapy and disease outcomes in idiopathic pulmonary fibrosis: a pooled analysis[J]. Lancet Respir Med, 2016, 4(5): 381-389.

[136]Kauer WK, Peters JH, DeM eester TR, et al. Mixed reflux of gastric and duodenal juices is more harmful to the esophagus than gastric juice alone[J]. Ann Surg, 1995, 222(4): 525-531.

[137]Kilduff CE, Counter MJ, Thomas GA, et al. Effect of acid suppression therapy on gastroesophageal reflux and cough in idiopathic pulmonary fibrosis: an intervention study[J]. Cough, 2014, 10: 4.doi: 10.1186/1745-9974-10-4.

[138]夏海玲, 李鲜峰, 肖芸. N-乙酰半胱氨酸在几种肺部疾病中应用的研究进展 [J]. 中国预防医学杂志, 2015, 16 (04): 312-317.

[139]Li S, Yang X, Li W, et al. N-acetylcysteine downregulation of lysyl oxidase activity alleviating bleomycin-induced pulmonary fibrosis in rats [J]. Respiration, 2012, 84(6): 509-517.

[140]A Cu, Q Ye, R Sarria, et al. N-acetylcysteine inhibits TNF-alpha, sTNFR, and TGF-beta1 release by alveolar macrophages in idiopathic pulmonary fibrosis in vitro.[J]. Sarcoidosis, vasculitis, and diffuse lung diseases: official journal of WASOG / World Association of Sarcoidosis and Other Granulomatous Disorders, 2009, 26(2). 147-154.

[141]Lee JH, Jo YH, Kim K, et al. Effect of N-acetylcysteine (NAC) on acute lung injury and acute kidney injury in hemorrhagic shock[J]. Resuscitation, 2013, 84(1): 121-127.

[142]胡建明，岳红梅，李龙，等. 乙酰半胱氨酸对特发性肺间质纤维化肺成纤维细胞增殖及胶原合成的影响及机制 [J]. 西安交通大学学报（医学版），2012, 33（6）：707-710, 722. DOI: 10.3969/j.issn.1671-8259.2012.06.010.

[143]胡建明，钟南山. 乙酰半胱氨酸抑制人肺成纤维细胞增殖及胶原合成机制的初步探讨 [J]. 中华结核和呼吸杂志，2009，32（12）：897-901.DOI: 10.3760/cma.j.issn.1001-0939.2009.12.009.

[144]MacNee W, Verschakelen J, Petruzzelli S, et al.High-dose acetylcysteine in idiopathic pulmonary fibrosis. [J]. The New England journal of medicine, 2005, 353(21): 2229-2242.

[145]贾军，陈勃江，蒲青，等. 环磷酰胺、大剂量 N- 乙酰半胱氨酸治疗特发性肺间质纤维化疗效分析 [J]. 临床肺科杂志，2011，16（6）：833-835.DOI: 10.3969/j.issn.1009-6663.2011.06.006.

[146]Kunihiko Yoshimura, Masahiro Takeuchi, Arata Azuma, et al.Efficacy of inhaled N-acetylcysteine monotherapy in patients with early stage idiopathic pulmonary fibrosis.[J]. Respirology: , 2012, 17(3): 467-477.

[147]Lee, Cathryn, Huang, et al. TOLLIP, MUC5B, and the Response to N-Acetylcysteine among Individuals with Idiopathic Pulmonary Fibrosis[J]. American journal of respiratory and critical care medicine, 2015, 192(12): 1475-1482.

[148]杨雪梅，王兴胜，魏燕，等. 小剂量糖皮质激素、N- 乙酰半胱氨酸联合治疗特发性肺纤维化的前瞻性随机对照研究 [J]. 中华肺部疾病杂志（电子版），2012，05（3）：233-238. DOI: 10.3877/cma.j.issn.1674-6902.2012.03.008.

[149]Bejarano PA, Gomez Marin O, Jackson RM, et al. Sildenafil therapy and exercise tolerance in idiopathic pulmonary fibrosis.[J]. Lung, 2010, 188(2): 115-123.

[150]du Bois RM, Leconte I, Roux S, et al. BUILD-3: a randomized, controlled trial of bosentan in idiopathic pulmonary fibrosis.[J]. American journal of respiratory and critical care medicine, 2011, 184(1): 92-99.

[151]糜丽云，班承钧，刘艳，等. 急性弥漫性肺浸润性改变的临床特征 [J]. 中华医学杂志，2017，97（44）：3445-3449. DOI: 10.3760/cma.j.issn.0376-2491.2017.44.002.

[152]Juanjuan Ding, Zhuochang Chen, Keqing Feng. Procalcitonin-guided antibiotic use in acute exacerbations of idiopathic pulmonary fibrosis.[J]. International journal of medical sciences, 2013, 10(7). 903-907.

[153]Taskar Varsha S, Coultas David B. Is idiopathic pulmonary fibrosis an environmental disease?[J]. Proceedings of the American Thoracic Society, 2006, 3(4): 293-298.

[154]Baumgartner K B, Samet J M, Stidley C A, et al. Cigarette smoking: a risk factor for idiopathic pulmonary fibrosis.[J]. American Journal of Respiratory and Critical Care Medicine, 1997, 155(1): 242-248.

[155]Hannu-Pekka Kettunen, Hanna Nurmi, et al.Effect of smoking and comorbidities on survival in idiopathic

pulmonary fibrosis.[J]. Respiratory Research, 2017, 18 (1). 160.

[156] Li-Ling Zhou, Meng Wang, Fei Liu, et al. Cigarette smoking aggravates bleomycin-induced experimental pulmonary fibrosis[J]. Toxicology Letters, 2019. 3031-3038.

[157] Nishiyama O, Miyajima H, Fukai Y, et al. Effect of ambulatory oxygen on exertional dyspnea in IPF patients without resting hypoxemia. Respir Med, 2013, 107 (8): 1241-1246.

[158] Douglas WW, Ryu JH, Schroeder DR. Idiopathic pulmonary fibrosis: impact of oxygen and colchicine, prednisone, or no therapy on survival. Am J Respir Crit Care Med, 2000, 161 (4 Pt 1): 1172-1178.

[159] Stoller JK, Panos RJ, Krachman S, et al.Oxygen therapy for patients with COPD: current evidence and the long-term oxygen treatment trial.[J].Chest: The Journal of Circulation, Respiration and Related Systems, 2010, 138 (1): 179-187.

[160] Mallick S. Outcome of patients with idiopathic pulmonary fibrosis (IPF) ventilated in intensive care unit. [J]. Respiratory medicine, 2008, 102 (10): 1355-1359.

[161] Rothmeier C, Jolliet P, Fumeaux T. Outcome of mechanical ventilation for acute respiratory failure in patients with pulmonary fibrosis.[J]. Intensive care medicine, 2001, 27 (12): 1868-1874.

[162] 苏瑾, 代华平, 班承钧, 等. 间质性肺疾病并呼吸衰竭原因及机械通气治疗价值 [J]. 中华医学杂志, 2010, 90 (12): 799-803. DOI: 10.3760/cma.j.issn.0376-2491.2010.12.004.

[163] Ando Masahiko, Suzuki Atsushi, Sakamoto Koji, et al. Prognostic evaluation by oxygenation with positive end - expiratory pressure in acute exacerbation of idiopathic pulmonary fibrosis: A retrospective cohort study[J]. The clinical respiratory journal., 2018, 12 (3): 895-903.

[164] Yasuhiro Kondoh, Vincent Cottin, Kevin K Brown. Recent lessons learned in the management of acute exacerbation of idiopathic pulmonary fibrosis.[J]. European respiratory review: an official journal of the European Respiratory Society, 2017, 26 (145).

[165] Jonathan B. Orens, Marc Estenne, Selim Arcasoy, et al. International Guidelines for the Selection of Lung Transplant Candidates: 2006 Update-A Consensus Report From the Pulmonary Scientific Council of the International Society for Heart and Lung Transplantation[J]. The Journal of Heart & Lung Transplantation, 2006, 25 (7). 745-755.

[166] Westall G, Snell G, Whitford H, et al.Lung transplantation in pulmonary fibrosis: challenging early outcomes counterbalanced by surprisingly good outcomes beyond 15 years.[J]. Transplantation Proceedings, 2009, 41 (1): 289-291.

第三节　肺间质纤维化治疗的研究进展

一、林蛙油治疗肺间质纤维化研究进展

由于 TNF-α 可诱导 T 细胞产生多种炎症因子，激发炎症的产生，IL-6、IL-17

是由多种细胞产生并作用于的一类细胞因子，能在急性炎症反应中诱导急性期的反应蛋白合成，这几类均为导致肺损伤地重要的致炎因子，所以抑制其产生能够在一定程度上缓解肺纤维化炎症细胞浸润、活化，改善细胞因子异常分泌，以及肺部纤维化的病理过程。林蛙油别名哈士蟆油，是东北地区特色药材，为林蛙的干燥输卵管，收载于历年的《中国药典》之中，具有补肾填精、养阴润肺的作用，对新冠肺炎的患者给予林蛙油冻干粉辅助治疗，对体质虚弱、痨嗽咳血等症效果显著，还可以改善阴虚体弱、神疲乏力、心悸失眠等。实验通过测定林蛙油冻干粉对肺纤维化大鼠血清 TNF-α、IL-6、IL-17 浓度，可知林蛙油冻干粉可以明显减少炎症的发生，抑制致炎因子 TNF-α 的表达；可以明显抑制致炎因子 IL-6 的表达；林蛙油冻干粉高剂量可明显降低炎症细胞因子 IL-17 的产生。通过测定肺组织 MDA、SOD、GSH-Px、CAT 含量，可知林蛙油冻干粉组对肺系统损伤程度有明显降低作用；林蛙油冻干粉低剂量组可明显消除生物体在新陈代谢中产生的有害物质；林蛙油冻干粉中剂量和高剂量可以保护细胞膜结构和功能；林蛙油冻干粉清除自由基能力强，具有保护细胞免受自由基的损伤的作用。通过测定林蛙油冻干粉对肺纤维化大鼠肺组织病理学改变和 HYP 含量，可知林蛙油冻干粉低剂量和中剂量组可减轻肺纤维化及肺泡炎症程度。研究结果表明，林蛙油冻干粉可在一定程度抑制肺纤维化的发生、发展，其机制与减轻炎症反应同时增强机体抗氧化能力有关。

二、中药与方剂治疗肺间质纤维化研究进展

根据肺纤维化患者的病因病机及临床表现，中医临床上主要分为肺肾气虚、肺脾两虚、气虚血瘀、痰阻肺络。因此，中医主要从补肺益肾、健脾益肺、活血通络、化湿祛痰、和解渗湿，这几方面进行辨证治疗。其中肺痹汤，组成为生黄芪、金银花、当归、浙贝母、生甘草、穿山龙、石苇、瓜蒌皮，具有益气解毒活血，清热化痰通络之功。关天宇等大鼠灌胃肺痹汤证明肺痹汤 10g/kg 能够明显降低肺纤维化大鼠血清中透明质酸（Hyaluronic Acid，HA）及Ⅲ型胶原含量，作用机制可能是通过影响 ECM 的合成发挥作用的。柴胡渗湿汤，组成为丹参、黄芪、瓜蒌、法半夏、大贝母、党参、川芎、桃仁、红花等，具有和解渗湿之功。李寅等发现柴胡渗湿汤通过抑制 PF 大鼠肺组织中 TGF-β1 及核因子κB（Nuclear Factor Kappa-B，NF-κB）的表达，来延缓大鼠肺纤维化的进程。肺痿冲剂、益肺化纤方都有益气养阴活血，止咳化痰平喘之功。董梅等以 0.35g/kg 灌胃肺间质纤维化模型大鼠参七虫草胶囊 28 天，发现参七虫草胶囊可显著改善肺纤维化模型组大鼠血清及肺组织 PI3K、Akt 的水平，减轻肺纤维化炎症反应。刘玉红等证明益肺化纤方能延缓硅肺病的发展，可能是通过

过延缓 TGF-β1 的生成，减少肺组织及血清中 HYP 的含量，减少胶原蛋白合成和沉积发挥作用的。益气活血化痰方，组成为丹参、黄芪、瓜蒌、法半夏、大贝母、党参、川芎、桃仁、红花等，具有活血祛痰、益气养阴之功。孙昕等证明益气活血化痰汤可以降低 BLM 诱导肺纤维化大鼠中巨噬细胞趋化蛋白 -1（Monocyte Chemotactic Protein-1，MCP-1）、TNF-α、TGF-β1 等细胞因子的表达，抑制肺指数升高来减轻肺纤维化的进程。郭书文等发现，益气活血化痰方可以降低平阳霉素诱导肺纤维化大鼠模型中白细胞介素 -8（Interleukin-8，IL-8）、TNF-α 的水平，且全血黏度、血浆黏度及血小板聚集率水平均降低。养清抗纤方，组成为麦冬、南沙参、西洋参、瓜蒌、浙贝母、赤芍，具有补气养阴、活血化瘀、清热化痰之功。Li M 等证明养清抗纤方具有抗炎、抗纤维化作用，能够提高用力肺活量（Forced Vital Capacity，FVC），减轻肺损伤，作用机制可能与下调 NF-κB、TNF-α 的水平相关。

研究发现黄芪、甘草、麦冬、连翘、三七、红花、大黄、桑白皮、百部、茯苓、薏苡仁等药材在临床当中对于治疗肺纤维化有明显作用。黄芪，性微温，味甘，归肺、脾经，有补气升阳、利水消肿之功。黄芪糖蛋白（Huang Qi Glycoprotein，HQGP）、黄芪皂苷及黄芪甲苷为其有效成分，栾智华等发现，HQGP 能够减轻 BLM 诱导肺纤维化大鼠的肺泡炎症、肺纤维化程度，黄芪甲苷组大鼠的肺泡炎及肺纤维化程度减轻，肺组织的血管内皮生长因子（Vascular Endothelial Growth Factor，VEGF）、血管内皮细胞生长因子受体 2（Vascular Endothelial Growth Factor Receptor 2，VEGFR2）mRNA 表达下降，证实了黄芪甲苷能发现黄芪总皂苷能通过下调 TGF-β1，影响 EMT，增强 EMT 中标志性蛋白钙粘蛋白（E-Cadherin）的表达，下调标志性蛋白 α-SMA 的增殖，延缓 PF 的发生发展。蔡琳等通过降低 VEGF、VEGFR2 基因表达，发挥抗纤维化作用。韩佳等发现，黄芪注射液能降低 BLM 诱导肺纤维化大鼠肺组织中胶原沉积含量、HYP 含量、α-SMA 蛋白表达量、血清中 TNF-α 和 TGF-β1 的水平，发挥抗纤维化作用。麦冬，性甘，味微苦，归心、肺、胃经，有润肺养阴、益胃生津之功。连翘，性微寒，味苦，归肺、心经，有清热解毒、消肿散结之功。张心月等发现连翘、麦冬发挥抗纤维化作用是通过降低 BLM 诱导大鼠肺组织中 MMP-9、TIMP-1 的合成和分泌，调节两者比值实现的。甘草，性平，味甘，归肺、脾、胃、心经，有补脾益气、清热解毒、祛痰止咳、缓急止痛、调和诸药之功。其中其有效成分甘草酸。Yi L I 等证明，GA 能有效降低 PF 肺组织中 TGF-β1 mRNA 水平和 HYP 含量，作用机制可能与调节和控制肺组织单核吞噬细胞动态变化及 TGF-β1 下调有关。三七，性温，味甘、微苦，归肝、胃经，有散瘀止血、消肿定痛之功。Tsai K D 等发现，三七醇提取物对 BLM 所致肺纤维化大鼠有抑制作用，作用机制可能与降低 TNF-α、TGF-β、白细胞介素 -1β（Interleukin-1β，IL-1β）和 IL-6 的水平有关。Zhang Jizhou 等证明，三七总皂苷通过抑制 NF-κB 信号通路，降低家兔血清谷草转氨酶（Aspartate Amino transferase，AST）、乳酸脱氢酶（Lactate Dehydrogenase，LDH）、肌酸激酶（Creatine Kinase，CK）、IL-6、IL-8 的水平，延缓 PF 家兔的进程。大黄，味甘、苦，性寒，有逐瘀通经之功，能利水肿、破痰实，利大小便。Liu L 等发现大黄素能够保护大鼠肺纤维化，可能与 TGF-β1/ADAMTS-1（a Disintegrin-like and Metalloproteinase with Thrombospondin Type 1 Motif，ADAMTS-1）信号通路失活相关。Yan Q U 等证明大黄酸对大鼠实验性肺泡炎、肺纤维化均有明显抑制作用，作用机制可能是通过调节 TGFβ/Smad 信号通路，减少 ECM 沉积发挥作用的。红花，性温，味辛，归心、肝经，有活血通经、散瘀止痛之功。Jin M 等发现羟基红花黄色素 A 可以减少肺纤维化小鼠肺实变区和胶原沉积，作用机制可能与抑制 TGF-β1、结缔组织生长因子、α-SMA 和胶原 I mRNA 表达及 Smad3 磷酸化相关。桑白皮，味甘，性寒，归肺经，有泻肺平喘、利水消肿之功。李雅群等发现桑白皮提取物桦木酸以 2.5、5、10μg/mL 剂量依赖性抑制细胞内 miR-200b-5p、miR-200c-5p 表达，同时下调细胞内 I 型胶原、α-SMA mRNA 表达，上调 E-Cadherin mRNA 表达，降低细胞内 HYP 含量达到抑制 TGF-β1 对人肺泡上皮细胞增殖的促进作用。百部，味甘、苦，性微温，归肺经，有润肺止咳之功。向娟等发现新对叶百部碱能显著改善模型大鼠的肺组织炎症和损伤，降低 HYP 含量和胶原沉积，可能是通过抑制 TGF-β1 诱导的肺成纤维细胞中 α-SMA 的升高发挥保护作用的。薏苡仁，味甘、淡，性凉，归肺、脾、胃经，有利水渗湿、健脾止泻之功。茯苓，味甘、淡，性平，归心、肺、脾、肾经，有利水渗湿、健脾、宁心安神之功。姜文等发现，茯苓、薏苡仁能够减轻 BLM 诱导的肺纤维化，可能与 TGF-β1 及 TNF-α 浓度降低有关。槲皮素可以改善氧化抗氧化系统功能，抑制炎症反应，影响 TGF-β1 抗肺纤维化，调节成纤维细胞凋亡与增殖改善肺纤维化，影响 MMPs/TIMP 体系抗肺纤维化槲皮素属天然多羟基黄酮类化合物，广泛存在于自然界中，蔬菜、瓜果、中草药等均存在，现已知逾百种中草药中含有此成分，如旋覆花、鱼腥草、败酱草、车前子、槐花等中草药中；具有抗氧化应激、减轻炎症反应、抗肿瘤、保护心血管、降压、抗血栓、抗黏附、抗动脉粥样硬化作用等多种生理活性。

三、吡非尼酮治疗肺间质纤维化研究进展

从目前的研究来看，吡非尼酮可通过减弱 TGF-β 诱导的信号传导途径（即 Smad3、P38 以及 Akt）减少肺成纤维细胞的增殖及其向肌成纤维细胞的分化，减少 TGF-β 诱导的热休克蛋白 47（Recombinant Heat Shock Protein 47，HSP47）的表达（该蛋白参与前胶原的加工及分泌），并降低平滑肌肌动蛋白（Alphasmooth Muscle

Actin，α-SMA）和 I 型胶原的表达。在肺纤维化动物模型中，吡非尼酮被证明具有抗纤维化、抗感染以及抗氧化的特性。在具有博来霉素诱导的肺纤维化的动物中，吡非尼酮降低 TGF-β 水平、纤维细胞的浸润、肌成纤维细胞的数量和浸润细胞的沉积。吡非尼酮还减少这些模型中羟脯氨酸（胶原的主要成分和纤维化标志物）的积累同时降低前胶原 I 和Ⅲ的水平。吡非尼酮是一种口服的合成吡啶酮化合物，但其治疗 IPF 的作用机制尚不明确。

四、蒙古扁桃治疗肺间质纤维化研究进展

权博文等经实验研究发现，蒙古扁桃可以修复由博来霉素所致的肺组织损伤，最终逆转大鼠肺纤维化。氧化应激是指机体内自由基产生过多，超出了机体的清除能力，导致氧化/抗氧化失衡的一种状态。氧化应激在肺纤维化的发生、发展中的重要作用已得到了人们的共识。MDA 是脂质过氧化反应时产生的代谢产物，其含量可反映机体内脂质过氧化的程度。SOD 是内源性抗氧化酶，可清除自由基，保护细胞免受自由基的损伤，其活力的高低可反映机体清除氧自由基的能力。本研究结果显示模型组肺组织 SOD 活性显著降低，MDA 含量显著升高，表明大鼠体内氧化系统与抗氧化系统失衡，肺纤维化大鼠体内的活性氧（如羟自由基、过氧化氢等）致使肺泡上皮细胞和血管内皮细胞受损，从而导致大鼠肺组织损伤。TGF-β1 是重要的致纤维化因子之一，通过促进下游纤维化相关靶基因过量表达，引起组织瘢痕，现已证实 TGF-β1 在体内发挥促纤维化作用，其作用已得到肯定。α-SMA 是 SMA 中最主要的肌动蛋白微丝，是成肌纤维细胞（MF）的表型标志，MF 是细胞外基质（ECM）的主要来源，而 ECM 沉积增多是组织纤维化的特征。α-SMA 作为平滑肌的特征性标志物，是成纤维细胞收缩表型的典型标志，可以反映平滑肌数量及收缩能力的改变，是平滑肌细胞收缩的结构基础，它具有收缩能力及较强胶原合成能力，促进 I 型胶原的沉积，进而形成纤维化。α-SMA 的表达与细胞的增殖呈正相关。本研究显示，PF 模型大鼠肺泡结构紊乱，肺泡壁破坏，肺泡腔及间质内有炎症细胞渗出，肺泡隔明显增厚，可见大量胶原纤维增生、沉积蒙古扁桃治疗后，大鼠肺部的炎症明显减轻，肺泡结构较整，间质胶原沉积减少，表明本方能够改善 PF 异常的组织病理形态表现。通过观察 TGF-β1 及其信号转导通路的 Smad2、Smad3、Smad7 表达水平，说明蒙古扁桃可从 mRNA 和蛋白水平抑制 TGF-β1、Smad3 的表达，改善 PF 作用可能与调节 TGF-β1/Smads 信号通路有关。综上所述，蒙古扁桃可抑制肺纤维化的发生、发展，其机制可能与增强抗氧化能力以及减轻炎症反应有关，在博来霉素诱导大鼠肺纤维化过程中，TGF-β/Smad 通路可上调相关基因表达，

说明活化这条通路可能导致纤维化发生。TGFβ1 的激活可使成纤维细胞中胶原过度分泌，影响肺纤维化形成进而上调基质和其他结缔组织大分子的表达促进纤维化进程。此外，TGF-β 通路还可能通过激活 EMT 上皮间质转化（Epithelial-Mesenchymal Transition）的发生，导致肌成纤维细胞大量产生，达到促肺纤维化作用。

参考文献

[1]李孟，吕邵娃，管庆霞，等.林蛙油冻干粉对大鼠肺纤维化药理作用及其机制的研究 [J/OL]. 中医药信息，2021（01）：33-37.

[2]Liu X，Long X，Liu W，et al. Type I collagen induces mesenchymalcell differentiation into myofibroblasts through Y Ã P-induced TGF-ß1activat lon[J]. Biochimie，2018，150（2）：110-130.

[3]蒋怡芳，范晓杰，刘晓，等.柚皮素对博莱霉素诱导的小鼠肺纤维化的改善作用及其作用机制 [J/OL]. 安徽医科大学学报，2021（02）：202-207.

[4]毛峪泉，胡海波，陈燕华，等.柴胡渗湿汤对肺纤维化大鼠肺组织 MMP-9 及 TIMP-1 表达的影响 [J]. 上海中医药杂志，2014，48（5）：109-112.

[5]潘怡，王振兴，郭静，等.补阳还五汤对肺纤维化小鼠中介导细胞自噬的 mTOR 蛋白的调控机制探讨 [J]. 中国实验方剂学杂志，2019，25（6）：23-31.

[6]渠景连，龚婕宁.中医药防治肺纤维化作用机制研究进展 [J]. 中国中医基础医学杂志，2015，21（6）：772-775.

[7]李寅，胡海波，毛峪泉，等.柴胡渗湿汤对肺纤维化大鼠肺组织 TGF-β_1、NF-κB 影响的研究 [J]. 世界中西医结合杂志，2014，9（1）：37-39.

[8]臧建华，周兆山.柴胡渗湿汤治疗特发性肺纤维化 61 例疗效观察 [J]. 中医药临床杂志，2015，27（9）：1280-1283.

[9]关天宇，焦扬，孙海燕，等.肺痹汤对肺纤维化大鼠血清中透明质酸与血清中Ⅲ型胶原的影响 [J]. 辽宁中医杂志，2007，34（4）：526-527.

[10]阮越勇，张浩军，疏欣杨，等.肺痿冲剂方对体外经转化生长因子 -β1 诱导 A549 细胞上皮 - 间质转化信使单链核糖核酸表达的影响 [J]. 环球中医药，2019，12（11）：1645-1649.

[11]刘玉红，张纾难，袁妃妃，等.益气养阴、化痰活血法对肺纤维化大鼠肺组织转化生长因子 -β_1 和羟脯氨酸含量的影响 [J]. 内蒙古中医药，2019，38（2）：93-94.

[12]Li M，Li Y，Li J S，et al. Long-Term Effects of TCM Yangqing Kangxian Formula on Bleomycin-Induced Pulmonary Fibrosis in Rats via Regulating Nuclear Factor-κB Signaling[J]. Evidence Based Complementary & Alternative Medicine，2017，2017（3）：1-16.

[13]孙昕，张玉环，李莉，等.益气养阴活血化痰汤对肺纤维化大鼠细胞免疫调控机制研究 [J]. 临床肺科杂志，2008，13（8）：994-996.

[14]孙昕，张玉环，李莉，等.益气养阴活血化痰汤对肺纤维化大鼠干预作用的实验研究 [J]. 天津中医药，2008（3）：236-238.

[15]郭书文，王国华，杨蟠储，等.益气活血化痰方药对肺纤维化大鼠细胞因子及血液流变性影响的研究[J].北京中医药大学学报，2007，30（9）：623-626.

[16]国家药典委员会.中华人民共和国药典：2015年版.二部[M].中国医药科技出版社，2015.

[17]栾智华，任晋宏，薛慧清，等.黄芪糖蛋白对肺纤维化小鼠肺组织中α-SMA表达的影响[J].中华中医药学刊，2020，38（6）：197-200，274-276.

[18]乔曼，李冬生.特发性肺纤维化的中医药研究进展[J].中国疗养医学，2017，26（4）：367-369.

[19]栾智华，张东坡，刘必旺，等.黄芪甲苷对肺纤维化小鼠VEGF/VEGFR2信号通路的影响[J].时珍国医国药，2019，30（7）：1611-1613.

[20]韩佳，徐昌君，黄霖晗，等.黄芪总皂苷对特发性肺纤维化小鼠上皮间质转分化的干预作用[J].河南中医，2019，39（5）：686-691.

[21]李壮花，董瑞.特发性肺纤维化中医药研究进展[J].国际中医中药杂志，2017，39（7）：658-661.

[22]关天宇，焦扬，杨效华，等.肺痹汤对肺间质纤维化大鼠血清细胞外基质影响的实验研究[J].中国中医基础医学杂志，2007（1）：50，59.

[23]董梅，张念志，陈炜，等.参七虫草胶囊干预肺间质纤维化大鼠模型PI3K/Akt信号通路实验研究[J].安徽中医药大学学报，2020，39（2）：76-79.

[24]魏文军，李学明.益气活血化痰方配合西药治疗肺纤维化30例[J].陕西中医，2009，30（8）：950-950.

[25]Zhang Z, Dong Y, Huang Y, et al. Effect of total flavonoids from astragalus complanatus on paraquat poisoning-induced pulmonary fibrosis in rats and its mechanisms[J]. Chinese journal of industrial hygiene and occupational diseases, 2015, 33(11): 838.

[26]Li Yi, Li Xin, Li Qi, et al. Effect of glycyrrhizic acid on bleomycin-induced pulmonary fibrosis[J]. Chinese journal of pathophysiology, 2017, 33(3): 528-533.

[27]Liu L, Qian H, Xiao H, et al. Emodin alleviates pulmonary fibrosis through inactivation of TGF-β1/ADAMTS-1 signaling pathway in rats[J]. Chinese Journal of Cellular & Molecular Immunology, 2016, 32(10): 1342-1346.

[28]李雅群，耿子凯，王萍，等.桑白皮提取物桦木酸对TGF-β1诱导的人肺泡上皮细胞HPAEpiC上皮间质转化的抑制作用[J].中药新药与临床药理，2020，31（1）：1-7.

[29]向娟，余平，李明丹，等.百部生物碱对博来霉素诱导肺纤维化小鼠的保护作用[J].中国药科大学学报，2017，48（1）：76-81.

[30]张心月，李慧，尹亚慧，等.连翘、麦冬对肺纤维化大鼠TIMP-1表达的影响[J].山东中医药大学学报，2019，43（2）：175-180.

[31]Kuen-Daw, Tsai, SHu-Mei, et al. Panax notoginseng Attenuates Bleomycin-Induced Pulmonary Fibrosis in Mice[J]. Evidence-based complementary and alternative medicine: eCAM, 2011, 2011: 404761.

[32]Qu Yan, ZHang CHong, Jia Yan-Long, et al. Rhein attenuates bleomycin-induced rats pulmonary fibrosis through TGF-β1/Smad pathway by inhibiting miR-21 expression[J]. Chinese journal of pathophysiology, 2017, 33(1): 149-153.

[33]姜文，周兆山，胡海波，等．茯苓、薏苡仁与冬瓜子对肺纤维化大鼠血清 TGF-β1 和 TNF-α 浓度影响 [J]．齐鲁医学杂志，2013，(3)：237-240．

[34]JI ZHou Z, Qing L, Qi Qi S, et al. Effects of panax notoginseng saponin on the pathological ultrastructure and serum IL-6 and IL-8 in pulmonary fibrosis in rabbits[J]. Journal of Cellular Biochemistry, 2018, 119(10) .

[35]Jin M, Wu Y, Wang L, et al. Hydroxysafflor Yellow A Attenuates Bleomycin-induced Pulmonary Fibrosis in Mice[J]. Phytotherapy Research, 2016, 30(4)：577-587.

[36]赵惠亮，渠景连．补阳还五汤在特发性肺纤维化中的应用探讨 [J/OL]．辽宁中医杂志：1-8．

[37]宋旭东，吴丹，于洋，等．MicroRNA 在特发性肺纤维化中作用的研究进展 [J]．牡丹江医学院学报，2020，41（05）：123-126．

[38]Huang C, Xiao X, Yang Y, et al. MicroRNA-101 attenuates pul- monary fibrosis by inhibiting fibroblast proliferation and activation [J]. Journal of Biological Chemistry, 2017, 292(40)：16420-16439.

[39]Mitsuhiro Y, Hiroshi K, Chiharu O, et al. The increase of microRNA-21 during lung fibrosis and its contribution to epithelial-mesenchymal transition in pulmonary epithelial cells[J]. Respira-tory Research, 2013, 14(1)：95-106.

[40]Mao C P, ZHang J J, Lin S C, et al. MiRNA-30a inhibits AECs-II apoptosis by blocking mitochondrial fission dependent on Drp-1 [J]. Journal of Cellular and Molecular Medicine, 2014, 18(12)：2404-2416.

[41]Zhang S Z, Liu H Z, Liu Y X, et al. miR-30a as Potential Thera- peutics by Targeting TET1 through Regulation of Drp-1 Promoter Hydroxymethylation in Idiopathic Pulmonary Fibrosis[J]. Interna-tional Journal of Molecular Sciences, 2017, 18(3)：633-644.

[42]Sheety S K, Tiwari N, Marudamuthu A S, et al. p53 and miR-34a Feedback Promotes Lung Epithelial Injury and Pulmonary Fibrosis[J]. The American Journal of Pathology, 2017, 187(5)：1016-1034.

[43]Huleihel L, Benyehudah A, Milosevic J, et al. Let-7d mi-croRNA affects mesenchymal phenotypic properties of lung fibro- blasts[J].American Journal of Physiology Lung Cellular Molecular Physiology, 2014, 306(6)：534-542.

[44]Liang H, Gu Y, Li T, et al. Integrated analyses identify the in-volvement of microRNA-26a in epithelial-mesenchymal transition during idiopathic pulmonary fibrosis[J]. Cell death disease, 2014, 5(55)：1238-1247.

[45]ZHou L X, Li P Y, ZHang M Y, et al. Carbon black nanoparticles induce pulmonary fibrosis through NLRP3 inflammasome pathway modulated by miR-96 targeted FOXO3a[J]. Chemosphere, 2020, 24(1)：258-261.

[46]ZHu M, An Y X, ZHagn X, et al. Experimental pulmonary fibrosis was suppressed by microRNA-506 through NF-kappa-mediated apoptosis and inflammation[J]. Cell and Tissue Research, 2019, 378(2)：255-265.

[47]Han R H, Ji X M, Rong R, et al. MiR-449a regulates autophagy to inhibit silica-induced pulmonary fibrosis through targeting Bcl2 [J]. Journal of Molecular Medicine, 2016, 94(11)：1267-1279.

[48]Conte E, Gili E, Fagone E, et al. Effect of pirfenidone on proliferation, TGF-beta-induced myofibroblast differentiation and fibrogenic activity of primary human lung fibroblasts[J]. Eur J Pharm Sci, 2014, 58：13-19.

[49]Lehtonen ST, Veijola A, Karvonen H, et al. Pirfenidone and nintedanib modulate properties of fibroblasts and myofibroblasts in idiopathic pulmonary fibrosis[J]. Respiratory Research, 2016, 17: 14.

[50]Nakayama S, Mukae H, Sakamoto N, et al. Pirfenidone inhibits the expression of HSP47 in TGF-beta1-stimulated human lung fibroblasts[J]. Life Sciences, 2008, 82(3-4): 210-217.

[51]Inomata M, Kamio K, Azuma A, et al. Pirfenidone inhibits fibrocyte accumulation in the lungs in bleomycin-induced murine pulmonary fibrosis[J]. RespirRes, 2014, 15: 16.

[52]Kakugawa T, Mukae H, Hayashi T, et al. Pirfenidoneattenuates expression of HSP47 in murine bleomyci ninduced pulmonary fibrosis[J]. Eur Respir J, 2004, 24(1): 57-65.

[53]李珂珂，葛春蕾，张兴彩．槲皮素治疗肺间质纤维化作用机制研究进展 [J/OL]. 辽宁中医药大学报：1-7[2021-01-23].

[54]任改艳，张步有，黄剑林．槲皮素对 LPS 诱导小鼠 RAW264.7 细胞炎症的保护作用 [J]. 中成药，2019，41（08）：1795-1799.

[55]吕鹏，露娜，徐长荣．TLR4/Myd88 信号通路介导槲皮素抑制感染性休克大鼠肺脏损伤 [J]. 解剖科学进展，2019，25（02）：186-189.

[56]肖安华，李虹维，颜春鲁，等．中药复方与有效成分调控 NF-kB/MAPKs/JNK 信号通路介导炎症反应抗 AS 的研究进展 [J]. 中医药学报，2019，47（06）：109-114.

[57]权博文，吴桐，刘庆，等．蒙古扁桃种仁不同极性部位对博来霉素致大鼠肺纤维化的保护作用 [J]. 食品工业科技，2020，41（22）：305-309.

[58]J Wei Y, Kim T J, Peng D H, et al. Fibroblast-specific inhibition of TGF-β1 signaling attenuates lung and tumor fibrosis [J]. Journal of Clinical Investigation, 2017, 127(10): 3675.

[59]钟长军，李琳，李俊，等．氧化应激在特发性肺纤维化中的作用及其机制研究进展 [J]. 中国药理学通报，2012，28（2）：169-173.

[60]Bagis S, Tamer L, Sahin G, et al. Free radicals and antioxi-dants in primary fibromyalgia: An oxidative stress disorder[J]. Rheumatol Int, 2005, 25(3): 188-190.

[61]王利平，符鹏程，肖振军，等．牛磺酸对博莱霉素肺纤维化大鼠的干预作用及对 TGF-β1、α-SMA 表达的影响 [J]. 实用医学杂志，2009，25（13）：2044-2046.

（方德宇　曲金桥）

第六章　肺间质纤维化研究进展

一、COX-2/PGE2 与肺间质纤维化的关系

2009 年，Coward 等发现，IPF 患者 COX-2 表达缺陷是因为组蛋白乙酰化水平

减低：COX-2 基因 Promoter 区募集 HAT 减少同时转录共抑制复合体增多，导致组蛋白 H3 和 H4 乙酰化减低，基因的转录受阻。在经典的 PF 动物模型中，气管内注入博来霉素后，7~10 天会有明显的炎症反应，COX-2 的表达和 PGE2 的合成会大幅增加，但是随着纤维化的进展，COX-2/PGE2 的水平明显下降。博来霉素诱导小鼠的 PF 实验显示，COX-2 基因敲除的大鼠 PF 的程度明显重于野生型，而且无论是基因特异性敲除还是应用 COX 抑制剂，都能加重博来霉素诱导的 PF。在博来霉素诱导下，野生型大鼠 PGE2 主要是由 COX-2 介导产生；COX-2 杂合子大鼠 PGE2 合成受限，同时 PF 程度加重，体现在肺脏 COL 含量明显增加；COX-2 全敲小鼠因为 COX-1 代偿性过表达，PGE2 水平反而高于野生型，最终炎症反应和纤维化程度跟野生型相比反而没有变化。很多动物实验通过补给 PGE2 对 PF 起到了保护性的作用，这种保护性作用主要体现在以下几方面：①调节呼吸道上皮损伤的愈合；②抑制 Fb 的增殖；抑制 COL 的合成；④抑制 TGF-β1 的转化作用；⑤调节一些与炎症和修复相关的细胞因子如 IL-8、IL-12、单核细胞趋化蛋白 -1（MCP-1）和粒巨噬细胞集落刺激因子（CG-CSF）等 17-1。另外有一些研究报道细胞因子、炎性介质和药物诸如 CG-CSF、MCP-1 与 CC 趋化因子受体 2、cys- 白三烯、血管紧张素受休抑制剂 Losartan 和大蒜素等能通过促进 PCE2 合成发挥抗纤维化的作用。大量研究表明，PGE2 的抗纤维化作用主要是通过 EP2 受体介导的。EP2 升高的 cAMP 可以通过激活下游的蛋白激酶 A（Protein Kinase A，PKA）或者交换蛋白（ex-Change Protein），不但能够抑制 Fb 的增殖和 COL 的合成，而且能够拮抗 TGF-β1 的作用抑制 Fb 向 mFb 转化，抑制 α-SMA 的表达。此外 cAMP 还能够抑制 Akt，促进肺 Fb 的凋亡响。密歇根大学医学院做了大量关于 PF 与 PGE2 受体的研究。他们首先报道了 PGE2 通过 EP2 受体激活 PTEN 基因增加 cAMP，进而抑制 TGF-β1 诱导的 Fb 向 mFb 的转化，同时抑制 COL 合成和 Fb 的增殖。IPF 患者除了 COX-2 表达和 PGE2 生成减少，还表现出对 PGE2 抗纤维化作用的抵抗，这种反应可能是由 cAMP/PKA 下游的反应元件结合蛋白磷酸化降低引起的，也可能跟 EP2 受体下调有关。IPF 患者表达 EP2 下降可能有 2 个原因：EP2 基因的过甲基化和 PTEN 基因的缺失—PTEN 可以上调 EP2 的表达，同时 PGE2 可以增强 PTEN 的活性。在体外实验中，诱导 PF 的药物博来霉素就能够下调肺 Fb 的 EP2 受体表达。此外 Liu 等的实验表明，各种升高细胞内 cAMP 的物质如异丙肾上腺素和腺苷酸环化酶活化剂 forskolin 都能抑制肺 Fb 的增殖和转化。这些都说明 EP2/cAMP 及其下游的信号通路是 PGE2 抗纤维化的重要机制叫。鉴于 TGF-β1 的 Smad 信号通路研究得比较清楚，很多人认为 PGE2 可能通过干扰 SMAD 磷酸化及人核，从而抑制 TGF-β1 的转化作用。但是 Thomas 等则报道 PGE2 抑制 TGF-β1 的机制不依赖 Smad 通路，而是通过影响细胞骨架结构如黏着斑等来实现的。PGE2 能够抑制 IL-1β 诱导的血小板源生长因子 a 受体的表达，这可能也是 PGE2 抑制增殖的一个机制。除了 EP2/cAMP 通路，PGE2 还可能通过线粒体途径、死亡受体途径，下调存活素、上调 Fas 受体等多种途径促进肺 Fb 的凋亡。

二、多种 miRNA 与肺间质纤维化的关系

现有研究证实，多种 miRNA 与肺纤维化过程相关，且 TGF-β 信号通路在肺纤维化发病过程中具有重要作用。目前主要将参与 TGF-β 信号传导的 miRNA 分为两大类，分别是促纤维化 miRNA（pro-miRNA）和抗纤维化 miRNA（anti-miRNA）。在转化生长因子超家族中，TGF-β1 被认为是肺纤维化启动和发展的重要起点。Liu 等发现，在肺纤维化模型大鼠以及特发性肺纤维化（Idiopathic Pulmonary Fibrosis，IPF）患者的肺组织中，miR-21 表达上调，且 miR-21 的增强表达主要位于纤维化肺组织中的肌成纤维细胞；而抑制小鼠肺组织中的 miR-21 的表达可缓解肺组织纤维化。此外，还发现作为促纤维化 miRNA 的 miR-21 可以靶向抑制 Smad7，以增强 TGF-β 信号传导途径，并反过来促进肺纤维化有研究者对人肺上皮细胞 EMT 模型进行了 miRNA 微阵列分析。结果发现，在 EMT 期间，miR-424 发生过表达，并且诱导 a-SMA 表达增加。进一步的研究显示，miR-424 降低了 TGF-β 信号传导通路的负调节因子 Smurf 2 的表达，表明 miR-424 在 TGF-β 信号传导通路中发挥正向调节作用，即促进纤维化进程。anti-miRNA 是指通过抑制 TGF-β 信号通路来抑制纤维化进程的 miRNA。miR-326 已被证明可调节 TGF-β1 的表达，而 miR-326 表达水平与多种人类细胞系中的 TGF-β1 表达水平呈负相关。Das 等研究了 miR-326 的抗纤维化作用，观察到 miR-326 在博来霉素诱导的小鼠肺纤维化进展期间表达下调，而 IPF 患者肺组织标本中 miR-326 表达亦显著减少。Liang 等究证实 miR-153 在博来霉素诱导的小鼠肺纤维化模型中表达下调。miR-153 通过直接靶向控制 TGF-β Ⅱ 型受体的 3'UTR 来抑制 TGF-β1 的纤维化活性，并降低肺成纤维细胞的收缩和迁移活性。此外，研究者们发现，miR-153 的表达被 TGF-β1 下调，并在放大回路中发挥作用，最终增强人成纤维细胞中 TGF-β1 的信号传导。提示 miR-153 是肺纤维化的抑制因子，可能是 IPF 的潜在治疗方向。TGF-β 可诱导人胎肺成纤维细胞中 miR-9-5p 的表达，通过增加 miR-9-5p 的水平减少 TGF-β 诱导的细胞外基质迁移和侵袭。研究发现，气管内滴注 lenti-miR-9-5p 可减弱博来霉素诱导的小鼠肺纤维化。研究者用 a-SMA 抗体进行免疫组织化学染色证明，用 lenti-miR-9-5p 预处理可防止肌成纤维细胞在经博来霉素处理的肺中积累；相反，在大鼠气管内滴注 miR-9-5p 抑制剂则会增强博来霉素处理的肺肌成纤维细胞的积累。在体外，miR-9-5p 通过在肺成纤维细胞中的过表达抑制 Smad 依赖性 TGF-β 信号传导途径，从而阻止肌成纤维细

胞分化、活化、迁移和侵袭。随着 miR-9-5p 水平的升高，Smad2 磷酸化、Smad3/4 活化和 Smad2/3 核转位在肺成纤维细胞中延迟。该研究表明 TGF-β 和 miR-9-5p 之间存在自动调节反馈环。作为抗纤维化信号，miR-9-5p 由 TGF-β 诱导产生，并且可以通过抵消在稳态反应背景下由 TGF-β 信号传导途径引发的促纤维化功能，从而限制纤维化的发生 Huang 等纳入 28 例 IPF 患者并对其肺组织 miRNA 表达谱进行分析发现，miR-101 表达水平显著降低。同时，其在博来霉素诱导的肺纤维化小鼠模型的肺组织中发现 miR-101a 的表达亦降低。超表达 miR-101 的 LL29IPF 成纤维细胞可抑制 TGF-β 诱导的 a-SMA 和胶原蛋白、a-Ⅰ型胶原蛋白和 a-Ⅲ型胶原蛋白的蛋白质及 mRNA 的表达。因此，miR-101 减弱了 TGF-β 诱导的由胶原蛋白和应力纤维参与的收缩活动。反过来说，反 miR-101 促进了正常肺成纤维细胞 a-SMA 和胶原蛋白的表达。此外，由腺病毒介导 miR-101 基因转录可减轻博来霉素诱导的肺纤维化，从而改善肺功能。上述结果表明，miR-101 作为抗纤维化 miRNA，通过靶向作用于 TGF-β Ⅰ型受体介导的 Smads 2/3 通路，从而抑制 TGF-β 诱导的肺纤维化过程。Stolzenburg 等研究发现 miR-1343 可以直接作用于 TGF-β 的Ⅰ型和Ⅱ型受体，通过抑制 Smad 2/3 的磷酸化过程，从而导致核转位过程的缺失。此外，miR-1343 的过表达可以抑制细胞内 a-SMA 的表达。总的来说，miR-1343 是一种通过直接作用于 TGF-β Ⅰ型和Ⅱ型受体来抑制成纤维细胞向肌成纤维细胞转化，从而起到抗纤维化作用的 miRNA。Zhang 等观察到抑制 miR-18a-5p 可诱导小鼠发生肺纤维化。其研究结果显示，与对照组相比，使用小干扰 RNA（Small Interfering RNA，siRNA）处理后的大鼠肺组织中磷酸化的 Smad 2/3 水平升高；另一方面，经博来霉素诱导建模的大鼠在腹腔注射表达 miR-18a-5p 的慢病毒后，其肺部及胸膜下纤维化程度减弱。此外，该研究结果还显示，慢病毒介导的 miR-18a-5p siRNA 通过抑制 miR-18a-5p，从而诱导胸膜间皮细胞发生 EMT，进而促进胸膜间皮细胞的迁移，这种对 miR-18a-5p 的抑制与磷酸化 Smad2/3 水平的升高有关。相反，过表达的 miR-18a-5p 可阻止博来霉素诱导的 EMT 和胸膜间质细胞的迁移。研究显示，在 miRNA 微阵列中，miR-27b 在调节 TGF-β 诱导的Ⅰ型胶原蛋白的表达中发挥主要作用。与对照组相比，经博来霉素处理的大鼠肺组织和成纤维细胞中 miR-27b 的表达均降低。提示 miR-27b 与肺纤维化相关。此外，外源 miR-27b 抑制了胶原的合成和 a-SMA 的表达，这表明 miR-27b 可抑制 TGF-β 诱导的成纤维细胞的活化，且 TGF-β Ⅰ型受体和 Smads 2 是其作用靶点。

参考文献

[1]Stewart AG, Thomas B, Koff J. TGF-&beta: Master regulatorof inflammation and fibrosis [J]. Respirology,

2018, 23 (12): 1096-1097.

[2]崔妙雅, 马丽, 张湘燕, 等. Smad7 在 TGF-β_, 1/Smads 通路介导的肺纤维化中的研究进展 [J]. 现代医药卫生, 2020, 36 (4): 535-538.

[3]相婷, 梅焕平. 微小 RNA 相关亚型在转化生长因子 –β 介导的肺纤维化中的作用 [J]. 世界临床药物, 2020, 41 (05): 370-374.

[4]Wynn TA. Cellular and molecular mechanisms of fibrosis[J]. J Pathol, 2008, 214 (2): 199-210.

[5]Liu G, Friggeri A, Yang Y, et al. miR-21 mediates fibrogenic activation of pulmonary fibroblasts and lung fibrosis[J]. J Exp Med, 2010, 207 (8): 1589-1597.

[6]Xiao X, Huang C, Zhao C, et al. Regulation of myofibroblast differentiation by miR-424 during epithelial-to-mesenchymal transition[J]. Arch Biochem Biophys, 2015, 566: 49-57.

[7]Das S, Kumar M, Negi V, et al. MicroRNA-326 regulates profibrotic functions of transforming growth factor-β in pulmonary fibrosis[J]. Am J Respir Cell Mol Biol, 2014, 50 (5): 882-892.

[8]Liang C, Li X, Zhang L, et al. The anti-fibrotic effects of microRNA-153 by targeting TGFBR-2 in pulmonary fibrosis[J]. Exp Mol Pathol, 2015, 99 (2): 279-285.

[9]Fierro-Fernández M, Busnadiego Ó, Sandoval P, et al. miR-9- 5p suppresses pro-fibrogenic transformation of fibroblasts and prevents organ fibrosis by targeting NOX4 and TGFBR2[J]. EMBO Rep, 2015, 16 (10): 1358-1377.

[10]Huang C, Xiao X, Yang Y, et al. MicroRNA-101 attenuates pulmonary fibrosis by inhibiting fibroblast proliferation and activation[J]. J Biol Chem, 2017, 292 (40): 16420-16439.

[11]Stolzenburg LR, Wachtel S, Dang H, et al. miR-1343 attenuates pathways of fibrosis by targeting the TGF-β receptors[J]. Biochem J, 2016, 473 (3): 245-256.

[12]Zhang Q, Ye H, Xiang F, et al. miR-18a-5p inhibits sub-pleural pulmonary fibrosis by targeting TGF–β receptor Ⅱ [J]. Mol Ther, 2017, 25 (3): 728-738.

[13]Zeng X, Huang C, Senavirathna L, et al. miR-27b inhibits fibroblast activation via targeting TGF–β signaling pathway[J]. BMC Cell Biology, 2017, 18 (1): 9-19.

（方德宇）